“十四五”时期国家重点出版物出版专项规划项目

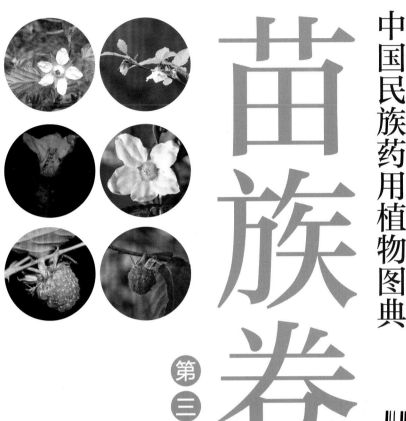

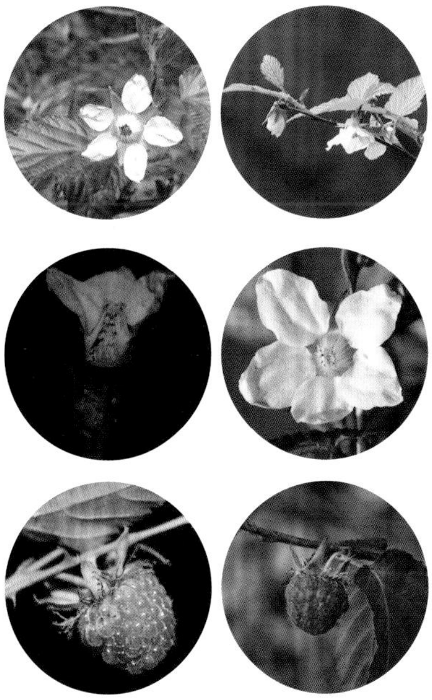

中国民族药用植物图典

苗族卷

第三册

总 主 编： 肖培根　诸国本

主　　编： 李其信　谢　宇　周重建

副 主 编： 齐　菲　杨　芳　马　华　刘士勋　高楠楠　项　红　孙　玉　薛晓月

编　　委： 马　楠　王　俊　王忆萍　王丽梅　王郁松　王梅红　卢　军　卢立东　田大虎　冯　倩　吕凤涛　刘　芳　刘　艳　刘士勋　刘卫华　刘立文　孙　宇　孙瑗琨　严　洁　李　惠　李远清　李俊勇　杨　帆　杨冬华　余海文　邹智峰　宋　伟　张　坤　张印辉　陈艳蕊　陈朝霞　罗建锋　郑小玲　赵白宇　赵卓君　段艳梅　饶　佳　秦　臻　耿赫兵　莫　愚　贾政芳　翁广云　郭春芳　黄　红　蒋思琪　程宜康　翟文慧　戴　峰　鞠玲霞　魏献波

图片摄影： 周重建　谢　宇　裴　华　邬坤乾　袁井泉　孙骏威　谢　言　钟炯平　李　萍　夏云海

CNS 湖南科学技术出版社 · 长沙

国家一级出版社　全国百佳图书出版单位

“十四五”时期国家重点出版物出版专项规划项目

《中国民族药用植物图典》丛书编委会

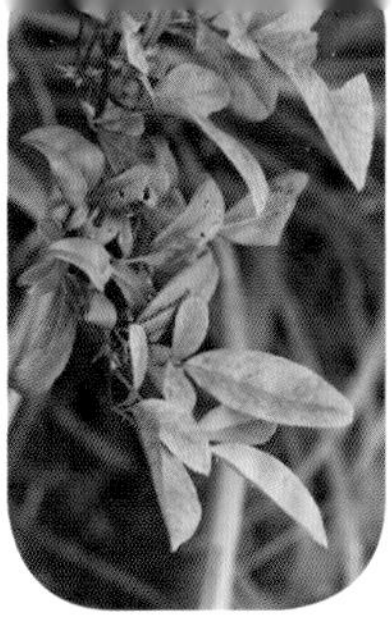

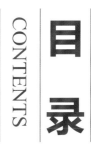

目录

CONTENTS

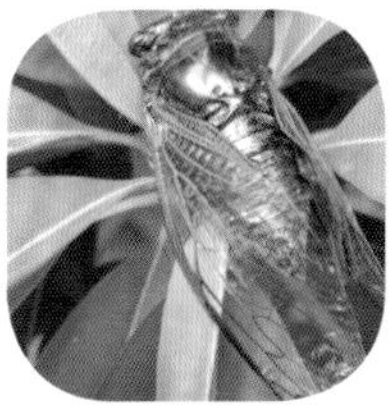

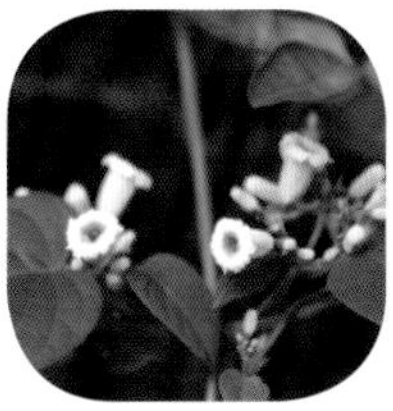

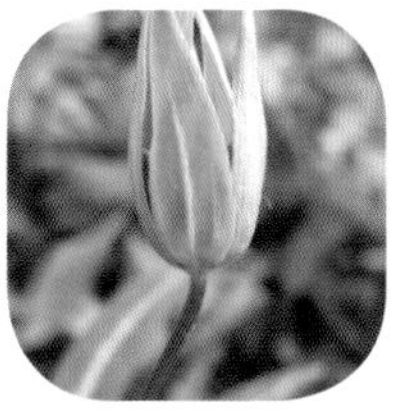

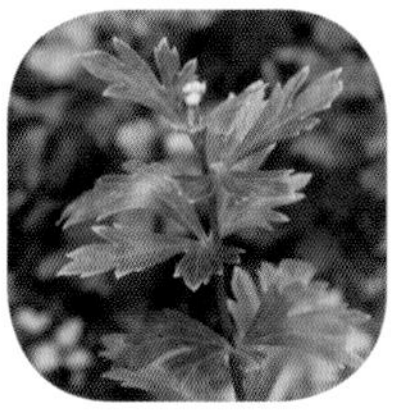

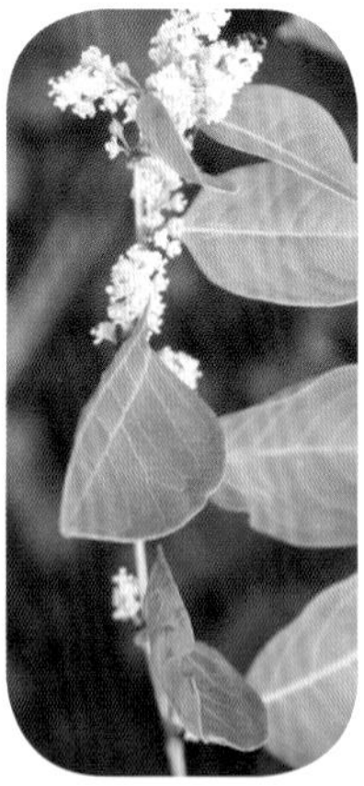

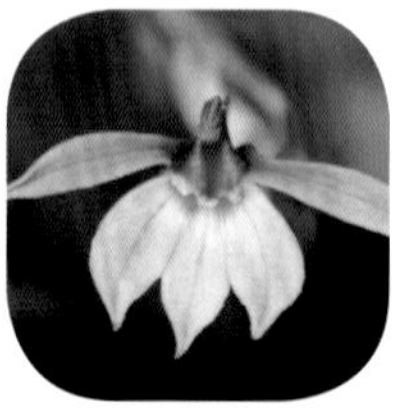

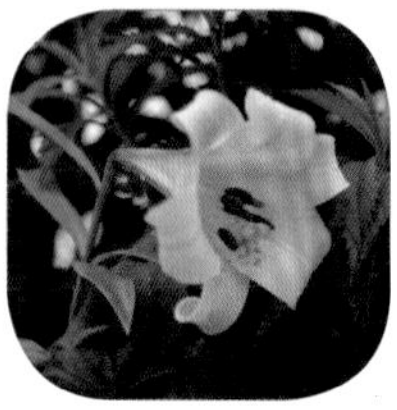

中国民族药用植物图典·苗族卷
中国民族药用植物图典·壮族卷
中国民族药用植物图典·藏族卷
中国民族药用植物图典·蒙古族卷
中国民族药用植物图典·水族卷
中国民族药用植物图典·维吾尔族卷

中国民族药用植物图典（第一辑）

苗族卷（第三册）

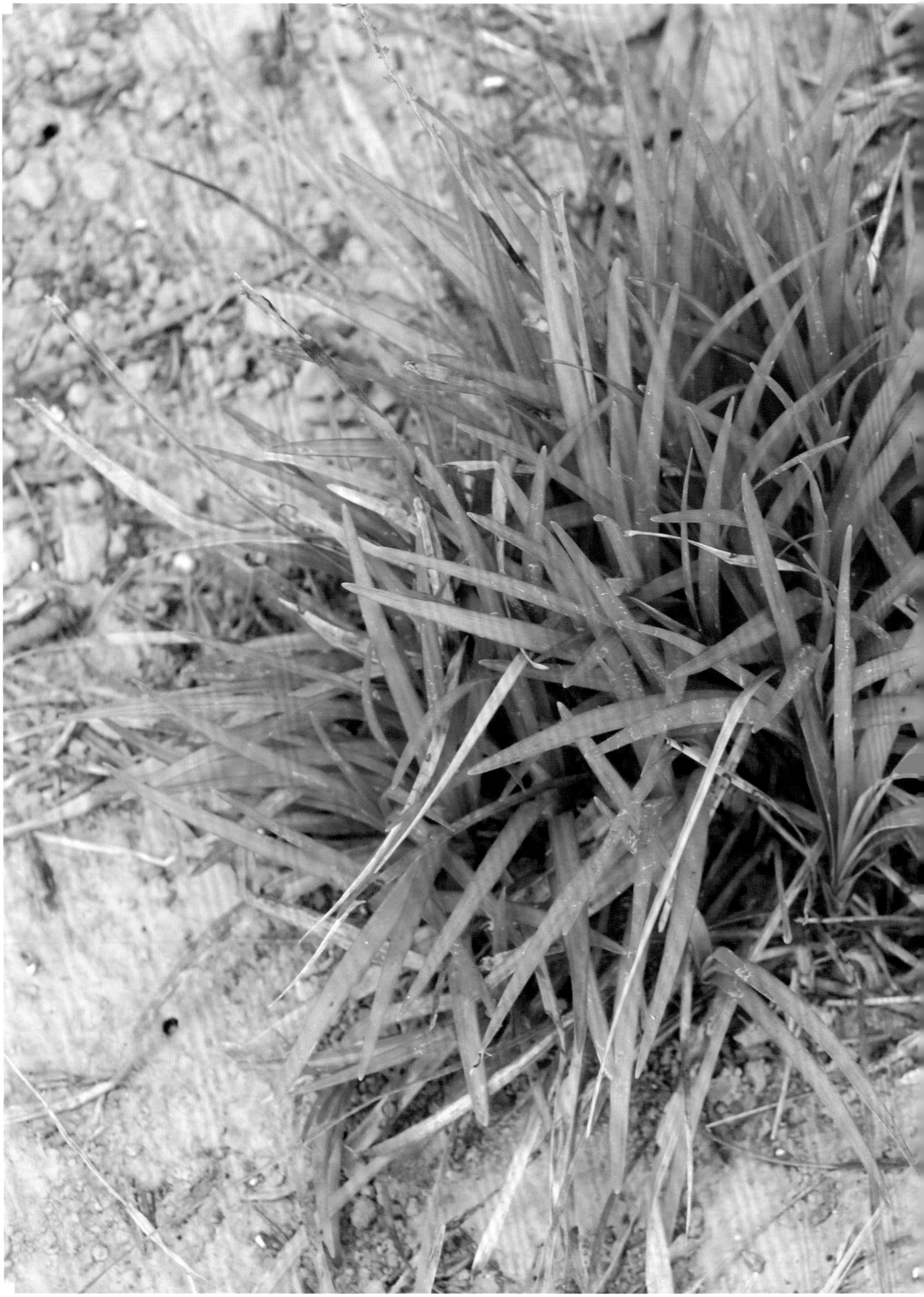

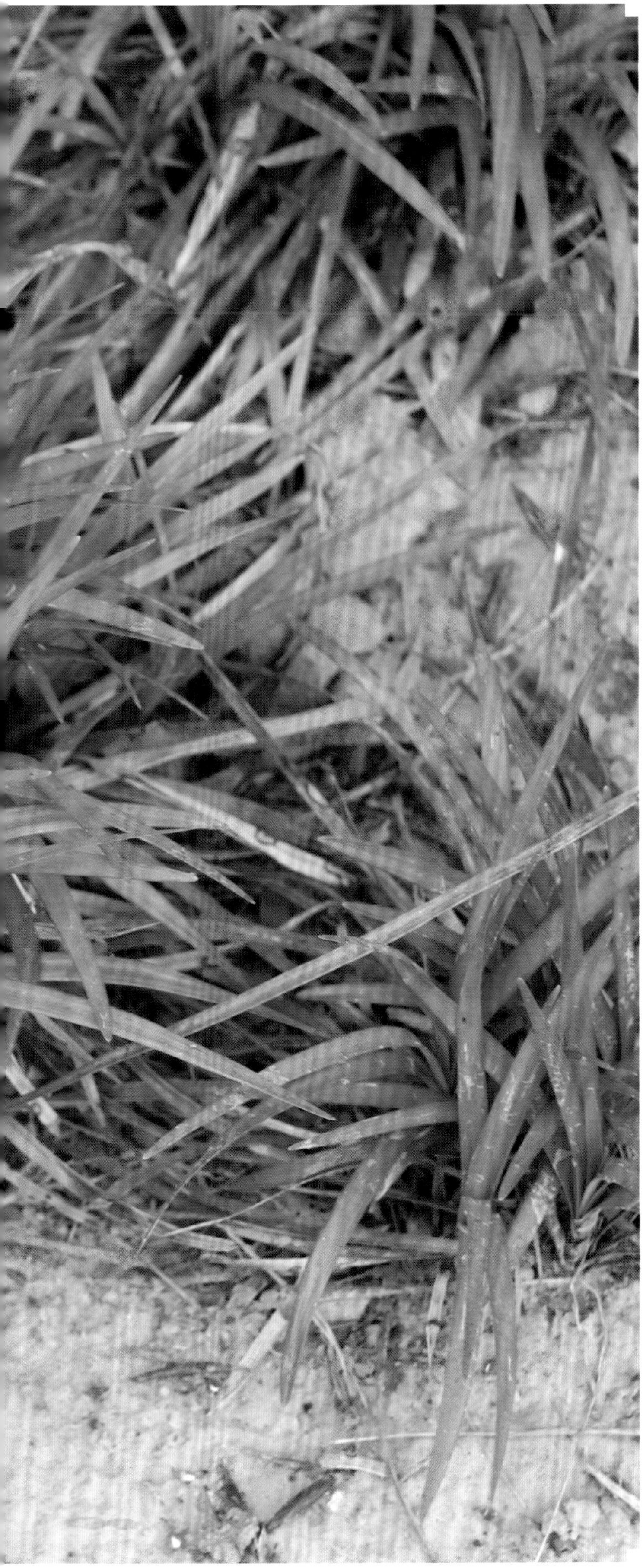

麦冬

【苗药名】基加欧幼。

【别　名】不死药、禹余粮、麦门冬、沿阶草。

【来　源】本品为百合科植物麦冬 *Ophiopogon japonicus*（L. f）Ker-Gawl. 的块根。

【性味归经】味微苦，性冷。归热经。

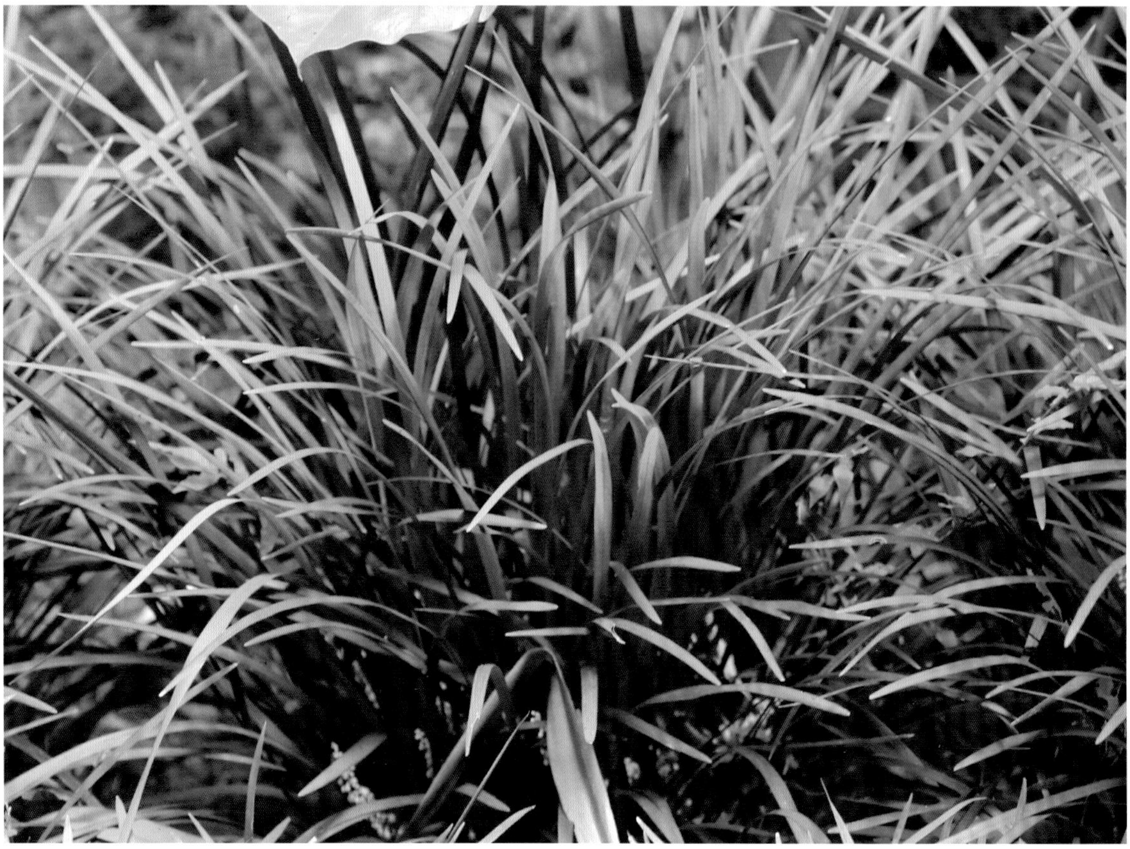

麦冬

识别特征

多年生草本植物，高 15 ~ 40 cm。须根常膨大成肉质块根。叶丛生，窄线形，长 15 ~ 40 cm，宽 2 ~ 4 mm，先端锐尖；基部狭，叶柄鞘状。花葶长达 30 cm；总状花序，有花 8 ~ 10 朵，1 ~ 2 朵生于苞片腋；花梗长，关节位于中部以上；花被片 6，白色或淡紫色；雄蕊 6，花丝短，花药三角状；花柱粗，向上渐狭，顶端钝，子房 3 室。浆果球状，成熟时深绿色或蓝色。花期 5—8 月，果期 8—9 月。

生境分布

生长于山坡林下较阴湿处。全国大部分省区有分布或栽培。

采收加工

栽种后第 2 年 4 月下旬收获。选晴天挖取块根，抖去泥土，除去须根，洗净泥土，晒干水气后，揉搓，再晒，再搓，反复 4 ~ 5 次，直到去净须根后，干燥即得。

药材鉴别

块根纺锤形，较短小，表面乳白色。质较坚硬，香气小，味淡，少黏性。

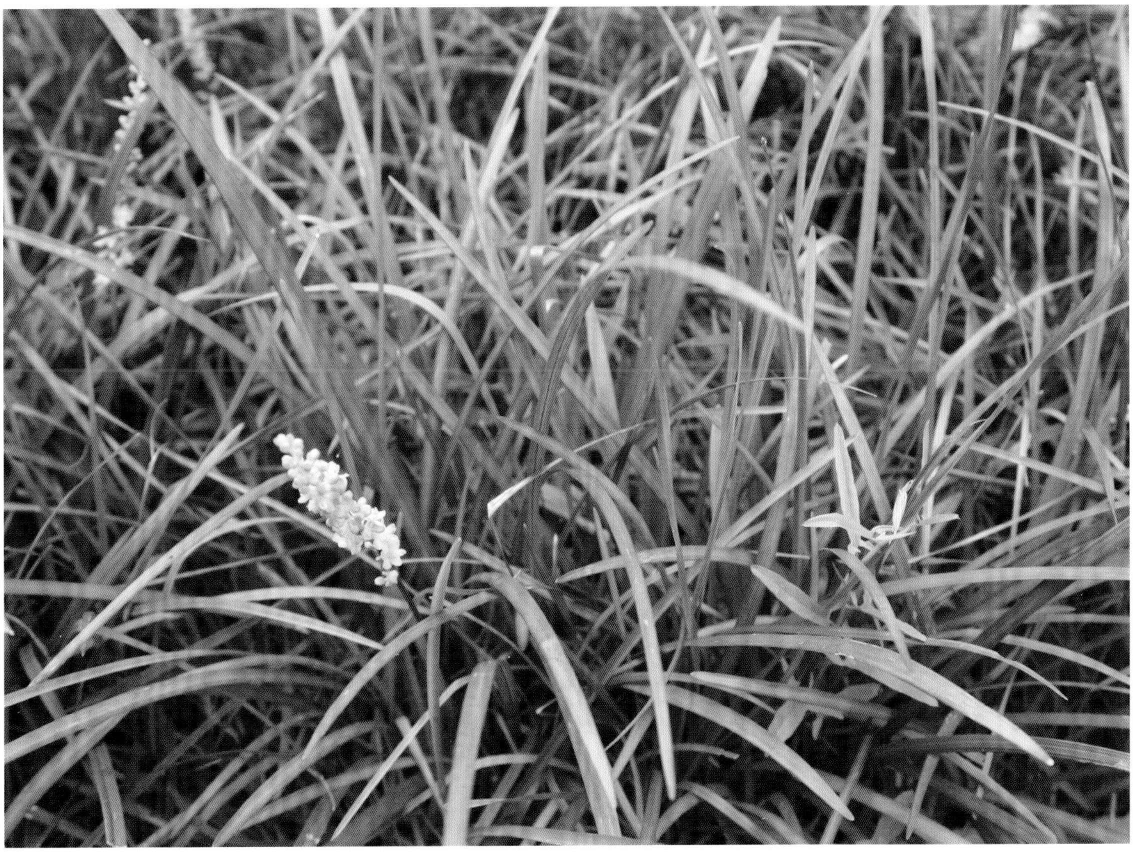

麦冬

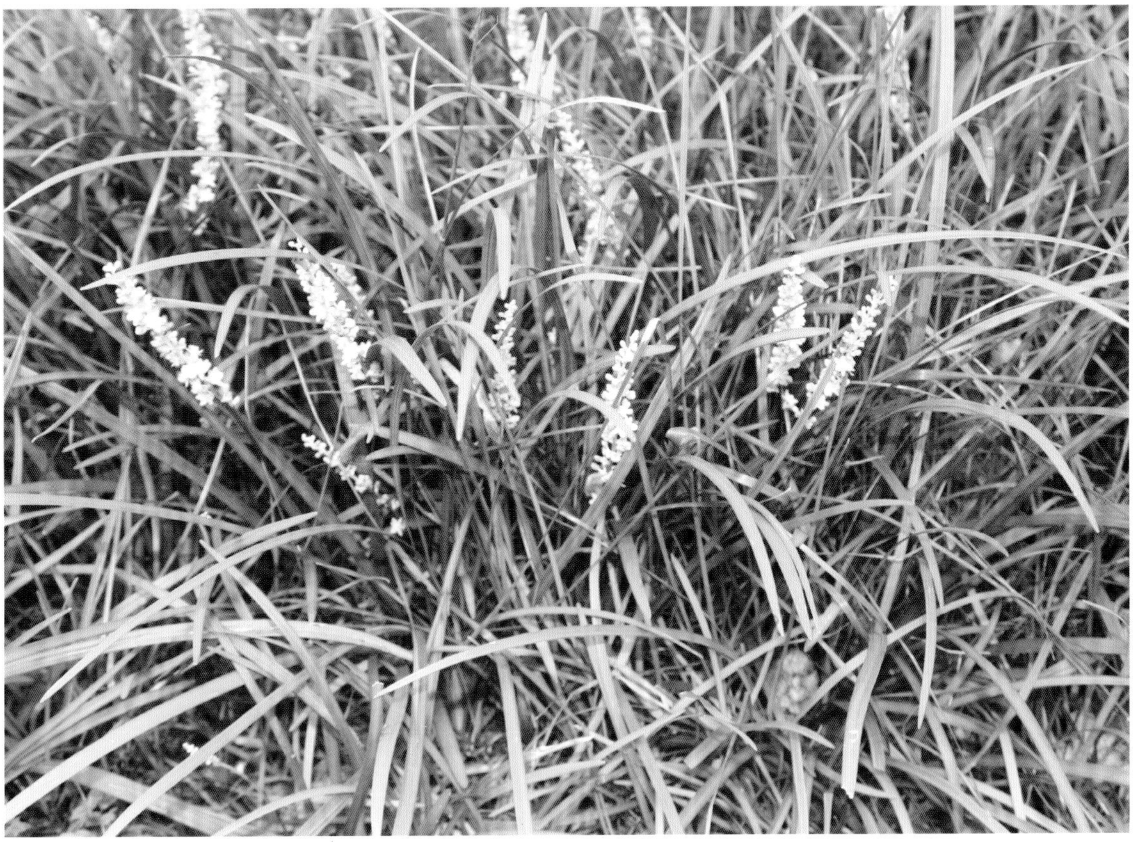

麦冬

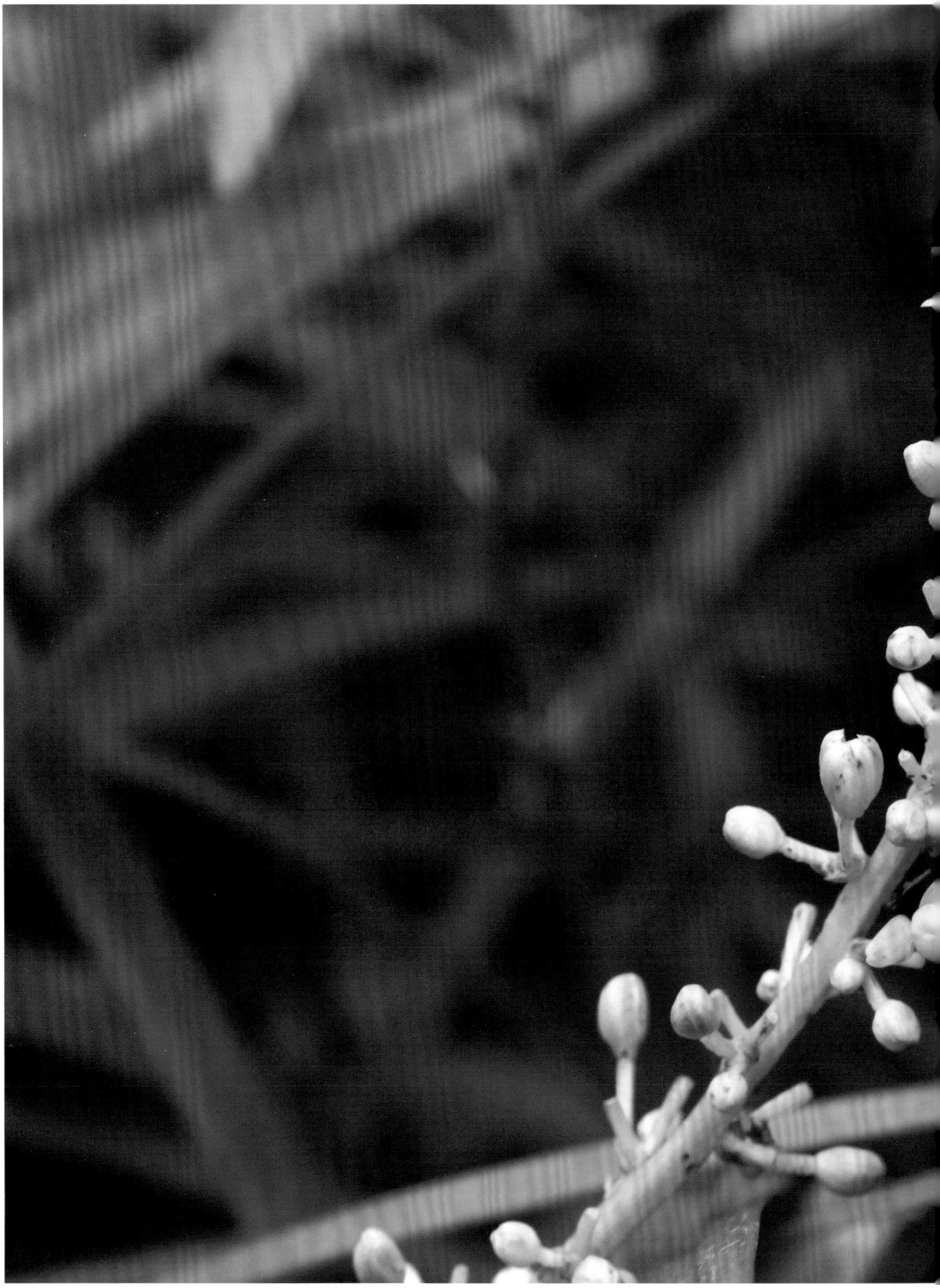

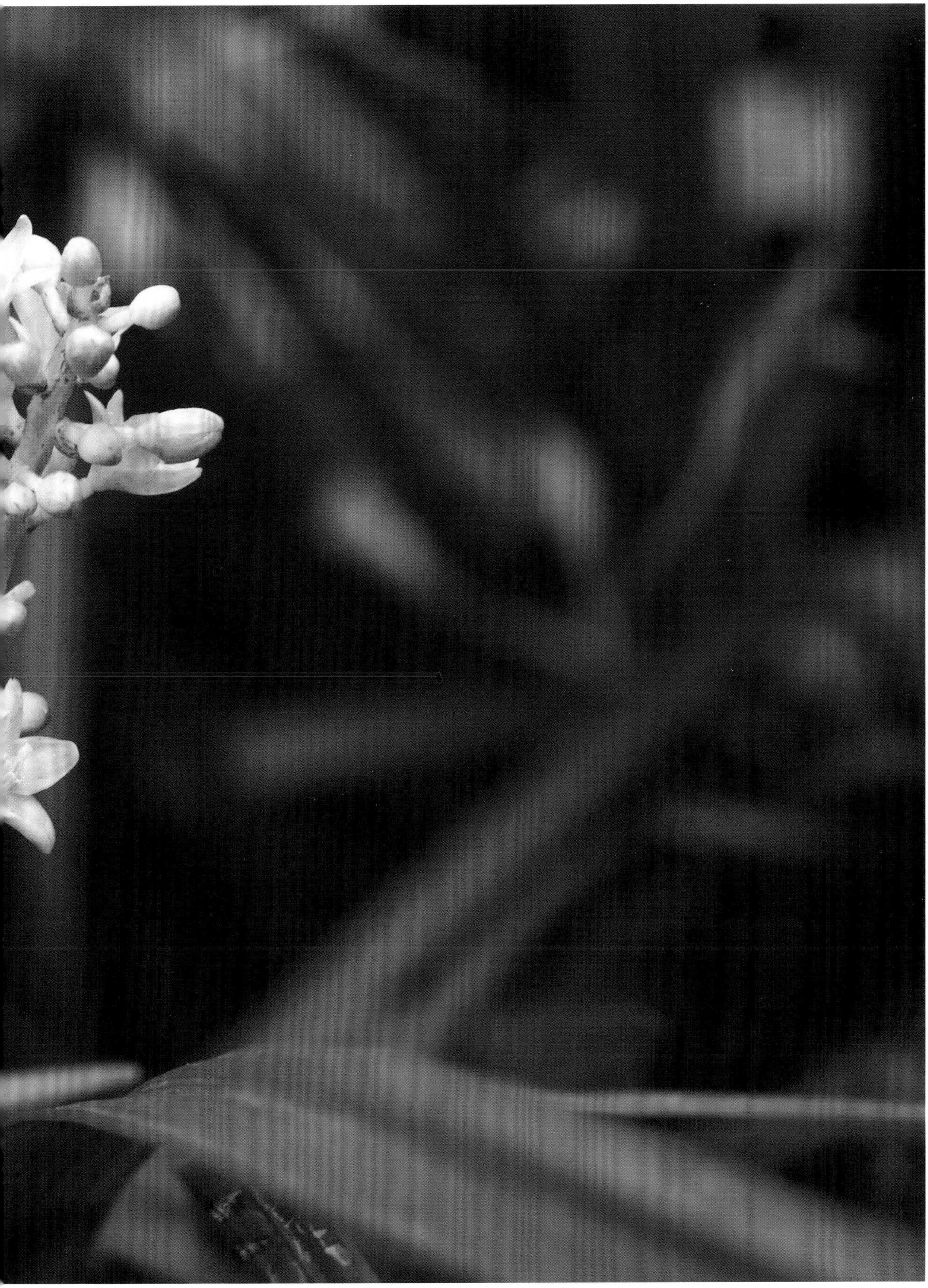

麦冬花序

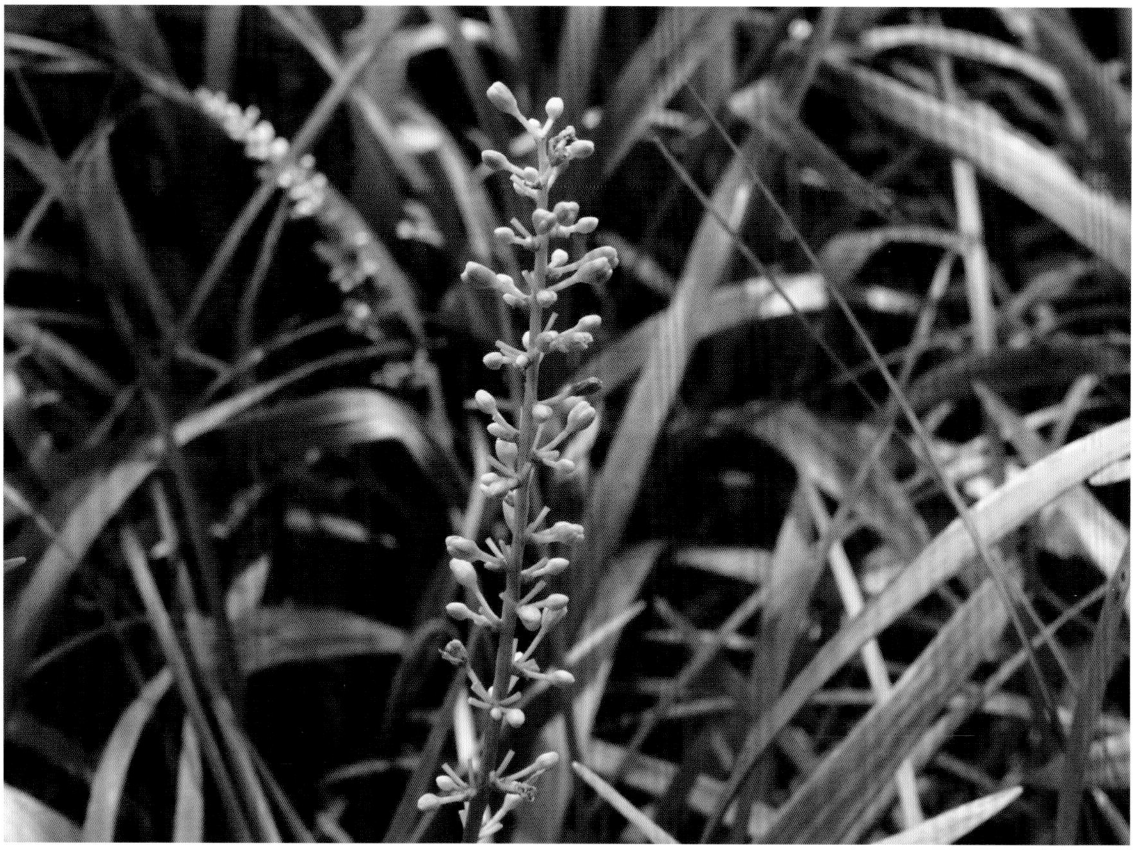

麦冬花序

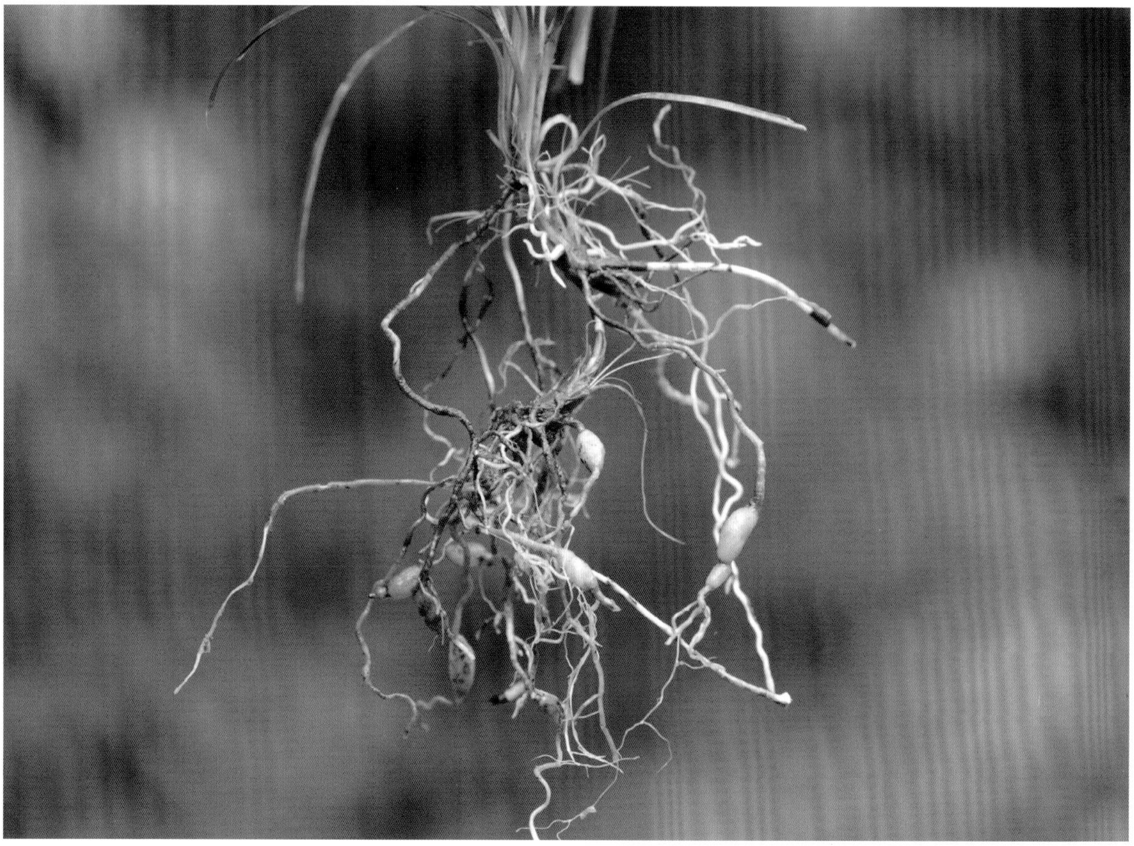

麦冬

功效主治

滋阴润肺，益胃生津，清心除烦。主治肺燥干咳，肺痈，阴虚劳嗽，津伤口渴，消渴，心烦失眠，咽喉疼痛，肠燥便秘，血热吐衄。

用法用量

内服：煎汤，6 ~ 15g；或入丸、散、膏。外用：适量，研末调敷；煎汤涂；或鲜品捣汁搽。

民族药方

1．肺热咳嗽　麦冬、桑白皮各 15 g。水煎服。

2．中耳炎　鲜麦冬块根适量。捣烂取汁，滴耳。

3．防治鼻咽癌放射治疗所致口腔黏膜反应　麦冬 10 g，太子参、生黄芪各 20 g，北沙参、玄参、天花粉、女贞子、丹参、生地黄、金银花各 15 g，百合、鸡内金各 12 g，陈皮 8 g，山豆根、川芎、红花各 9 g，生甘草 5 g。水煎服，直至全程放射治疗结束后 1 周。

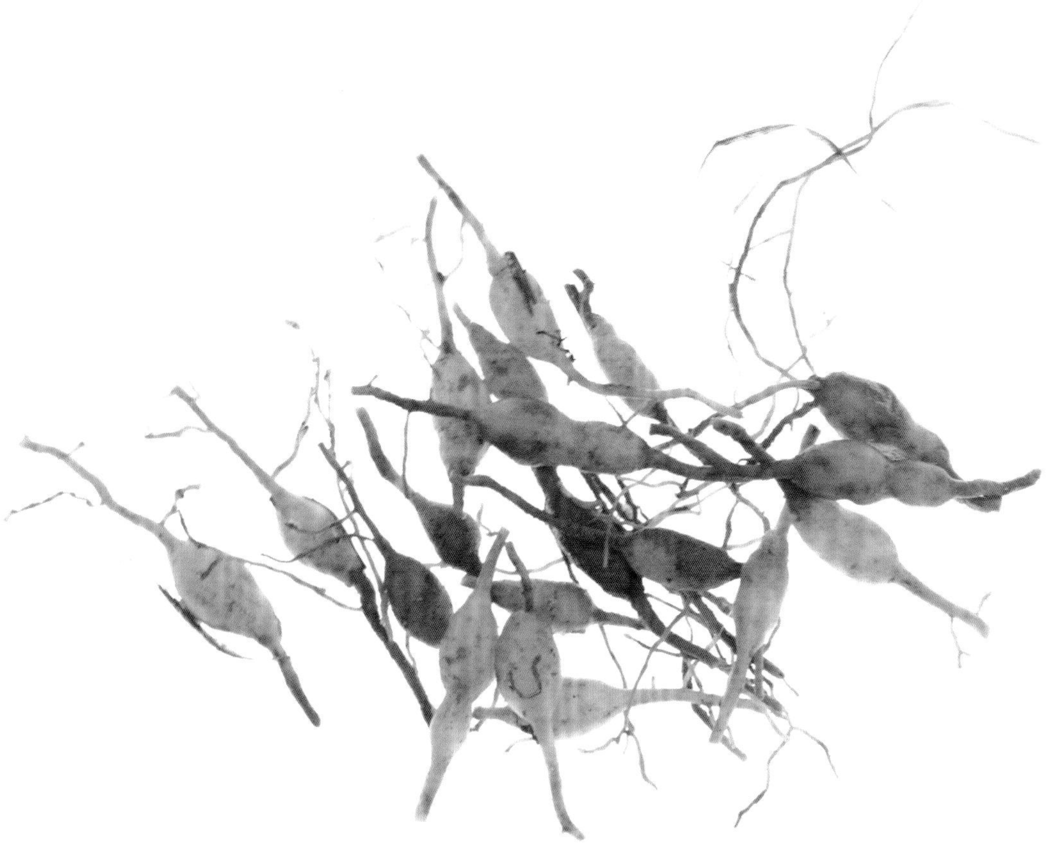

麦冬药材

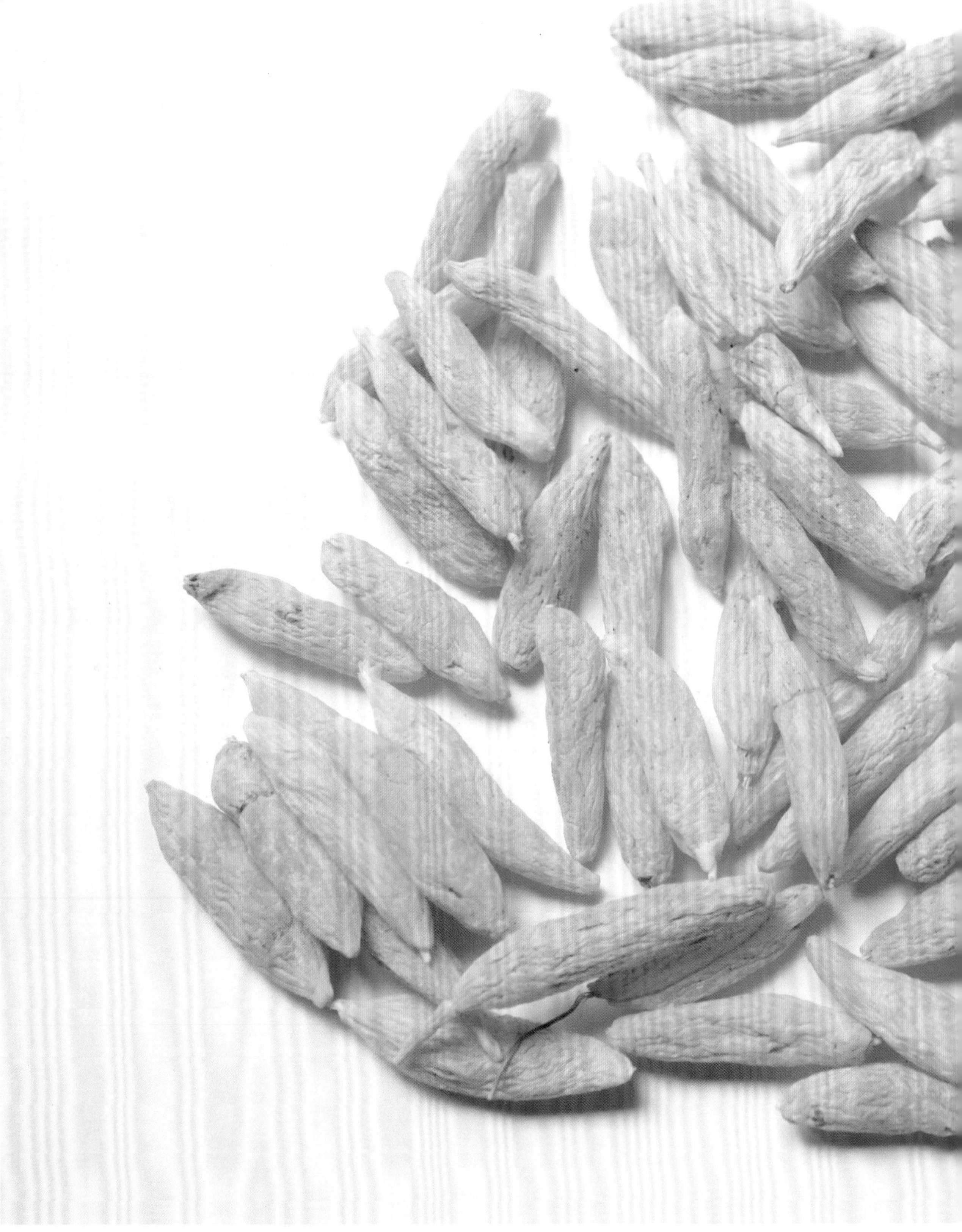

麦冬

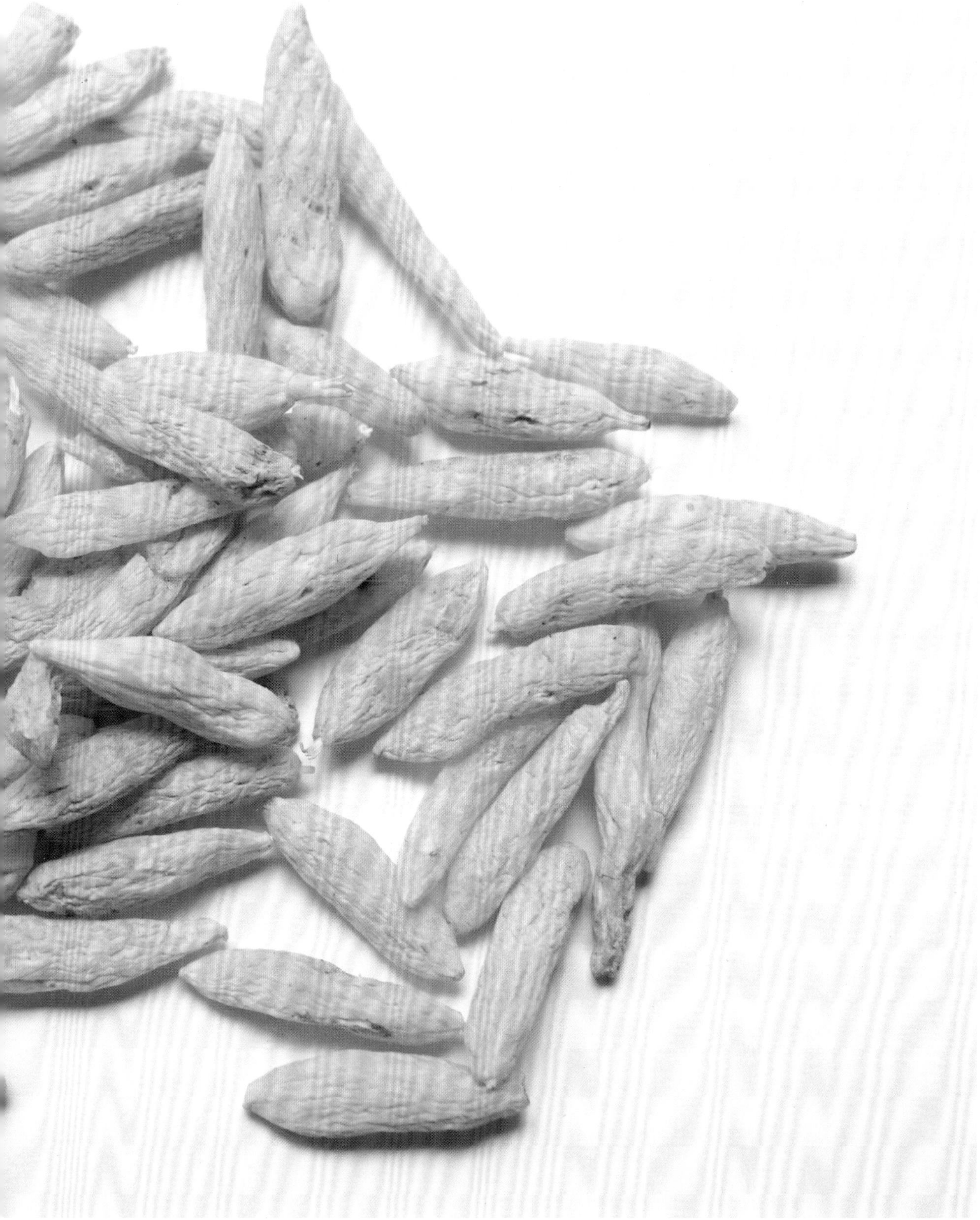

麦冬饮片

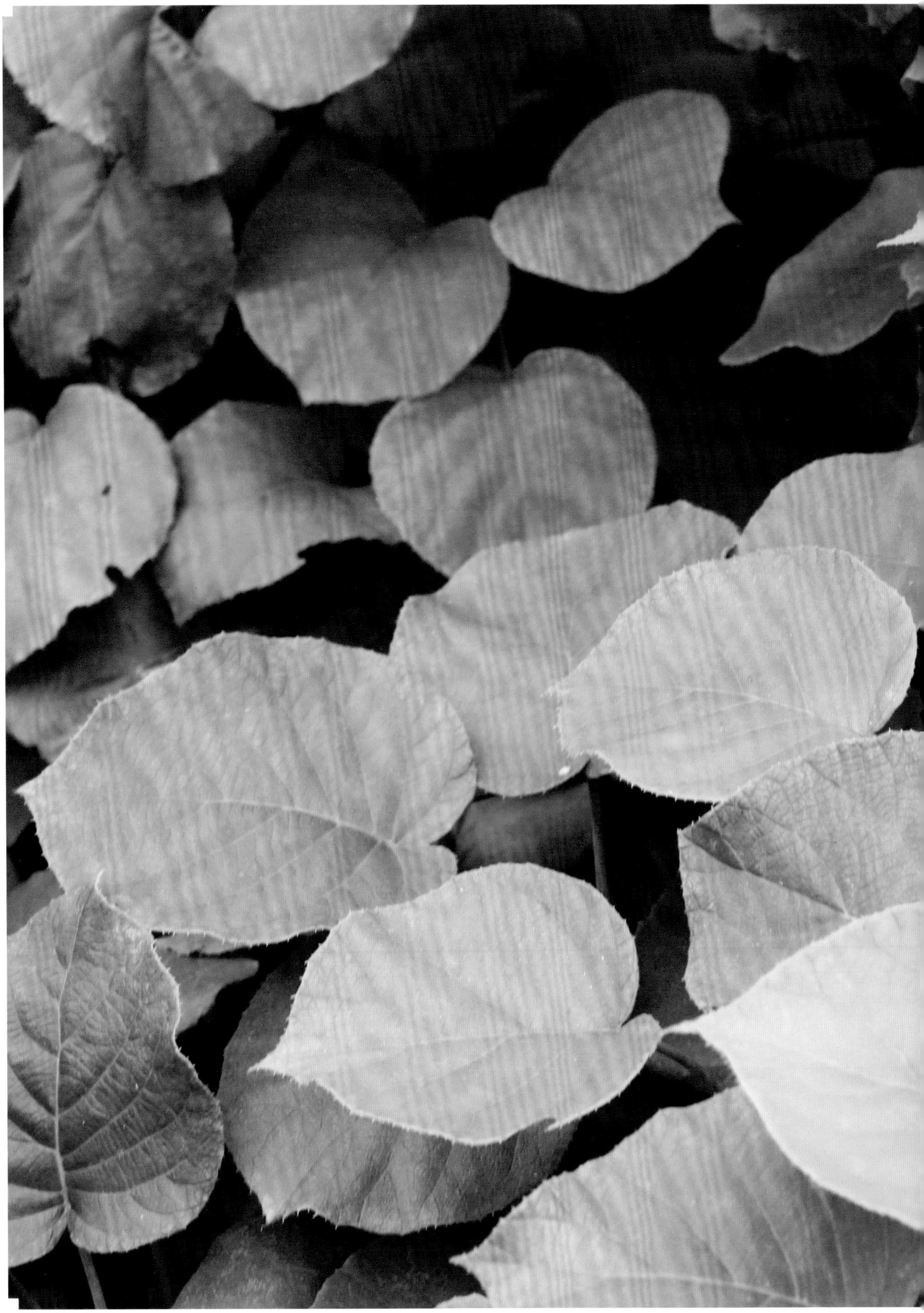

猕猴桃

【苗药名】比猛。

【别　名】藤梨、甜梨、猕猴梨、山洋桃、洋桃果、野洋桃。

【来　源】本品为猕猴桃科植物猕猴桃 *Actinidia chinensis* Planch. 的果实、根。

【性味归经】味酸、涩，性冷。归热经。

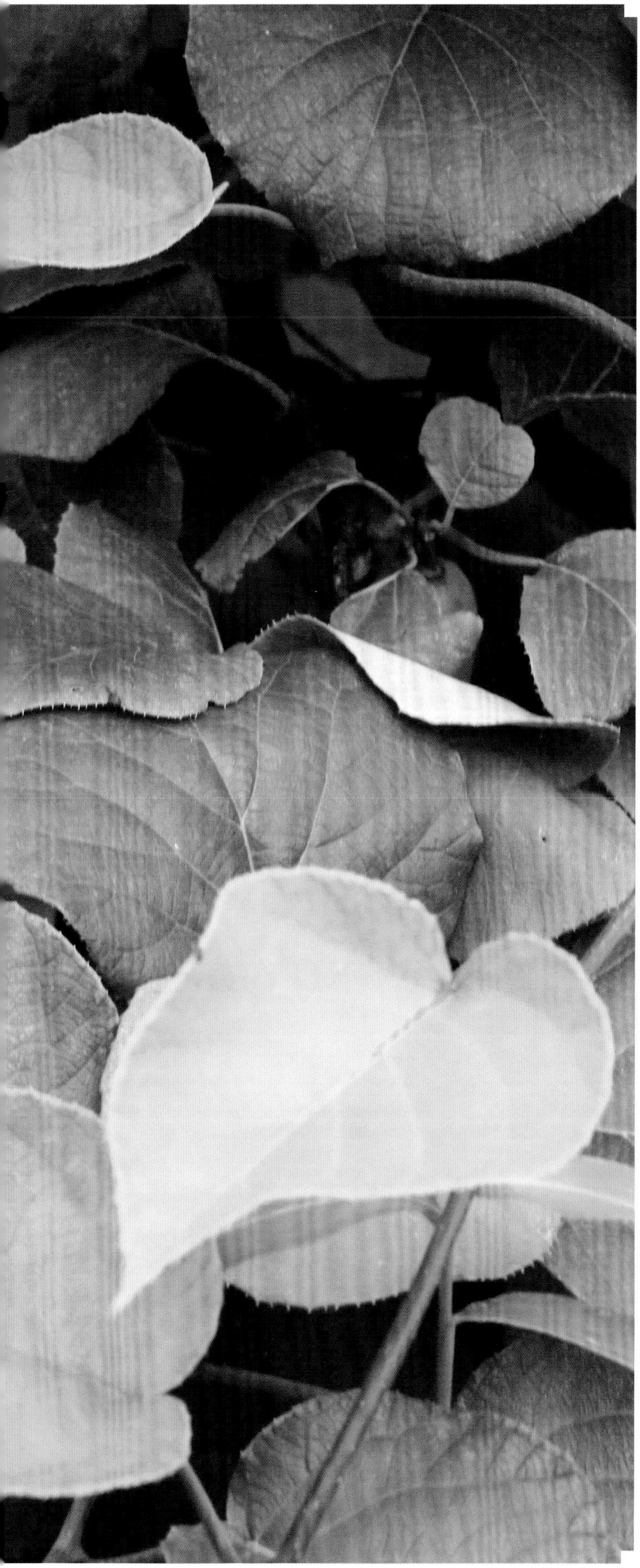

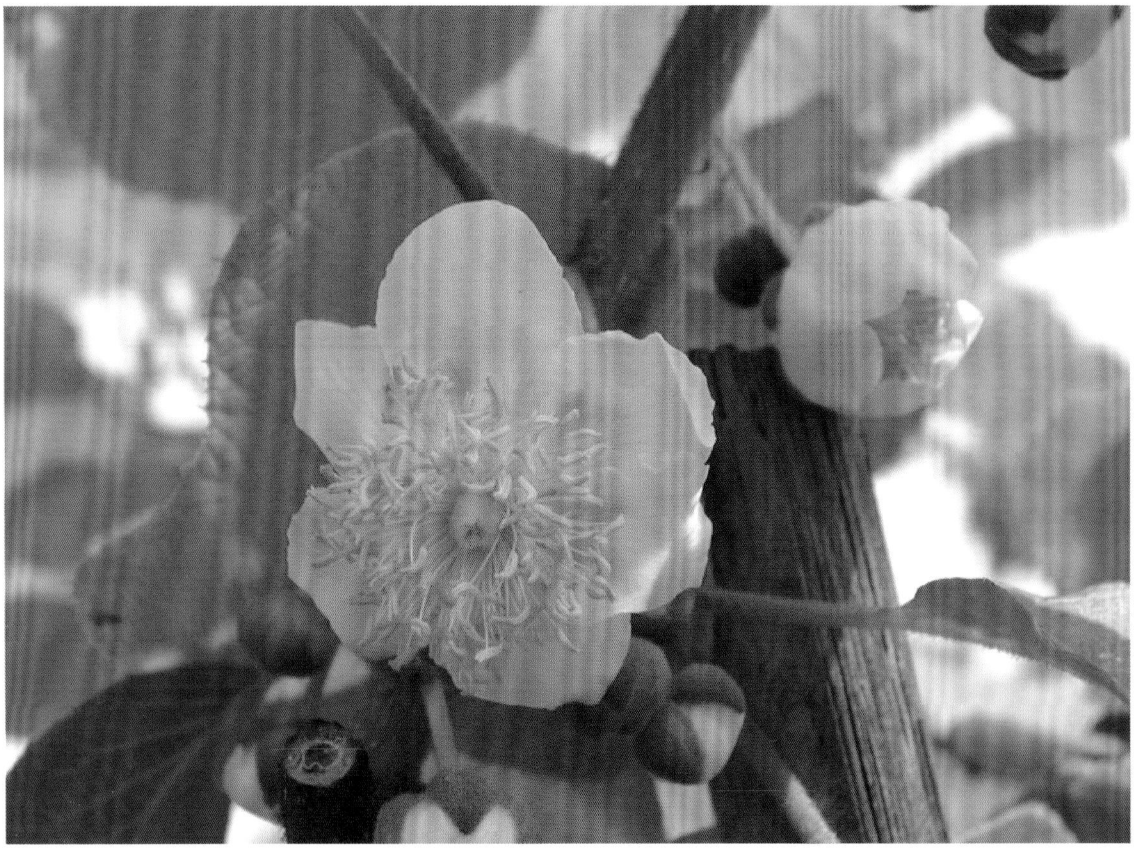

猕猴桃花

识别特征

幼枝赤色，同叶柄密生灰棕色柔毛，老枝无毛；髓大，白色，片状。单叶互生；叶柄长达 6 cm；叶片纸质，圆形、卵圆形或倒卵形，长 5 ~ 17 cm，先端凸尖、微凹或平截，基部阔楔形至心脏形，边缘有刺毛状齿，上面暗绿色，仅叶脉有毛，下面灰白色，密生灰棕色星状茸毛。花单生或数朵聚生于叶腋；单性花，雌雄异株或单性花与两性花共存；萼片 5，稀为 4，基部稍联合，花梗被淡棕色茸毛；花瓣 5，稀 4，或多至 6 ~ 7 片，刚开放时呈乳白色，后变黄色；雄蕊多数；子房上位，多室，花柱丝状，多数。浆果卵圆形或长圆形，长 3 ~ 5 cm，密生棕色长毛，有香气。种子细小，黑色。花期 5—6 月，果期 8—10 月。

生境分布

生长于山地林间或灌木丛中。分布于黄河流域中、下游及长江流域以南各地。

采收加工

9 月中、下旬至 10 月上旬采摘成熟果实，鲜用或晒干用。

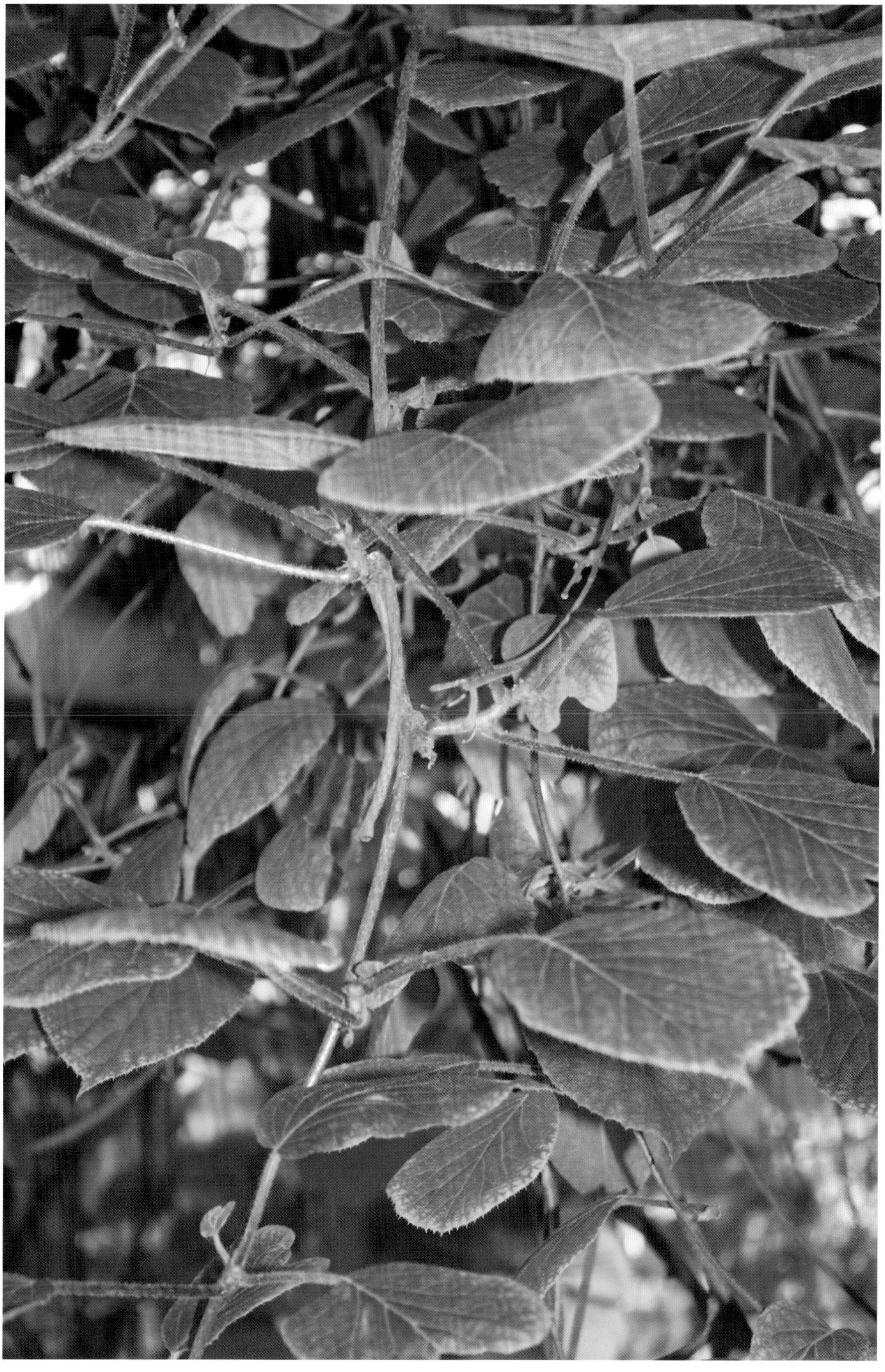

猕猴桃

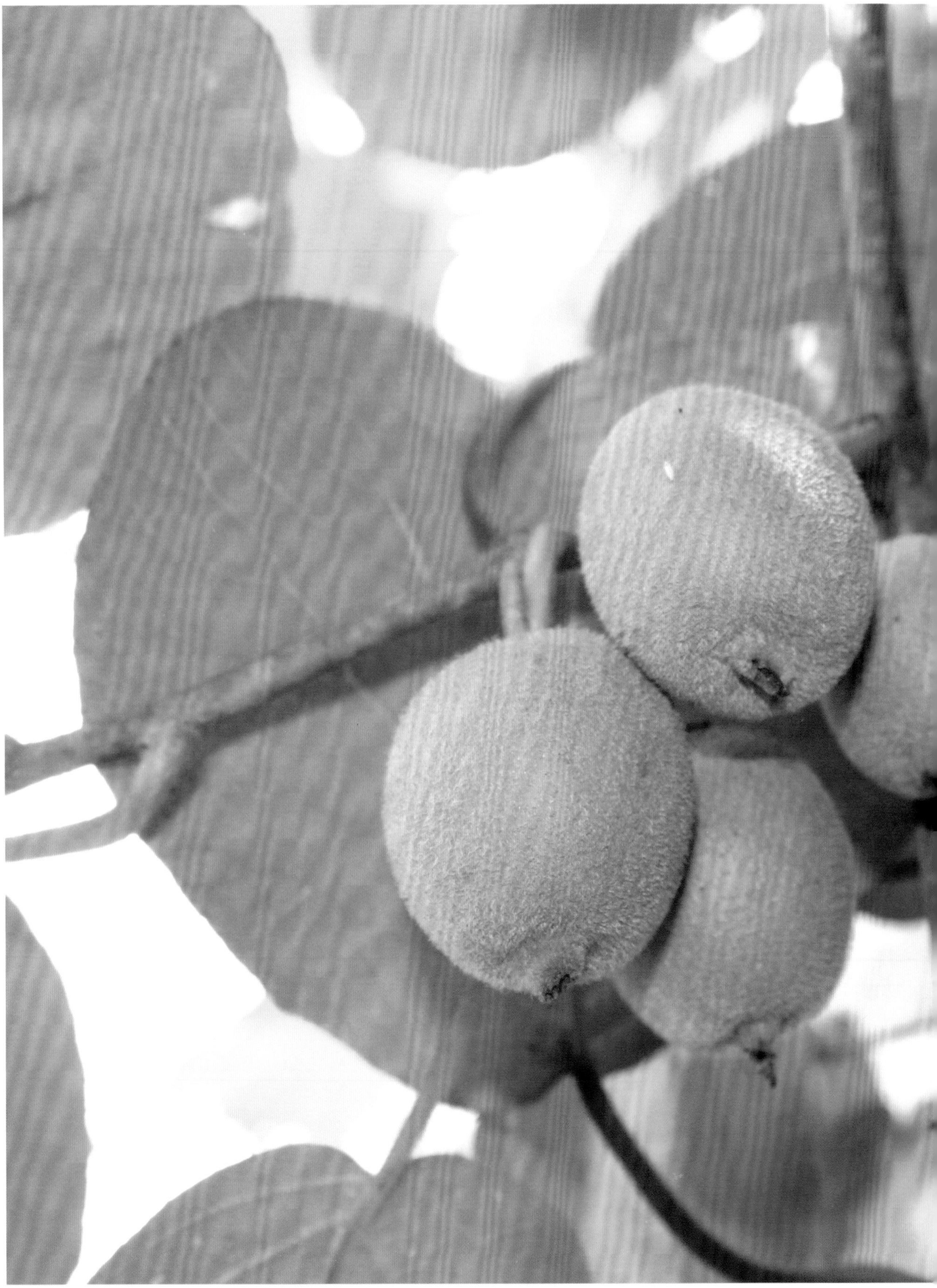

猕猴桃

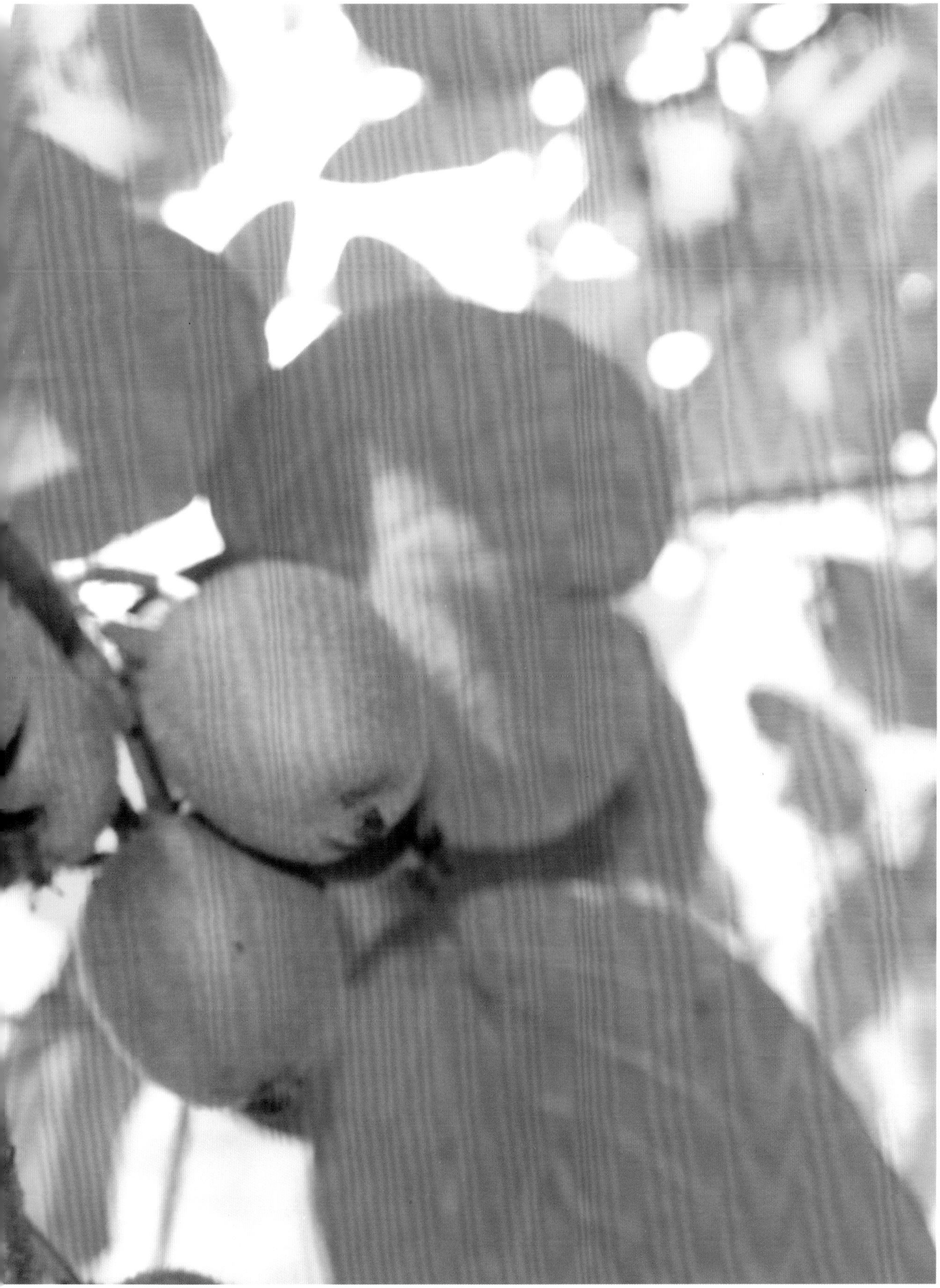

猕猴桃果实

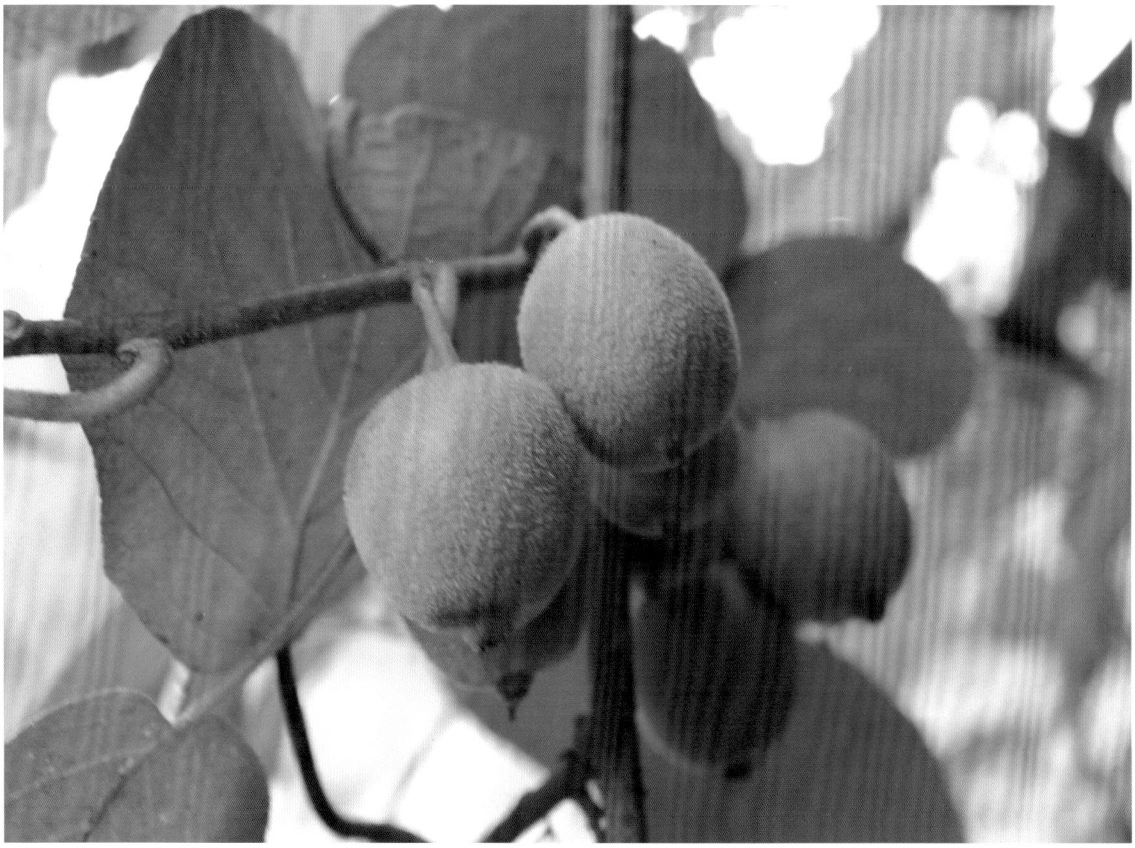

猕猴桃果实

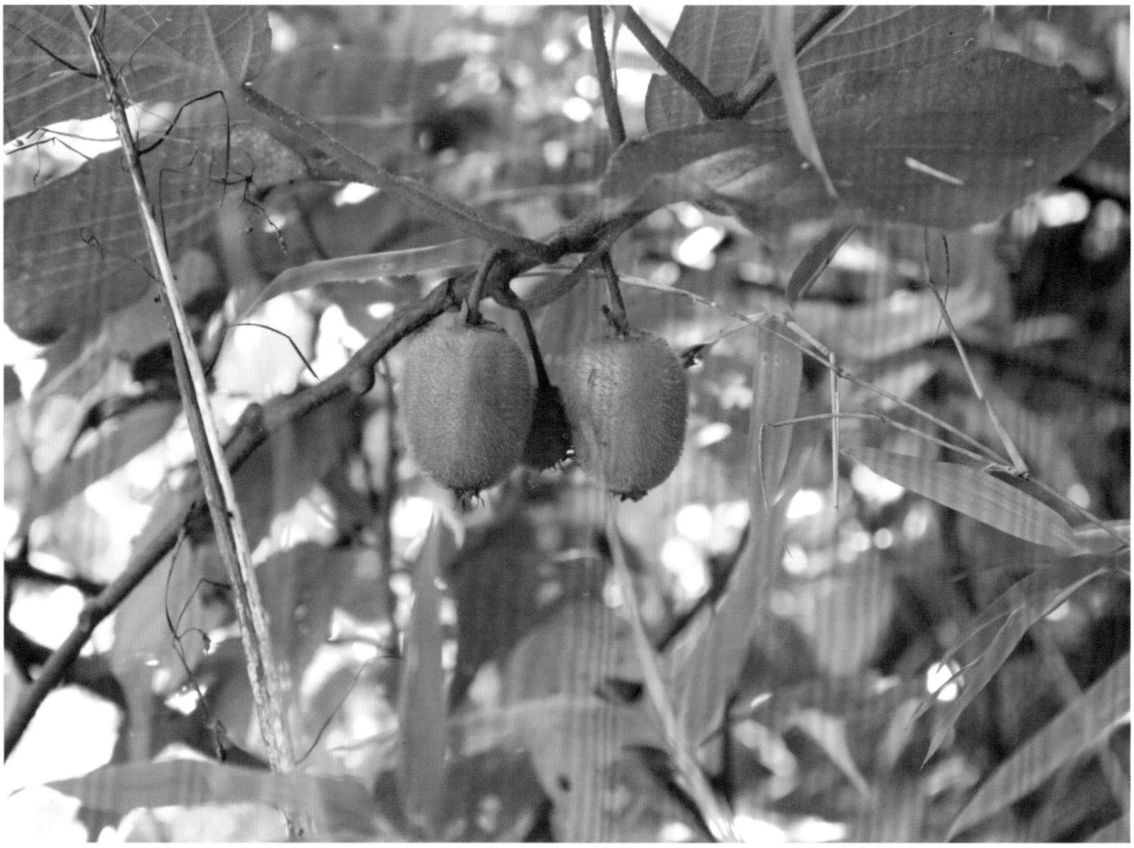

猕猴桃果实

药材鉴别

浆果近球形、圆柱形、倒卵形或椭圆形，长 4 ~ 6 cm；表面黄褐色或绿褐色，被茸毛、长硬毛或刺毛状长硬毛，有的秃净，具小而多的淡褐色斑点，先端喙不明显，微尖，基部果柄长 1.2 ~ 4.0 cm，宿存萼反折；果肉外部绿色，内部黄色。种子细小，长 2.5 mm。气微，味酸、甘、微涩。

功效主治

解热，止渴，健胃，通淋。主治烦热，消渴，肺热干咳，消化不良，湿热黄疸，石淋，痔疮。

用法用量

内服：煎汤，30 ~ 60 g；或生食；或榨汁饮。

民族药方

1. 消化不良，食欲不振 猕猴桃干果 60 g。水煎服。

2. 尿路结石 猕猴桃果实 15 g。水煎服。

3. 风湿性关节炎 猕猴桃根 30 g，铁筷子、木防己各 15 g。水煎服。

4. 胃痛 猕猴桃根 30 g。水煎服。

5. 水肿 猕猴桃根 30 g，臭牡丹根 20 g。水煎服。

6. 慢性气管炎合并肺气肿 新鲜猕猴桃全果。水煎制成浸膏片，每片 0.3 g，相当于原生药 2.2 g。每次 4 片，每日 2 ~ 3 次（每日药量相当于原生药 18 ~ 26 g）。

使用注意

脾胃虚寒者慎服。

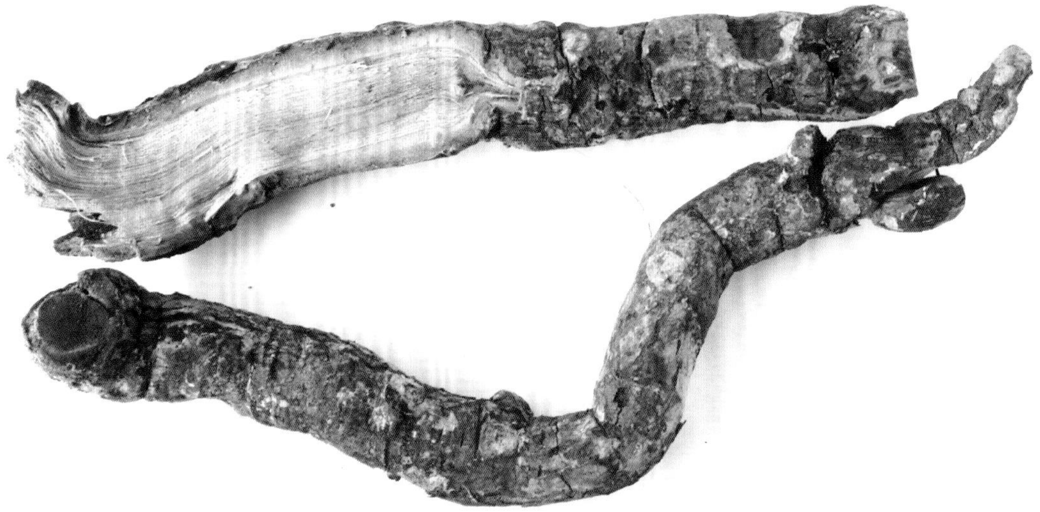

猕猴桃根药材

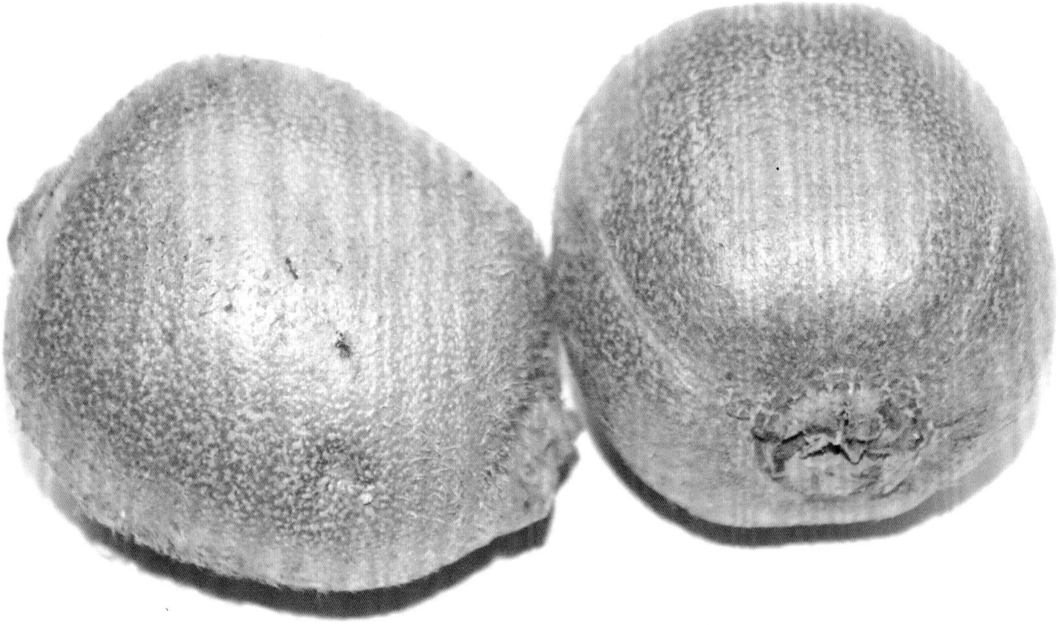

猕猴桃果实药材

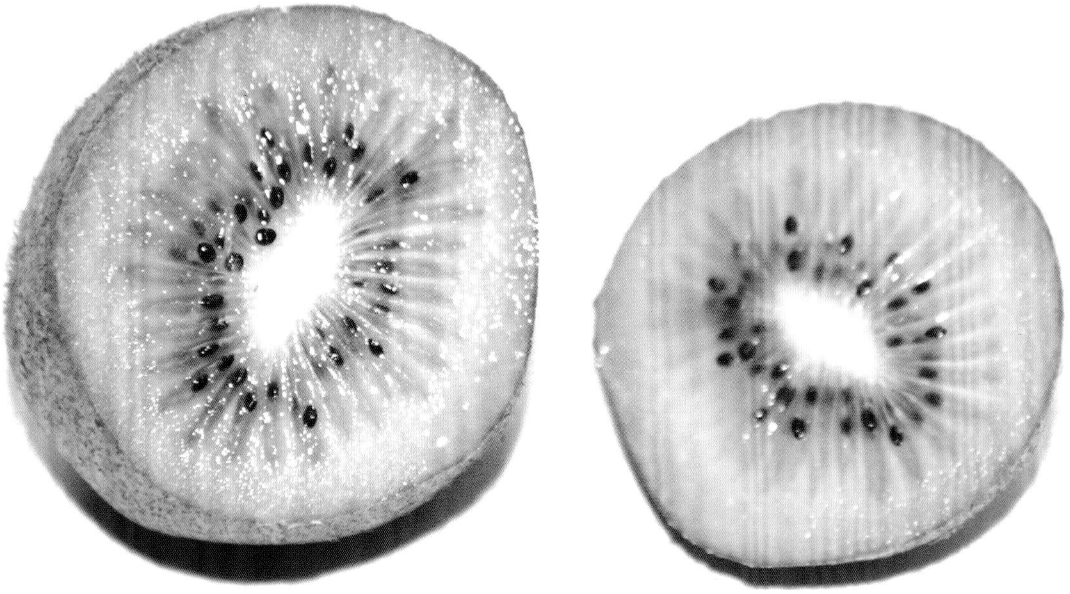

猕猴桃果实药材

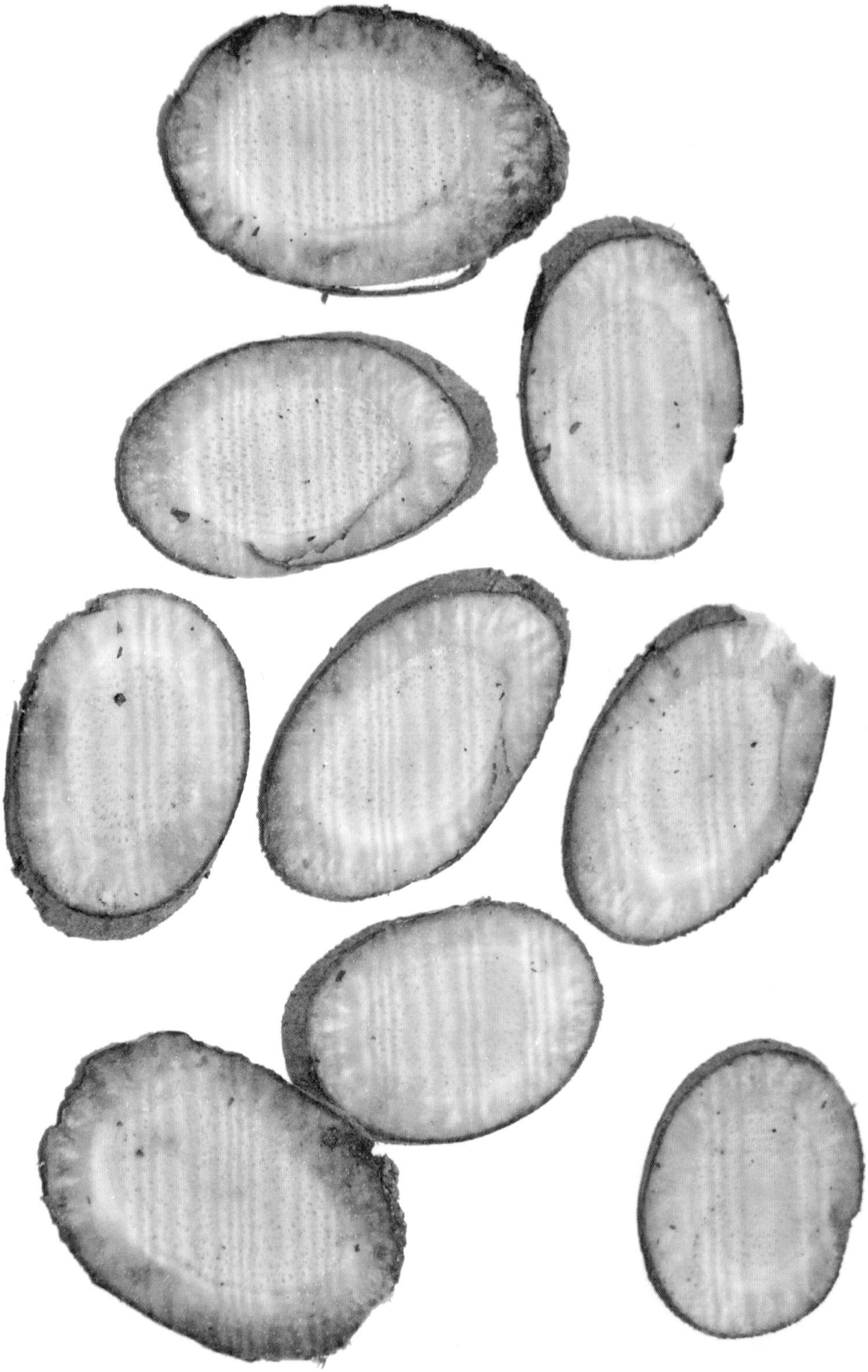

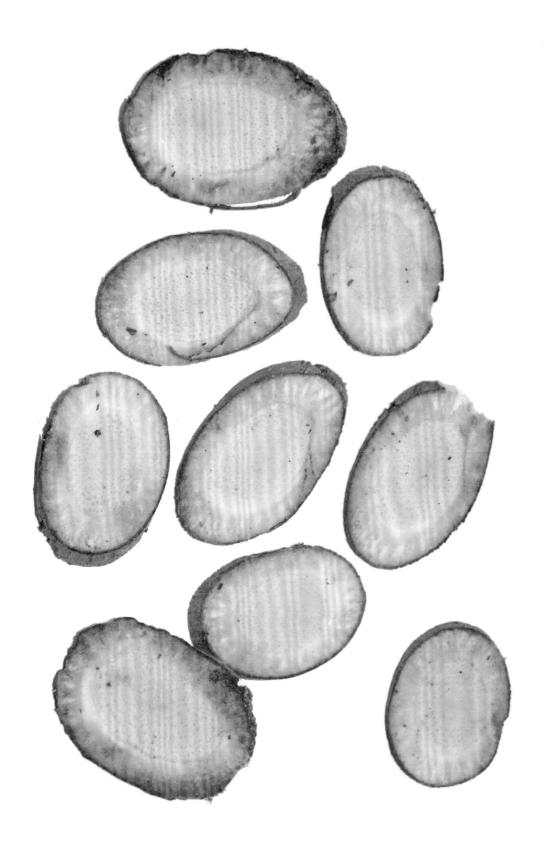

猕猴桃根饮片

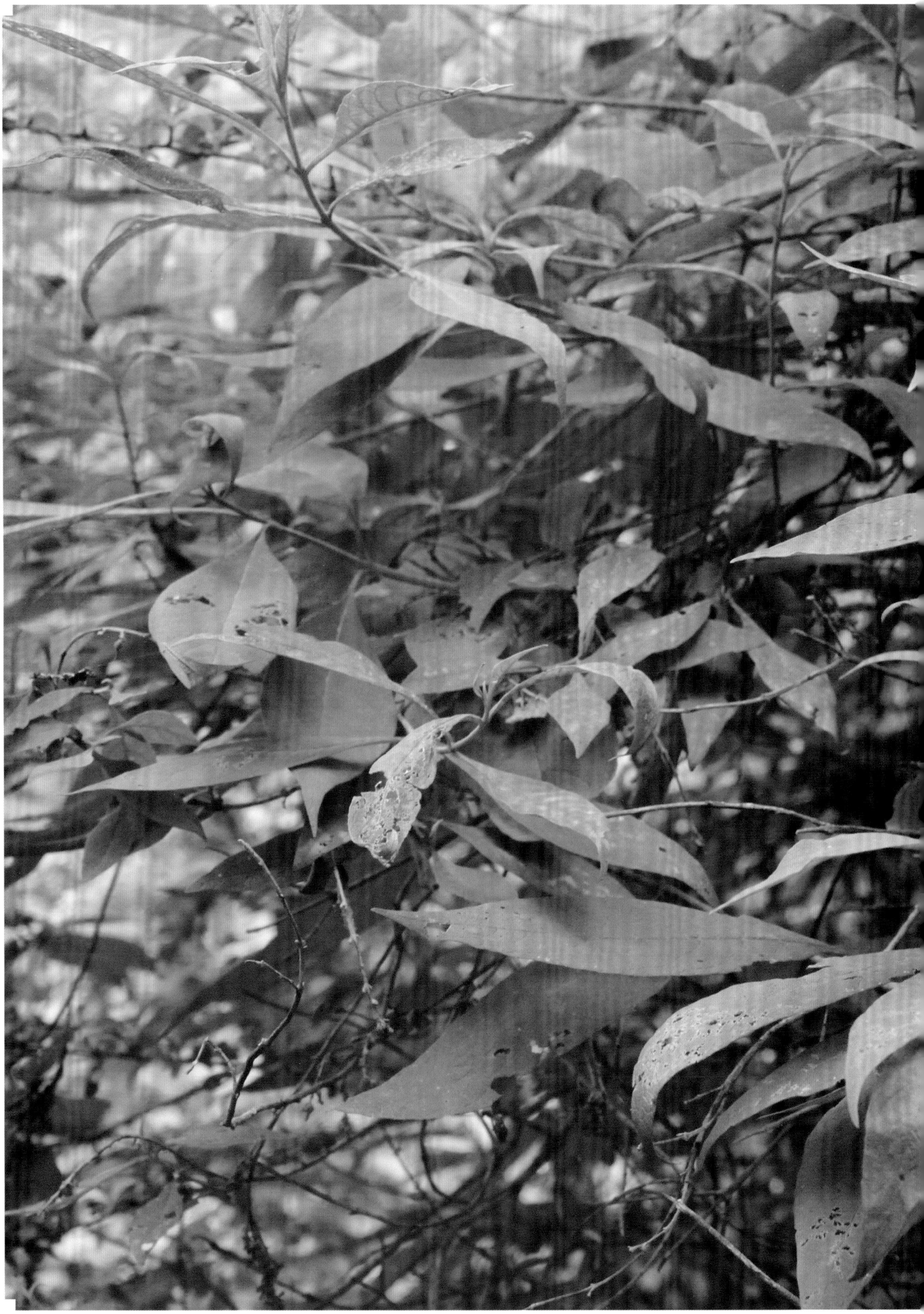

密蒙花

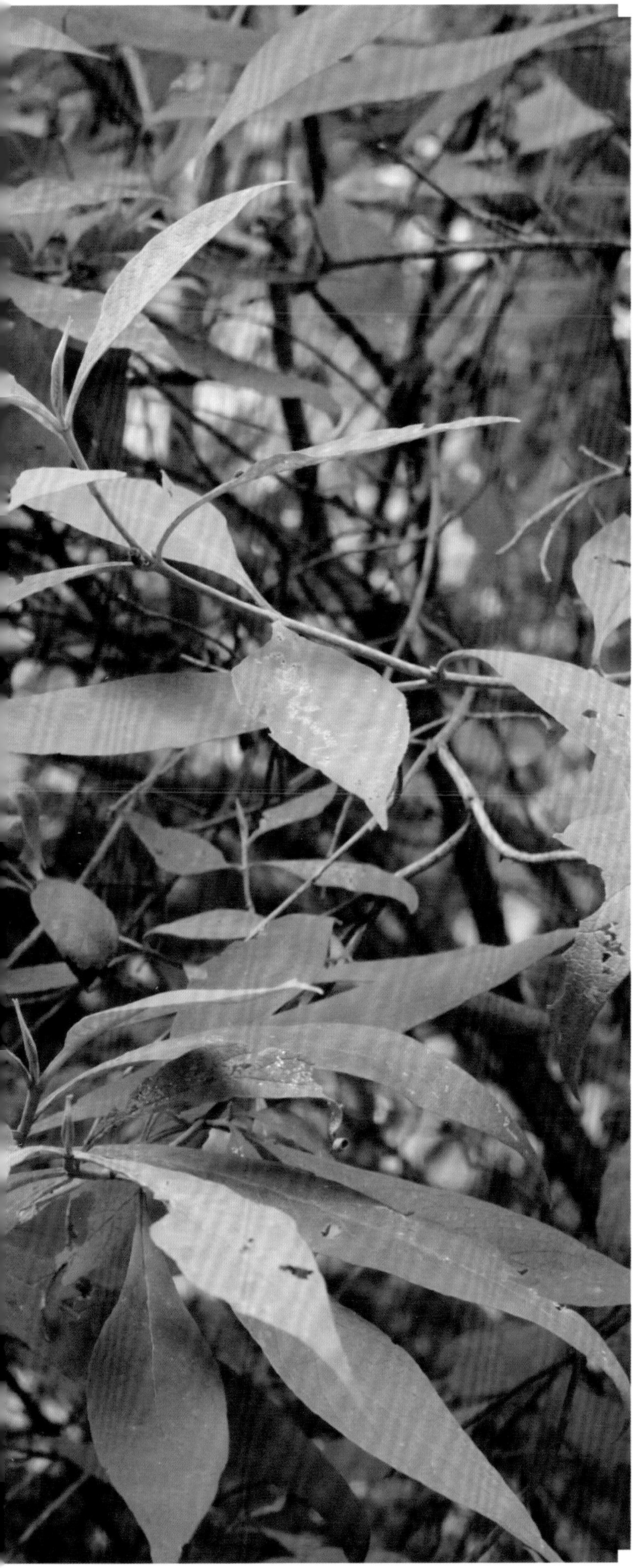

【苗药名】豆嘎仰。

【别　名】蒙花、黄花醉、米汤花。

【来　源】本品为马钱科植物密蒙花 *Buddleja officinalis* Maxim. 的花蕾及花序、根、叶。

【性味归经】味甜，性热。归冷经。

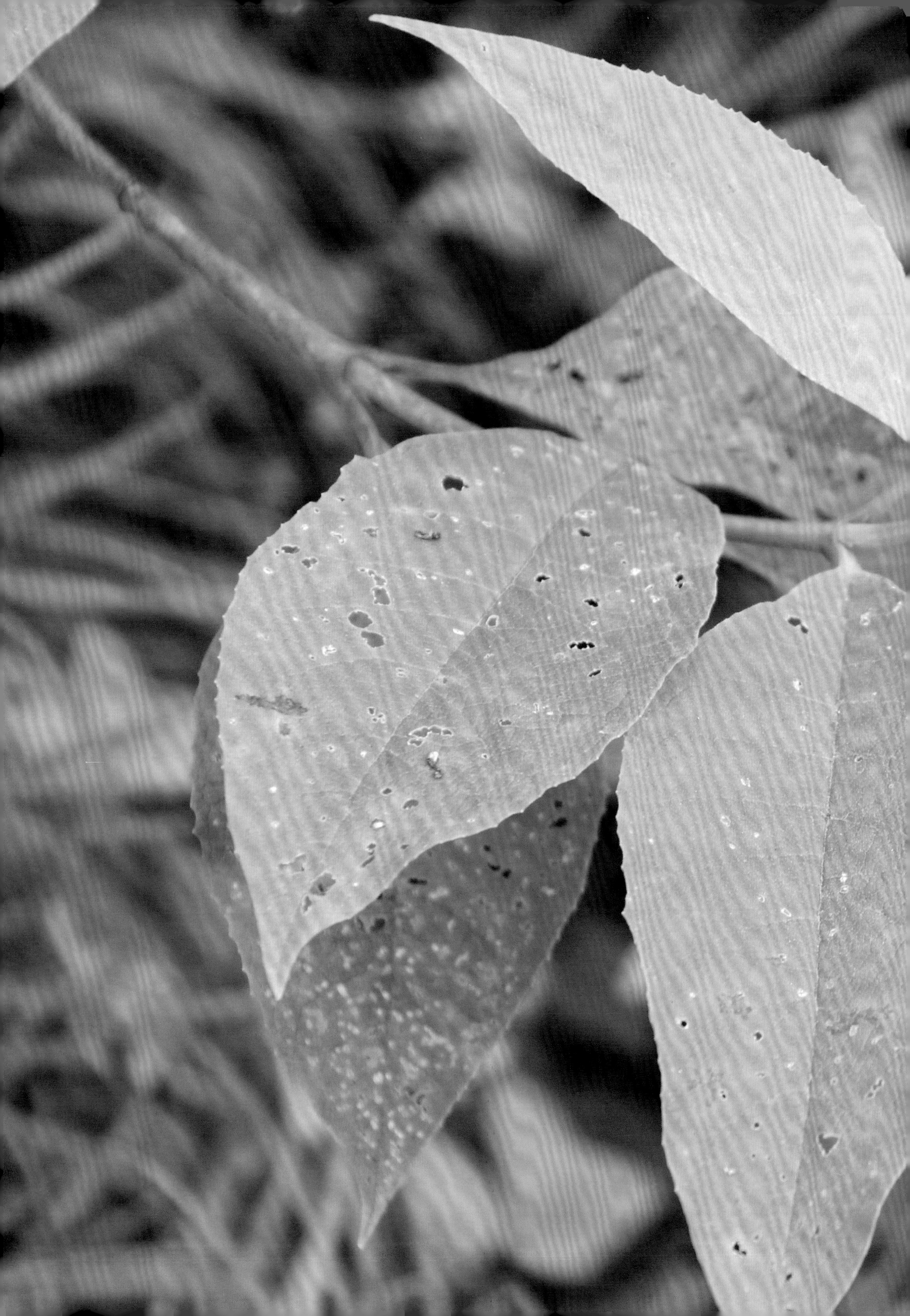

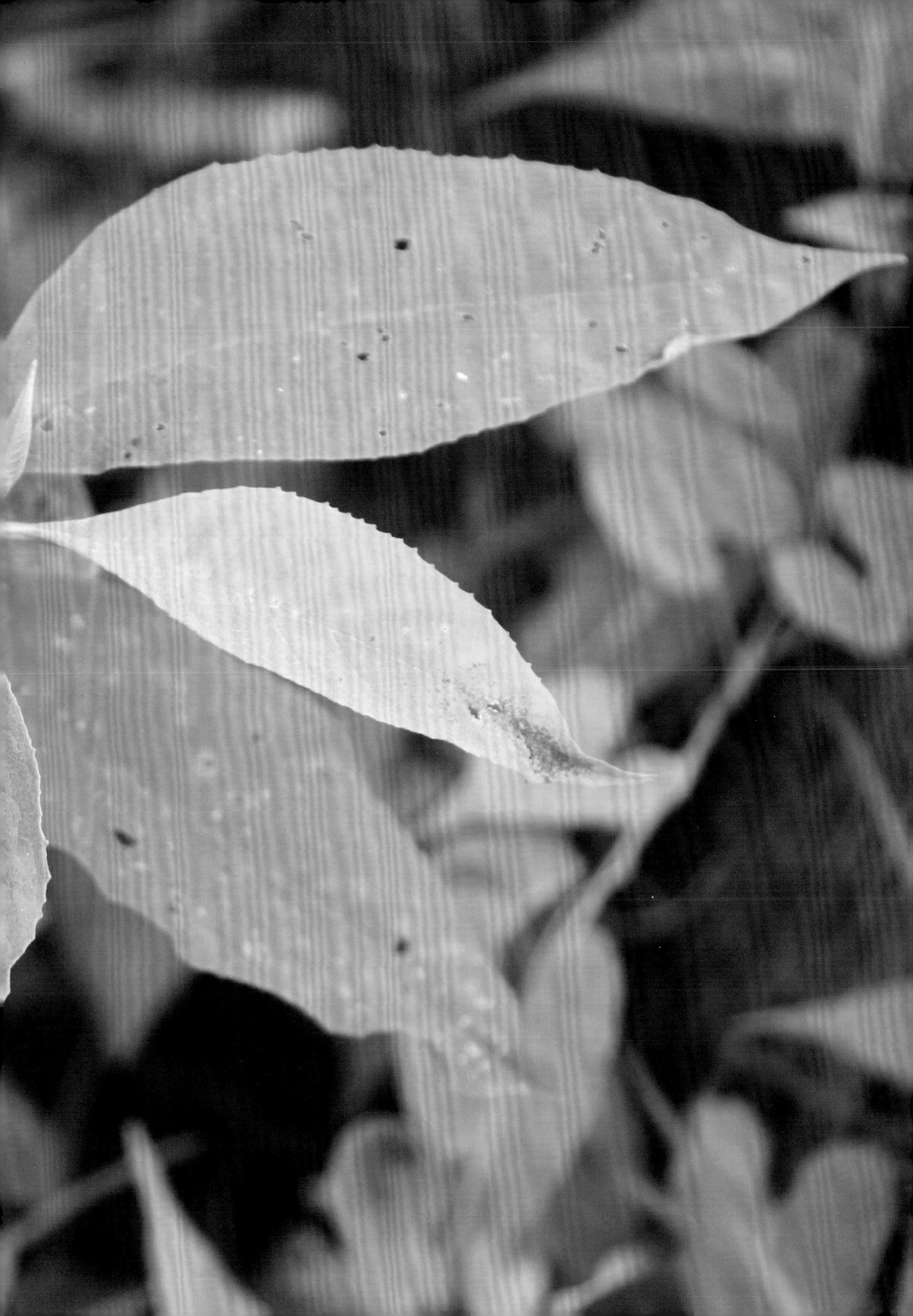

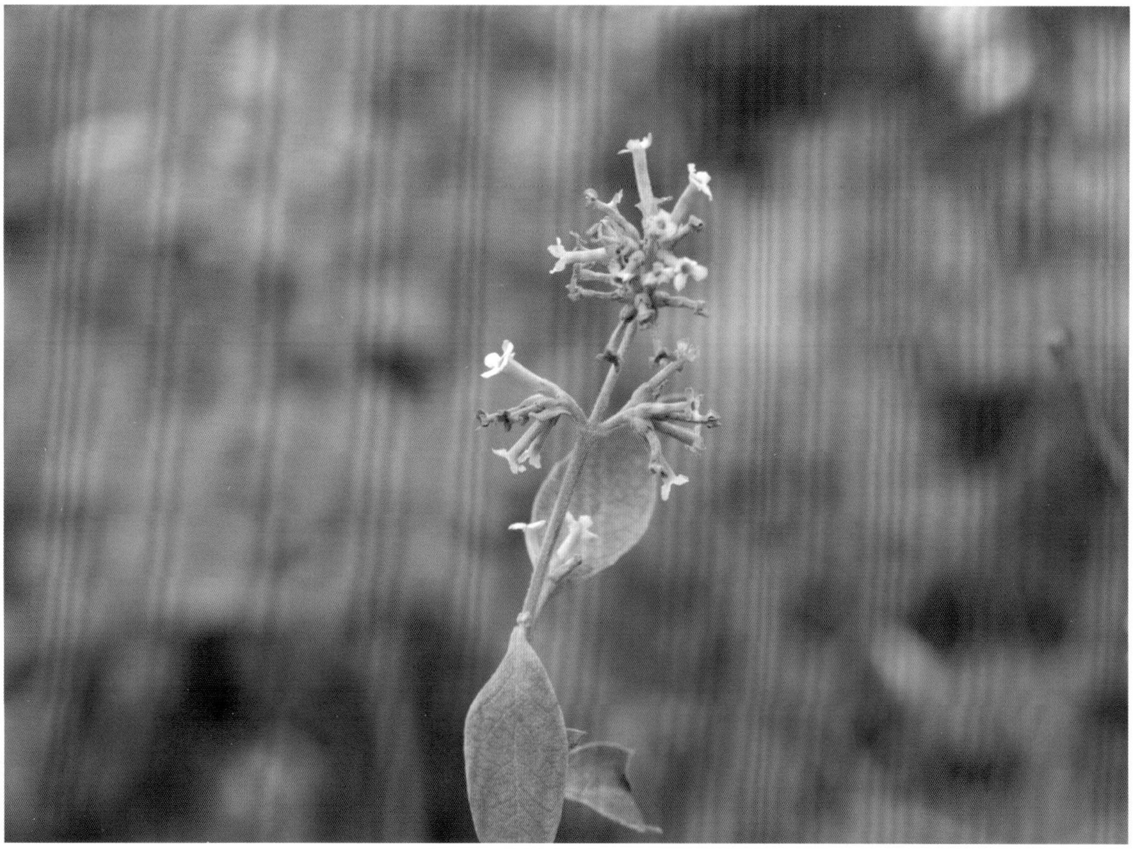

密蒙花

识别特征

灌木，高达 3 m。小枝略呈四棱形，密被灰白色茸毛。叶对生，矩圆状披针形，长 5 ~ 15 cm，宽 3 cm，先端渐尖，基部楔形，全缘，上面被星状毛，下面为灰白色或黄色星状茸毛。聚伞圆锥花序顶生，密被灰白色柔毛；花芳香，萼片 4 裂，外面被毛；花冠淡紫色，筒状，口部橘黄色，疏生茸毛；雄蕊 4，着生于花冠中部；子房顶端被茸毛。蒴果卵形，2 瓣裂。种子具翅。花期 2—3 月，果期 5—8 月。

生境分布

生长于海拔 200 ~ 2800 m 的山坡、丘陵、河边、村边的灌木丛中。分布于贵州、湖北、四川、陕西、云南、湖南等省区。

采收加工

春季花未开放时采收，晒干。

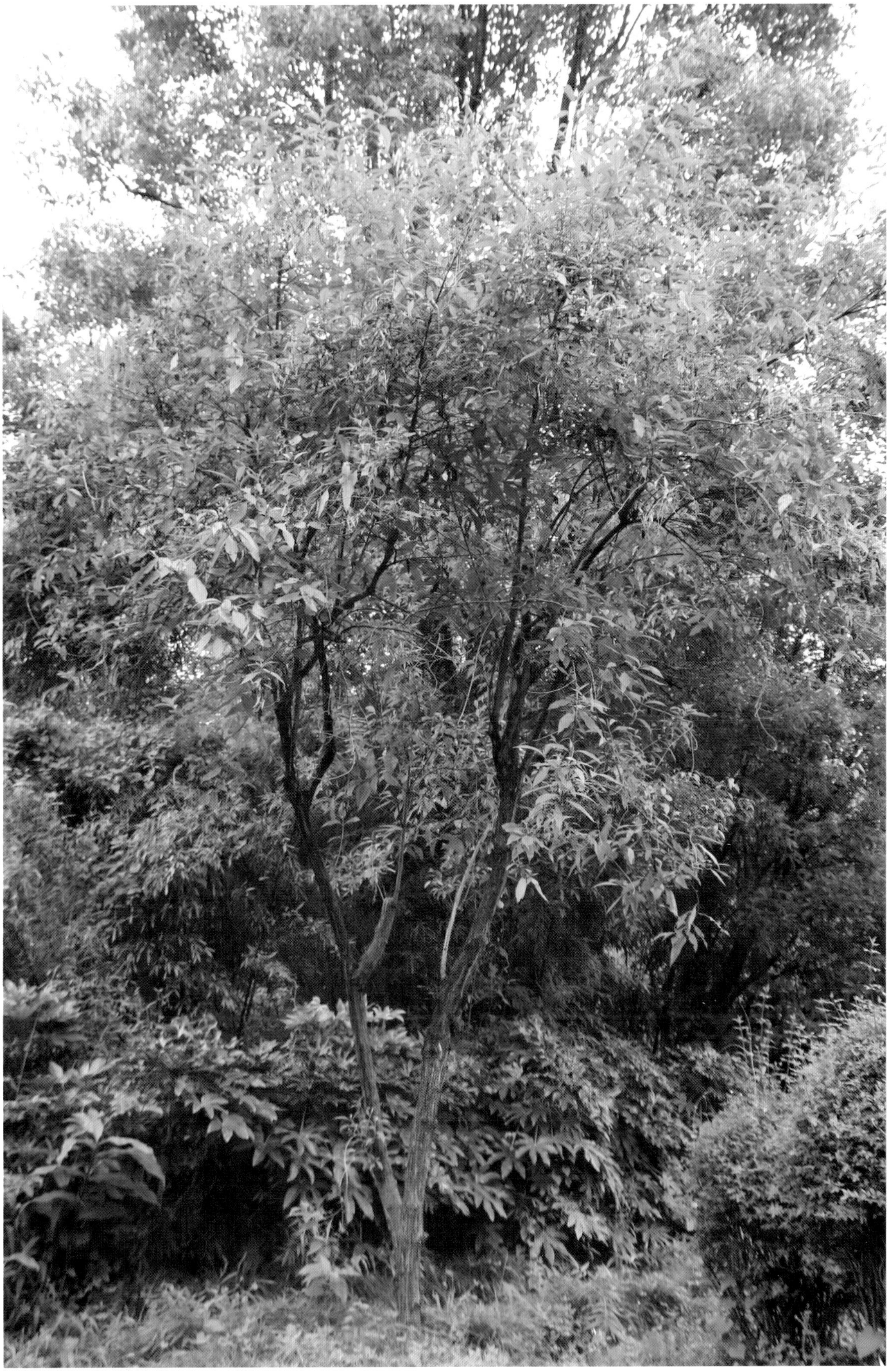

密蒙花

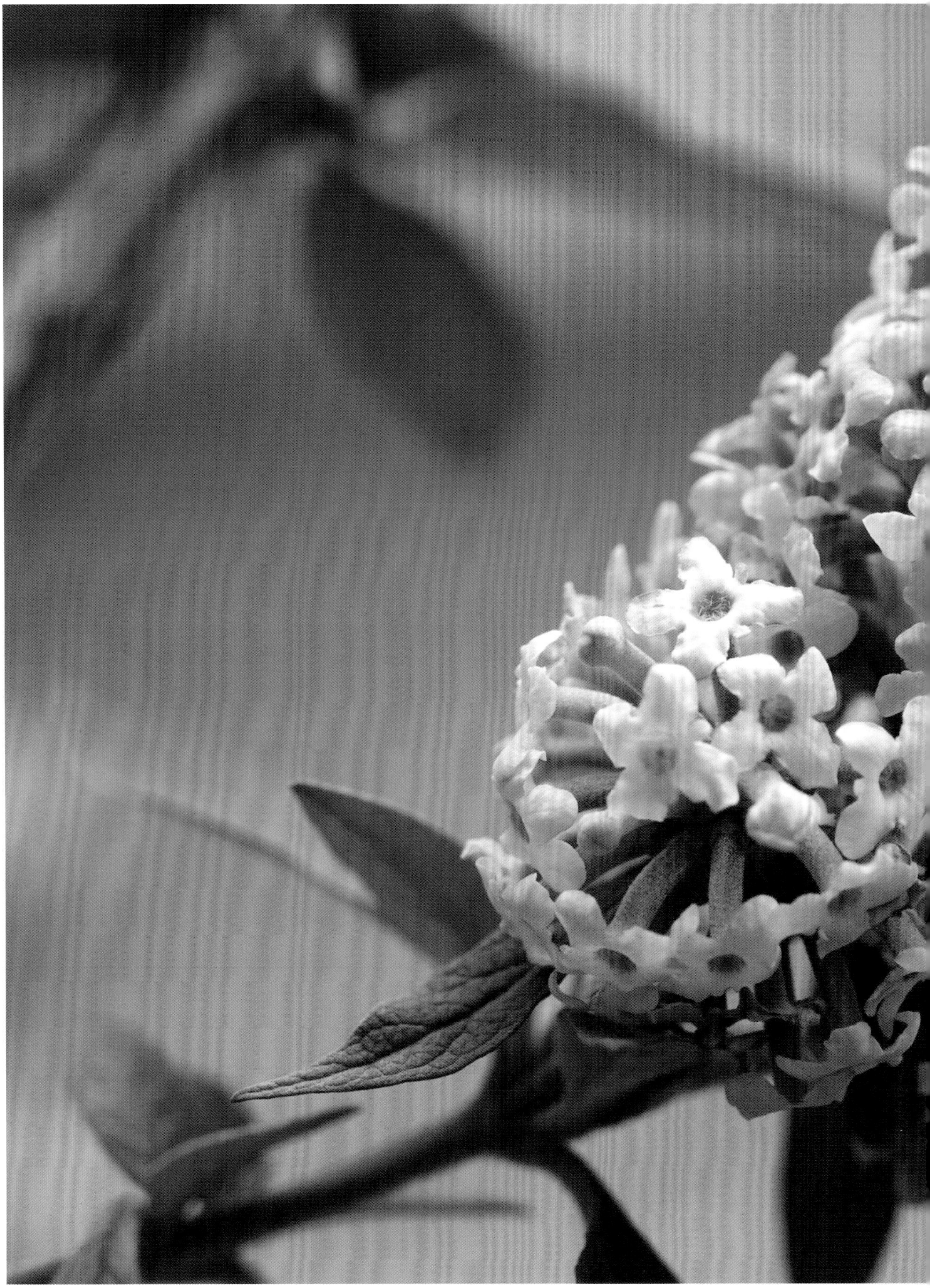

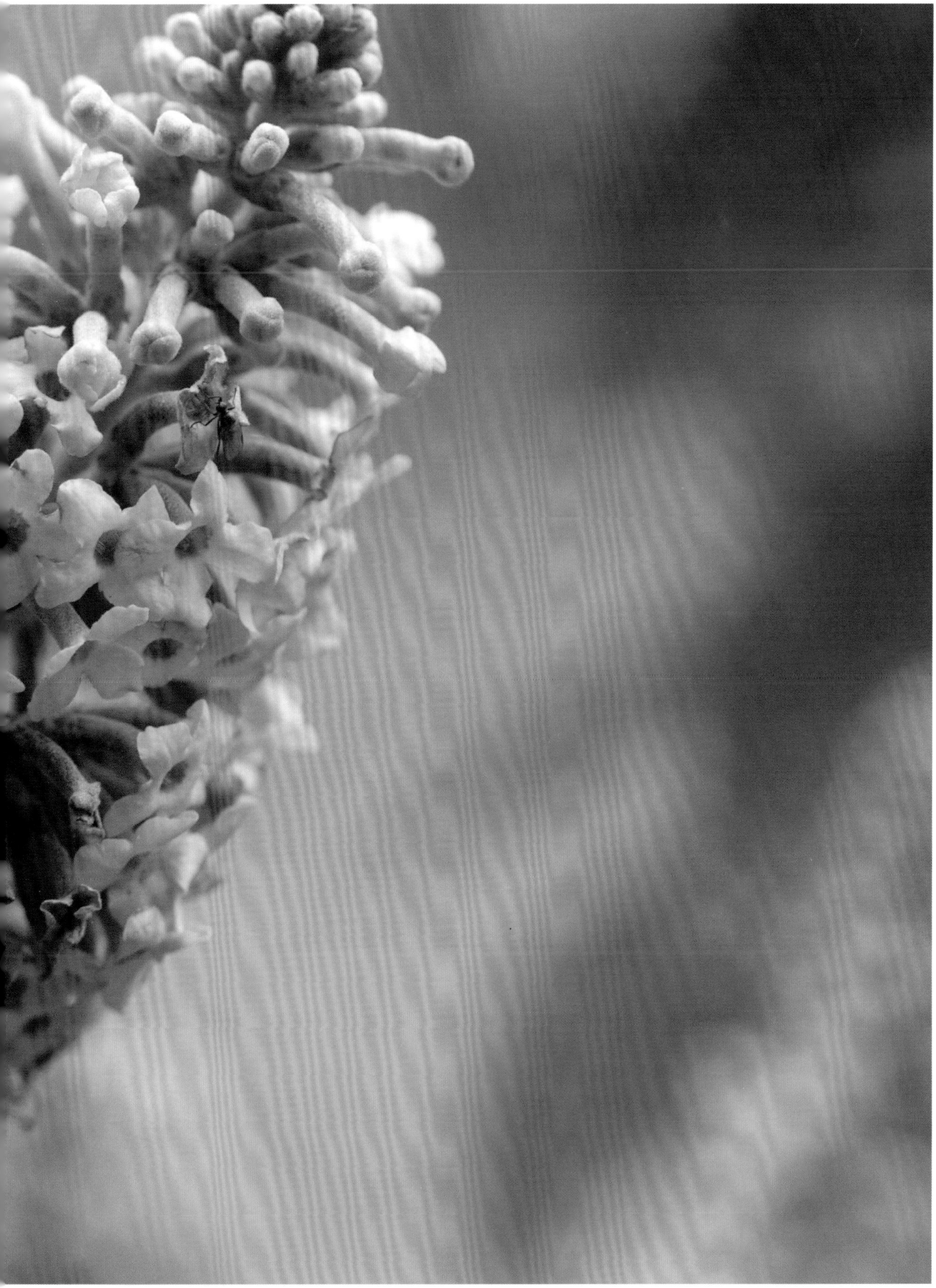

密蒙花

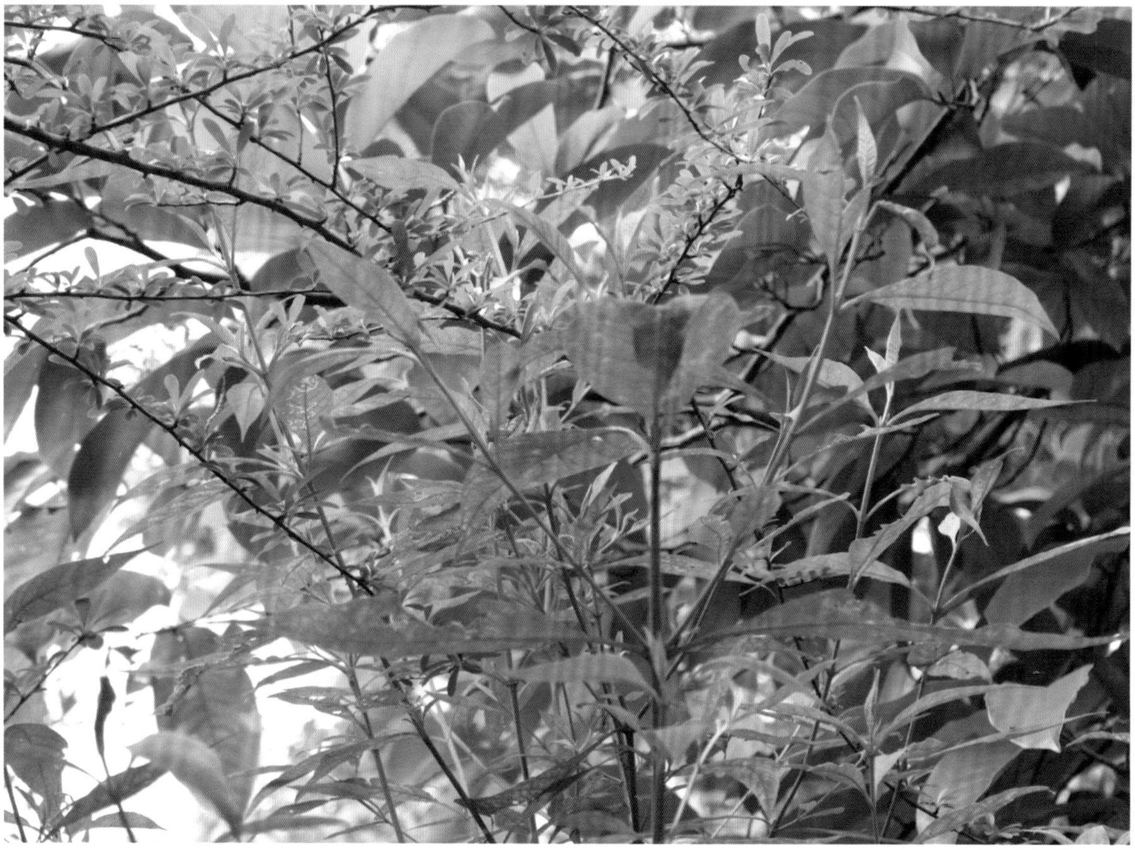

密蒙花

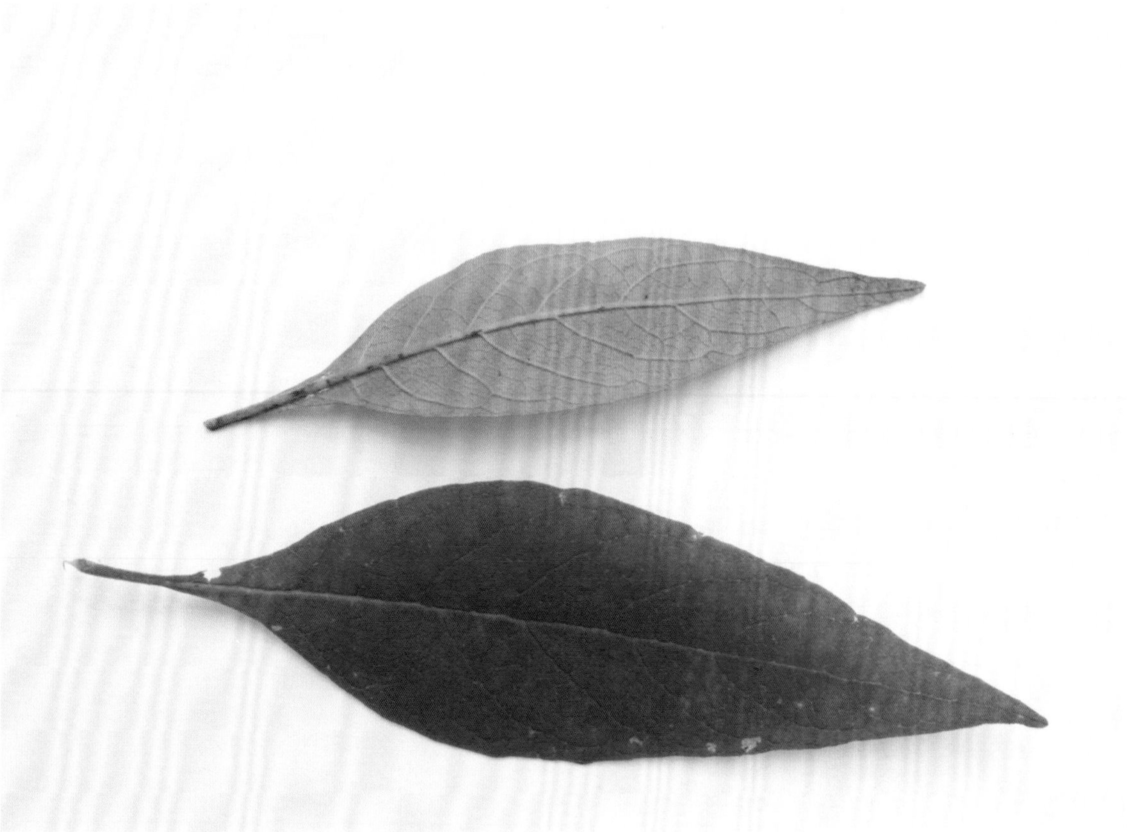

密蒙花叶

药材鉴别

为多数花蕾密集而成的花序小分枝，呈不规则块状，表面灰黄色或棕黄色，花萼钟状，花冠筒状，茸毛极稀疏。质柔软。气微香，味微辛、苦。

功效主治

祛风清热，清肝明目，退翳。主治目赤肿痛，羞明多眵多泪，翳障遮目，眼目昏暗，视物不清，头昏。

用法用量

内服：煎汤，6 ~ 15 g；或入丸、散。

民族药方

1. 头昏 密蒙花 9 g。蒸小鸡，去渣服汤、肉。

2. 黄疸 密蒙花根 30 g。水煎服。

3. 结膜炎 密蒙花叶适量。水煎外洗。

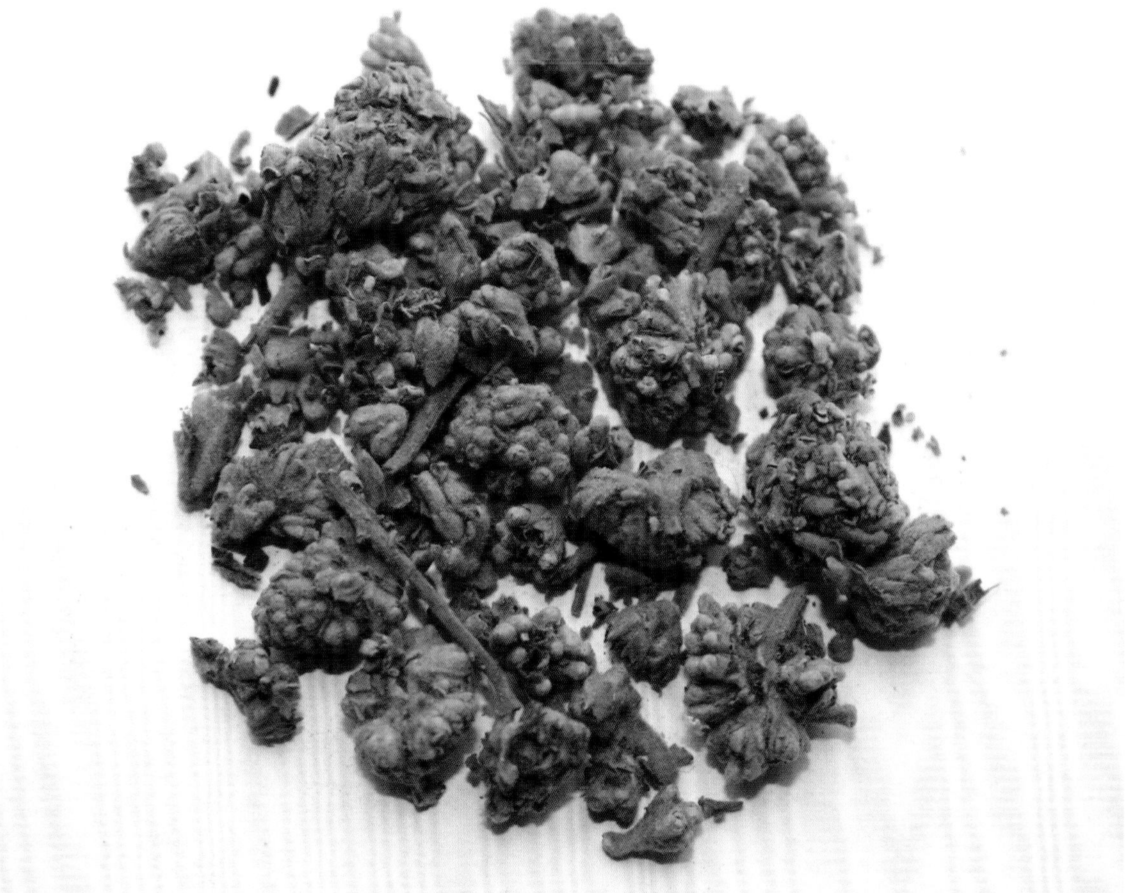

密蒙花饮片

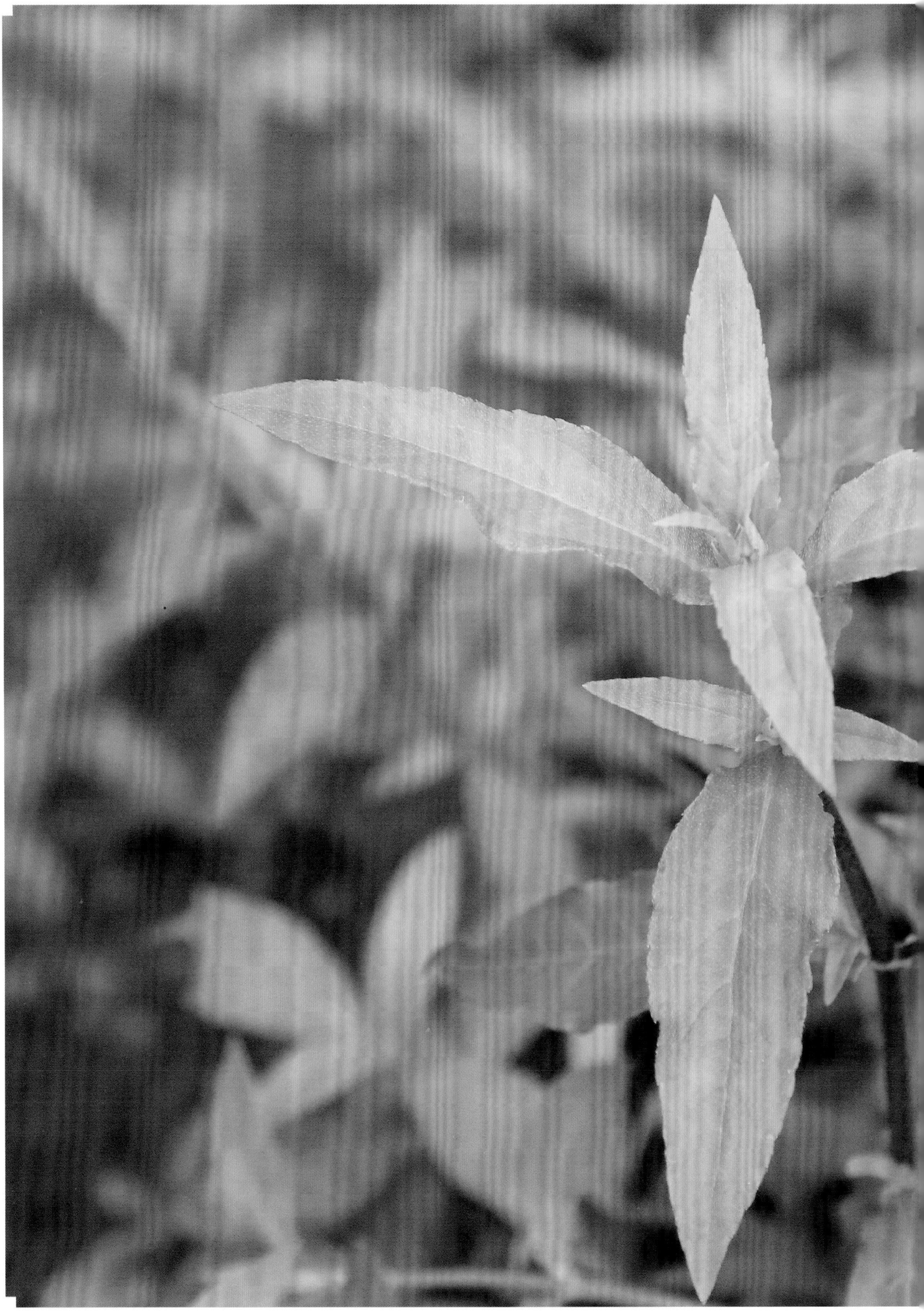

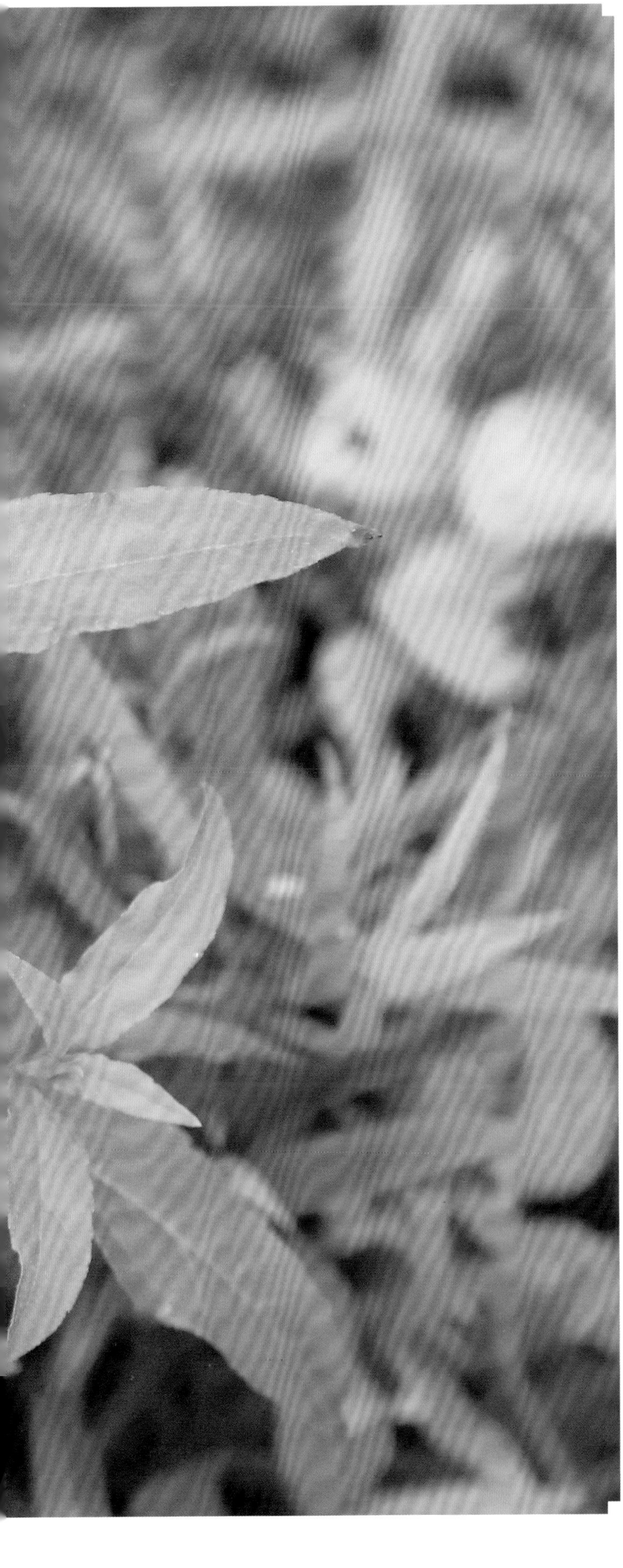

墨旱莲

【苗 药 名】夜低赊。

【别　名】鳢肠、旱莲草、墨斗草。

【来　源】本品为菊科植物鳢肠 *Eclipta prostrata*（L.）L. 的全草。

【性味归经】味酸，性冷。归热经。

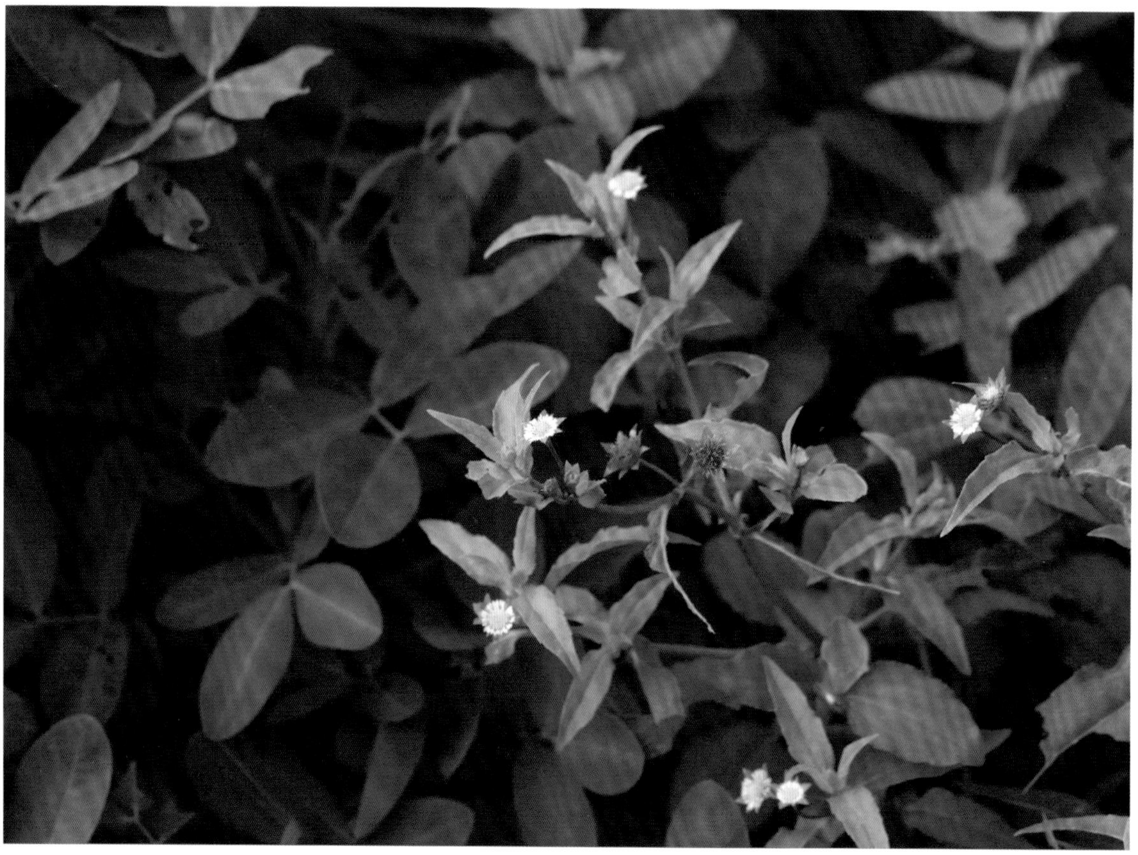

鳢肠

识别特征

一年生草本植物，高 10 ~ 60 cm，全株被白色粗毛，折断后流出的汁液数分钟后即呈蓝黑色。茎直立后基部倾伏，着地生根，先绿色后红褐色。叶对生，叶片线状椭圆形至披针形，长 3 ~ 10 cm，宽 0.5 ~ 2.5 cm，全缘或稍有细齿，两面均被白色粗毛。头状花序腋生或顶生，总苞钟状，总苞片 5 ~ 6 片，花托扁平，托上着生少数舌状花及多数管状花；瘦果黄黑色，无冠毛。花期 7—9 月，果期 9—10 月。

生境分布

生长于路边、湿地、沟边或田间。全国各地均有分布。

采收加工

夏、秋二季割取全草，洗净泥土，去杂质，晒干或阴干。鲜品可随时取用。

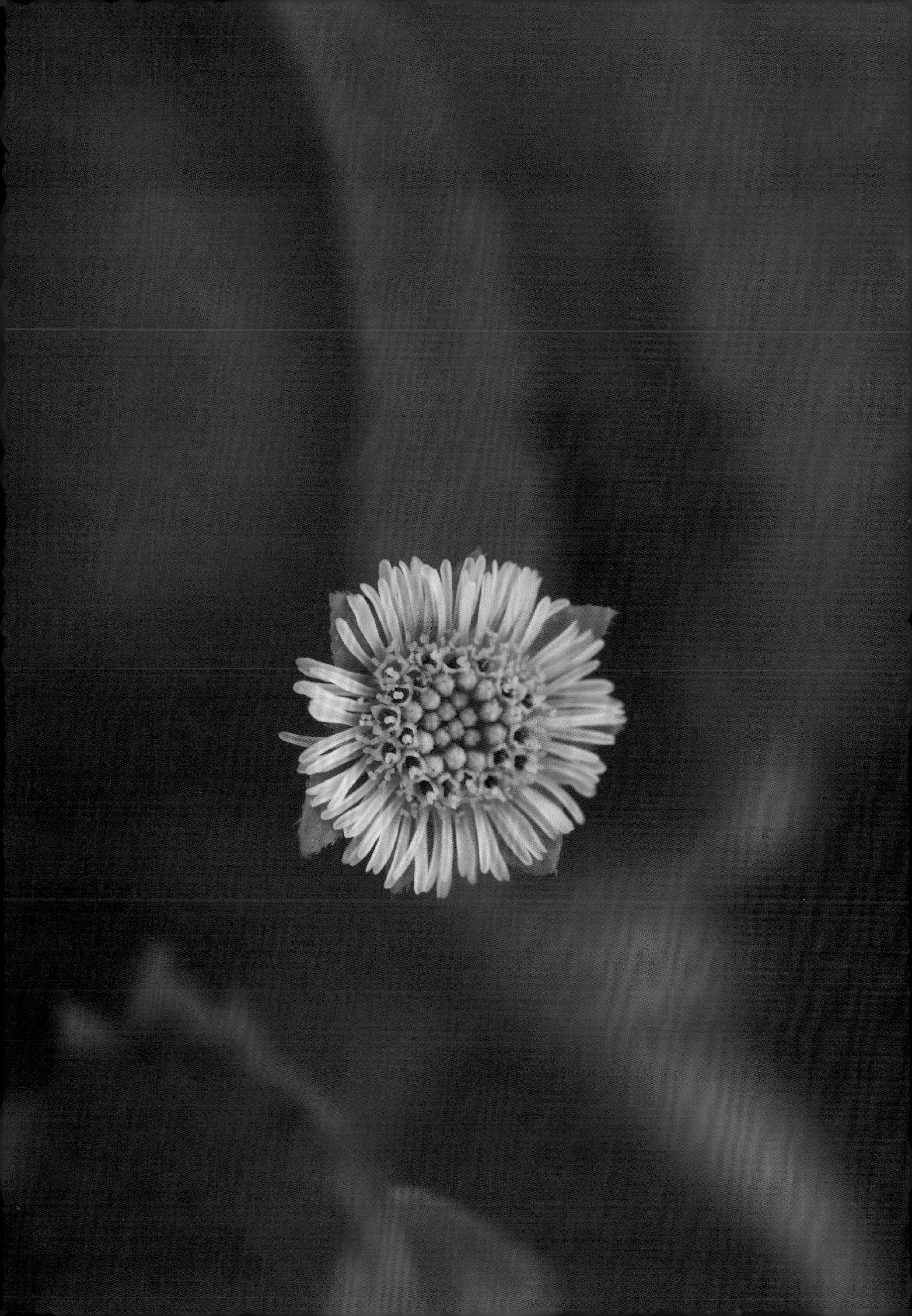

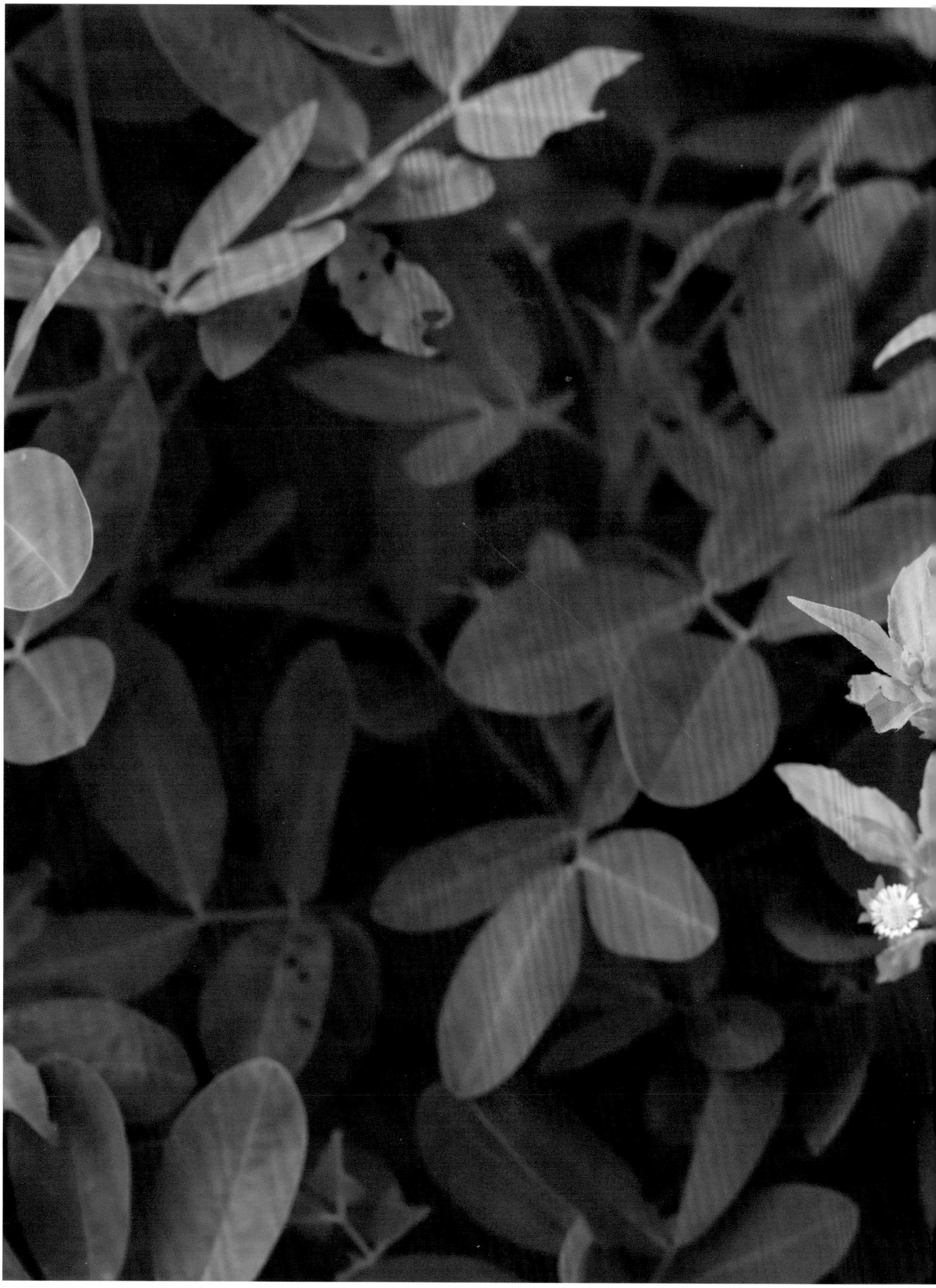

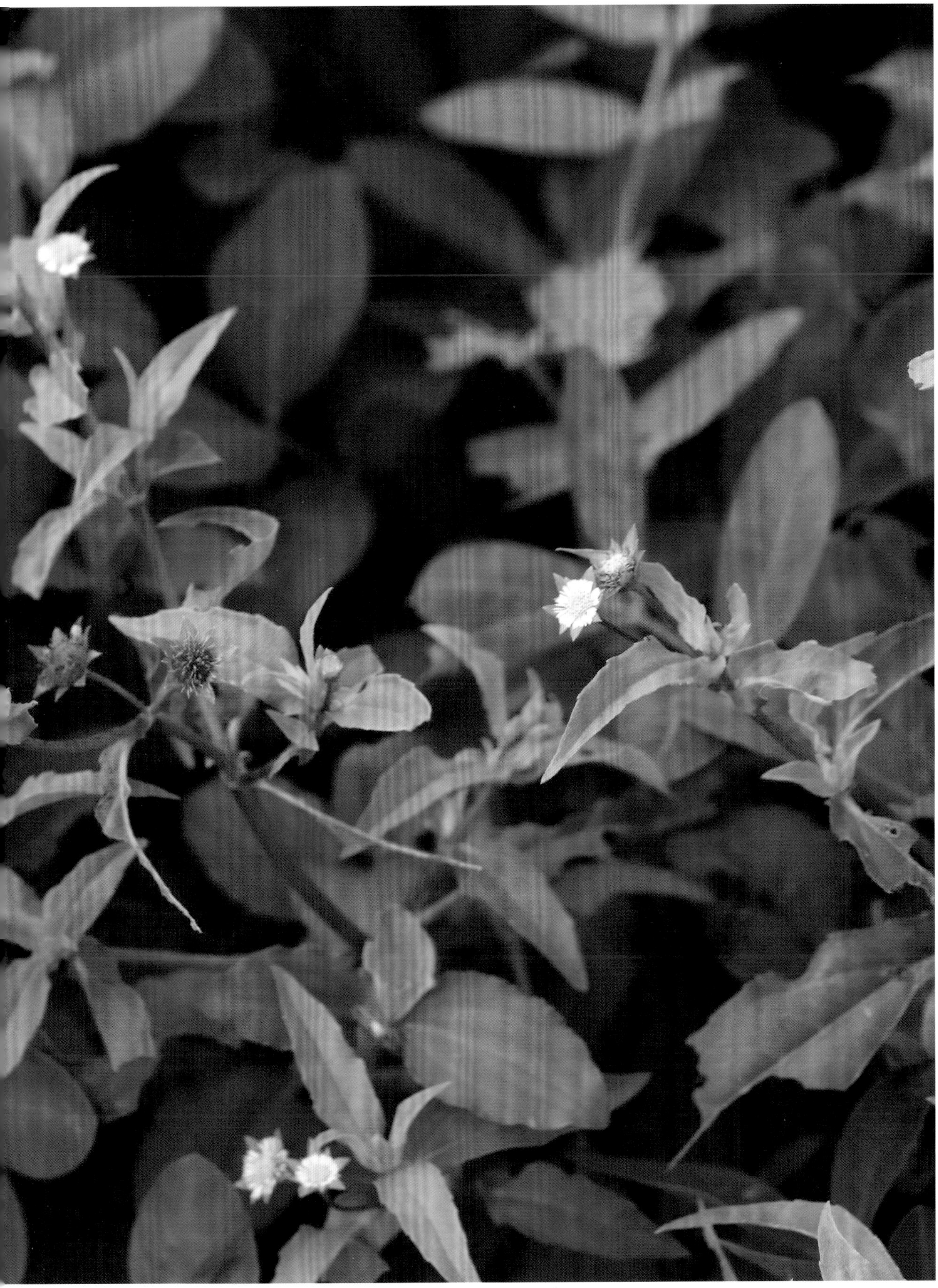

鳢肠

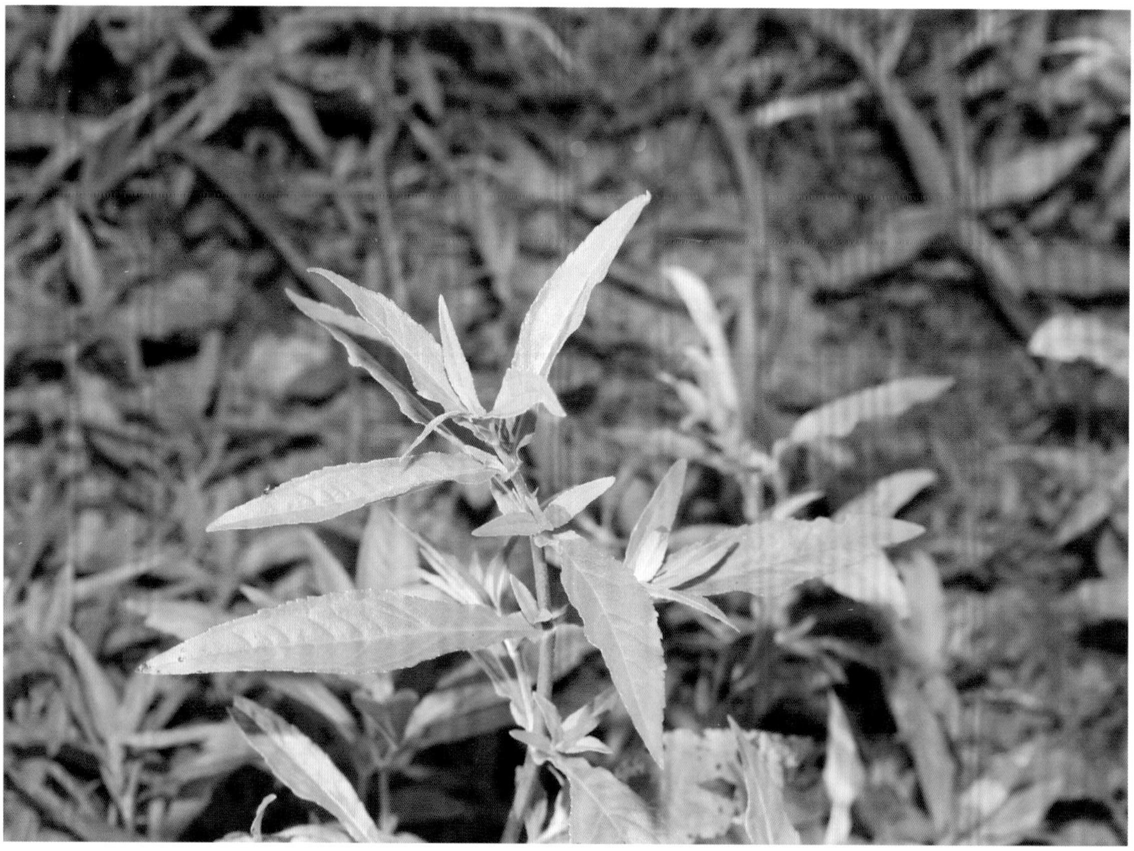

鳢肠

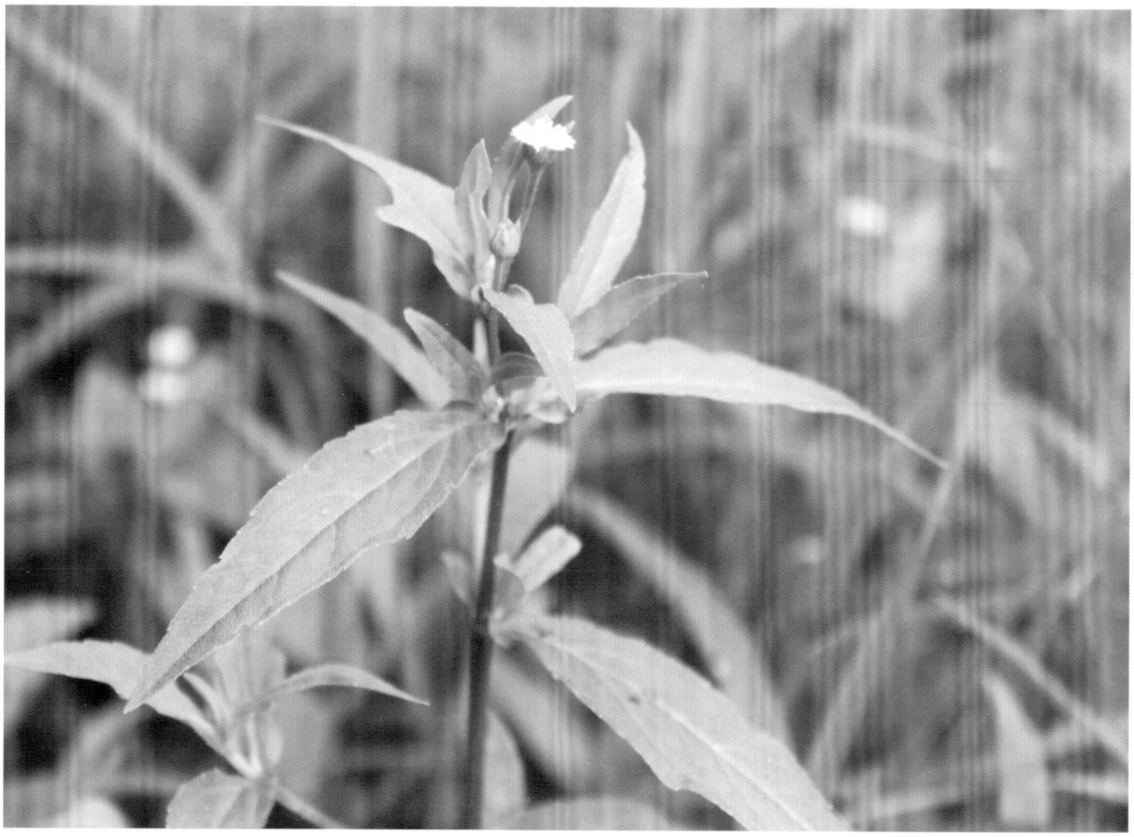

鳢肠

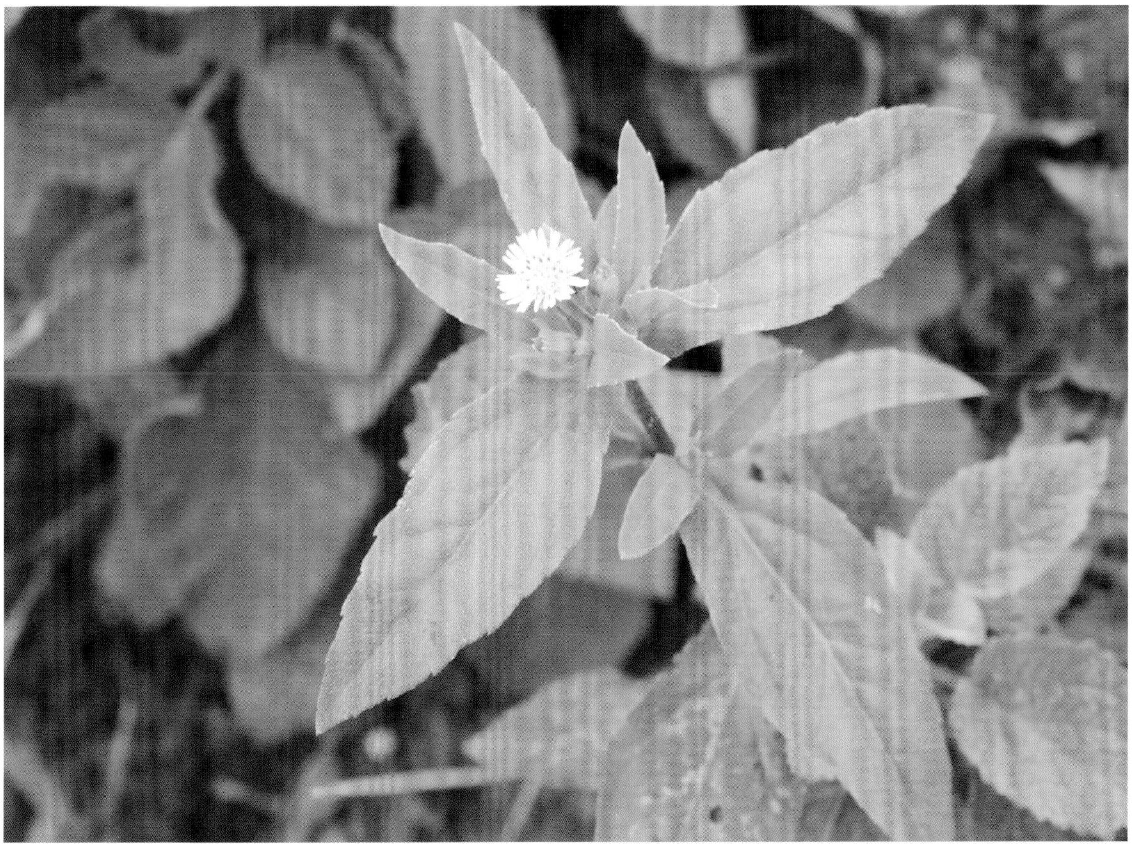

鳢肠

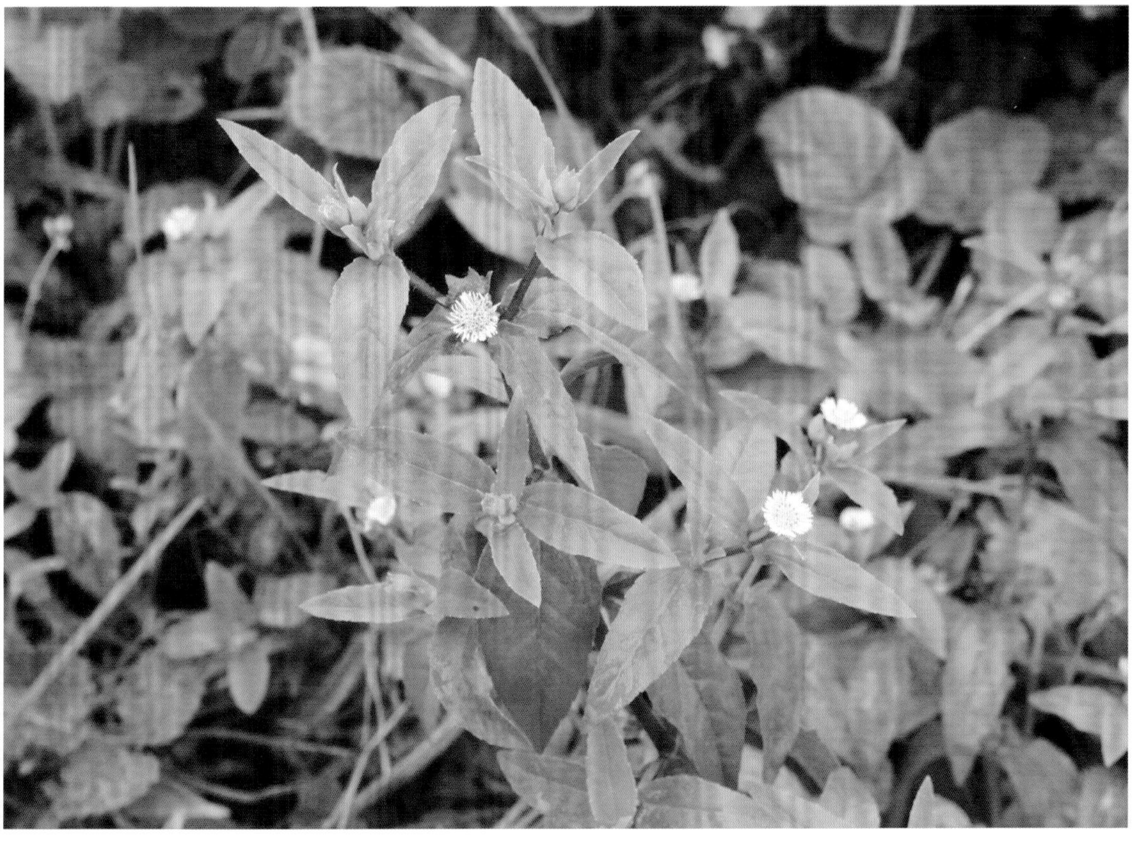

鳢肠

药材鉴别

带根或不带根全草，全体被白色粗毛。根须状，长 5 ~ 10 cm。茎圆柱形，多分枝，直径 2 ~ 7 mm，表面灰绿色或稍带紫色，有纵棱，质脆，易折断，断面黄白色，中央为白色疏松的髓部，有时中空。叶对生，多蜷缩或破碎，墨绿色，完整叶片展平后呈披针形，长 3 ~ 10 cm，宽 0.5 ~ 2.5 cm，全缘或稍有细齿，近无柄。头状花序单生于枝端，直径 6 ~ 11 mm，总花梗细长，总苞片 5 ~ 6 片，黄绿色或棕褐色，花冠多脱落。瘦果扁椭圆形，棕色，表面有小瘤状突起。气微香，味淡、微咸涩。以色墨绿、叶多者为佳。

功效主治

补益肝肾，凉血止血。主治肝肾不足，头晕目眩，须发早白，吐血，咯血，衄血，便血，血痢，崩漏，外伤出血。

用法用量

内服：煎汤，9 ~ 30 g；或熬膏；或捣汁；或入丸、散。外用：适量，捣烂外敷；或捣烂塞鼻；或研末敷。

民族药方

1. 刀伤出血　墨旱莲适量。研末外敷。

2. 稻田性皮炎　墨旱莲 1 把。搓手足患处，搓至皮肤发黑，干后即下田。

3. 刀伤出血　墨旱莲草适量。捣烂敷伤处；干者研末，撒伤处。

4. 肿毒　墨旱莲、苦瓜各适量。同捣烂，敷患处。

5. 妇女阴道痒　墨旱莲 120 g。水煎服；或另加钩藤根少许，并煎汁，再加白矾少许外洗。

6. 胃出血　墨旱莲 15 g，万年荞 9 g。水煎服。

7. 冠心病，心绞痛　墨旱莲浸膏口服。每次 15 g（含生药 30 g），每日 2 次，1 个月为 1 个疗程。

使用注意

脾、肾虚寒者慎用。

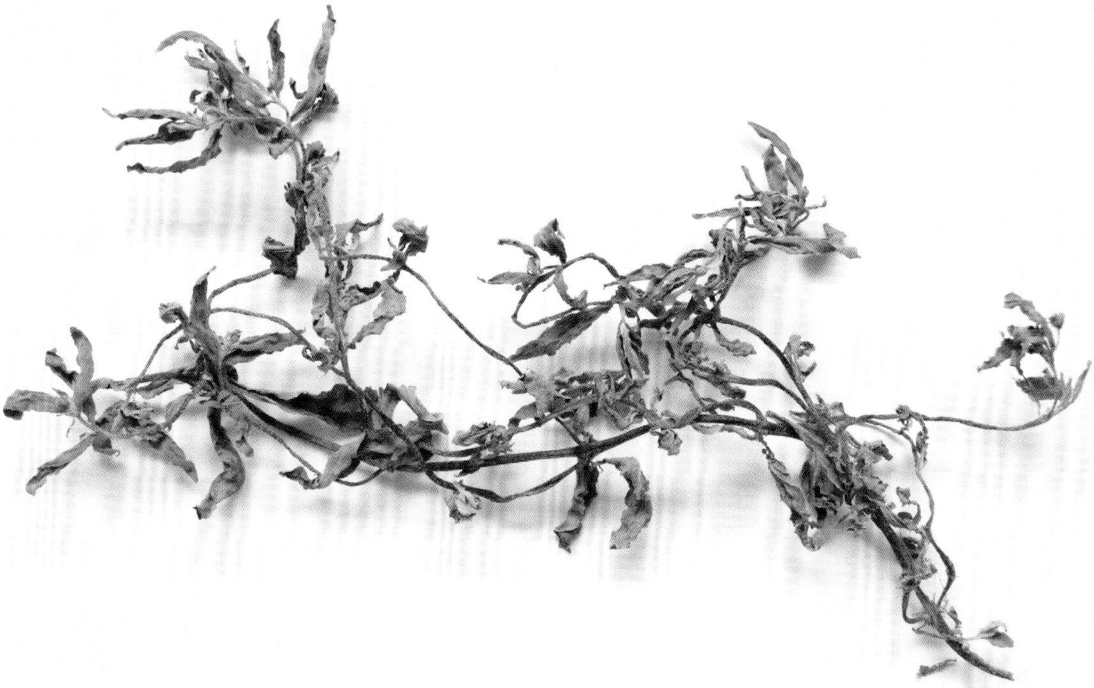

墨旱莲药材

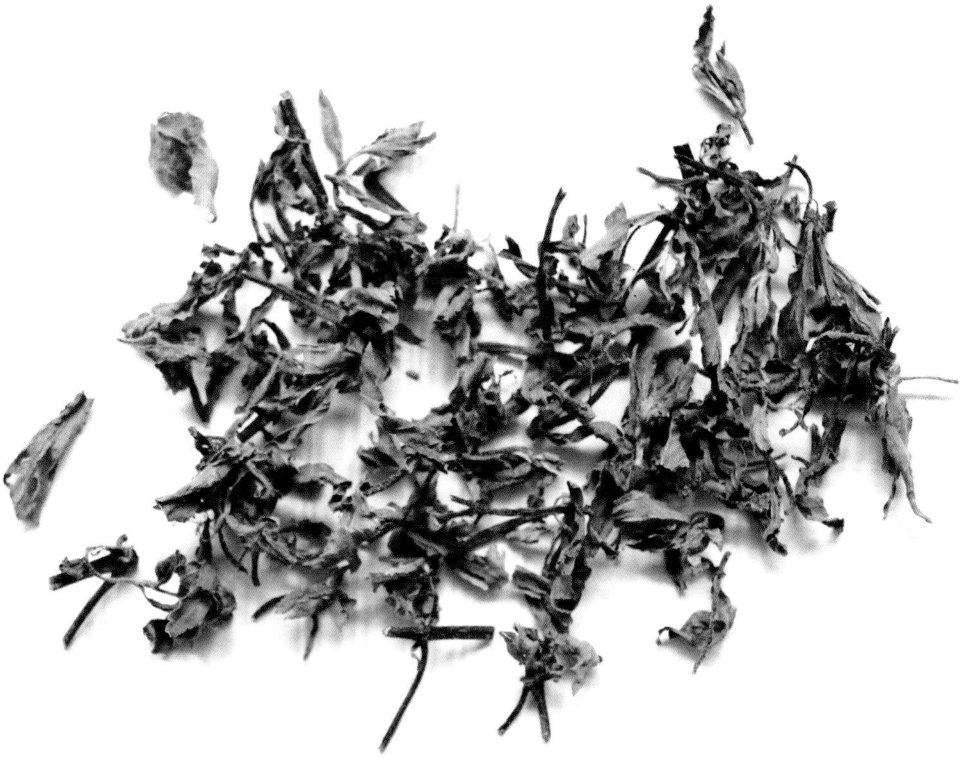

墨旱莲饮片

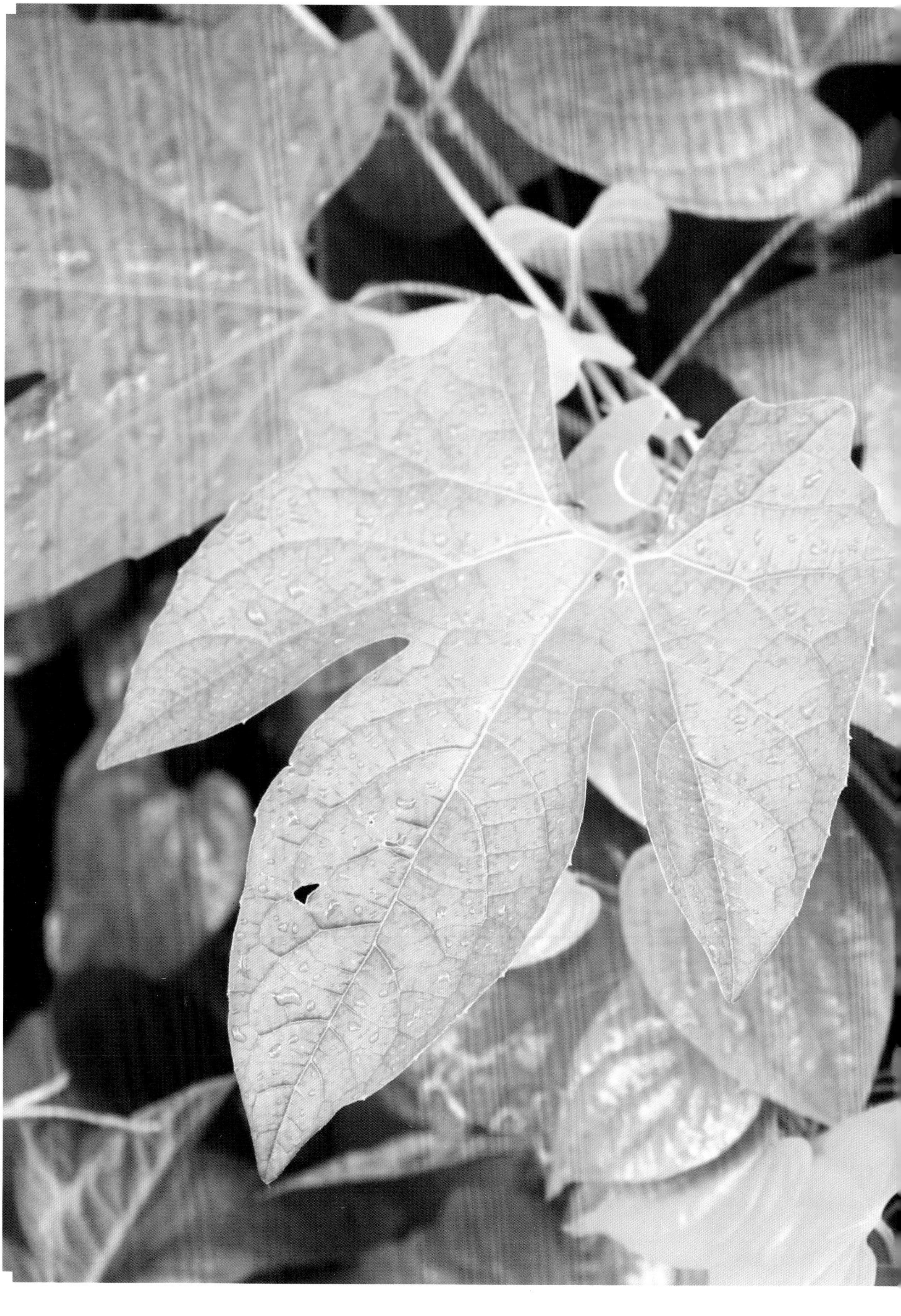

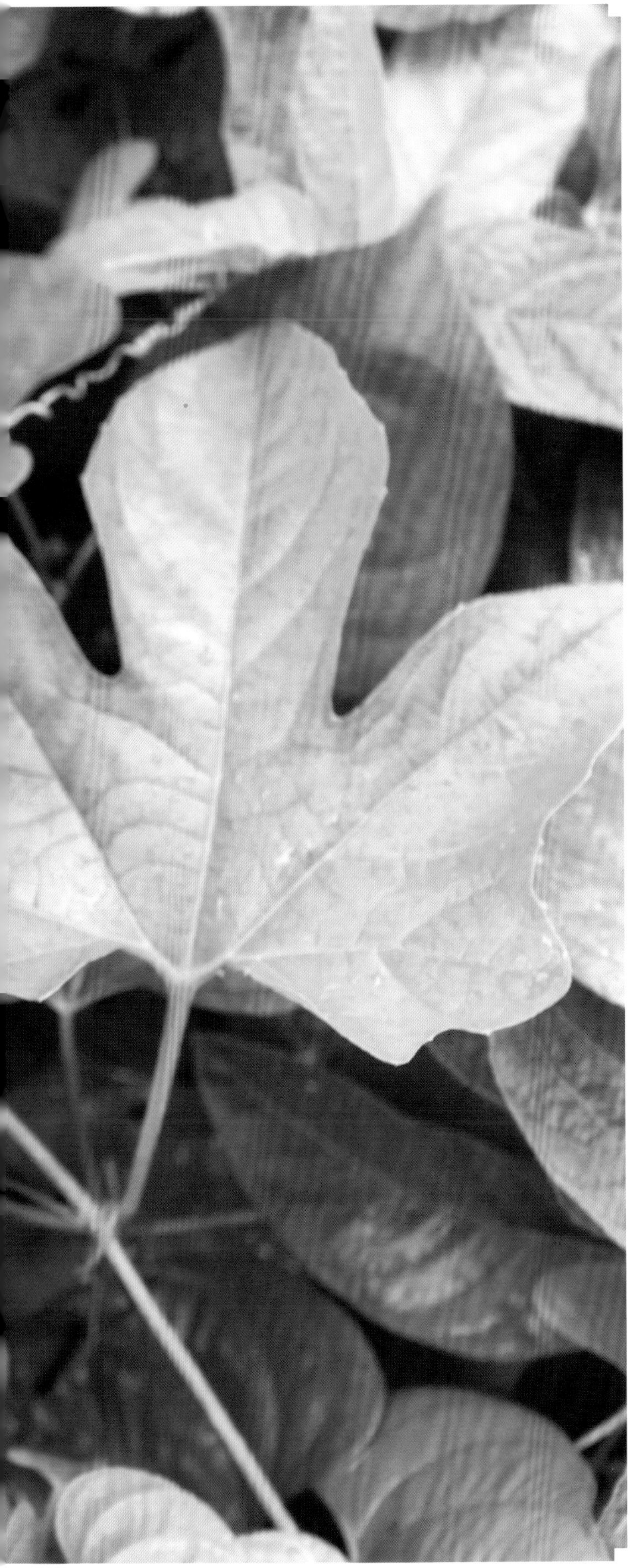

木鳖子

【苗 药 名】正维污。

【别　　名】木蟹、土木鳖、壳木鳖、漏苓子、藤桐子、木鳖瓜。

【来　　源】本品为葫芦科植物木鳖 *Momordica cochinchinensis*（Lour.）Spreng. 的块根、叶、果实或种子。

【性味归经】味苦，性冷，有毒。归热经。

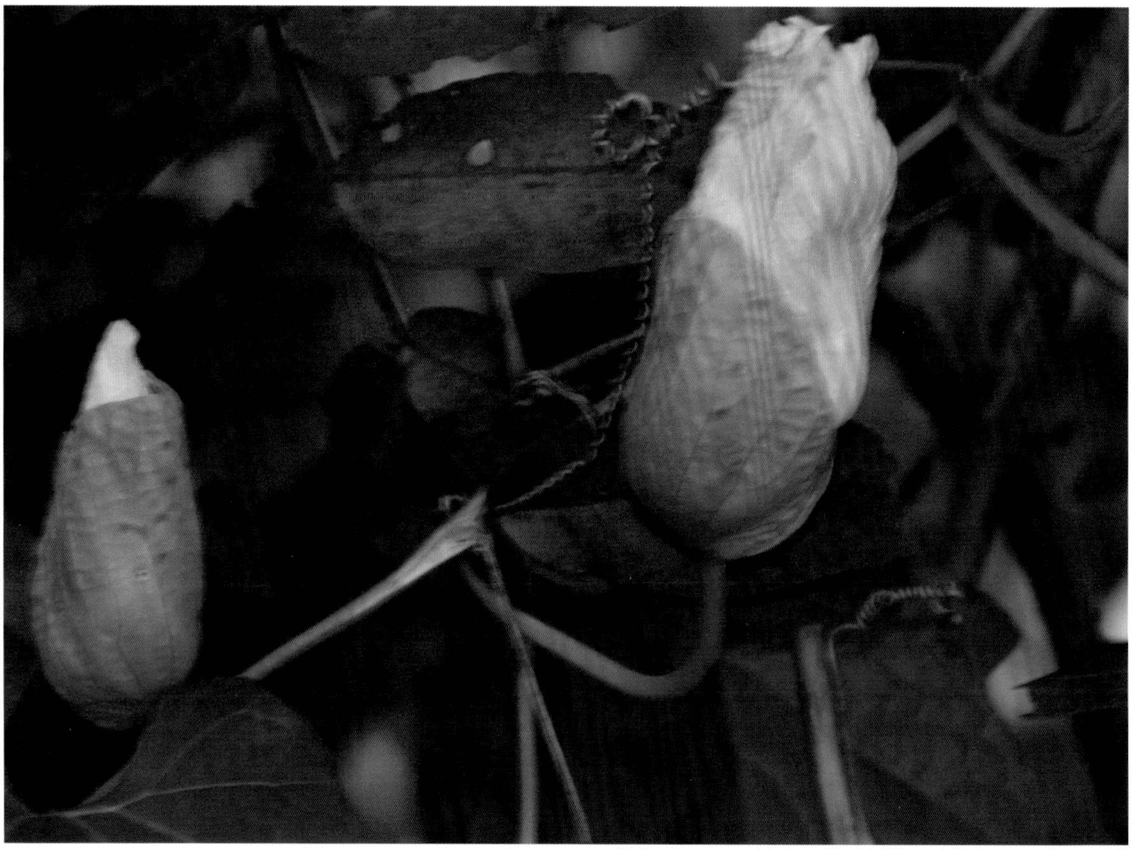

木鳖子

识别特征

多年生粗壮大藤本植物，长达 15 m。根块状。卷须较粗壮，光滑无毛，不分歧。叶互生；叶柄粗壮，长 5 ~ 10 cm，初时被黄褐色柔毛，后近无毛，顶端或叶片基部有 2 ~ 4 个腺体；叶片卵状心形或宽卵状圆形，质较硬，长、宽均为 10 ~ 20 cm，3 ~ 5 中裂至深裂，叶脉掌状。雌雄异株；花单生于叶腋，花梗粗壮，长 6 ~ 12 cm，顶端有 1 圆肾形大苞片，花萼筒漏斗状，裂片宽披针形或长圆形，花冠淡黄色，5 裂，裂片卵状长圆形，密被长柔毛，基部有齿状黄色腺体，雄蕊 3，2 枚 2 室，1 枚 1 室；雌花，花梗长 5 ~ 10 cm，近中部生 1 苞片，苞片兜状，花冠花萼同雄花，子房下位卵状长圆形，密生刺状毛。果实卵球形，成熟时红色，肉质，密生刺状突起。种子多数，卵形，黑褐色，边缘有微齿。花期 6—8 月，果期 8—10 月。

生境分布

生长于海拔 450 ~ 1100 m 的山沟、林缘和路旁。分布于安徽、浙江、江西、福建、台湾、广东、广西、湖南、四川、贵州、云南、西藏等省区。

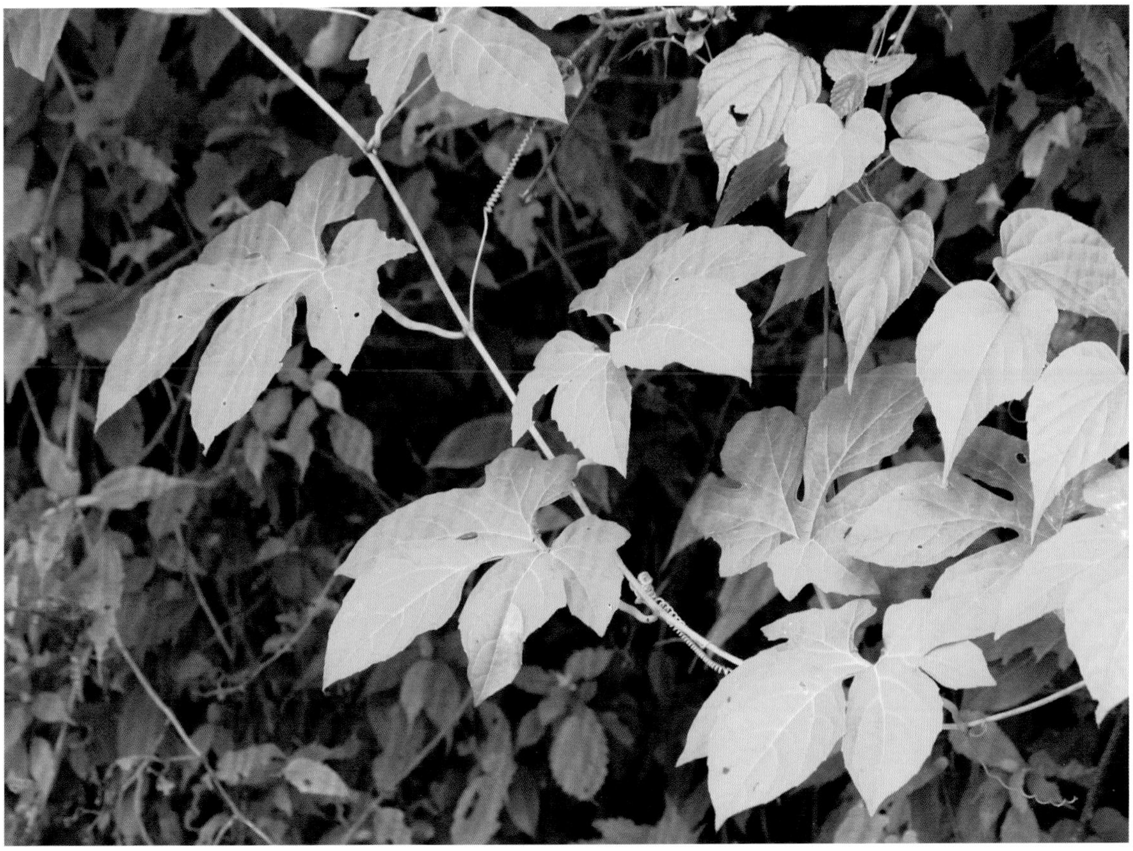

木鳖子

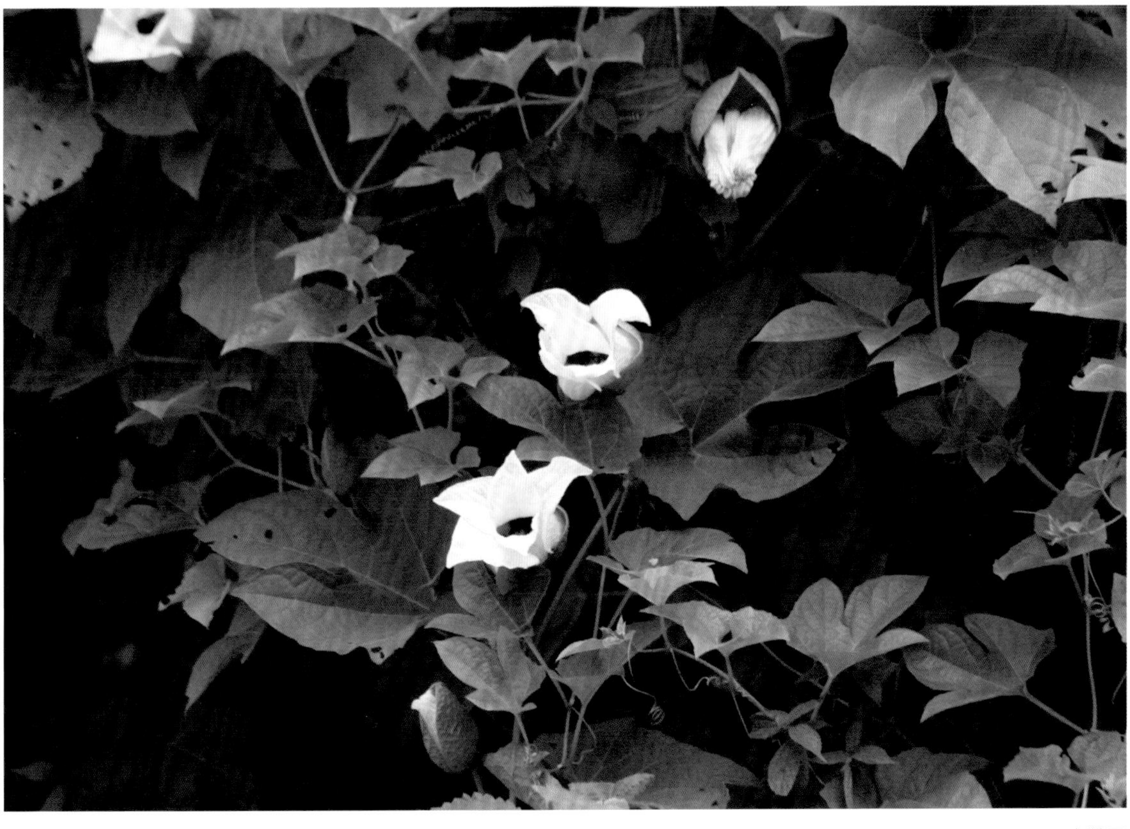

木鳖子

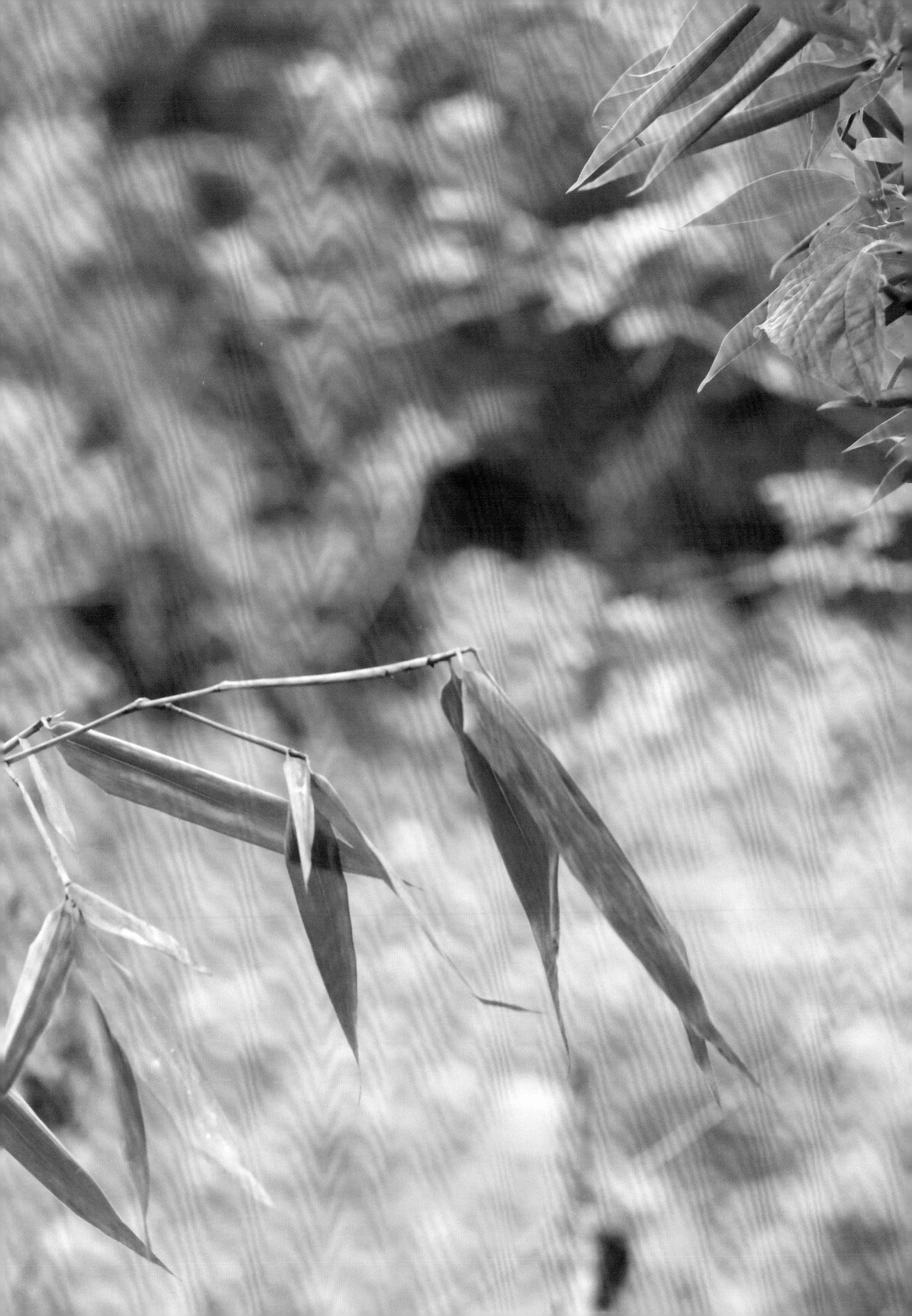

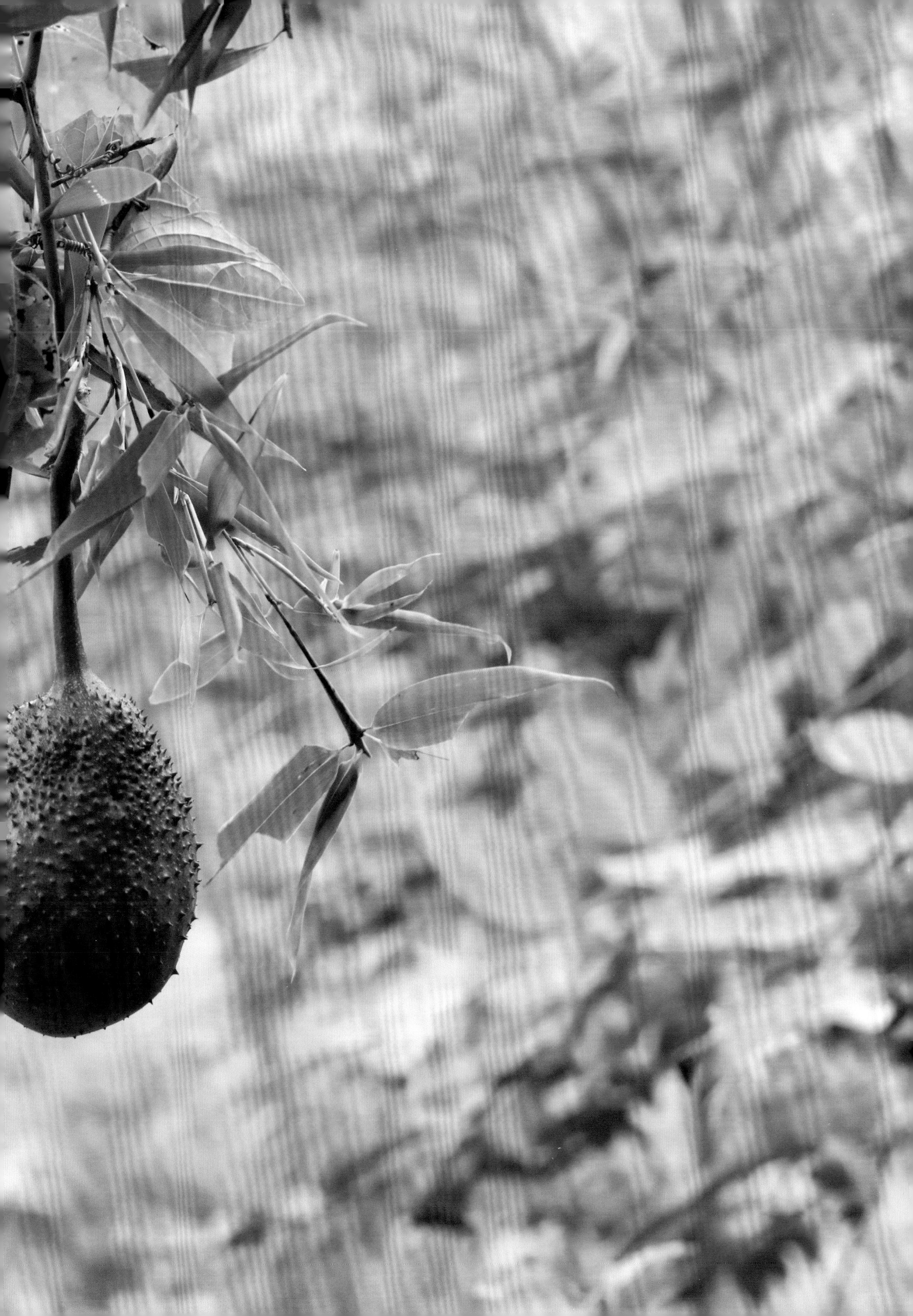

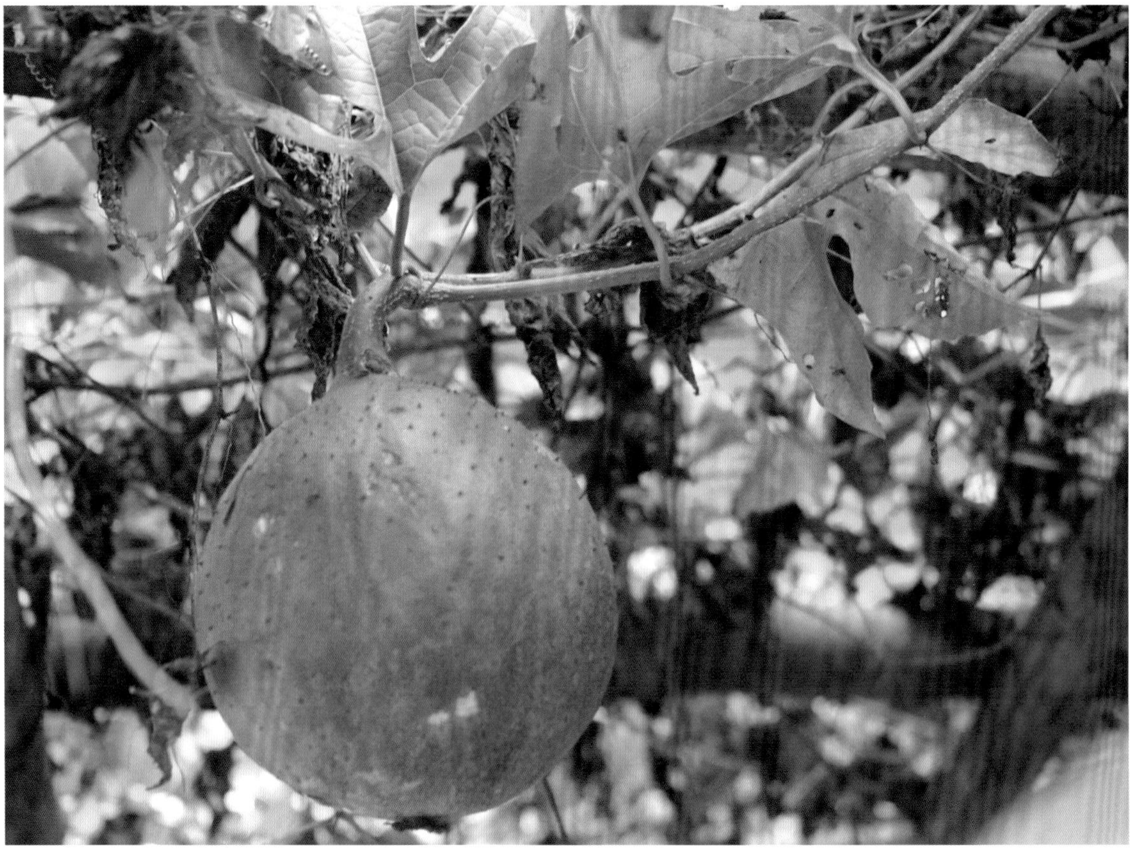

木鳖子

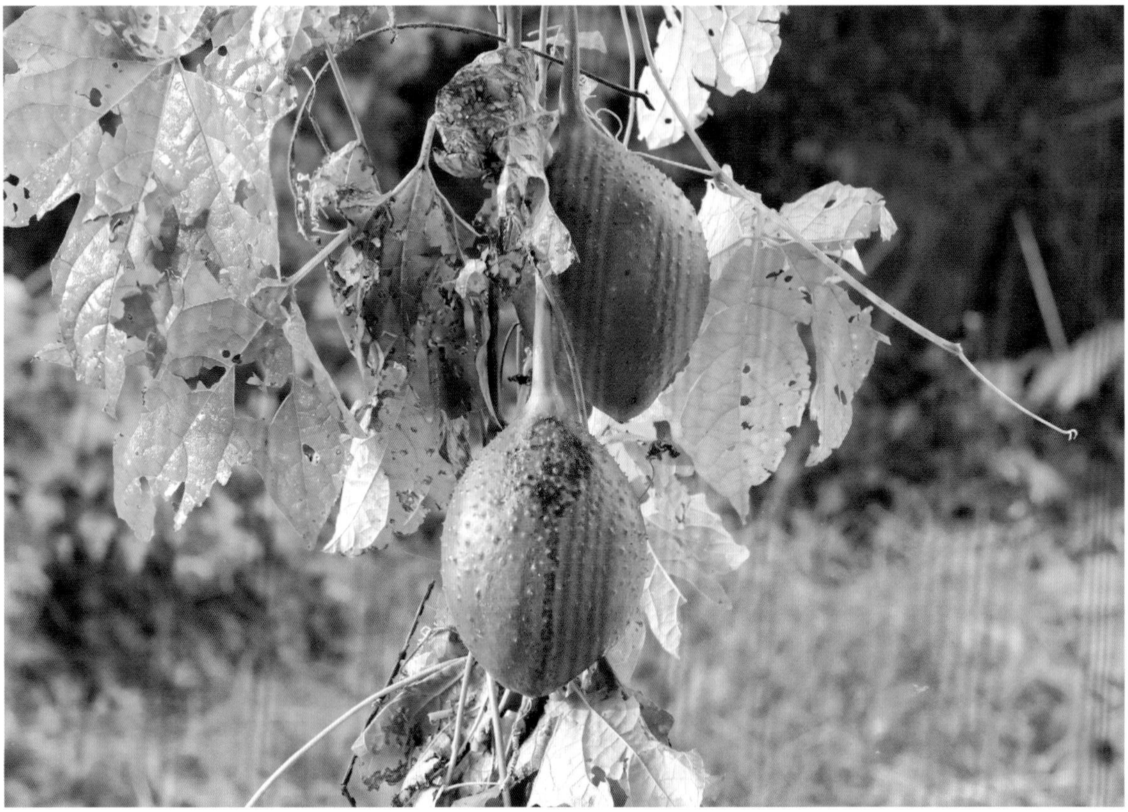

木鳖子

采收加工

冬初采集果实，沤烂果肉，洗净种子，晒干备用。

药材鉴别

种子呈扁平圆板状或略三角状，两侧多不对称，中间稍隆起或为凹下，长2～4 cm，宽1.5～3.5 cm，厚约5 mm。表面灰棕色至棕黑色，粗糙，有凹陷的网状花纹或仅有细皱纹。周边有数十个排列不规则的粗齿，有的波状，种脐端稍窄缩，端处近长方形。外壳质硬而脆，内种皮甚薄，其内为2片肥大子叶，黄白色，富油质。有特殊的油腻气，味苦。以饱满、外壳无破裂、种仁黄白色者为佳。

功效主治

消肿散结，解毒止痛。主治感冒头痛，发冷发热，神经痛。

用法用量

内服：煎汤，0.6～1.2 g；多入丸、散。外用：适量，研末调醋敷、磨汁涂，煎水熏洗。

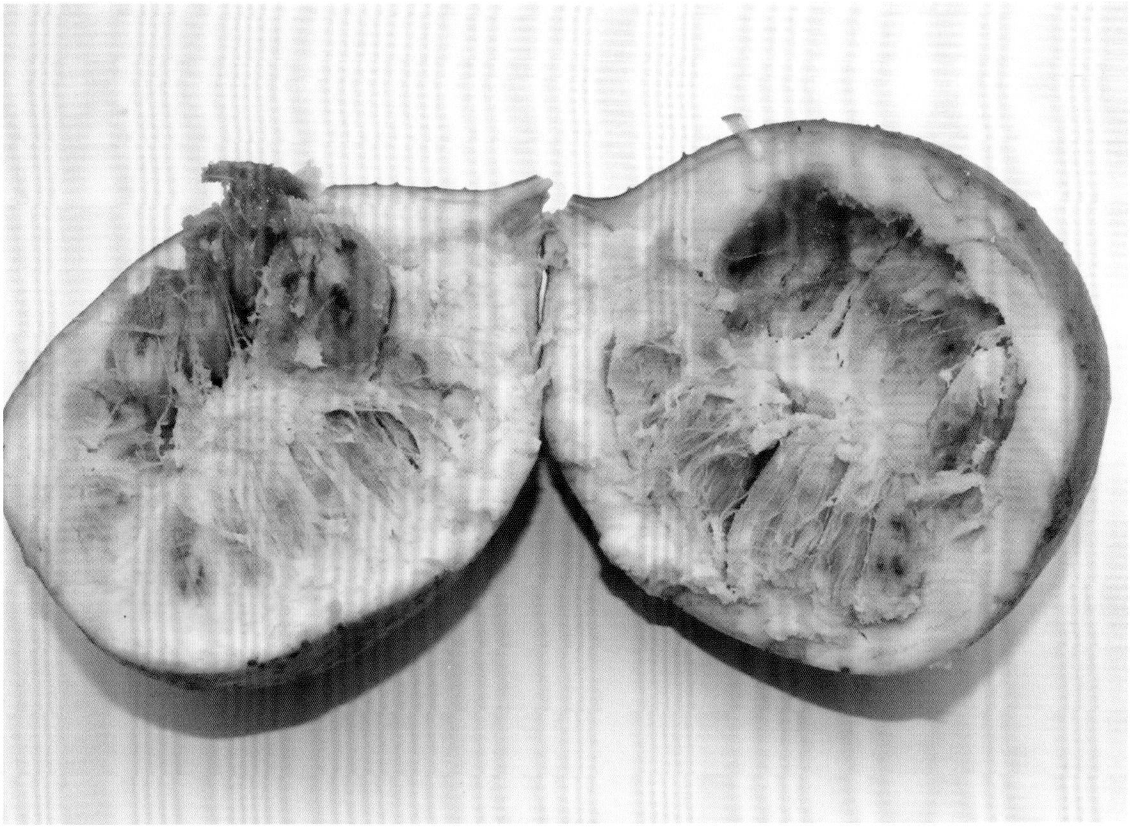

木鳖子药材

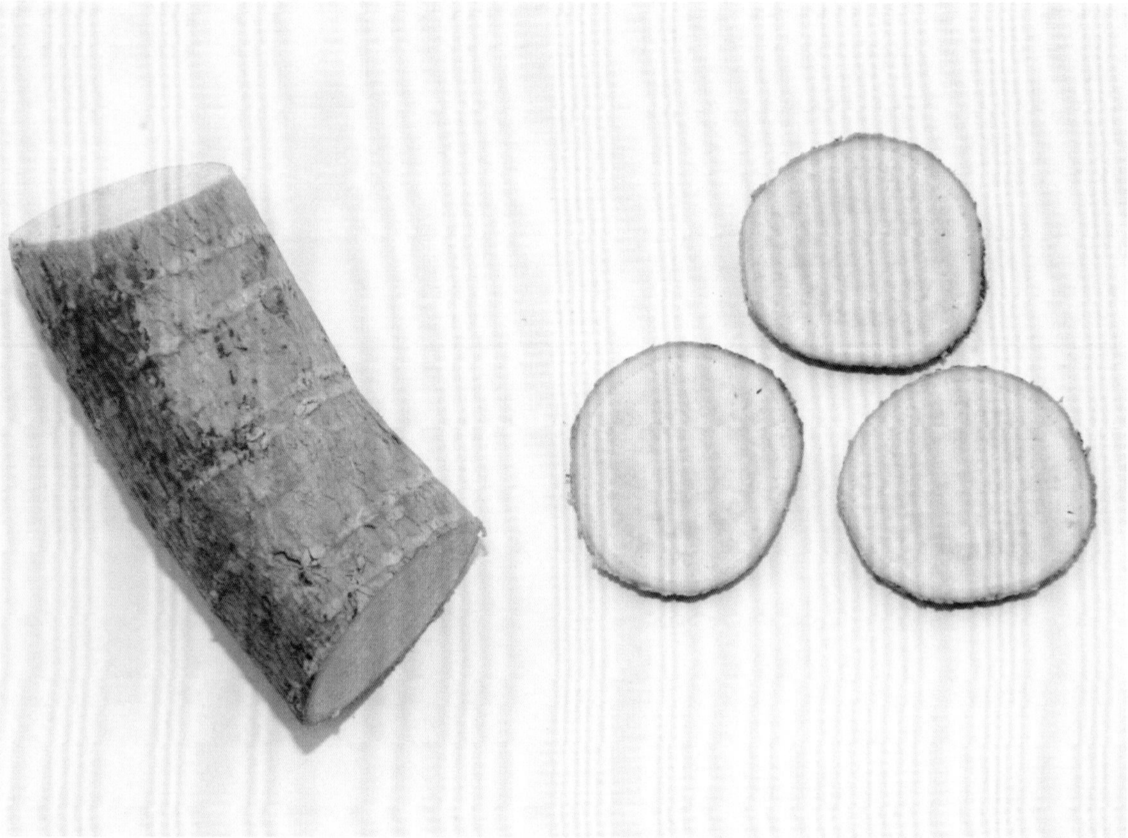

木鳖子药材

民族药方

1．头痛，神经痛　木鳖块根适量。煎水洗浴。

2．无名肿毒，痈疽疖肿　木鳖子适量。磨水或磨醋涂患处。

3．跌仆肿痛　木鳖子适量。捣烂调酒敷患处。

4．面神经麻痹　木鳖子 10 枚。去壳，捣烂，加适量蜂蜜或陈醋调成泥糊状为药。外敷于病人面部麻痹一侧，每日 2 次，病情较重者，加用蜈蚣（去头尾）1 条，同捣如泥。10 日为 1 个疗程。

5．脱肛　木鳖子 15 g，生麻、乌梅、枳壳各 30 g。木鳖子研极细末备用，先用生麻、乌梅、枳壳煎水洗患处，洗后擦干，再用上述药液将木鳖子末调成糊状涂于患处，送入复位，躺 30 分钟即可。

6．神经性皮炎　木鳖子 1 个，升汞 3 g，甘油 10 ml。将木鳖子研碎，放入适量的 75% 乙醇浸 48 ~ 72 小时后过滤，加入升汞和甘油，最后加 75% 乙醇至 100 ml。用小毛笔蘸药液涂搽，每日 2 ~ 3 次。

使用注意

孕妇及体虚者禁服。

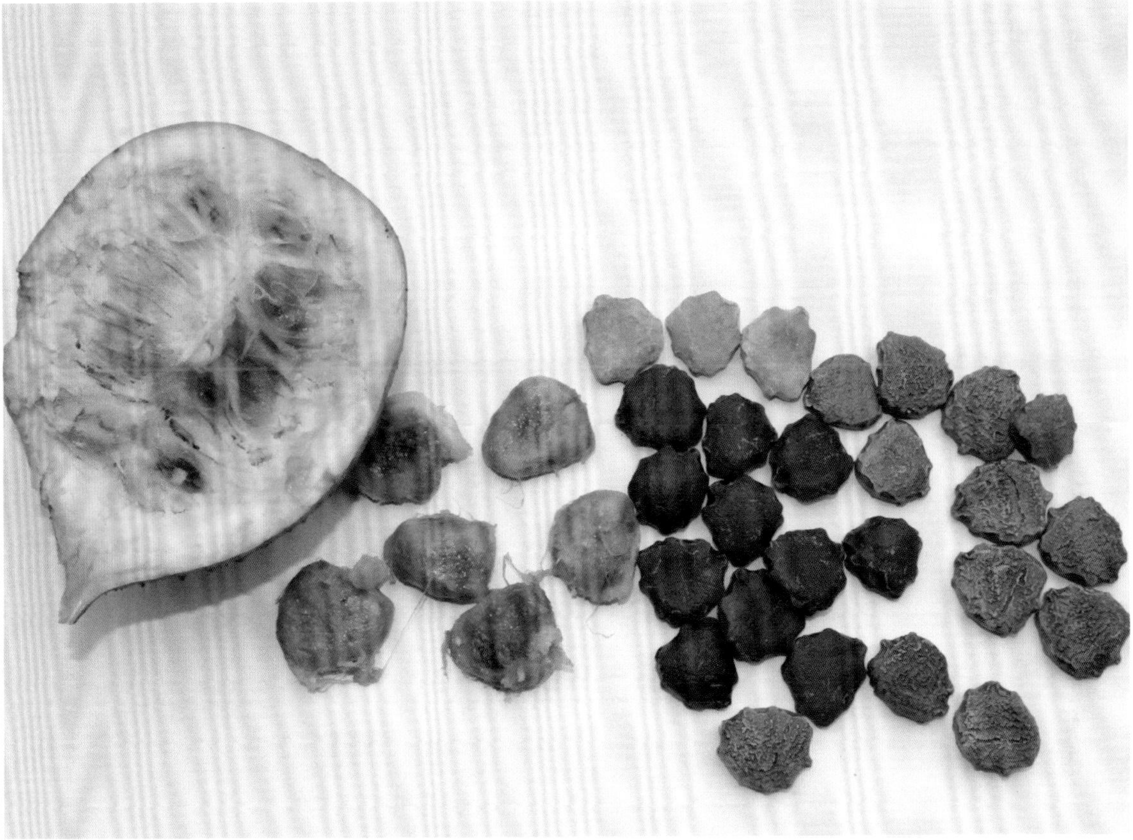

木鳖子药材

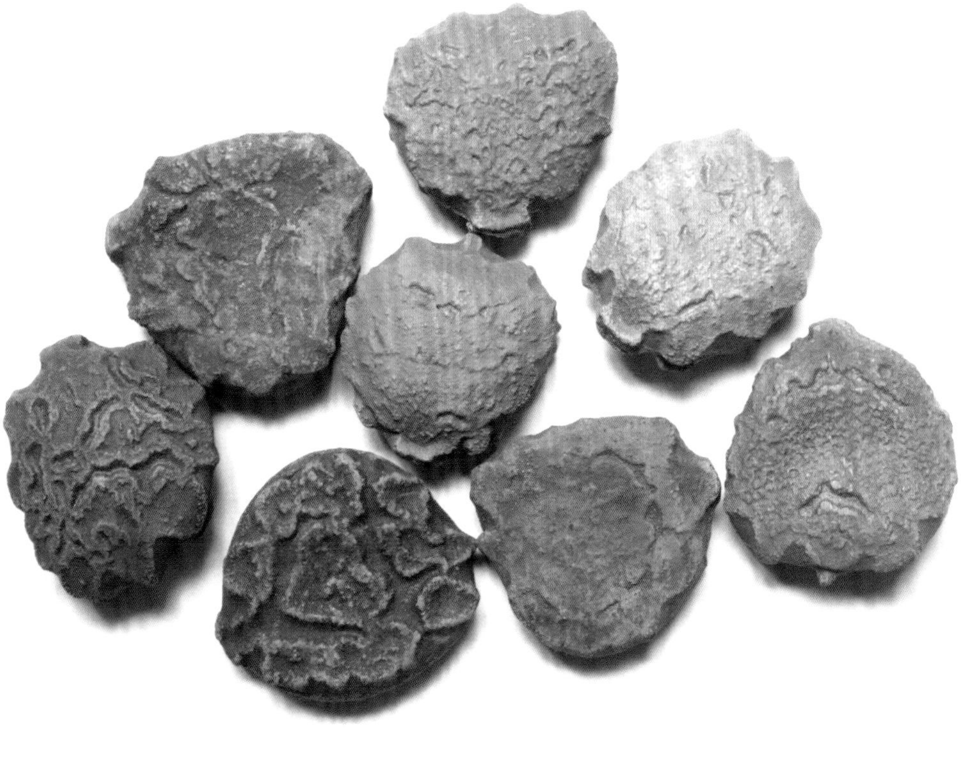

木鳖子药材

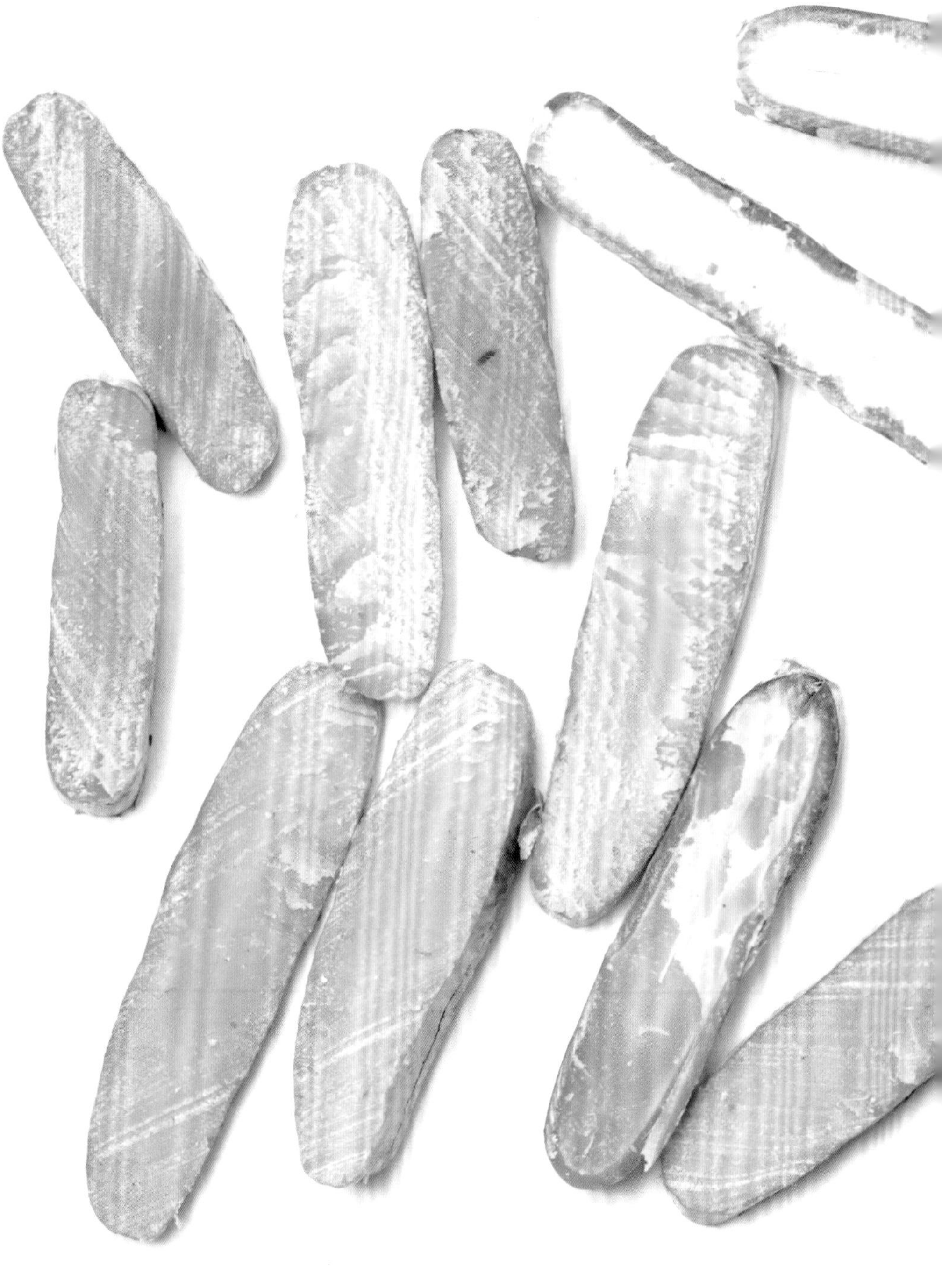

木鳖子

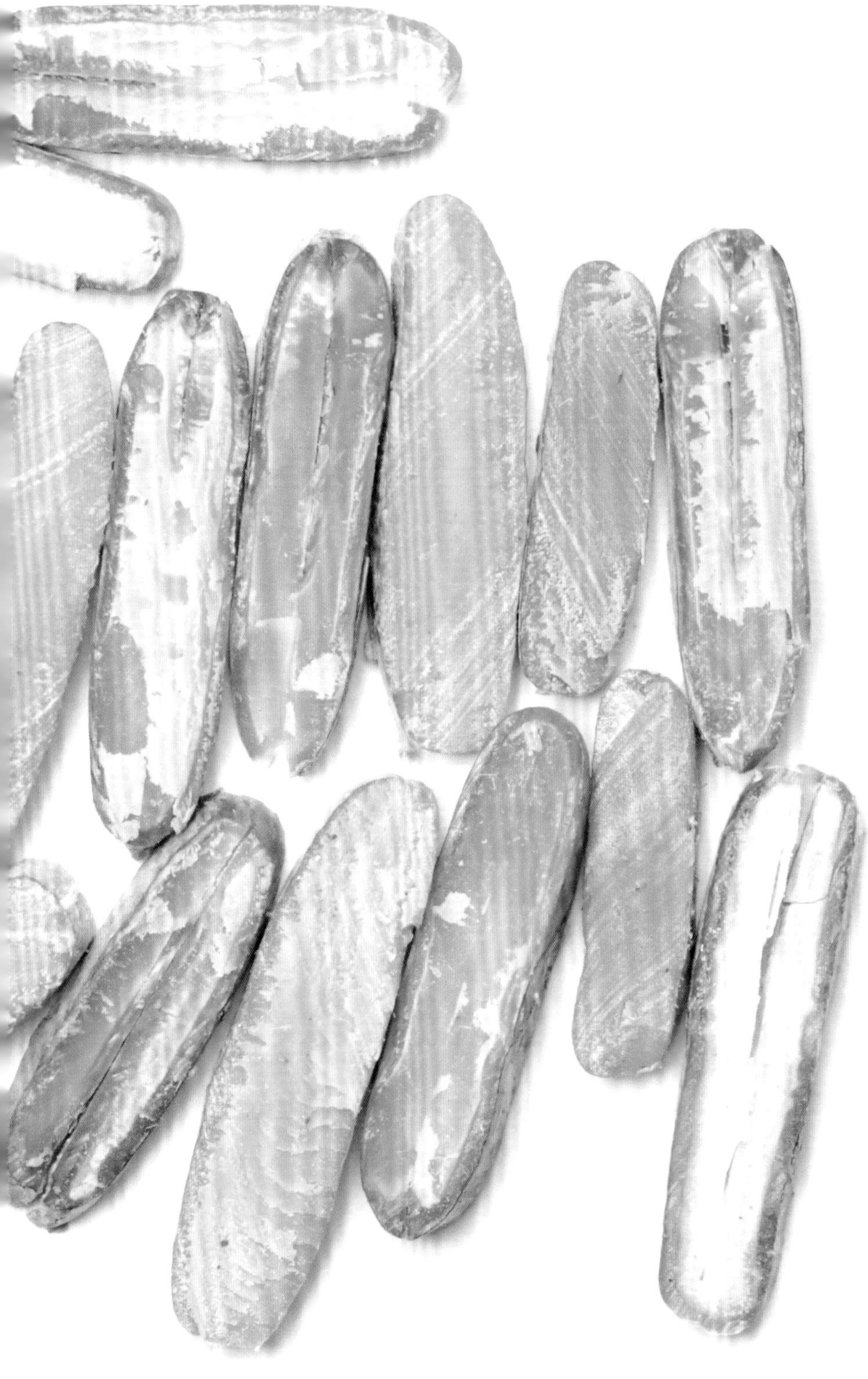

木鳖子饮片

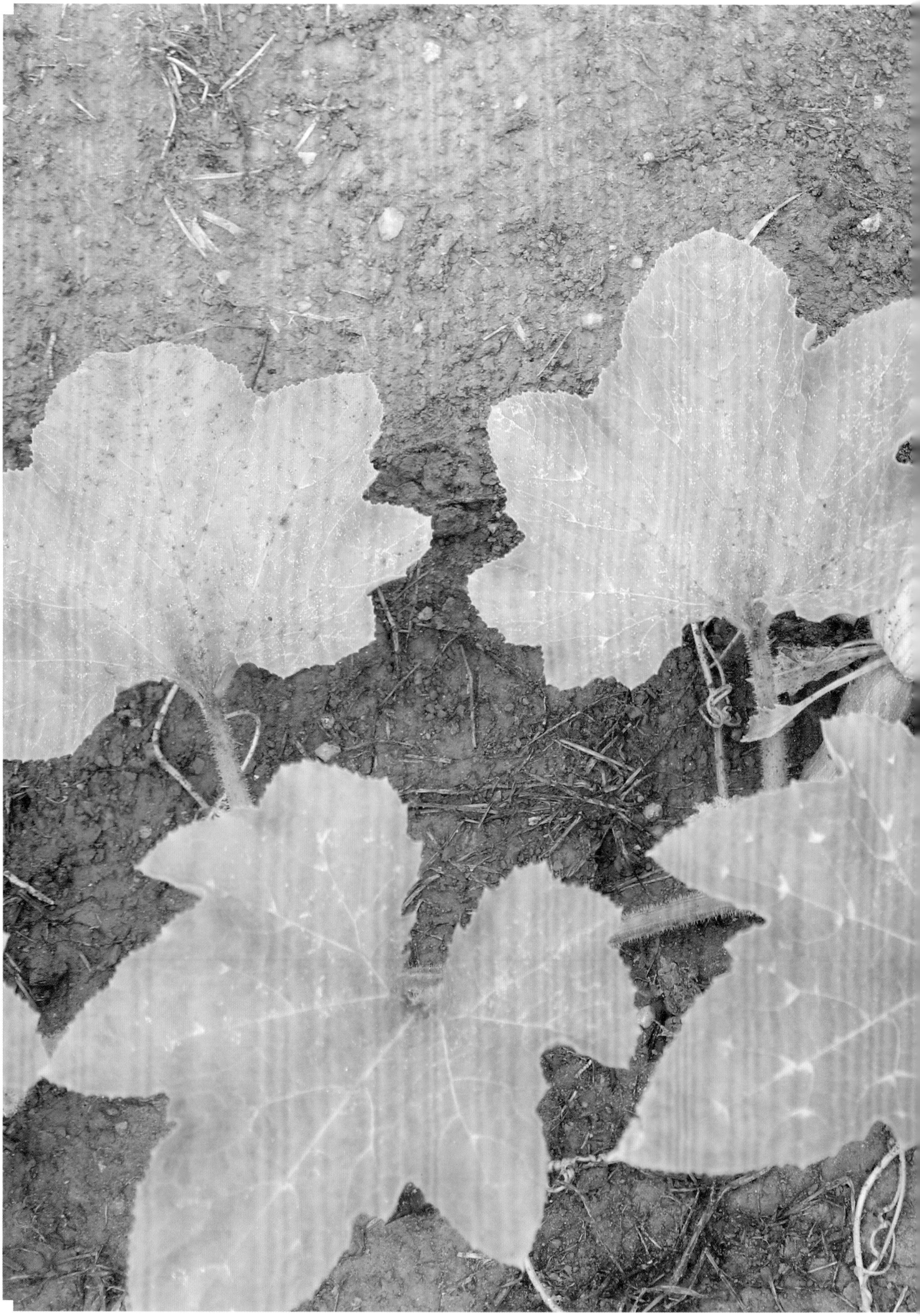

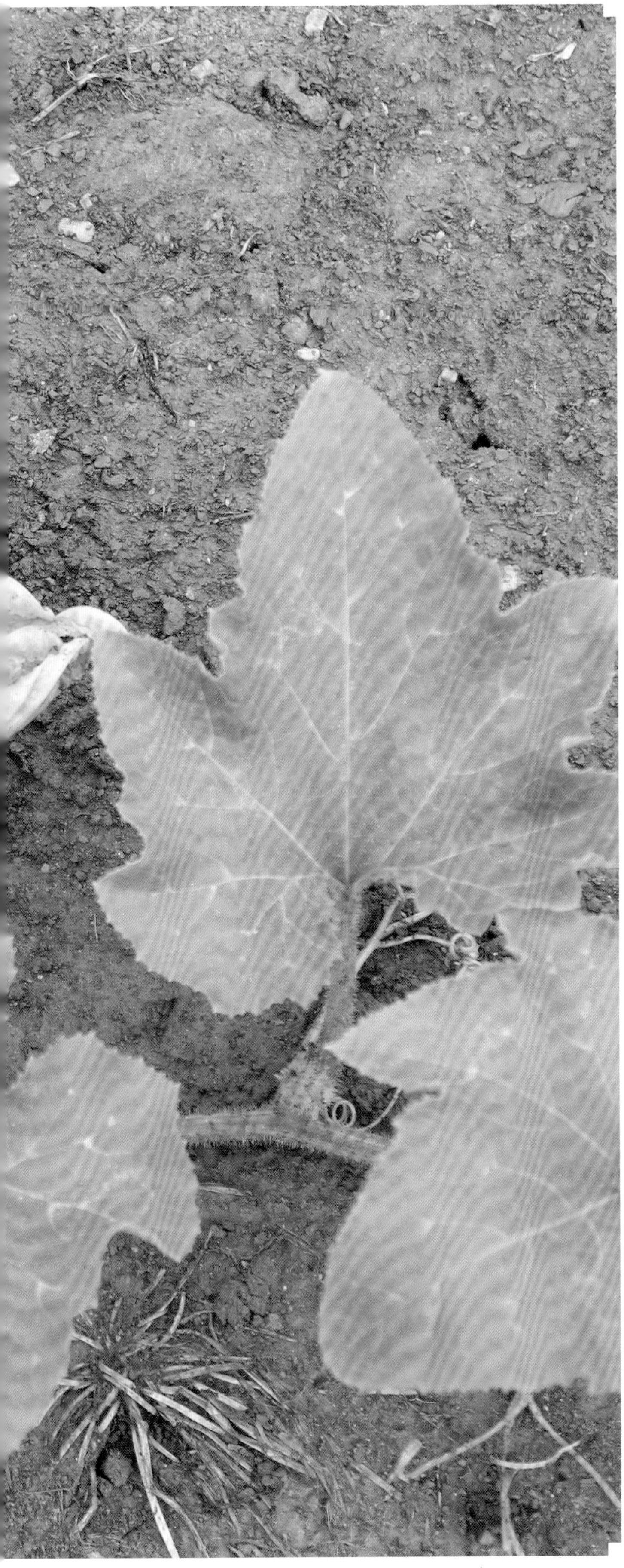

南瓜子

【苗药名】敢挑发丢。

【别　名】南瓜仁、白瓜子、金瓜米、窝瓜子、倭瓜子。

【来　源】本品为葫芦科植物南瓜 *Cucurbita moschata*（Duch.）Poiret 的种子。

【性味归经】味甜，性冷。归热经。

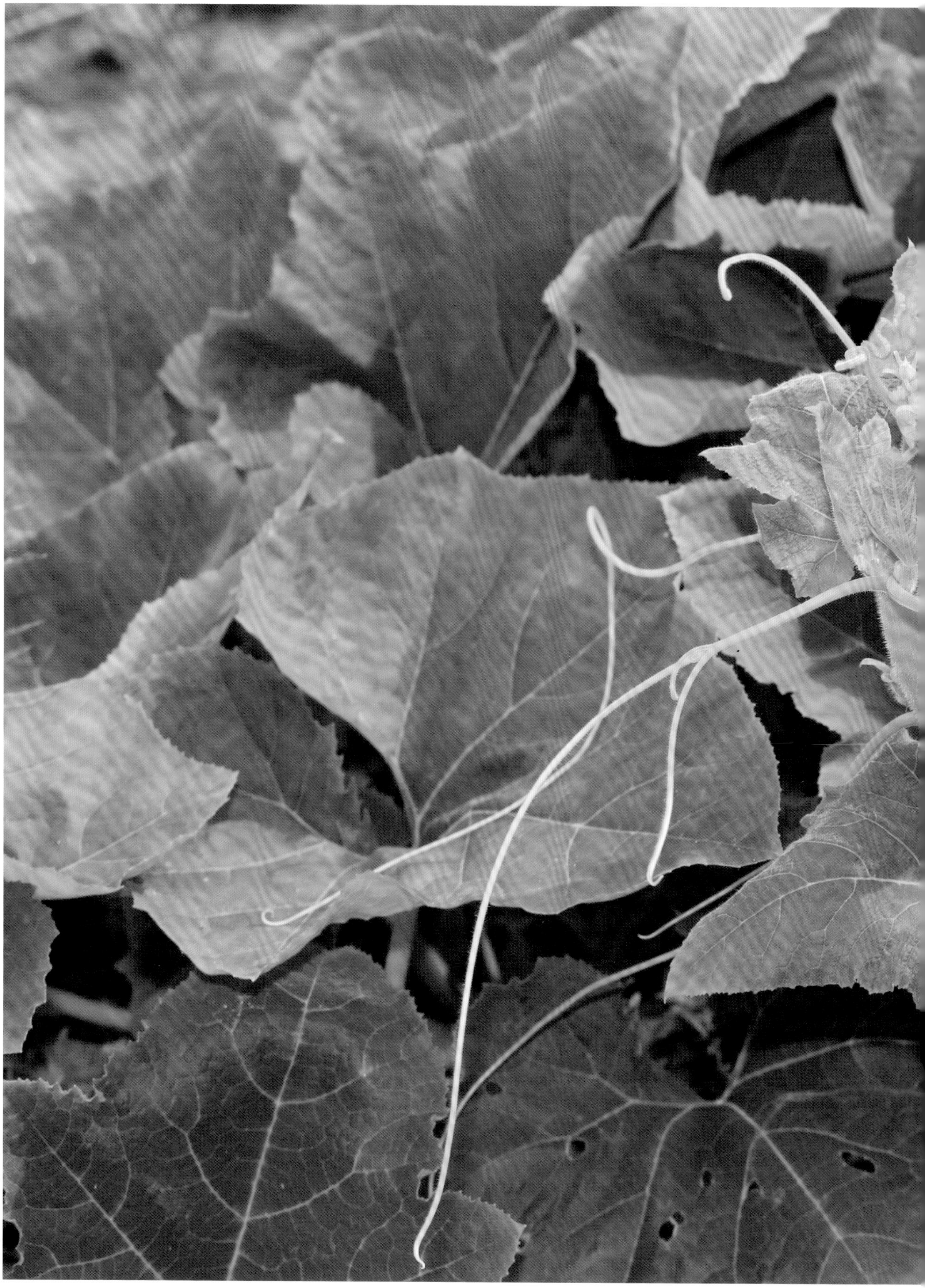

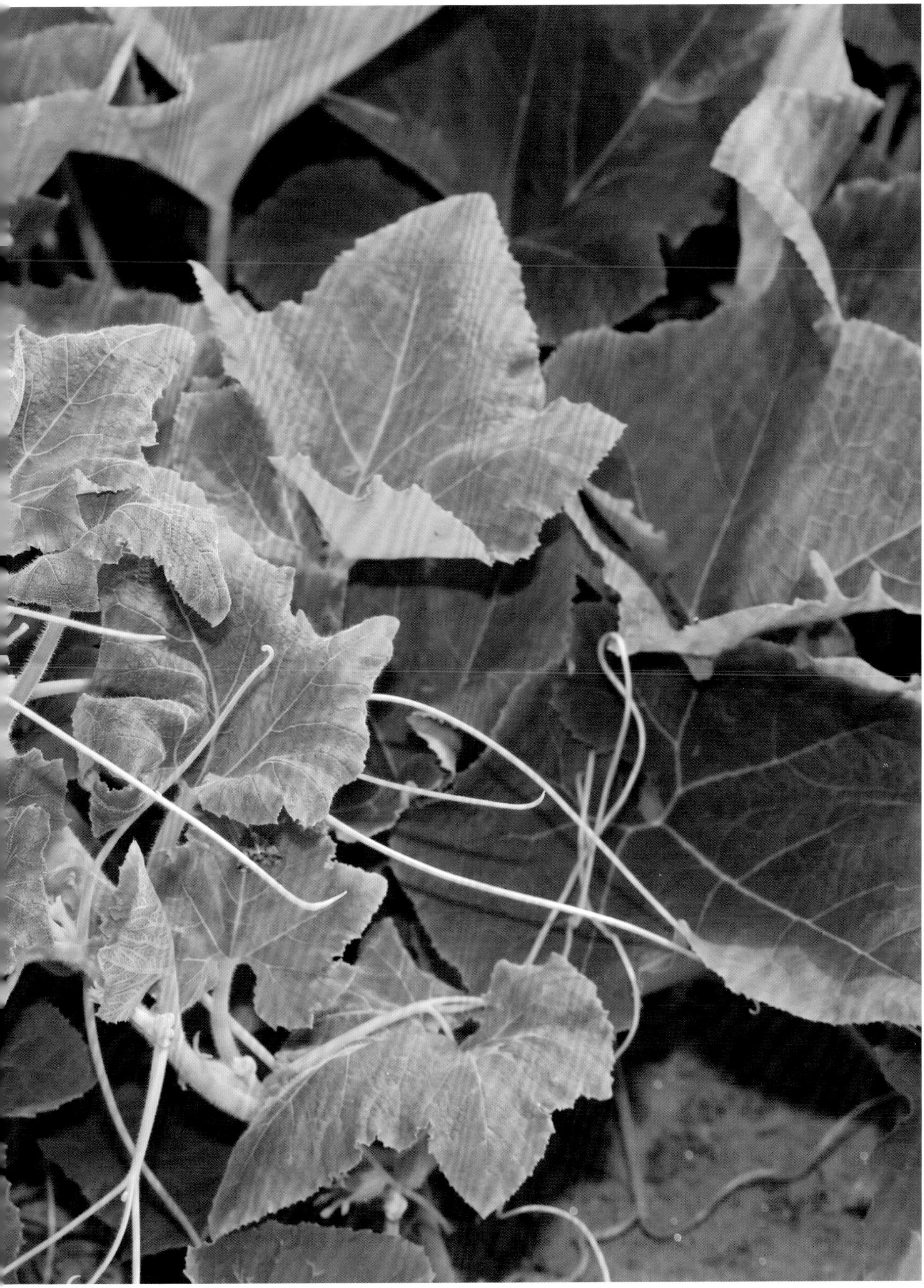

南瓜

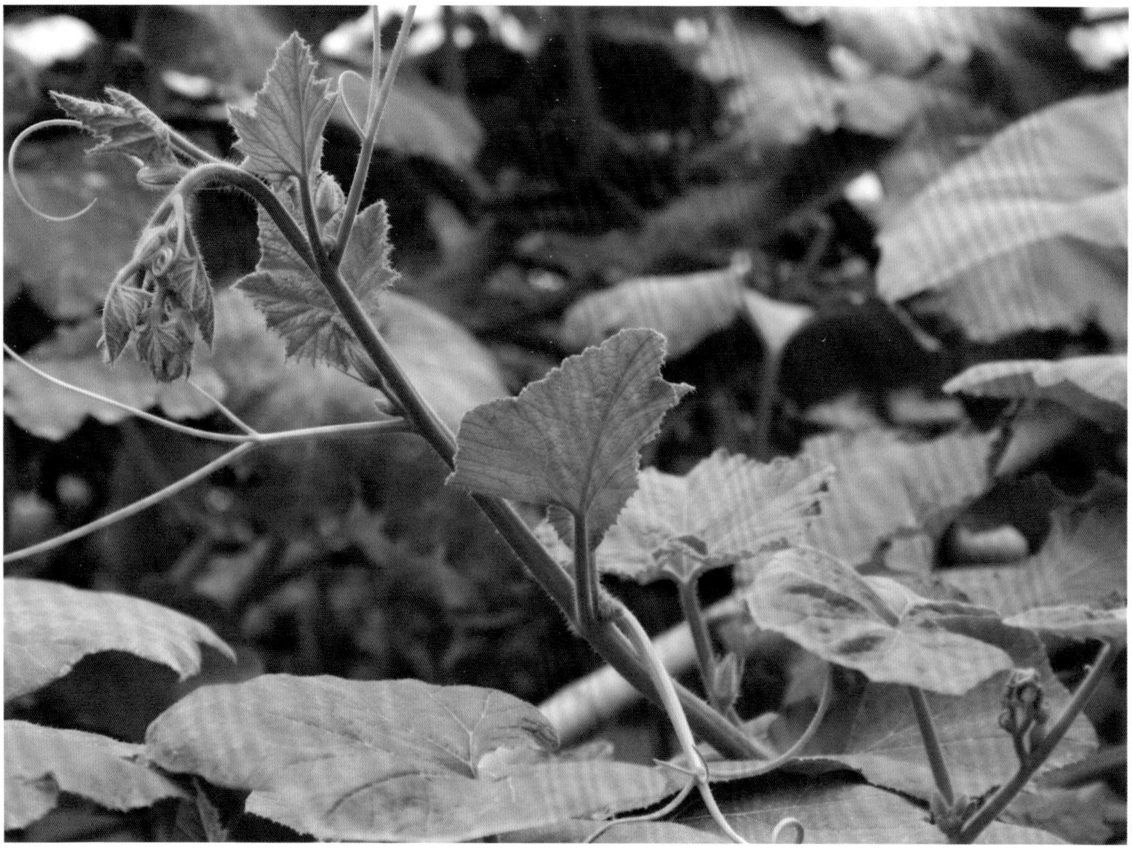

南瓜

识别特征

一年生蔓生草本植物，茎长达 2 ~ 5 m，常节部生根，密被白色刚毛。单叶互生；叶柄粗壮，长 8 ~ 19 cm，被刚毛；叶片宽卵形或卵圆形，有 5 角或 5 浅裂，长 12 ~ 25 cm，宽 20 ~ 30 cm，先端尖，基部深心形，上面绿色，下面淡绿色，两面均被刚毛和茸毛，边缘有小而密的细齿。卷须稍粗壮，被毛，3 ~ 5 歧。花单性，雌雄同株；雄花单生，花萼筒钟形，长 5 ~ 6 cm，裂片条形，长 10 ~ 15 cm，被柔毛，上部扩大成叶状，花冠黄色，钟状，长约 8 mm，5 中裂，裂片边缘反卷，雄蕊 3，花丝腺体状，长 5 ~ 8 mm，药室折曲；雌花单生，子房 1 室，花柱短，柱头 3，膨大，顶端 2 裂。果梗粗壮，有棱槽，长 5 ~ 7 cm，瓜蒂扩大成喇叭状，瓠果形状多样，外面常有纵沟。种子多数，长卵形或长圆形，灰白色。花期 6—7 月，果期 8—9 月。

生境分布

全国各地普遍栽培。

采收加工

夏、秋二季食用南瓜时，收集成熟种子，除去瓤膜，洗净，晒干。

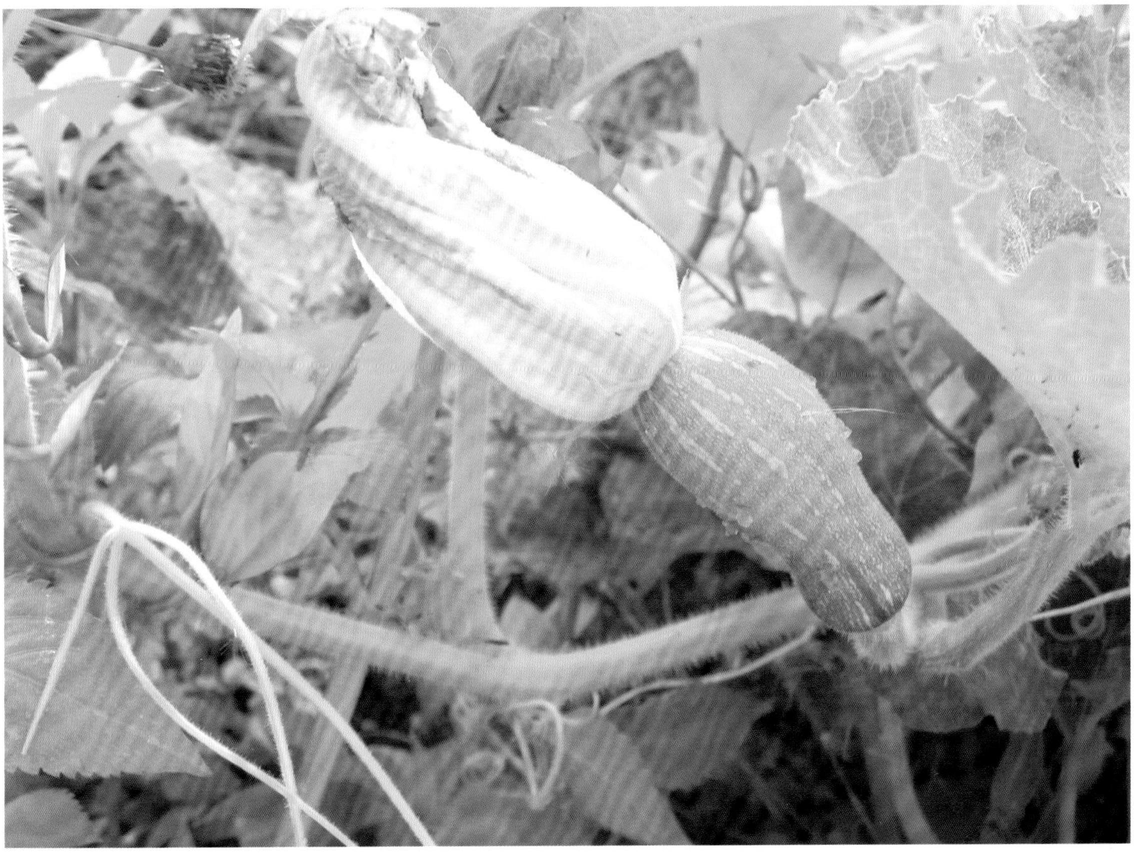

南瓜

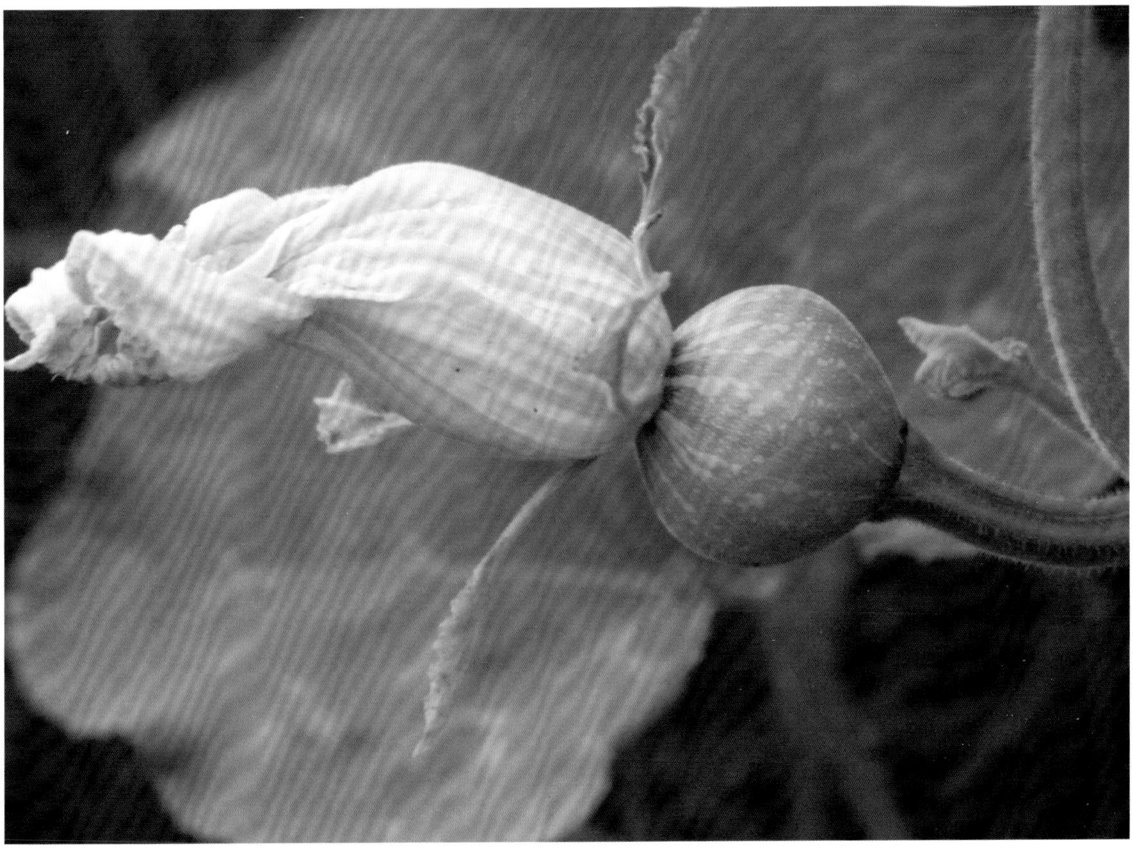

南瓜

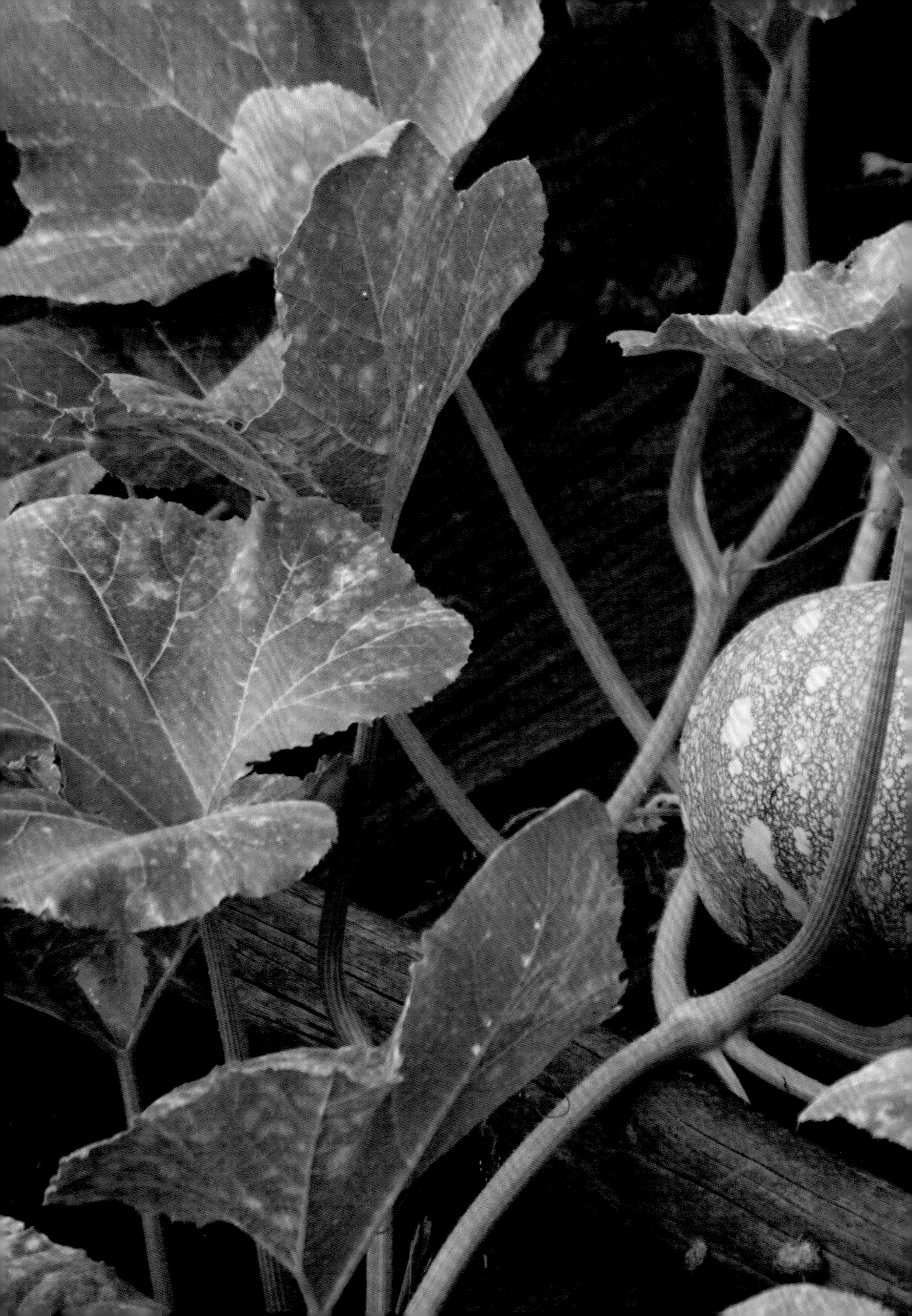

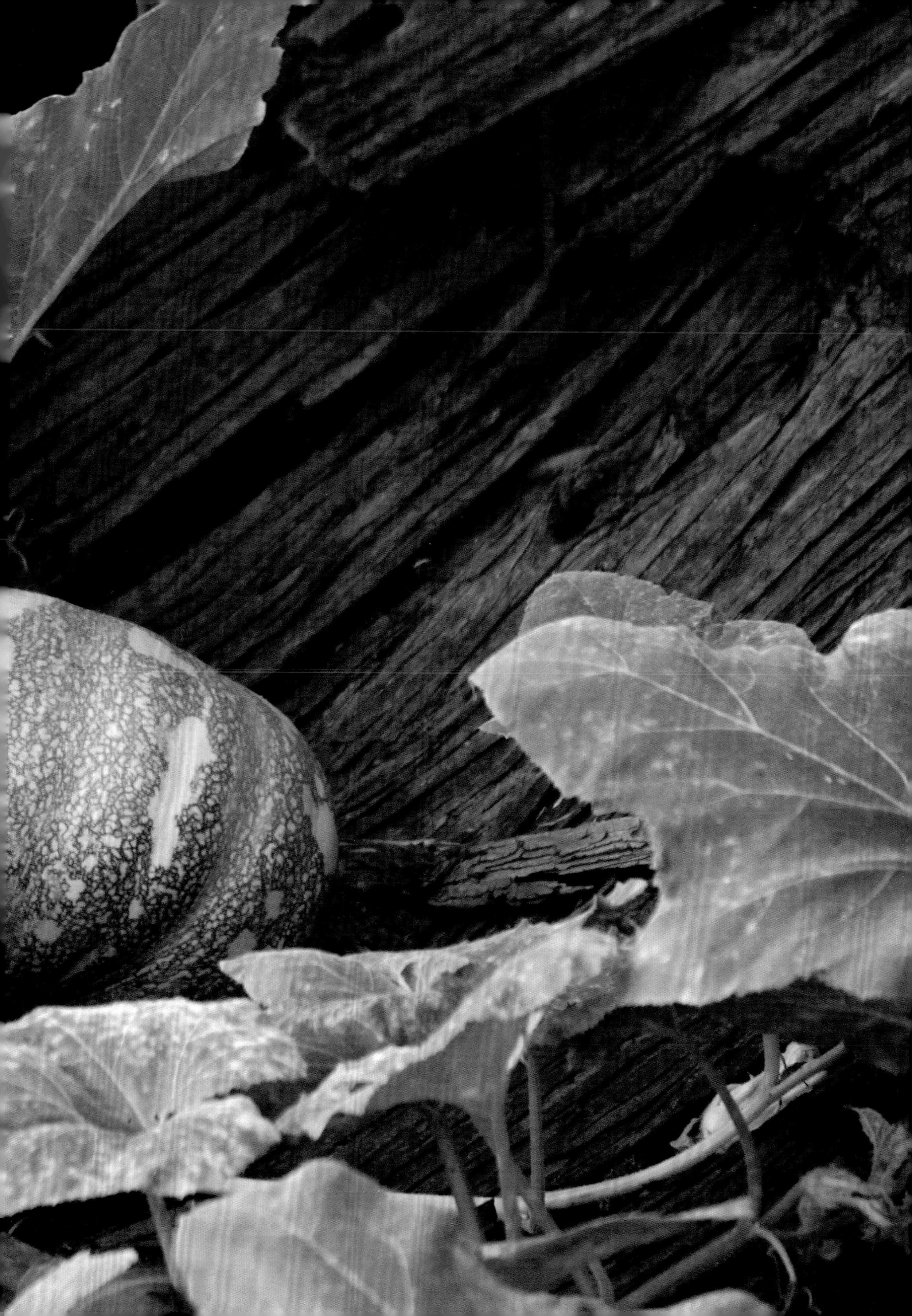

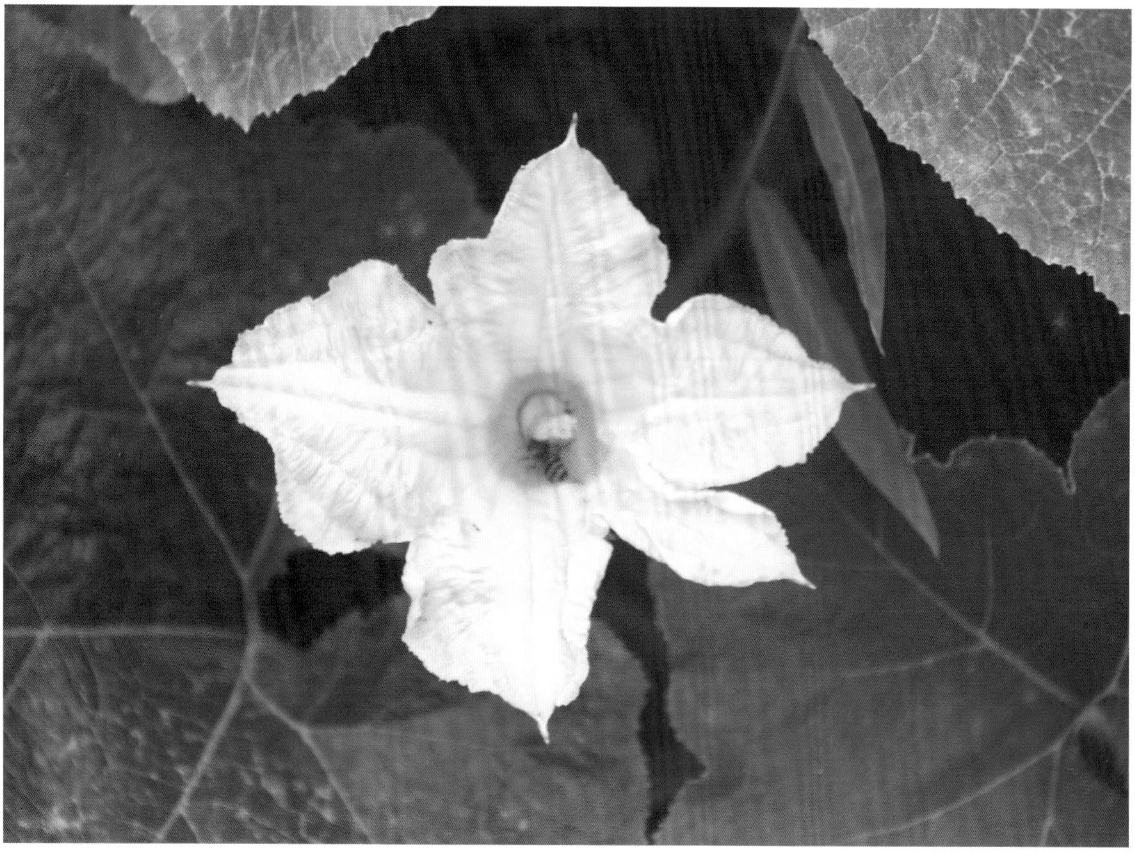

南瓜

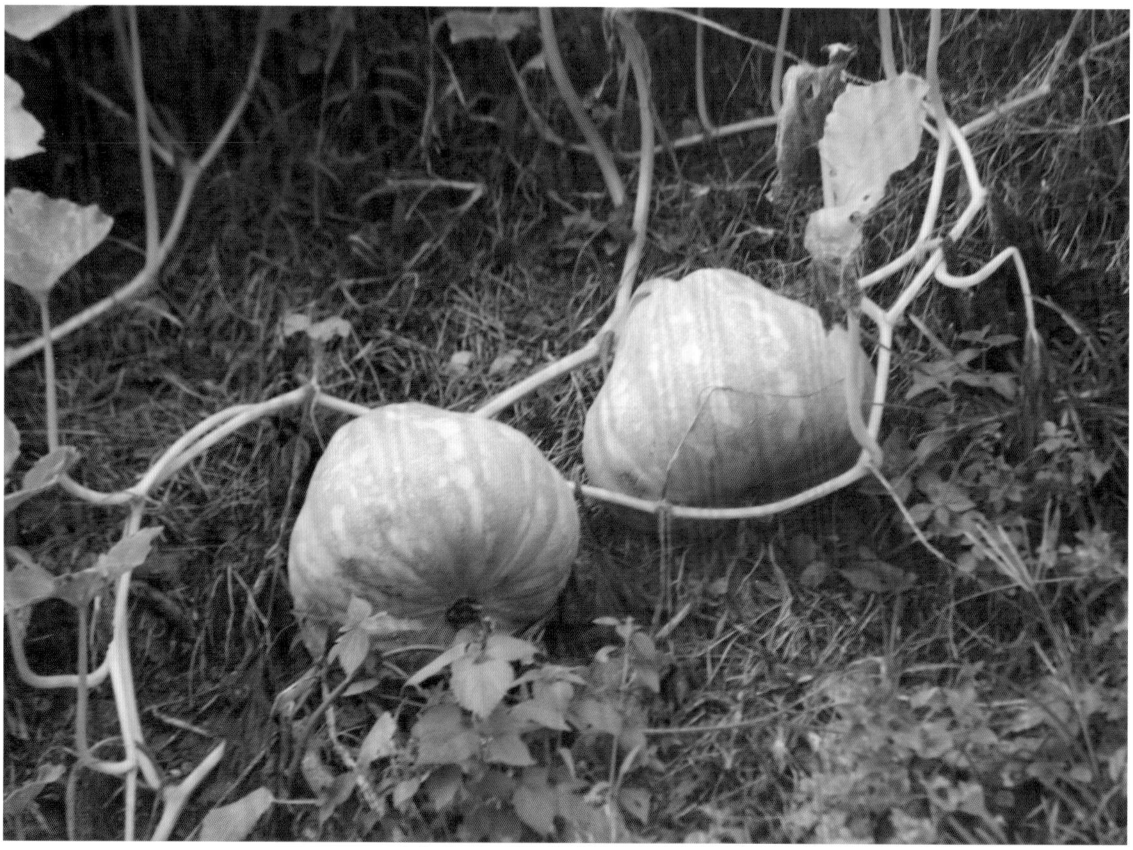

南瓜

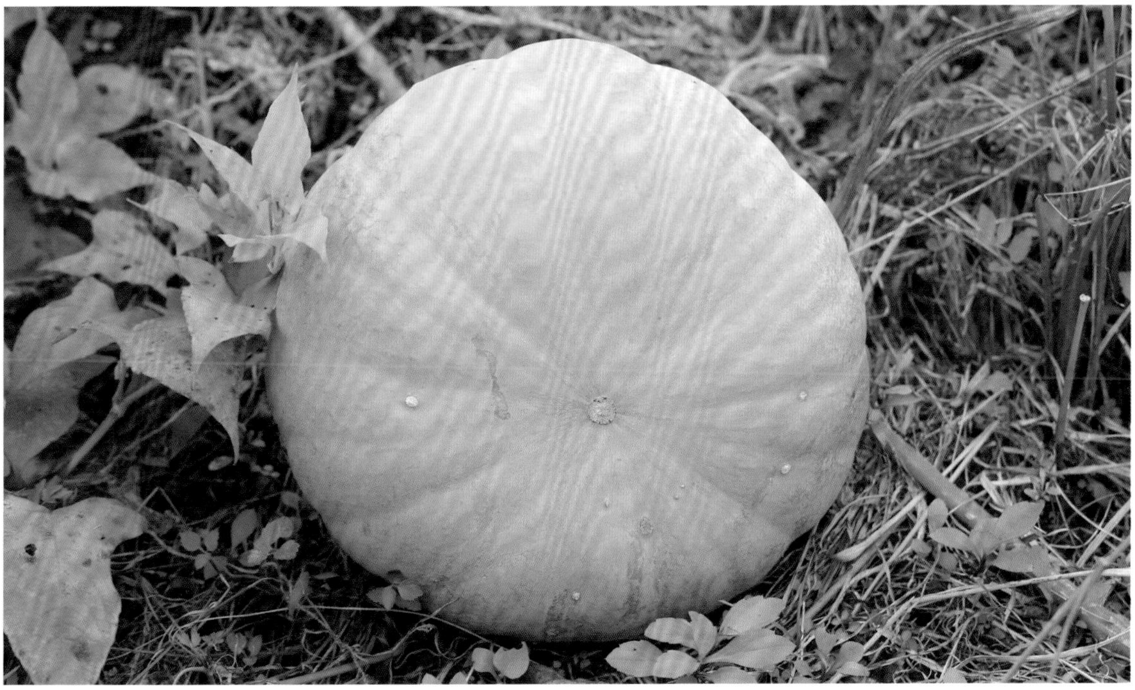

南瓜

药材鉴别

种子扁圆形，长 1.2 ~ 1.8 cm，宽 0.7 ~ 1.0 cm。表面淡黄白色至淡黄色，两面平坦而微隆起，边缘稍有棱，一端约尖，圆端有珠孔。种脐稍突起或不明显。除去种皮，有黄绿色薄膜状胚乳。子叶 2 枚，黄色，肥厚。有油性。气微香，味微甘。以颗粒饱满、色黄白者为佳。

功效主治

杀虫，下乳，利水消肿。主治绦虫、蛔虫、血吸虫、钩虫、蛲虫病，产后缺乳，产后手足浮肿，百日咳，痔疮。

用法用量

内服：煎汤，30 ~ 60 g；研末或制成乳剂。外用：适量，煎水熏洗。

民族药方

1. 小儿蛔虫病 南瓜子、韭菜叶各 30 g，水竹沥 60 g。开水冲服。

2. 绦虫病 南瓜子 30 ~ 150 g（有大剂量用至 200 ~ 300 g），槟榔 40 ~ 150 g（亦有大剂量用至 300 g）。晨起空腹嚼食南瓜子或冲服南瓜子粉，半小时后再服槟榔煎剂，再过 0.5 ~ 2.0 小时服硫酸镁 50 ~ 150 ml，小儿用量减半。

3. 血吸虫病 ①用去油粉剂，每日 240 ~ 300 g，10 岁以下减半，10 ~ 16 岁服 60 ~ 200 g。②水浸膏（每 1 ml 相当于生药 4 g），急性疾病每日 180 ml，慢性疾病每日 60 ml，儿童酌减。均以 30 日为 1 个疗程。

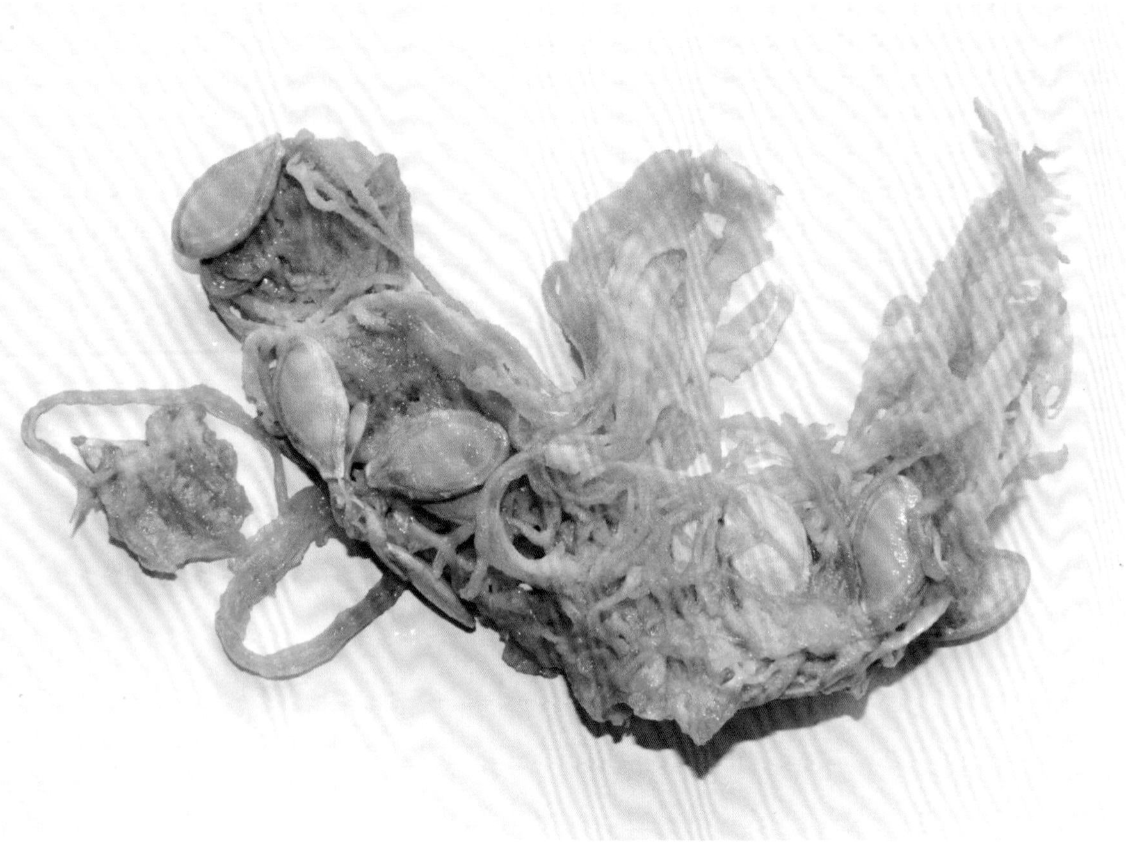

南瓜子药材

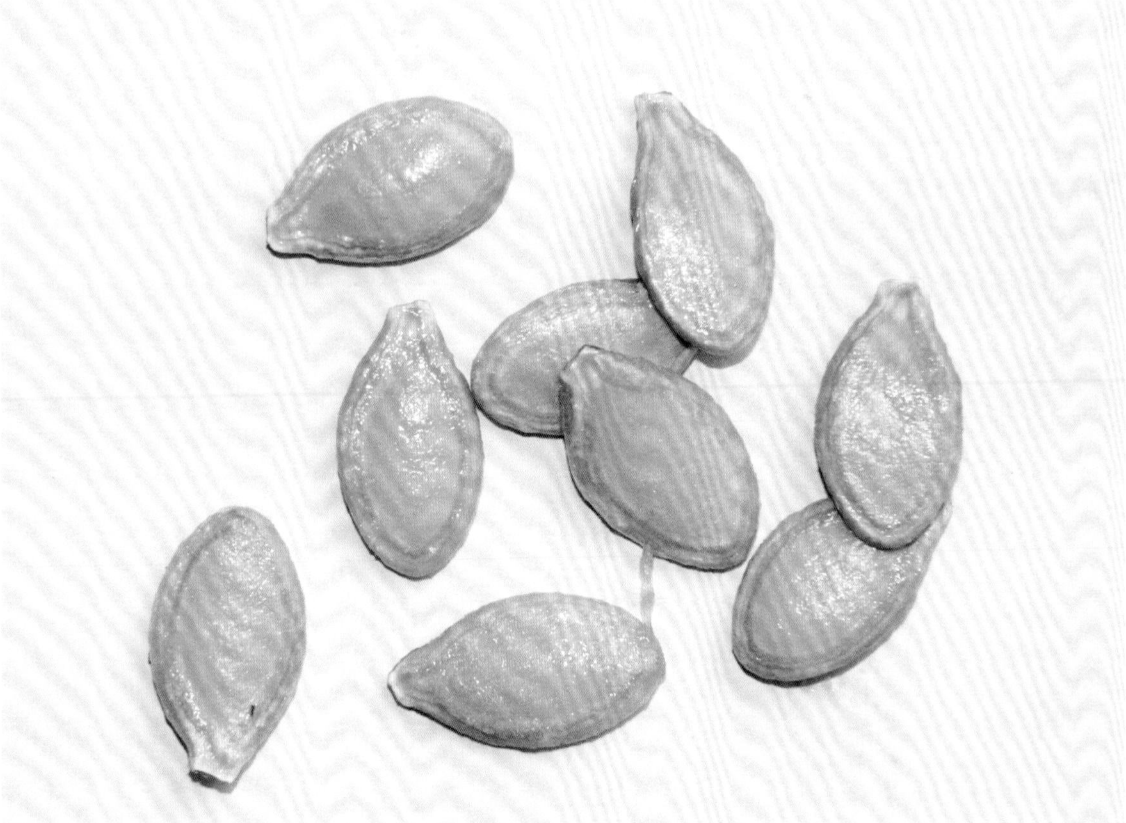

南瓜子药材

南瓜子

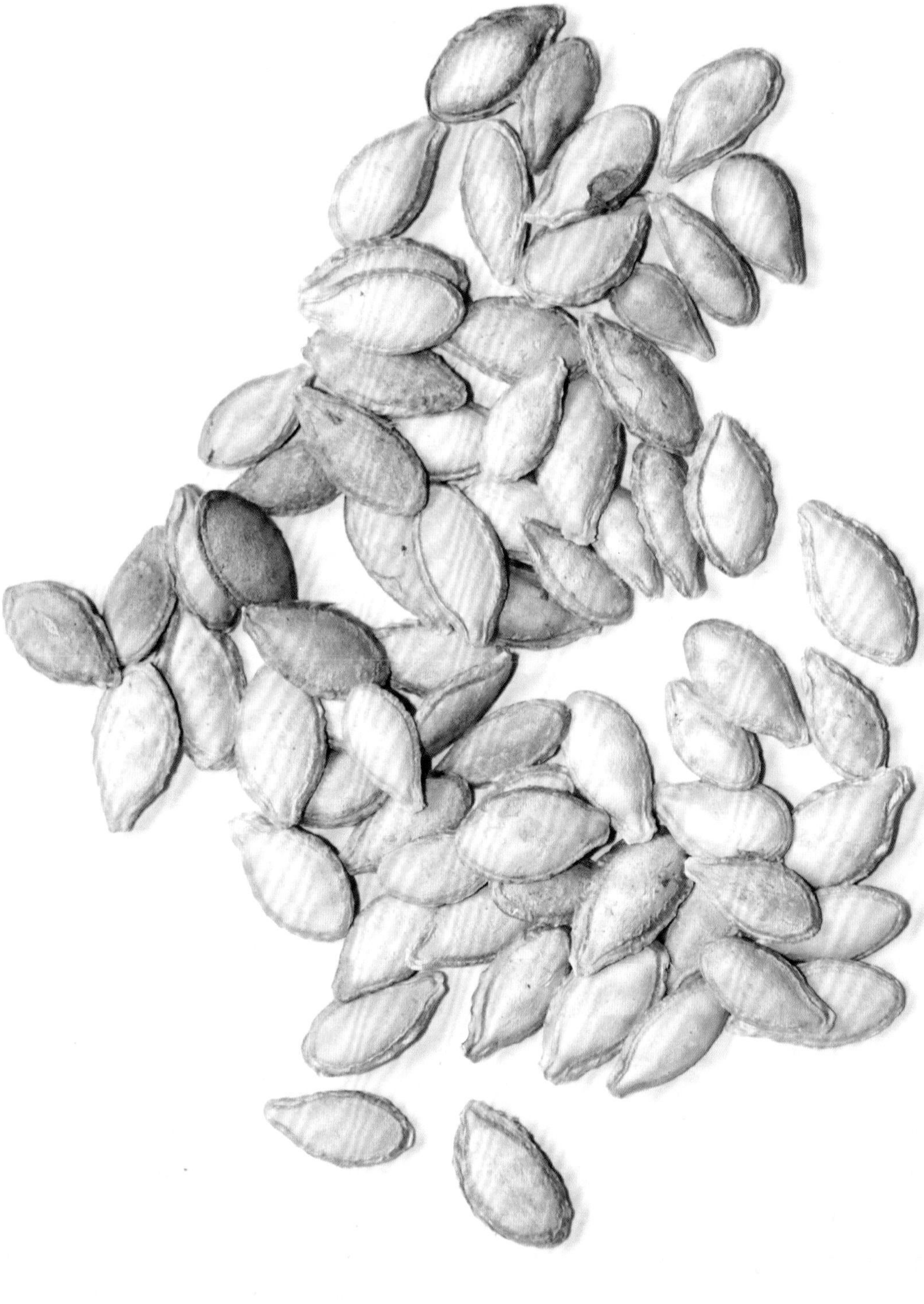

南瓜子饮片

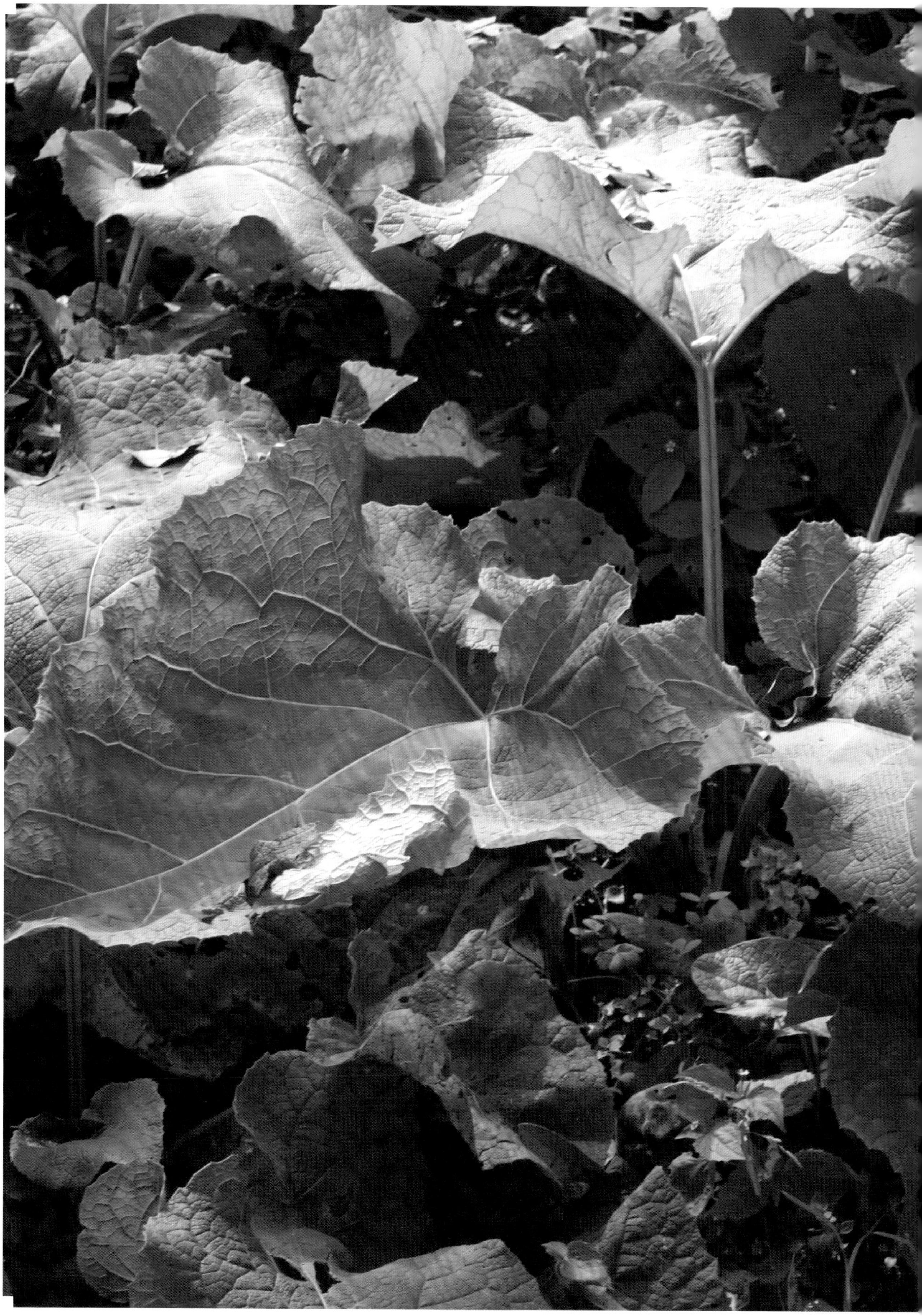

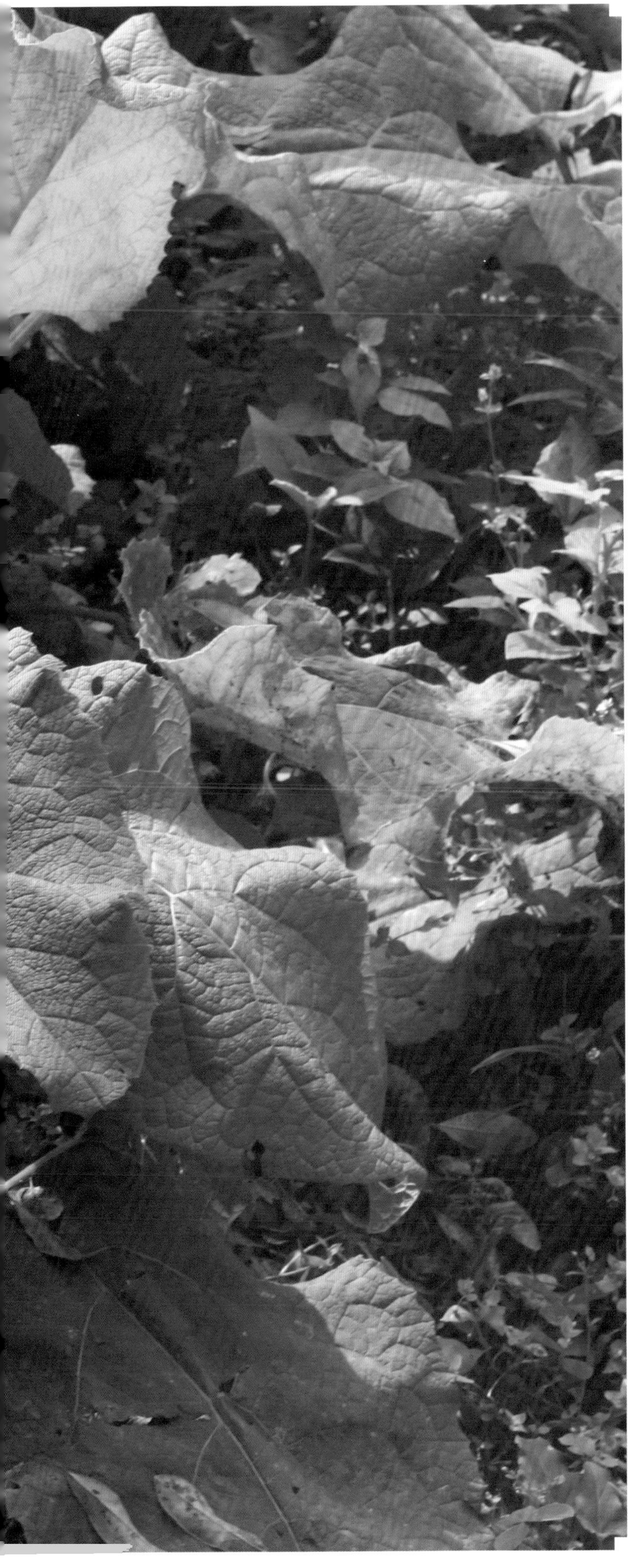

牛蒡子

【苗药名】窝相学。

【别　名】恶实、荔实、鼠粘、牛蒡、大力子。

【来　源】本品为菊科植物牛蒡 *Arctium lappa* L. 的成熟果实。

【性味归经】味苦，性冷。归热经。

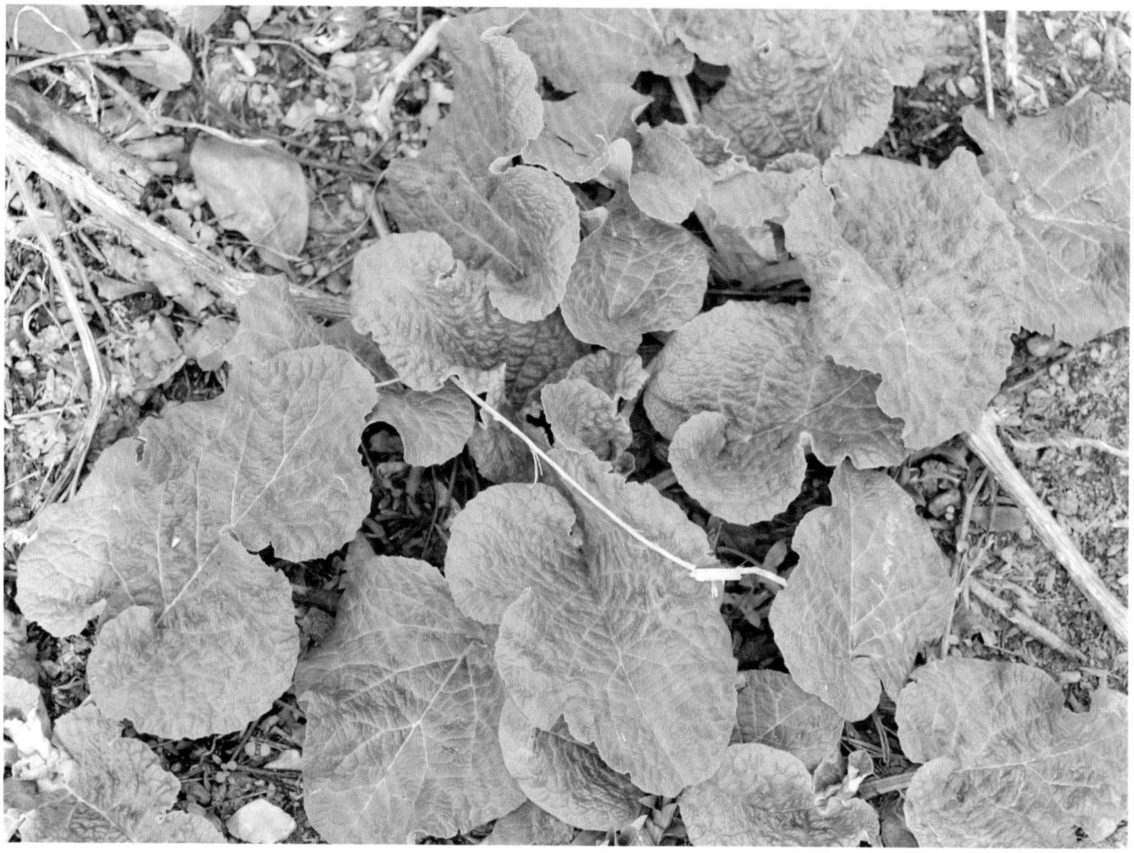

牛蒡

识别特征

二年生草本植物，高 1 ~ 2 m，根肉质，圆锥形。茎直立粗壮，上部多分枝，带紫褐色，有微毛和纵条棱。基生叶丛生，茎生叶互生，叶片长卵形或广卵形，长 40 ~ 50 cm，宽 30 ~ 40 cm，上面绿色或暗绿色，无毛，下面密被灰白色茸毛，全缘或有细锯齿，具刺尖，基部常为心形。头状花序簇生于茎顶或排列成伞房状，直径 2 ~ 4 cm，花序梗长 3 ~ 7 cm，有柄；总苞球形，苞片多数披针形，先端钩曲；花小，淡紫色，均为管状花，两性，顶端 5 齿裂，聚药雄蕊 5，与花冠裂片互生；瘦果椭圆形或倒卵形，灰黑色。花期 6—8 月，果期 7—9 月。

生境分布

多生长于山野路旁、沟边、荒地、山坡向阳草地、林边和村镇附近。常栽培。分布于我国东北及西南地区。

采收加工

播种后的第 2 年 7—8 月，当总苞呈枯黄色时，即可采收果实。除去杂质，晒干。

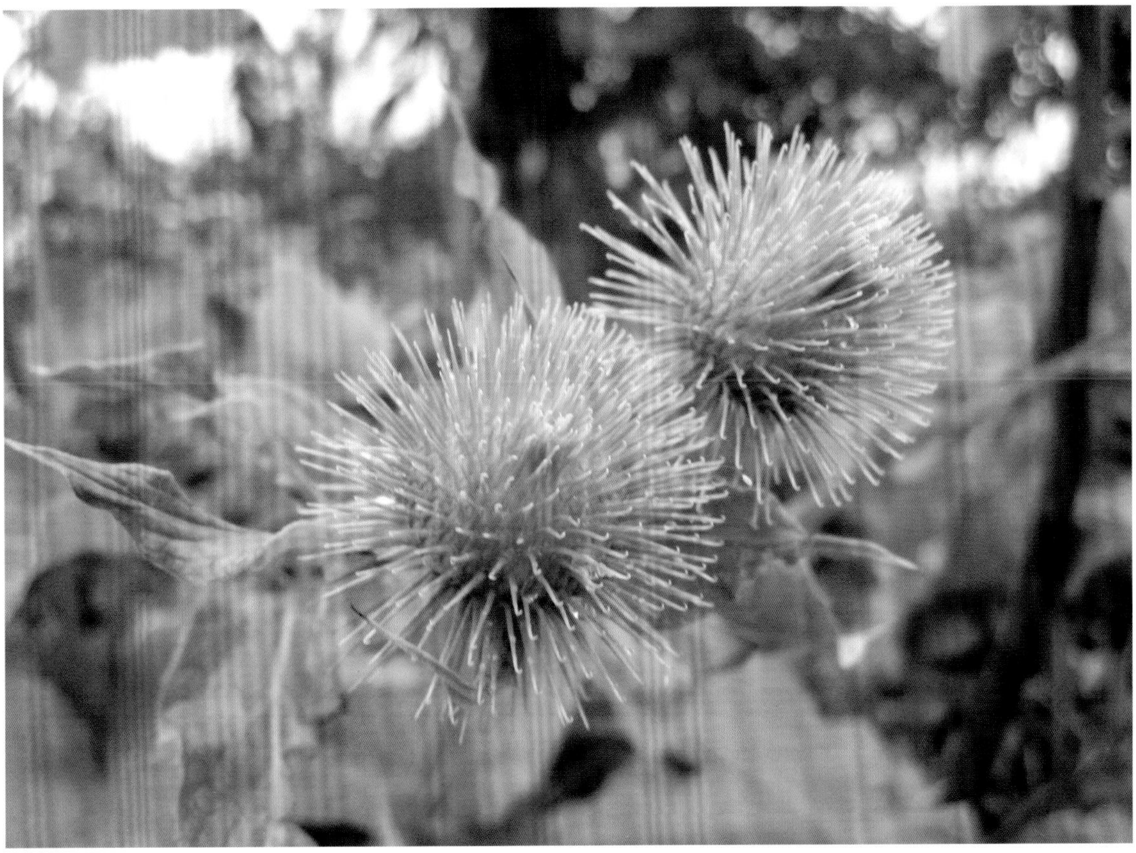

牛蒡

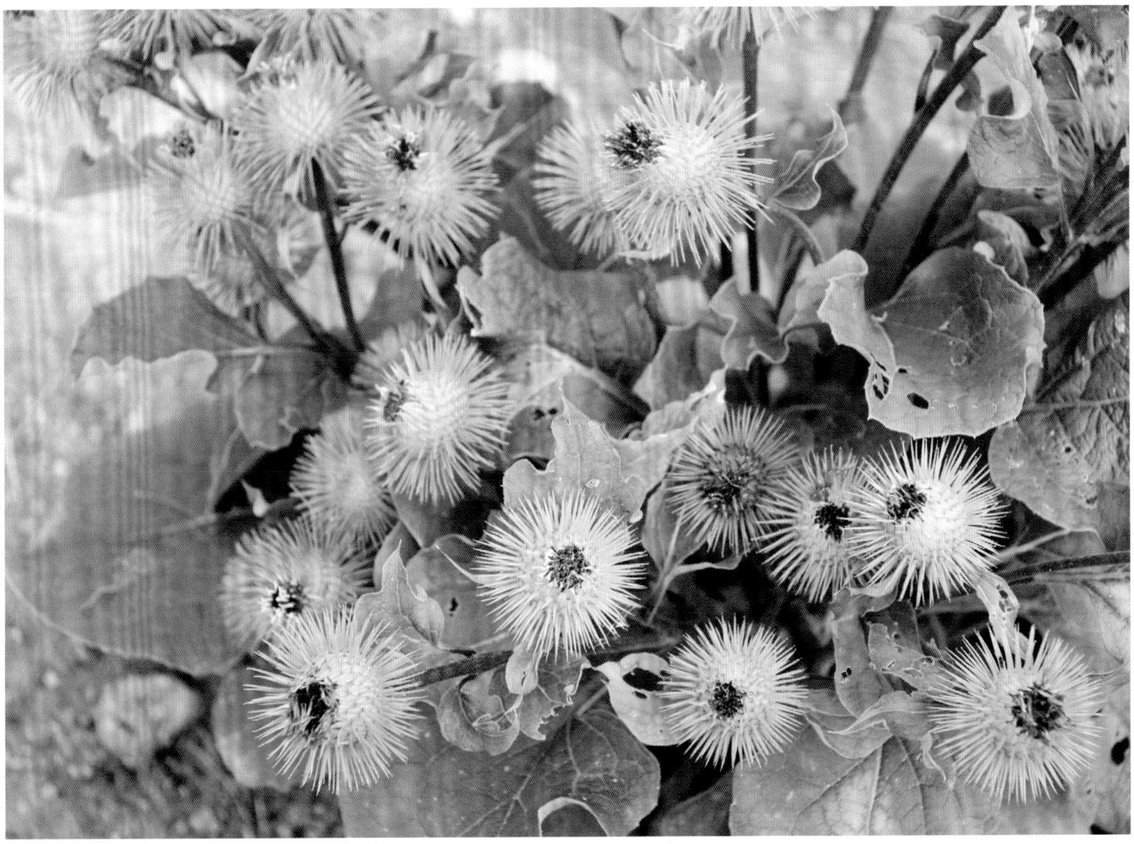

牛蒡

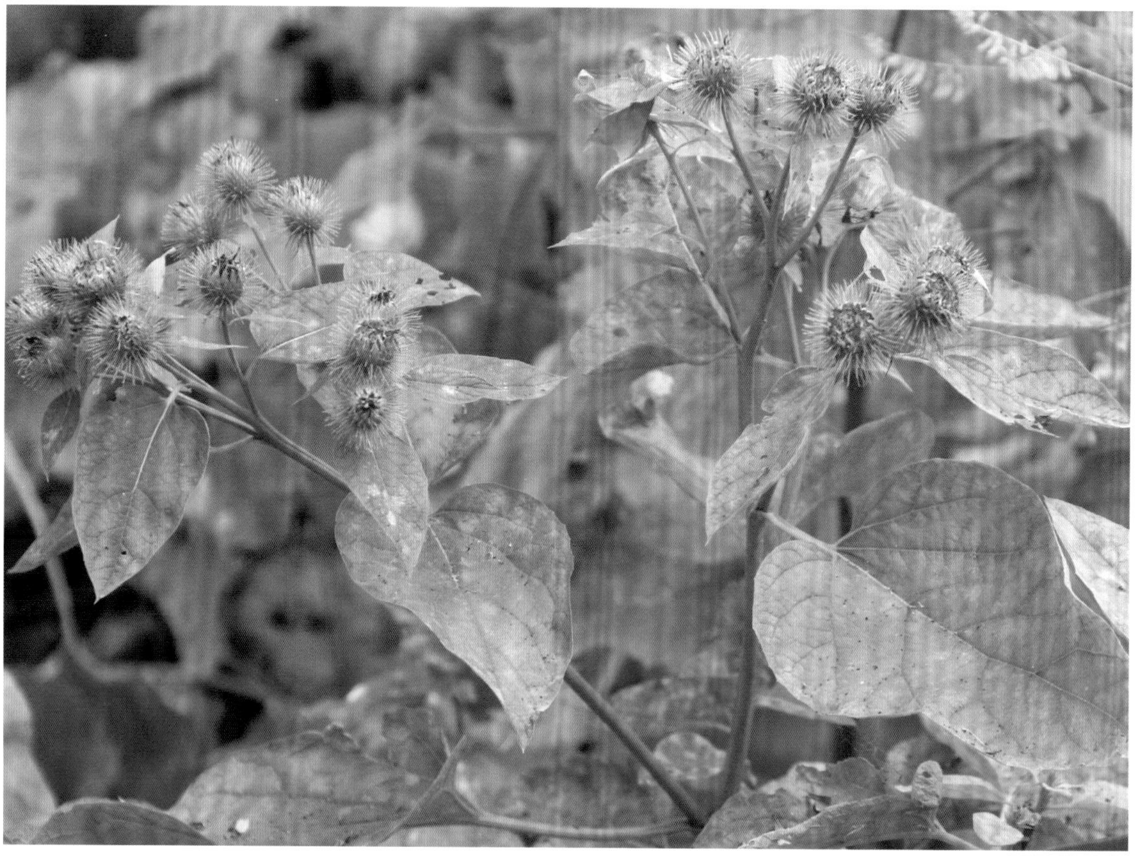

牛蒡

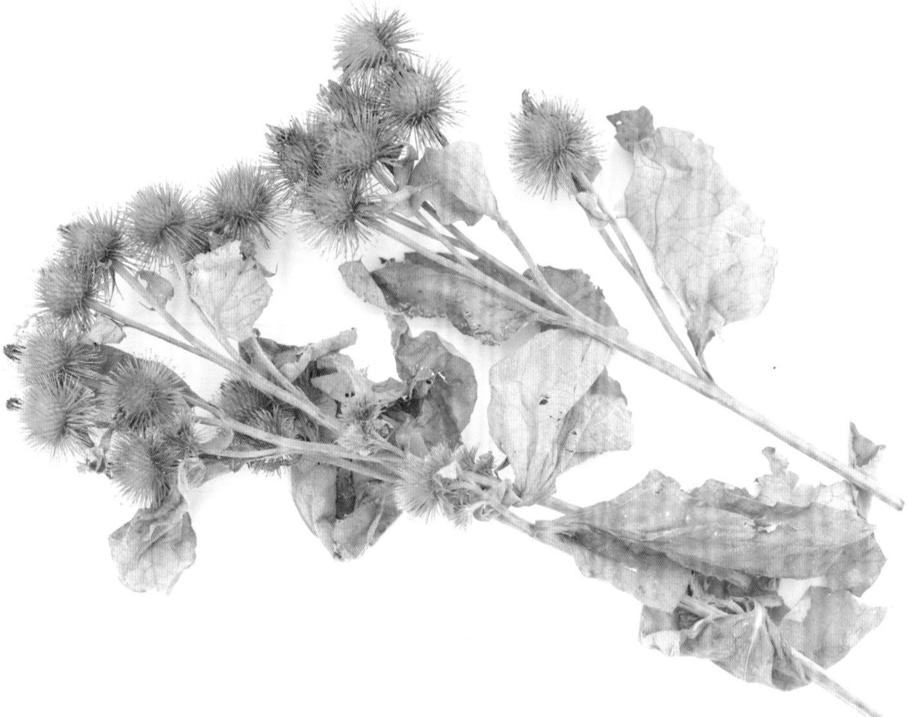

牛蒡子药材

药材鉴别

果实呈长倒卵形，两端平截，略扁，微弯曲，长 5 ~ 7 mm，宽 2 ~ 3 mm。表面灰褐色或淡灰褐色，具多数细小黑斑，有数条纵棱。先端钝圆，有一圆环，中心具点状凸起的花柱残迹；基部狭窄，有圆形果柄痕。果皮质硬，子叶 2，淡黄白色，富油性。果实无臭；种子气特异，味苦后微辛，稍久有麻舌感。以粒大、饱满、色灰褐者为佳。

功效主治

疏散风热，宣肺透疹，散结解毒。主治风热感冒，头痛，咽喉肿痛，流行性腮腺炎，斑疹不透，疮疡肿毒。

用法用量

内服：煎汤 10 ~ 15 g；或入散剂。外用：适量，煎水含漱。

民族药方

1．久病体虚　鲜牛蒡子适量。炖肉服食。

2．小儿发热咳嗽　牛蒡子、蛇莓各 10 g，蜂蜜 15 g。水煎服。

3．便秘　牛蒡子 10 g，青木香 8 g。水煎服。

4．小儿感冒发热　牛蒡子、水灯草各 6 g，杨柳尖（嫩尖）15 g，葱头 3 个。水煎服。

5．透疹　牛蒡子、山春柳、土升麻、葛根、牛毛毡各 6 g。水煎服。如咳嗽，加紫苏叶 6 g。

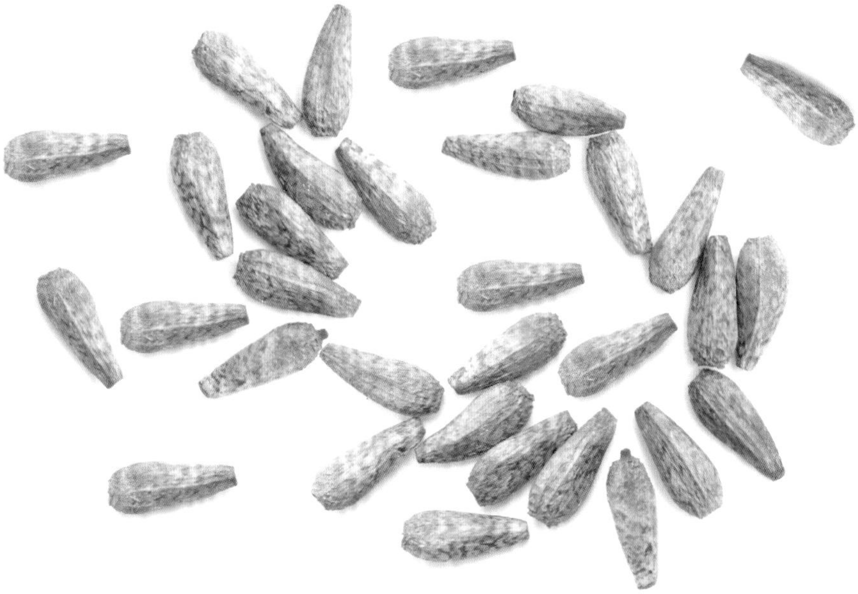

牛蒡子饮片

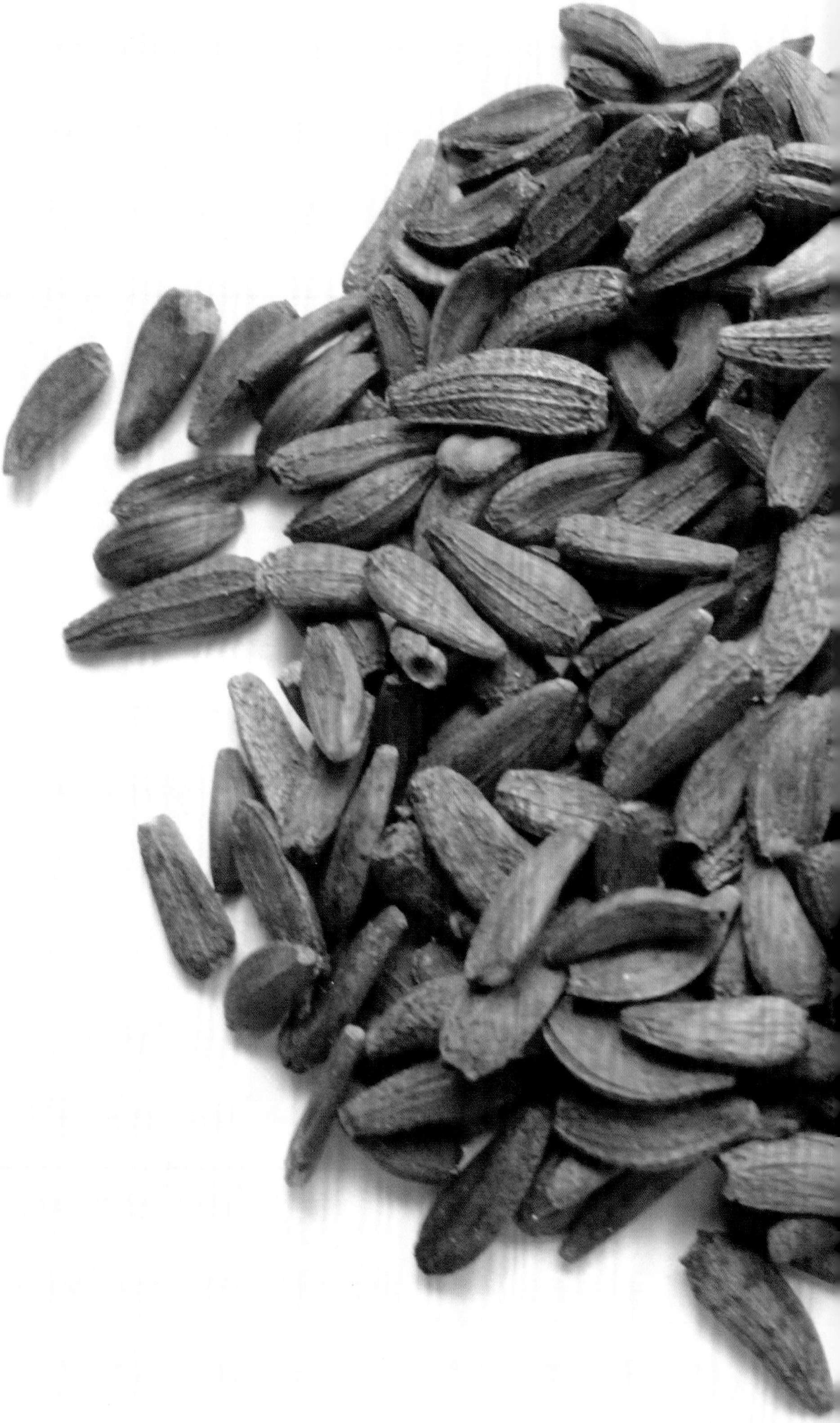

牛蒡子

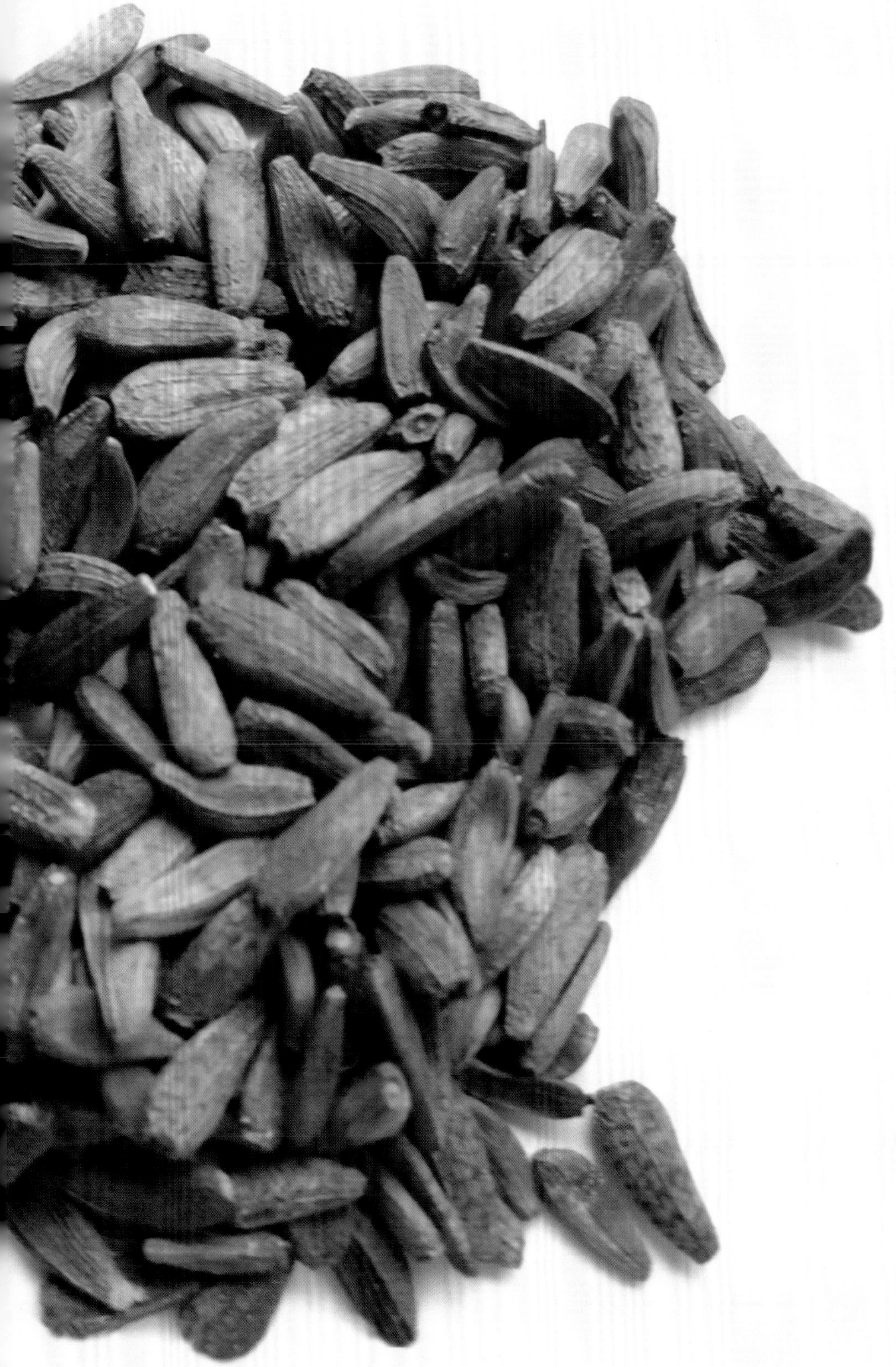

牛蒡子饮片

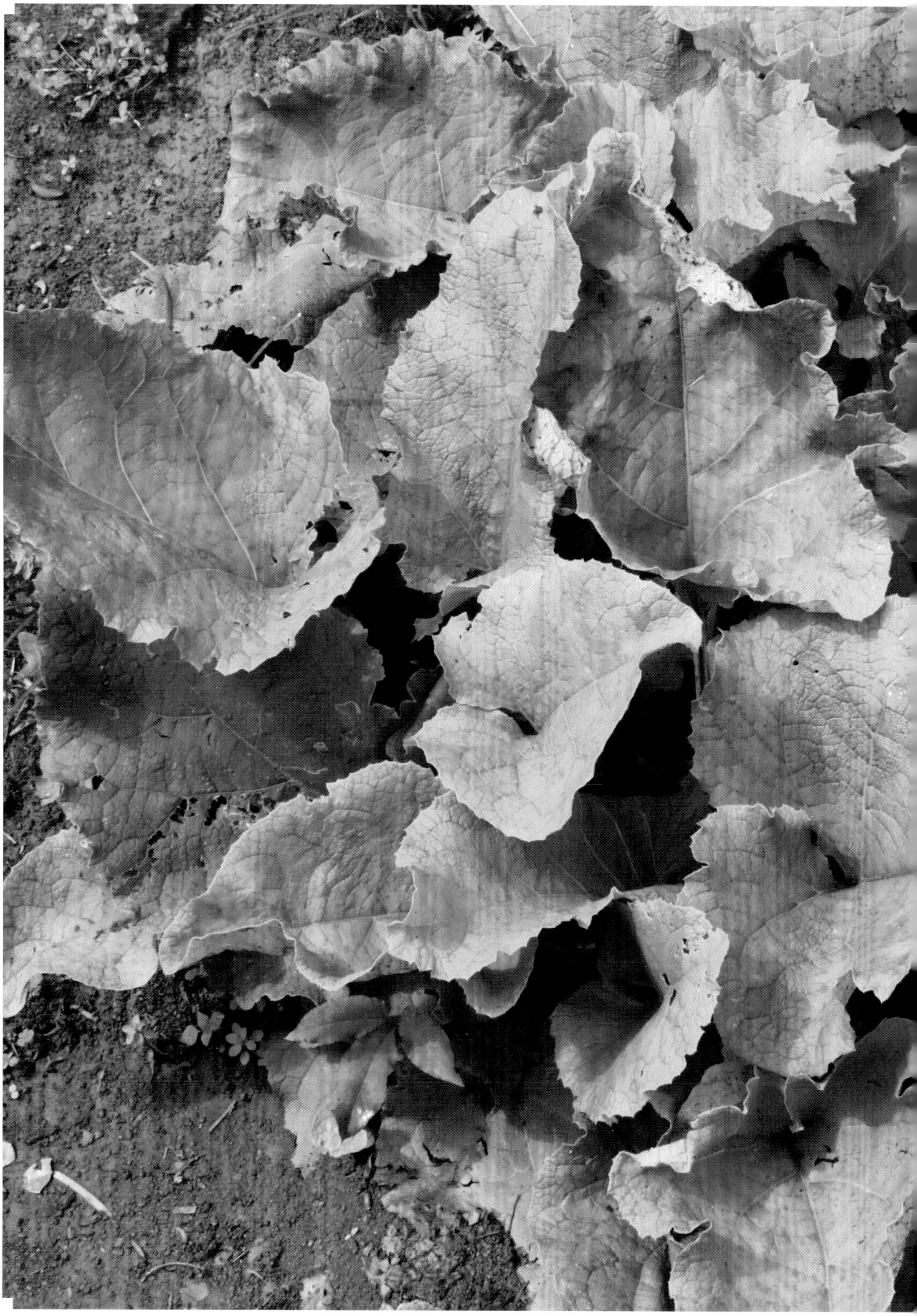

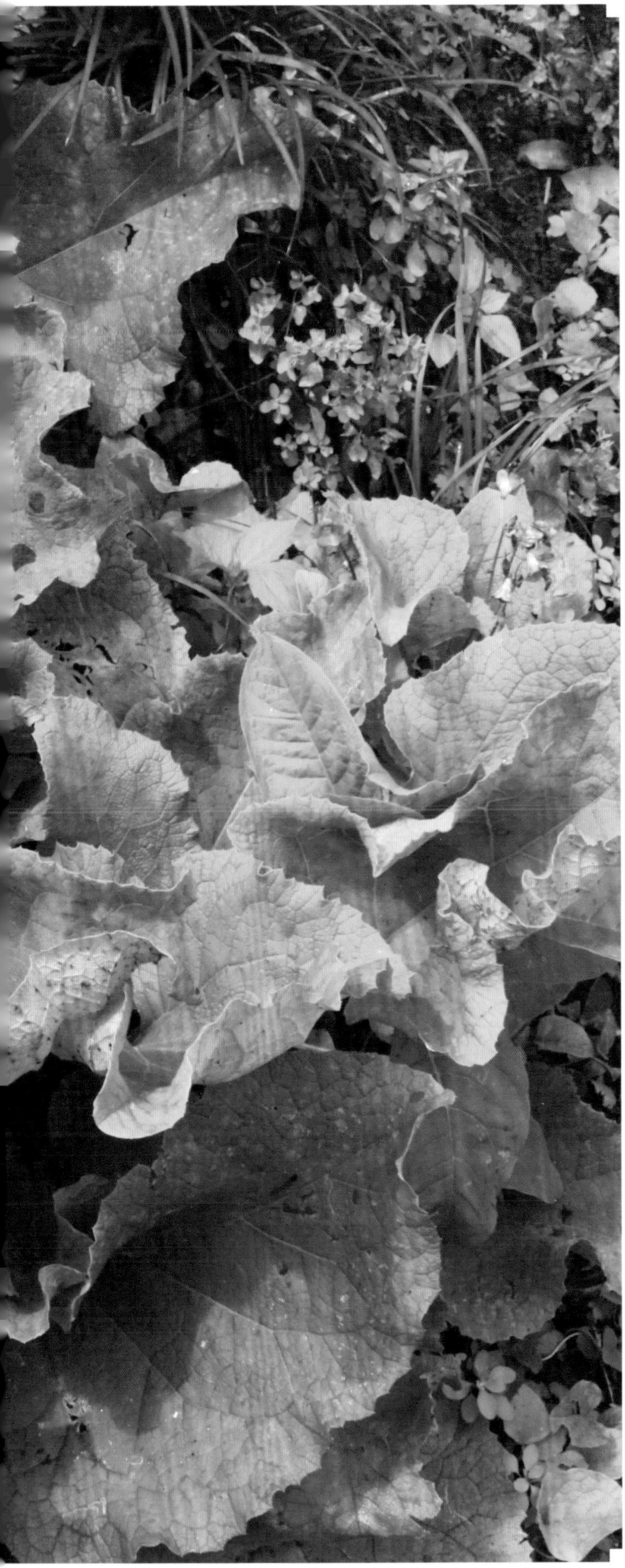

牛蒡根

【苗药名】高龚锐果聂。

【别　名】牛菜、鼠粘根、恶实根。

【来　源】本品为菊科植物牛蒡 *Arctium lappa* L. 的根。

【性味归经】味苦，性冷。归热经。

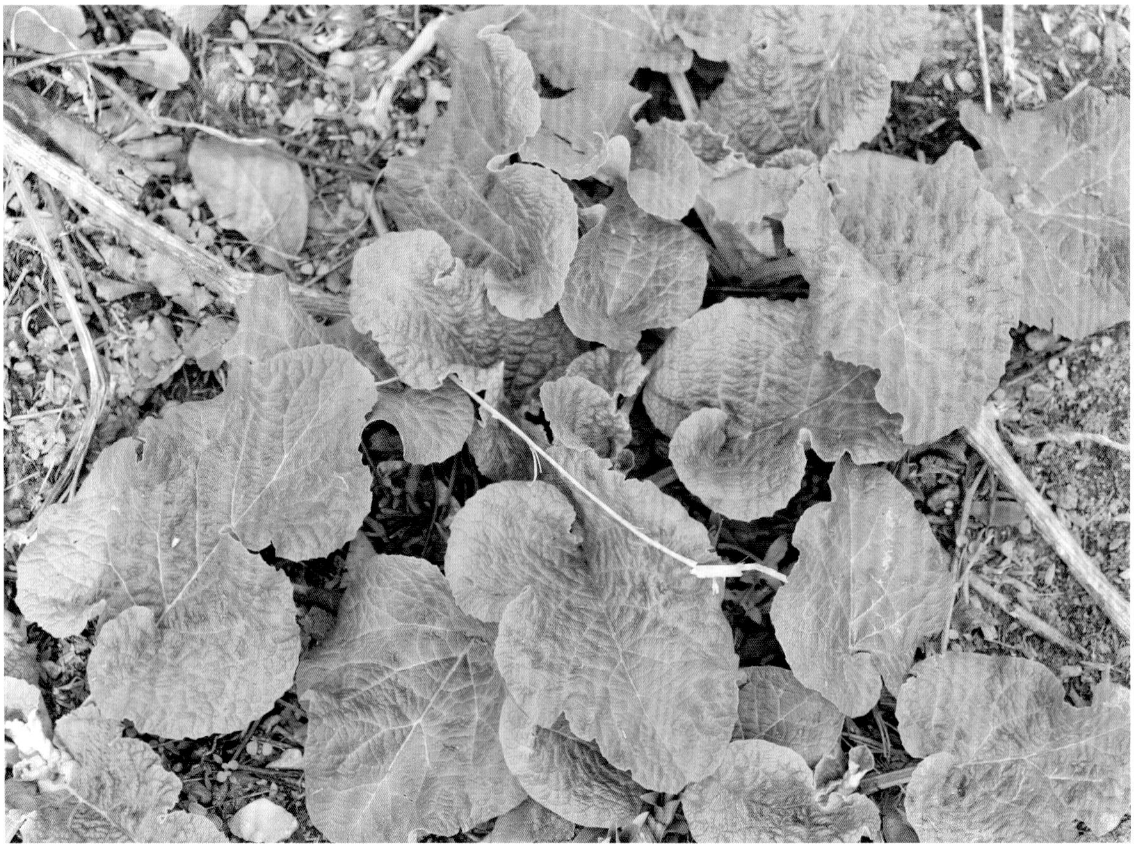

牛蒡

识别特征

见牛蒡子。

采收加工

10 月采挖 2 年以上的根，洗净，鲜用或晒干备用。

药材鉴别

根呈纺锤形，肉质而直立。皮部黑褐色，有皱纹，内呈黄白色。味微苦而性黏。

功效主治

祛热风，消肿毒。主治风毒面肿，头晕，咽喉热肿，齿痛，咳嗽，消渴，痈疽疮疥。

用法用量

内服：煎汤，6 ~ 15 g。外用：适量，捣烂外敷；或熬膏涂搽；或煎水洗。

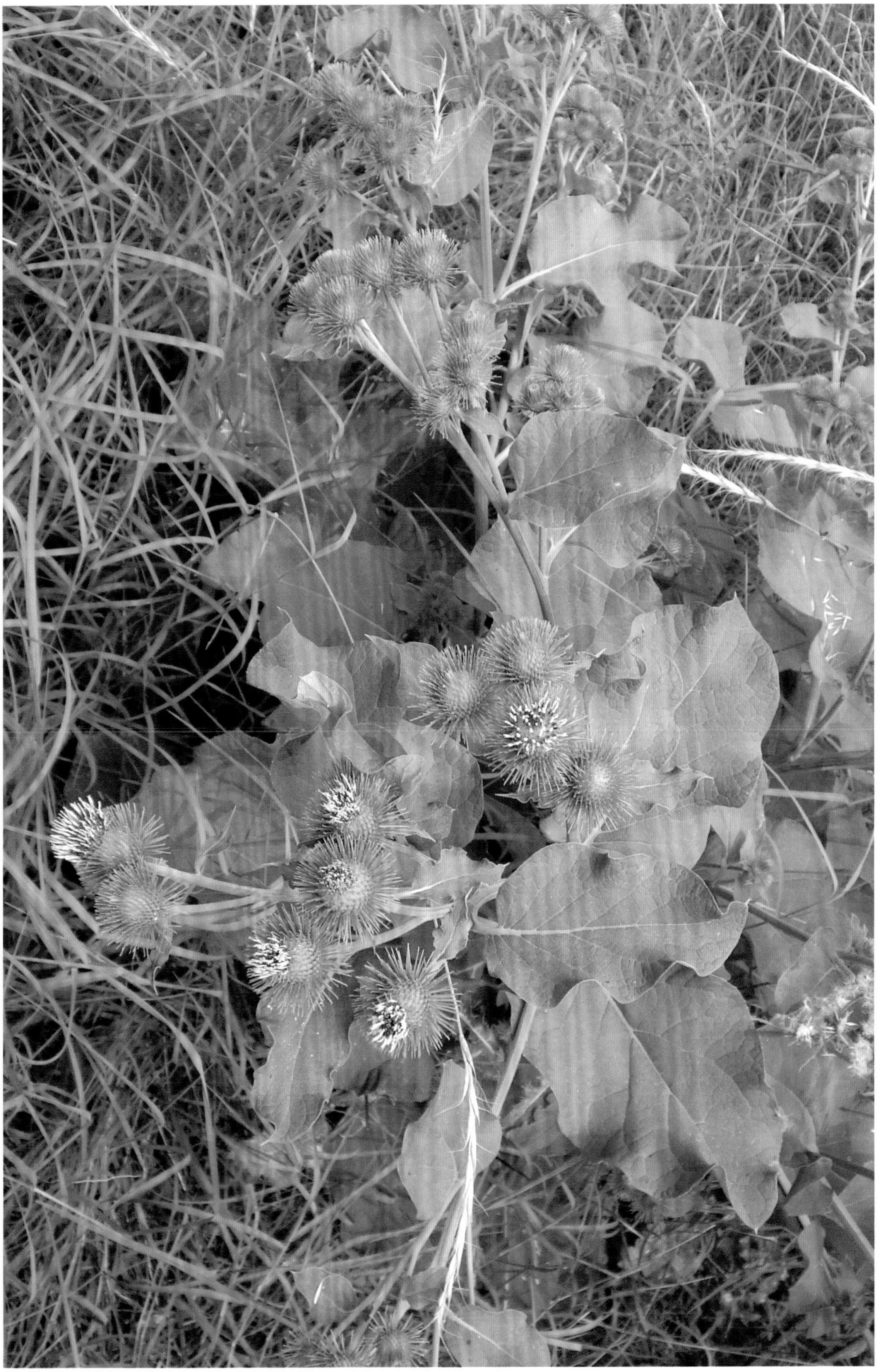

牛蒡

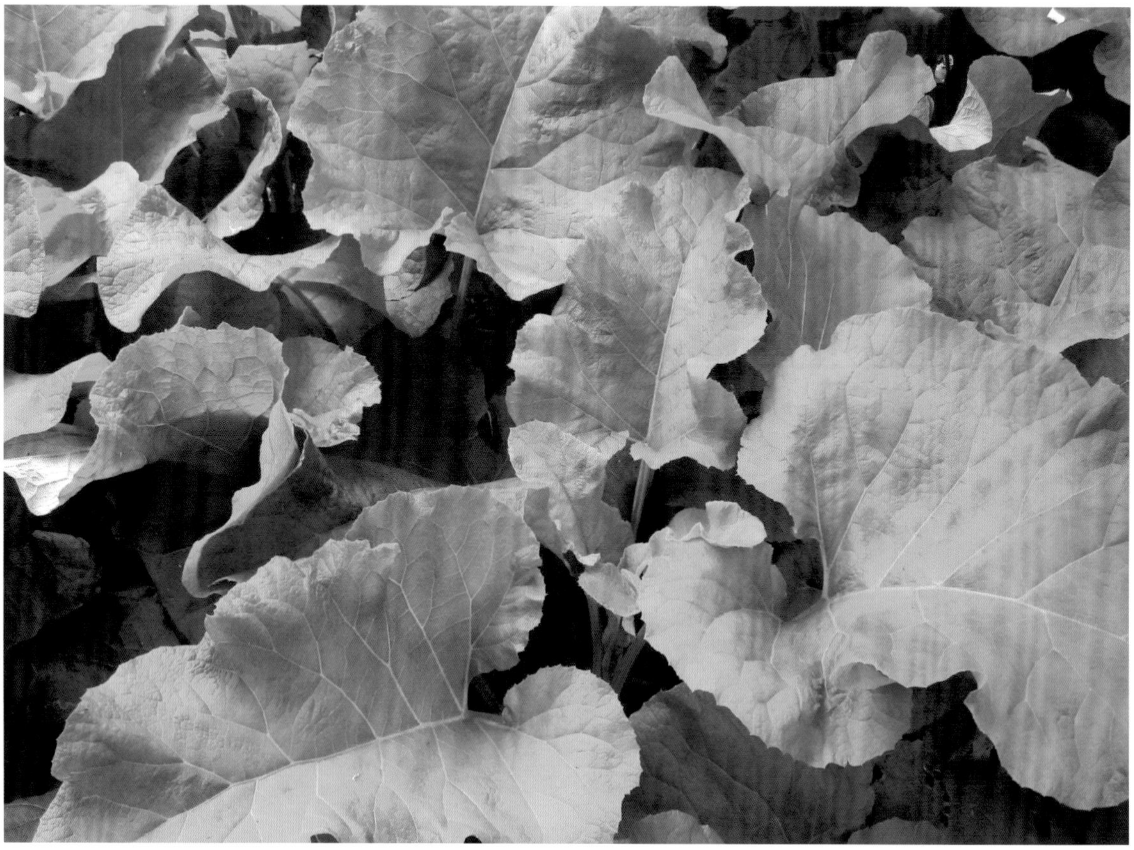

牛蒡

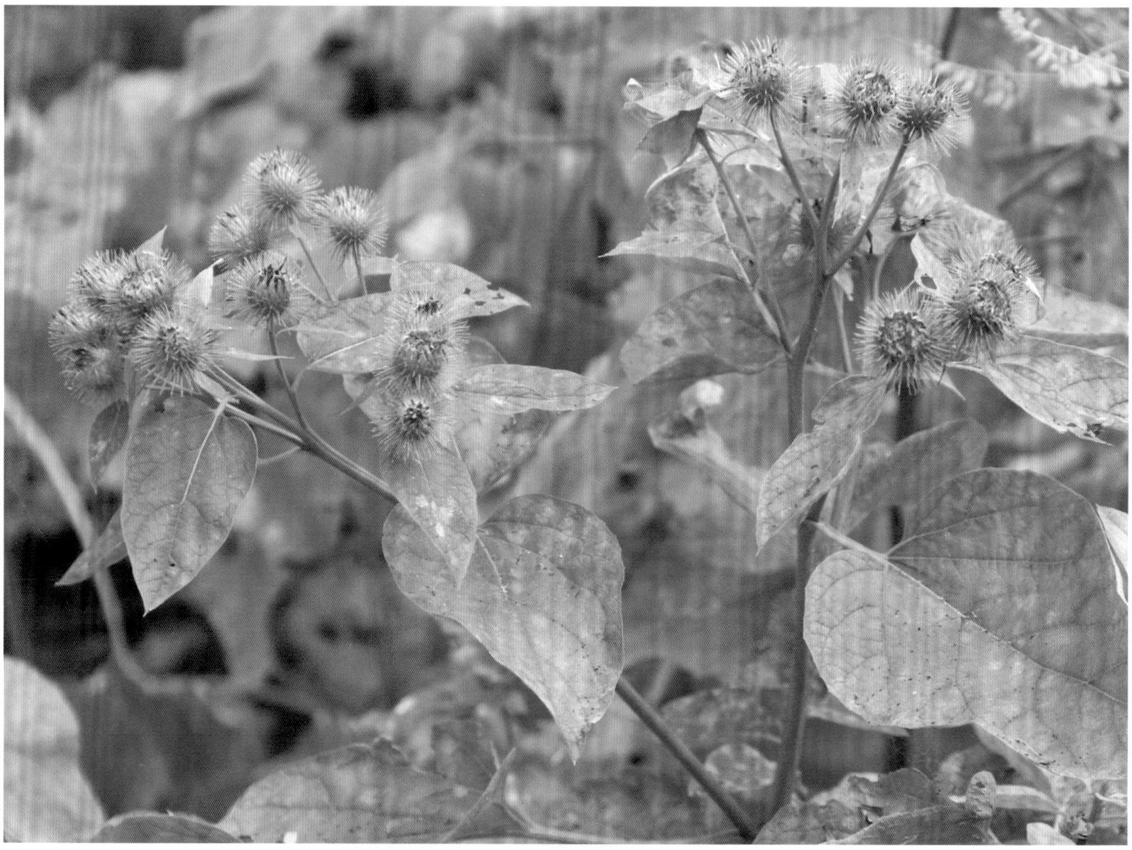

牛蒡

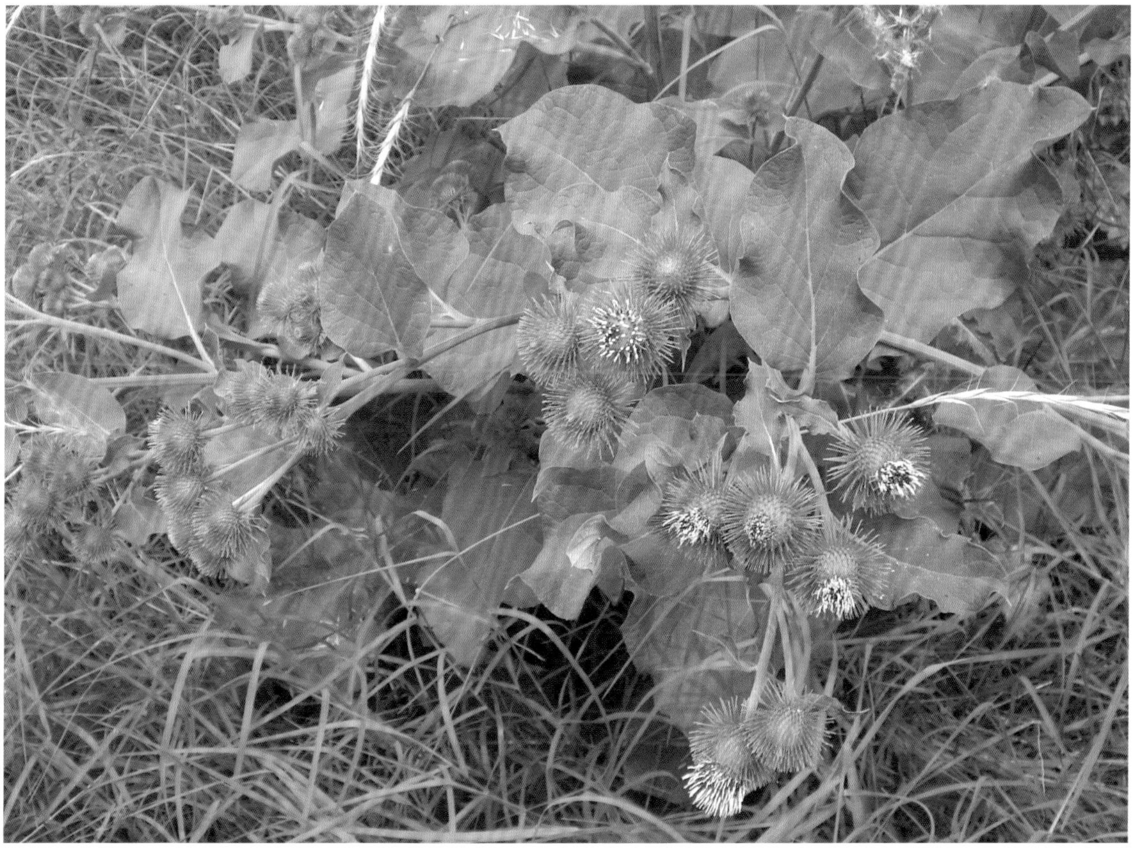

牛蒡

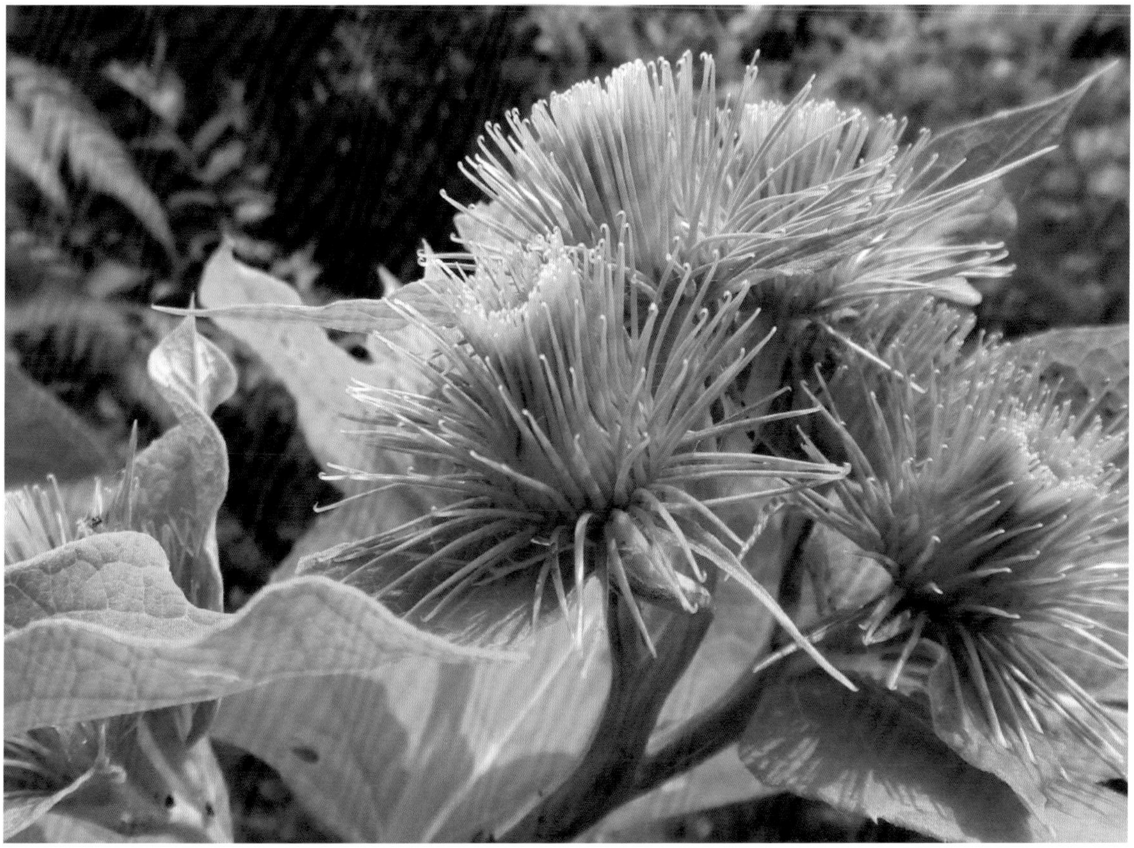

牛蒡

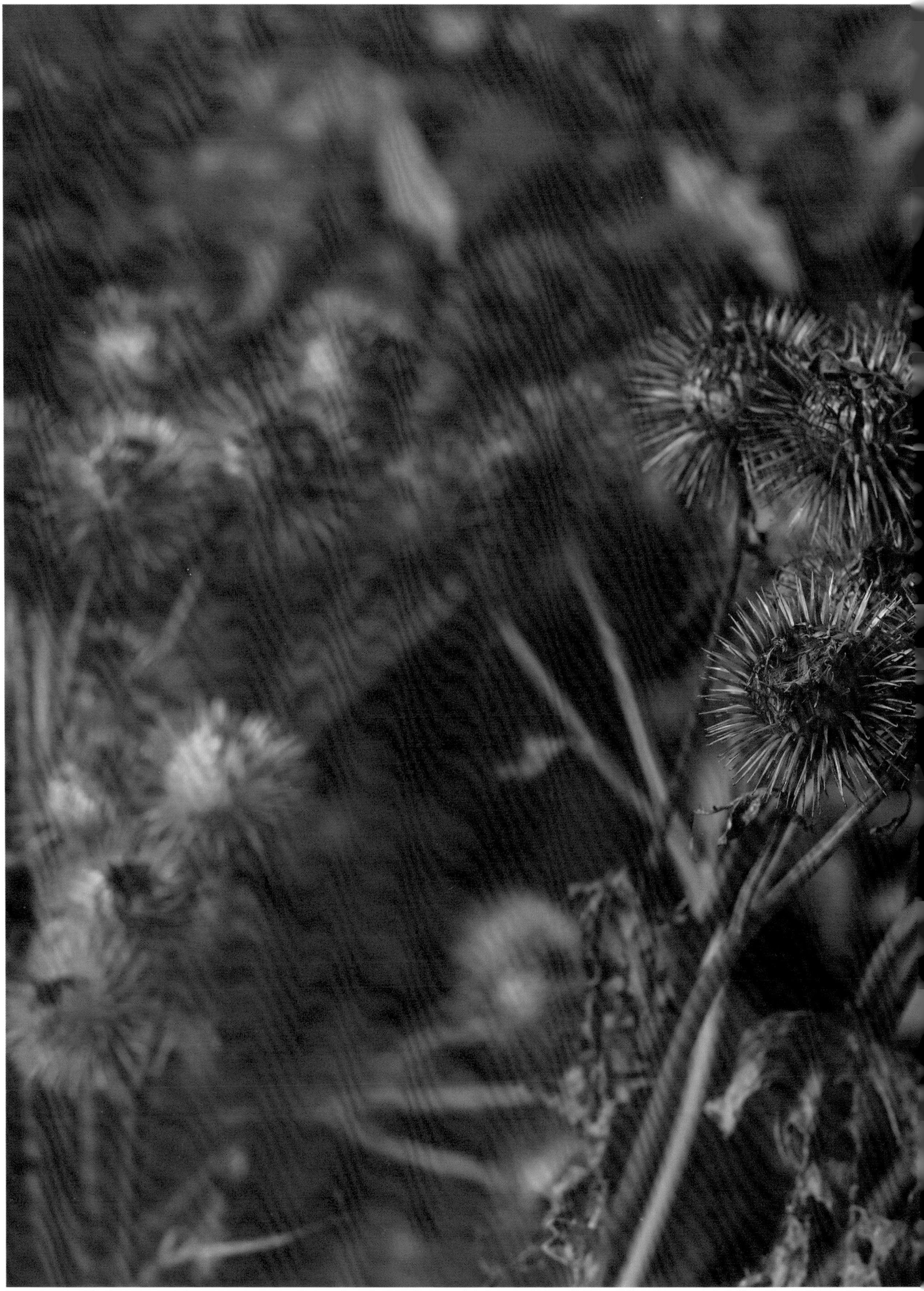

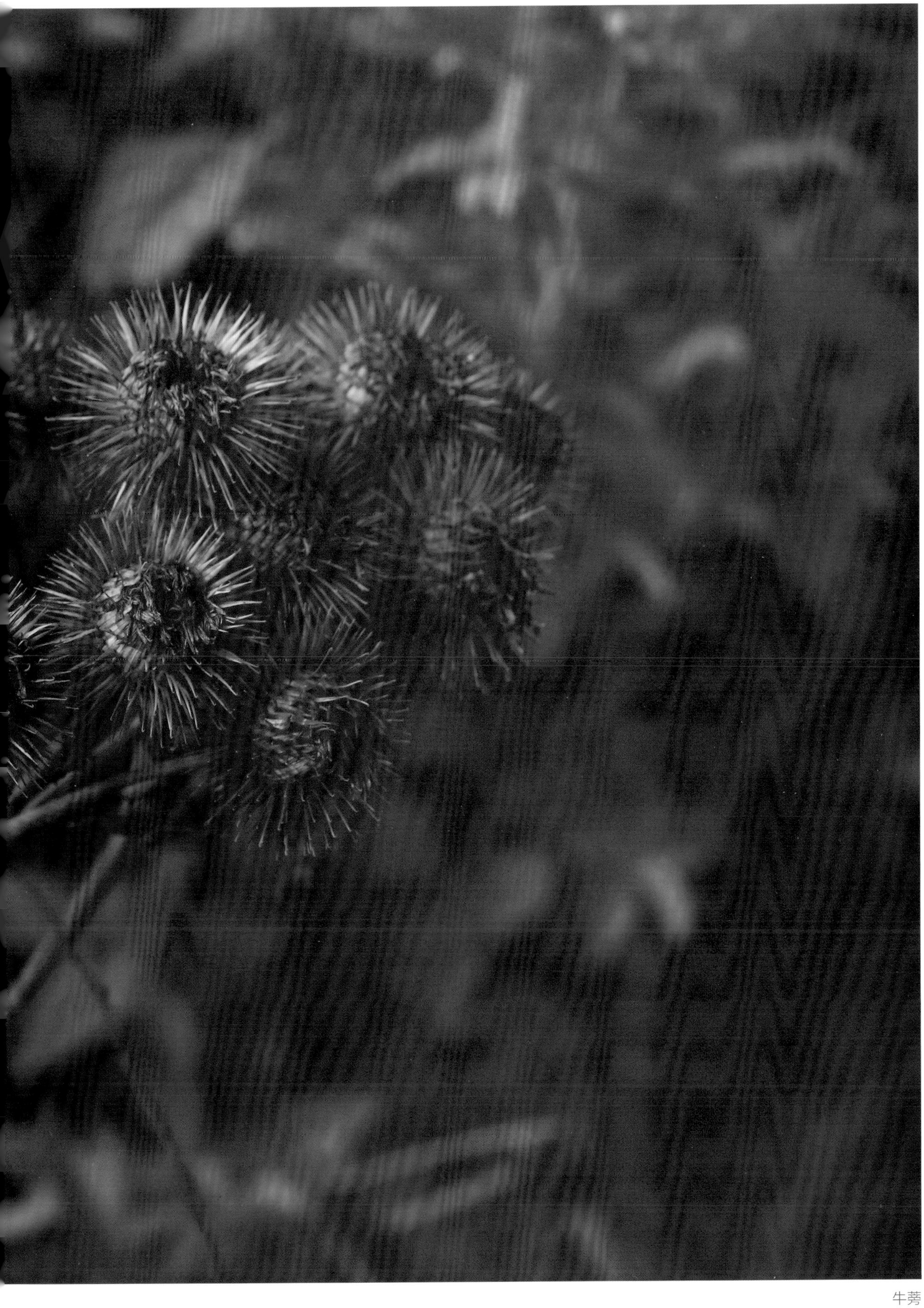

牛蒡

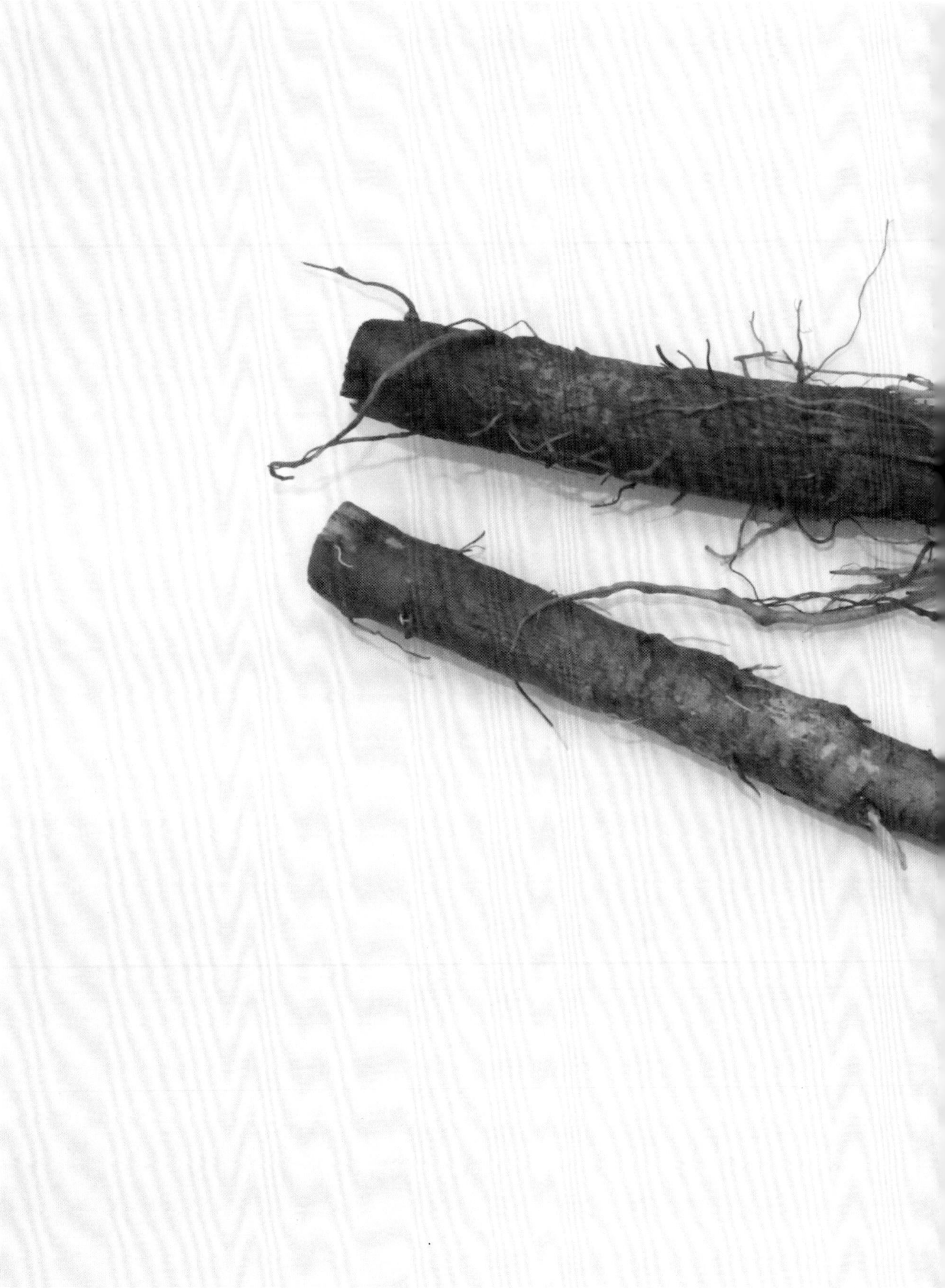

牛蒡根

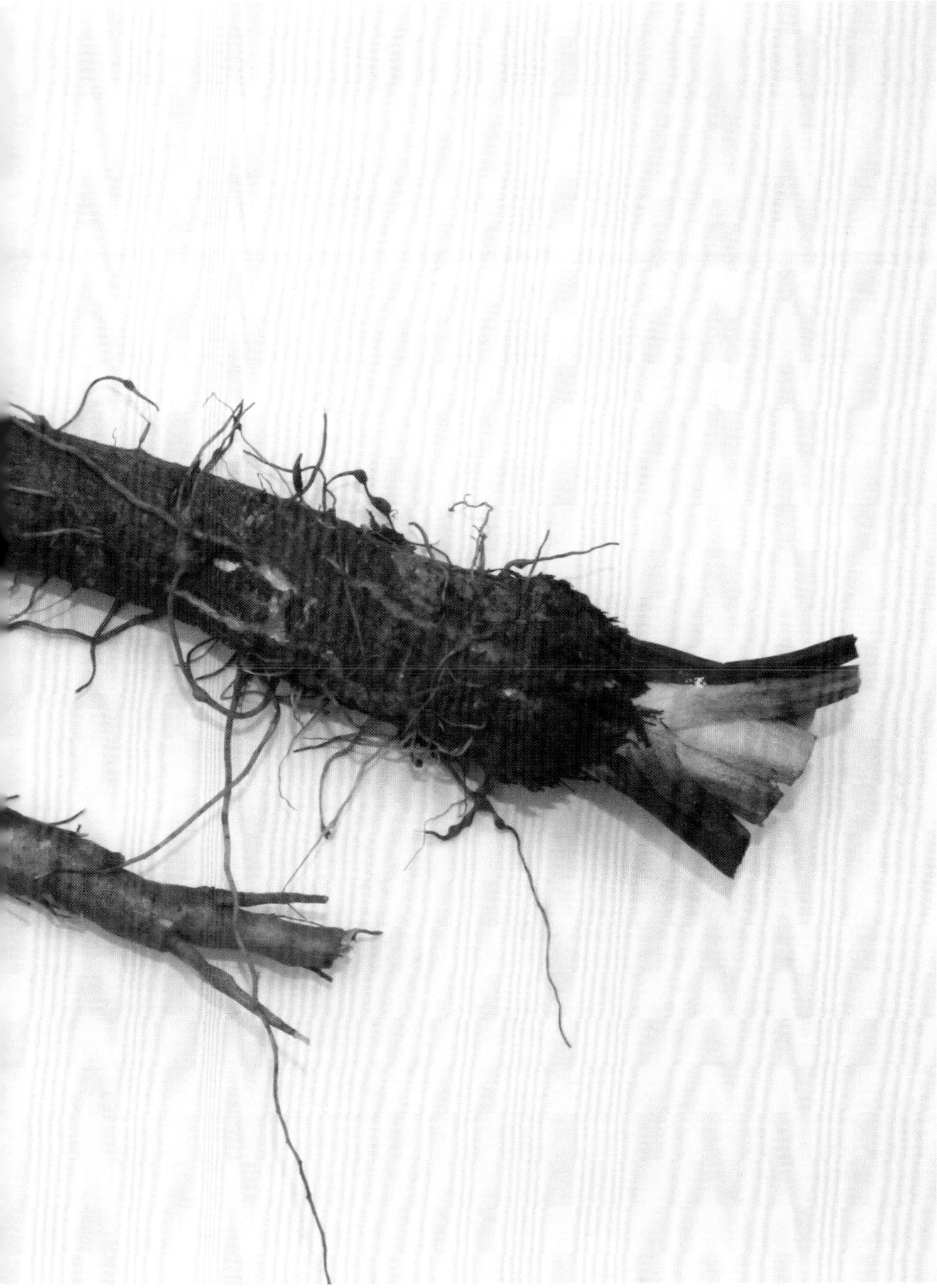

牛蒡根

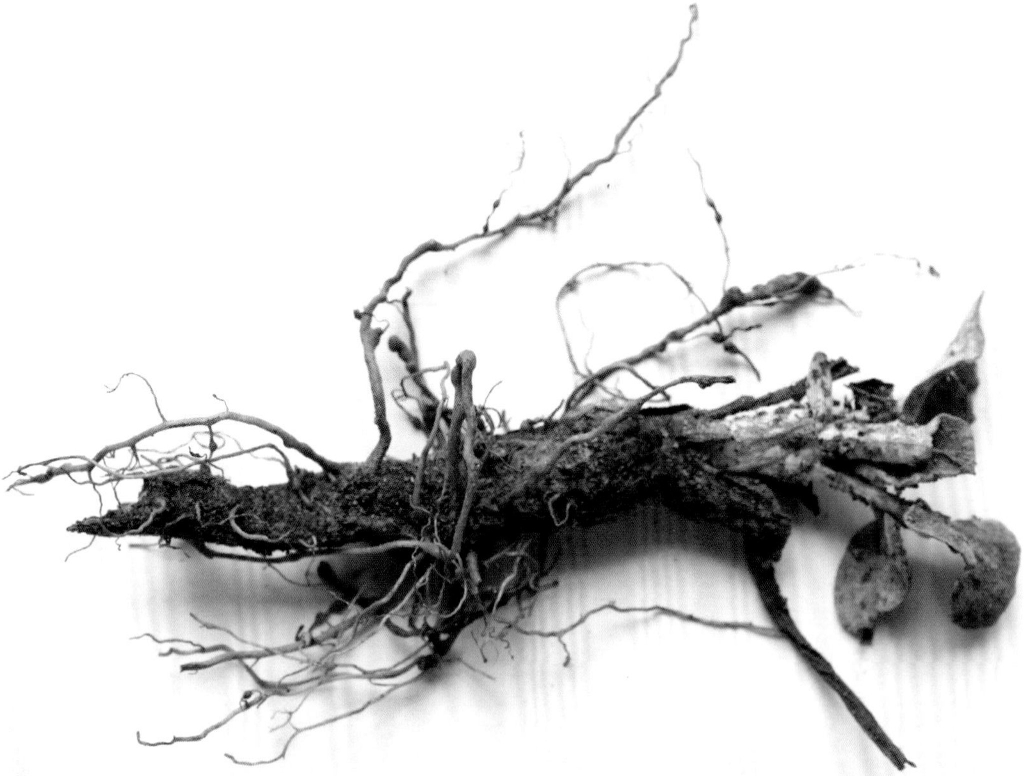

牛蒡根药材

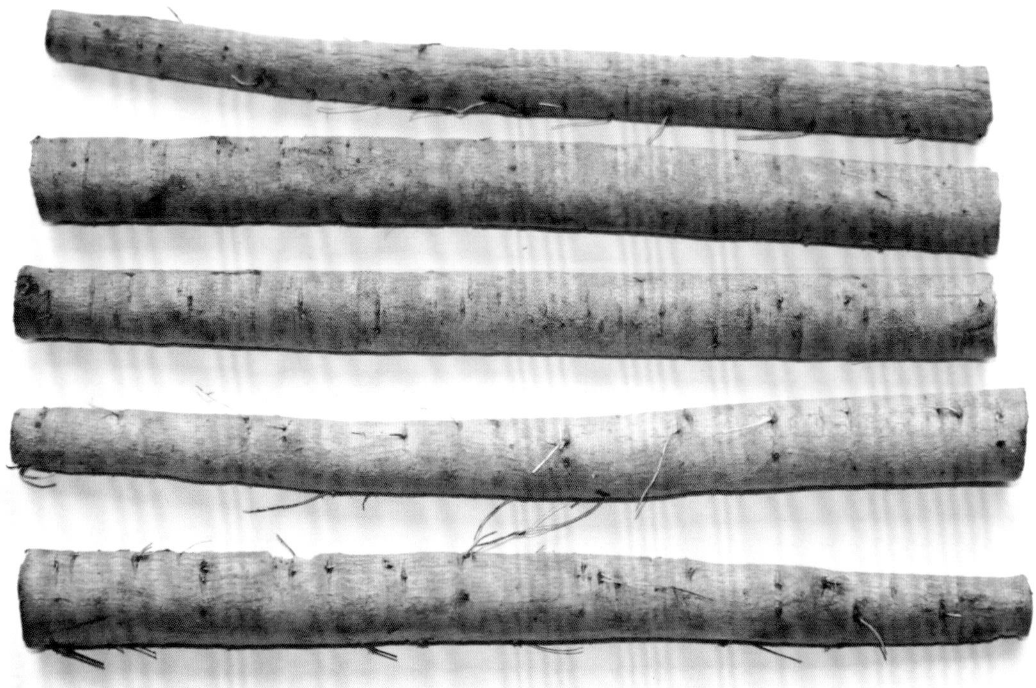

牛蒡根药材

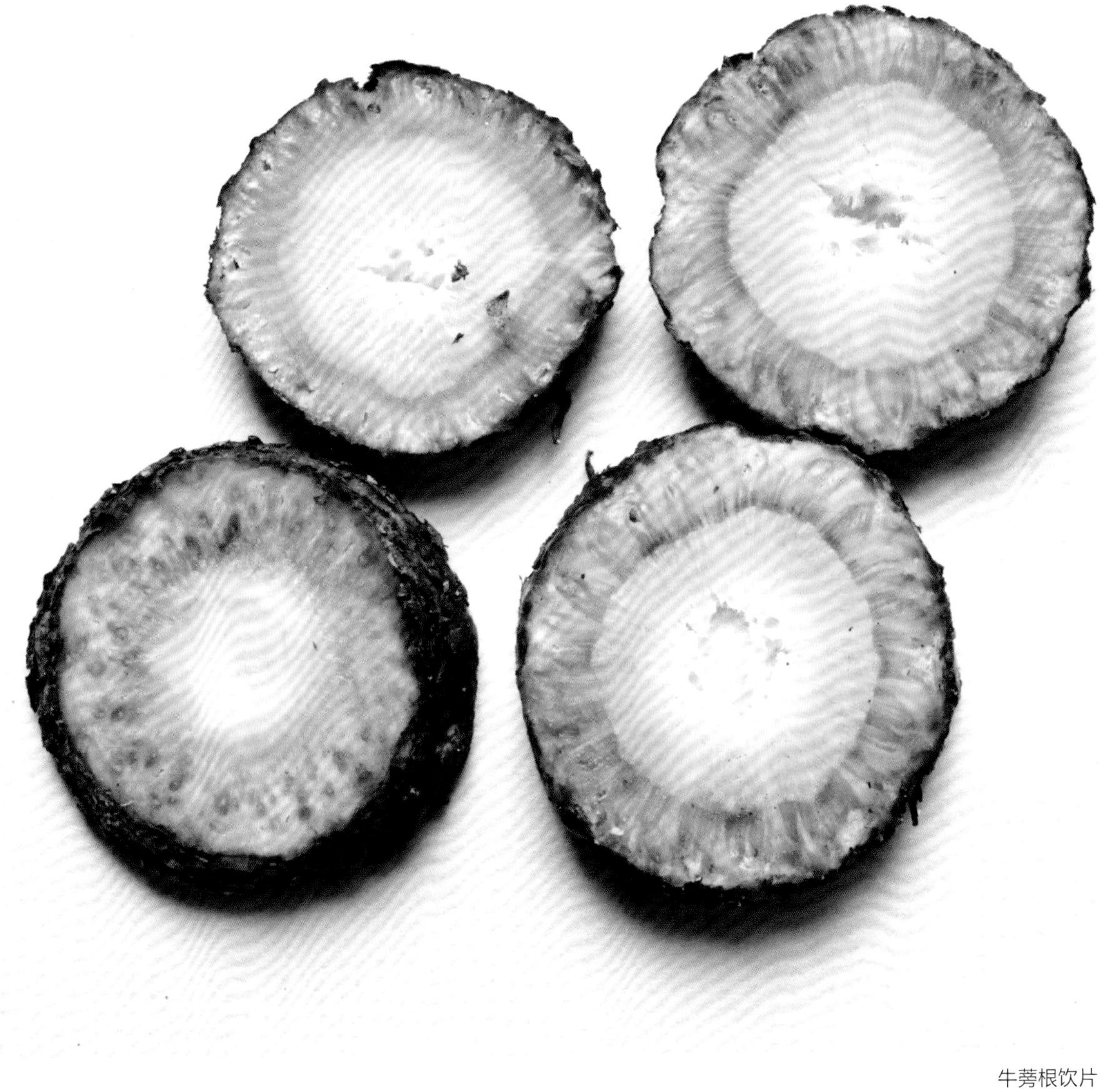

牛蒡根饮片

民族药方

1. **感冒咳嗽** 牛蒡根、头晕药各 15 g。煨水服。
2. **劳伤咳嗽** 牛蒡根 30 g，头晕药、百尾笋各 15 g，砂仁 3 g。泡酒服。
3. **阳痿** 牛蒡根 50 g。水煎服。
4. **肾虚耳聋、头晕** 牛蒡根 50 g，水案板根 15 g。炖猪耳朵吃。
5. **产后无乳** 牛蒡根、阳雀花根各 30 g。炖猪肉或猪蹄吃。

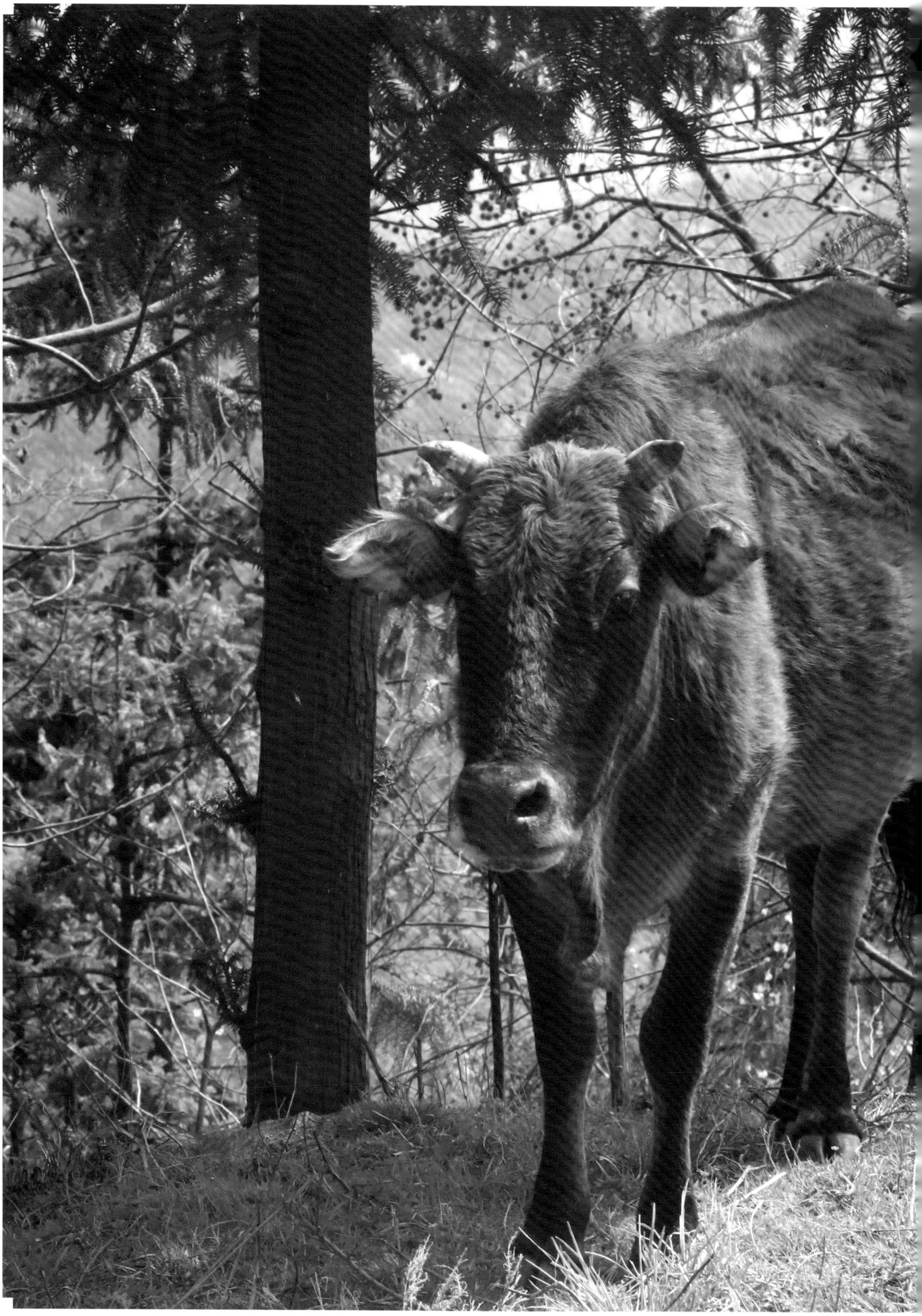

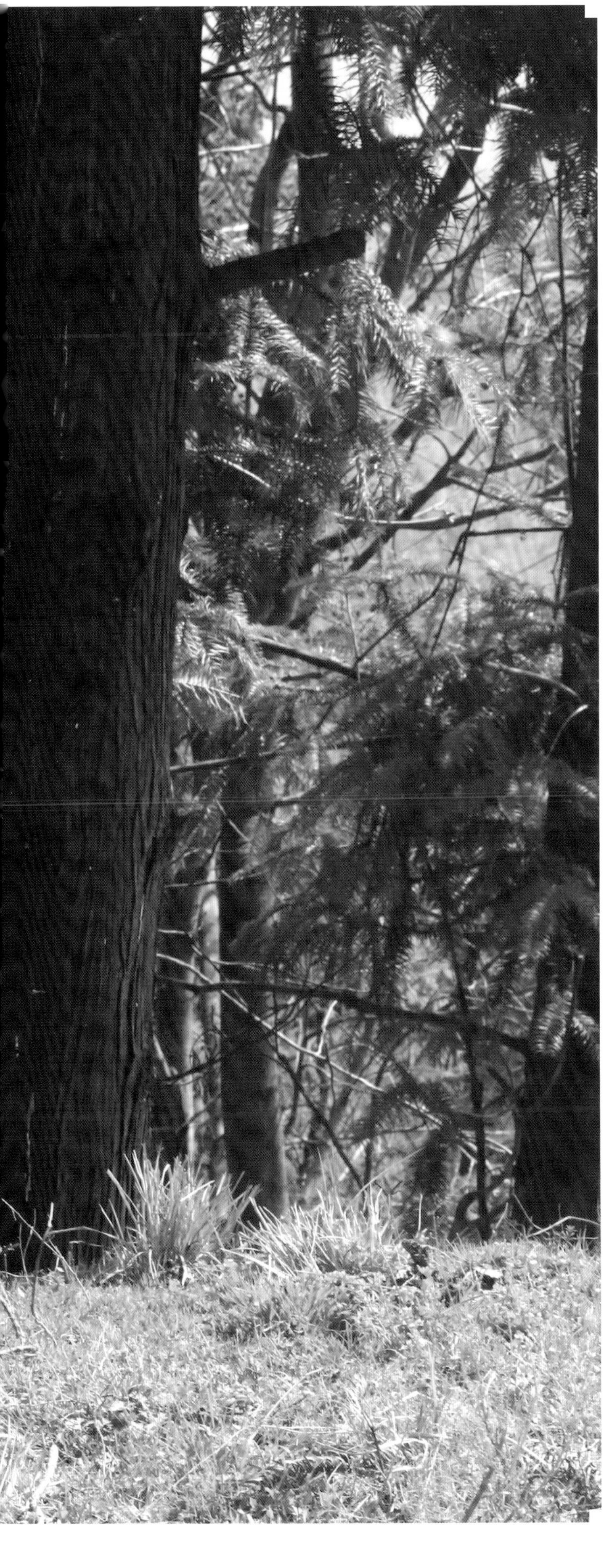

牛肉

【苗药名】刮览。

【别　名】黄牛肉。

【来　源】本品为牛科动物黄牛 *Bos tautus domesticus* Gmelin 的肉。

【性味归经】味甘，性温。归慢经。

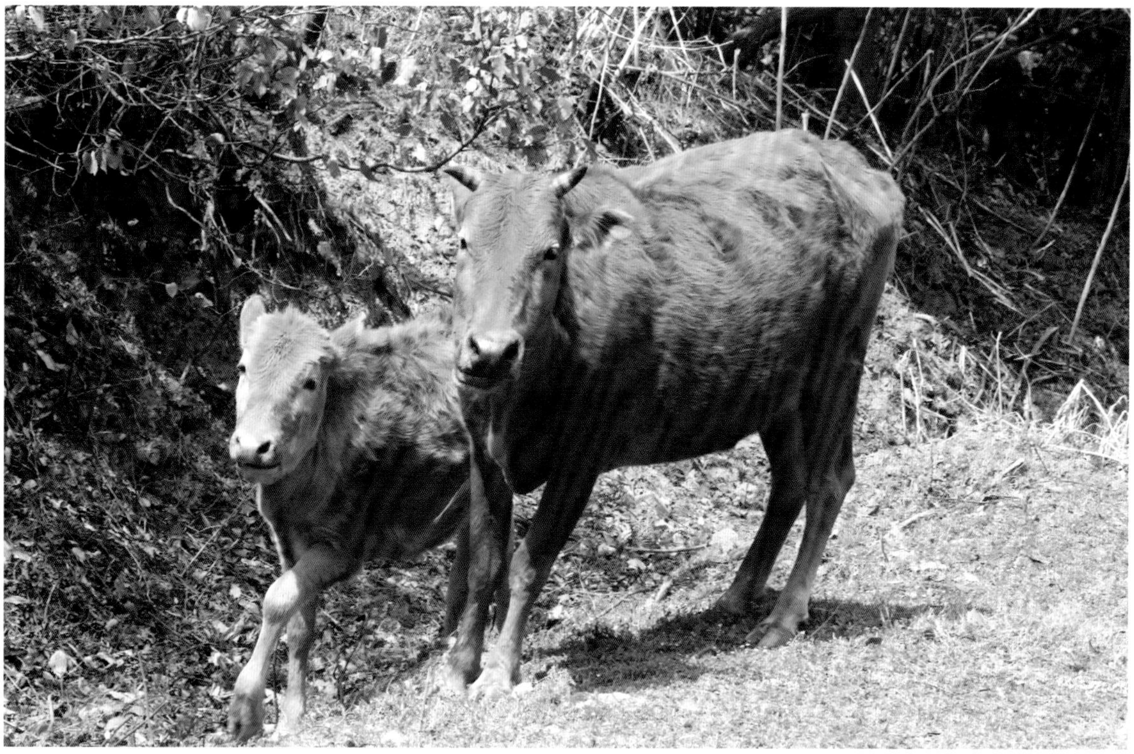

黄牛

原动物

体长 1.5 ~ 2.0 m，体重一般在 280 kg 左右。体格强壮结实，头大额广，鼻阔大，上唇上部有 2 个大鼻孔，其间皮肤硬而光滑，无毛。眼、耳都较大。头上有角 1 对，左右分开，无分支，中空，内有骨质角髓。四肢匀称，4 趾，均有蹄甲，其后方 2 趾不着地，称悬蹄。尾较长，尾端具丛毛，毛色大部分为黄色，无杂毛掺混。

生境分布

食植物性饲料。全国各地均有饲养。

功效主治

补脾胃，益气血，强筋骨。主治脾胃虚弱，气血不足，虚劳羸瘦，腰膝酸软，消渴，吐泻，痞积，水肿。

用法用量

内服：煮食、煎汁，适量，或入丸剂。外用：适量，生裹或做丸摩。

民族药方

1．胁下有包块，食欲差，面色黄　牛肉、小马蹄草各适量。蒸熟内服。

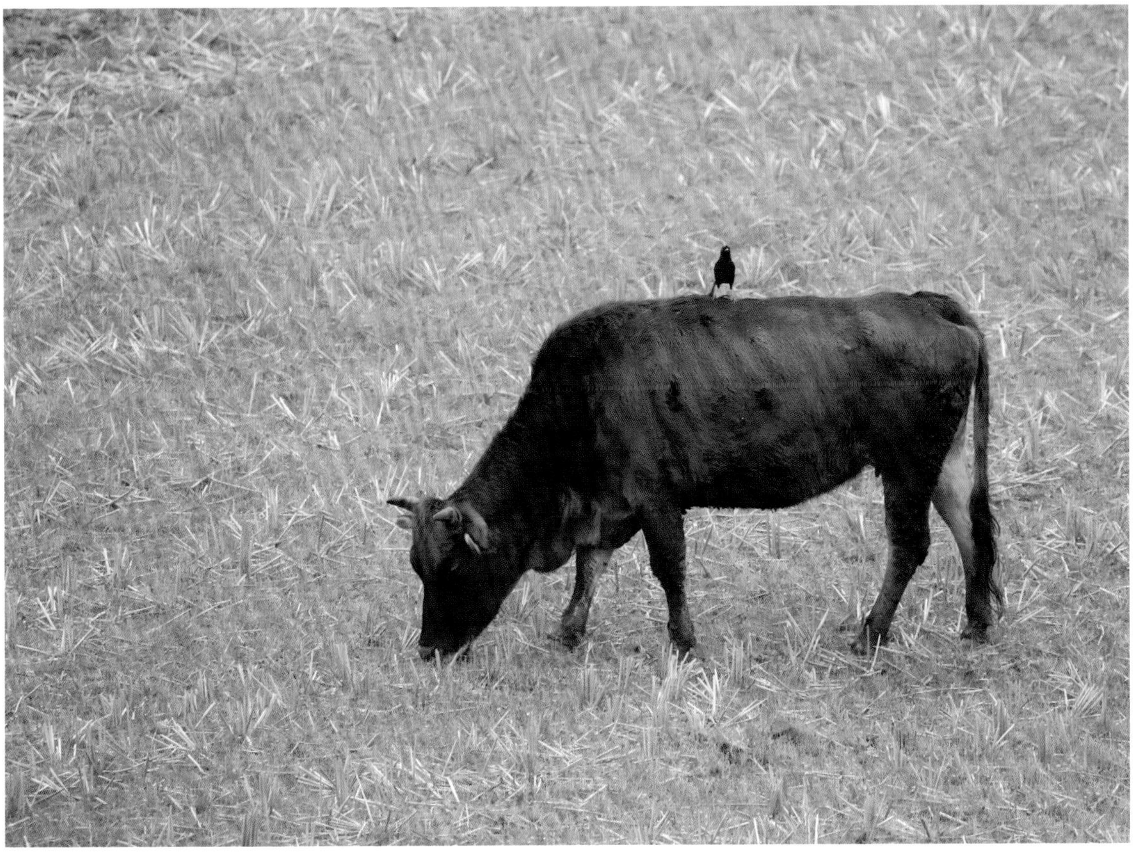

黄牛

2．冷病作寒、呕吐　牛肉、生姜、辣椒各适量。同炒内服。

3．风湿关节疼痛　牛肉、药酒各适量，鸡蛋1个，童子鸡1只，红野棉花的花适量。先将牛肉、药酒、鸡蛋蒸熟服下，数小时后，再用红野棉花的花和童子鸡炖服。

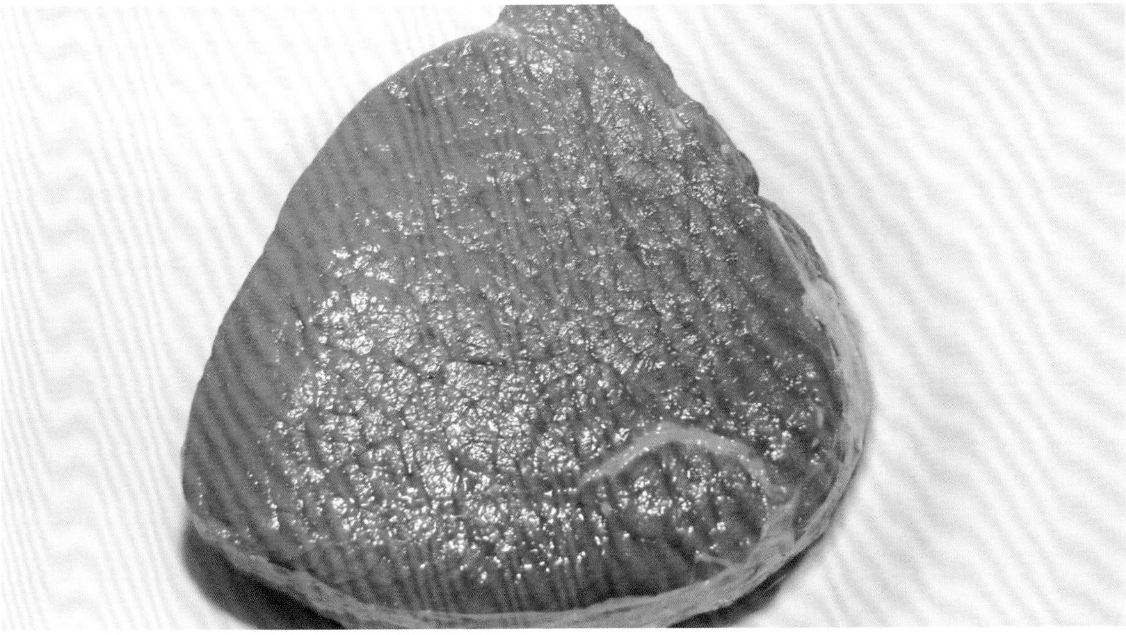

牛肉

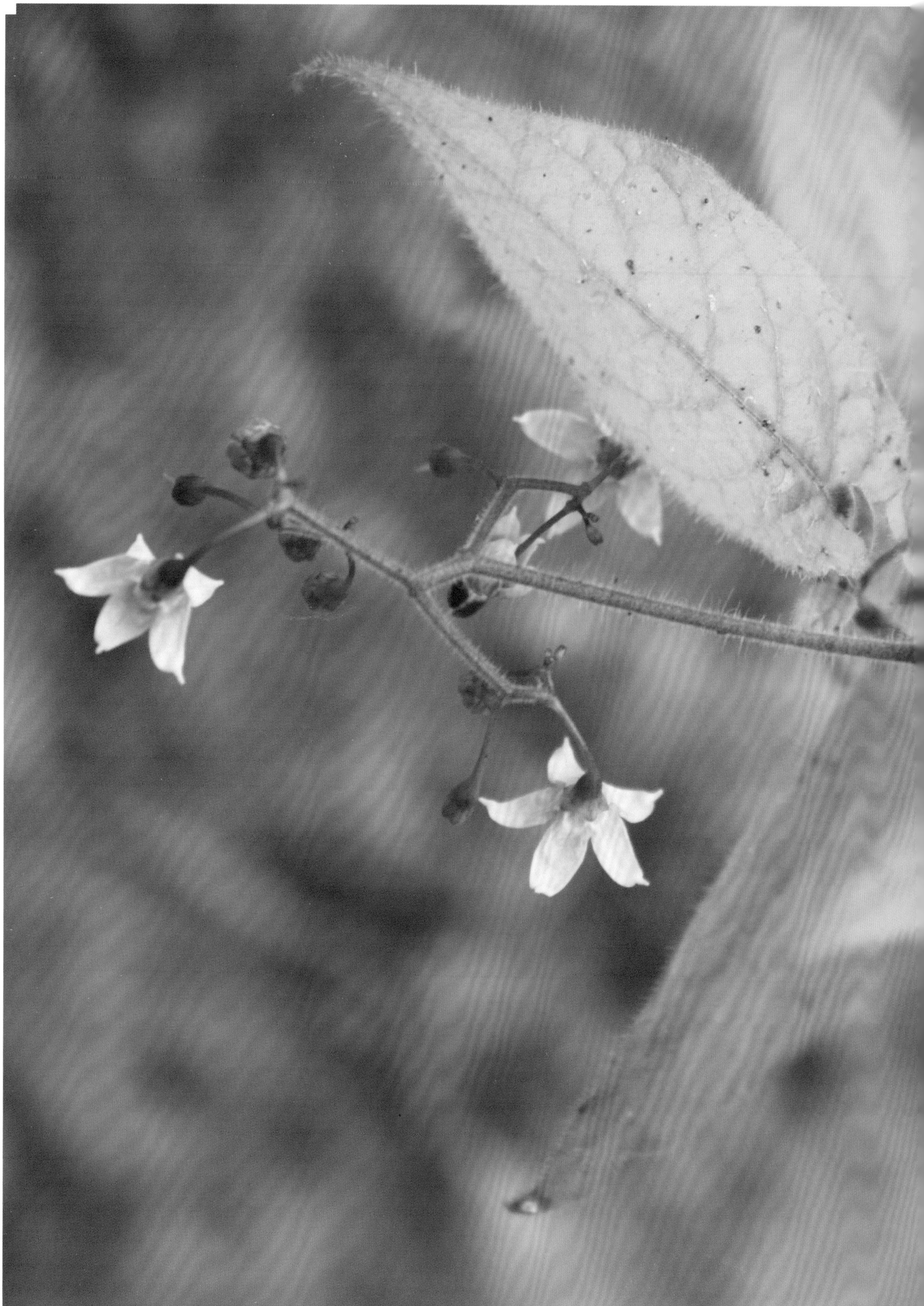

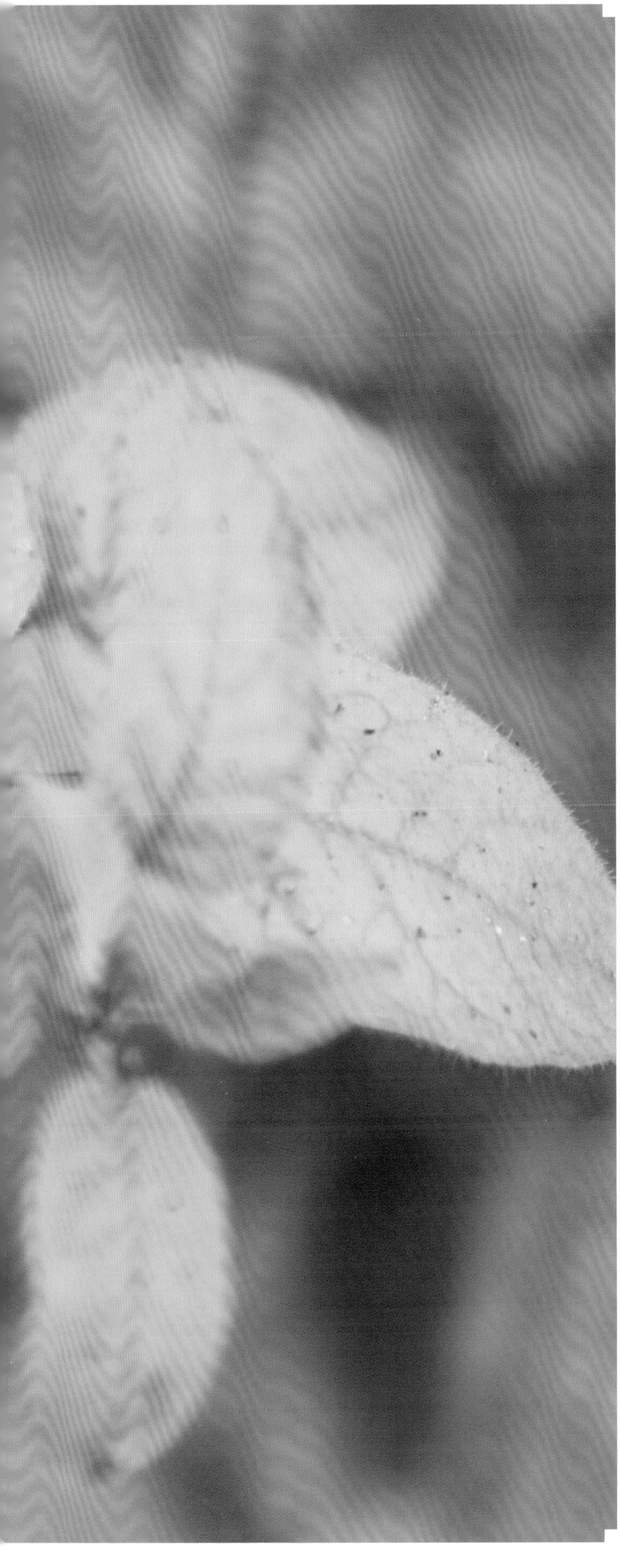

排风藤

【苗药名】加丢欧里。

【别　名】白毛藤、毛风藤、毛秀才。

【来　源】本品为茄科植物白英 *Solanum lyratum* Thunb. 的全草。

【性味归经】性冷，味苦。归热经。

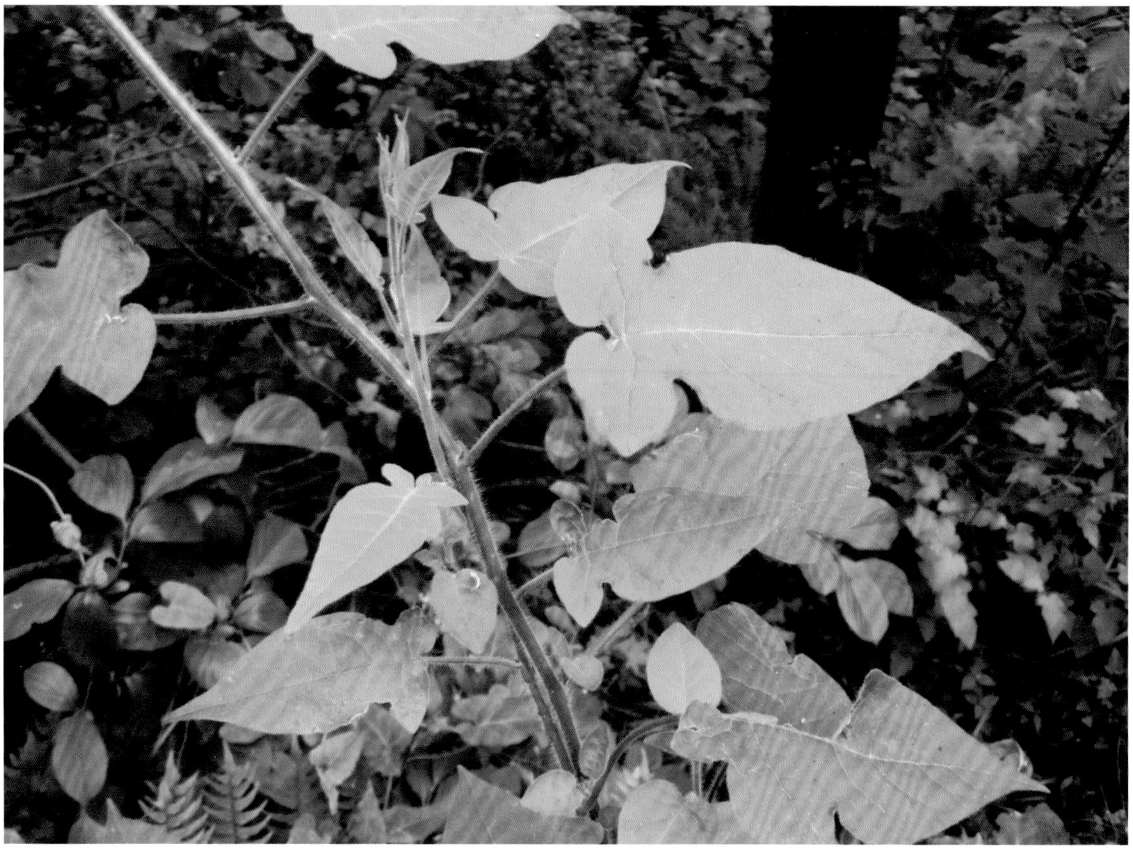

白英

识别特征

多年生蔓生草本植物。茎长达 4 m，基部木质化，上部草质，全株被具节的长柔毛。叶多为琴形，顶端渐尖，基部渐尖，基部常 3 ~ 5 深裂，中裂片较大，两面均被长柔毛。聚伞花序，顶生或腋外生；花萼杯状，萼片 5，卵形；花冠 5 深裂，蓝紫色或白色，自基部向下反折；雄蕊 5，着生花冠筒口，花丝基部合生；雌蕊 1，子房卵形，柱头半球形。浆果球形，成熟时黑色。花期 7—9 月，果期 8—10 月。

生境分布

生长于山野、路旁、灌木丛中。分布于全国大部分地区。

采收加工

夏、秋二季采收全草，鲜用或切段晒干。

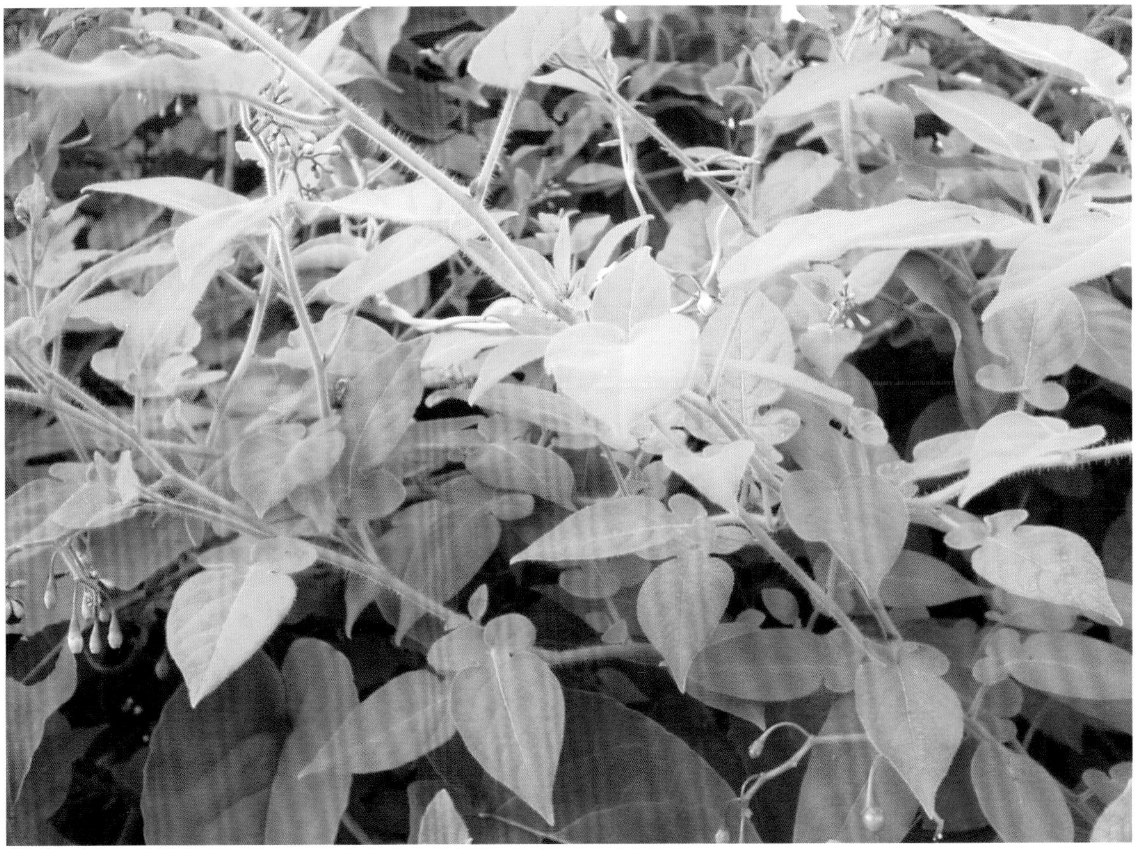

白英

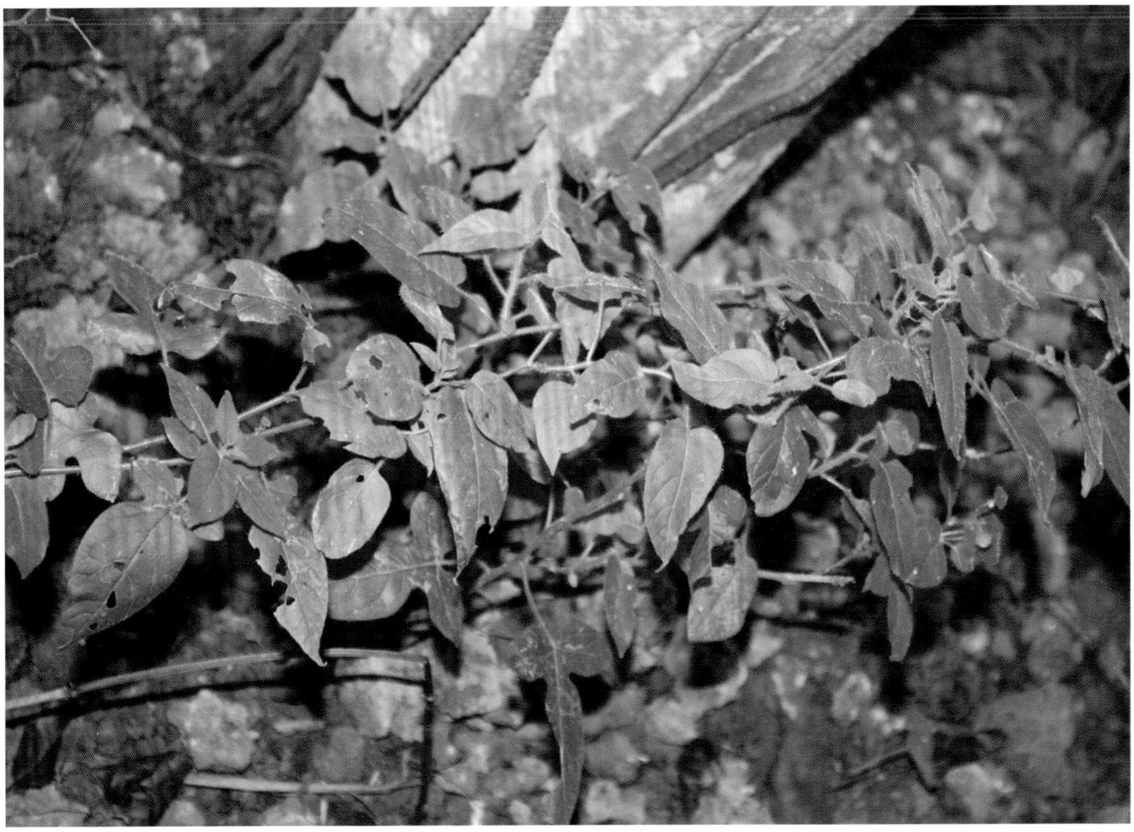

白英

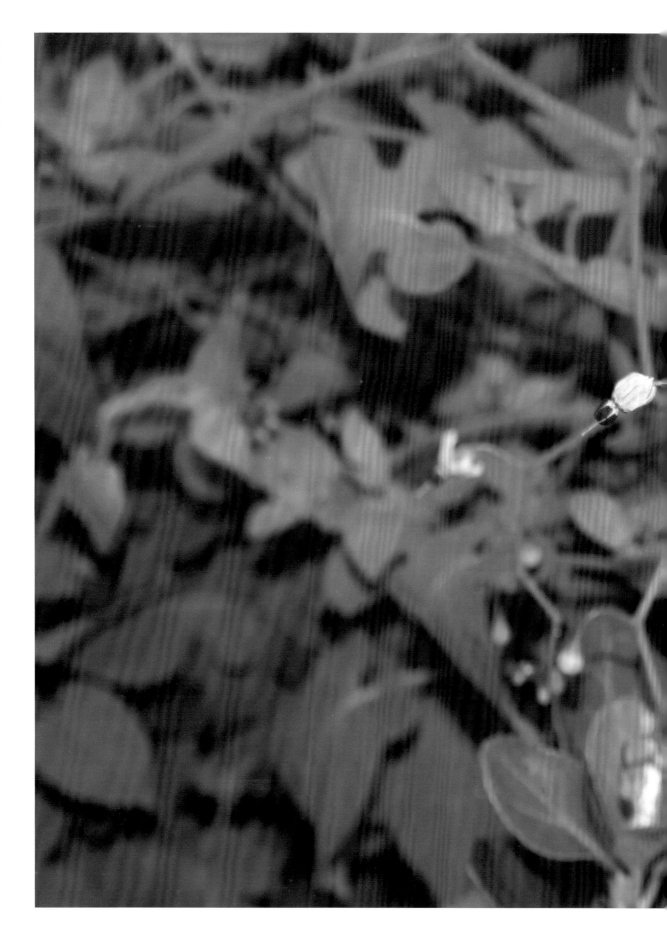

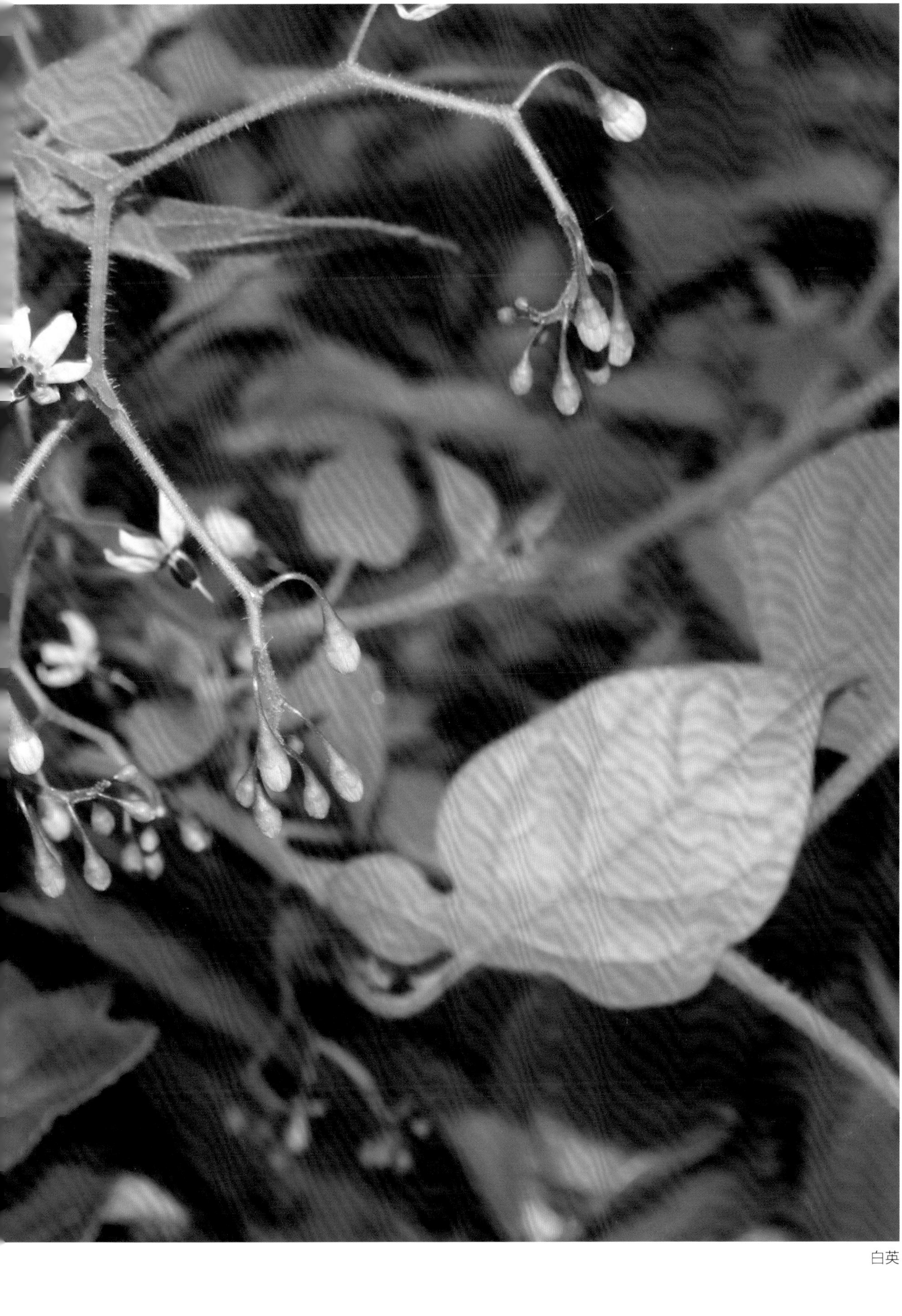

白英

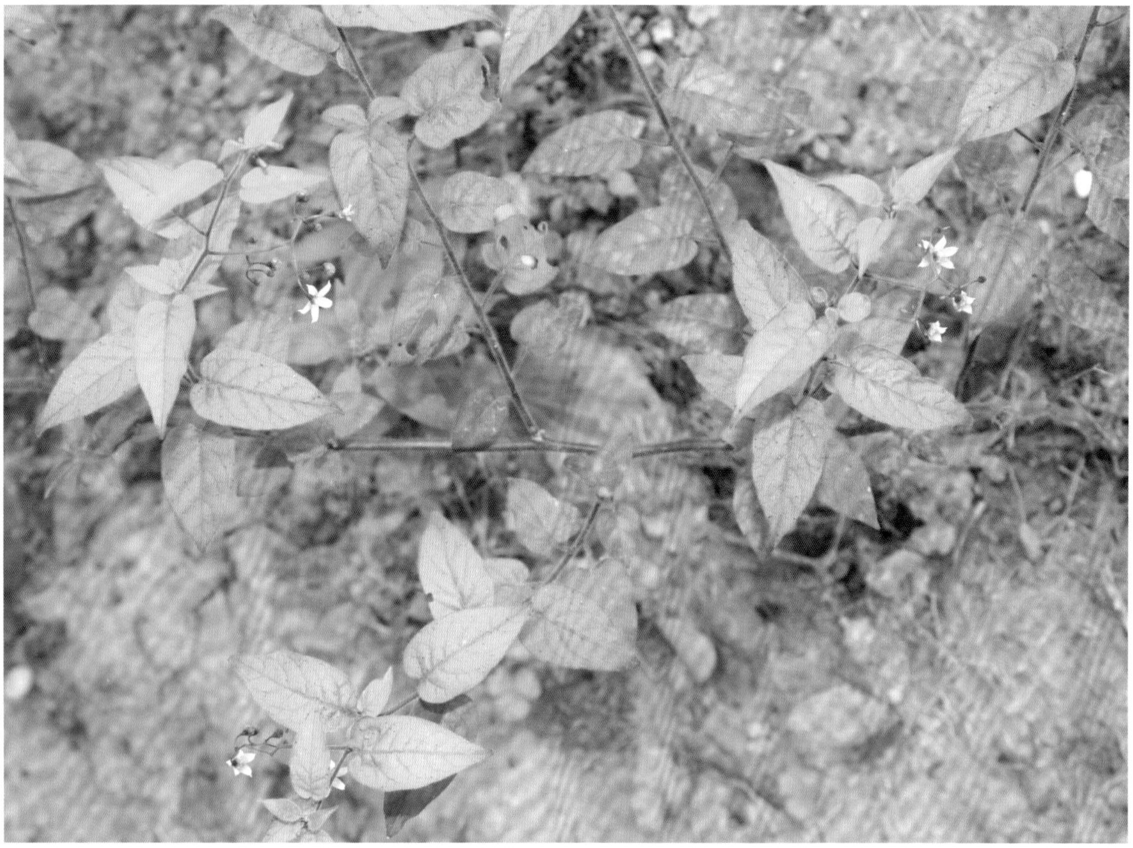

白英

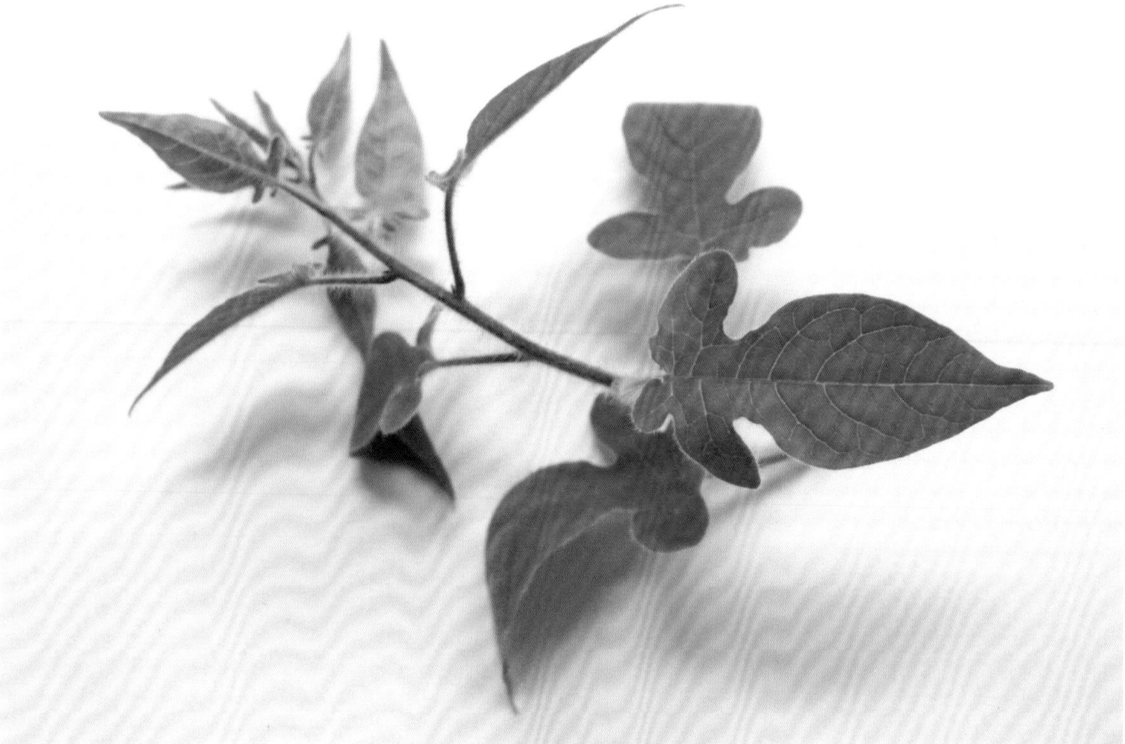

白英

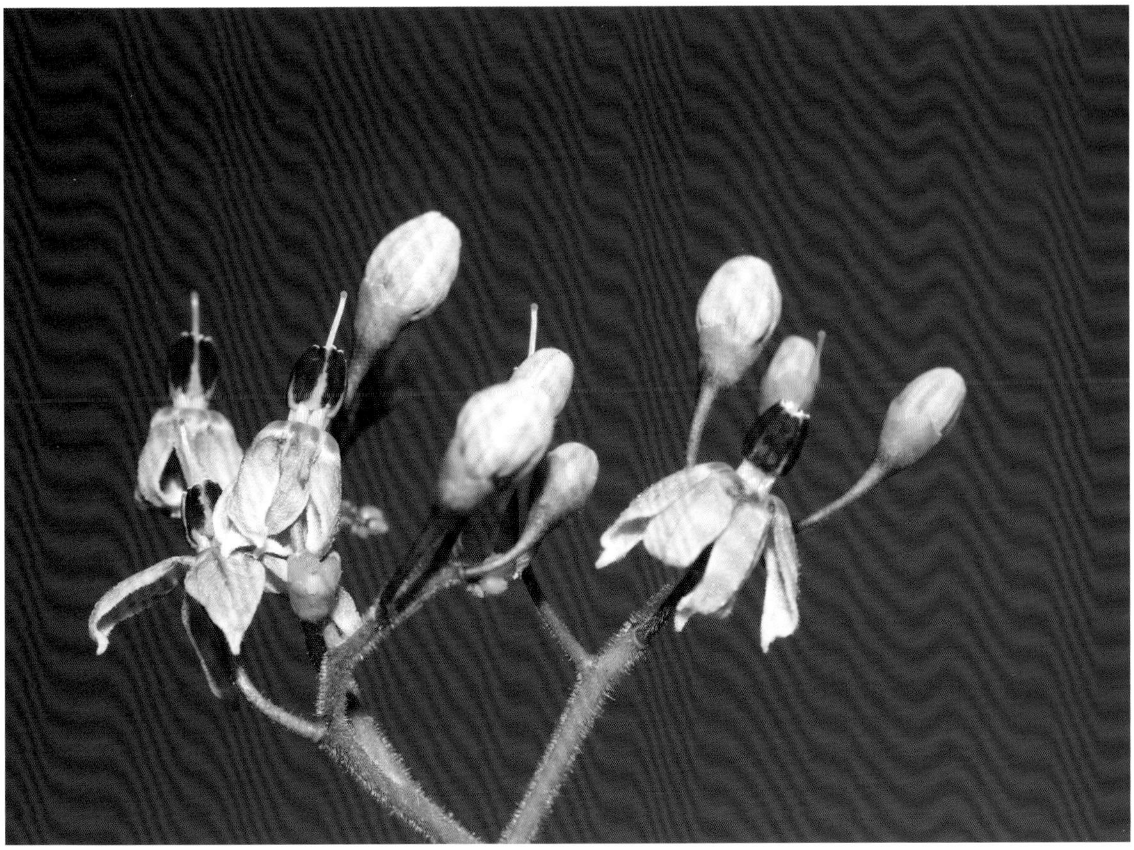

白英花序

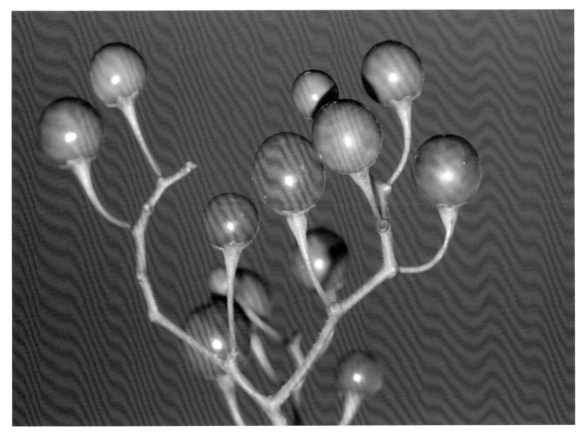

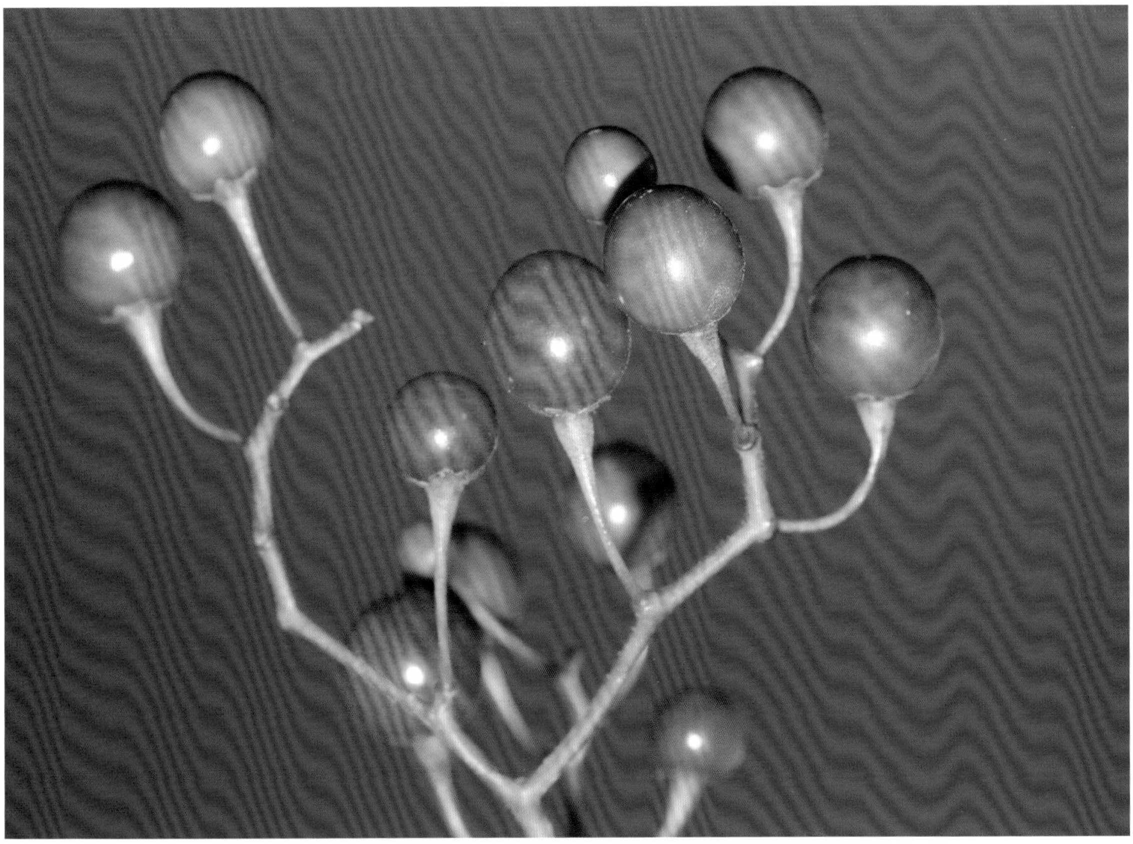

白英果实

药材鉴别

茎圆柱形，有分枝，长短不等，长可达 1.2 m，直径 2 ~ 7 mm；表面黄绿色至棕绿色，密被灰白色柔毛，粗茎通常毛较少或无毛。叶互生，叶片皱缩卷曲，暗绿色，展平后戟形或琴形，被茸毛；叶柄长 1 ~ 3 cm。有时附黄绿色或暗红色的果实。茎质硬而脆，断面纤维性，髓部白色或中空；叶质易碎。气微、味苦。以茎粗壮、叶绿、无果者为佳。

功效主治

清热利湿，祛风解毒。主治风湿关节痛，黄疸，水肿，丹毒，疔疮。

用法用量

内服：煎汤，10 ~ 30 g，鲜品 30 ~ 60 g；或入丸剂。外用：适量，煎水熏洗；或捣烂外敷；或捣烂取汁涂。

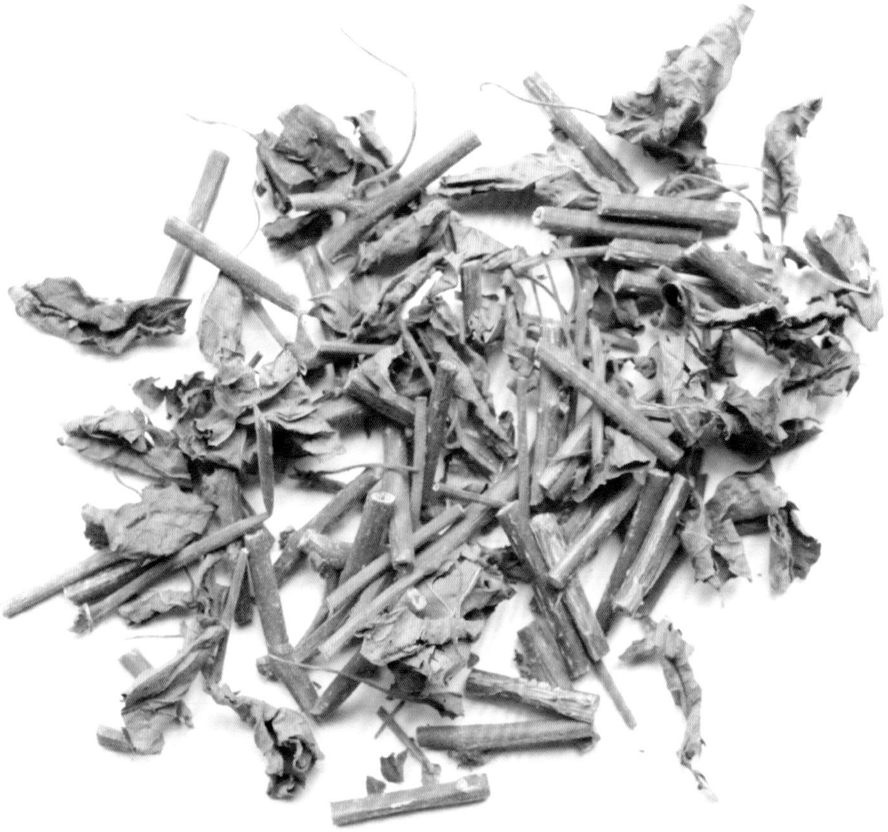

排风藤饮片

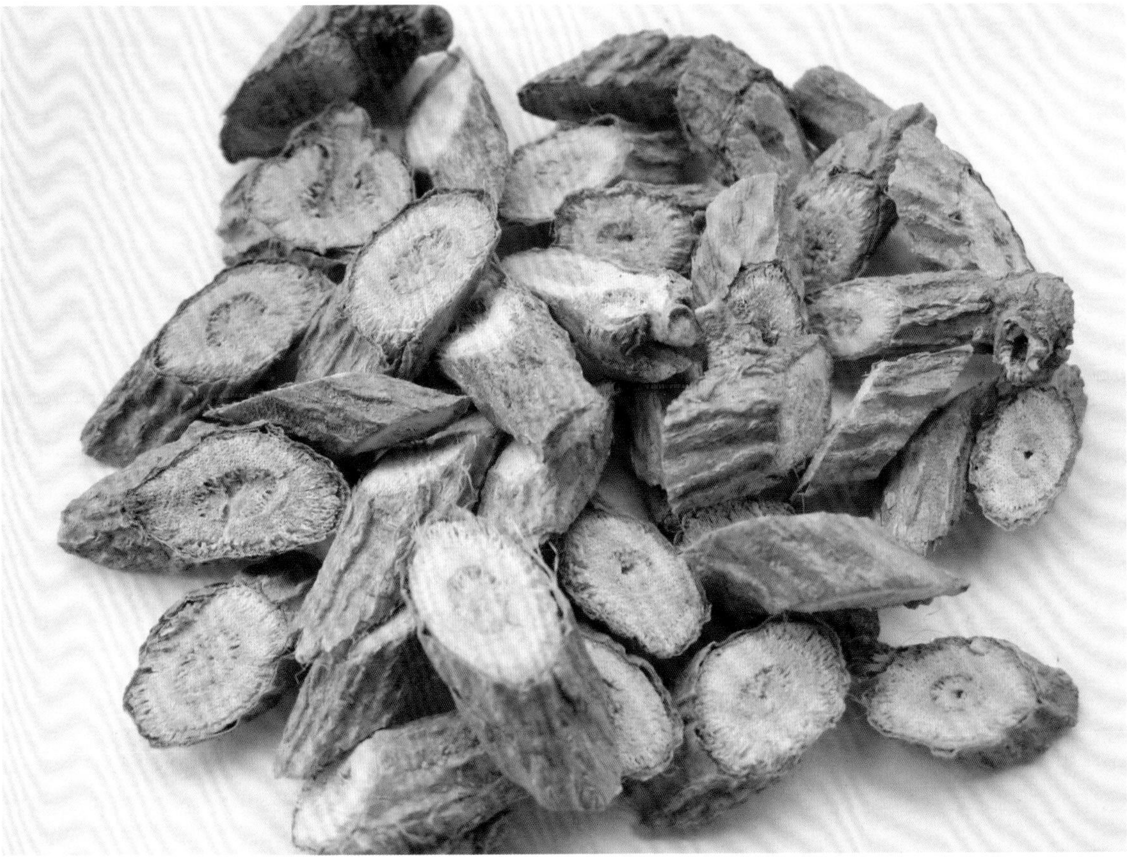

排风藤饮片

民族药方

1．黄疸　排风藤、小龙胆草、车前草各适量。水煎内服。

2．膝关节疼痛　排风藤、苍耳子、生扯拢各适量。水煎白酒冲服。

3．无名肿毒　排风藤鲜品适量。捣汁外搽患处。

4．风湿性关节炎　排风藤、大血藤、三角枫各 30 g。泡酒 500 ml，每次服 25 ml，每日 3 次。

5．湿疹　排风藤 30 g。包于布内加大猪肠 250 g。酒、水各半炖服。

6．牙痛　排风藤、地骨皮各 30 g。炖五花肉服。

7．传染性肝炎　排风藤叶或全株生药（干者亦可）适量。每日 60 ~ 120 g，煎汁去渣，分 2 ~ 3 次服。

8．白带　用干排风藤、全当归按 10 ∶ 3 配合。煎煮 2 次，取汁，浓缩加入白糖，配制成 15% 的糖浆，每日早、晚各服 1 次，每次 25 ml，10 日为 1 个疗程。

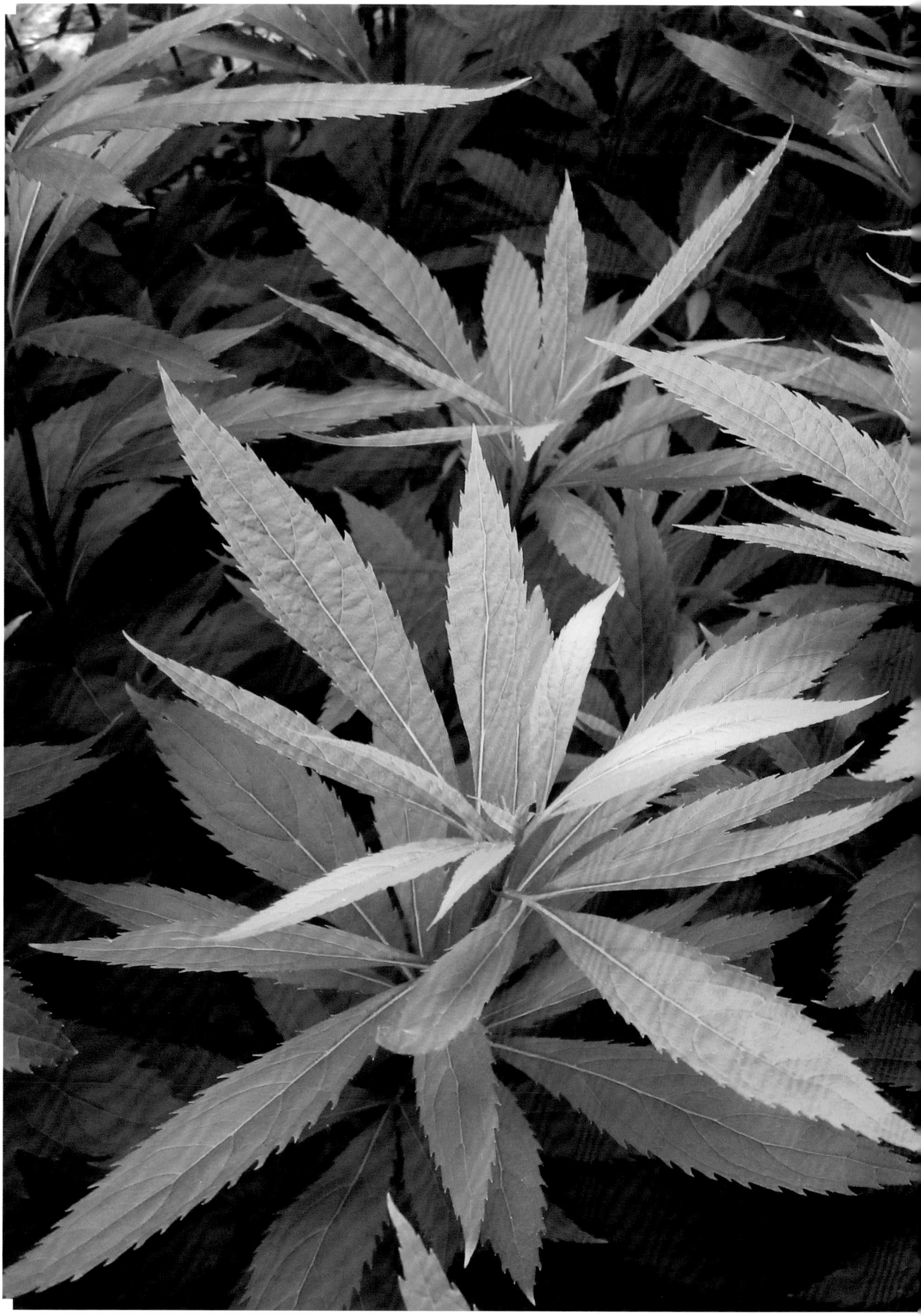

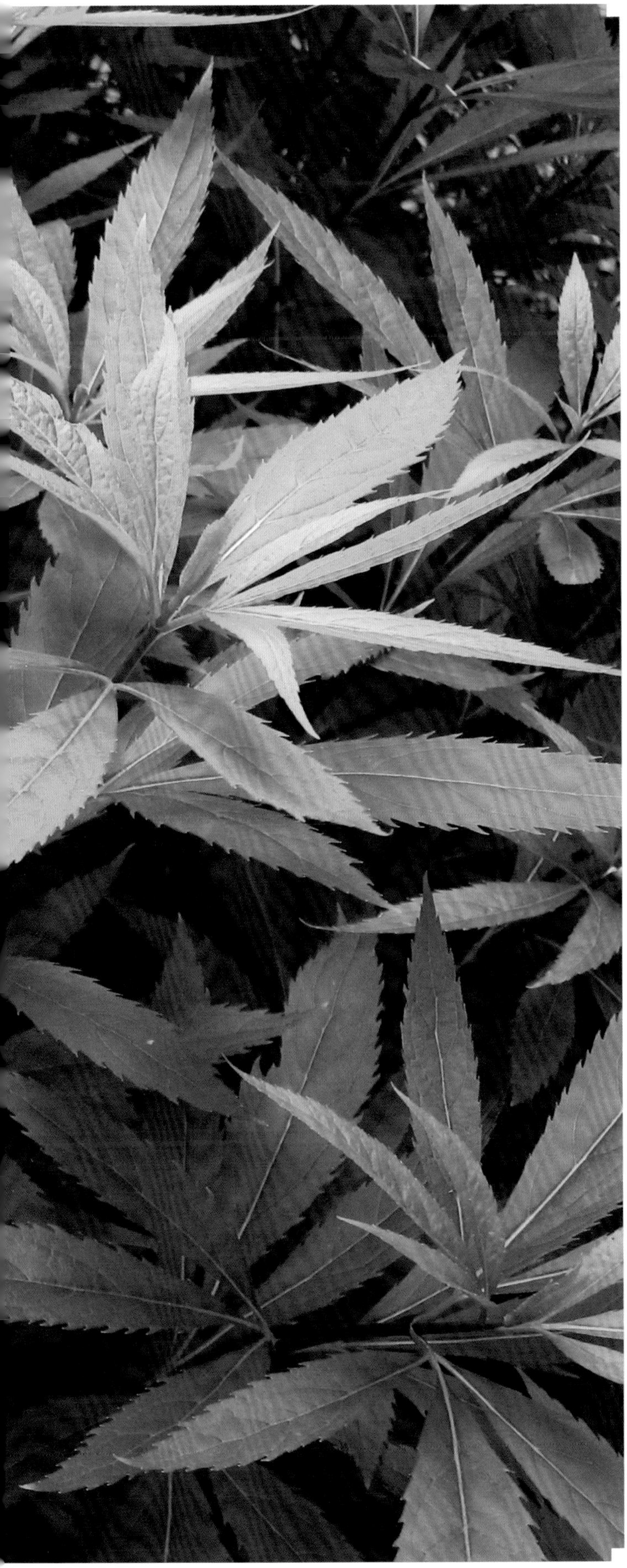

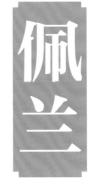

佩兰

【苗药名】窝壳溜。

【别　名】兰、兰草、都梁香、大泽兰、燕尾香、香水兰。

【来　源】本品为菊科植物佩兰 *Eupatorium fortunei* Turcz. 的地上部分。

【性味归经】味甜、香，性微冷。归热经。

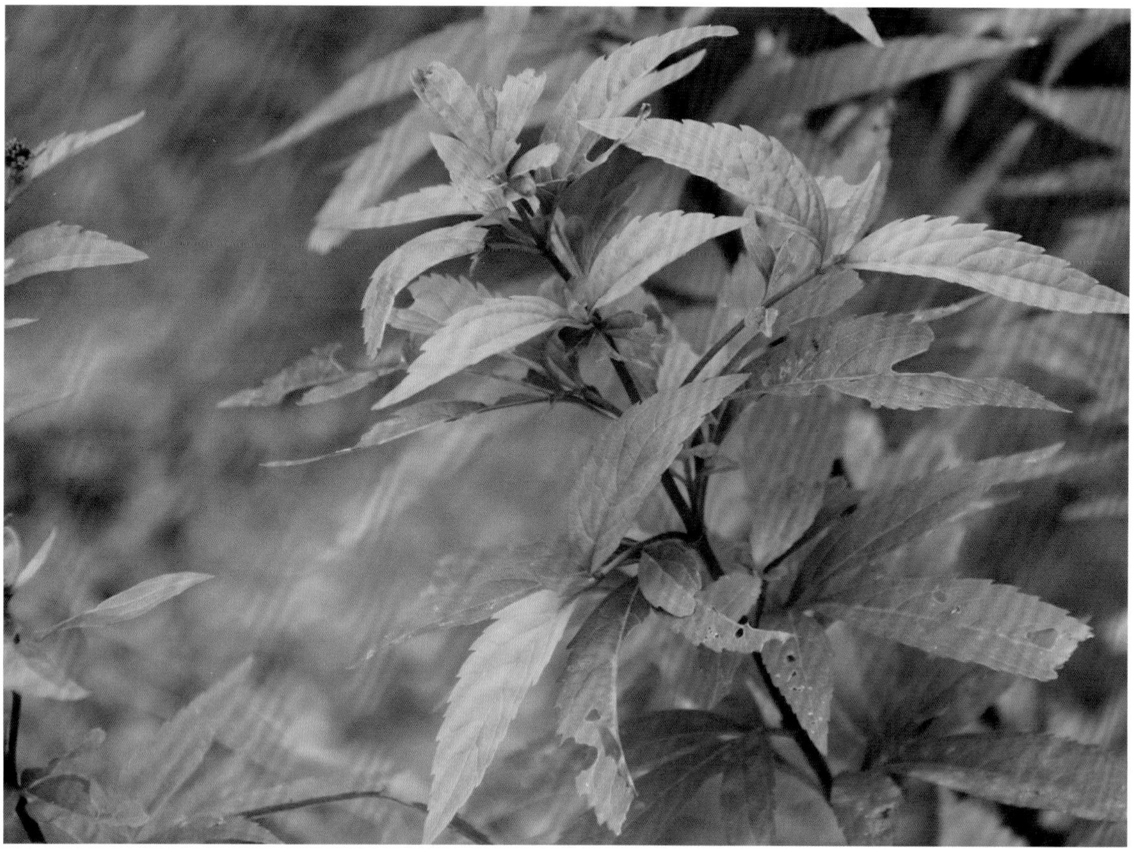

佩兰

识别特征

多年生草本植物，高 40 ~ 100 cm。根茎横走。茎直立，绿色或红紫色，下部光滑无毛。叶对生，在下部的叶常枯萎；中部的叶有短柄，叶片较大，通常 3 全裂或 3 深裂，中裂片较大，长椭圆形或长椭圆状披针形，长 5 ~ 10 cm，宽 1.5 ~ 2.5 cm；上部的叶较小，常不分裂，或全部茎叶不分裂，先端渐尖，边缘有粗齿或不规则细齿，两面光滑或沿脉疏被柔毛，无腺点。头状花序多数在茎顶及枝端排成复伞房花序，花序径 3 ~ 6 cm；总苞钟状，长 6 ~ 7 mm；总苞片 2 ~ 3 层，覆瓦状排列，外层短，卵状披针形，中、内层苞片渐长，全部苞片紫红色，外面无毛、无腺点，先端钝；每个头状花序具花 4 ~ 6 朵，花白色或带微红色，全部为管状花，两性，花冠外面无腺点，先端 5 齿裂；雄蕊 5，聚药；雌蕊 1，子房下位，柱头 2 裂，伸出花冠外。瘦果圆柱形，熟时黑褐色，5 棱，长 3 ~ 4 mm，无毛、无腺点；冠毛白色，长约 5 mm。花、果期 7—11 月。

生境分布

生长于路边灌木丛中或溪边。野生或栽培。分布于河北、陕西、山东、江苏、安徽、浙江、江西、湖北、湖南、广东、广西、四川、云南、贵州等省区。

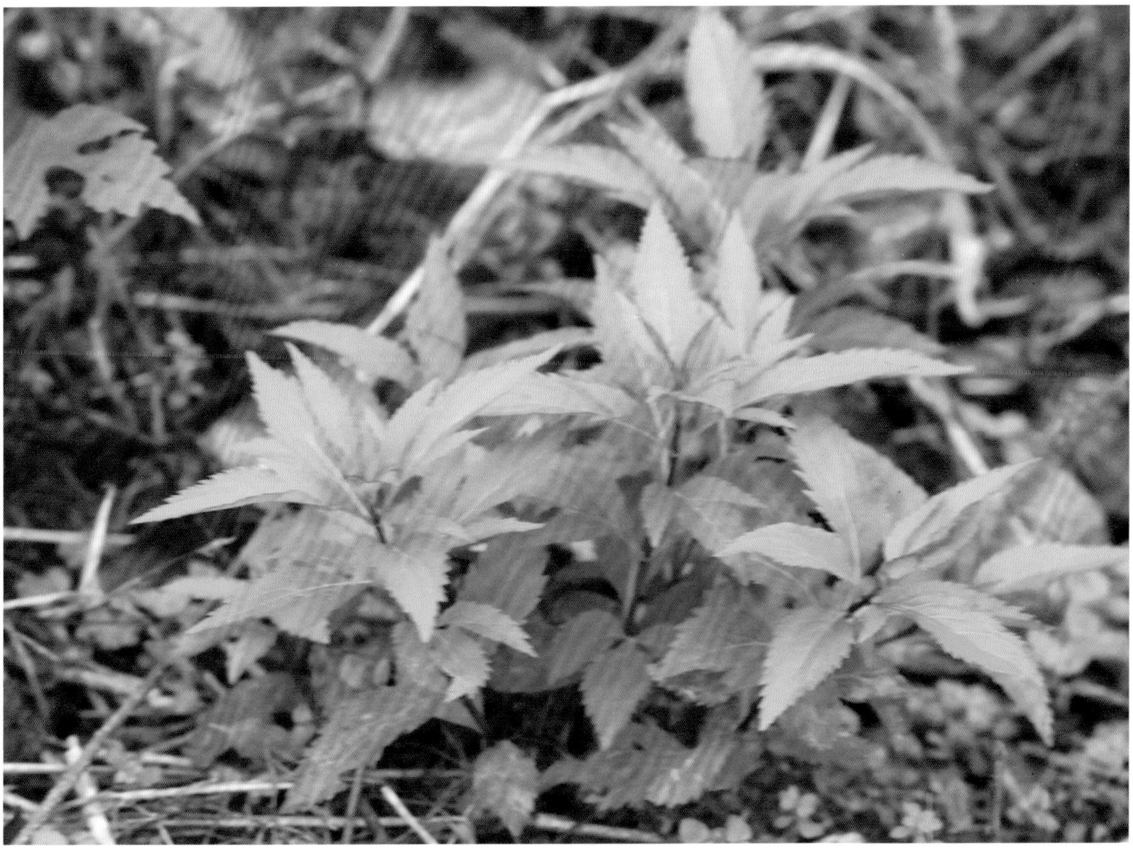

佩兰

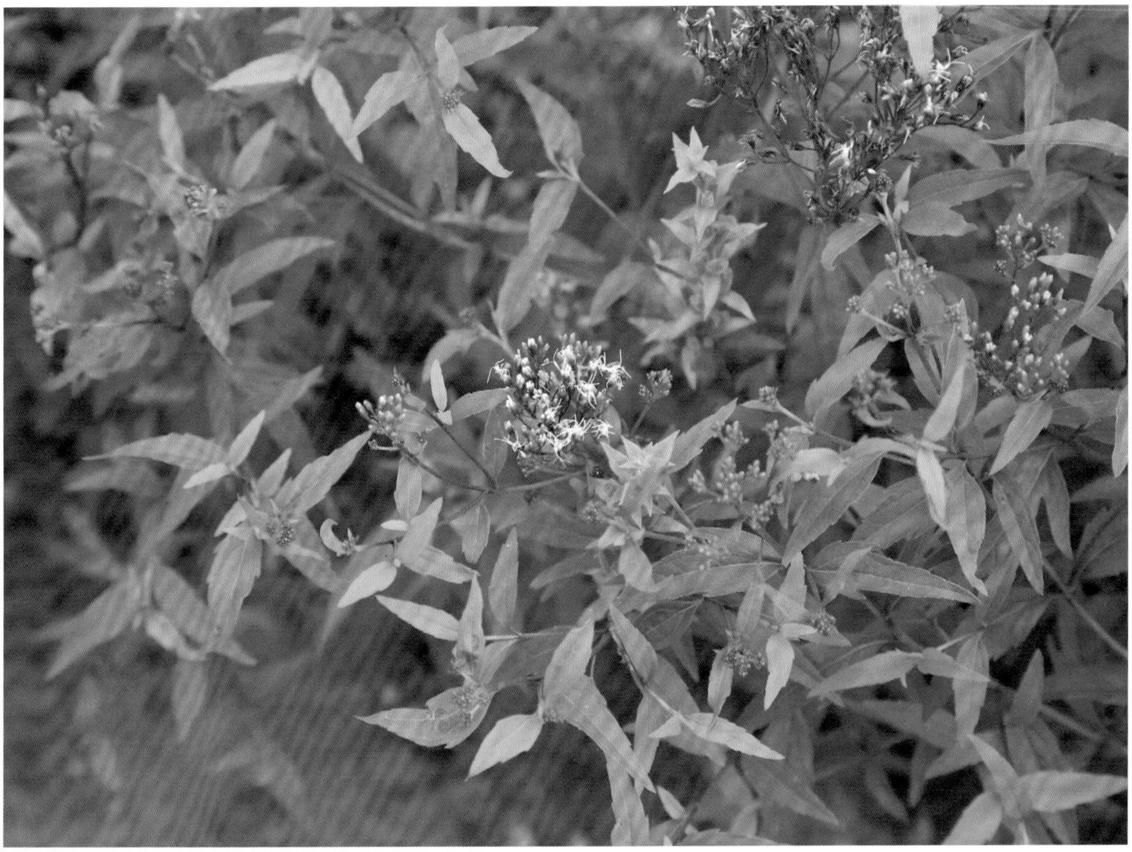

佩兰

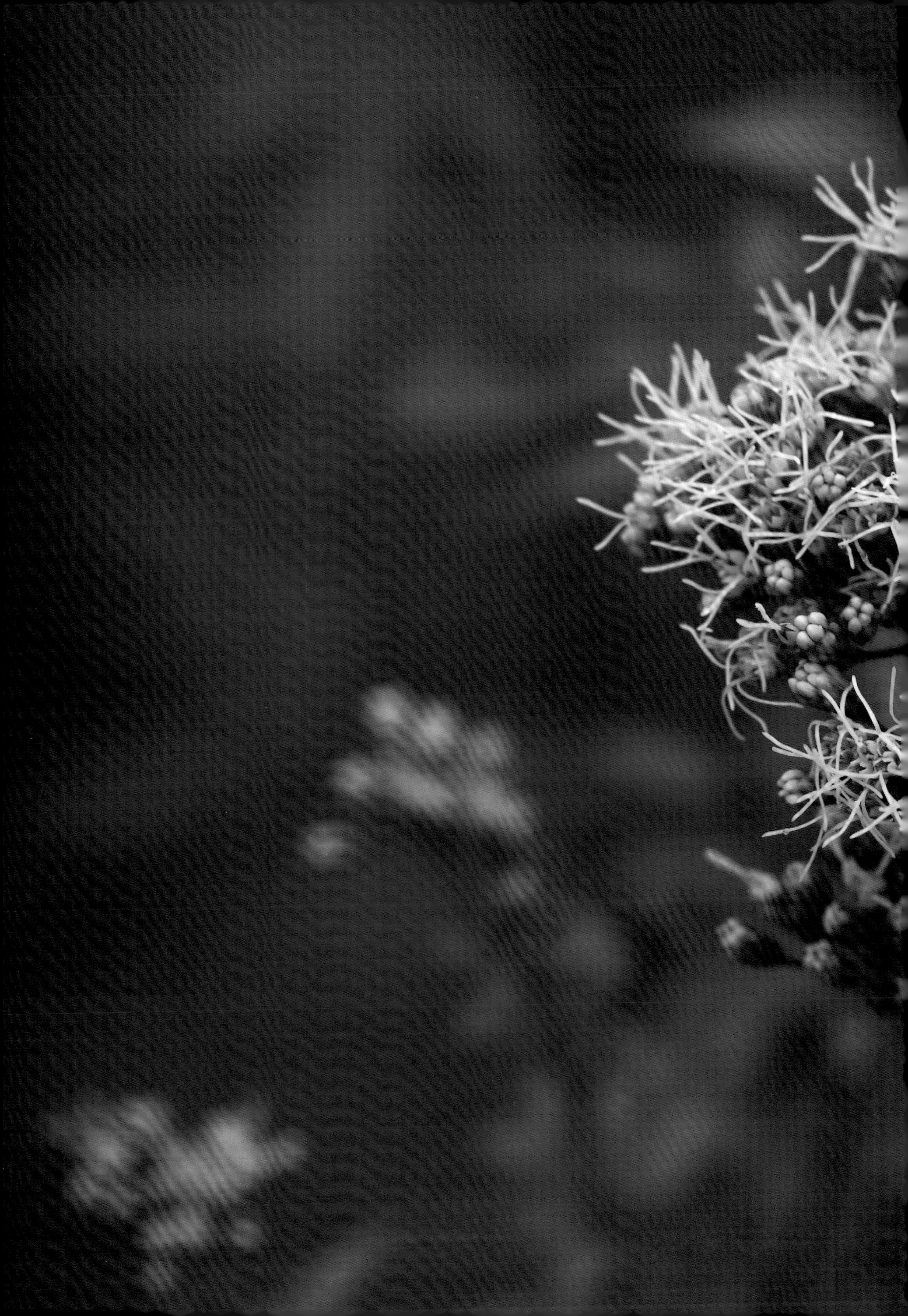

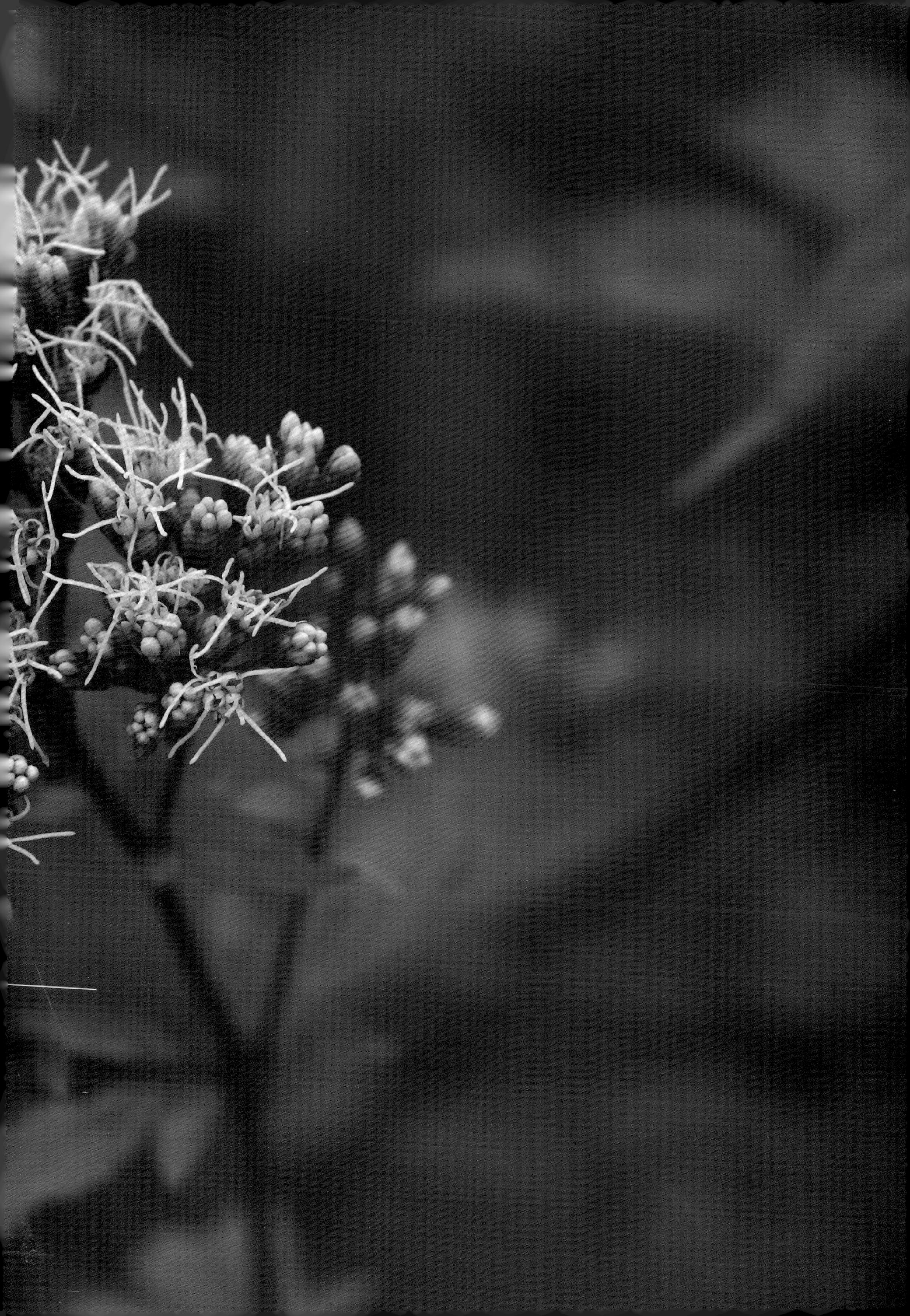

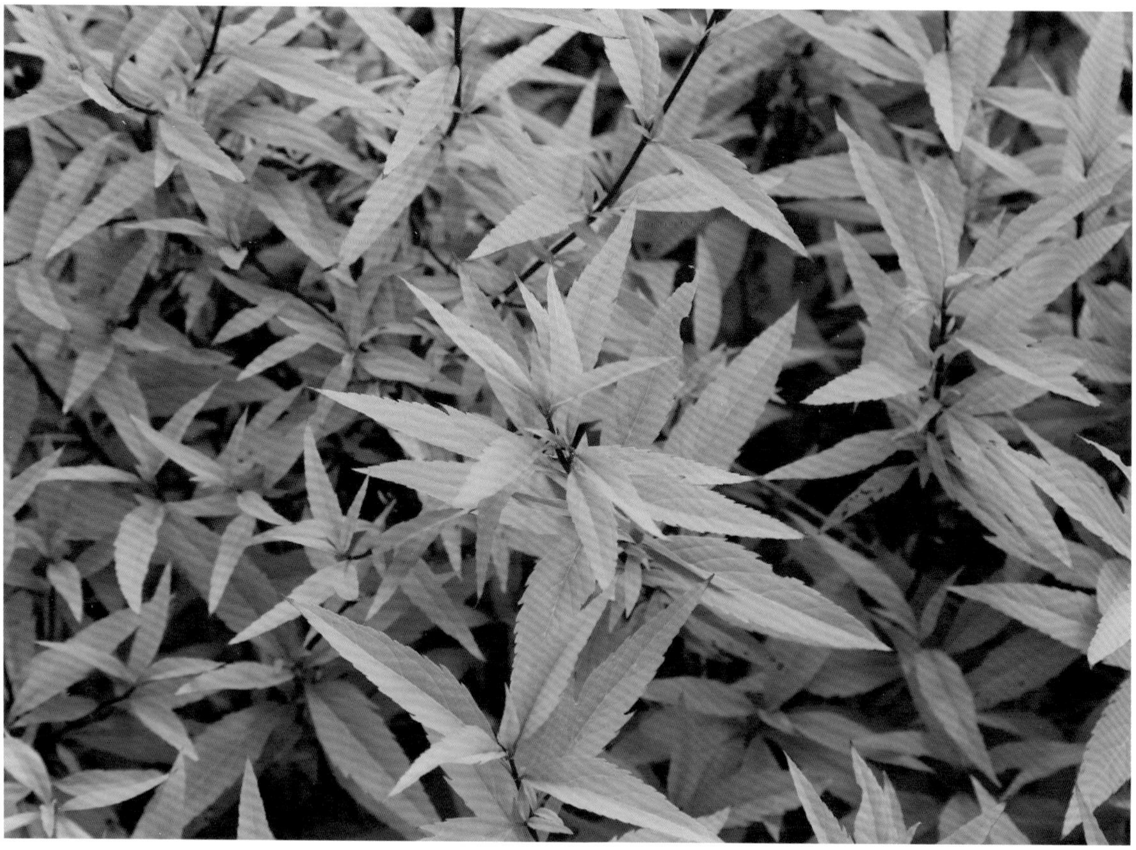

佩兰

采收加工

每年可收割地上部分 2 ~ 3 次，在 7 月、9 月各收割 1 次，有些地区秋后还可收割 1 次。连续收割 3 ~ 4 年。选晴天中午收割，此时植株内含挥发油量最高，收回后立即摊晒至半干，扎成束，放回室内回潮，再晒至全干。亦可晒 12 小时后，切成 10 cm 长小段，晒至全干。

药材鉴别

茎圆柱形，长 30 ~ 100 cm，直径 2 ~ 5 mm。表面黄棕色或黄绿色，有明显的节及纵棱线，节间长 3 ~ 7 cm；质脆，断面髓部白色或中空。叶对生，多皱缩破碎，完整叶展平后，通常 3 裂，裂片长圆形或长圆状披针形，边缘有锯齿，表面绿褐色或暗绿色。气芳香，味微苦。以质嫩、叶多、色绿、香气浓郁者为佳。

功效主治

解暑化湿，辟秽和中。主治感冒暑湿，寒热头痛，湿浊内蕴，脘痞不饥，恶心呕吐，口中甜腻。

用法用量

内服：煎汤，6 ~ 10 g；鲜品 15 ~ 30 g。

民族药方

1. 跌仆损伤 佩兰、续断、四块瓦各 8 g，大血藤、杜仲各 10 g，香附 6 g。泡白酒内服。

2. 暑湿感冒 佩兰注射液（每 1 ml 含生药 1 g）。肌内注射，每次 2 ~ 4 ml，每日 2 次，小孩酌减。

3. 蛇咬伤 鲜佩兰叶 100 g。先用 0.1% 高锰酸钾溶液或 1% 煤酚皂溶液冲洗浸泡伤口，再顺牙痕方向切开 1 cm，用拔火罐的方式吸出毒汁，并反复冲洗干净，擦净创面。将洗净捣烂的佩兰叶铺平，敷在创面上，盖敷料后固定，每日 2 ~ 3 次，每次换药前均需清洗伤口，至肿消神清即停。

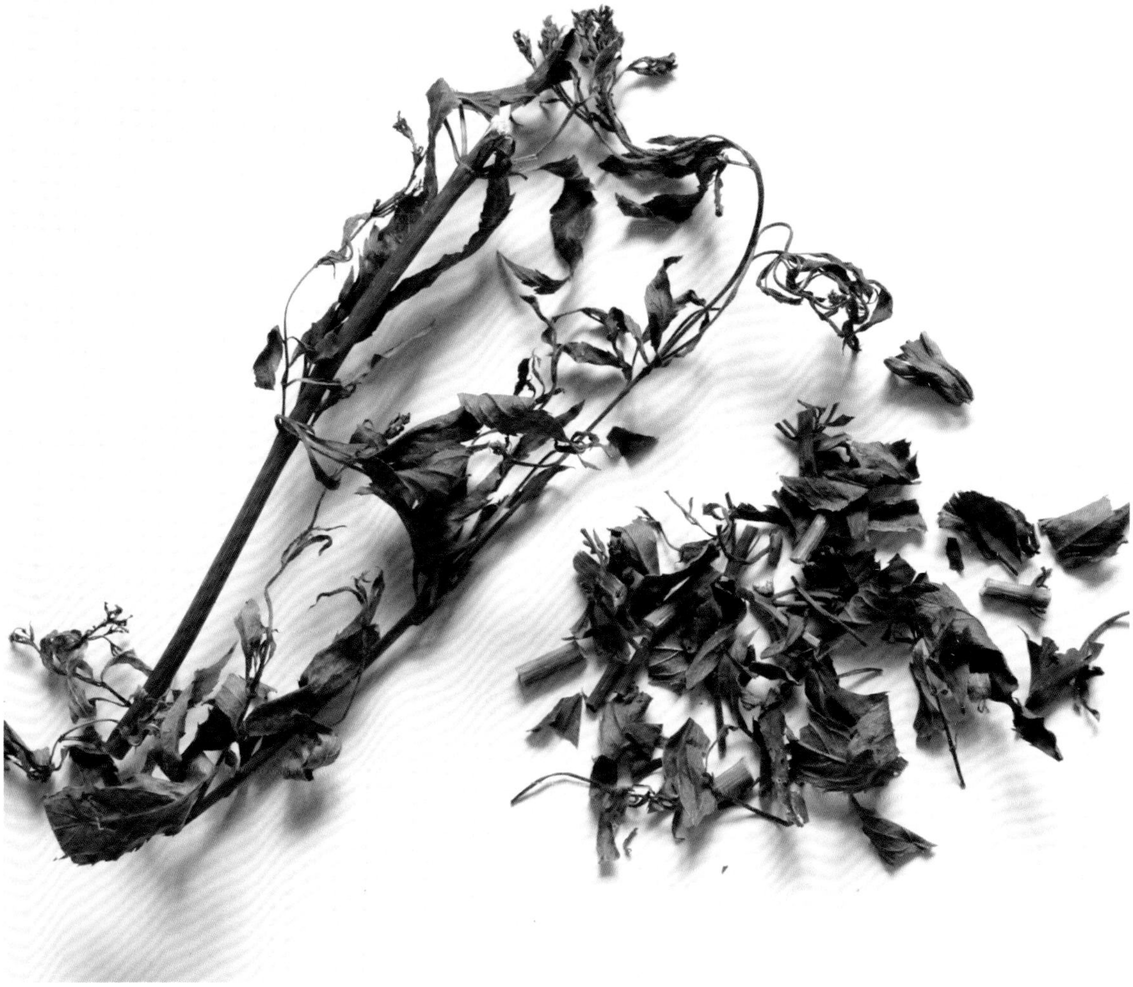

佩兰药材

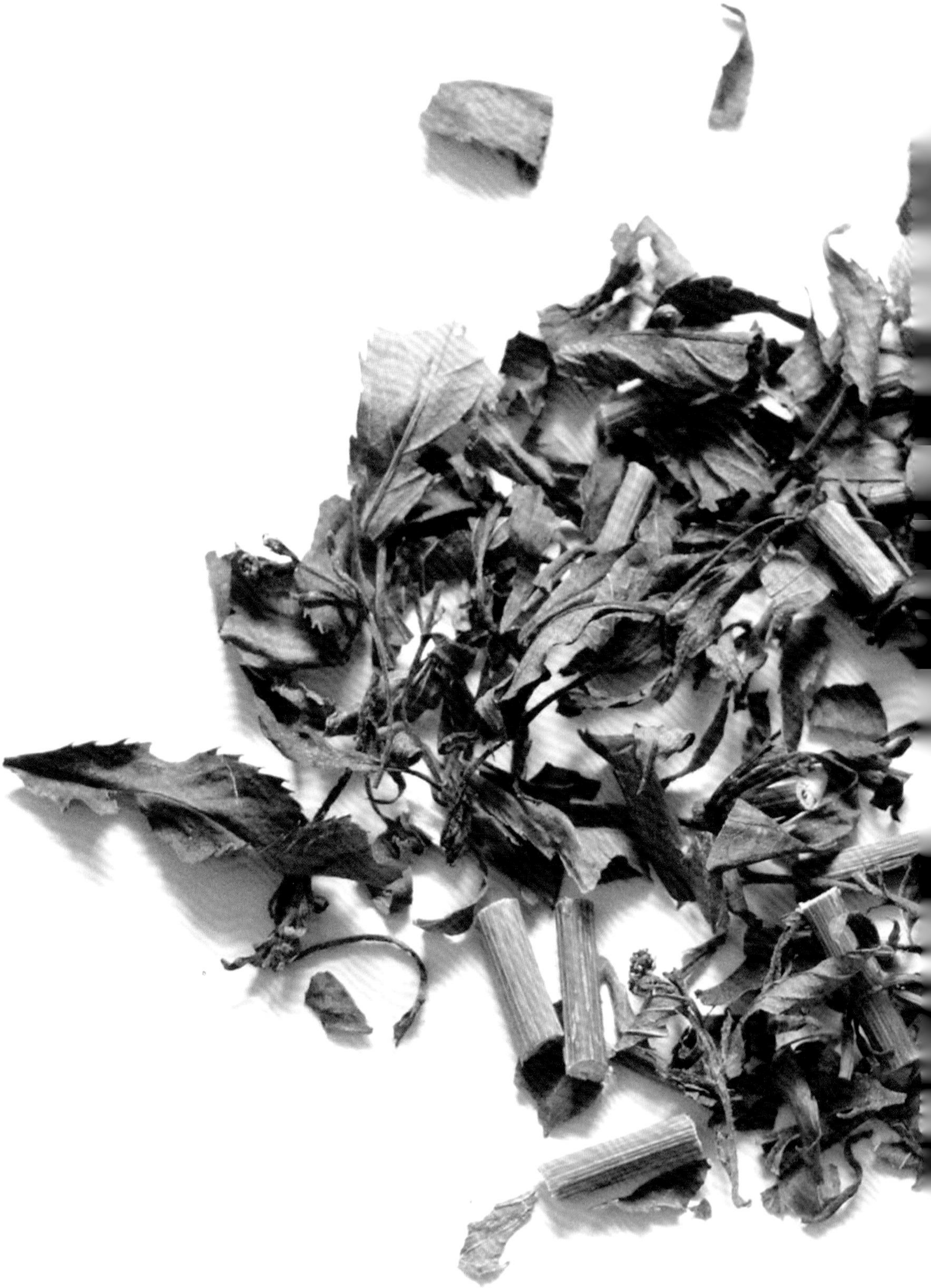

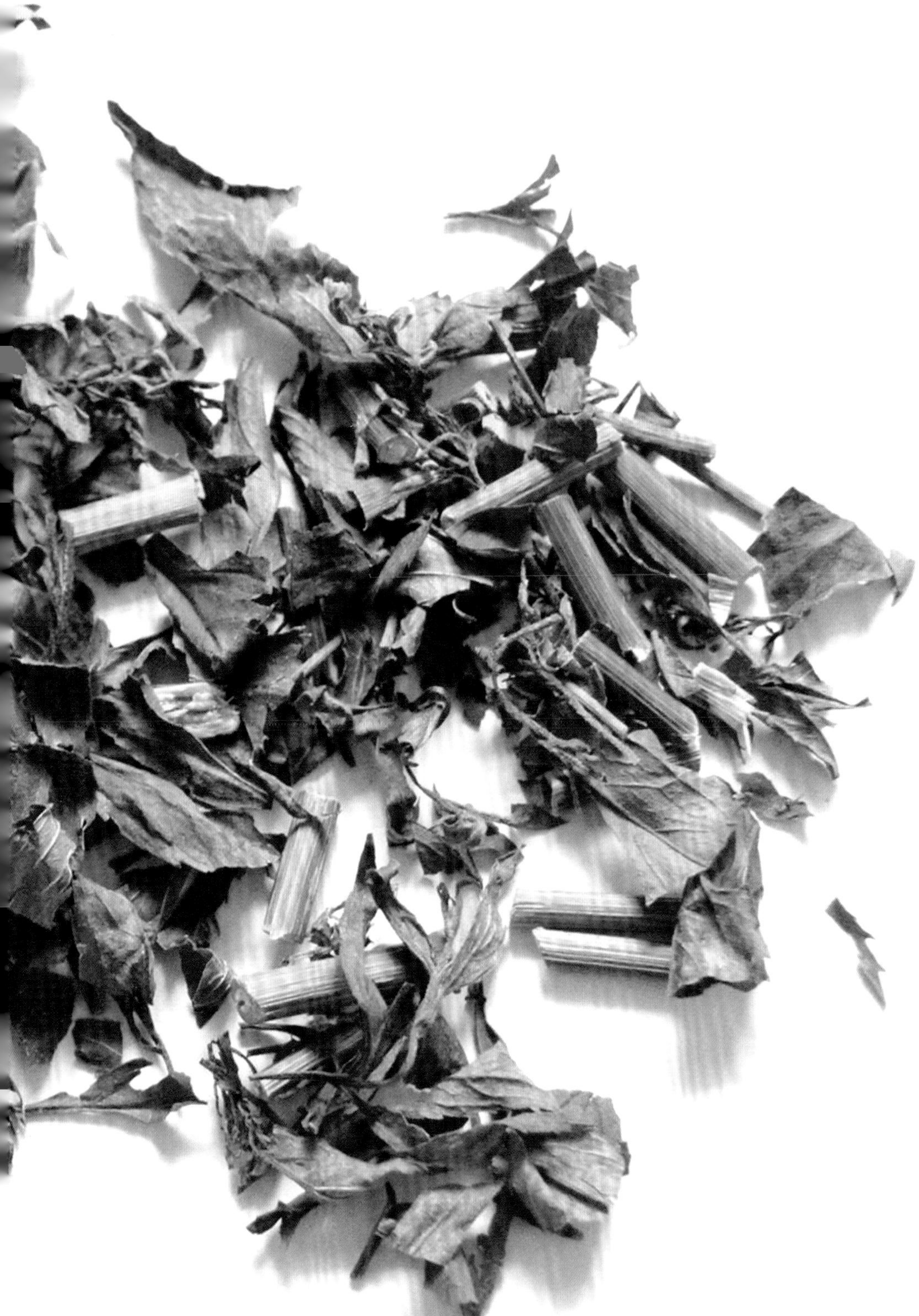

佩兰饮片

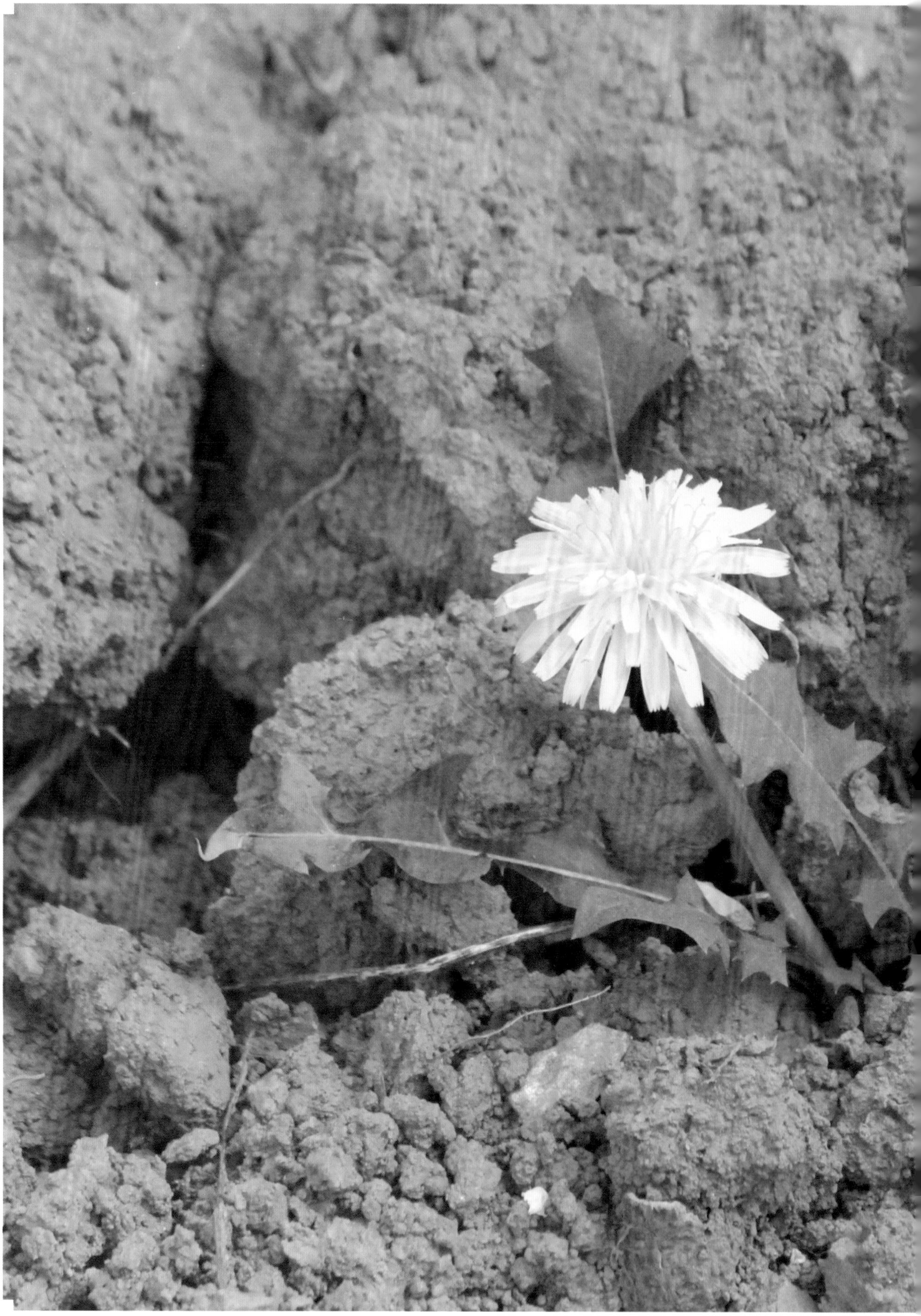

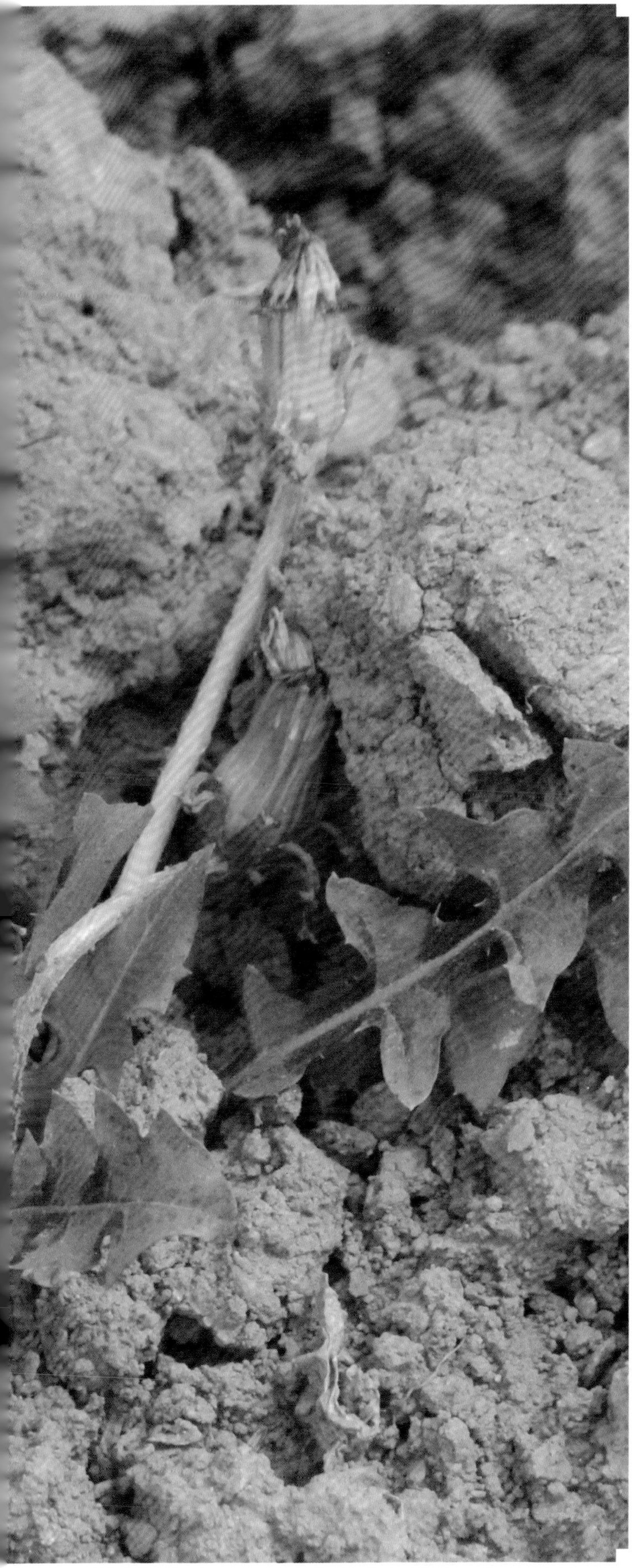

蒲公英

【苗药名】蛙本反。

【别　名】婆婆丁、鬼灯笼、白鼓丁、卜地蜈蚣。

【来　源】本品为菊科植物蒲公英 *Taraxacum mongolicum* Hand. -Mazz. 的全草。

【性味归经】味苦，性冷。归热经。

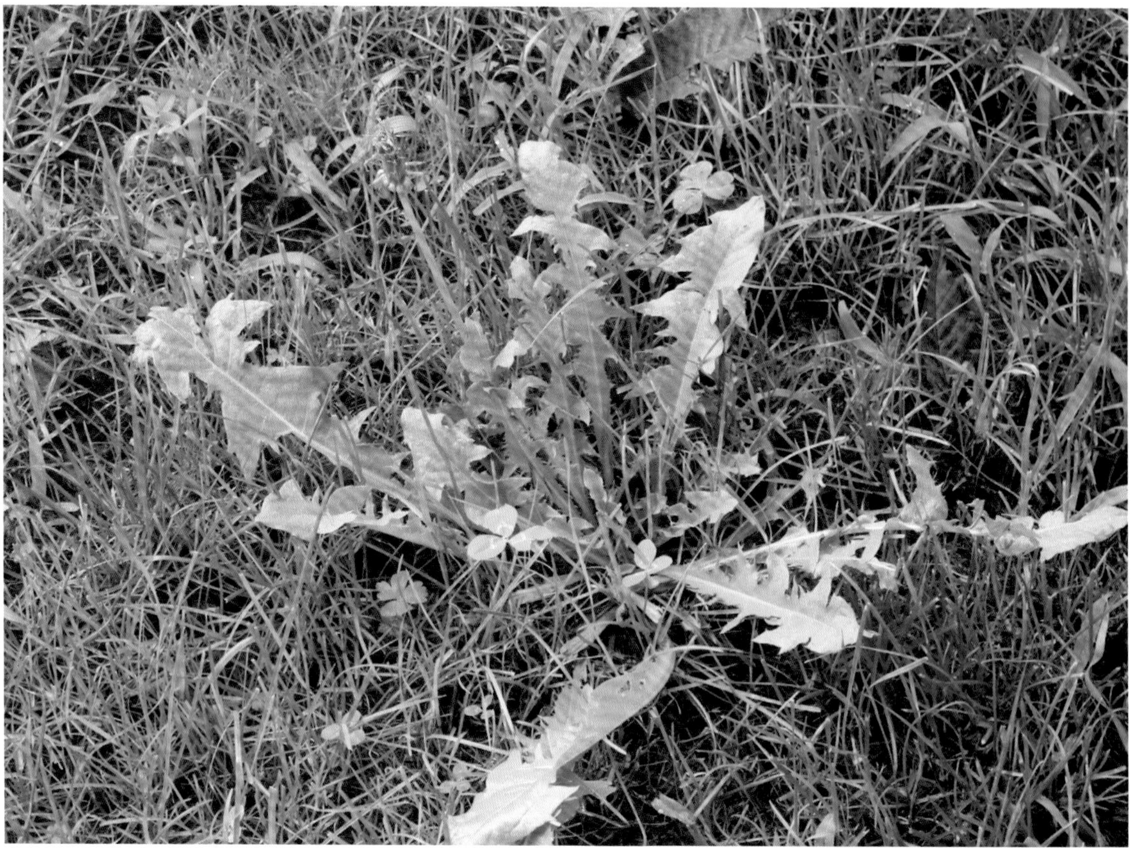

蒲公英

识别特征

多年生草本植物，高 10 ~ 25 cm。全株含白色乳汁，被白色疏软毛，根垂直生长，单一或分枝，直径通常 3 ~ 5 mm，外皮黄棕色。叶根生，排列成莲座状；具叶柄，柄基部两侧扩大呈鞘部；叶片矩圆状倒披针形或全披针形，长 5 ~ 15 cm，宽 1.0 ~ 5.5 cm，先端尖或钝，基部狭窄，下延，边缘浅裂或作不规则羽状分裂，裂片齿牙状或三角状，全缘或具疏齿，裂片间有细小锯齿，绿色或有时在边缘带淡紫色斑迹，被白色蛛丝状毛。侧裂片 4 ~ 5 对，矩圆状披针形或三角形。花茎由叶丛中抽出，比叶片长或稍短，上部密被白色蛛丝状毛；头状花序单一，顶生，全为舌状花，两性；总苞片淡绿色，多层，外面数层较短，卵状披针形，内面一层线状披针形，边缘膜质，具蛛丝状毛，内、外苞片先端均有小角状突起；花托平坦；花冠黄色，先端平截，常裂；雄蕊 5，花药合生成筒状包于花柱外，花丝分离；雌蕊 1，子房下位，花柱细长，柱头 2 裂，有短毛。瘦果倒披针形，长 4 ~ 5 mm，宽约 1.5 mm，具纵棱，并有横纹相连，果上全部有刺状突起，冠毛白色，长约 7 mm。花期 4—5 月，果期 6—7 月。

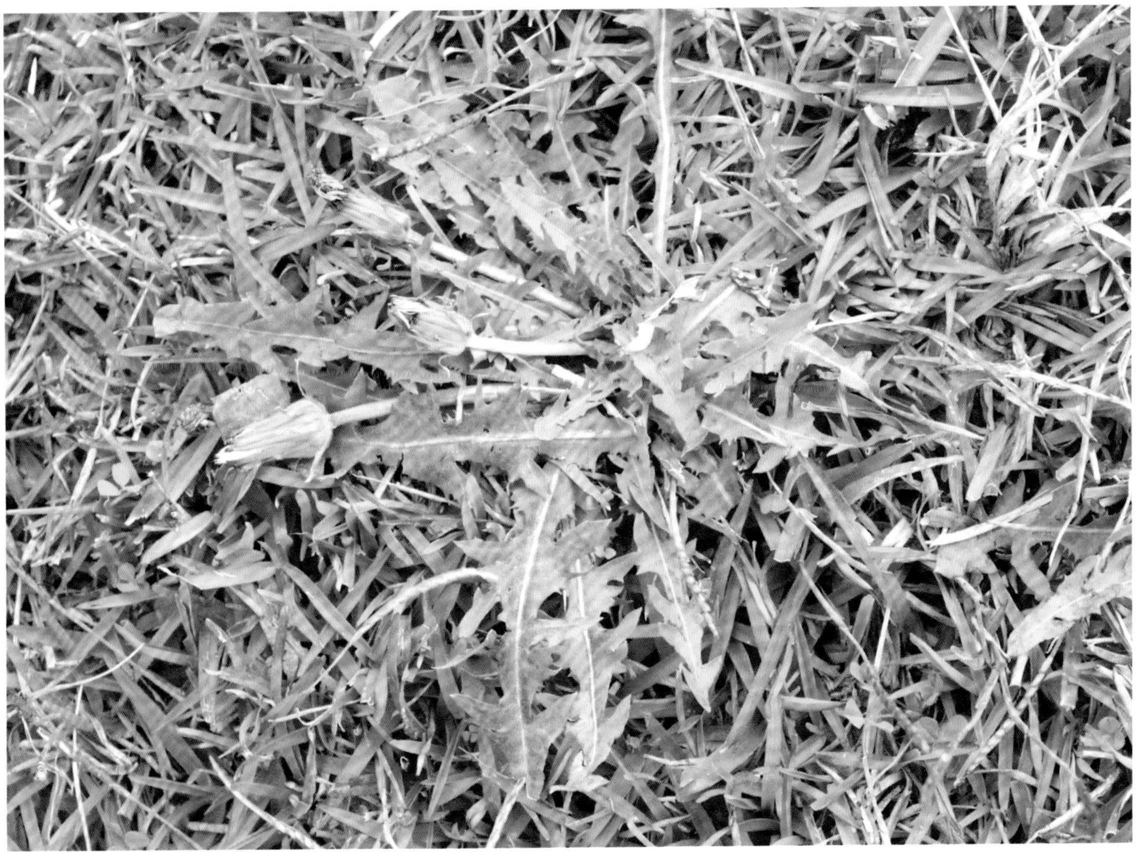

蒲公英

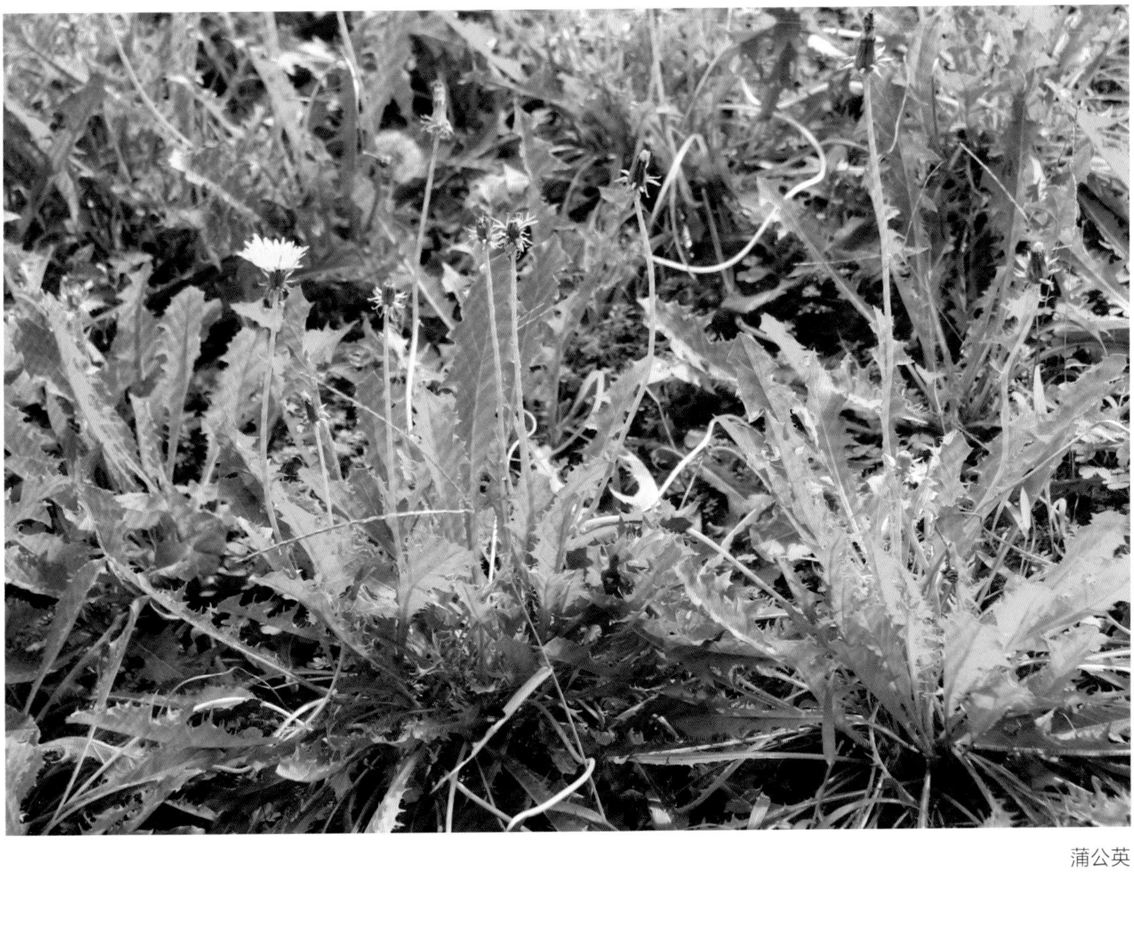

蒲公英

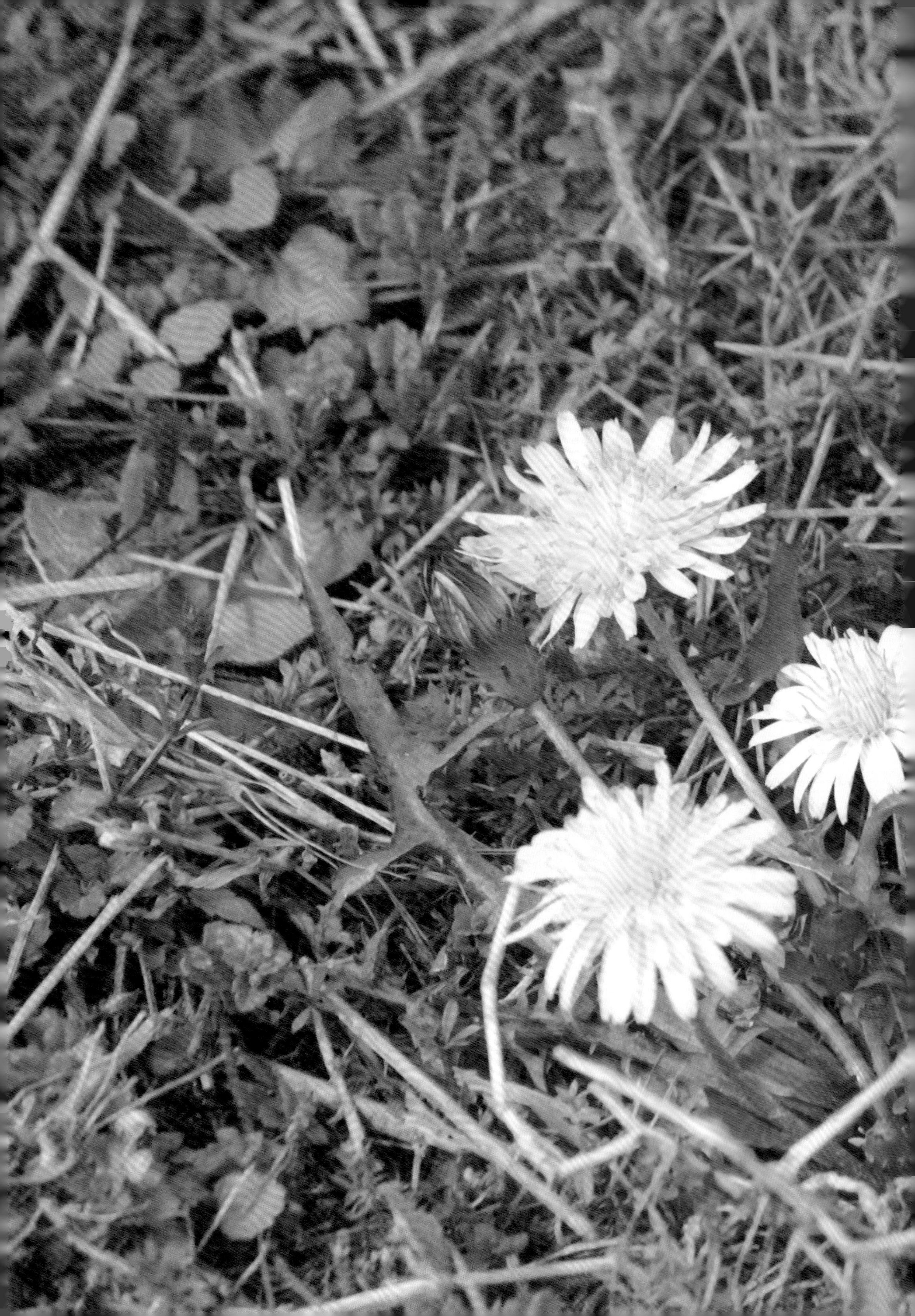

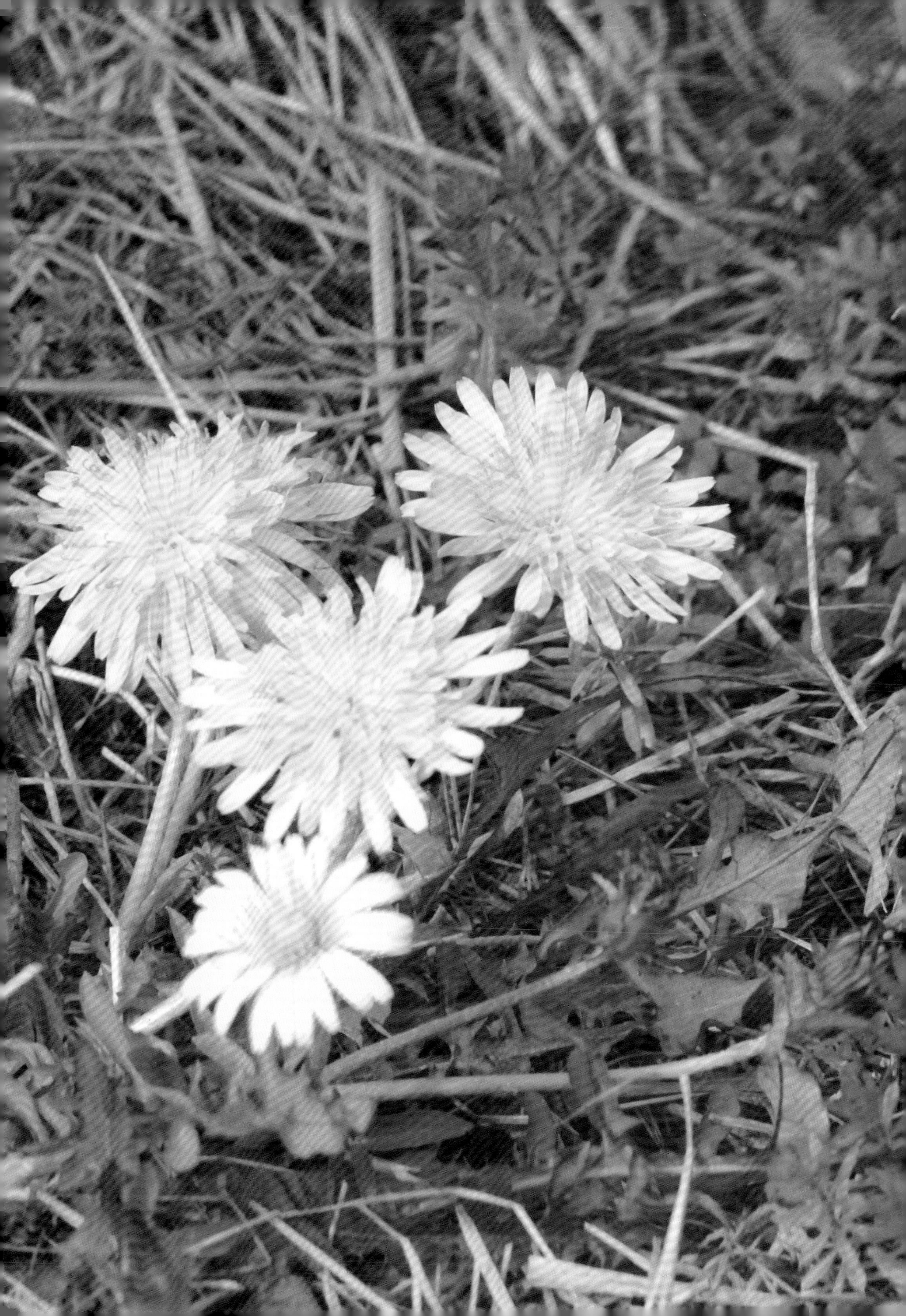

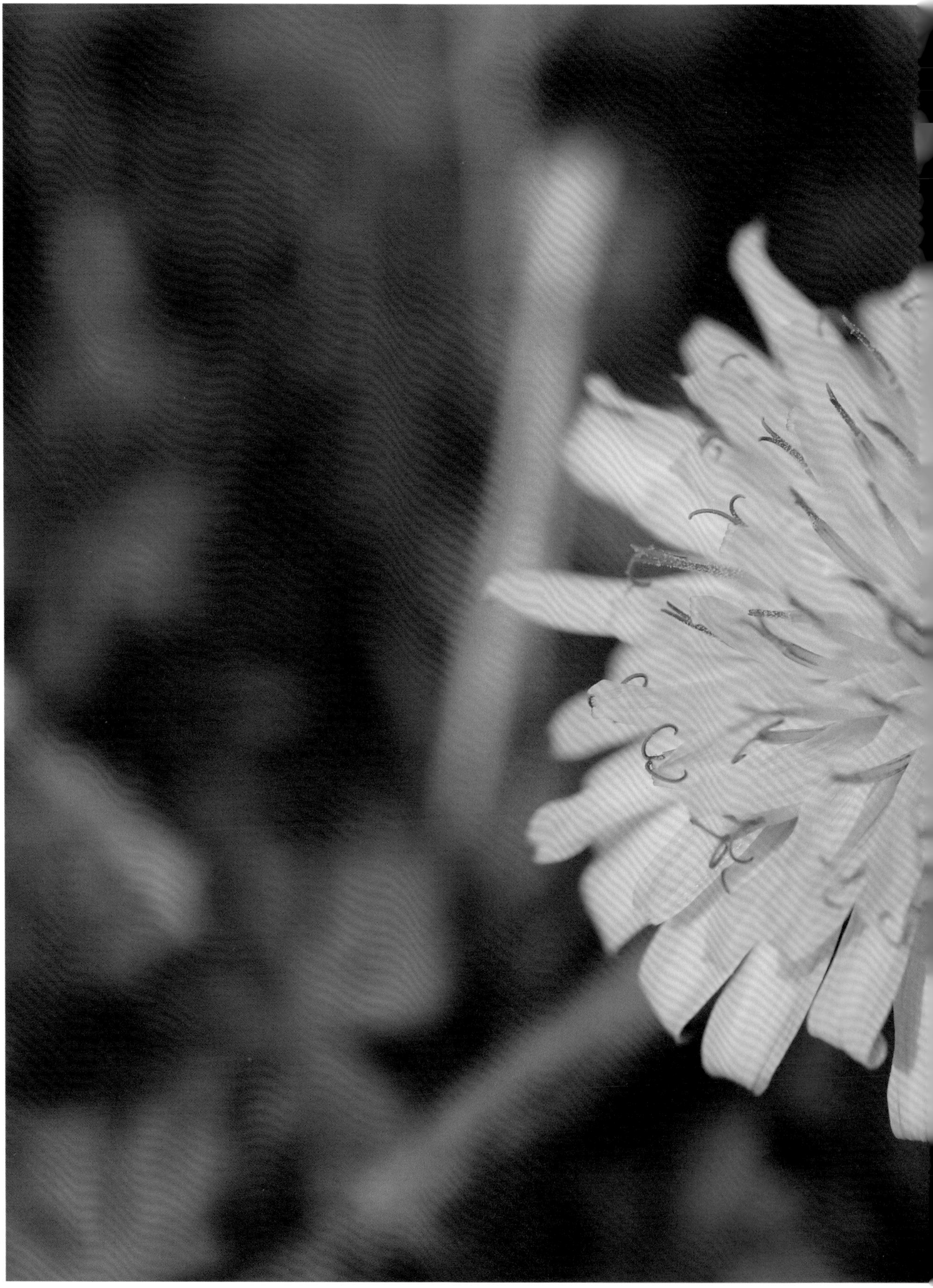

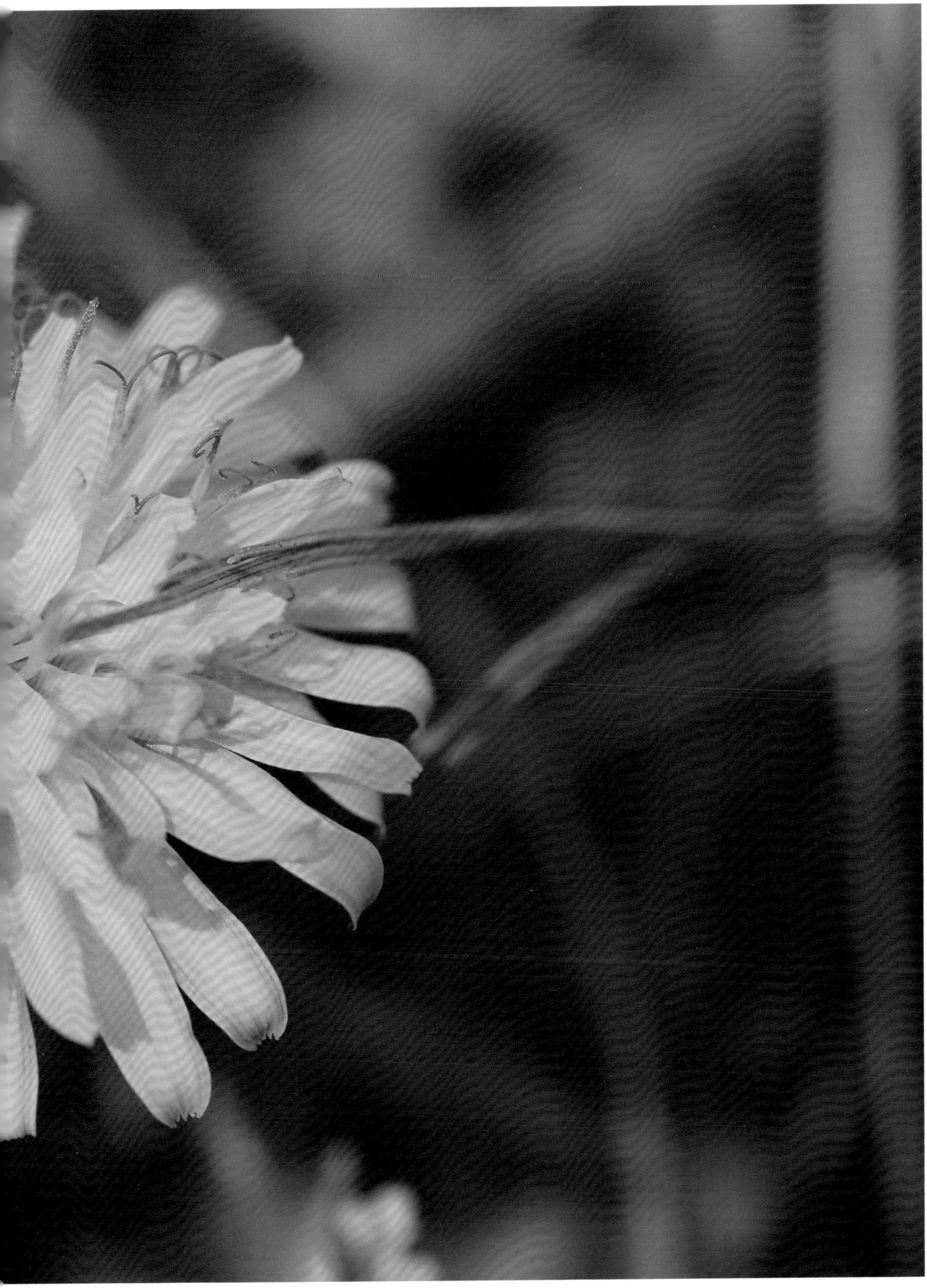

蒲公英

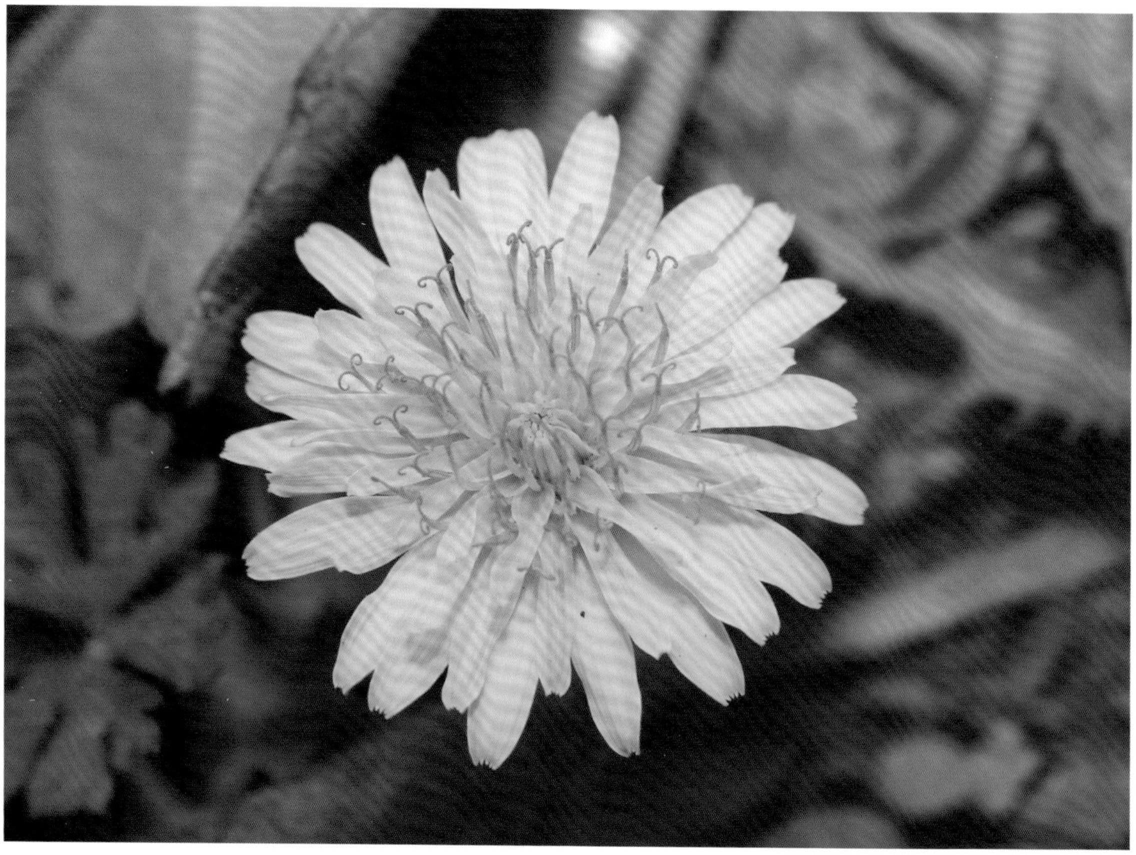

蒲公英

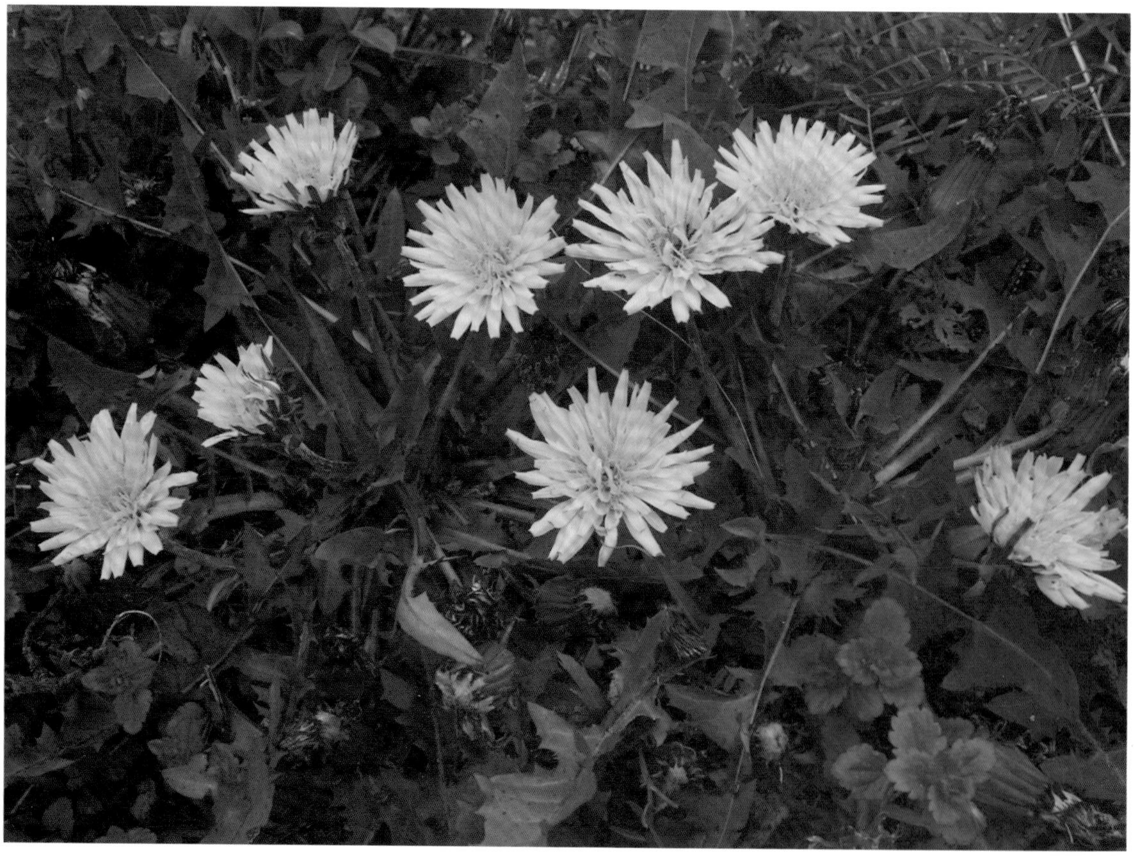

蒲公英

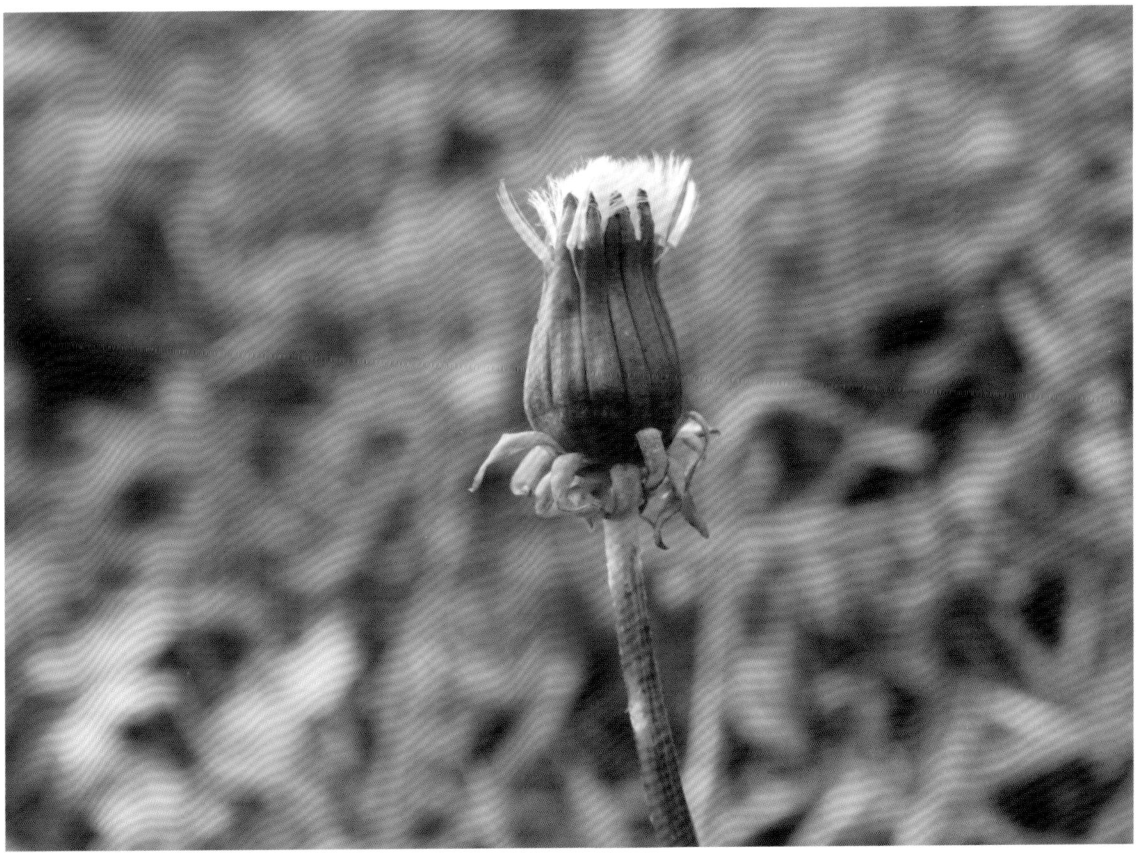

蒲公英

生境分布

生长于山坡草地、路旁、河岸沙地及田间。分布于东北、华北、华东、华中及西南等地。

采收加工

4—5 月开花前或刚开花时连根挖取，除净泥土，晒干。

药材鉴别

全草呈皱缩卷曲的团块。完整叶基生，倒披针形，长 6 ~ 15 cm，宽 2.0 ~ 3.5 cm，绿褐色或暗灰色，先端尖，边缘浅裂或羽状分裂，裂片齿牙状或三角形，基部渐狭，下延呈柄状，下表面主脉明显，被蛛丝状毛。花茎 1 至数条，每条顶生头状花序；总苞片多层，外面总苞片数层，先端有或无小角，内面 1 层长于外层的 1.5 ~ 2.0 倍，先端有小角，花冠黄褐色或淡黄白色。有的可见多数具白色冠毛的长椭圆形瘦果。气微，味微苦。根圆锥状，多弯曲，长 3 ~ 7 cm，表面棕褐色，抽皱，根头部有棕褐色或黄白色的茸毛，有的已脱落。

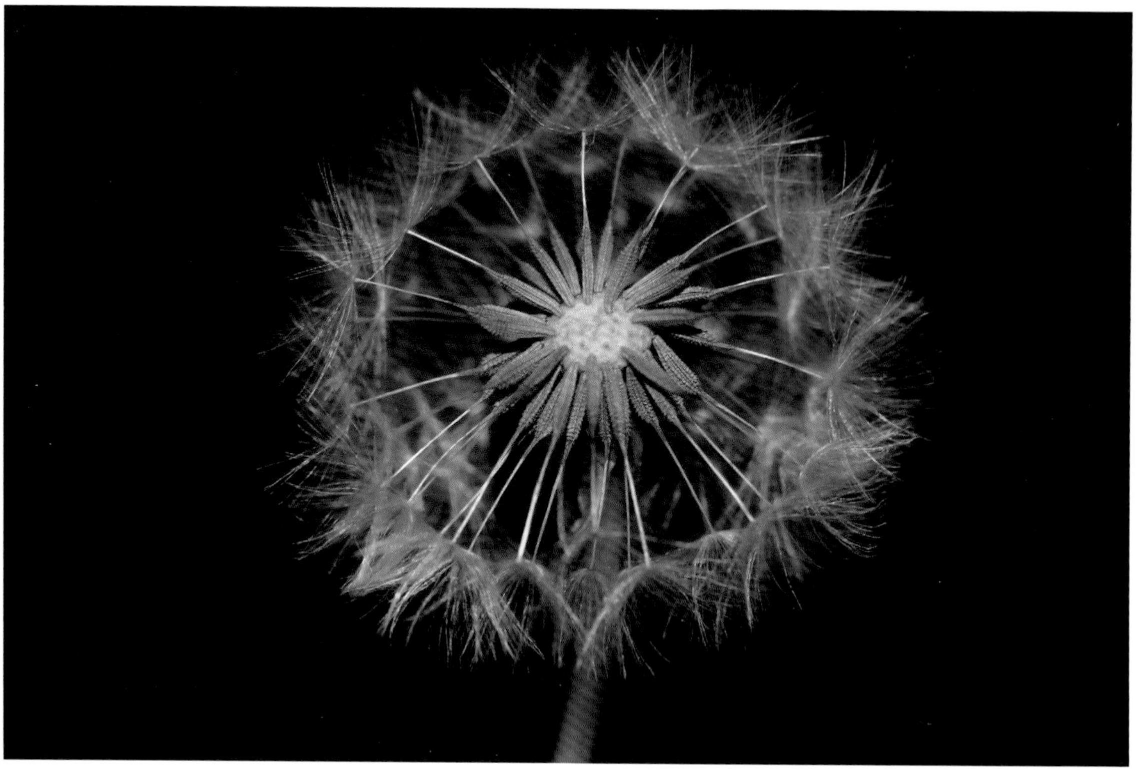

蒲公英

功效主治

清热解毒，消肿散结，利尿通淋。主治疔疮肿毒，乳痈，目赤，咽痛，肺痈，湿热黄疸，上呼吸道感染，急性咽喉炎，腮腺炎，慢性胃炎，急性黄疸型肝炎，烫伤，消化性溃疡，毛囊炎，小儿龟头炎，中耳炎，结膜炎，眼睑炎，乳腺炎。

用法用量

内服：9 ~ 15g。外用：鲜品适量，捣敷或煎汤熏洗患处。

民族药方

1．乳腺炎 鲜蒲公英 20 g。水煎服，并将全草捣烂，加白酒炒热外敷患处。

2．疥疮 蒲公英 15 g，千里光 20 g。煎水去渣，将汁熬成糊状，直接涂患处。

3．肾炎 蒲公英、三颗针、红牛膝各 30 g。水煎服。

4．慢性胃炎，胃溃疡 蒲公英根 90 g，青藤香、白及、鸡蛋壳各 30 g。研细末。每次 3 g，开水吞服。

5．预防小儿麻疹后感染 蒲公英 15 g。煨水服。

6．高热 ①蒲公英 60 g，生石膏、鲜绿豆各 30 g。共研细末，用猪胆汁 40 ml 调成糊状，均匀涂在纱布上外敷大椎、曲池、合谷三穴，用胶布固定。每次敷 8 小时，每日 2 次，每日为度。②蒲公英、玄参各 6 ~ 12 g，葎草（干茎叶，不含根）15 ~ 30 g，柴胡 3 ~ 6 g。加水煎至 100 ~ 150 ml，分 2 次内服，每日 1 剂，3 剂为 1 个疗程。

7．上呼吸道感染 蒲公英、鱼腥草各 4000 g，葶苈子 1500 g，赤芍 500 g。用鱼腥草蒸馏提取芳香水 500 ml，药渣与剩余药同煎 2 次，煎液浓缩醇沉过滤，回收乙醇，稀释至 9500 ml，加入鱼腥草蒸馏液 500 ml，混匀，装入 100 ml 的盐水瓶中灭菌备用。采用直肠点滴，每次 100 ml，2 日 1 次。

8．腮腺炎 ①鲜蒲公英 30 g（或干品 20 g）。捣碎，加入 1 个鸡蛋清中搅匀，再加冰糖适量，共捣成糊剂，摊于纱布上，外敷耳前区及下颌角区的肿胀处，每日换药 1 次，一般 2 ~ 4 次即愈。②鲜蒲公英 30 ~ 60 g，白糖 30 g。加水 300 ~ 400 ml，煎煮后过滤取汁，早、晚服。③鲜蒲公英适量。捣烂外敷，每日 1 次。

9．急性扁桃体炎 蒲公英片或冲剂（每片 0.5 g，15 片相当于蒲公英干品 30 g；冲剂 1 袋 20 g，相当于蒲公英干品 120 g）适量。成人每次 15 片，冲剂每次 1/4 袋，每日 4 次，饭后服。或用蒲公英干品，每日 120 g，病重者每日 180 g。煎水分 4 次服。

10．小儿龟头炎 蒲公英根、苦菜根各 30 g（如鲜根可各用 60 g）。置锅内加水 1 碗，煮沸后以干净白布蘸药液洗龟头发炎部位即可。

11．高脂血症 蒲公英、山楂、桑寄生、黄芪和五味子按 7 ∶ 3 ∶ 3 ∶ 3 ∶ 1 的比例制成片剂，每片含生药 0.35 g。每次 1 片，每日 2 次。

12．泌尿系感染 蒲公英 30 ~ 60 g，金银花、滑石各 20 ~ 30 g，甘草 6 g。加水 500 ~ 600 ml。煎成药液 300 ml，每日 1 剂；高热重症，口服 2 剂。10 日为 1 个疗程，一般服药 1 ~ 2 个疗程。并随证加减。

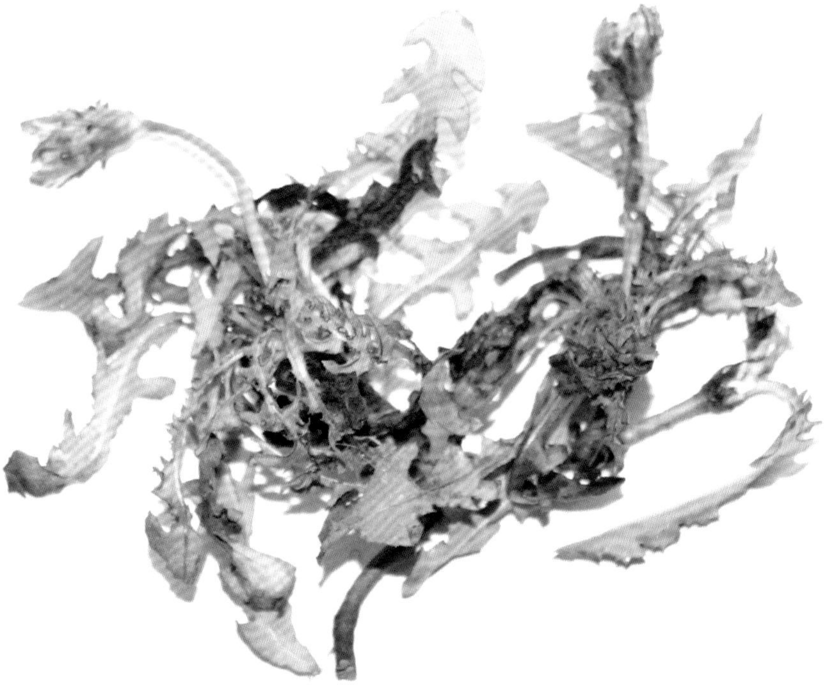

蒲公英药材

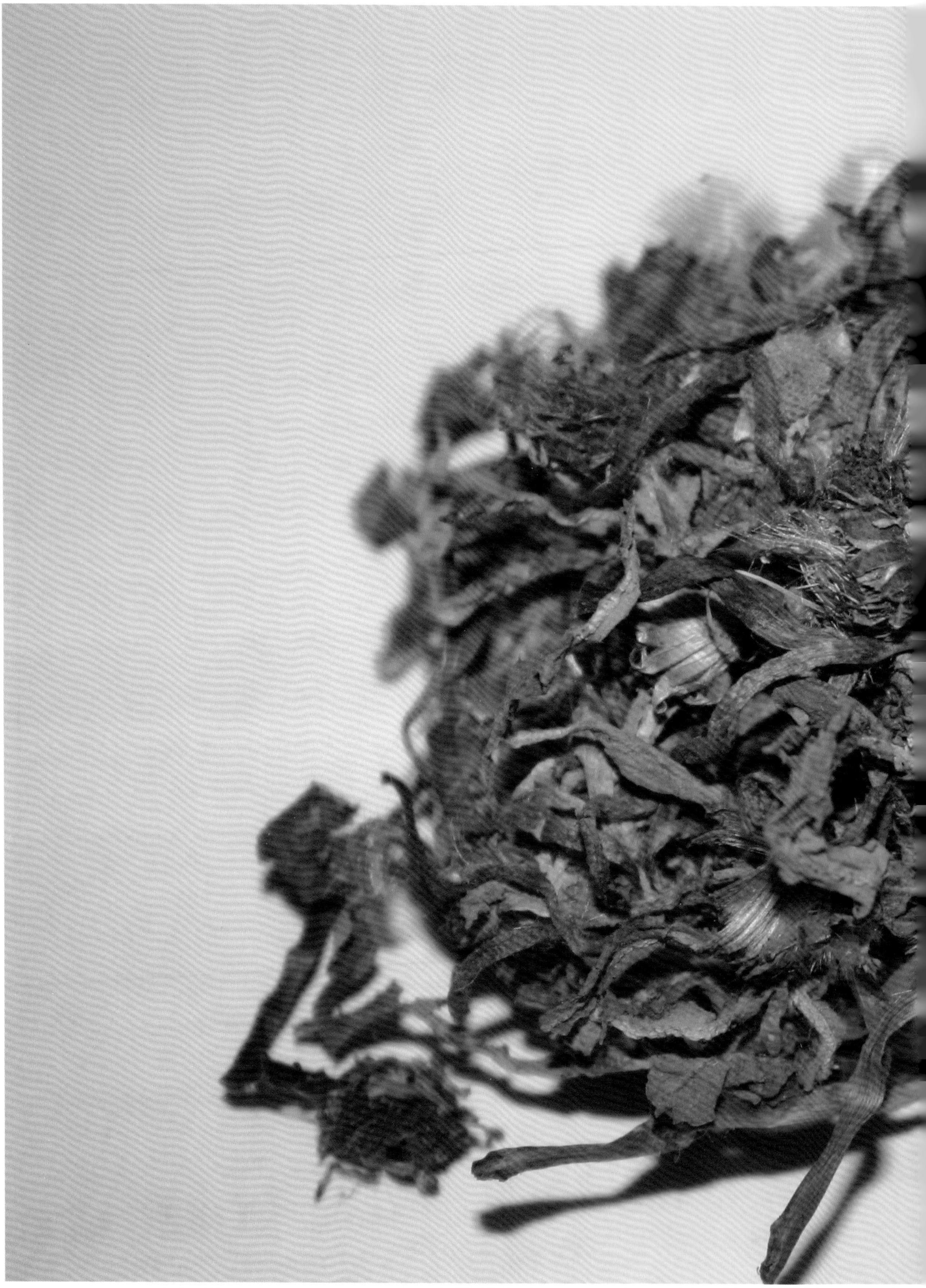

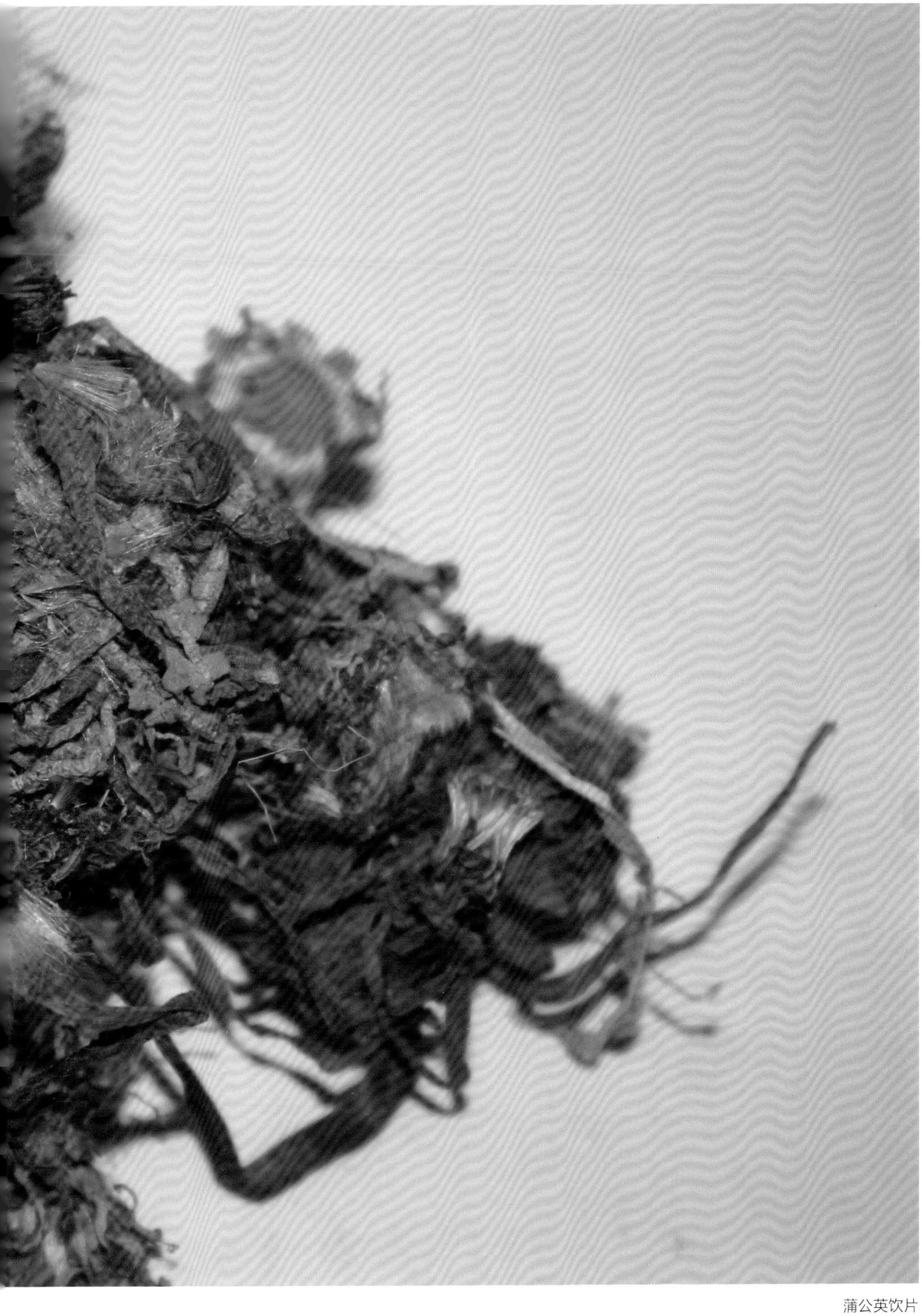

蒲公英饮片

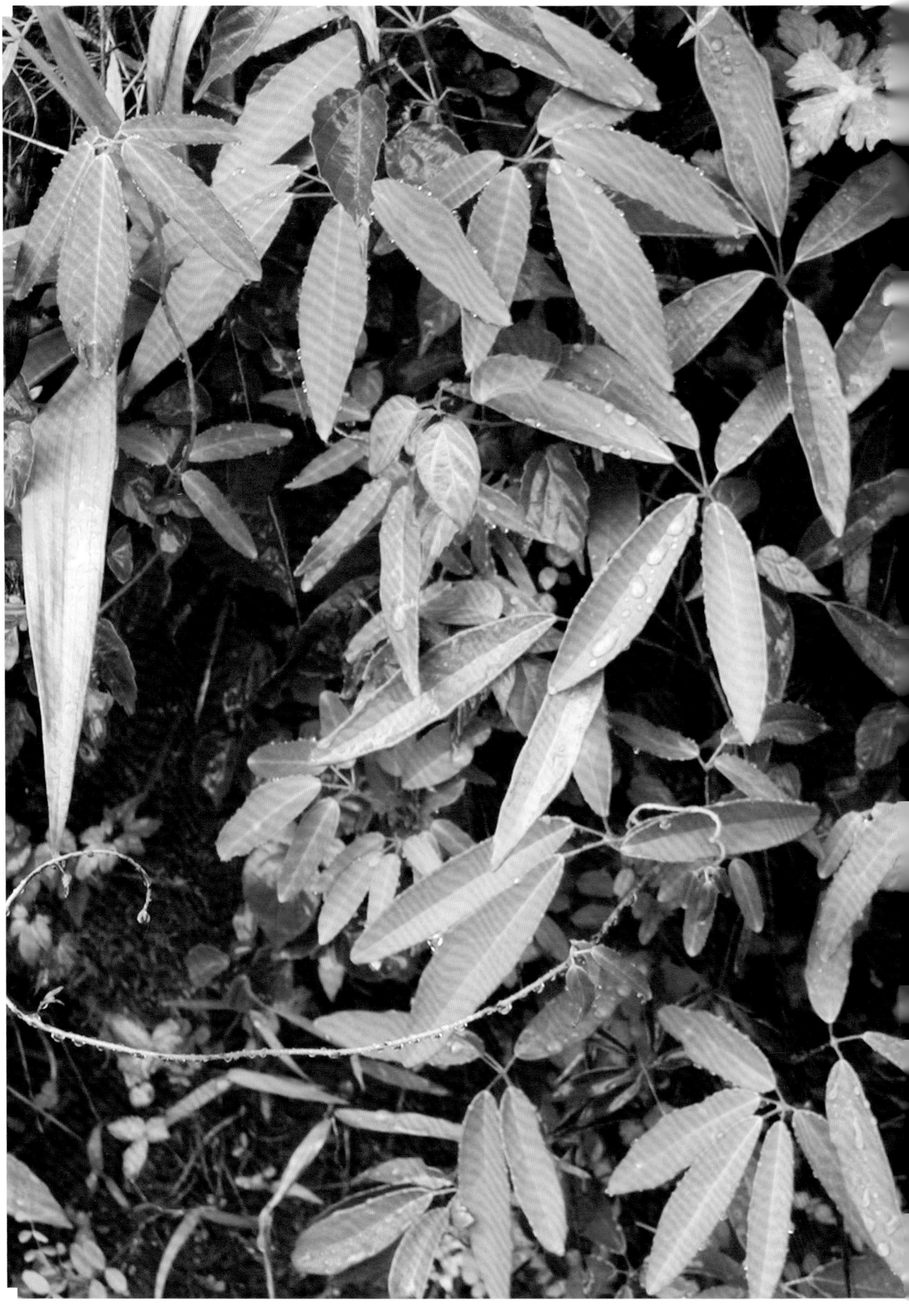

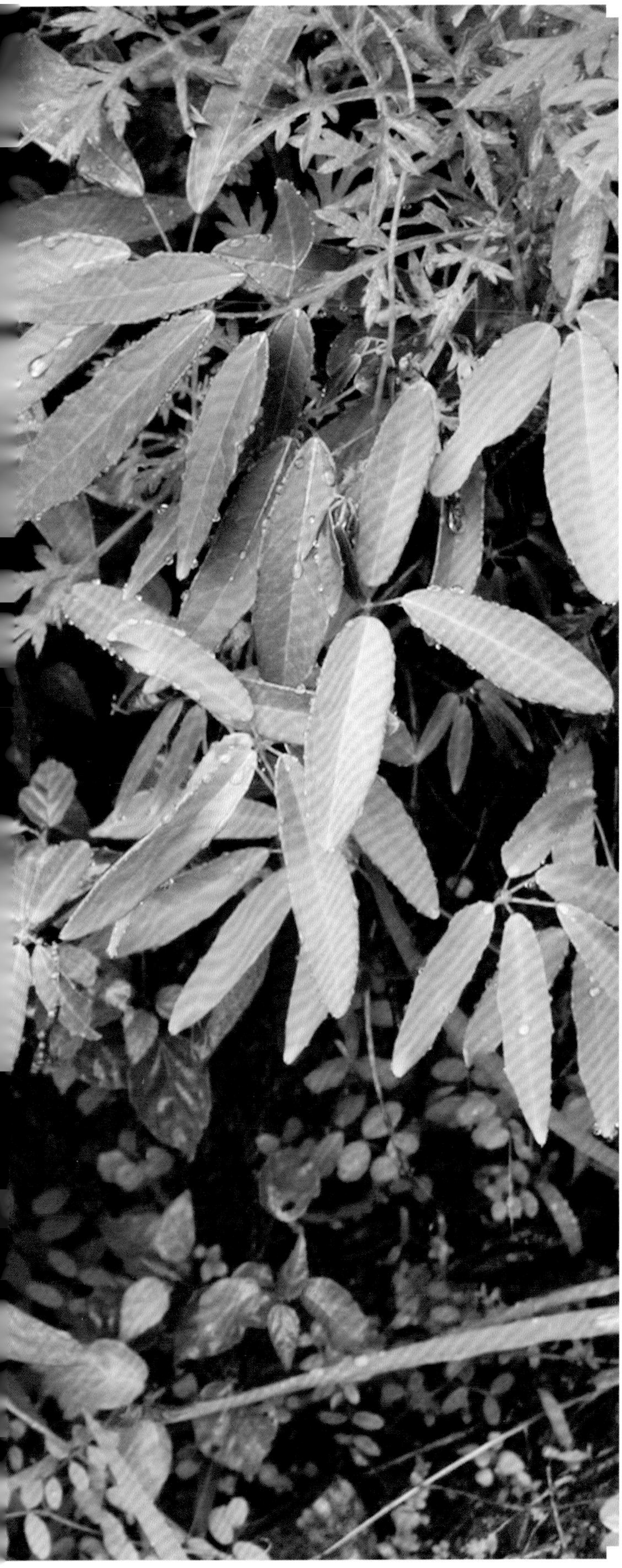

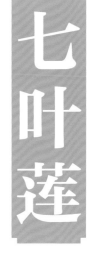

七叶莲

【苗药名】炯叉龙。

【别　名】汉桃叶、小叶鸭脚木。

【来　源】本品为五加科植物密脉鹅掌柴 *Schefflera venulosa*（Wight & Am.）Harms 的根或茎叶。

【性味归经】味辛、微甜，性热。归冷经。

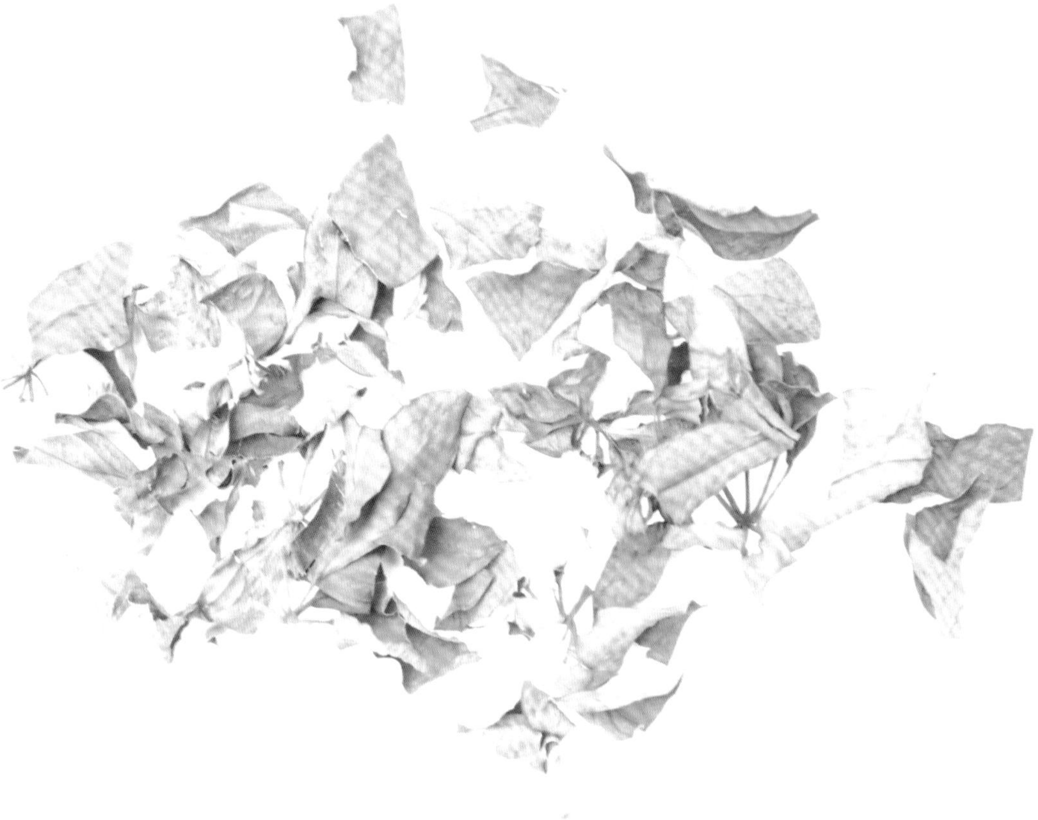

七叶莲饮片

识别特征

灌木或小乔木，有时为藤状灌木，高 2 ~ 10 m。小枝圆柱状，具茸毛或无毛。掌状复叶互生，有小叶 7 ~ 9 片；叶柄长 7 ~ 9 cm；小叶柄有狭沟，长 2 ~ 5 cm，中间的最长；托叶和叶柄基部合生成鞘状；小叶片革质，椭圆形或长圆形，长 11 ~ 16 cm，宽 4 ~ 6 cm；先端短渐尖或急尖，基部渐狭或钝形，全缘，上面绿色，光泽，下面淡绿色，网脉明显。伞形花序集合成圆锥花序，顶生；总花梗短，长 5 ~ 7 mm，花梗长 1.0 ~ 2.5 mm，均疏生星状茸毛，花萼无毛；花瓣 5 片，全缘，长约 2 mm，白色；雄蕊 5；子房下位，5 室，柱头 5 枚，无花柱。浆果球形，直径约 3 mm，有明显的 5 棱，红色。花期 5—6 月，果期 6—7 月。

生境分布

生长于海拔 1500 m 以下的山谷或阴湿的疏林中。分布于湖南、贵州、云南等省区。

采收加工

全年均可采收，洗净，鲜用或切片晒干。

功效主治

祛风除湿，活血止痛。主治风湿痹痛，胃痛，头痛，牙痛，脘腹疼痛，痛经，产后腹痛，跌仆骨折，疮肿。

用法用量

内服：煎汤，10 ~ 15 g。外用：适量，煎汤洗；或鲜品捣烂外敷。

民族药方

1．风湿关节痛 七叶莲、红龙船花叶、大风艾各适量。共捣烂，用酒炒热后敷患处。

2．跌仆损伤 ①七叶莲全株 30 g。水煎服或用鲜叶适量捣烂，调酒炒热外敷。②七叶莲、满山香、半边山各适量。共捣烂，酒炒敷患处。

3．跌仆筋断骨折 七叶莲、酒糟各适量。共捣烂，用芭蕉叶包好煨暖，敷患处。每 2 日换药 1 次，连敷 3 剂。

4．外伤出血 七叶莲适量。捣烂敷患处。

5．睾丸肿大 七叶莲根、猪腰子各适量。同煮服。

6．痛经 七叶莲根、血当归、三叶木通根各 9 g。水煎服。

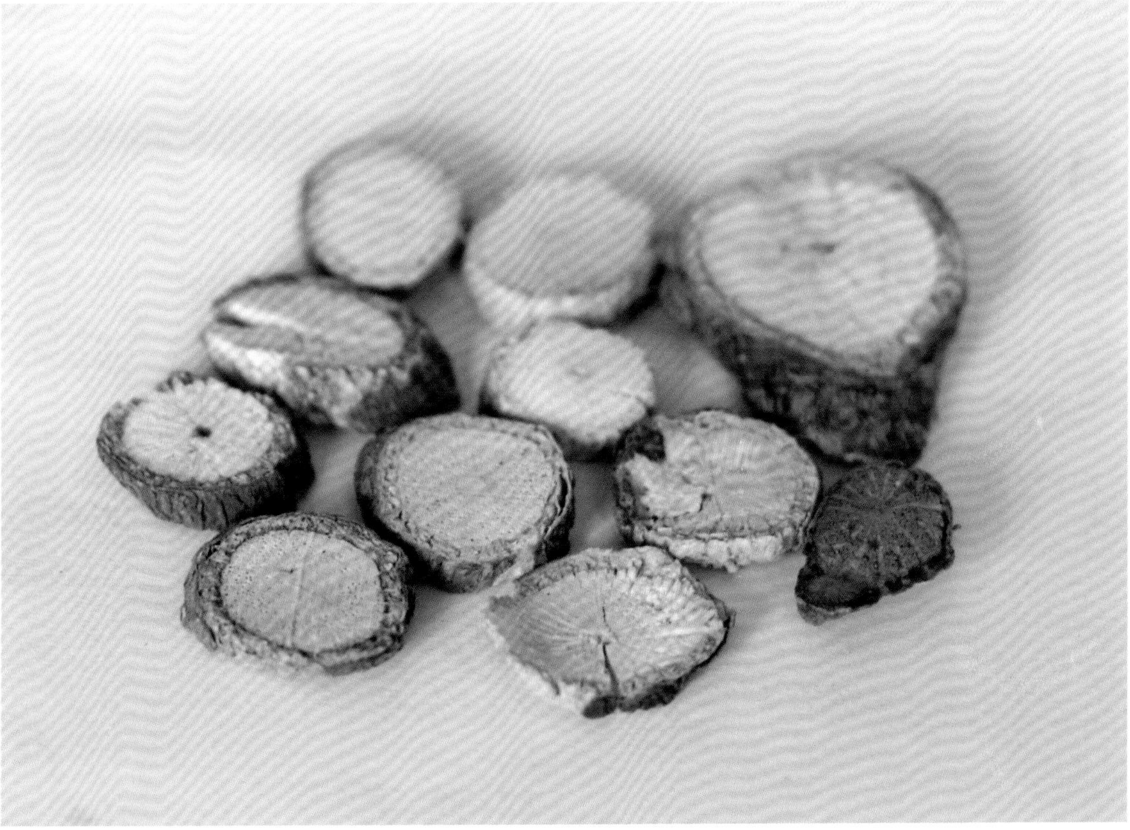

七叶莲饮片

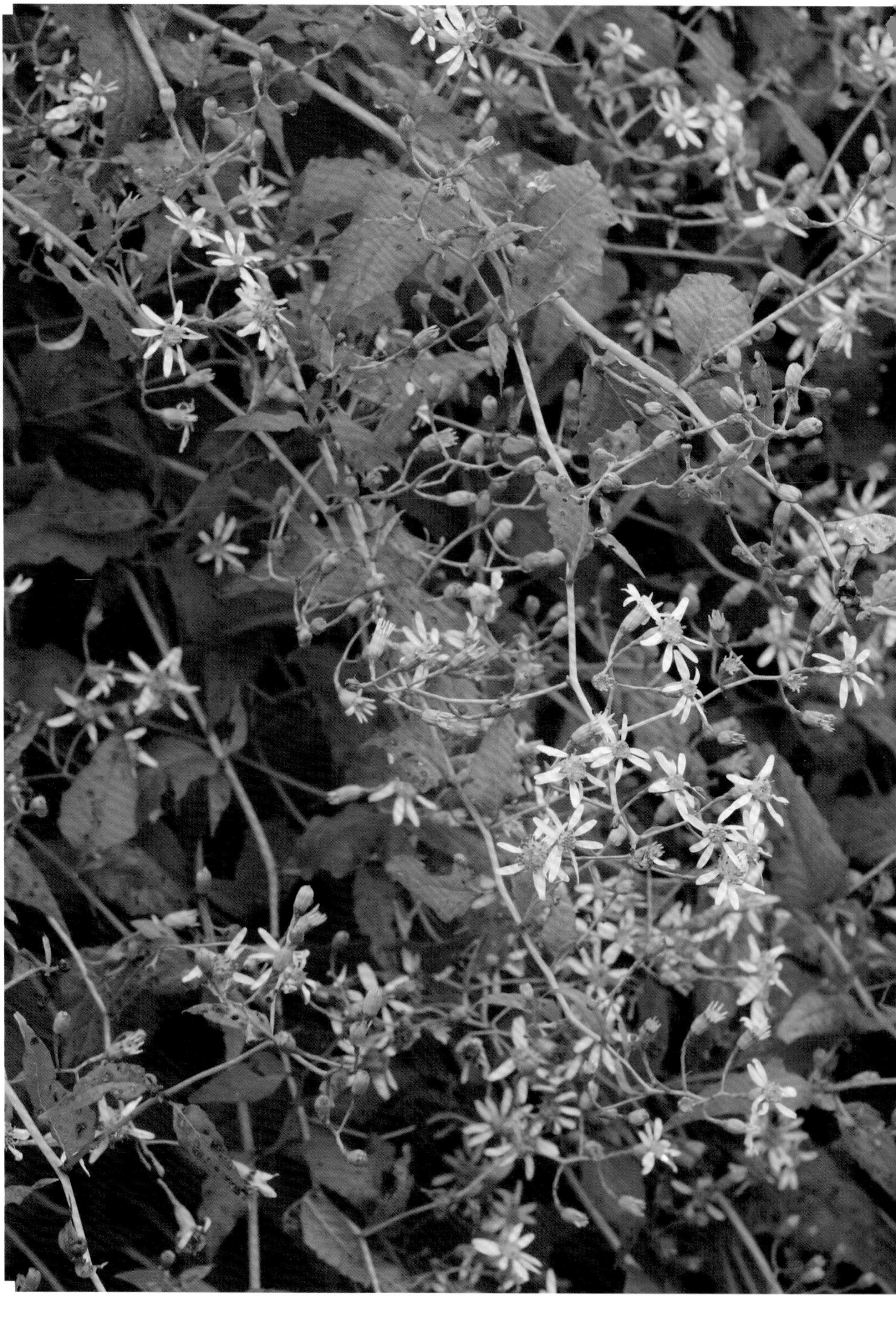

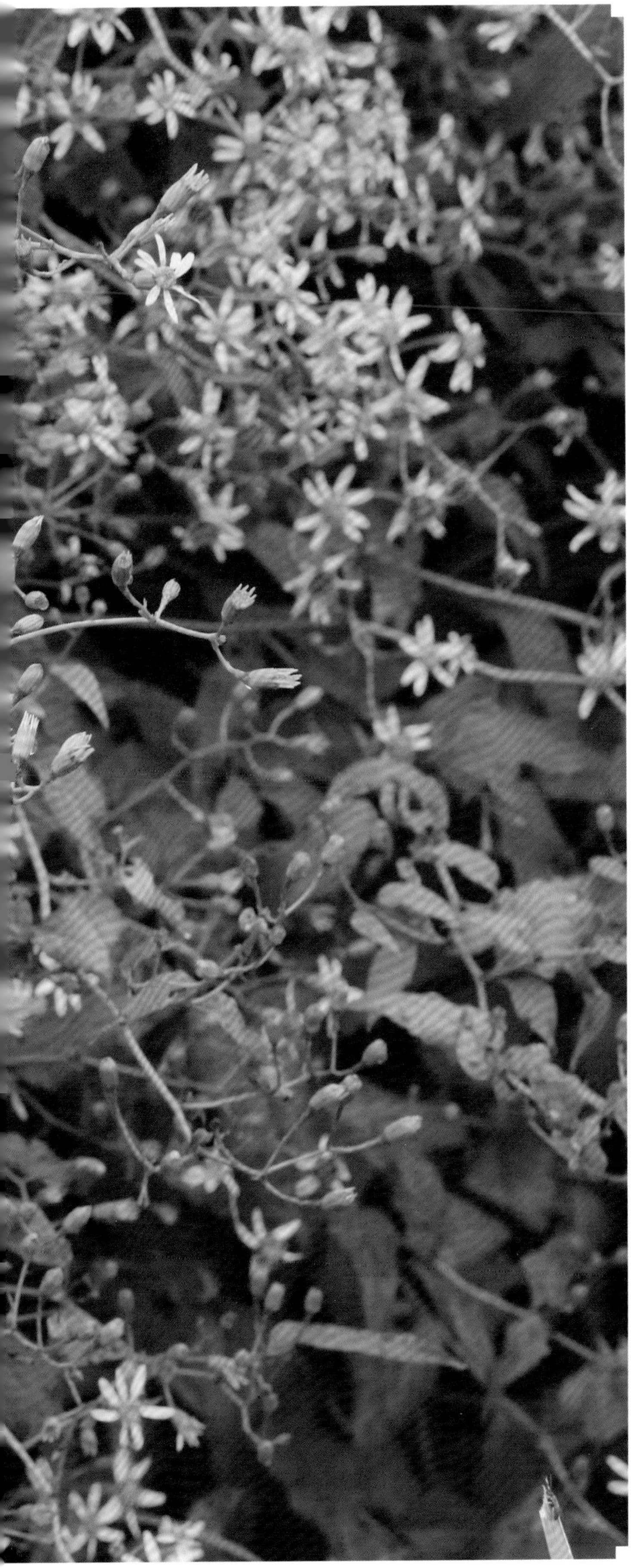

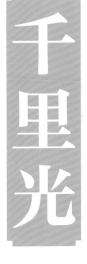

千里光

【苗药名】 窝与那。

【别　名】 千里及、九里光、九里明。

【来　源】 本品为菊科植物千里光 *Senecio scandens* Buch-Ham. Ex D. Don 的全草。

【性味归经】 味苦，性冷。归热经。

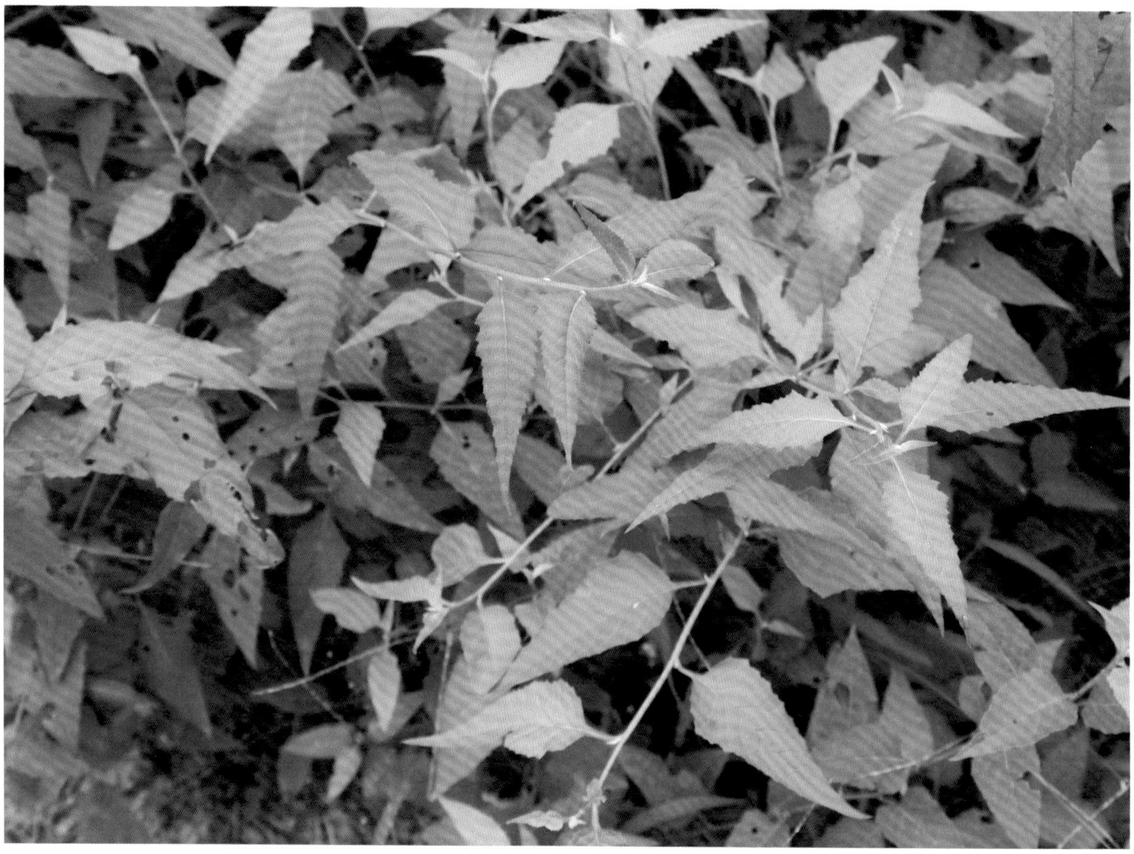

千里光

识别特征

多年生攀缘草本植物，高 2 ~ 5 m，根状茎圆柱形，木质，下有多条粗根及少量须根。茎老时木质，圆柱形，细长曲折，呈攀缘状，上部多分枝，密被柔毛或无毛。叶互生，长三角形或卵状披针形，长 6 ~ 11 cm，宽 2.5 ~ 4.5 cm，先端渐尖，基部戟形至宽楔形，边缘具不规则缺刻齿或波状齿，两面被短柔毛。头状花序顶生，排列成伞房状。花黄色；总苞圆柱珠筒状，总苞片 1 层，苞片 10 ~ 12 片，条披针形或狭椭圆形，先端尖，长 5 ~ 6 mm，宽 2 ~ 3 mm；边花舌状，雌性，8 ~ 9 朵，长 9 ~ 10 mm，宽 2 ~ 3 mm；中央花筒状，两性，多数，长 6 ~ 7 mm，瘦果圆筒形，长约 3 mm，被细毛；冠毛白色，长约 7 mm。花期 10 月至翌年 3 月，果期 2—5 月。

生境分布

生长于海拔 500 ~ 3000 m 的山坡林间、灌木丛、沟谷、河滩、沟旁、路边及荒野。分布于华东、中南、西南及河北、陕西、甘肃等省区。

采收加工

夏、秋二季收割全草，洗净，晒干或鲜用。

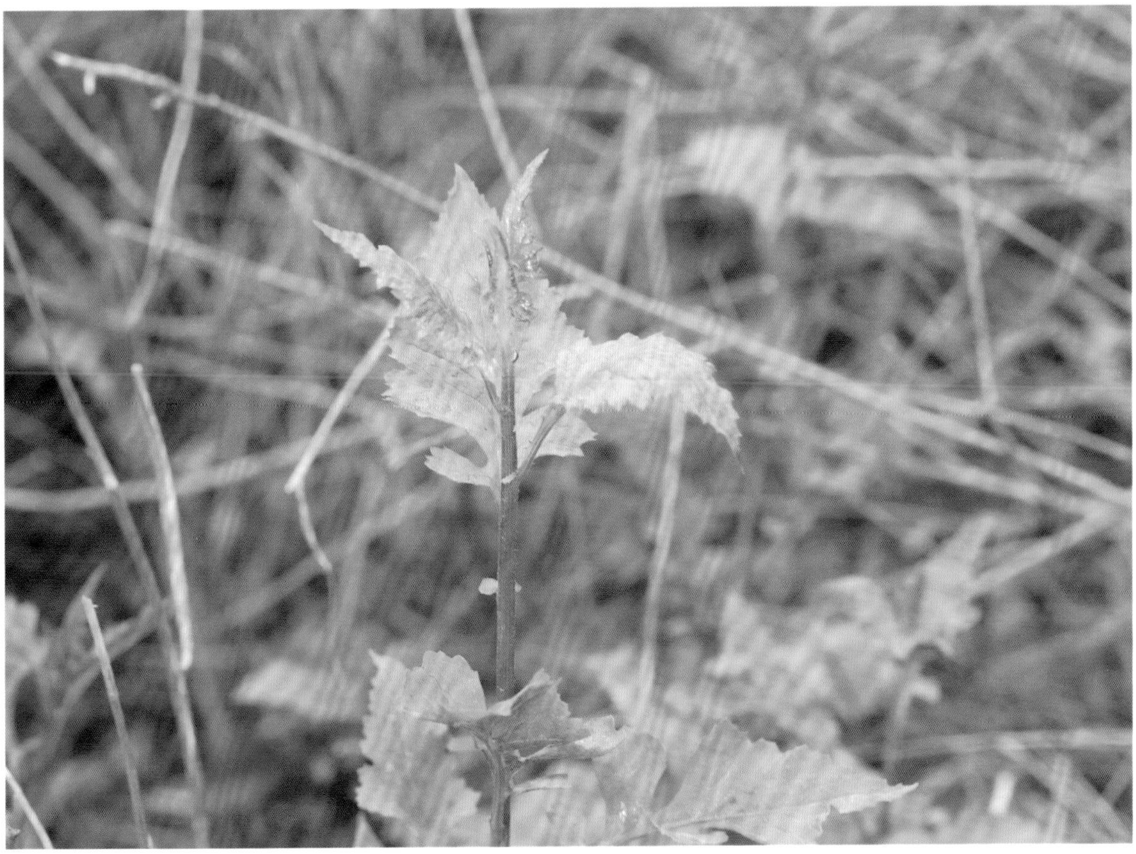

千里光

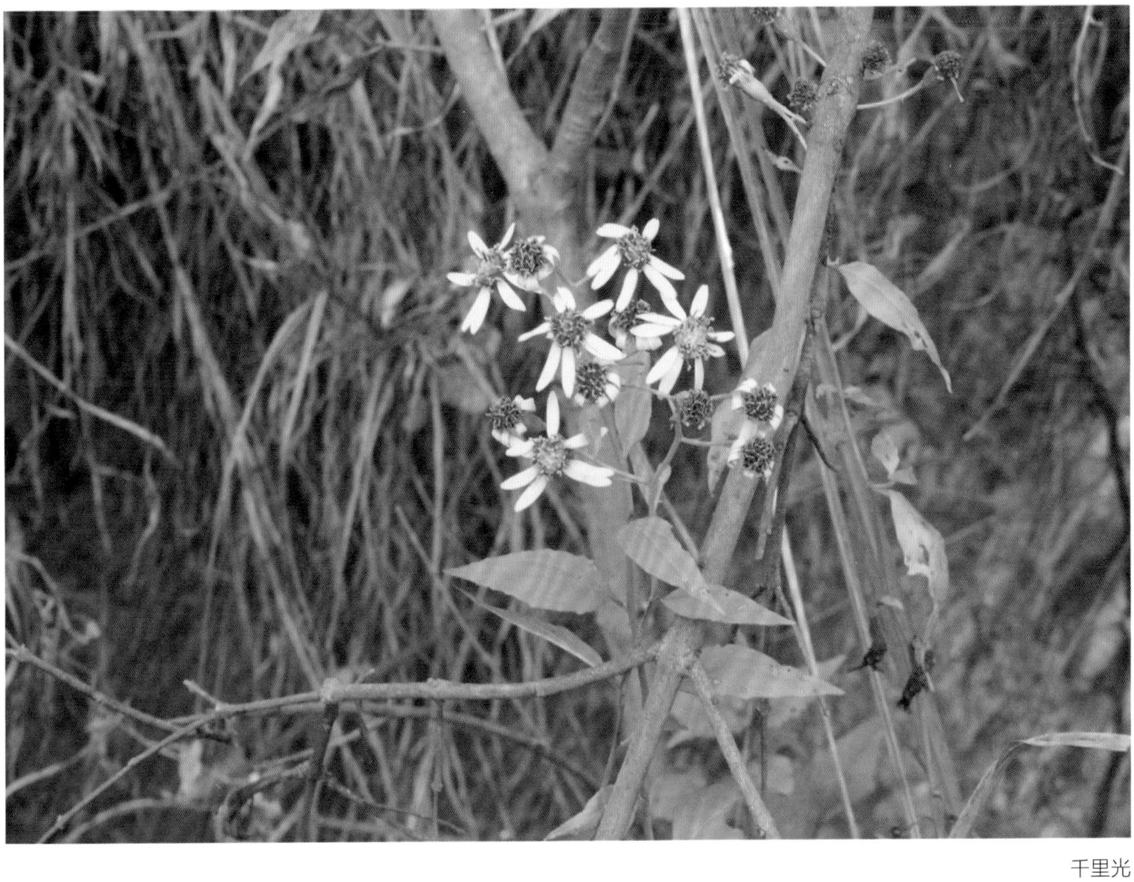

千里光

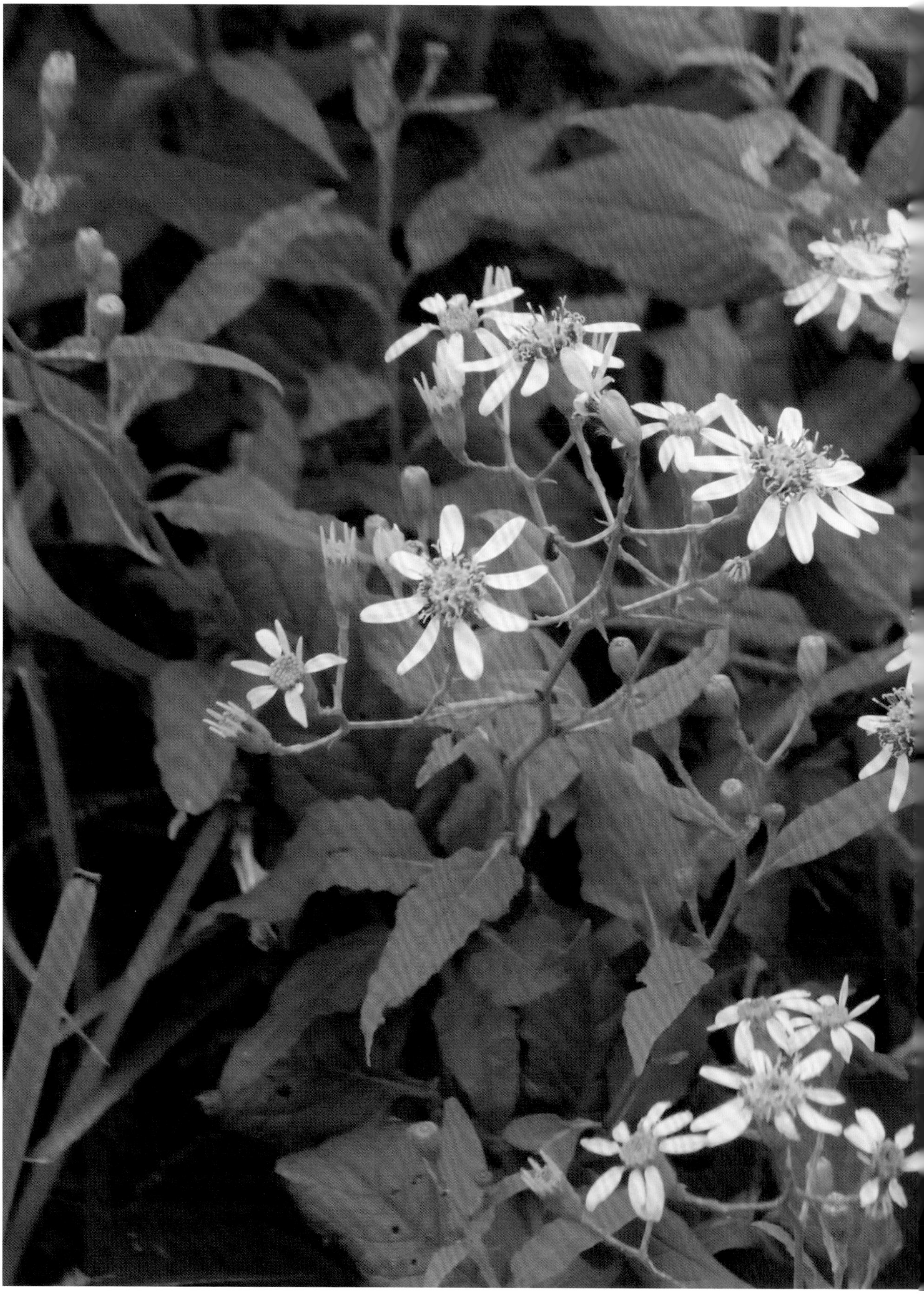

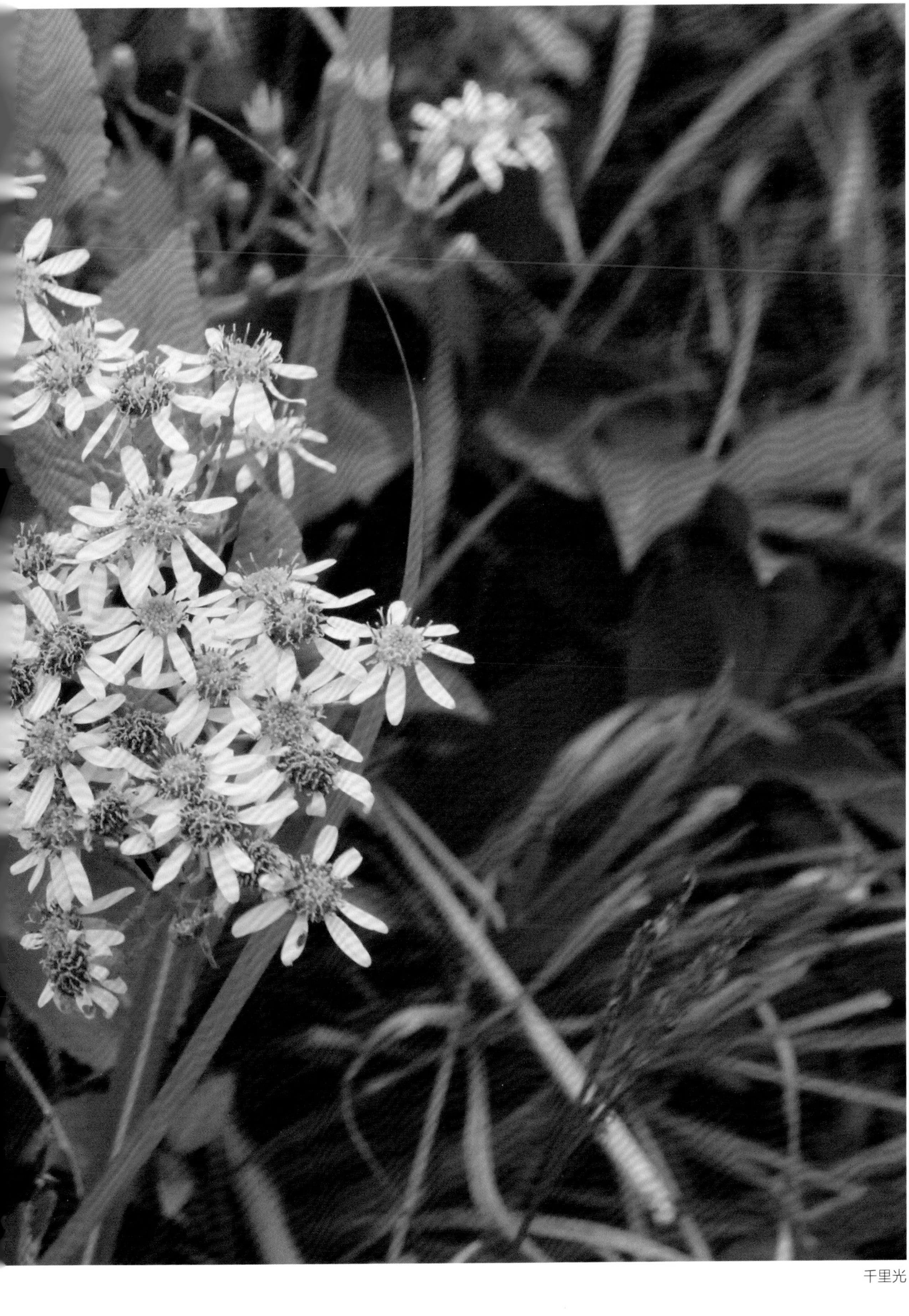

千里光

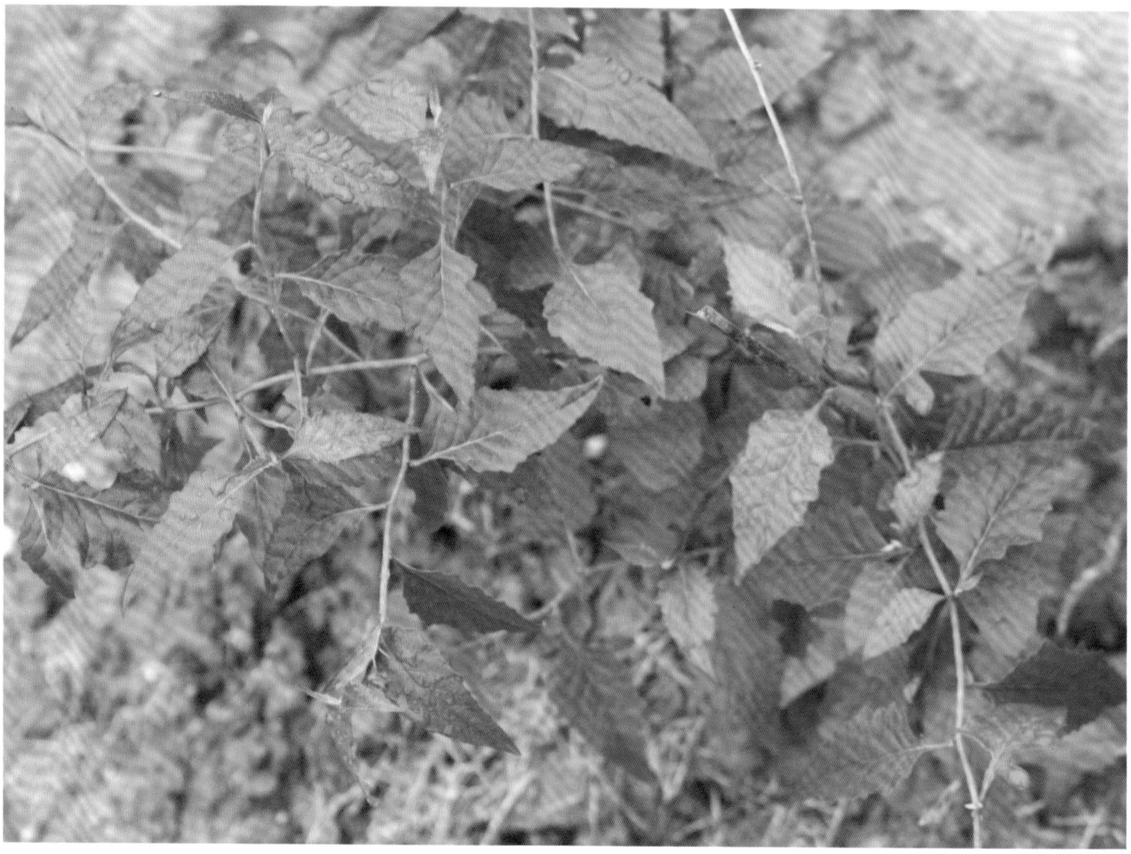

千里光

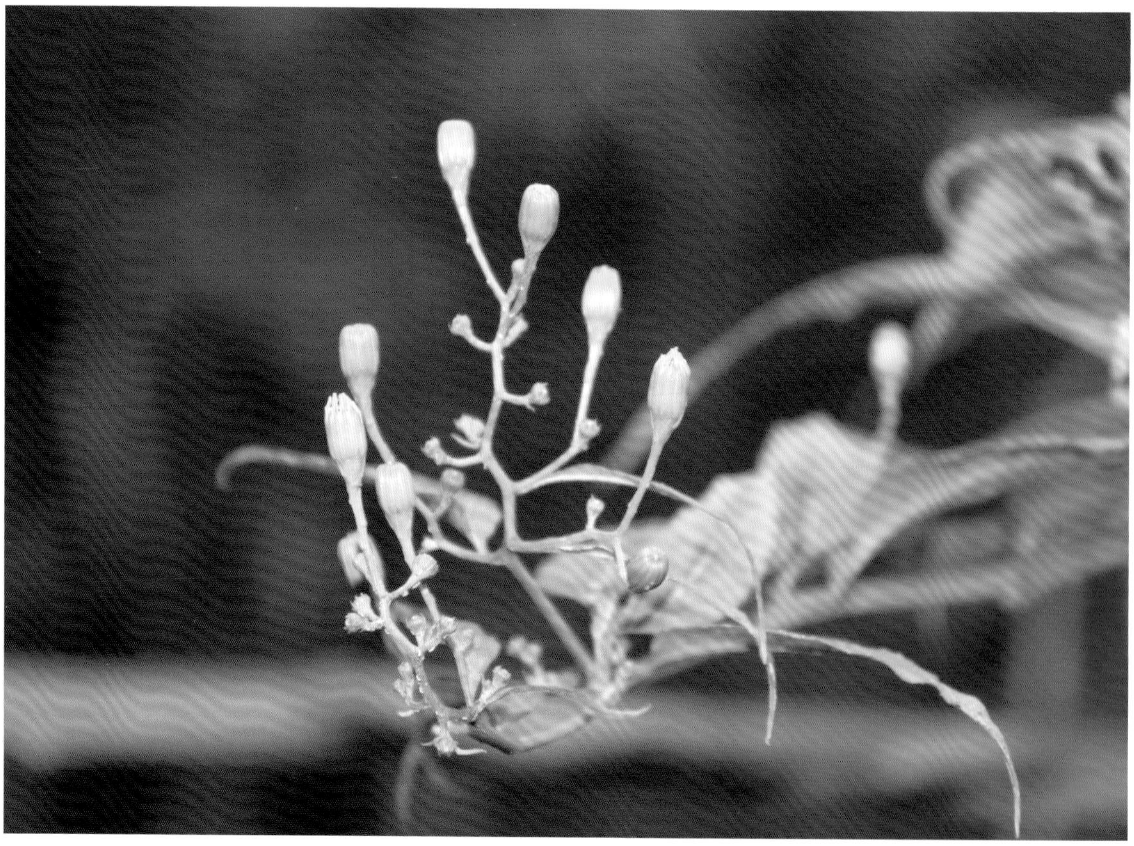

千里光

药材鉴别

茎圆柱形，细长，稍曲折，上部分枝，表面灰绿色或深棕色，具纵棱，基部木质，断面髓部白色。叶互生，多蜷缩，展平呈多边卵形或卵披针形，边缘具不规则齿裂，暗绿色或棕灰色，两面有细柔毛。顶生伞房状头状花序，花黄色。气微，味苦。

功效主治

清热解毒，明目退翳，杀虫止痒。主治上呼吸道感染，扁桃体炎，肺炎，肠炎，急性角膜炎，角膜溃疡，变应性皮炎，湿疹，滴虫阴道炎。

用法用量

内服：15 ~ 30 g，鲜品 50 g，煎服。外用：适量，煎水洗，捣烂外敷或捣汁涂。

民族药方

1．疮毒溃烂久不收口 千里光 500 ~ 1000 g。熬成膏汁敷患处，每日换药 1 次。

2．脓疱疮 千里光 100 g，三颗针、十大功劳各 50 g，地肤子 30 g，白芷 20 g。煎水洗患处，每日 2 次。

3．痔疮 千里光、冰片各 15 g，田螺 1 个。共捣烂，敷于患处。

4．皮肤瘙痒、湿疹、风疹等 千里光、及己各 15 g，杠板归 30 g，合萌 60 g。用水煎汤洗患处。

5．急性结膜炎 ①千里光、木贼草各 50 g。煎水浓液，熏患眼，每日 2 ~ 3 次。②千里光、细叶鼠曲草各 10 g。水煎服。③千里光 60 g，马尾黄连 30 g。煎水外洗。

6．目赤肿痛、流泪 千里光、野菊花各 10 g。水煎服。

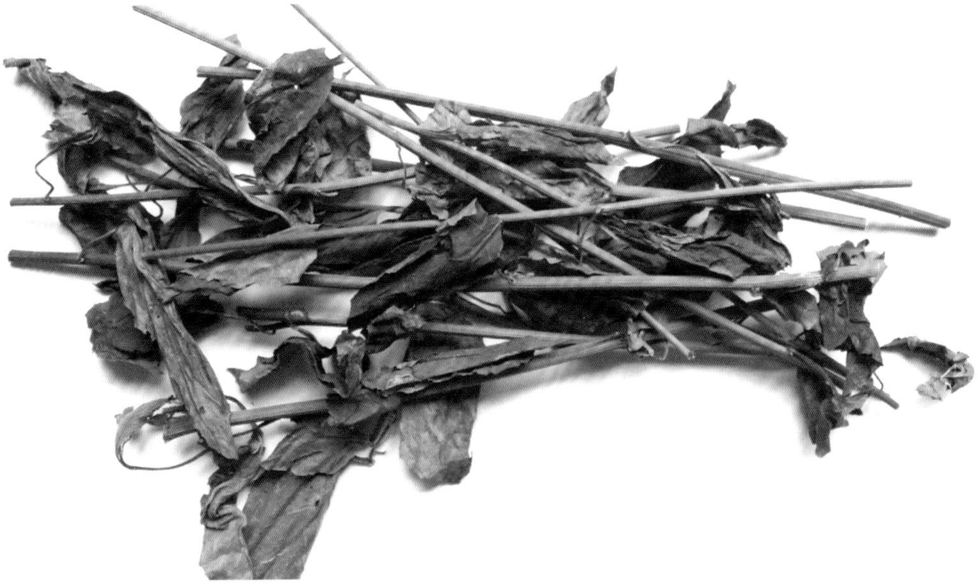

千里光药材

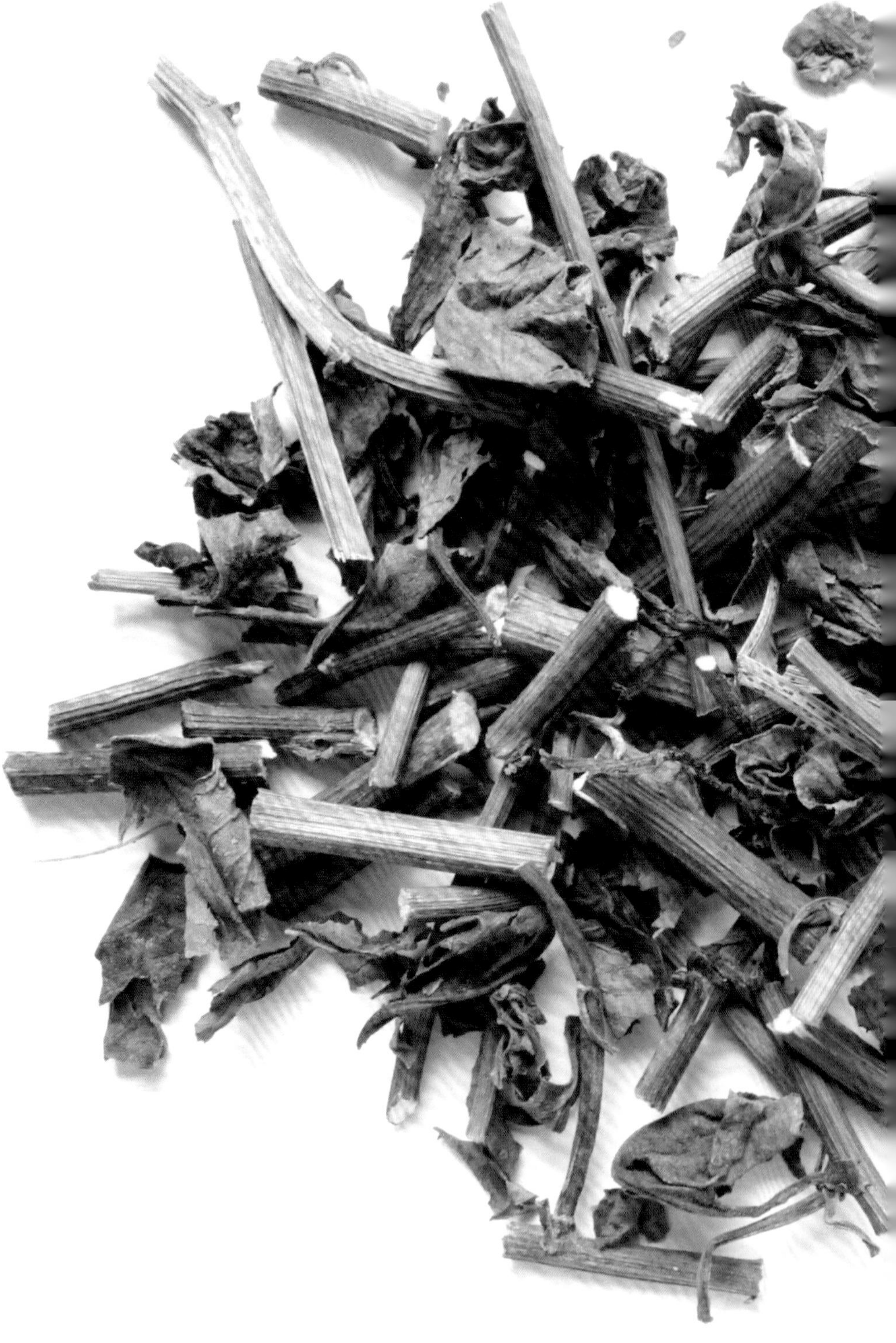

千里光

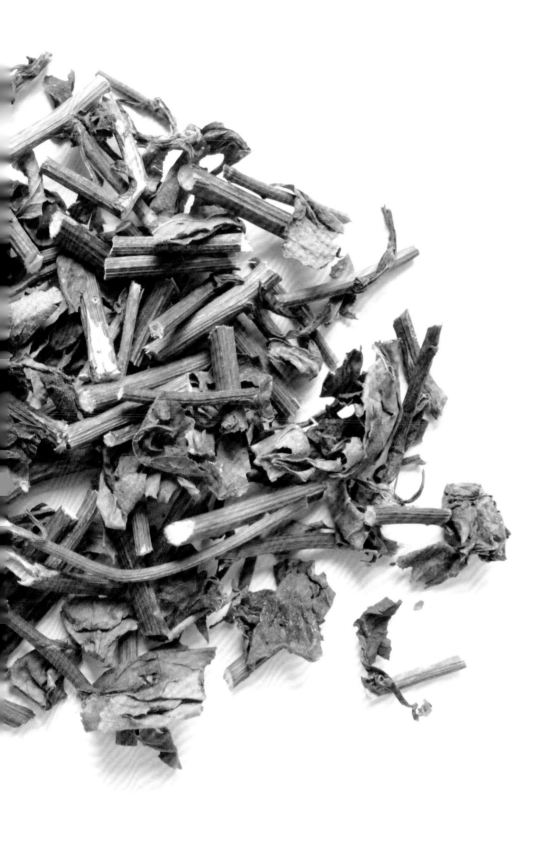

千里光饮片

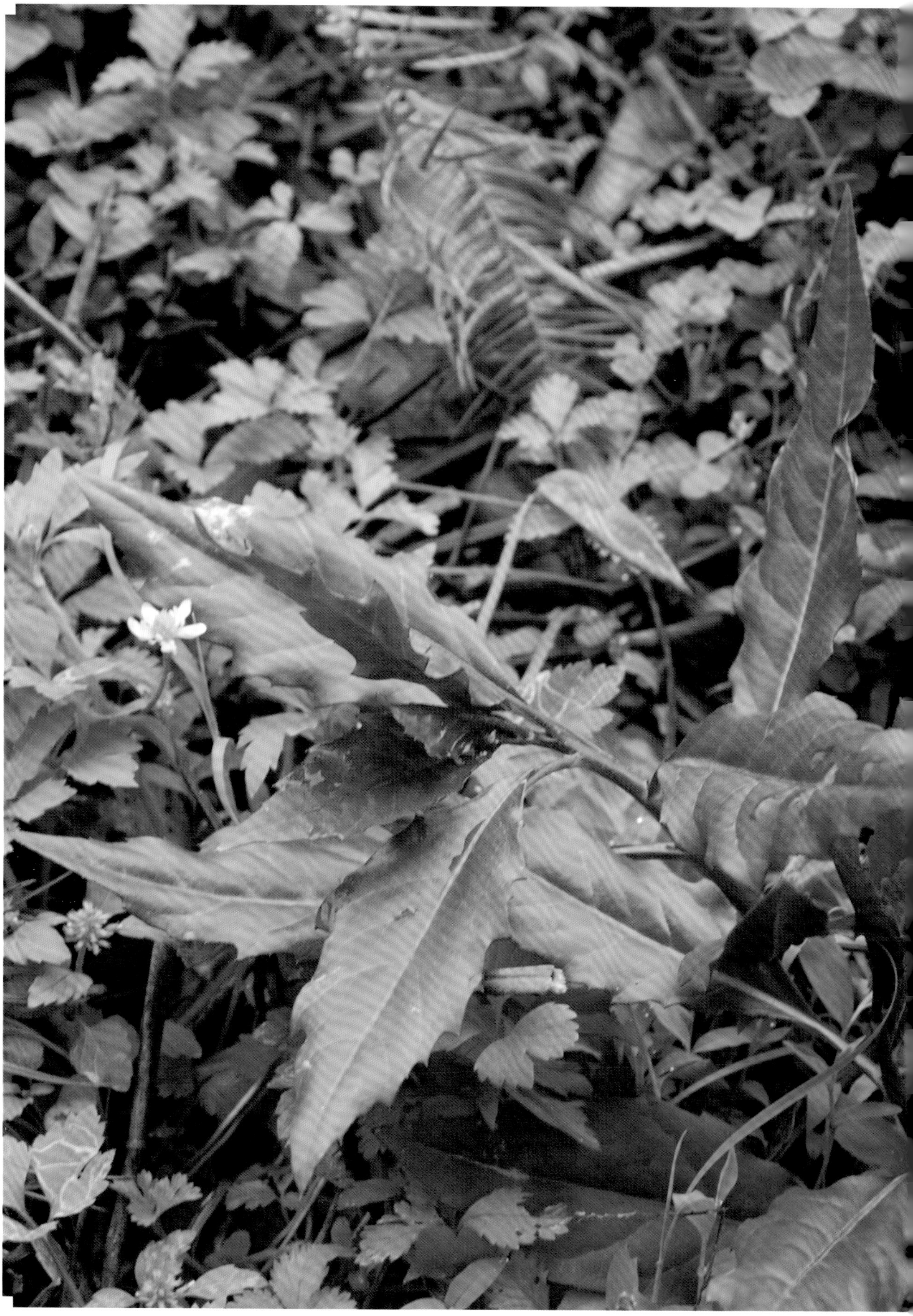

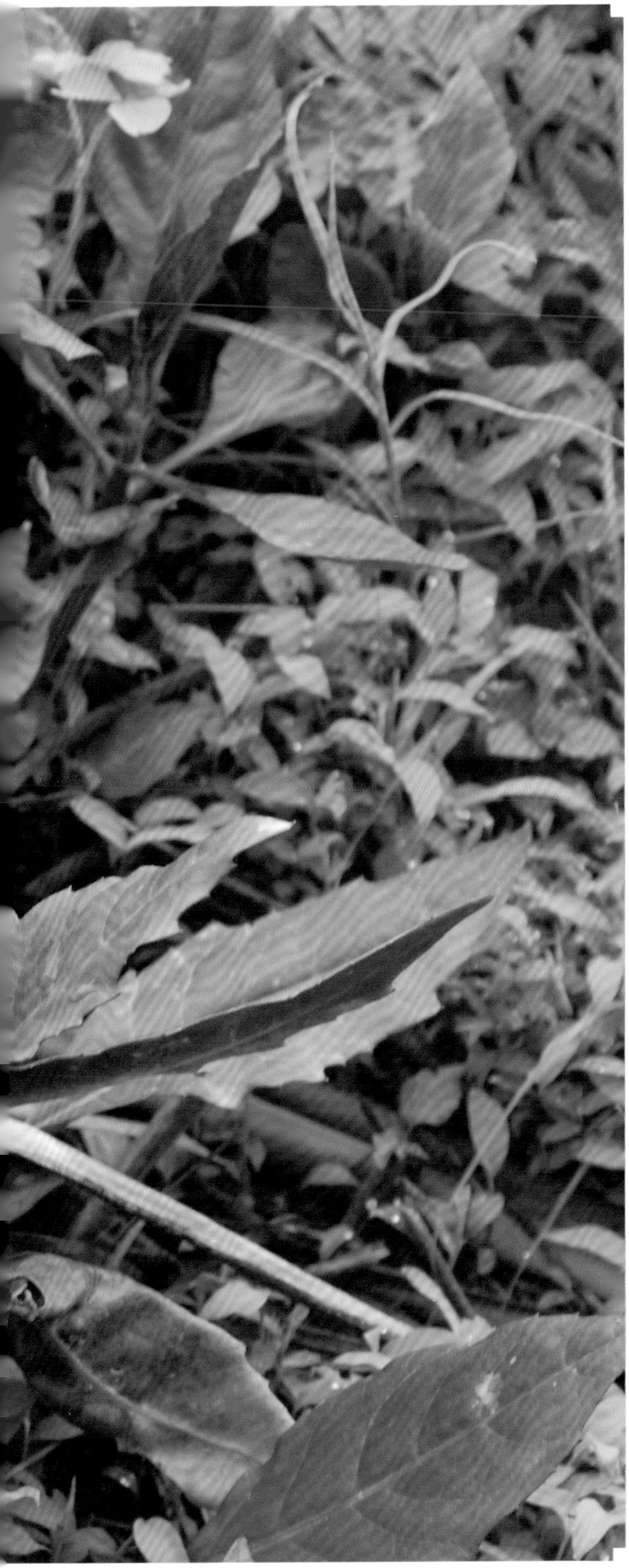

千年耗子屎

【苗药名】比阿能。

【别　名】紫背天葵。

【来　源】本品为毛茛科植物紫背天葵 *Semiaquilegia adoxoides*（DC.）Makino 的块根。

【性味归经】味甘、苦，性冷。归热经。

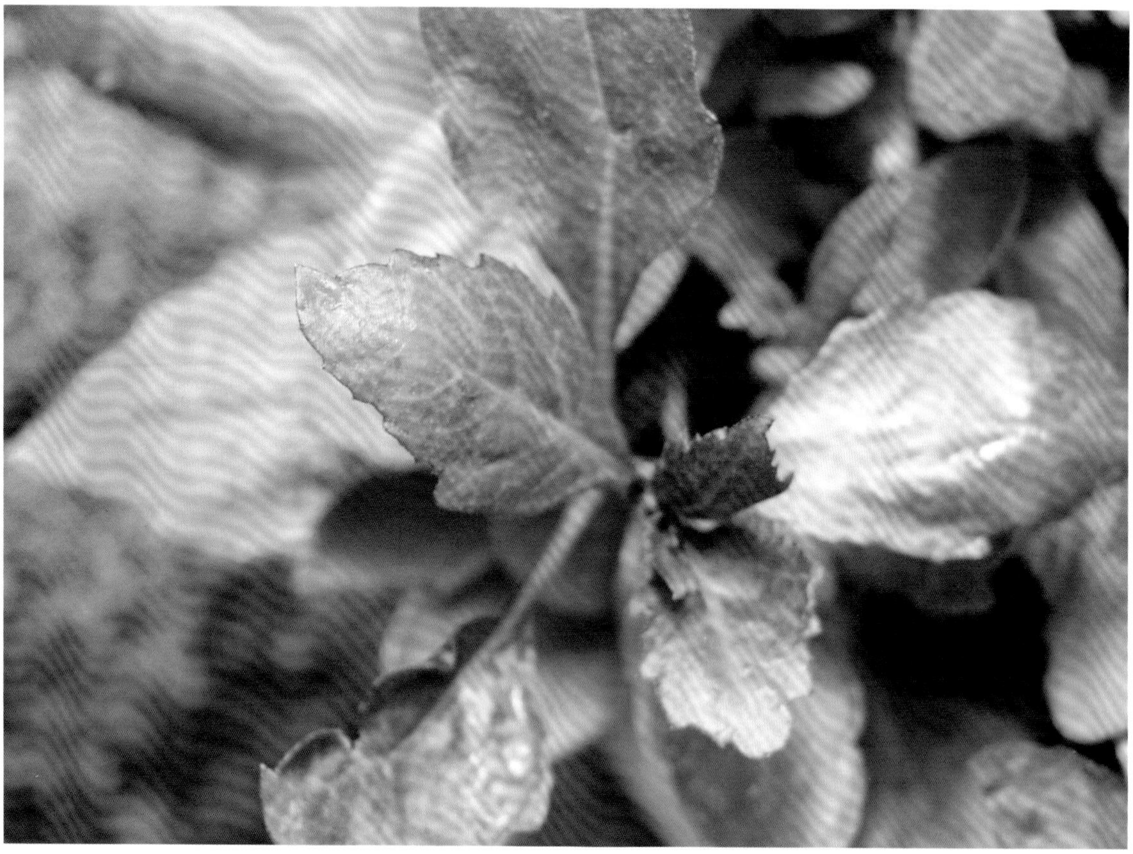

紫背天葵

识别特征

多年生草本植物，高达 15 ~ 40 cm。地下根茎纺锤形或椭圆形，外皮棕黑色。根生叶丛生，有长柄；1 回 3 出复叶；小叶扇形、菱形，3 深裂，裂片具粗齿，上面绿色，下面紫色。花序有 2 至数朵花，中部有 2 枚细苞片；花小，萼片 5，花瓣状，白色或淡紫色；花瓣 5，匙形，基部囊状；雄蕊 8 ~ 14，退化雄蕊；心皮 3 ~ 5，花柱短。蓇葖果 3 ~ 4 枚，熟时开裂。种子倒卵形。花期 3—4 月，果期 4—5 月。

生境分布

生长于林下、石隙、草丛等阴湿处。分布于西南、华东、东北等地区。

采收加工

5—6 月采挖，去掉须根，洗净，晒干。

药材鉴别

块根呈不规则短柱状、纺锤状或块状，略弯曲，有的有 2 ~ 3 短分叉，长 1 ~ 3 cm，直径 0.5 ~ 1.0 cm。表面暗褐色至灰黑色，具不规则的皱纹及须根或须根痕；顶端常有茎叶残基，外被数层黄褐色鞘状鳞片；中部通常较膨大。质较软，易折断，断面皮部类白色，木部黄白色或黄棕色，略显放射状纹理。气微，味甘、微苦辛。以个大、断面皮部色白者为佳。

功效主治

清热解毒消肿，活血散瘀止痛，消痰散结，利水通淋。主治疔疮疖肿，乳腺炎，扁桃体炎，淋巴结结核以及跌仆损伤，毒蛇咬伤，小便不利。

用法用量

内服：煎汤，3 ~ 9 g。外用：适量。

民族药方

1. 小儿盐吼（哮喘） 千年耗子屎根5个。泡入盐水中一夜，烘干研末，姜开水吞服。

2. 产后流血过度、失血体虚 千年耗子屎、蓝布正、野青菜、小血藤、仙鹤草各16 g，大血藤21 g，益母草10 g，陈艾3 g。泡酒500 ml，内服，每次16 ml，每日2次。

3. 胃热气痛 千年耗子屎6 g。捣烂或嚼烂，开水吞服。

4. 肺痨 千年耗子屎120 g。放在1只猪肚子（猪胃）内，煮烂去渣，连吃3只。

5. 癫痫 千年耗子屎5 ~ 7颗（约3 g）。研成细末，发病前用烧酒吞服，连用3 ~ 5剂。

6. 眼翳初起 千年耗子屎适量。捣烂贴于太阳穴（患左贴右，患右贴左），起泡即取去。

7. 蛇咬伤 千年耗子屎6 g。于患者口中嚼烂后敷患处，每日1换。

8. 骨折 千年耗子屎、桑白皮、水冬瓜皮、玉枇杷各30 g。捣烂，正骨后包患处；再用本品30 g，泡酒500 ml。每次服15 g。

9. 外痔 千年耗子屎适量。磨桐油搽患处。如有瘘管，用15 g捣烂，外敷患处。

10. 指甲溃烂（甲沟炎） 鲜紫背天葵适量。捣烂敷患处。

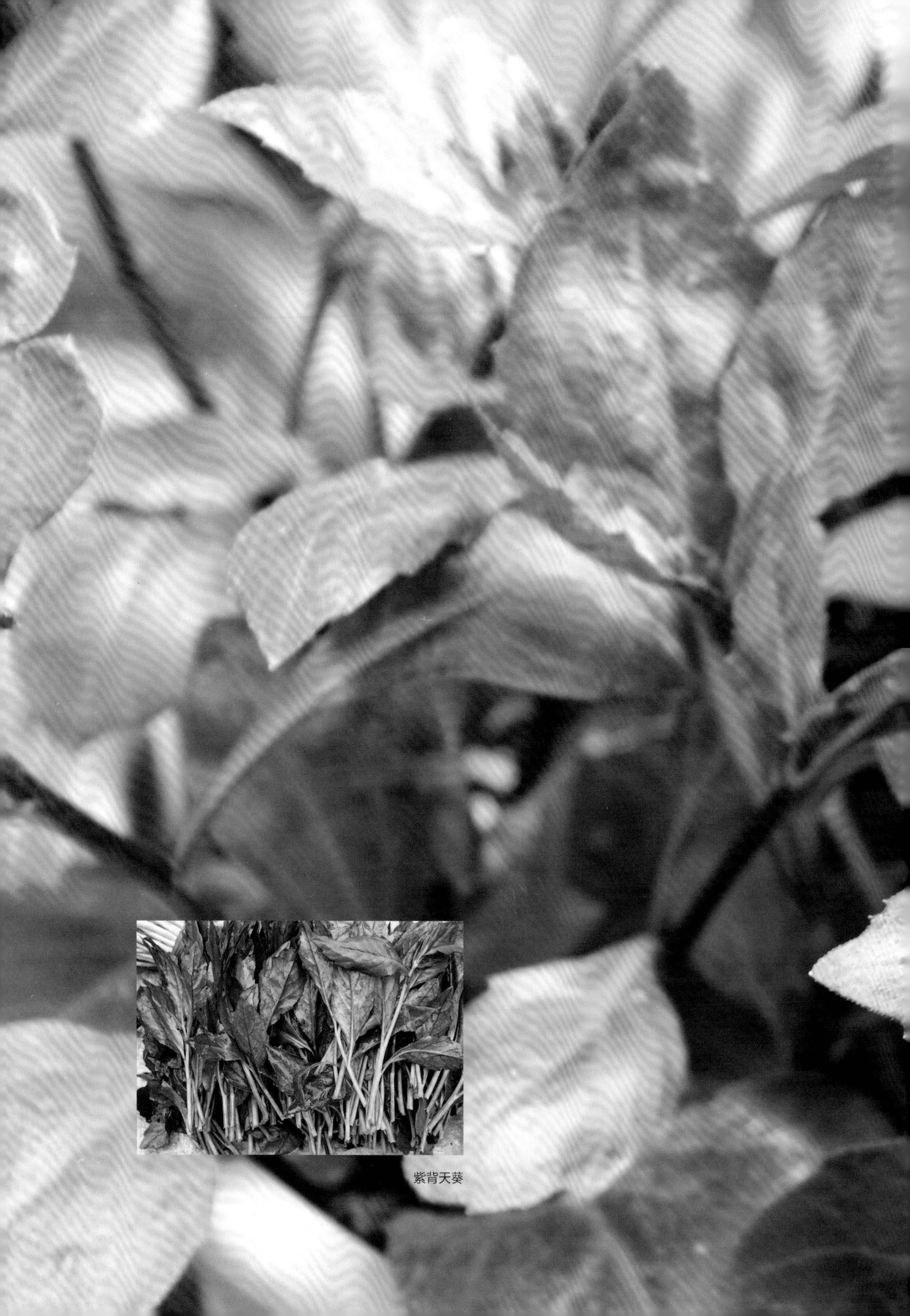

紫背天葵

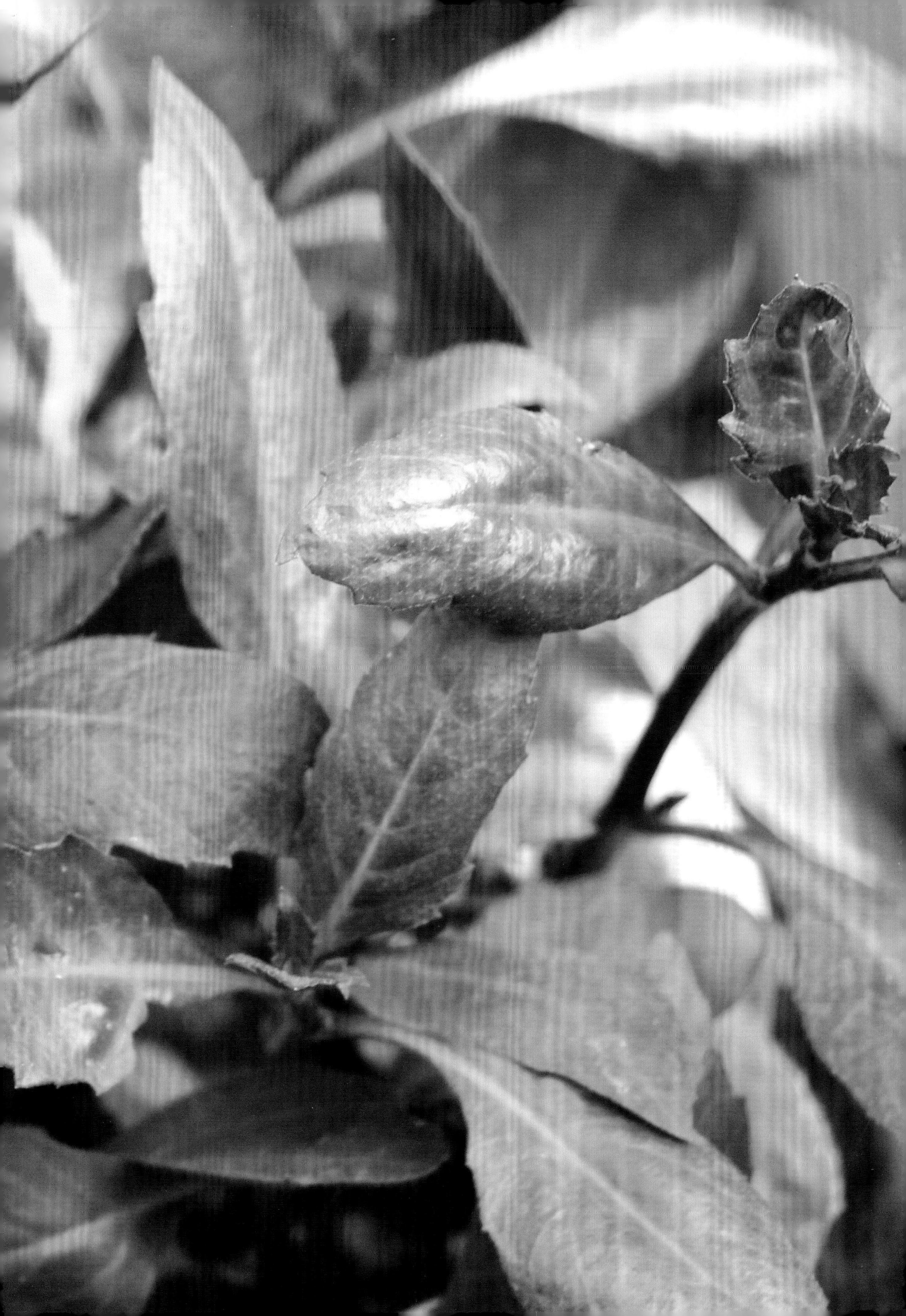

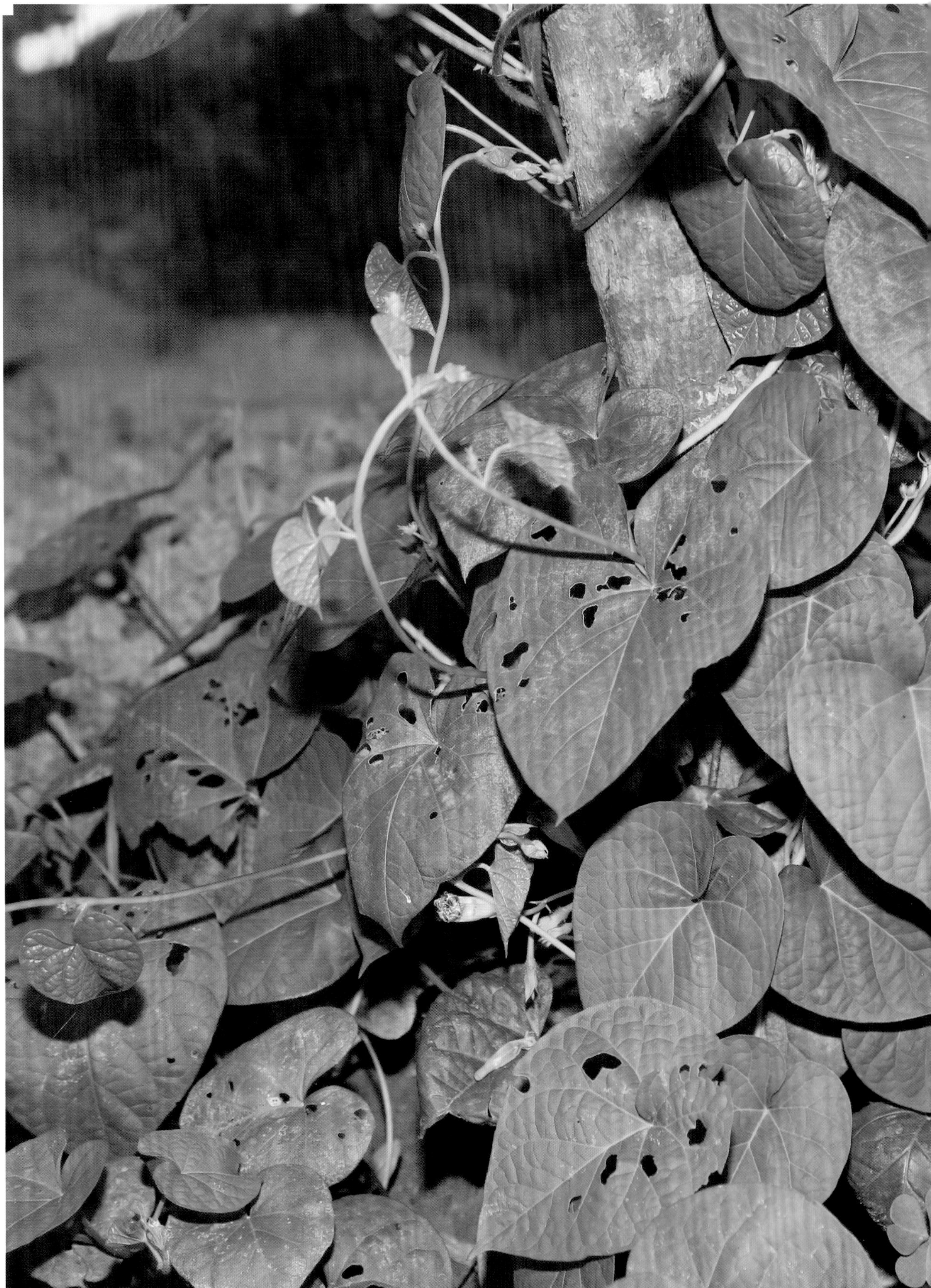

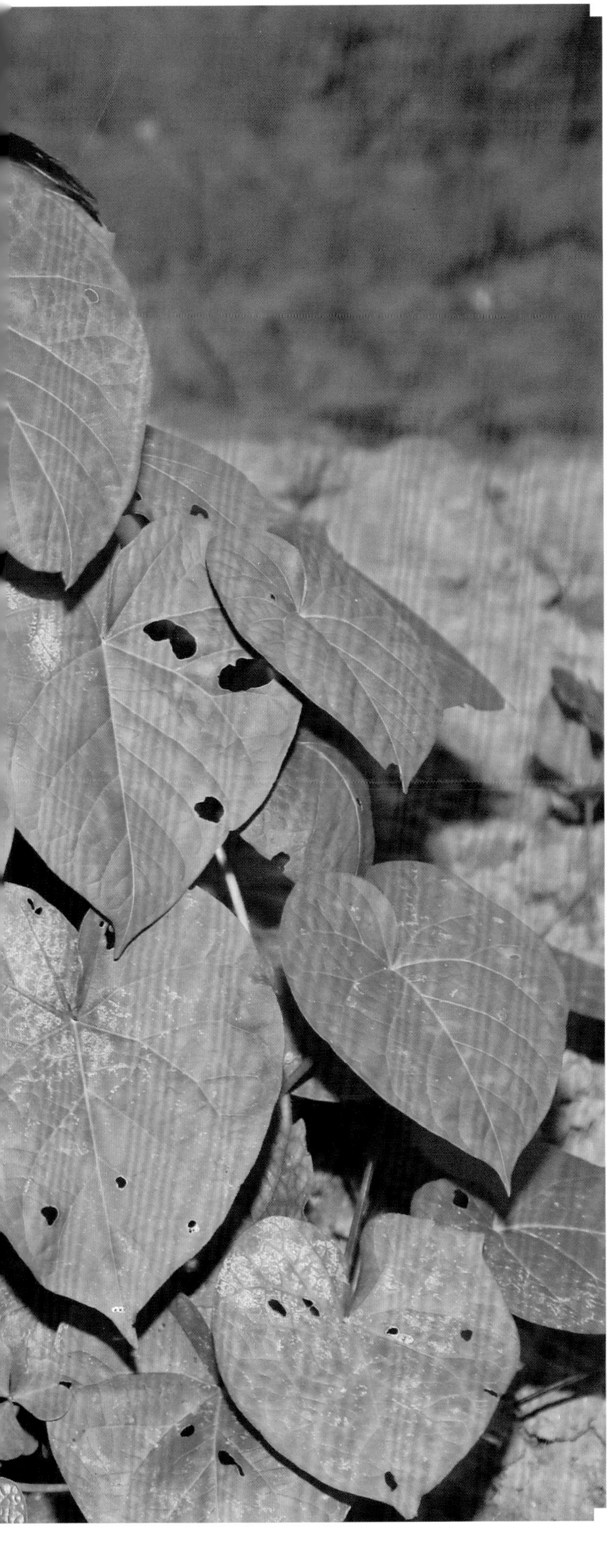

牵牛子

【苗药名】窝比窝收。

【别　名】二丑、金铃、黑牵牛、白牵牛、黑丑、白丑。

【来　源】本品为旋花科植物圆叶牵牛 *Pharbitis purpura*（L.）Voigt 的种子。

【性味归经】味苦、辛，性冷；有毒。归热经。

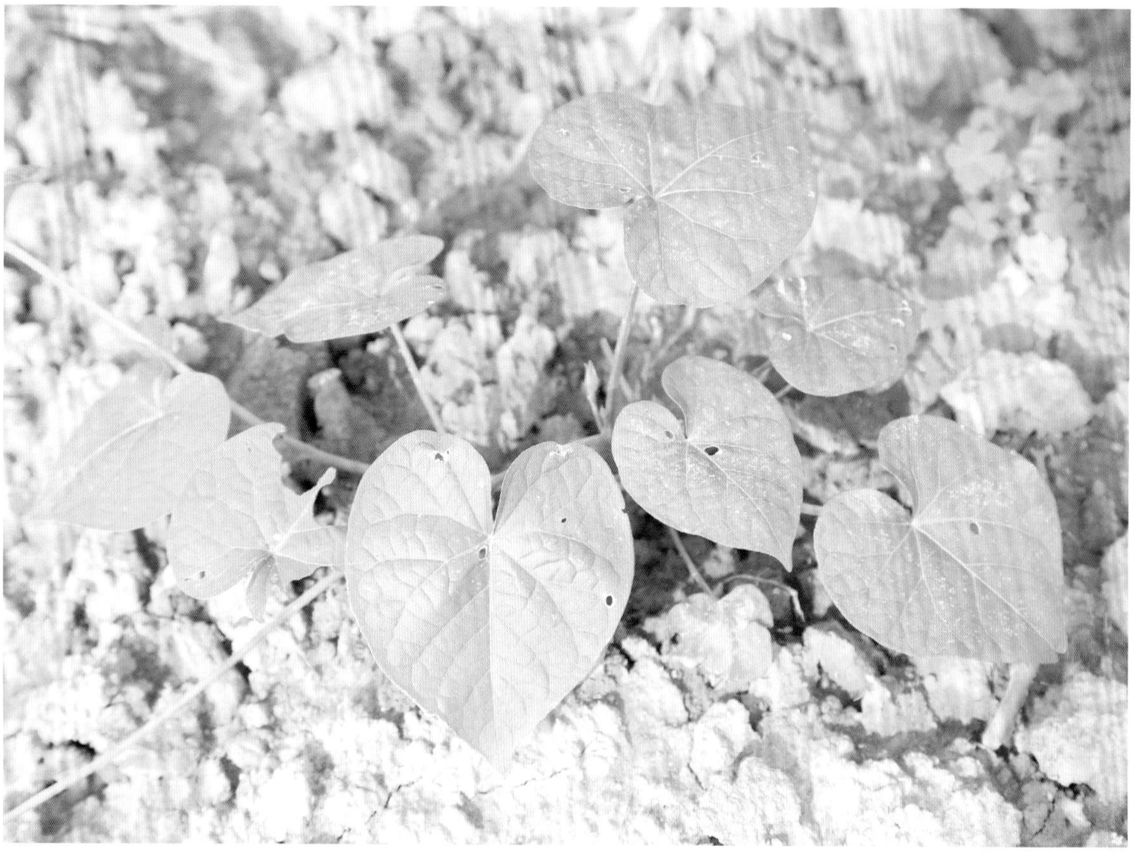

圆叶牵牛

识别特征

一年生缠绕草本植物，茎左旋，长 2 m 以上，被倒向的短柔毛及杂有倒向或开展的长硬毛。叶互生，叶柄长 2 ~ 15 cm，叶片圆形或宽卵状心形，深或浅 3 裂，偶有 5 裂，长 4 ~ 18 cm，宽约 3.5 cm，通常全缘。花腋生，单一或 2 ~ 5 朵成聚伞花序，萼片卵状披针形。花序梗长短不一，被毛；苞片 2，线形或叶状；萼片 5，近等长，狭披针形，外面有毛；花冠漏斗状，长 5 ~ 10 cm，蓝紫色、粉红色、白色或紫红色，花冠管色淡；雄蕊 5，不伸出花冠外，花丝不等长，基部稍阔，有毛。雌蕊 1，子房无毛，3 室，柱头头状。蒴果近球形，直径 0.8 ~ 1.3 cm，3 瓣裂。种子 5 枚，黑褐色或白色、浅黄色，无毛。花期 5—10 月，果期 8—11 月。

生境分布

生长于平地及海拔 2800 m 的田边、路旁、宅旁或山谷林内，栽培或野生。分布于我国大部分地区。

采收加工

秋季果实成熟未开裂时将藤割下，晒干，种子自然脱落，除去果壳杂质。

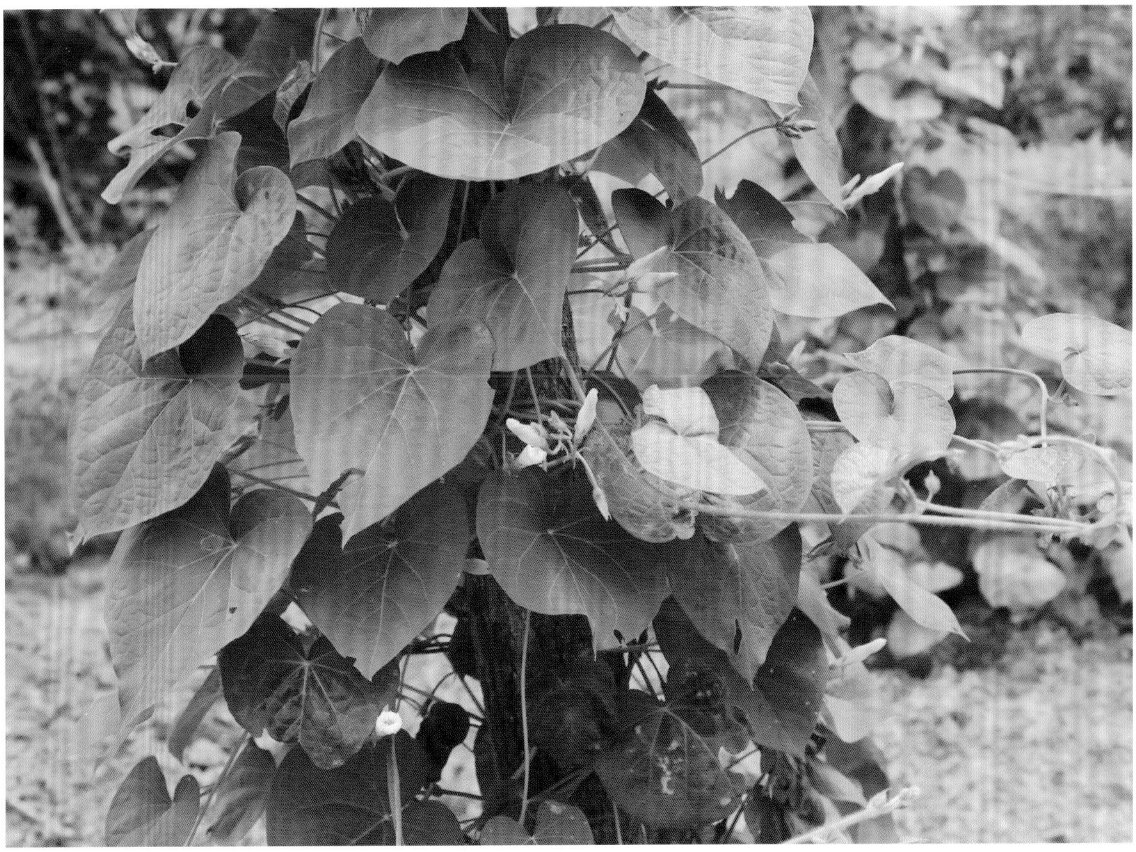

圆叶牵牛

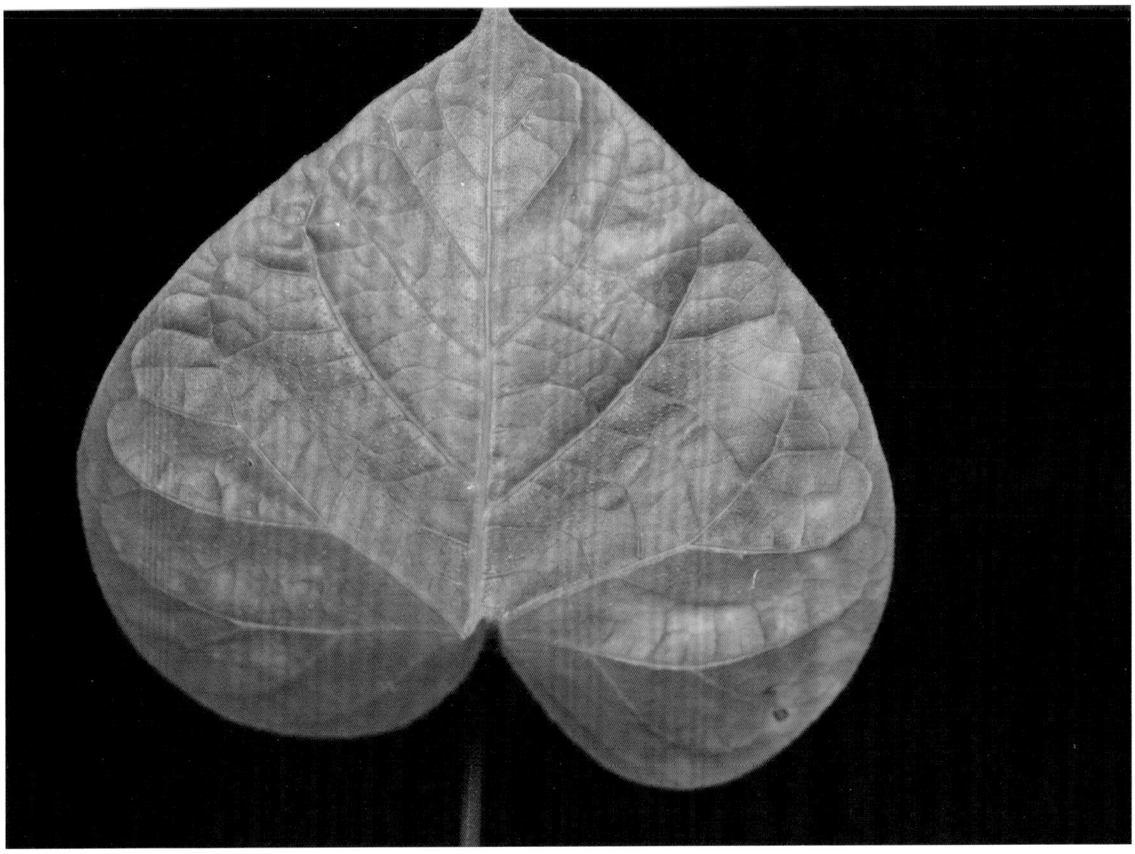

圆叶牵牛

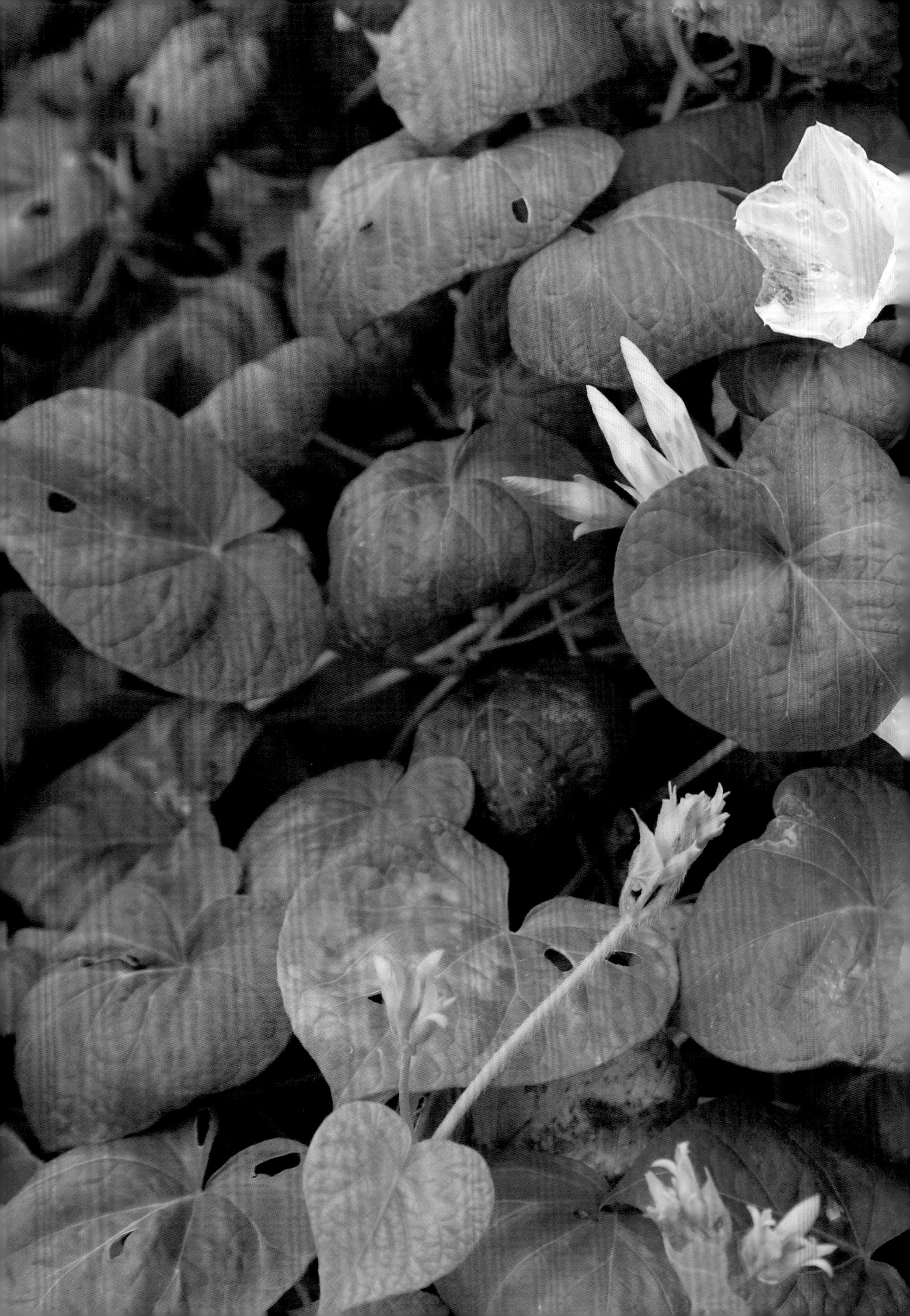

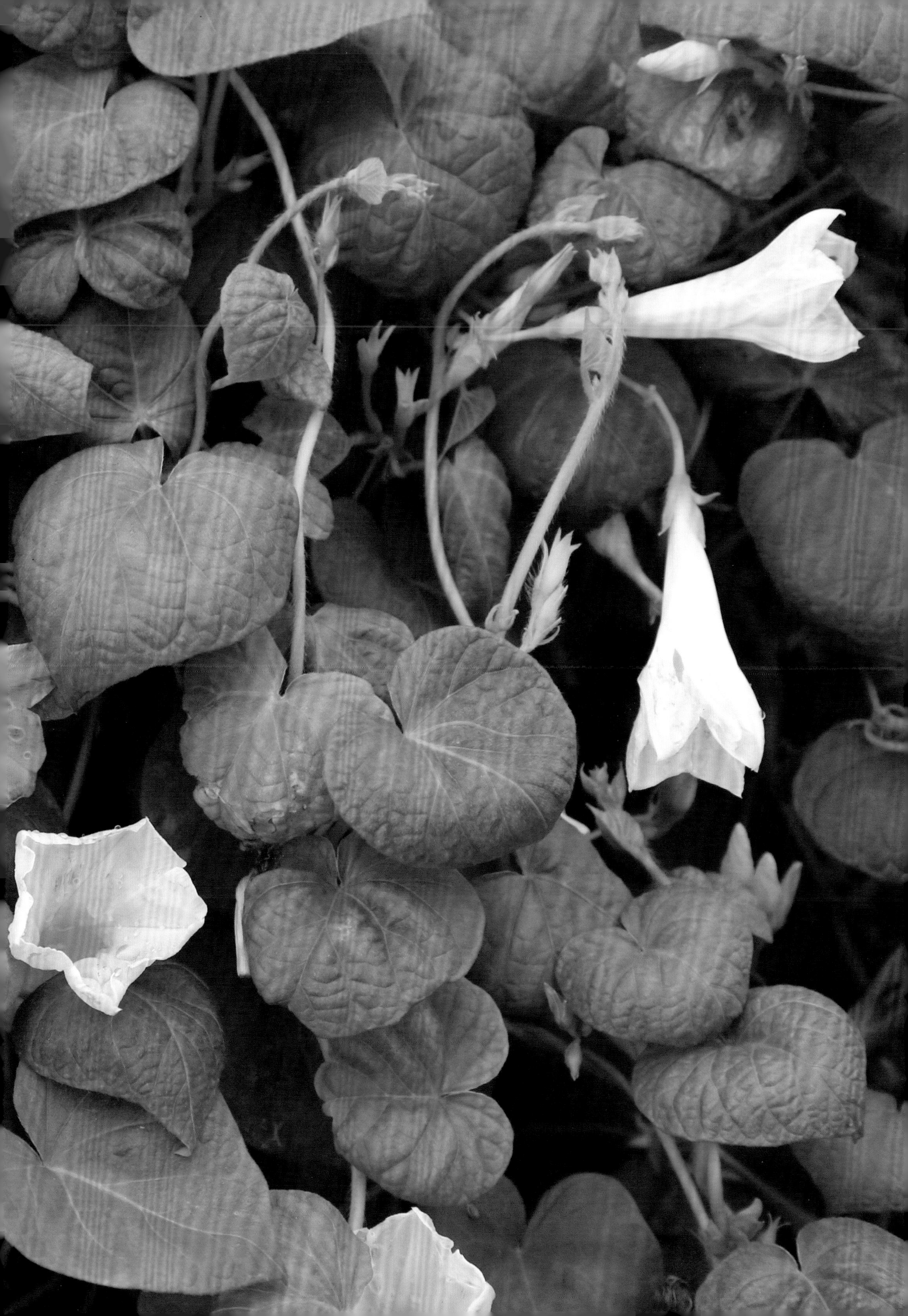

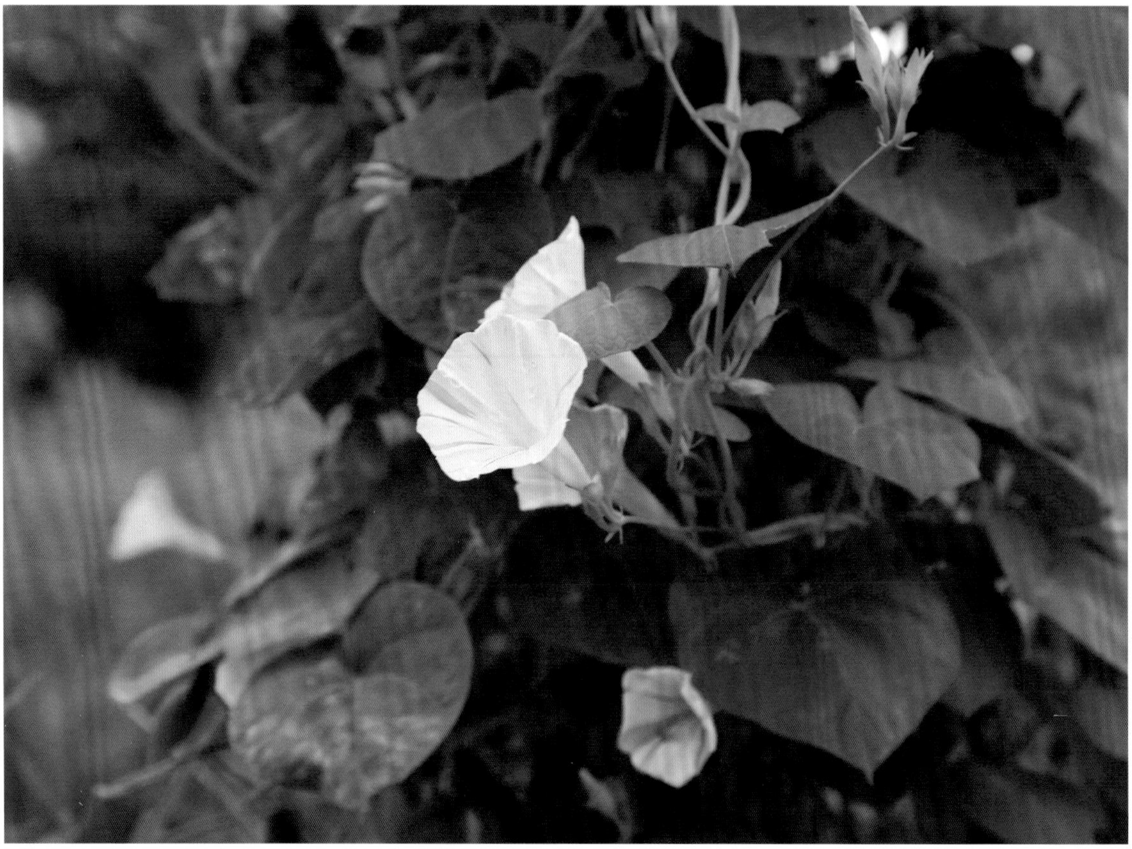

圆叶牵牛

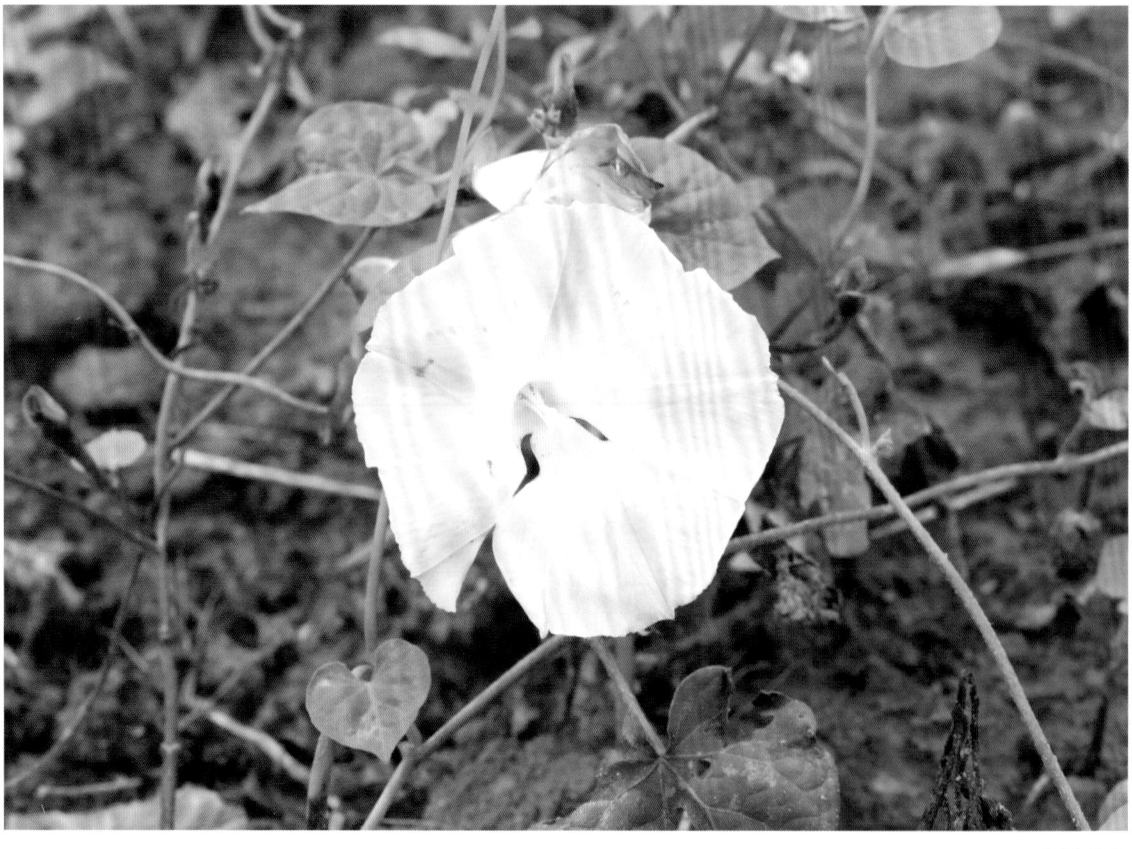

圆叶牵牛

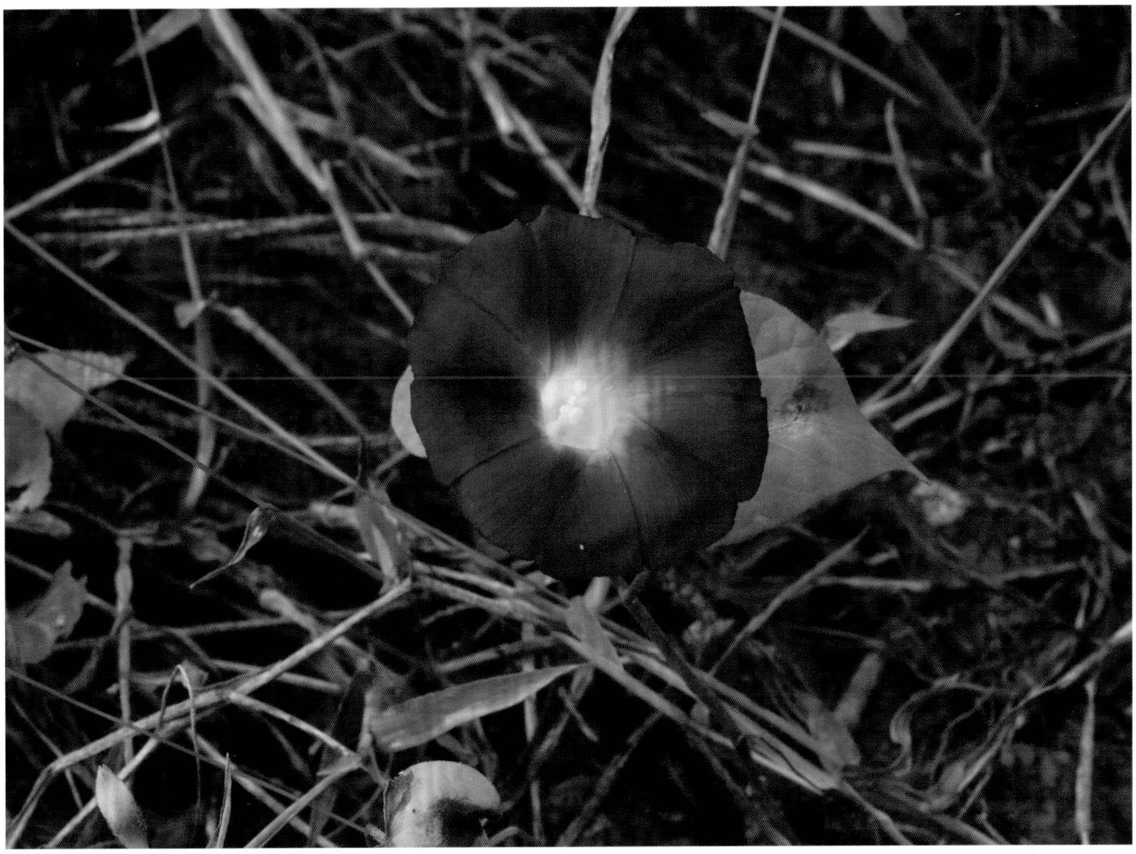

圆叶牵牛

药材鉴别

种子似橘瓣状，略具3棱，长5～7 mm，宽3～5 mm。表面灰黑色，或淡黄白色（白丑），背面弓状隆起，两侧面稍平坦，略具皱纹，背面正中有1条浅纵沟，腹面棱线下端为类圆形浅色种脐。质坚硬，横切面可见淡黄色或黄绿色皱缩折叠的子叶2片。水浸后种皮呈龟裂状，有明显黏液。气微，味辛、苦，有麻舌感。以颗粒饱满、无果皮等杂质者为佳。

功效主治

利水通便，祛痰逐饮，消积杀虫。主治水肿，腹水，脚气，痰壅喘咳，便秘，食滞虫积，鹤膝风，肠痈，腰痛，阴囊肿胀，痈疽肿毒，痔漏便毒。

用法用量

内服：煎汤，3～10 g；或入丸、散，每次0.3～1.0 g，每日2～3次。炒用药性较缓。

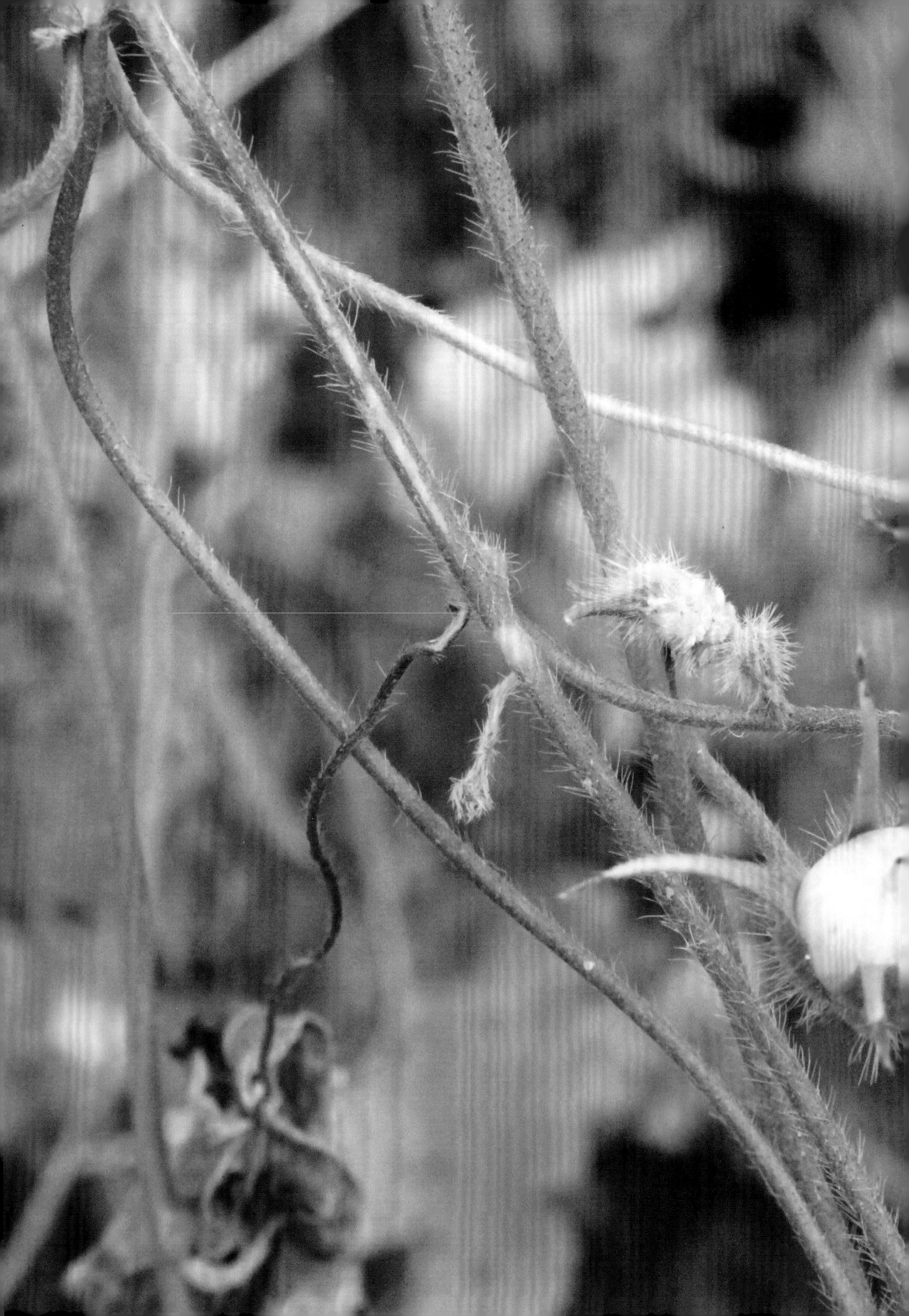

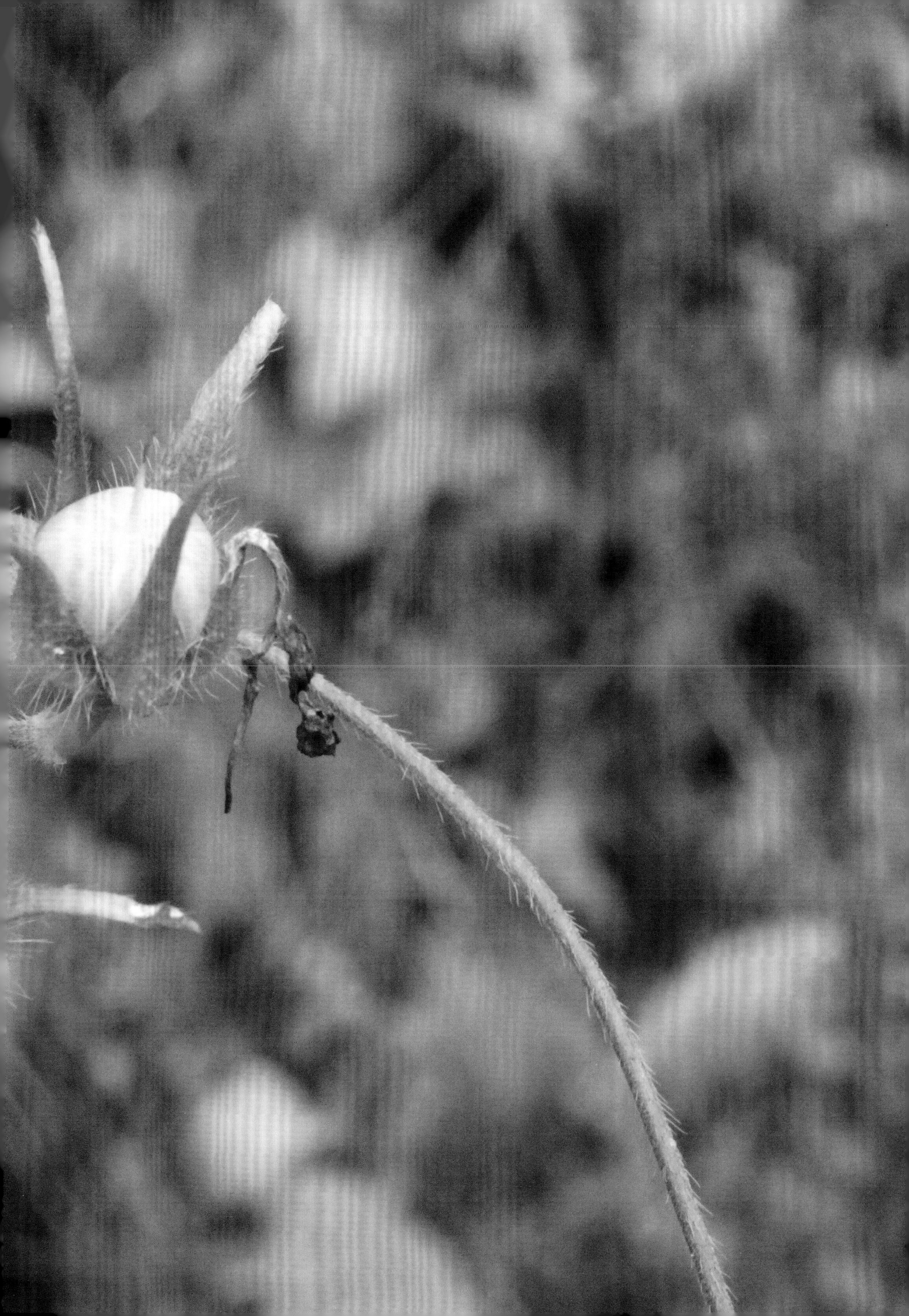

民族药方

1．腹水 牵牛子 3 g，土大黄 5 g。水煎服。

2．鹤膝风 牵牛子、老姜各适量。捣烂外包。

3．肠痈 牵牛子 9 g，大黄、制甲珠各 6 g，乳香、没药各 3 g。研细末，早、晚各服 6 g。

4．大便秘结 牵牛子 6 g。水煎服，每日 2 次。

5．癫痫 用牵牛子制成的蜜丸（每丸重 6 g，含牵牛子 3 g）和粗提牵牛子苷制成的片剂（二丑片，每片 0.1 g，相当含生药 1.5 g，2 片相当于 1 蜜丸），12 岁以下儿童，每次 1/2 ~ 1 丸（或 1 ~ 3 片），每日 1 ~ 2 次；12 岁以上患者，每次 1 ~ 1.5 丸（或 1.5 ~ 4 片），每日 2 次。开始先用小剂量，以后逐渐增加用量，直至出现疗效。

6．蛔虫病 黑丑、白丑各等份。研成粉末，然后用鸡蛋 1 个煎至成块时，把药粉撒在蛋上面，卷成筒状，待煎熟鸡蛋后，于早上空腹服食，成人每次 3.0 ~ 4.5 g，小儿 0.5 ~ 3.0 g，每隔 3 日 1 次，严重者可服 3 次，一般病者服 2 次。

7．淋巴结结核 黑丑、白丑各 30 ~ 60 g，壁钱若干个（1 岁 1 个，成人 20 个），糯米 500 g。将糯米炒黄，壁钱、二丑在米炒烫后放入，等米冷后一同加工成粉。每次用粉 30 g，煮糊吃，每日 2 次，服完上药为 1 个疗程。

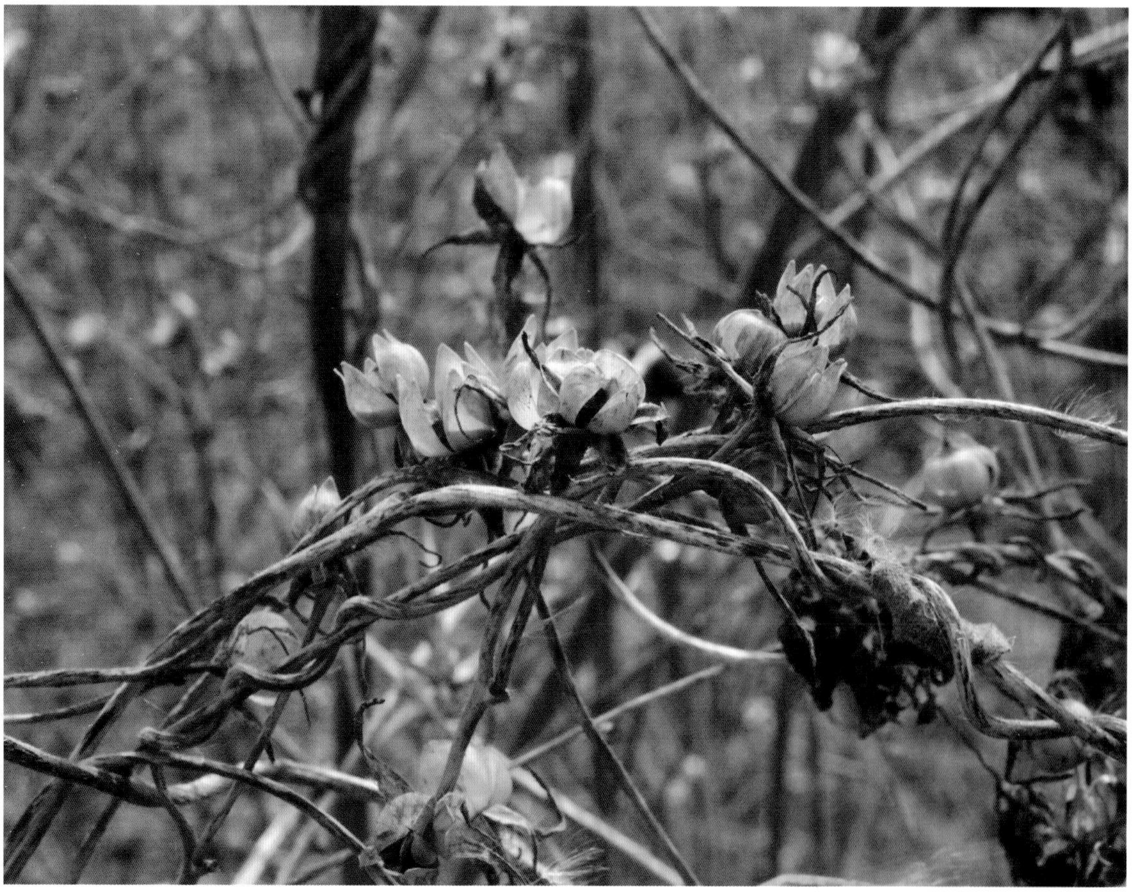

圆叶牵牛

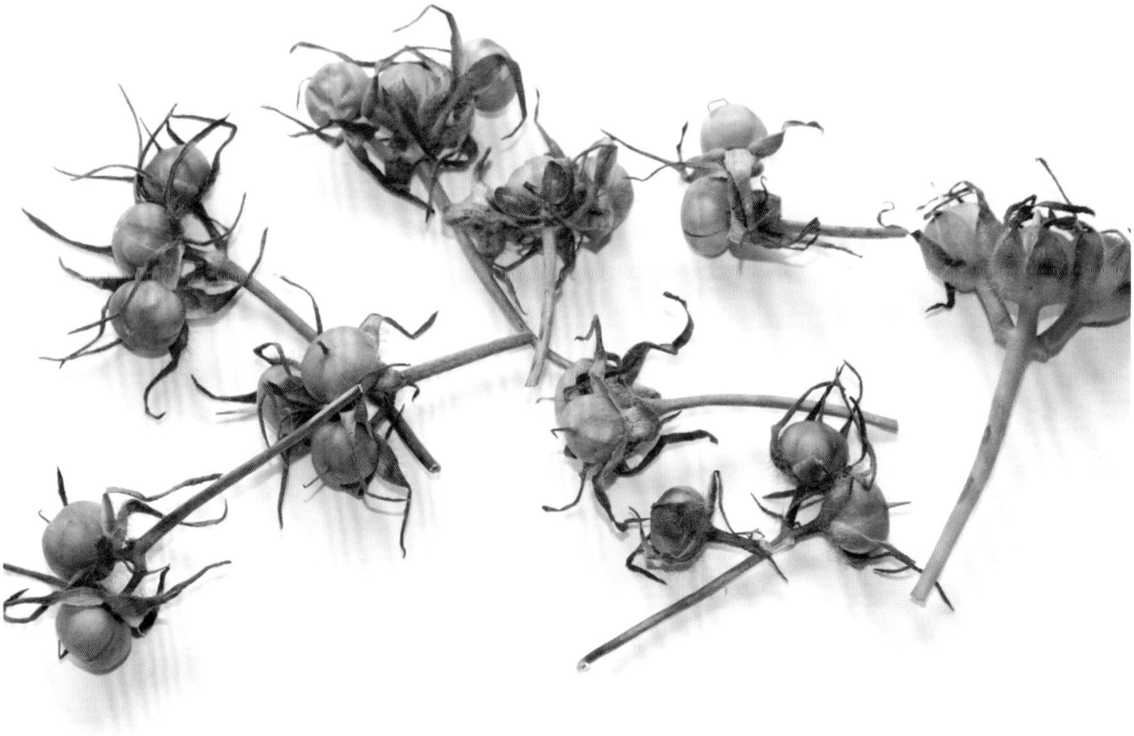

牵牛子药材

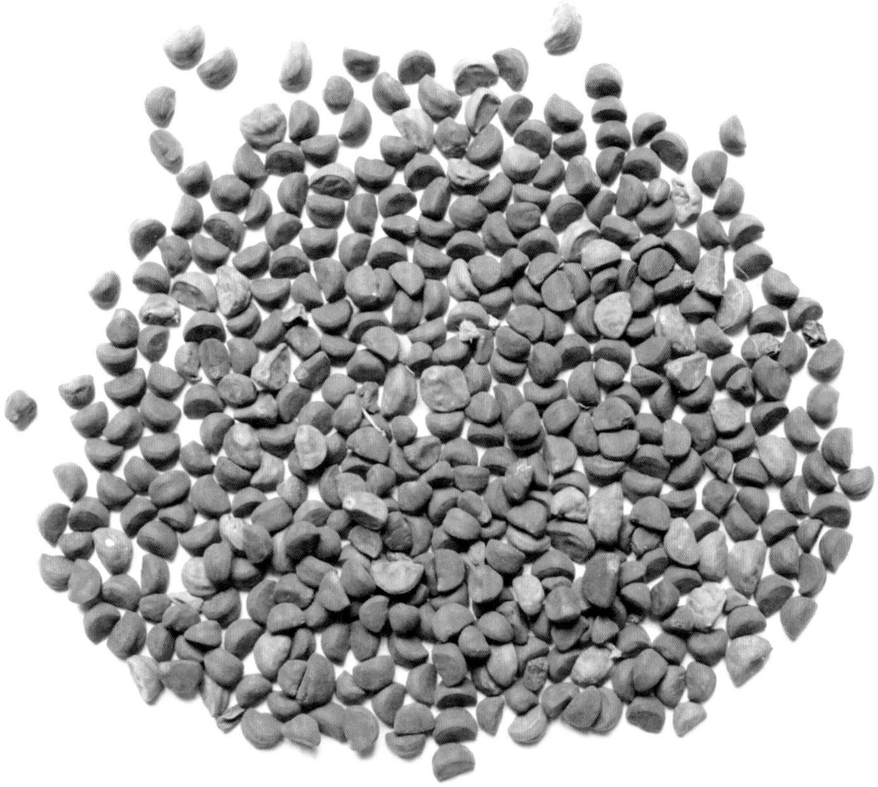

牵牛子饮片

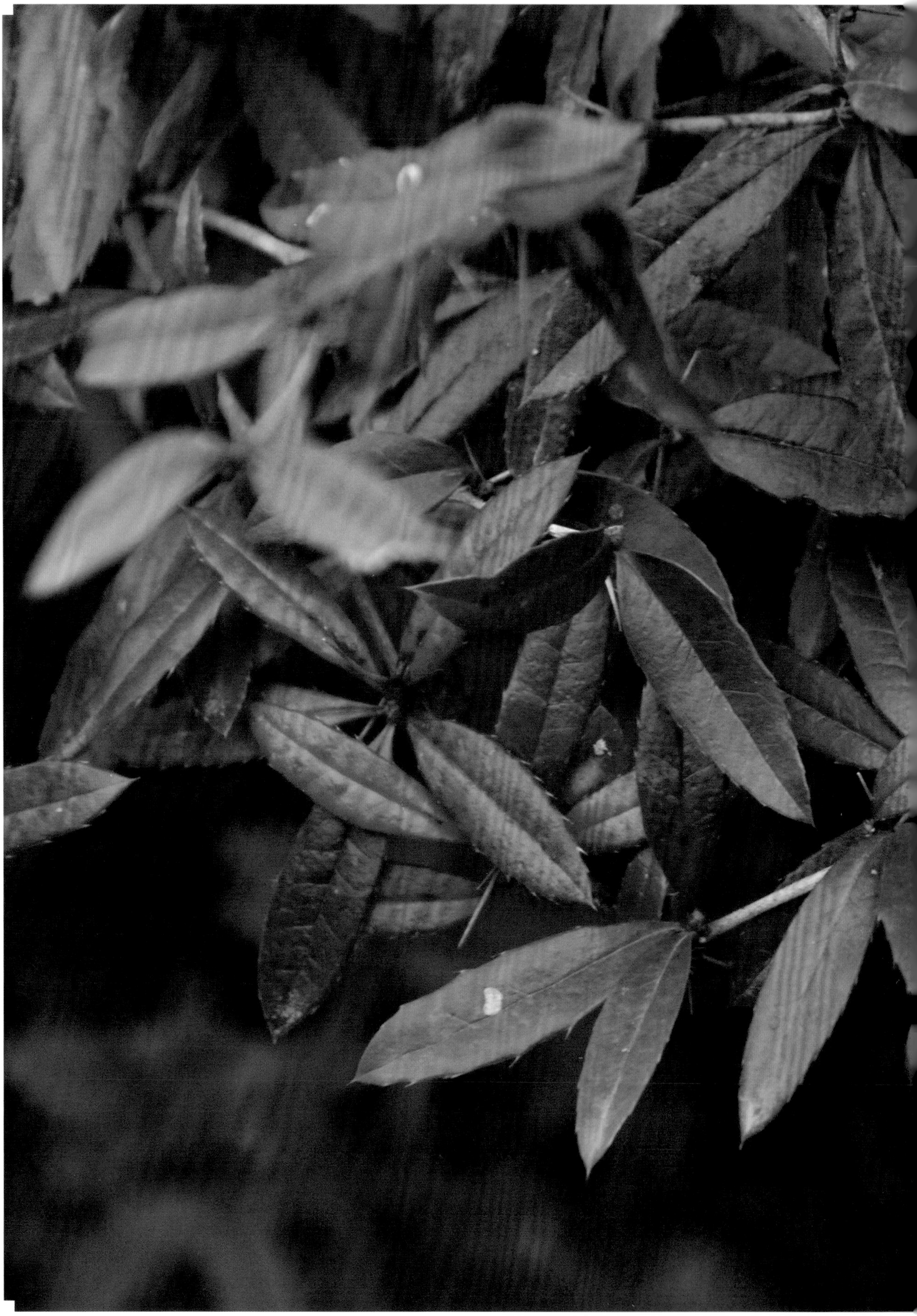

三颗针

【苗药名】薄秋正。

【别　名】钢针刺、刺黄连。

【来　源】本品为小檗科植物豪猪刺 *Berberis Soulieana Schneid* 的干燥根。

【性味归经】味苦，性冷。归热经。

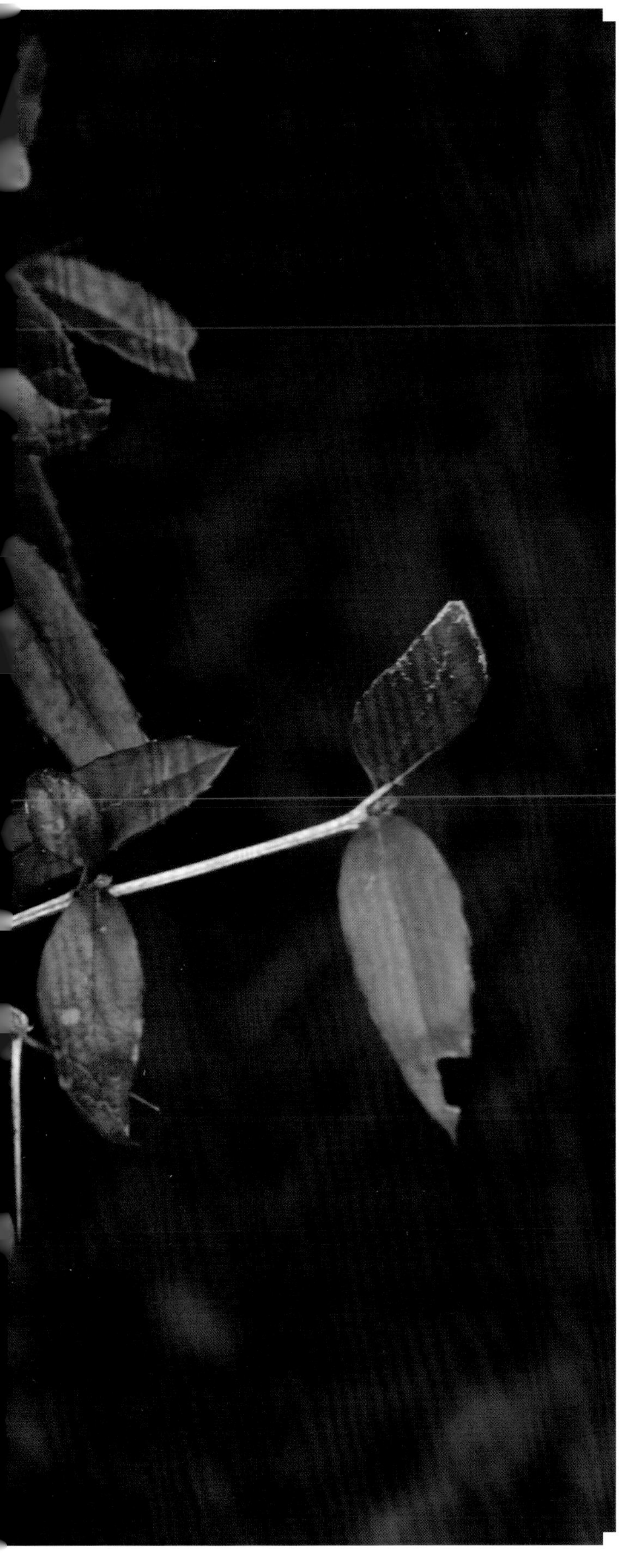

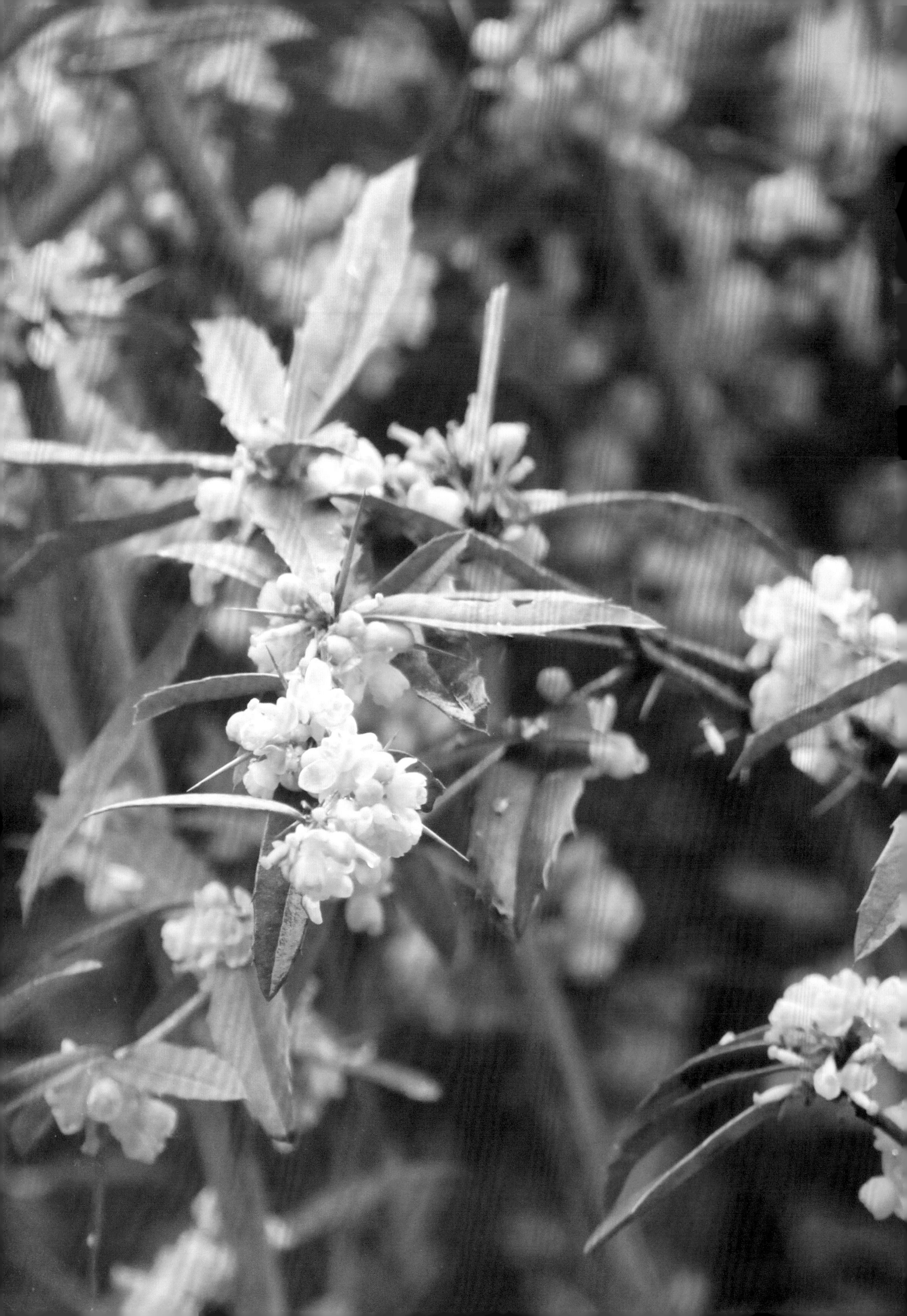

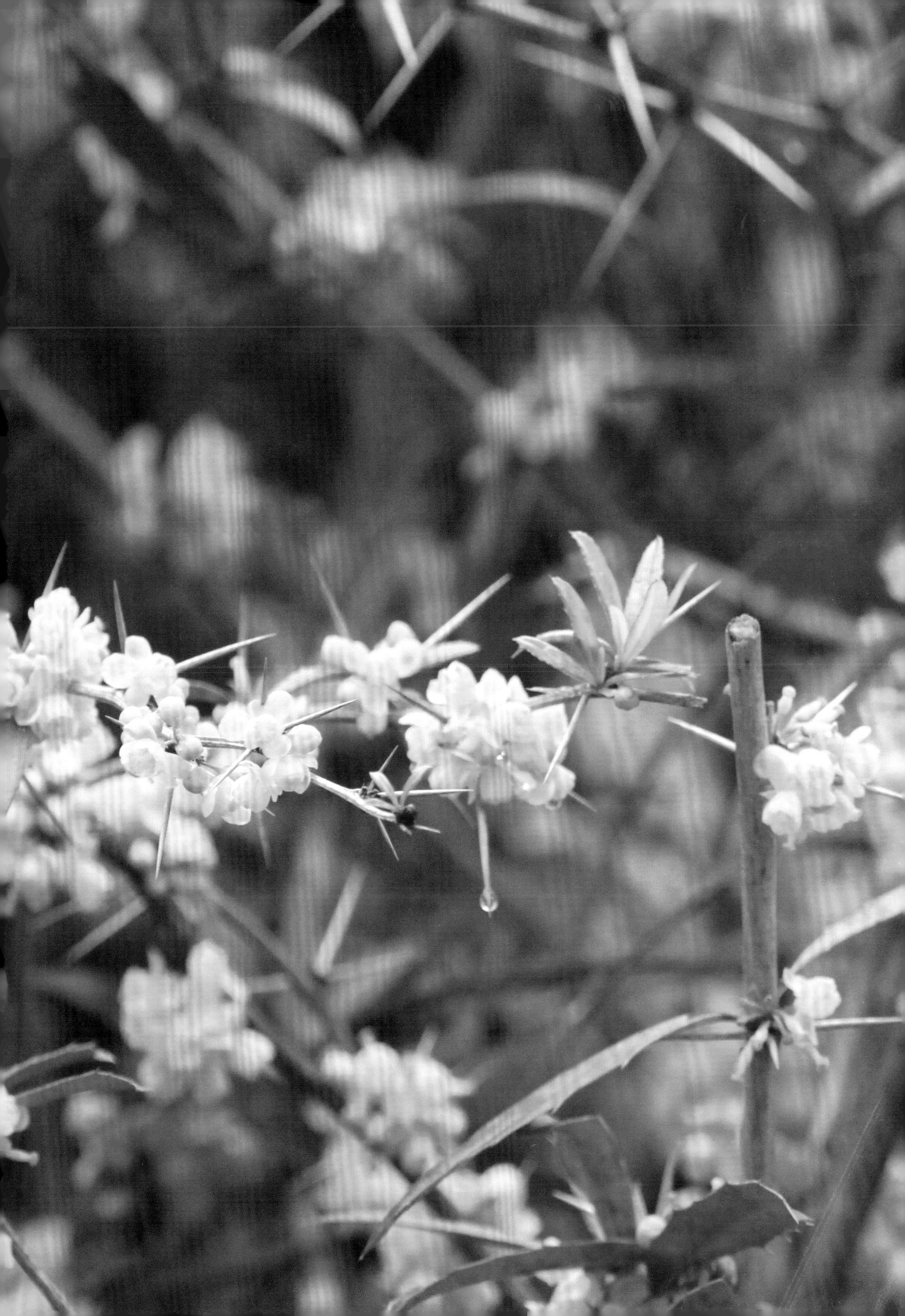

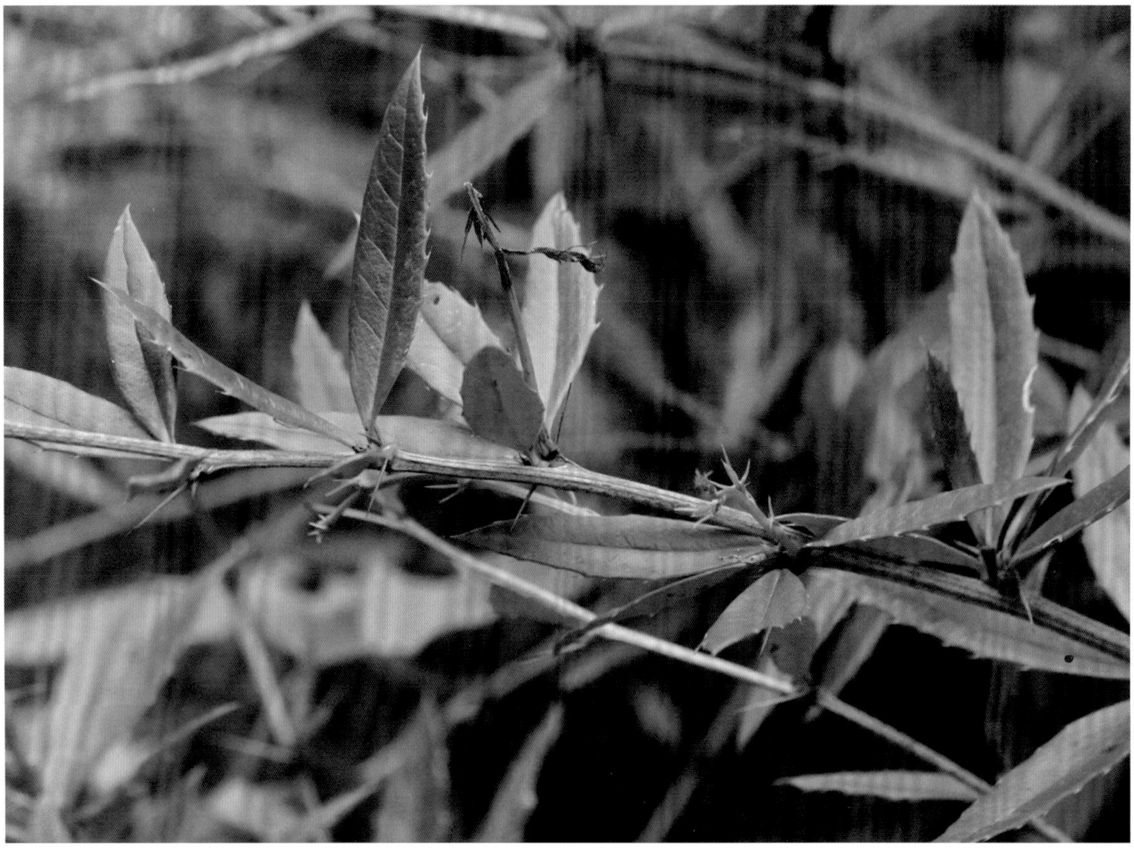

豪猪刺

识别特征

常绿灌木，高 2 m 左右；枝有棱，黄色，微有黑色疣状突起；刺 3 分叉，长 1.0 ~ 3.5 cm，有槽，坚硬。叶革质，椭圆状披针形或倒披针形，长 3 ~ 8 cm，宽 1.0 ~ 2.5 cm，边缘有 10 ~ 20 刺状锯齿，叶柄长 1 ~ 4 mm。花 15 ~ 20 朵，簇生；小苞片卵形，长约 2.5 mm；萼片 2 轮，外萼片卵形，长约 5 mm，内萼片椭圆形，长约 6 mm，花瓣状，排成两轮；花瓣长椭圆形，顶端微凹；胚珠单生。浆果矩圆形，蓝黑色，有白粉，有宿存花柱。花期 3—4 月，果期 7—10 月。

生境分布

生长于山坡灌丛中或山间路旁。分布于贵州、湖北、四川、云南等省区。

采收加工

春、秋二季采挖根部，或剥取根皮及茎皮，晒干或烘干，不宜曝晒。

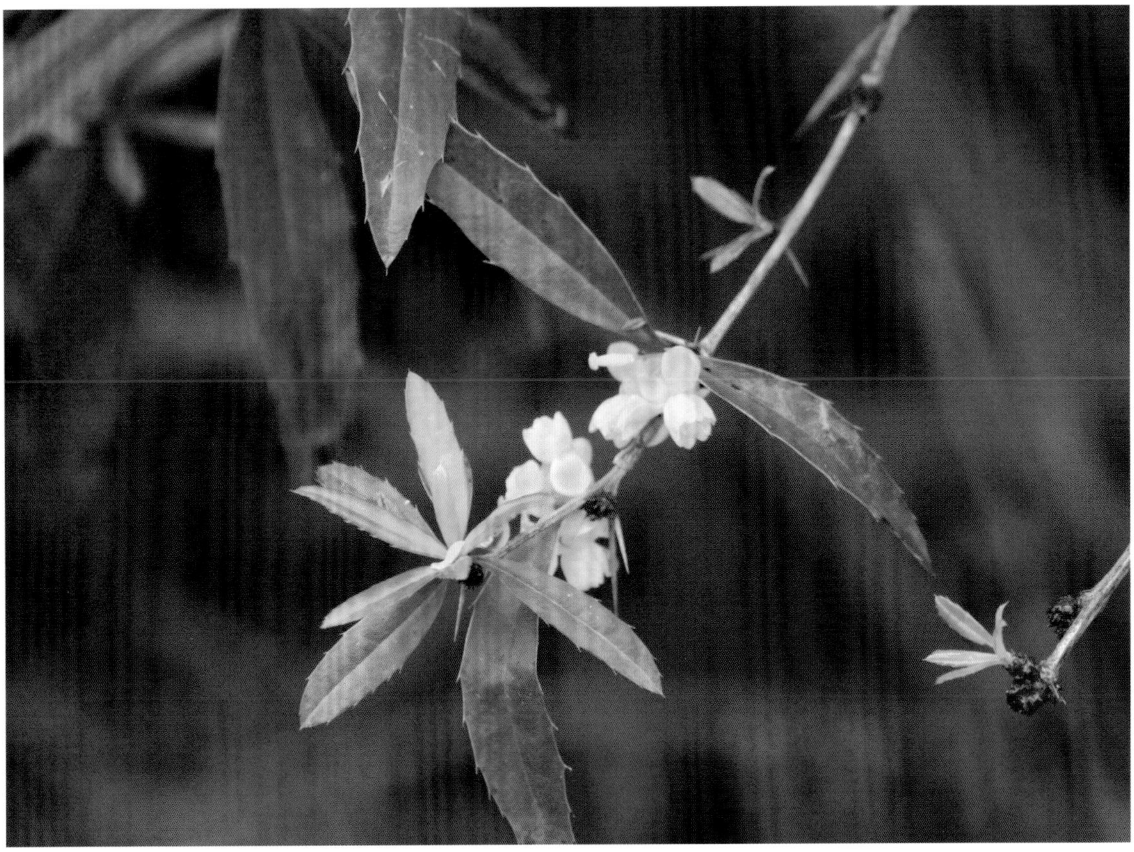

豪猪刺

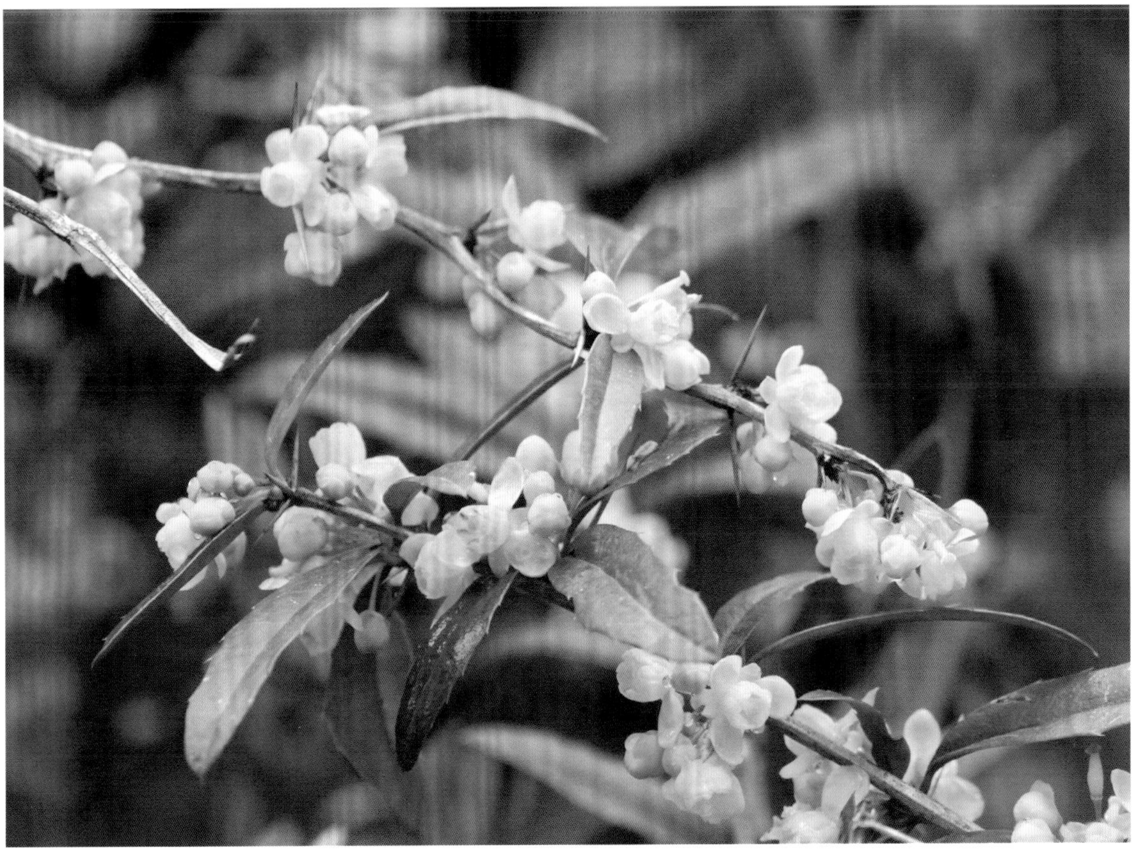

豪猪刺

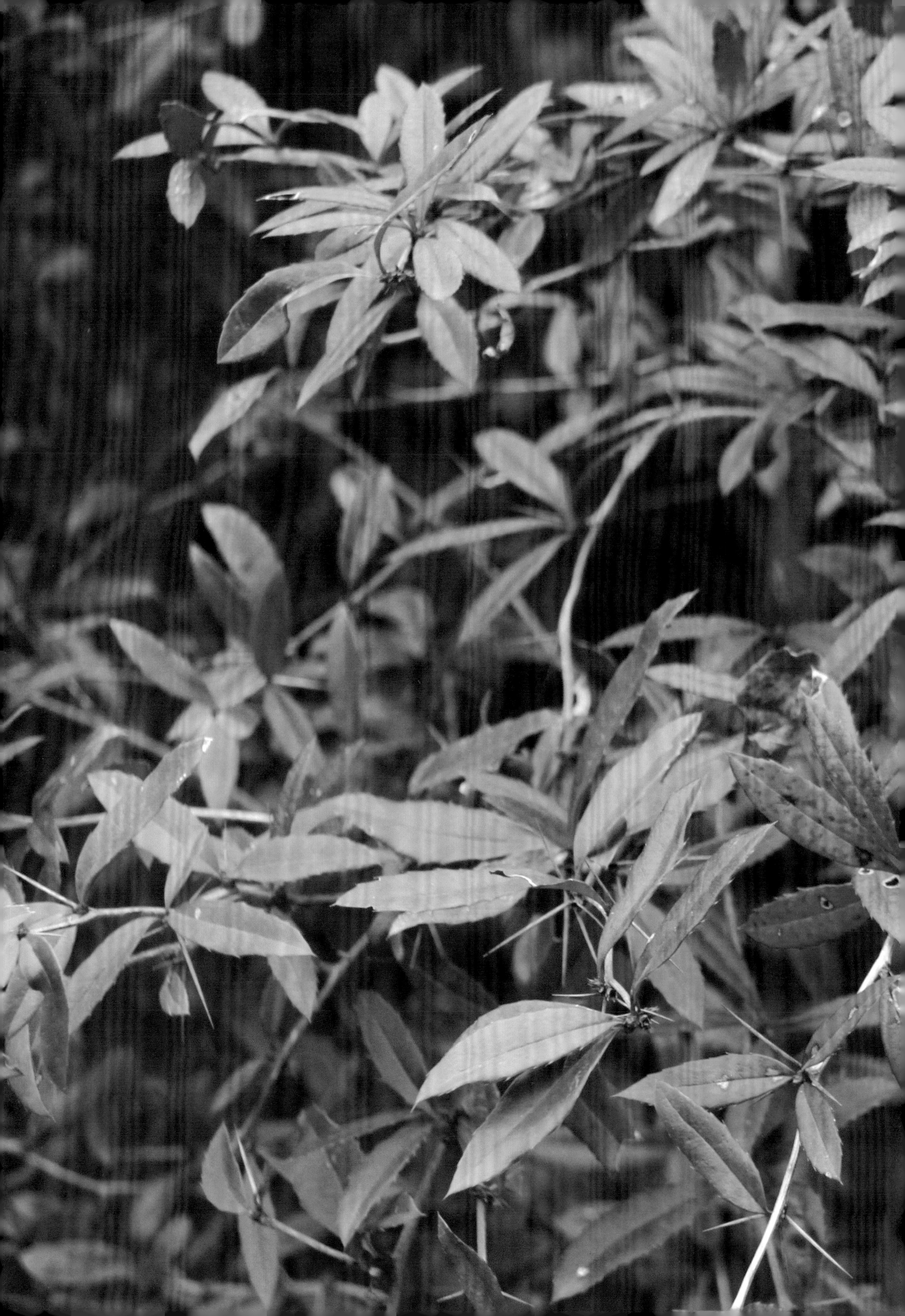

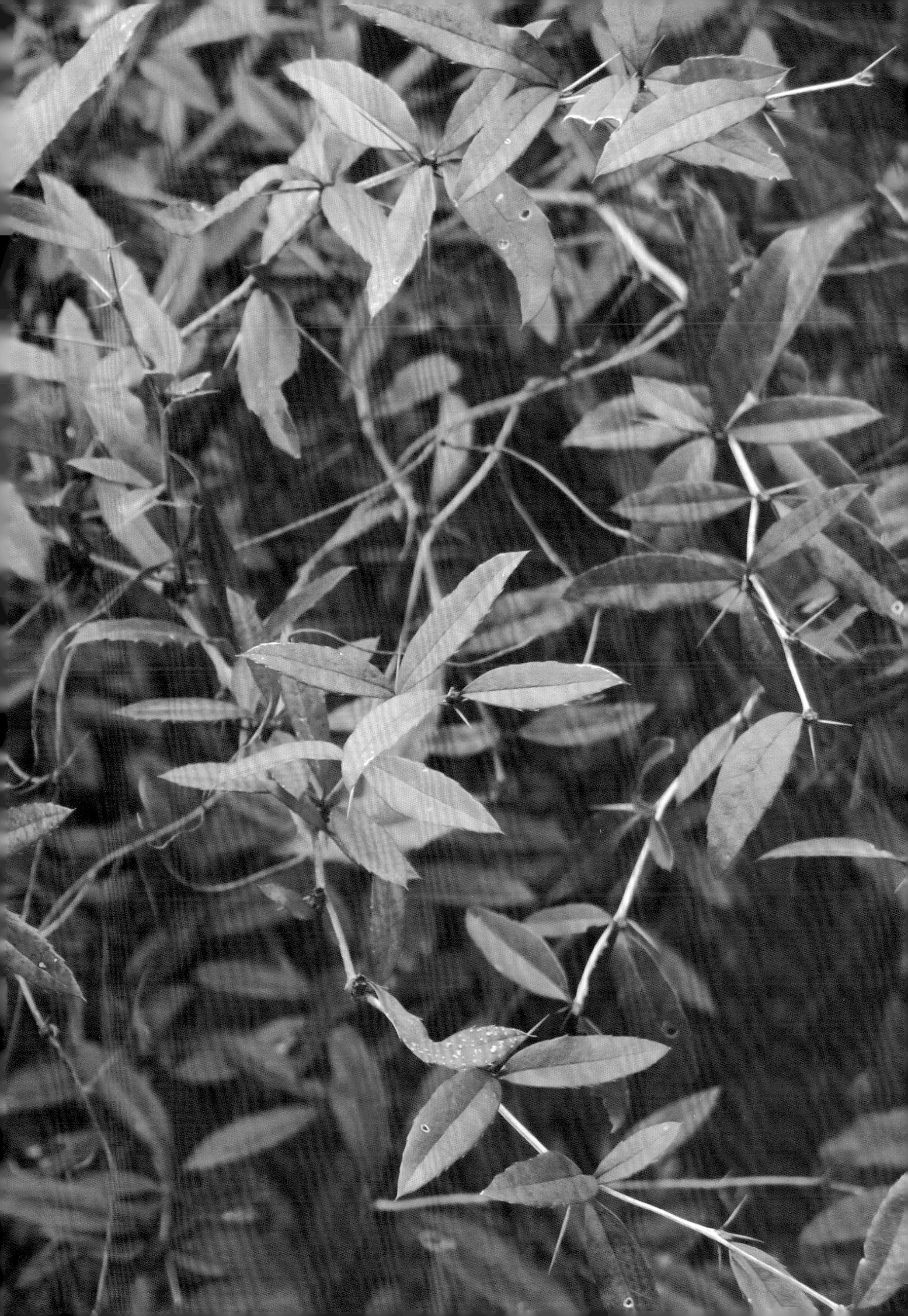

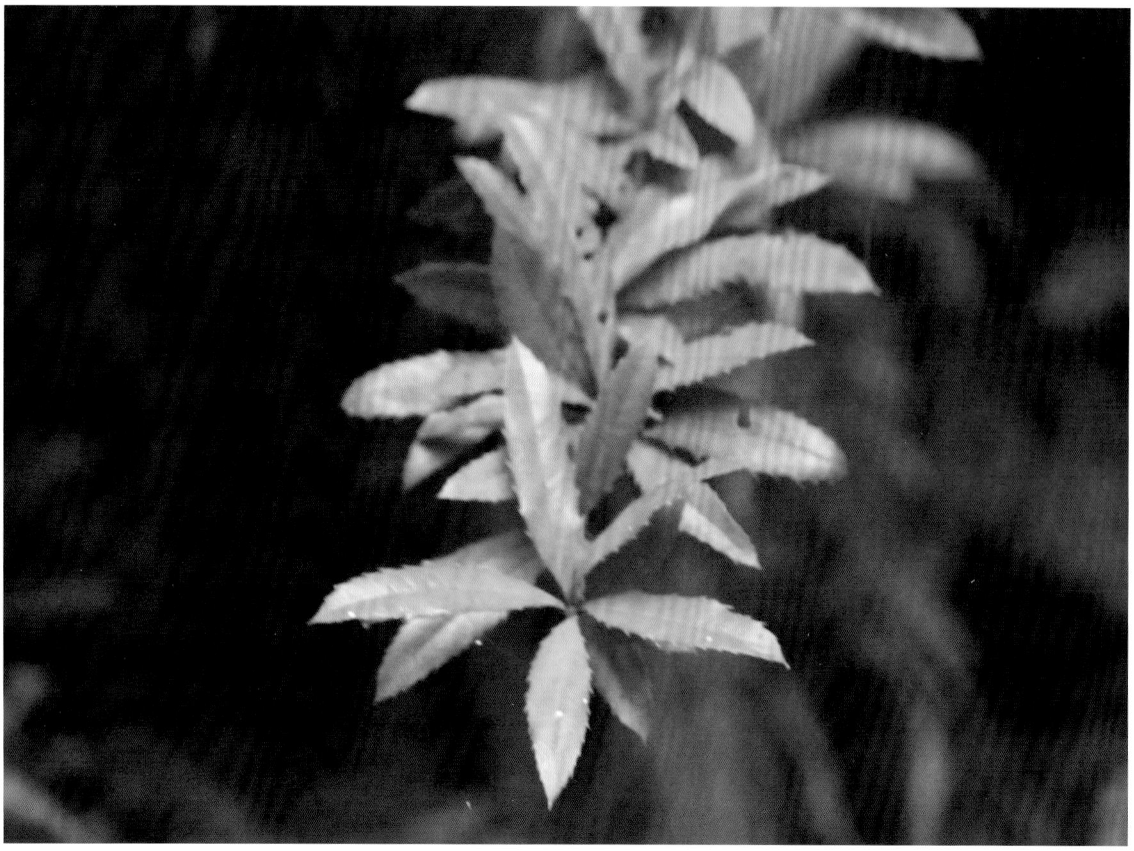

豪猪刺

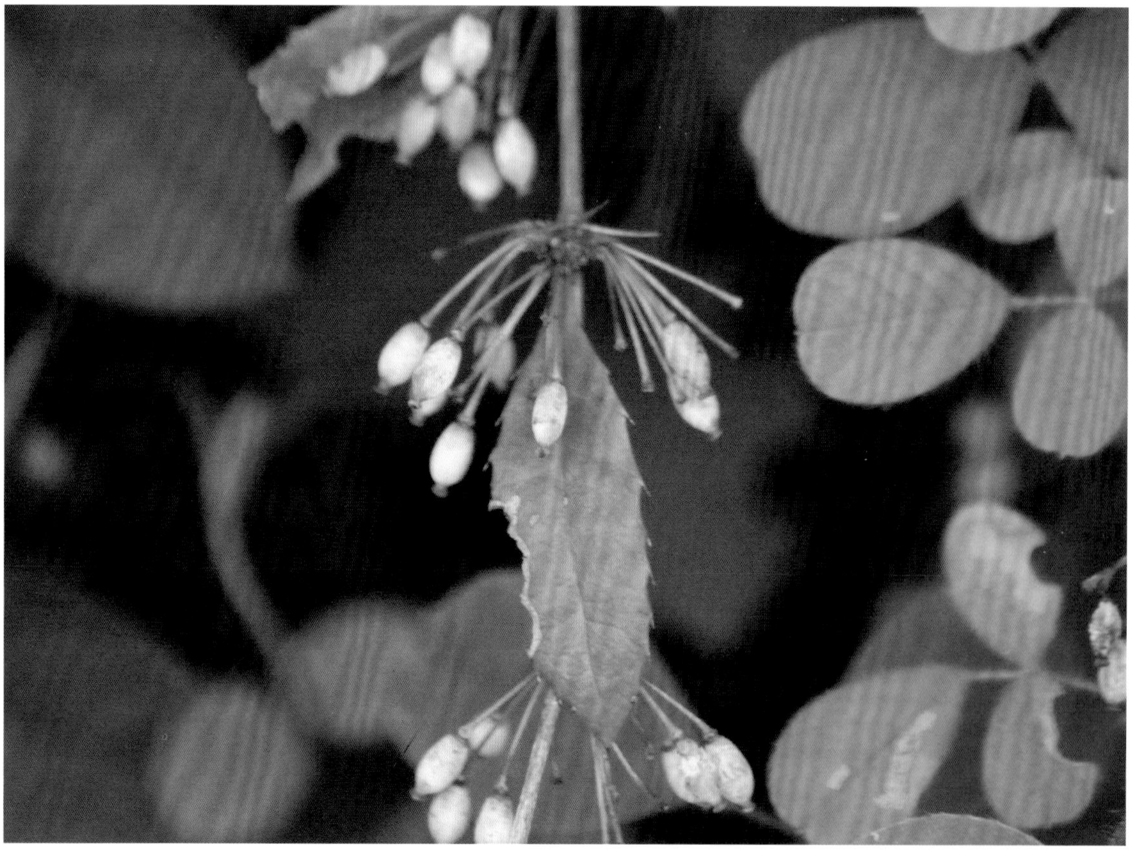

豪猪刺

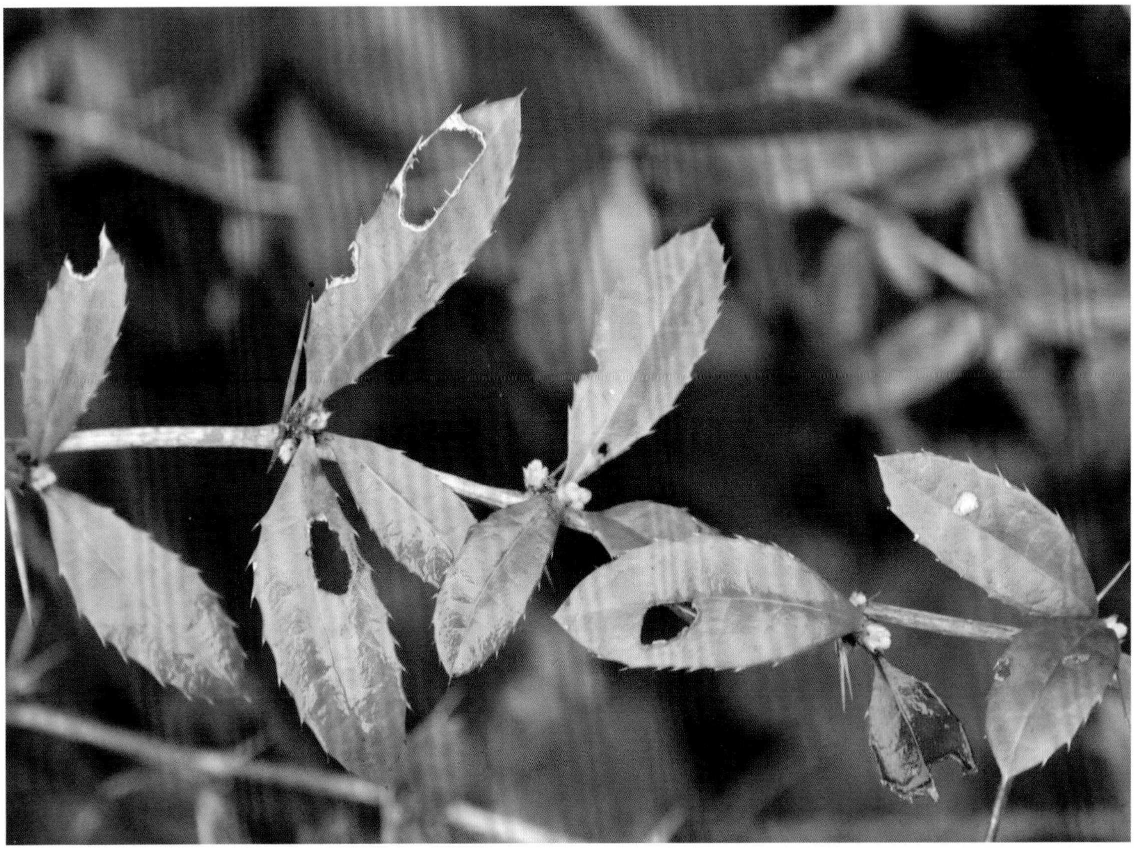

豪猪刺

药材鉴别

根呈类圆柱形，稍弯曲，有少数分枝，长短粗细不一。表面棕灰色，粗糙，有细纵皱纹，栓皮易剥落。质硬，不易折断；折断面纤维性，黄棕色，横切面皮部薄，棕色，木部黄色。气微，味苦。

功效主治

清热燥湿，泻火解毒。主治痢疾，肠炎，黄疸，咽炎，结膜炎，急性中耳炎。

用法用量

内服：煎汤，9 ~ 15 g，或泡酒；外用：适量，研末调敷。

民族药方

1. 黄疸　三颗针茎 15 g。水煎服。

2. 火眼　三颗针根茎适量。磨水，点眼角。

3. 肠炎，痢疾　三颗针、天青地白、海蚌含珠各 10 g，土大黄 8 g，刺梨根 15 g。水煎服。

4. 腹泻　三颗针、白头翁各 10 g，石榴、马齿苋各 15 g。水煎服。

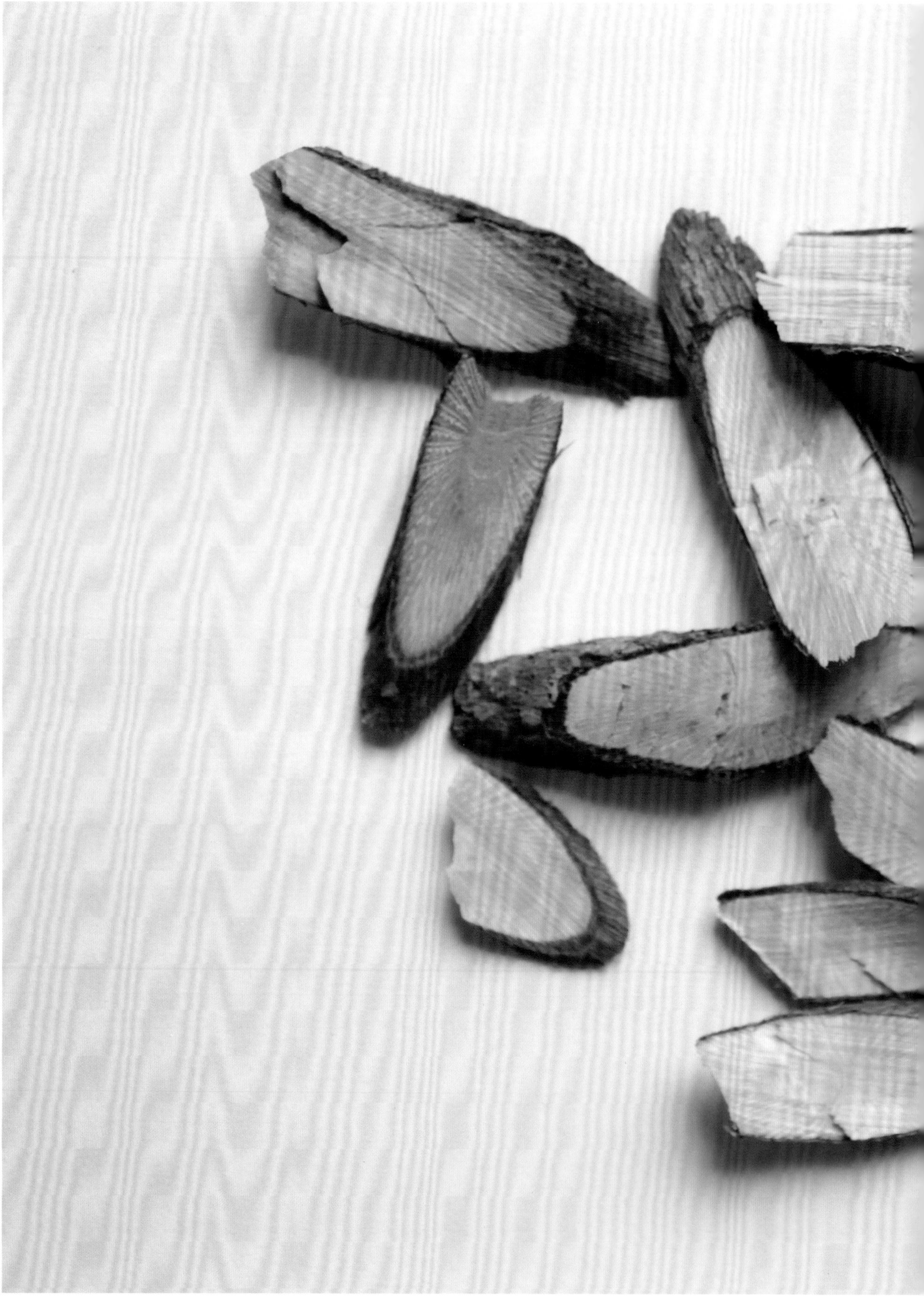

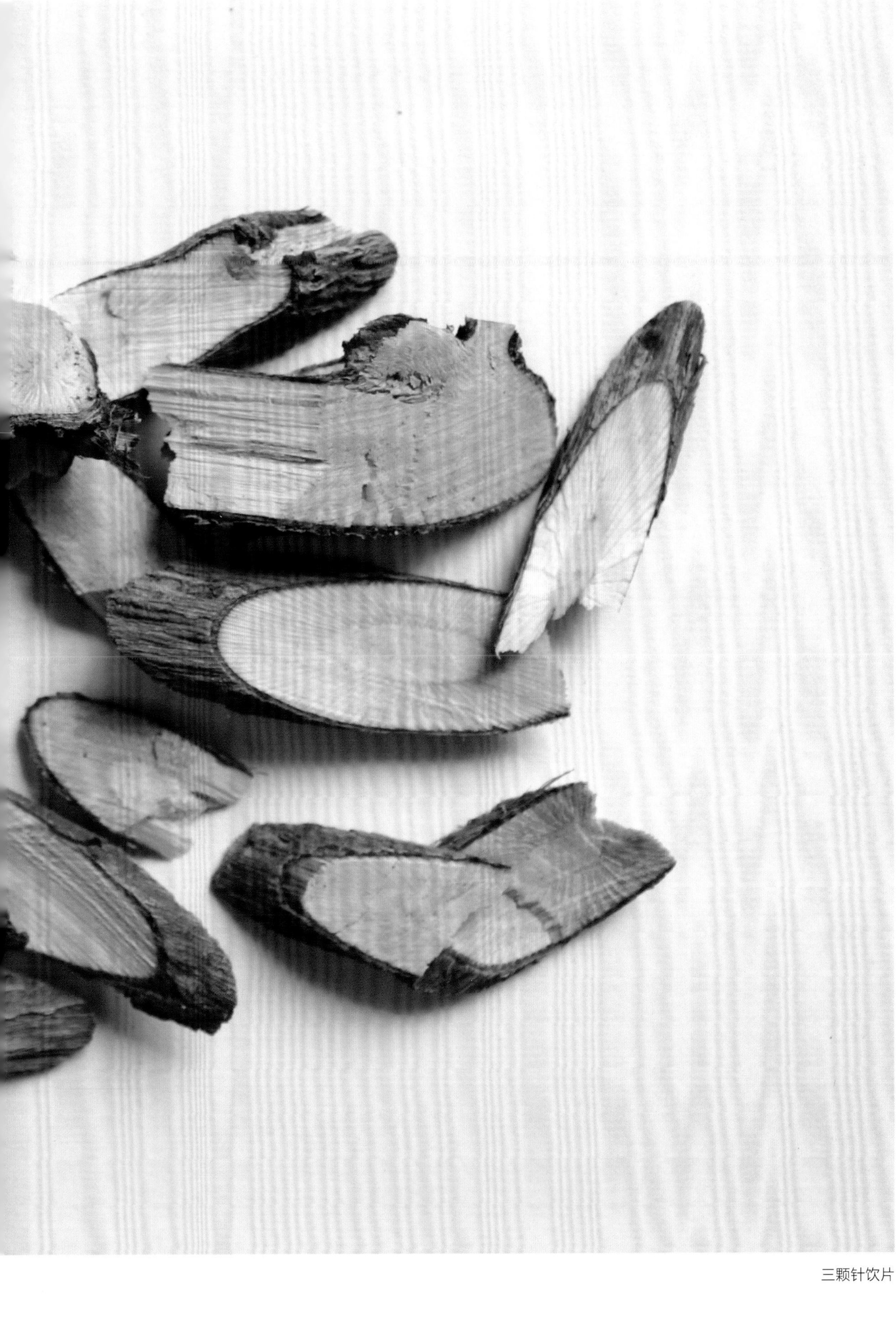

三颗针饮片

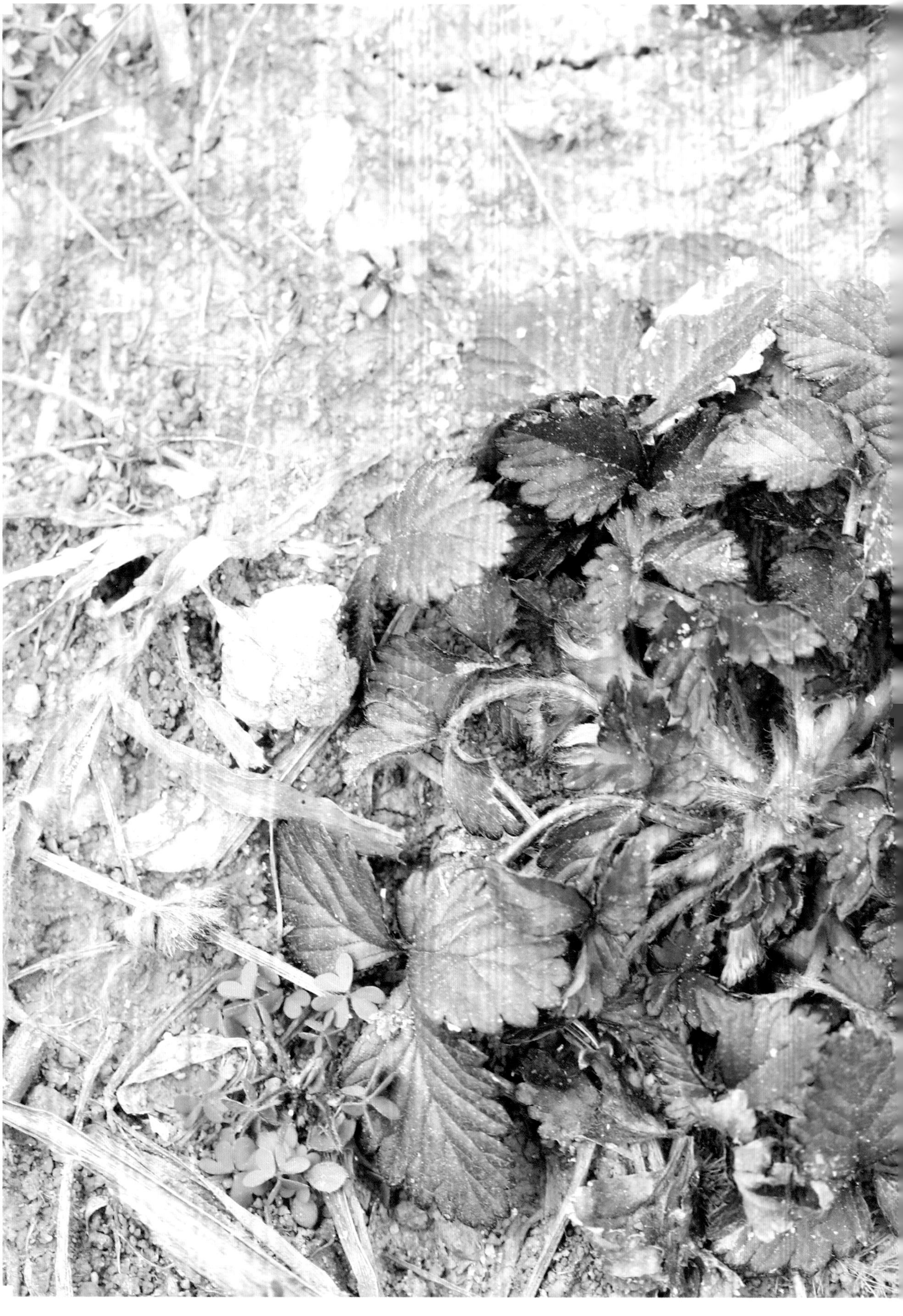

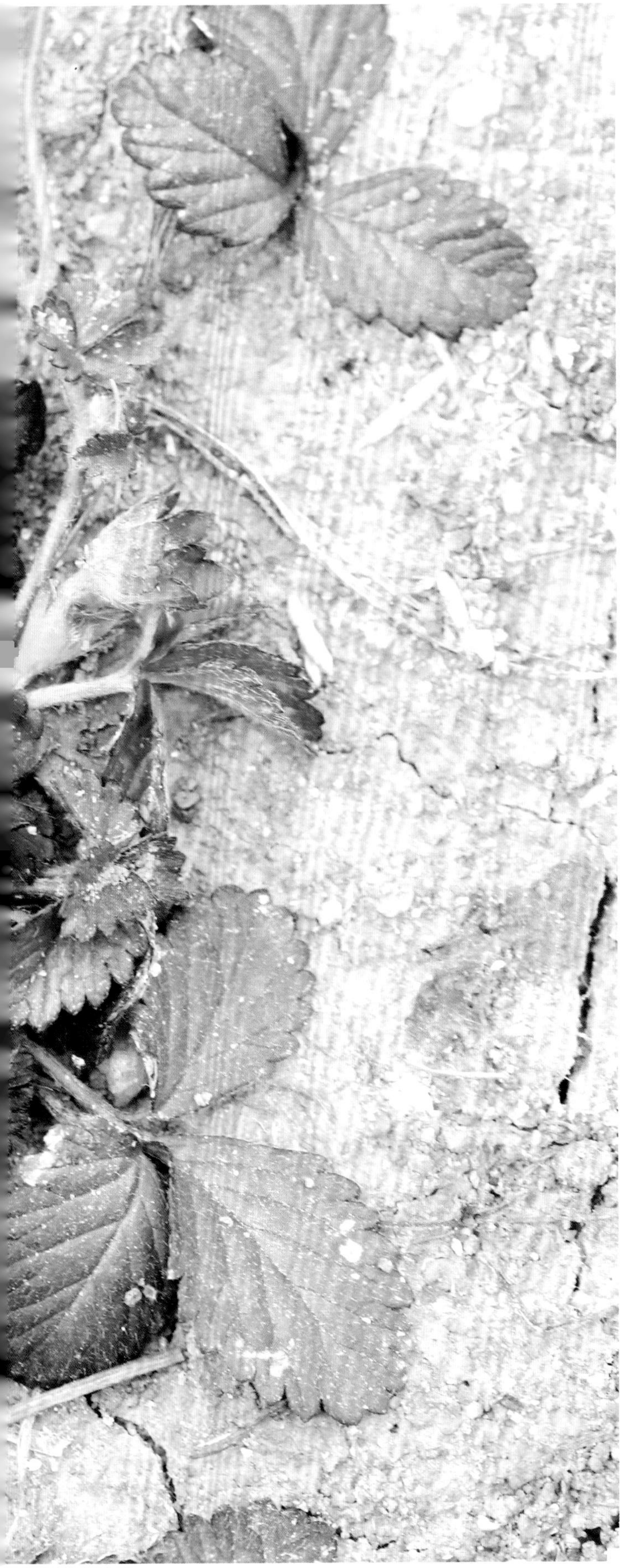

三匹风

【苗药名】布幼打。

【别　名】蛇莓。

【来　源】本品为蔷薇科植物蛇莓 *Duchesnea indica*（Andr.）Focke 的全草。

【性味归经】味苦，性冷，有小毒。归热经。

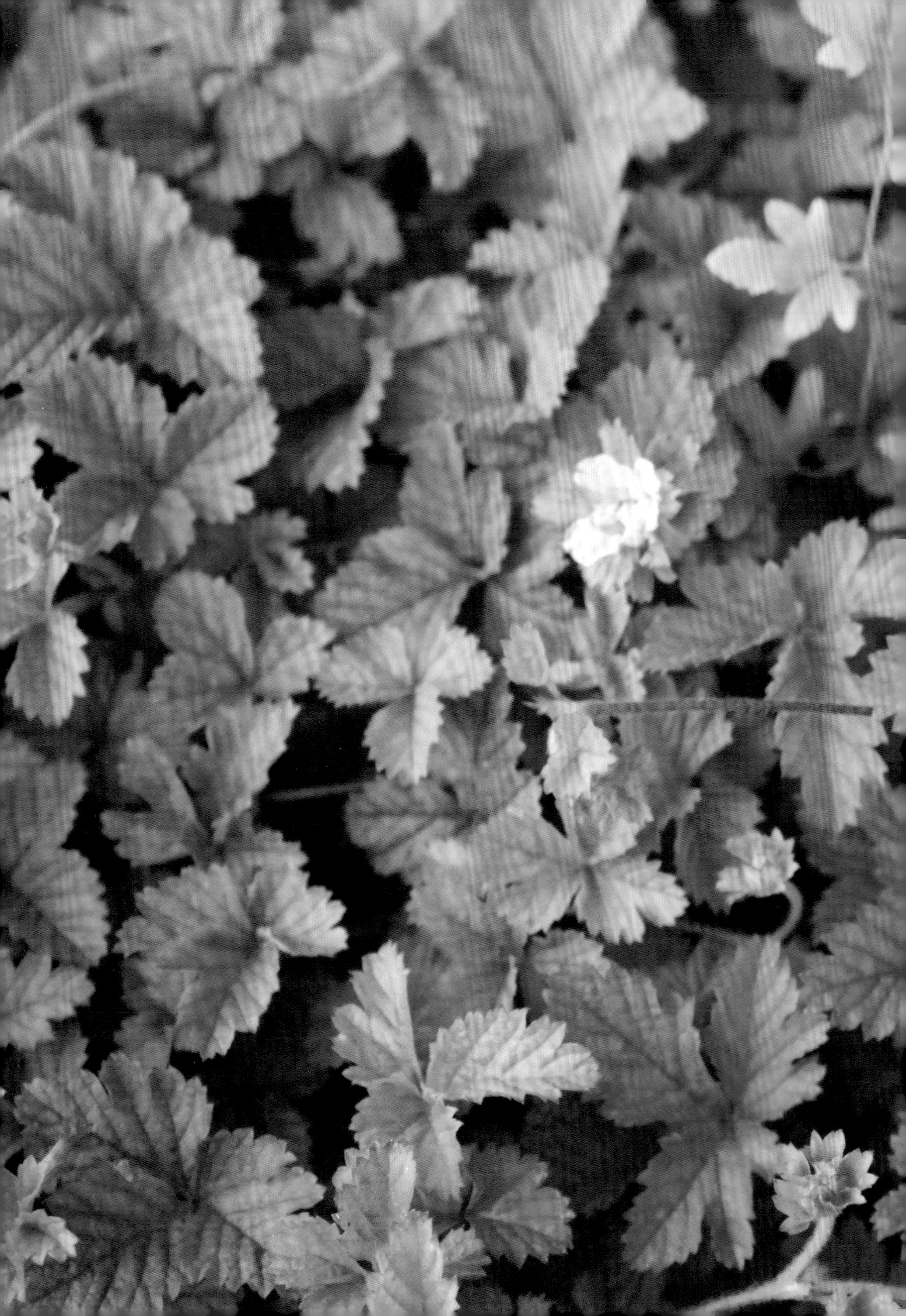

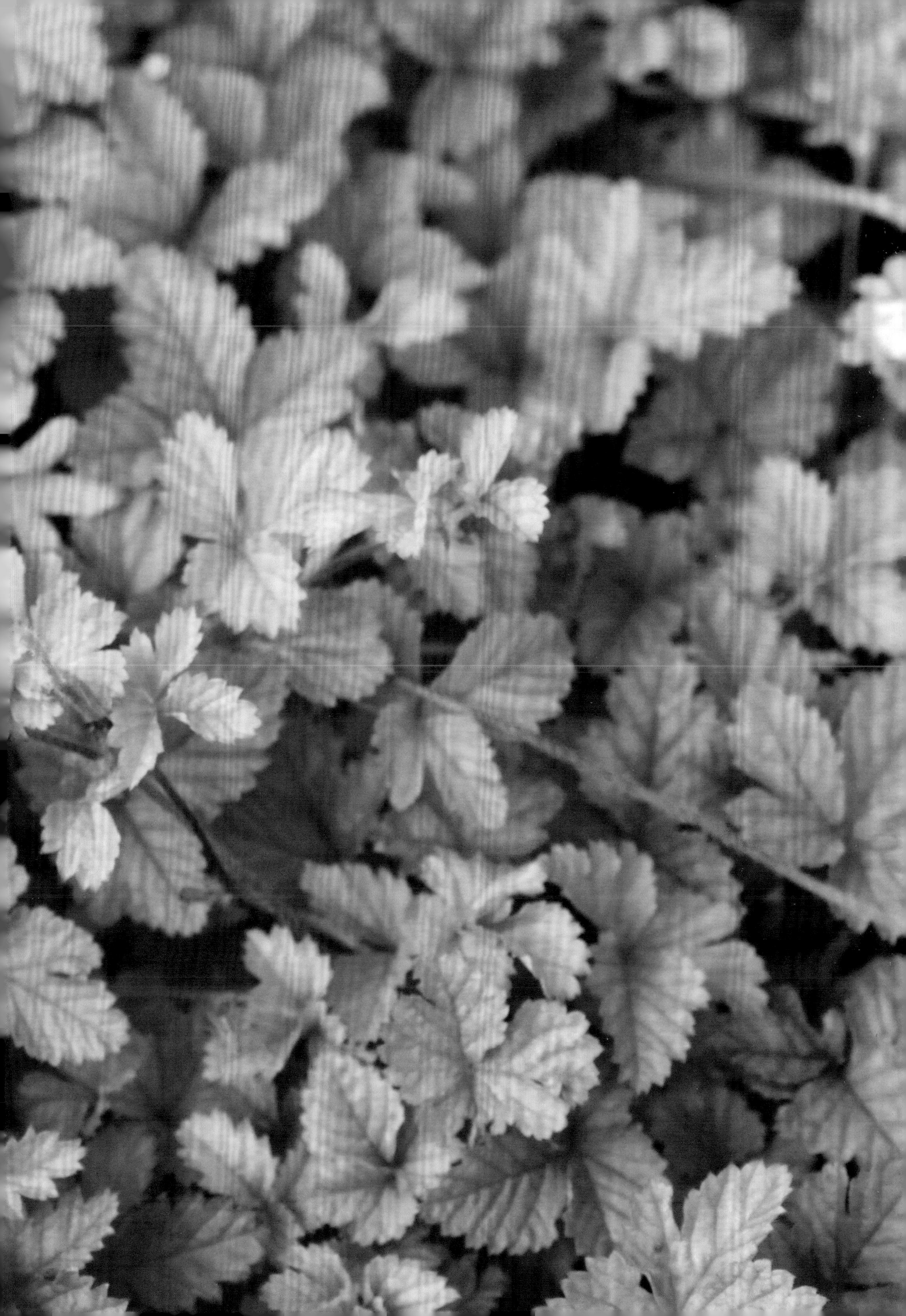

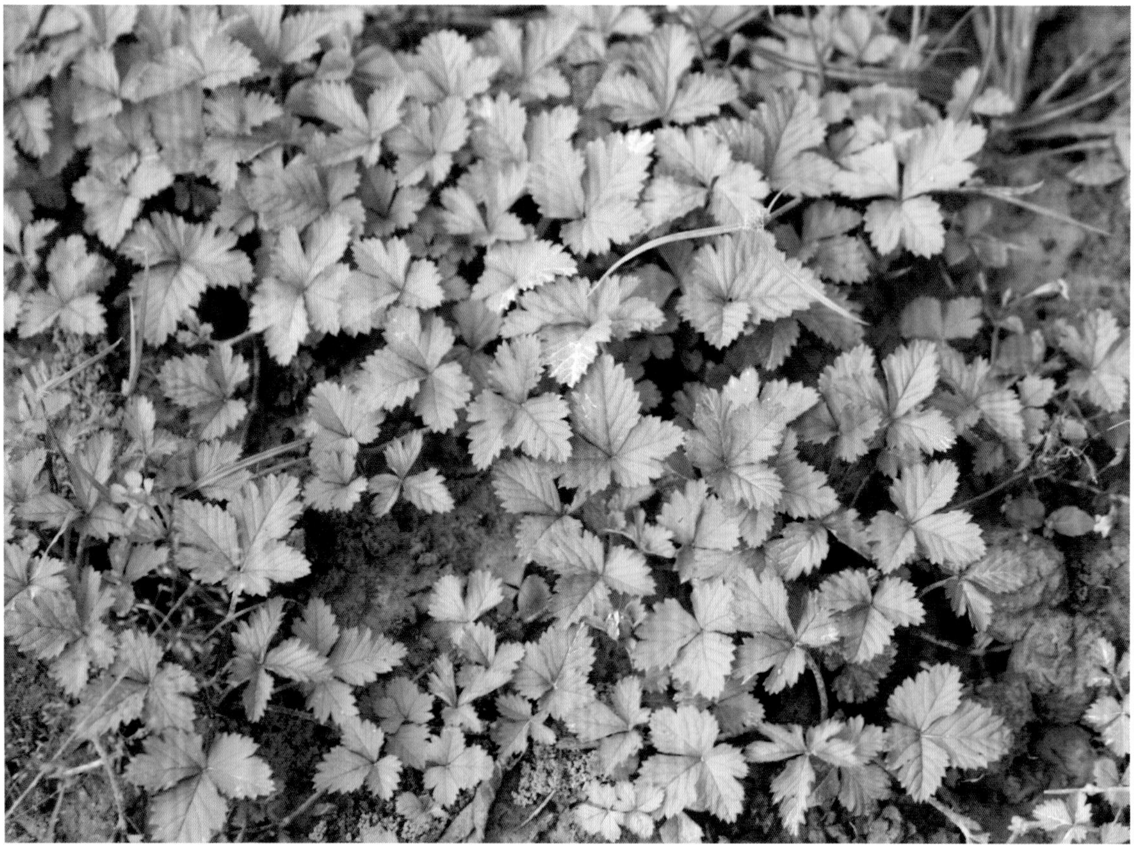

蛇莓

识别特征

多年生草本植物，具长匍匐茎，有柔毛。根茎粗壮。掌状复叶具长柄，疏离；托叶叶状，与叶柄分离；小叶通常 3 枚，膜质，无柄或具短柄，倒卵形，长 1.5 ~ 4.0 cm，宽 1 ~ 3 cm，两侧小叶较小而基部偏斜，边缘有钝齿或锯齿，基部楔形，全缘，下面被疏长毛。花单生于叶腋，直径 1.0 ~ 1.8 cm，花梗长 3 ~ 6 cm，有柔毛；花托扁平，果期膨大成半圆形，海绵质，红色；副萼片 5，先端 3 裂，稀 5 裂；萼裂片卵状披针形，比副萼片小，均有柔毛；花瓣黄色，矩圆形或倒卵形。瘦果小，矩圆状卵形，暗红色。花、果期 6—9 月。

生境分布

生长于山坡、河岸、草地、潮湿的地方。分布于辽宁、河北、河南、江西、福建、江苏、浙江、安徽、湖北、湖南、广东、广西、四川、云南、贵州等省区。

采收加工

花期前后采收全草，洗净，晒干或鲜用。

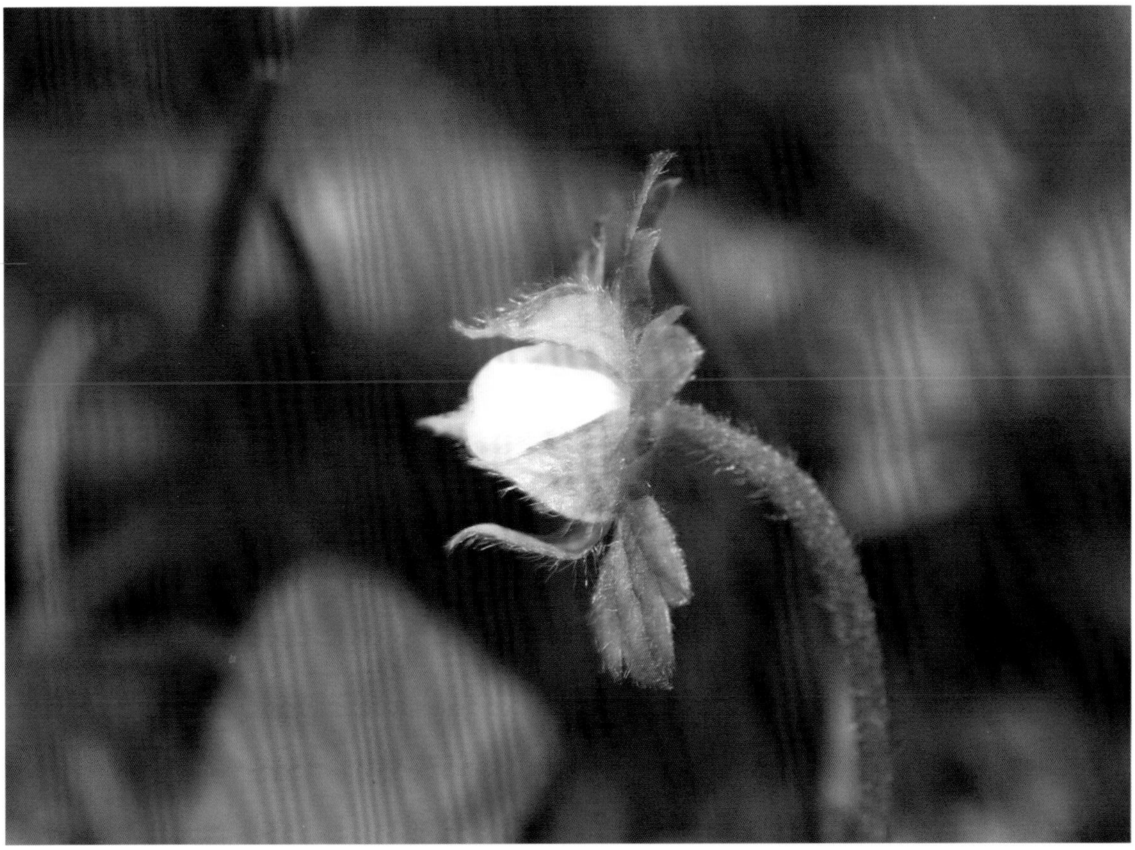
蛇莓

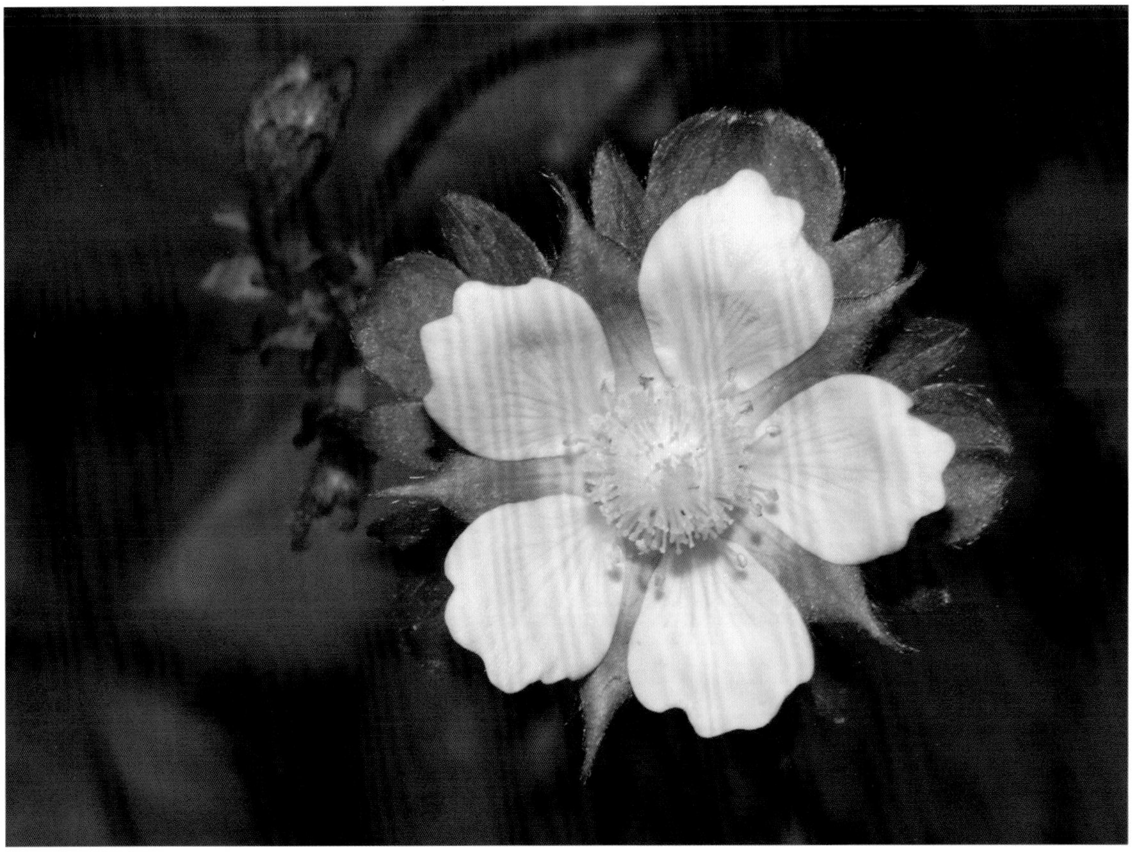
蛇莓花

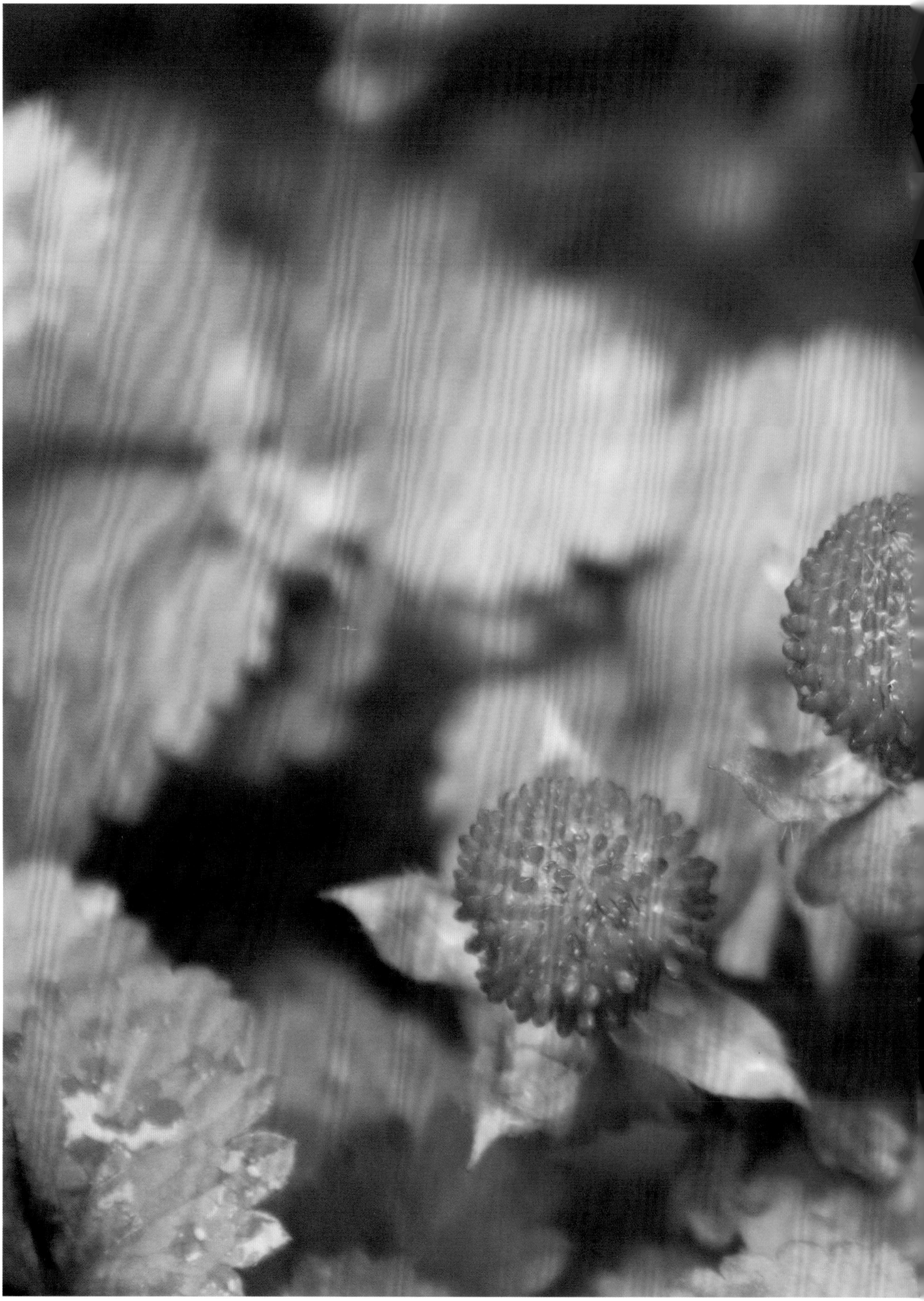

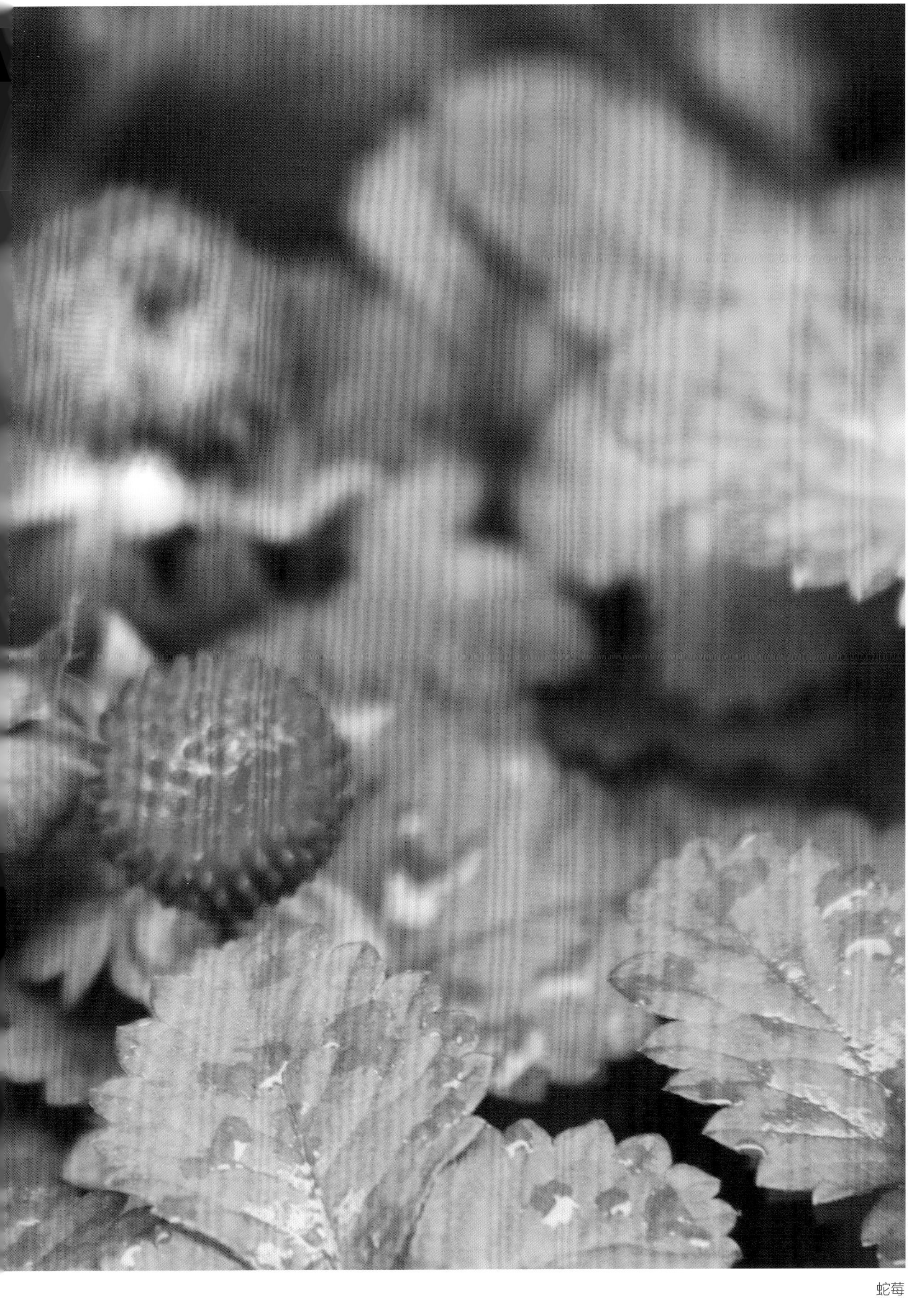

蛇莓

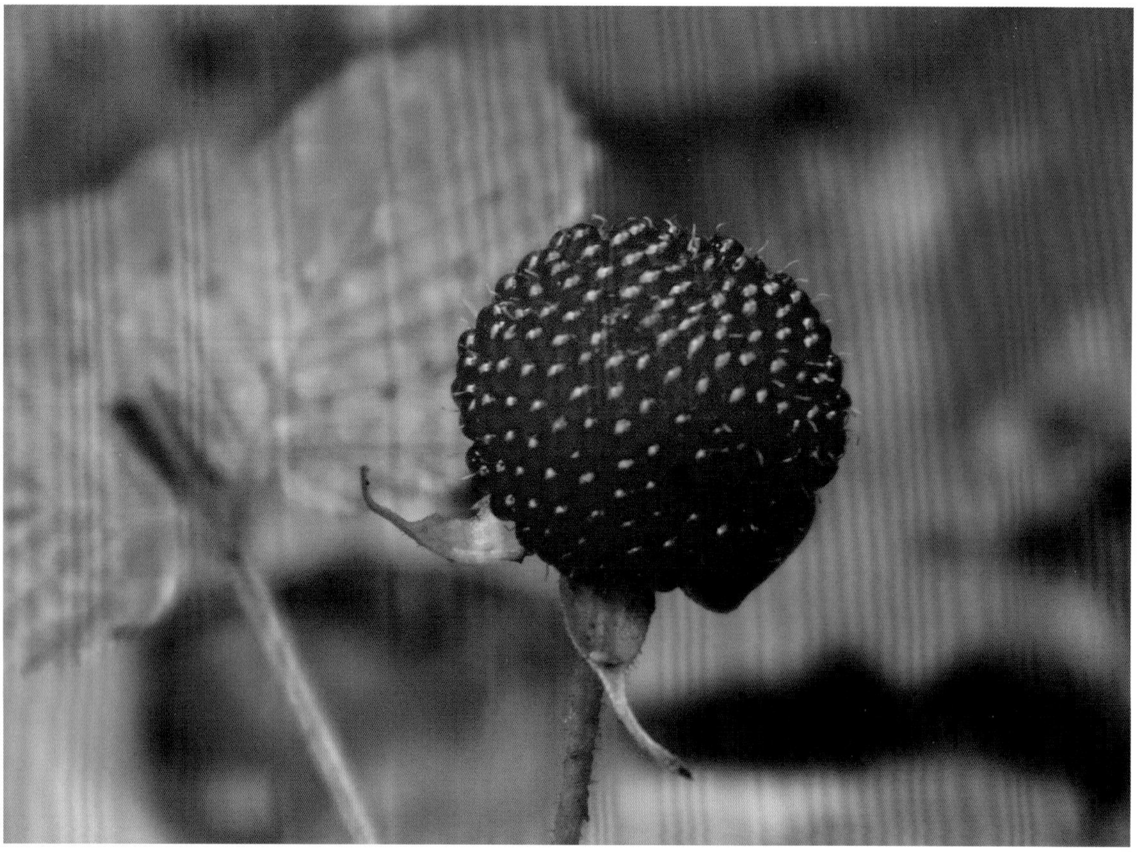

蛇莓

药材鉴别

全草多缠绕成团，被白色绢毛，具匍匐茎。叶互生，3 出复叶，基生叶的叶柄长 6 ~ 10 cm，小叶多皱缩，完整者倒卵形，长 1.5 ~ 4.0 cm，宽 1 ~ 3 cm，基部偏斜，边缘有钝齿，表面黄绿色、黄色，上面近无毛，下面被疏毛。花单生于叶腋，具长柄。聚合果棕红色，瘦果小，花萼宿存。气微，味微酸。

功效主治

清热解毒，凉血止血，散瘀消肿，止咳。主治热咳、久咳、热病，惊痫，感冒，痢疾，黄疸，目赤，口疮，咽痛，痄腮，疖肿，毒蛇咬伤，吐血，崩漏，月经不调，烫火伤，跌仆肿痛。

用法用量

内服：煎汤，9 ~ 15 g，鲜品 30 ~ 60 g；或捣汁饮。外用：适量，捣烂外敷或研末撒患处。

民族药方

1．小儿发热咳嗽　三匹风、蛇倒退、紫苏、桑白皮各 10 g，蜂蜜适量。水煎服。

2．带状疱疹　三匹风适量。捣烂外敷患处。

3．无名肿毒　三匹风、鱼鳅串、野菊花叶各适量。捣烂外敷患处。

4．火眼肿痛或起云翳　鲜三匹风适量。捣烂如泥，再加鸡蛋清搅匀，敷眼皮上。

5．月经不调　三匹风 15 ~ 30 g。水煎服。

6．雷公藤及磷、砒中毒　鲜三匹风（去果实）、生绿豆各 30 g。同捣烂，冷开水泡，绞汁服。

7．黄疸　三匹风全草 15 ~ 30 g。水煎服。

8．风热咳嗽　三匹风、大马蹄草各 15 g，核桃 1 个。水煎服。

9．狂犬咬伤　三匹风鲜草 30 ~ 60 g。捣茸冲淘米水服。

10．小儿惊风　三匹风、蛇泡各 15 g。水煎服。

11．疮肿溃疡　三匹风、灰蓼菜各等份；或取其中一药。捣烂，敷患处。

12．细菌性痢疾　三匹风 10 g，生扯拢 3 g，地苦胆 1.6 g。水煎服。

13．慢性咽炎　鲜三匹风全草每日 100 ~ 200 g，或干品每日 10 ~ 50 g。水煎，分早、晚 2 次服；亦可和适量猪瘦肉一同煲水服，20 日为 1 个疗程。

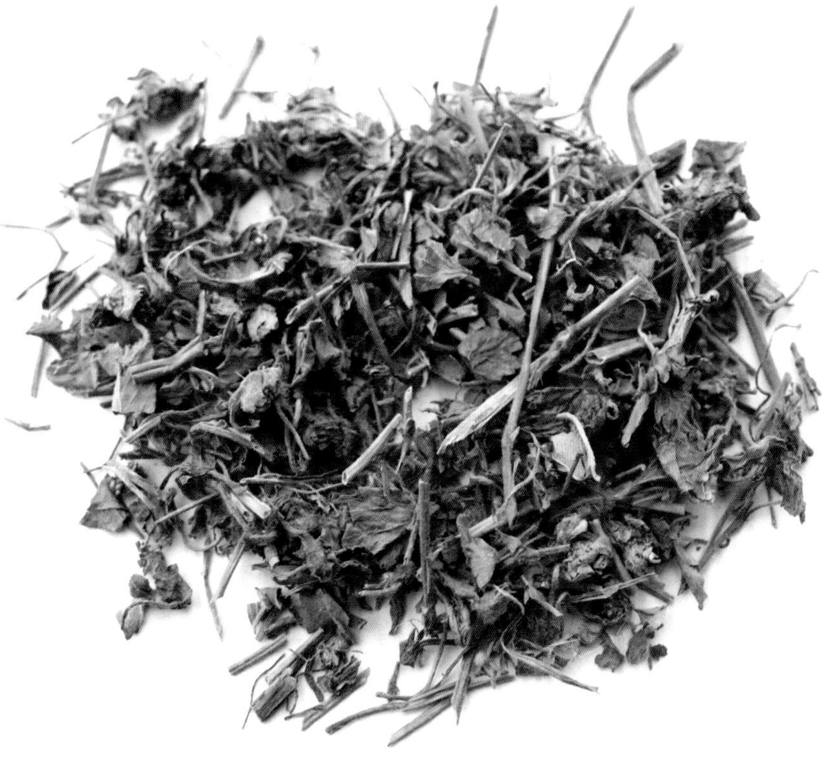

三匹风饮片

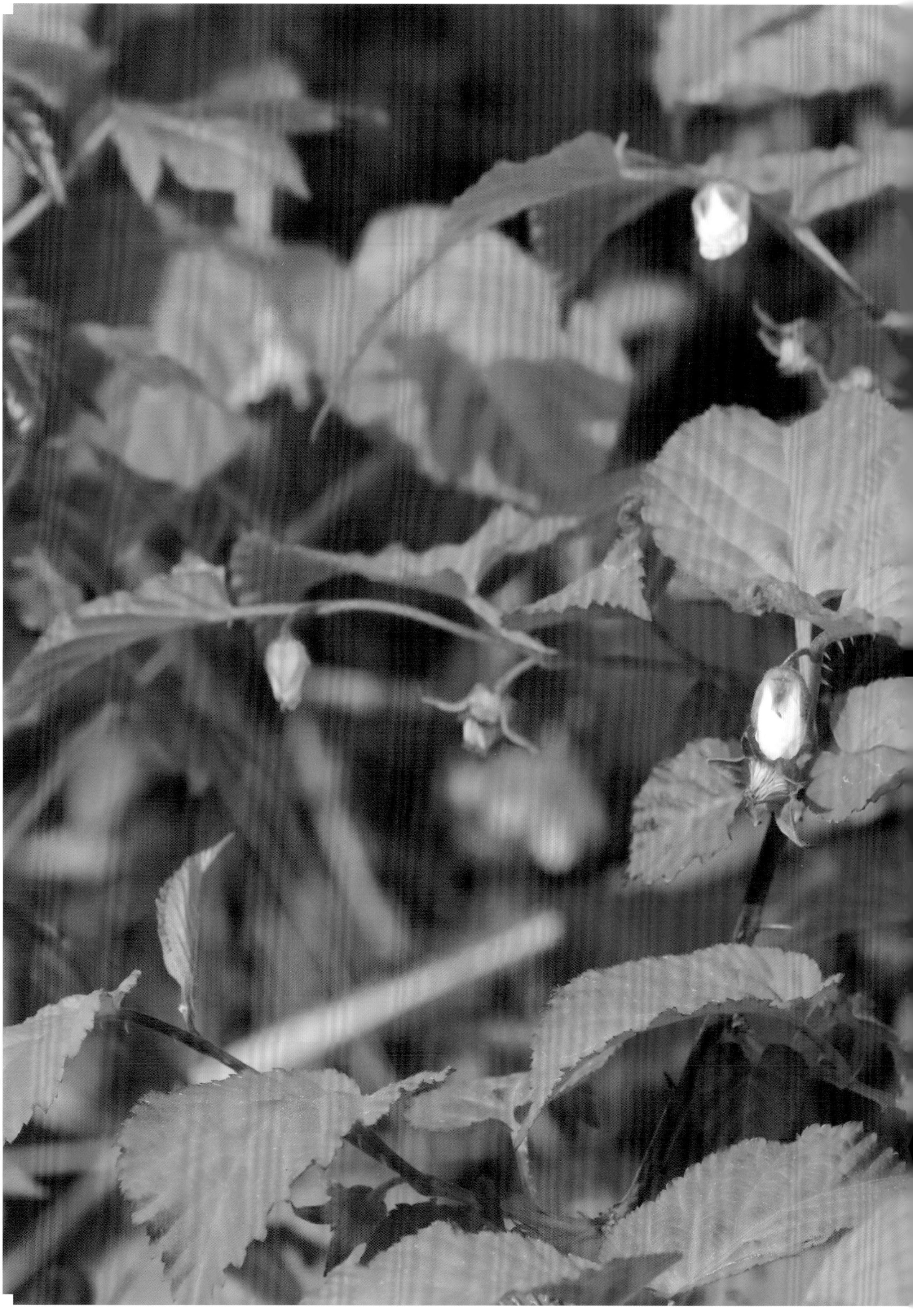

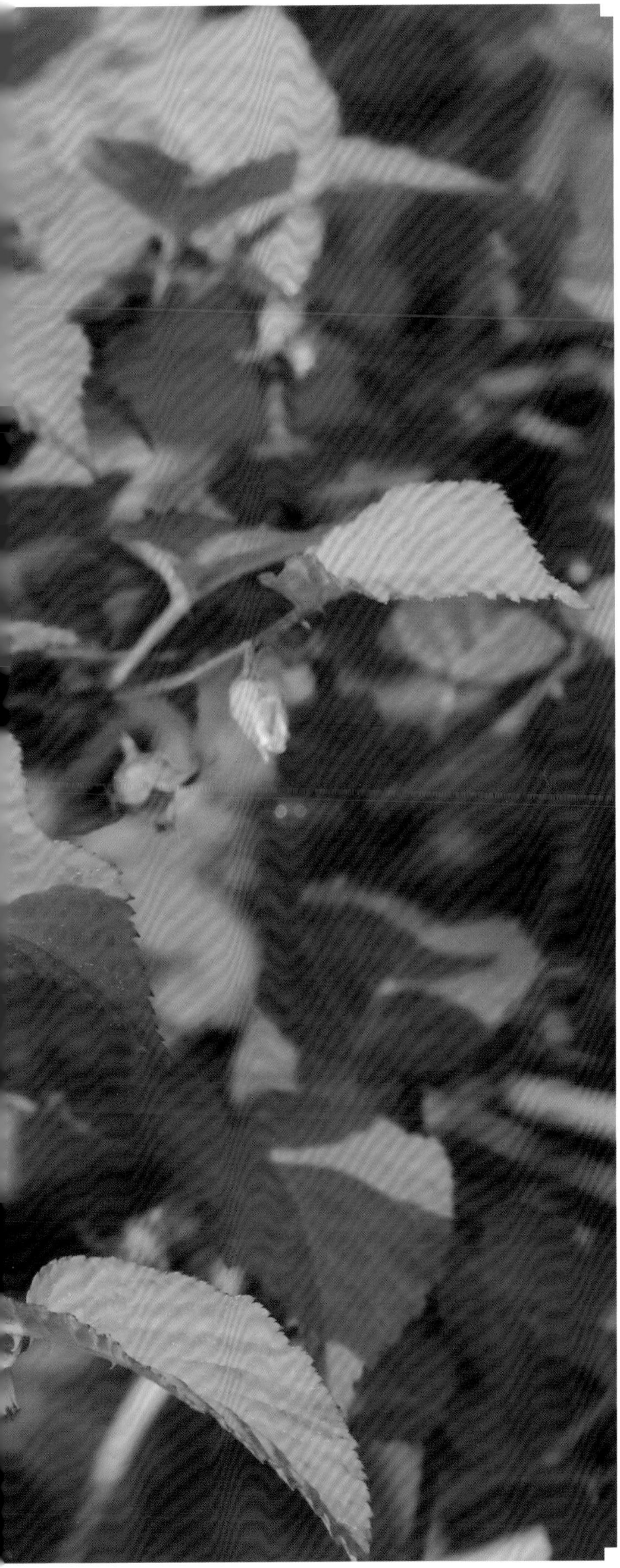

山莓

【苗药名】真溜窝。

【别　名】树莓、山泡、山抛子、牛奶泡、撒秧泡、三月泡。

【来　源】本品为蔷薇科植物山莓 *Rubus corchorifolius* L. f. 的果实、叶和根。

【性味归经】味苦、涩，性冷。归热经。

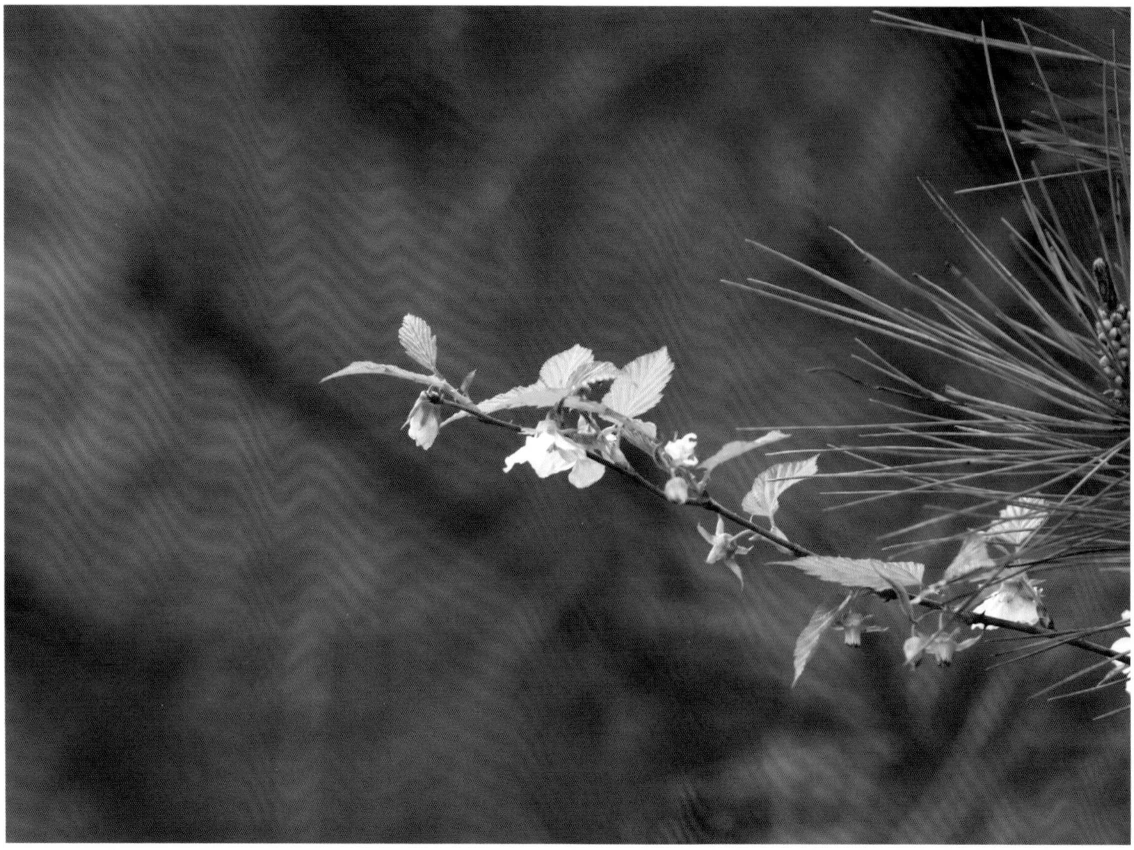

山莓

识别特征

灌木，高 1 ~ 3 m，枝具皮刺。单叶，叶柄长 5 ~ 20 mm；叶片卵形或卵状披针形，长 3 ~ 12 cm，宽 2 ~ 5 cm，不裂或 3 浅裂，有不整齐重锯齿，上面脉上稍有柔毛，下面及叶柄有灰色茸毛，脉上散生钩状皮刺；托叶条形，贴生于叶柄上。花单生或数朵聚生于短枝上；花白色，直径约 3 cm；萼裂片卵状披针形，密生灰白色柔毛；雄蕊、雌蕊均多数。聚合果球形，直径 10 ~ 12 mm，红色。花期 2—5 月，果期 4—6 月。

生境分布

生长于海拔 200 ~ 2200 m 的向阳山坡、溪边、山谷、荒地和疏密灌丛中潮湿处。分布于华东、西南及陕西、湖北、湖南、台湾等省区。

采收加工

夏季果实饱满、外表呈绿色时摘收。用酒蒸晒干或用开水浸 1 ~ 2 分钟晒干。

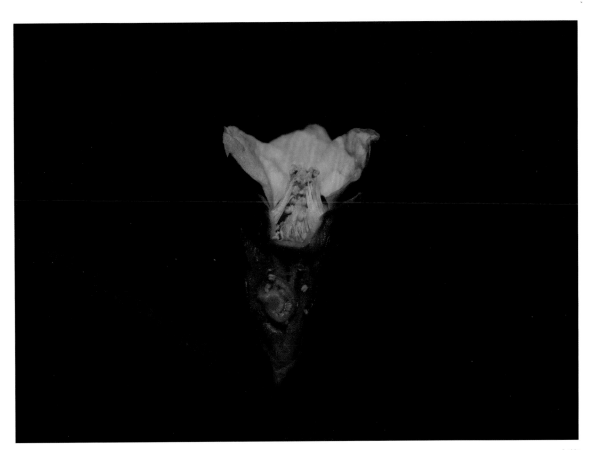

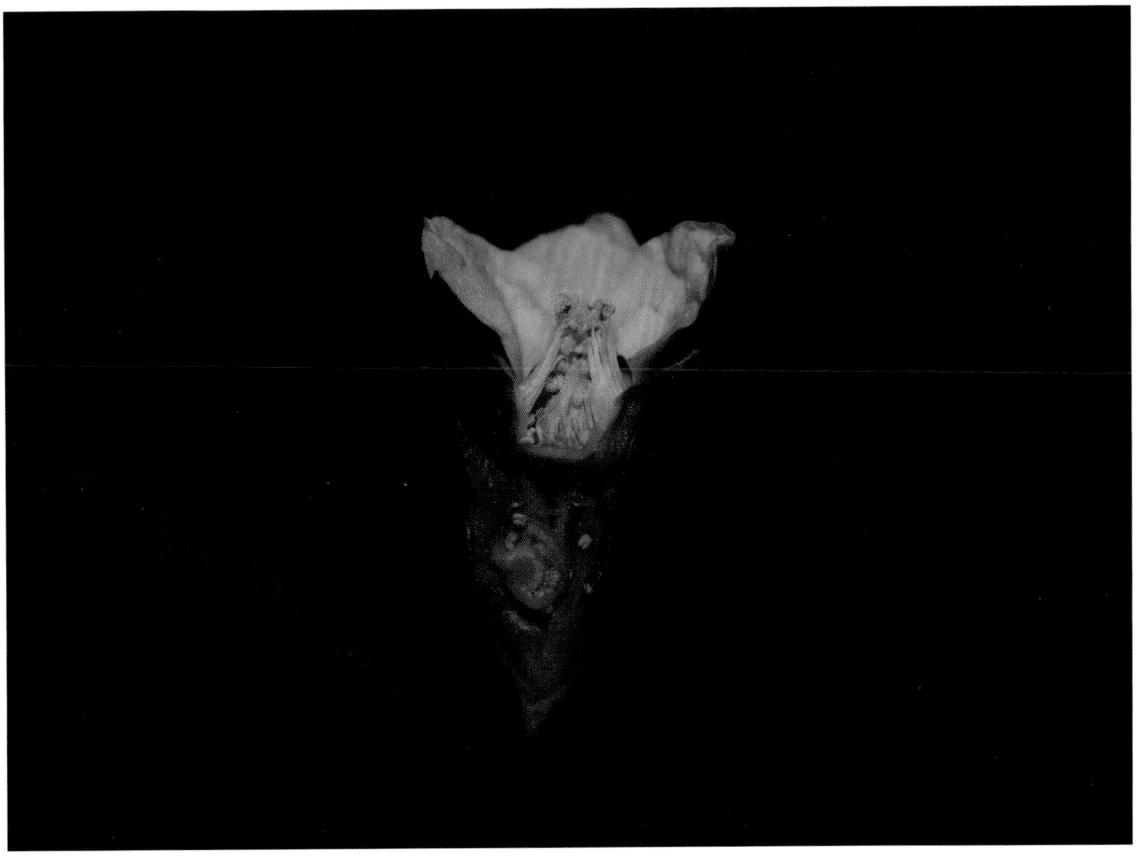

山莓

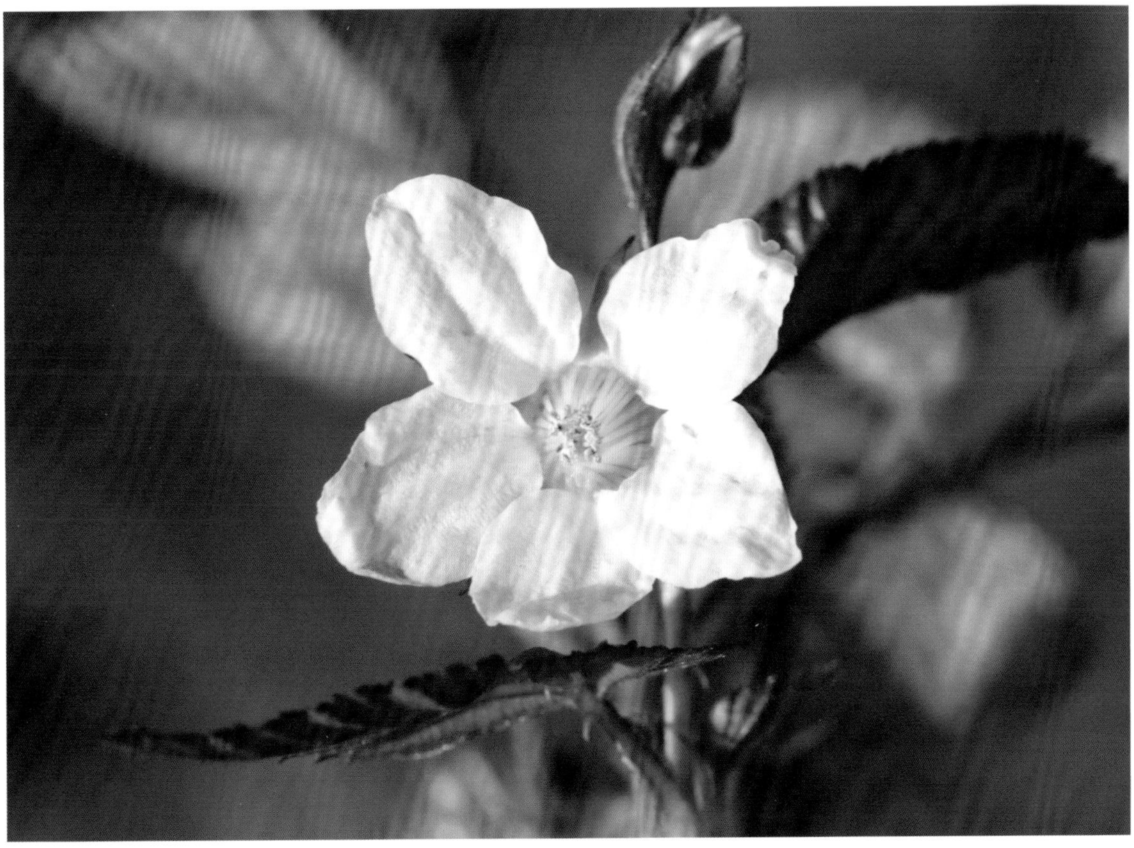

山莓

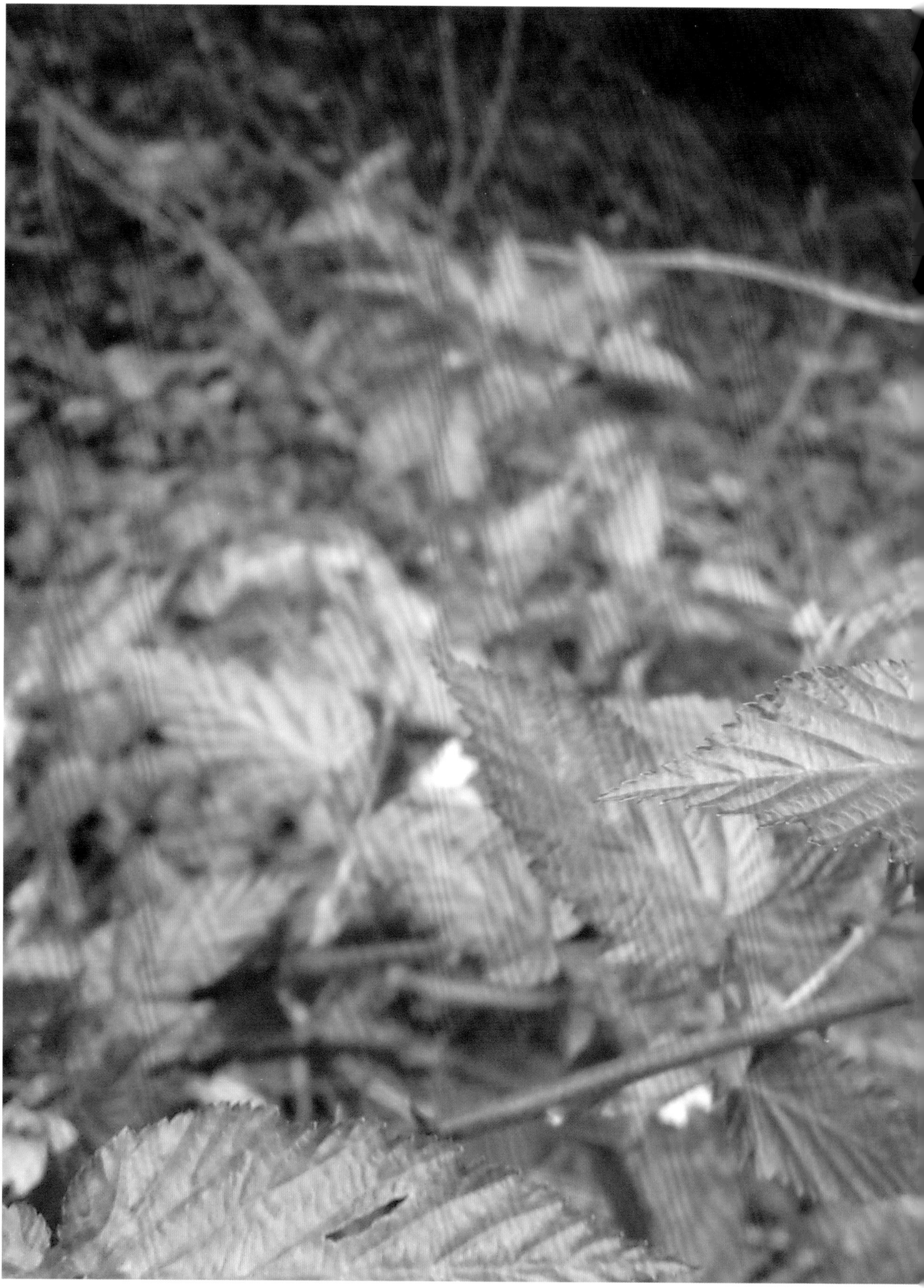

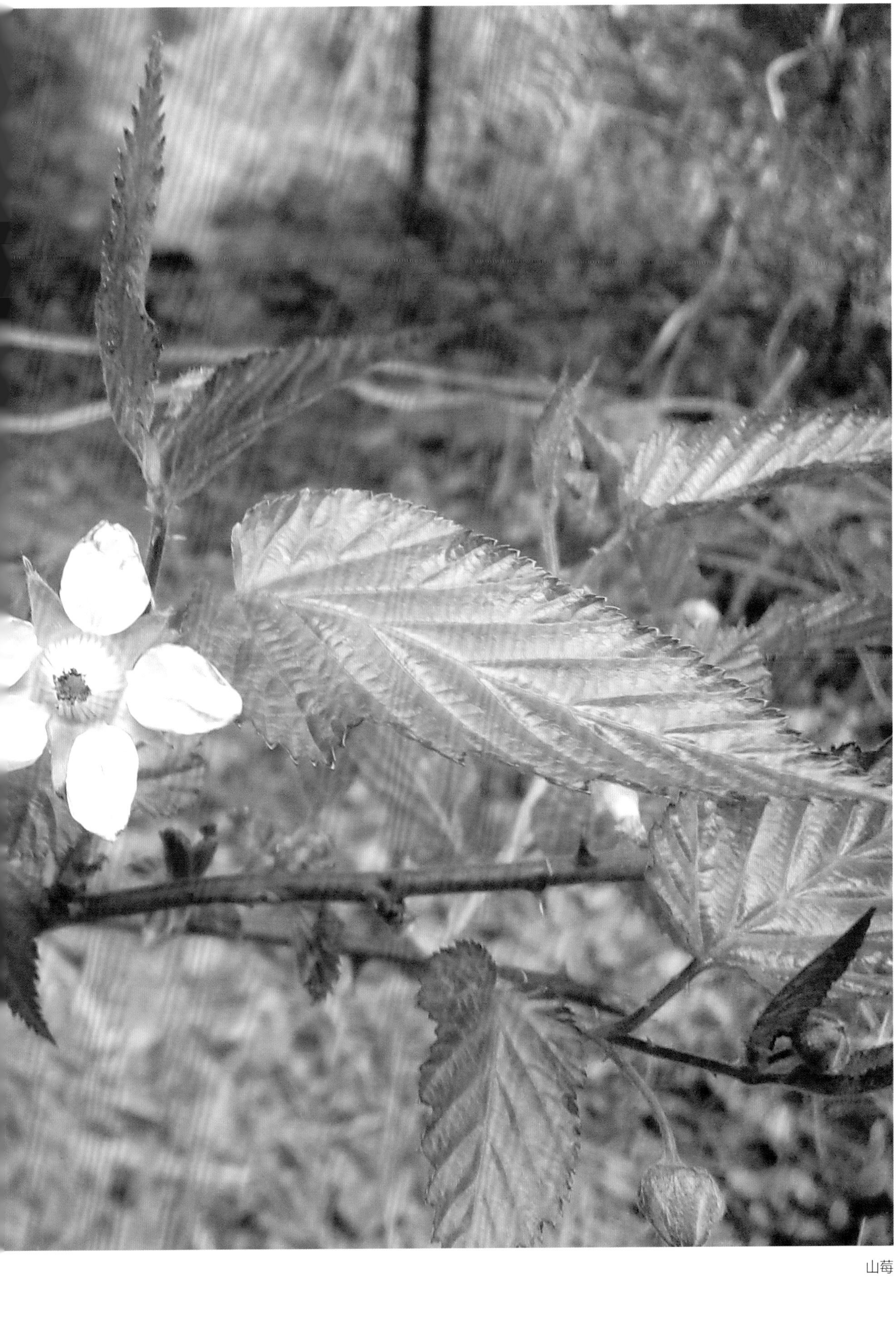

山莓

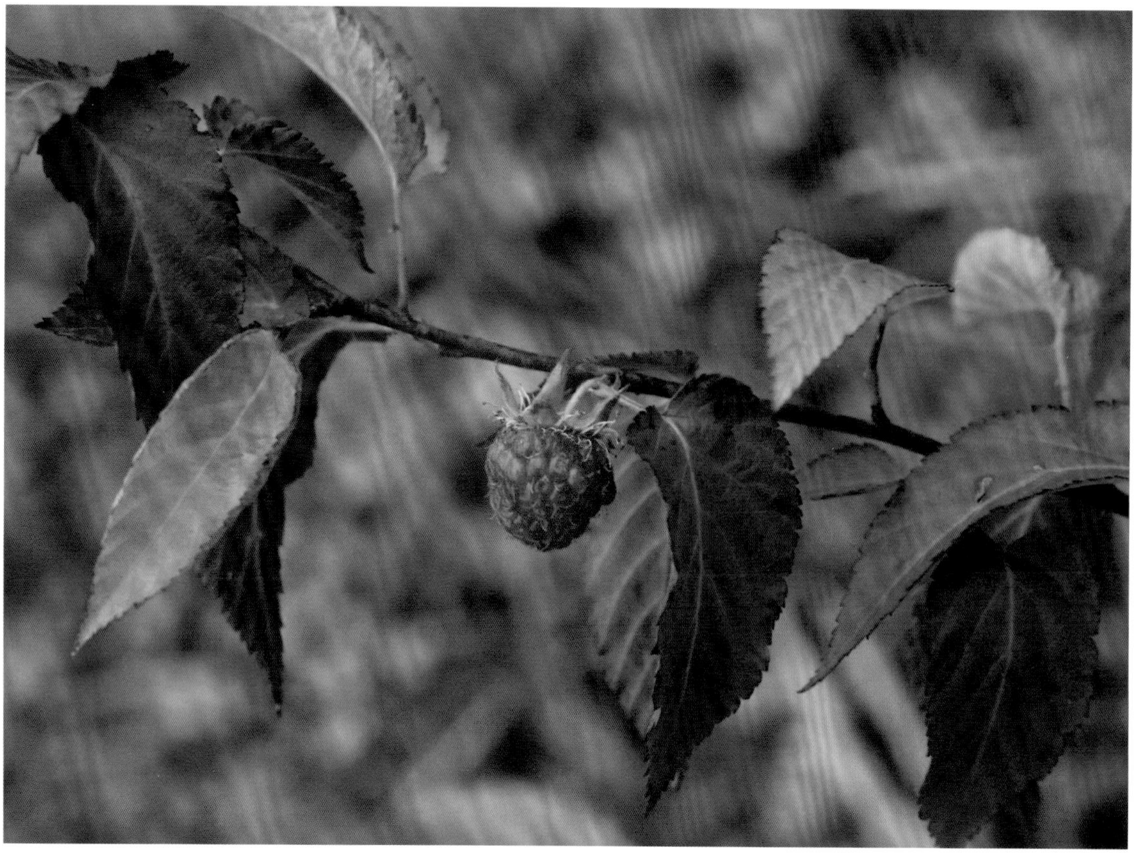
山莓

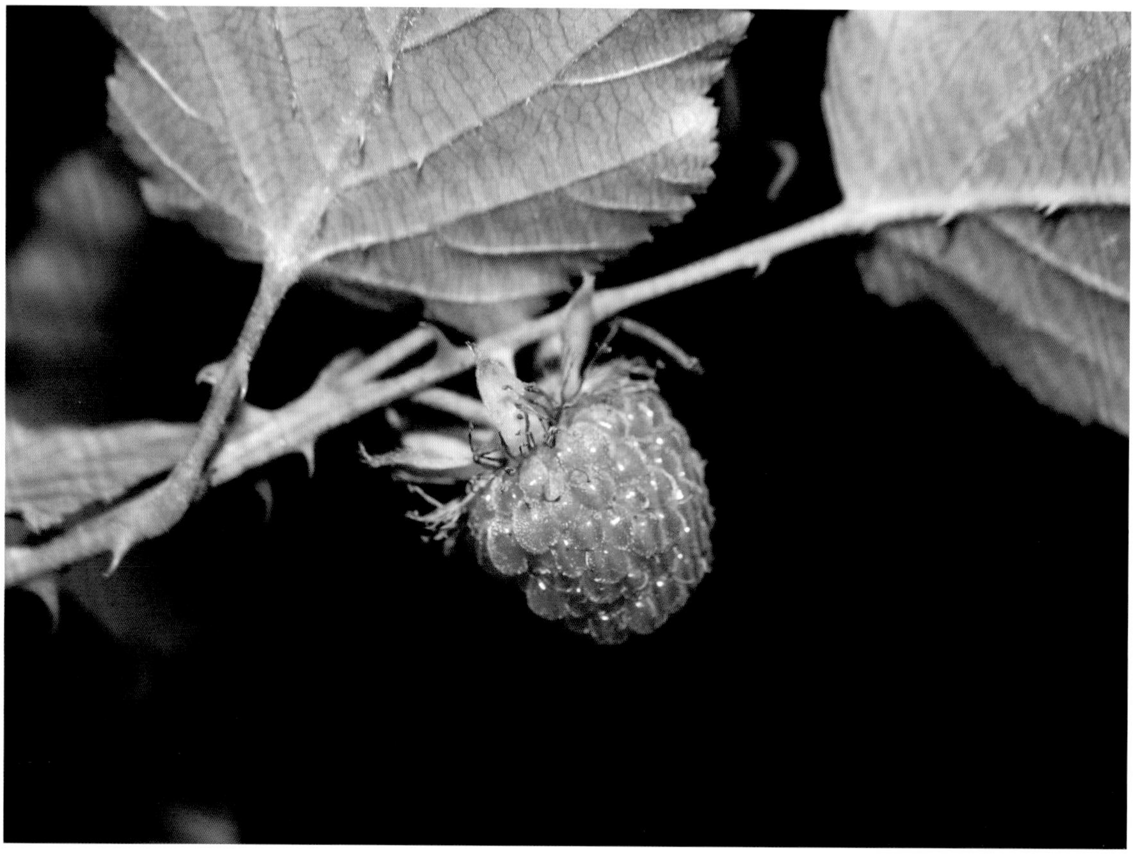
山莓

药材鉴别

本品为聚合果，由多数小核果聚生在隆起的花托上而呈长圆锥形或半球形，高 5 ~ 10 mm，直径 3 ~ 7 mm。表面黄绿色或淡棕色，密被灰白色茸毛；顶端钝圆，基部扁平或中心微凹入；宿萼黄绿色或棕褐色，5 裂，裂片先端反折；基部着生极多棕色花丝；果柄细长或留有残痕。小坚果易剥落，半月形，长约 2 mm，宽约 1 mm；背面隆起，密被灰白色柔毛，两侧有明显的网纹，腹部有突起的棱线。体轻，质稍硬。气微，味酸，微涩。

功效主治

止血，止带，止痒。主治崩漏，带下，痔血，湿疹。

用法用量

内服：煎汤，9 ~ 15 g；或生食。外用：适量，捣汁涂搽。

民族药方

1. 崩漏 山莓根、水椎木各 30 g。水煎服。

2. 带下 山莓根 30 g，椿根皮 20 g。水煎服。

3. 痔血 山莓根 15 g，地榆、土大黄各 10 g。水煎服。

4. 湿疹 山莓叶 30 g，蛇倒退 20 g。水煎外洗。

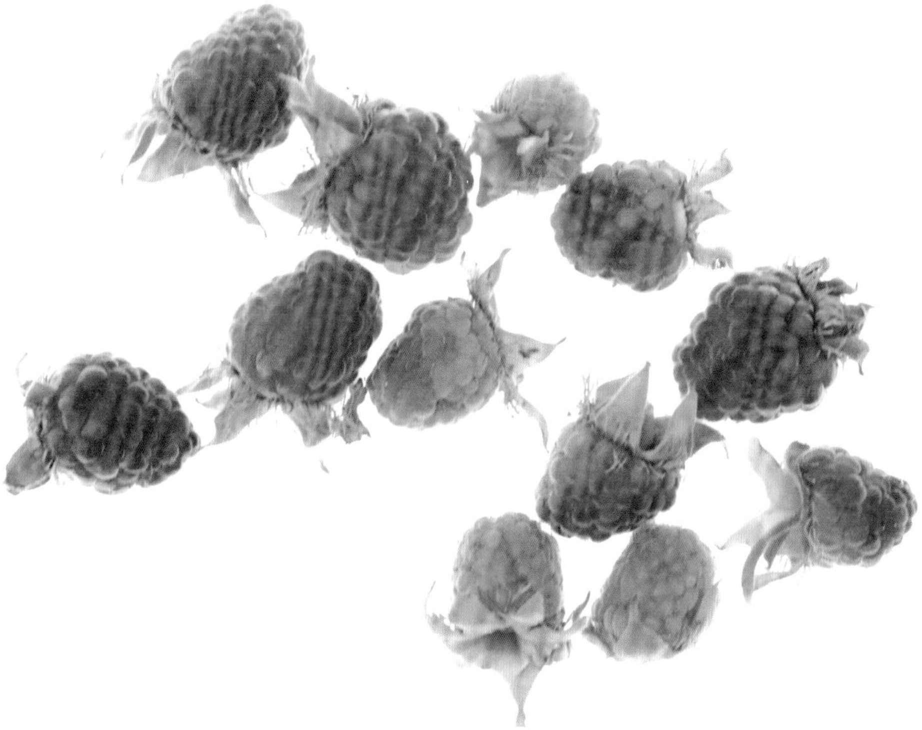

山莓药材

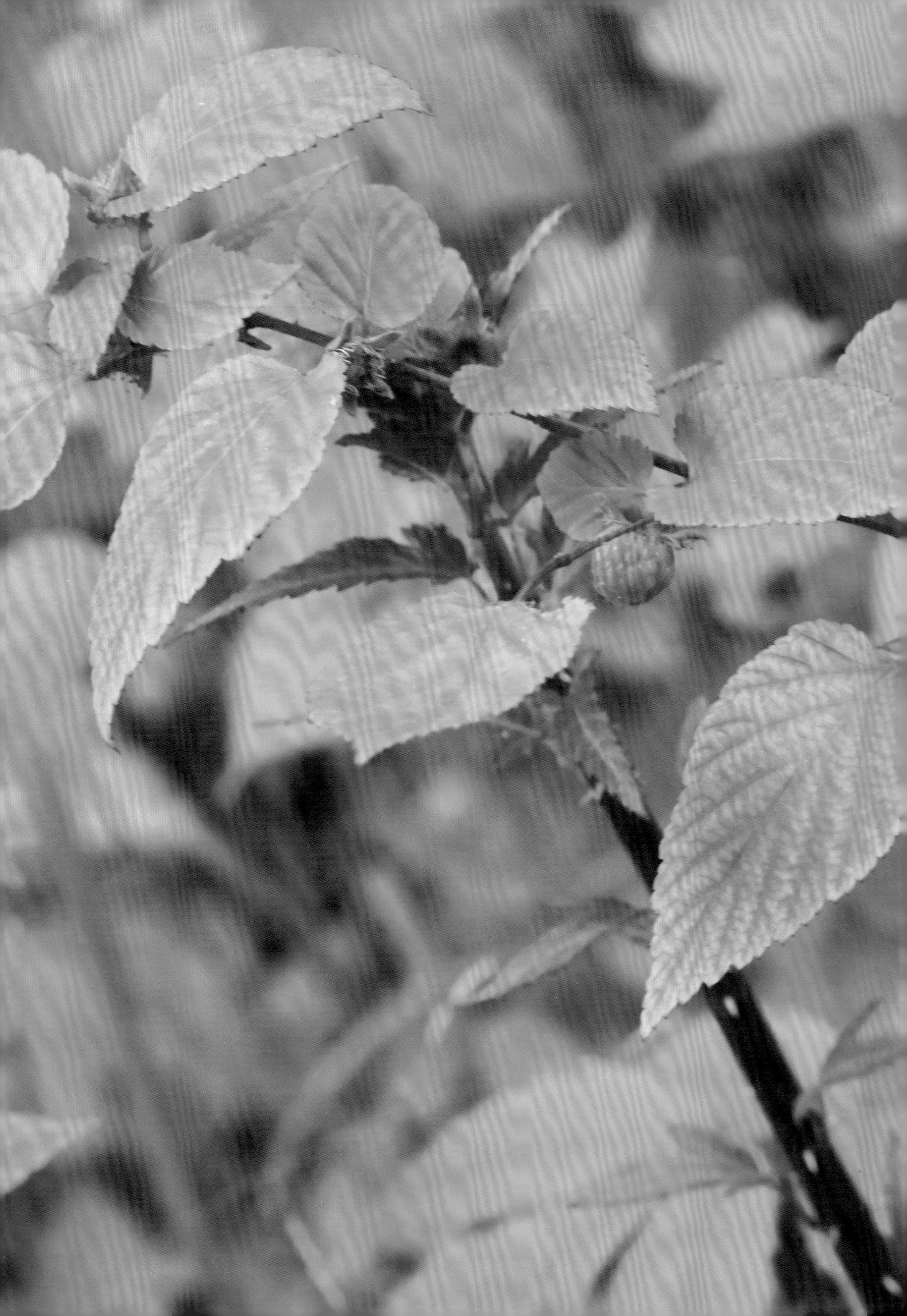

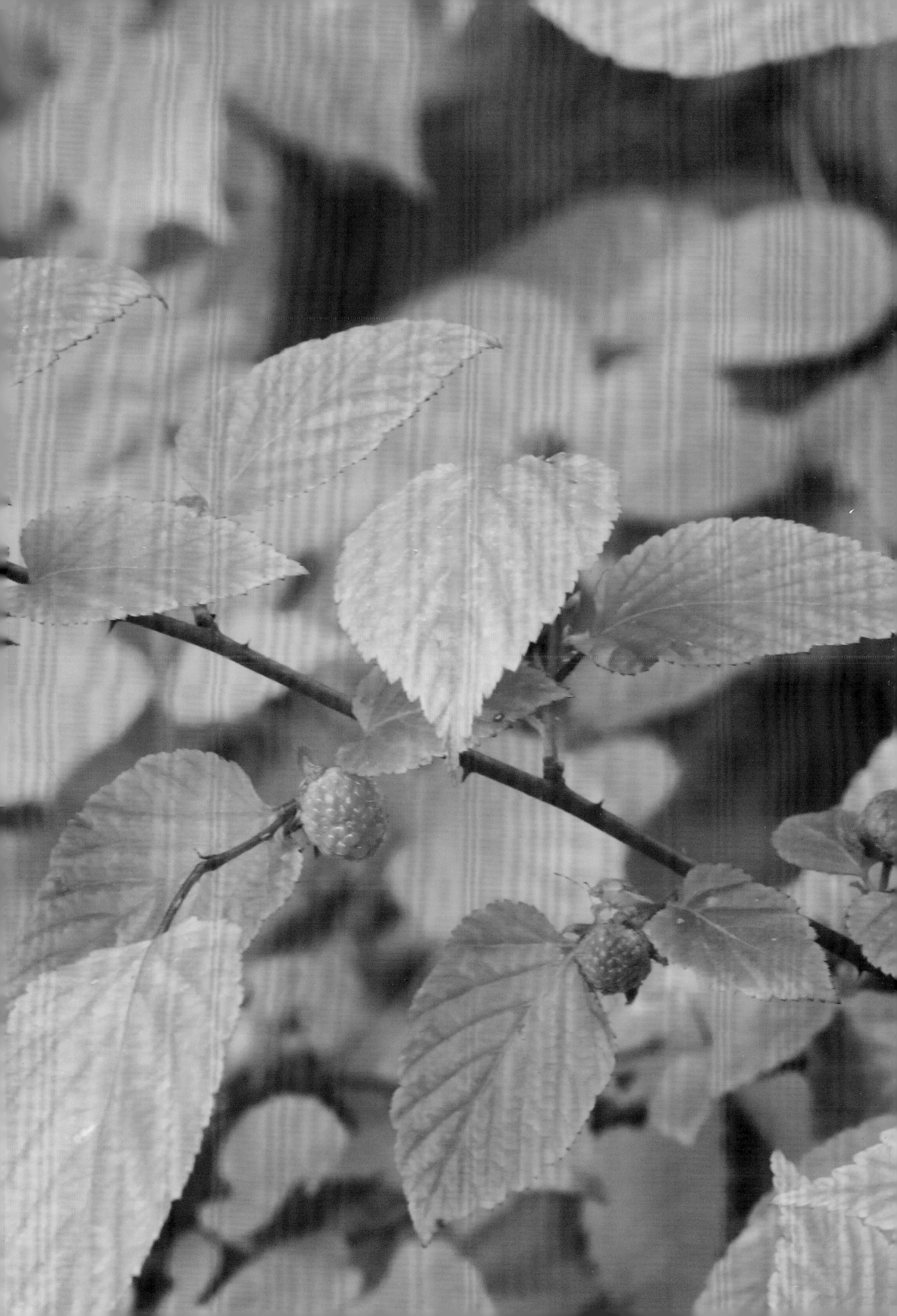

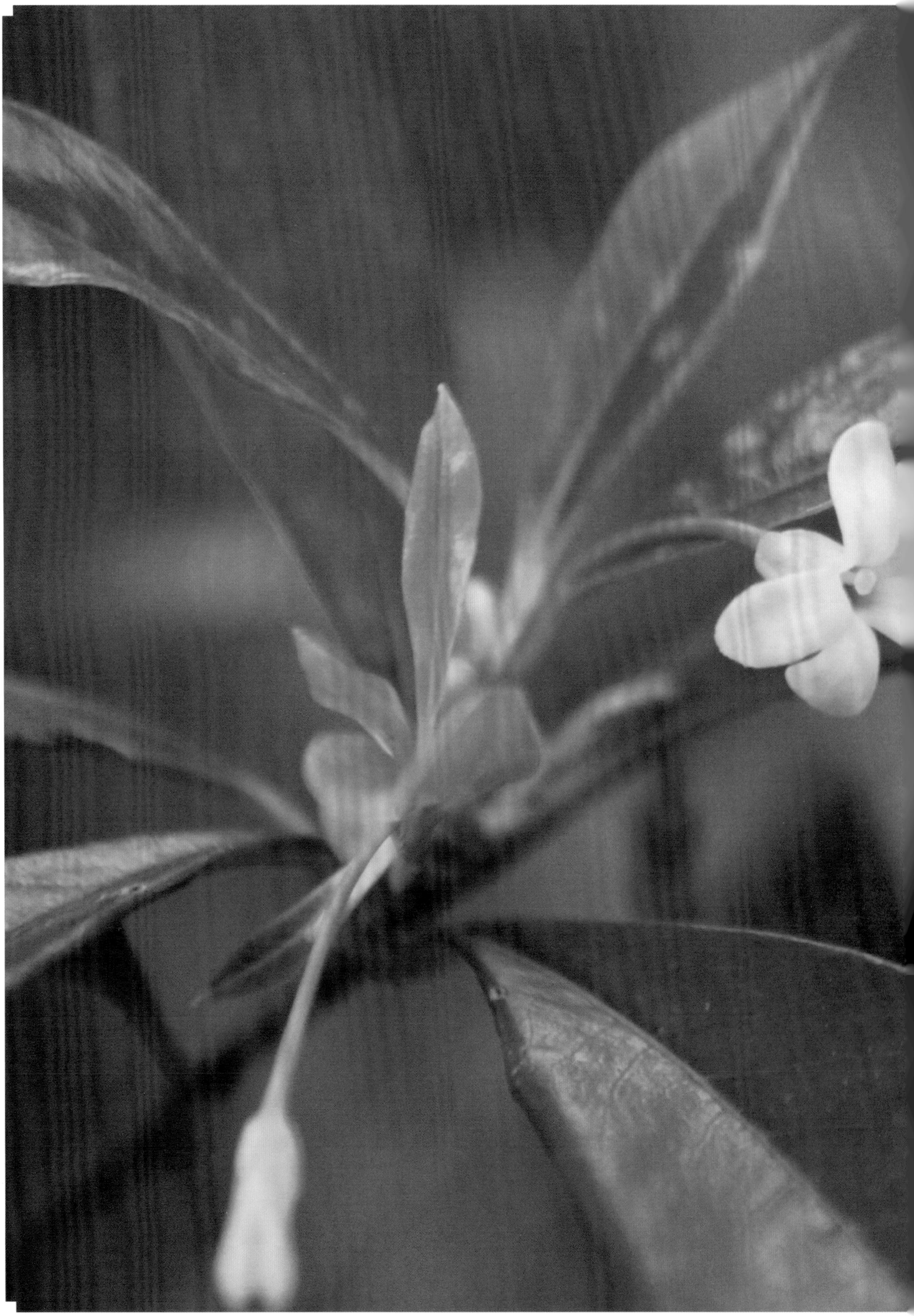

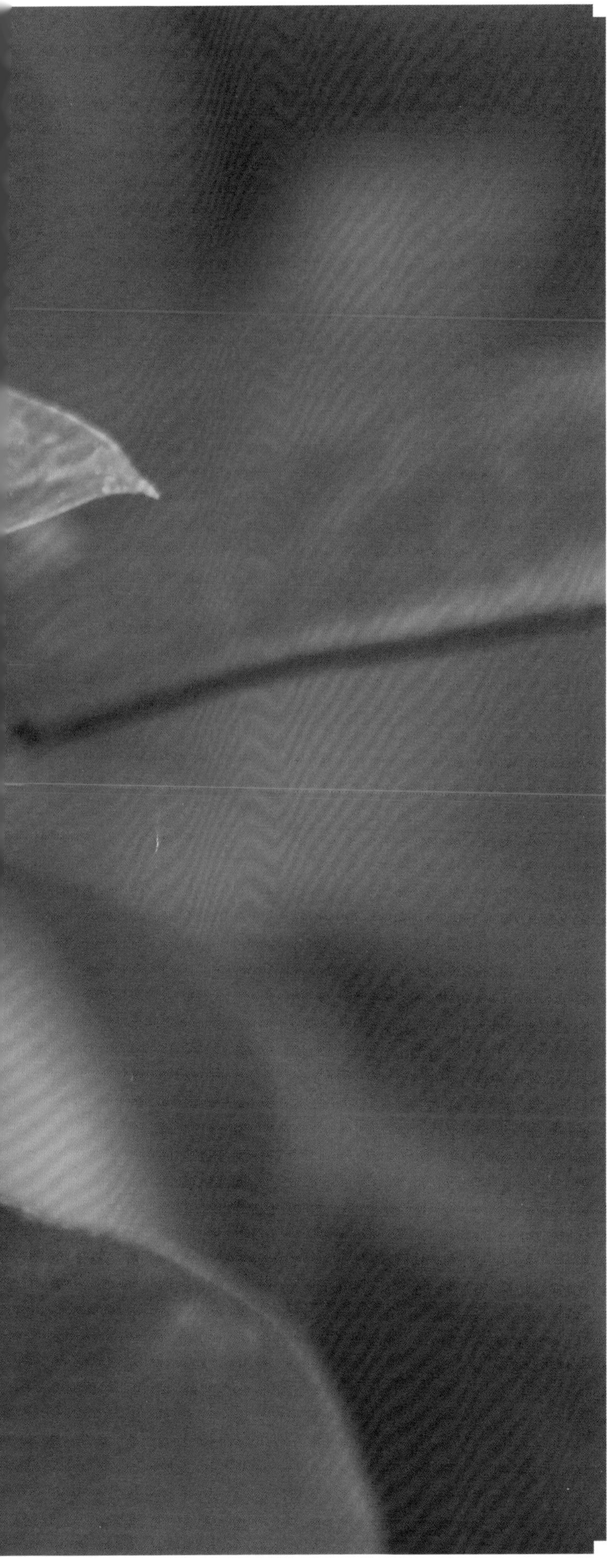

山栀茶

【苗药名】阿锐杜枇杷。

【别　名】山枝、山枝仁。

【来　源】本品为海桐花科植物海金子 *Pillosporum illicioides* Makino 的根、根皮。

【性味归经】味苦、辣，性冷。归热经。

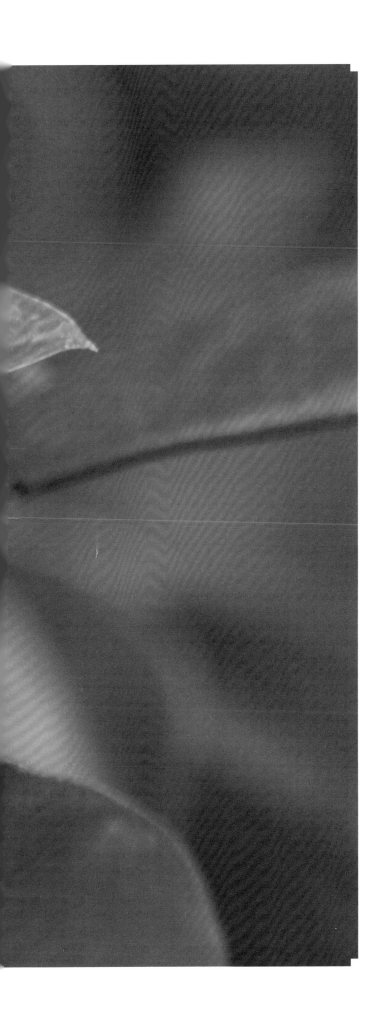

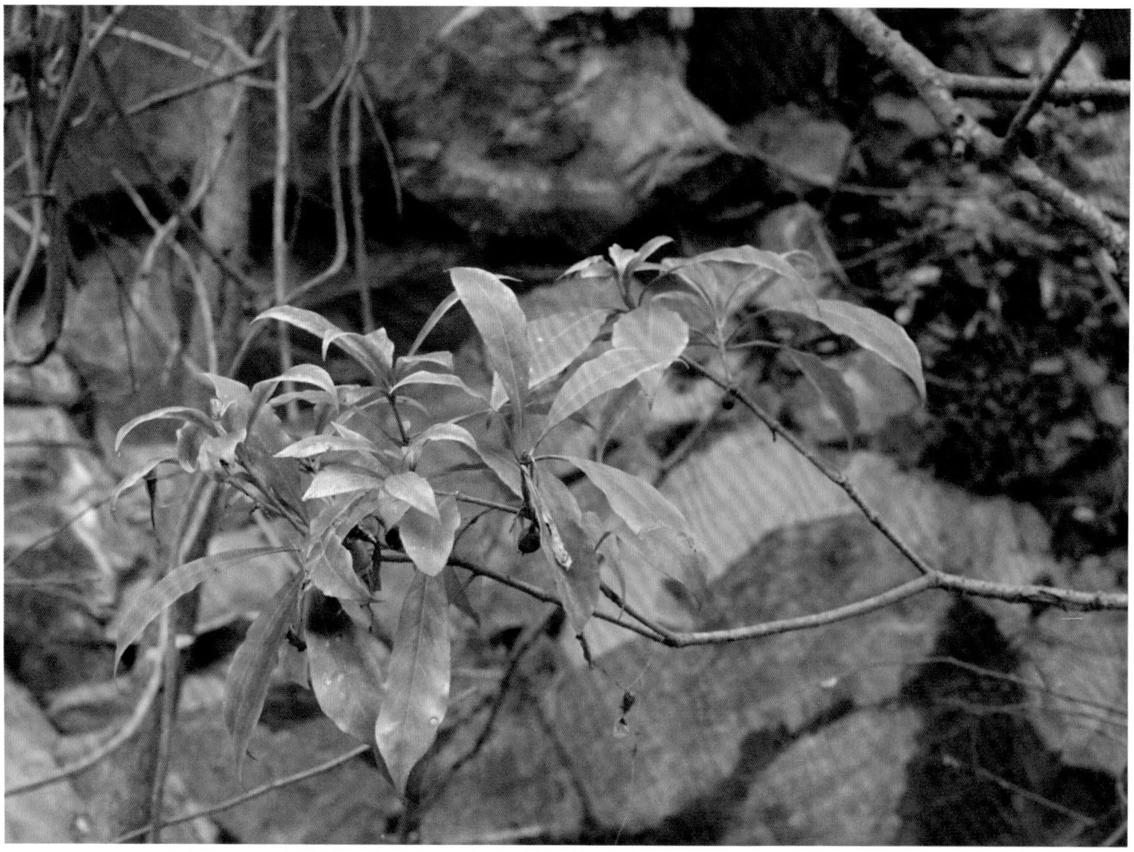

海金子

识别特征

常绿灌木或小乔木，高 2 ~ 6 m。多分枝，老枝皮孔明显，上部枝条有时轮生，全体无毛。叶 3 ~ 7 片聚生于节上及枝顶，近对生或假轮生，薄革质，倒卵状长椭圆形至倒披针形，长 6 ~ 10 cm，宽 1.0 ~ 3.5 cm，两面光滑，先端短尖或渐尖，基部狭楔形，常下延，边缘略呈波状，上面绿色，有光泽，下面淡绿色，中脉突出明显，侧脉每边 6 ~ 8（~ 10）条；叶柄长 5 ~ 10 mm。伞房花序生于小枝顶端，有 6 ~ 13 朵花；花黄色，直径约 7 mm；花梗长 10 ~ 35 mm，无毛；花萼基部连合，5 裂，裂片广卵形，表面光滑，边缘有睫毛；花瓣 5，匙形，较萼片长 3 倍；雄蕊 5，与花瓣互生；子房常为 3 室。蒴果近圆球形，长 1.0 ~ 1.3 cm，3 瓣裂，种子多数，深红色。花期 4 月，果熟期 9 月。

生境分布

生长于林间阴湿地。分布于贵州、湖南、广东、广西、四川、海南等省区。

采收加工

全年可采，除去泥土，切片，晒干；或剥取皮部，切段，晒干或鲜用。

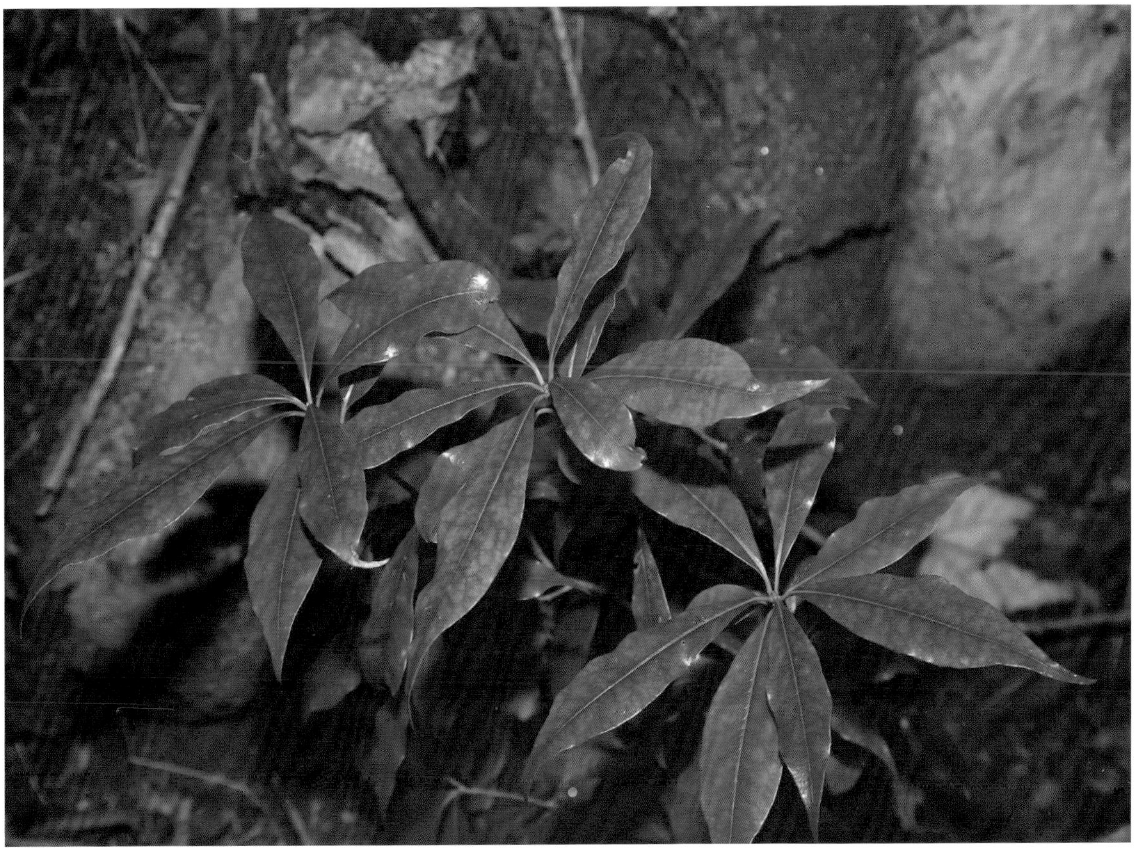

海金子

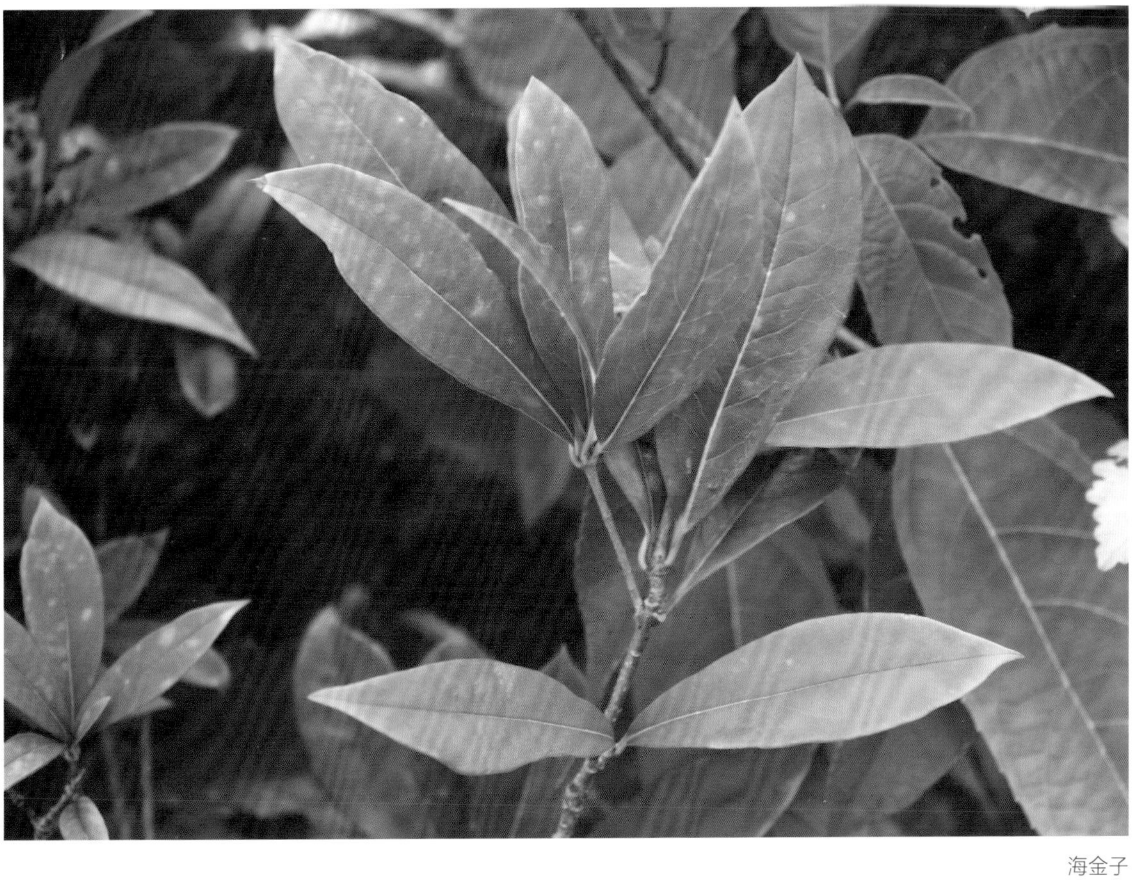

海金子

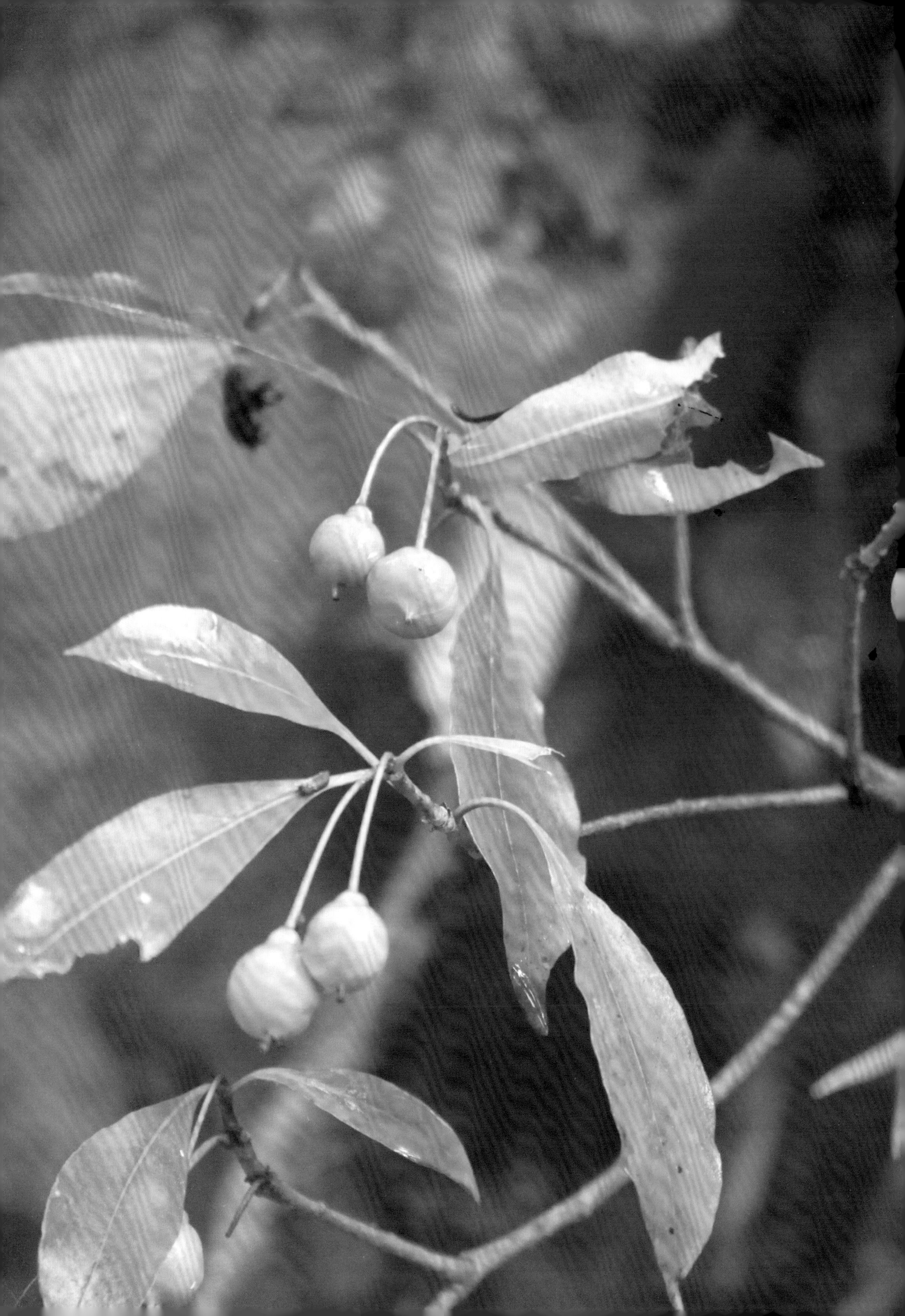

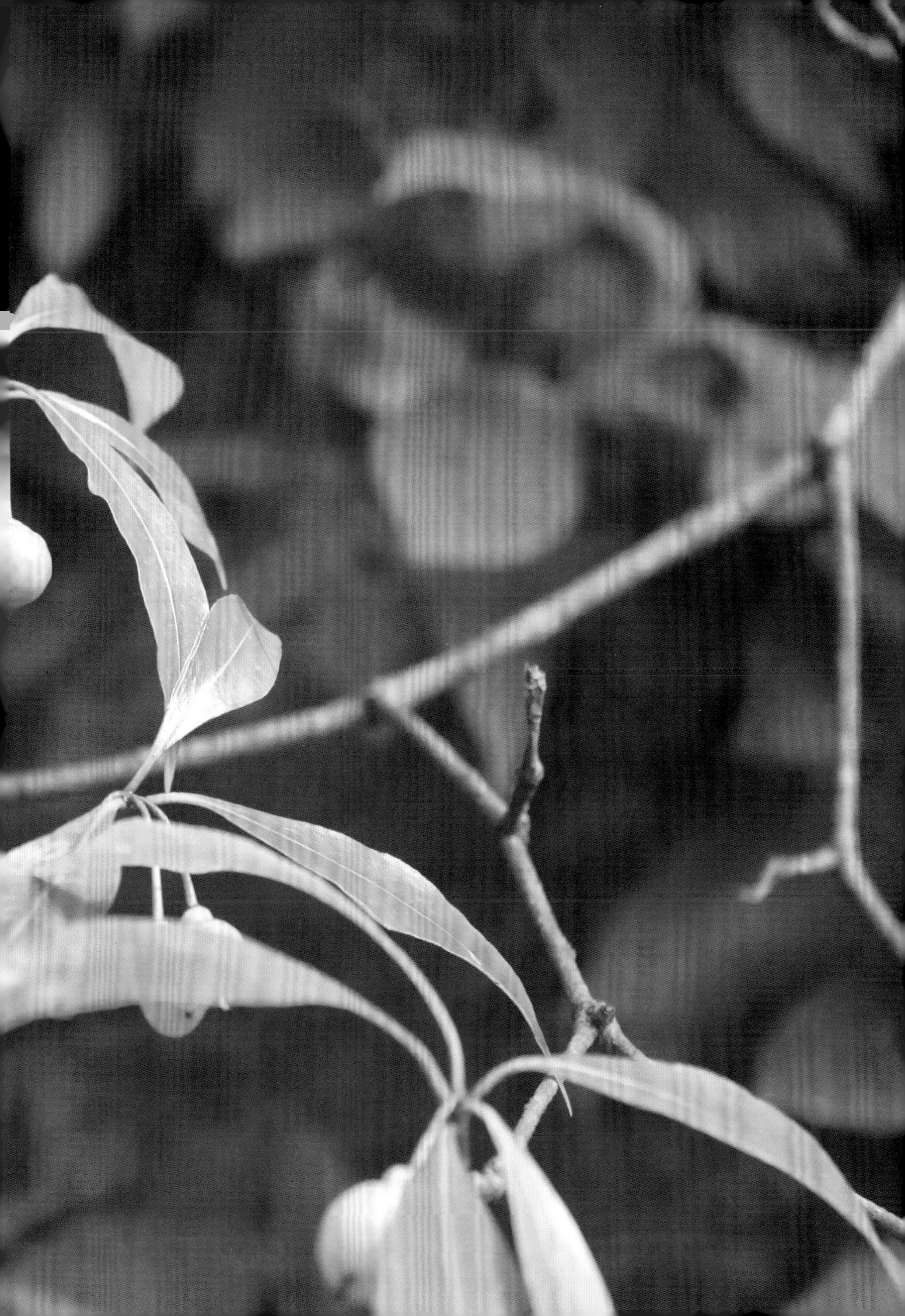

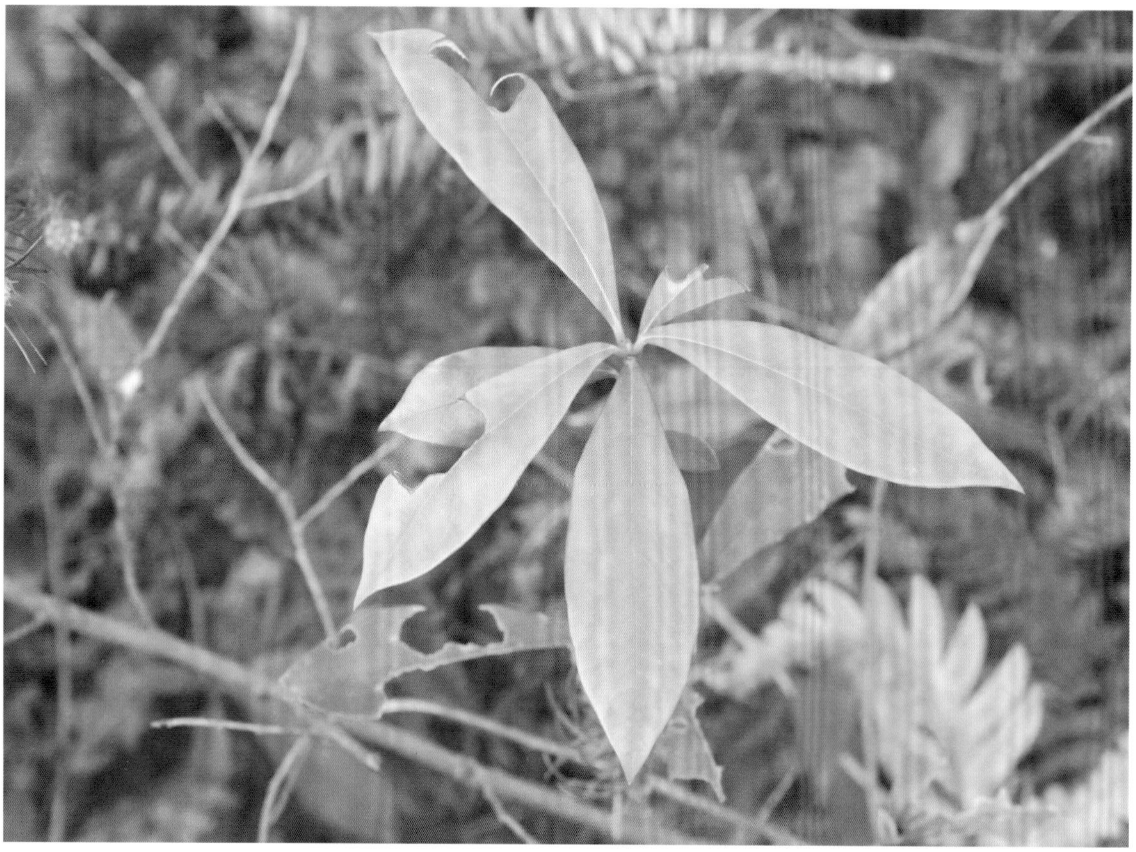

海金子

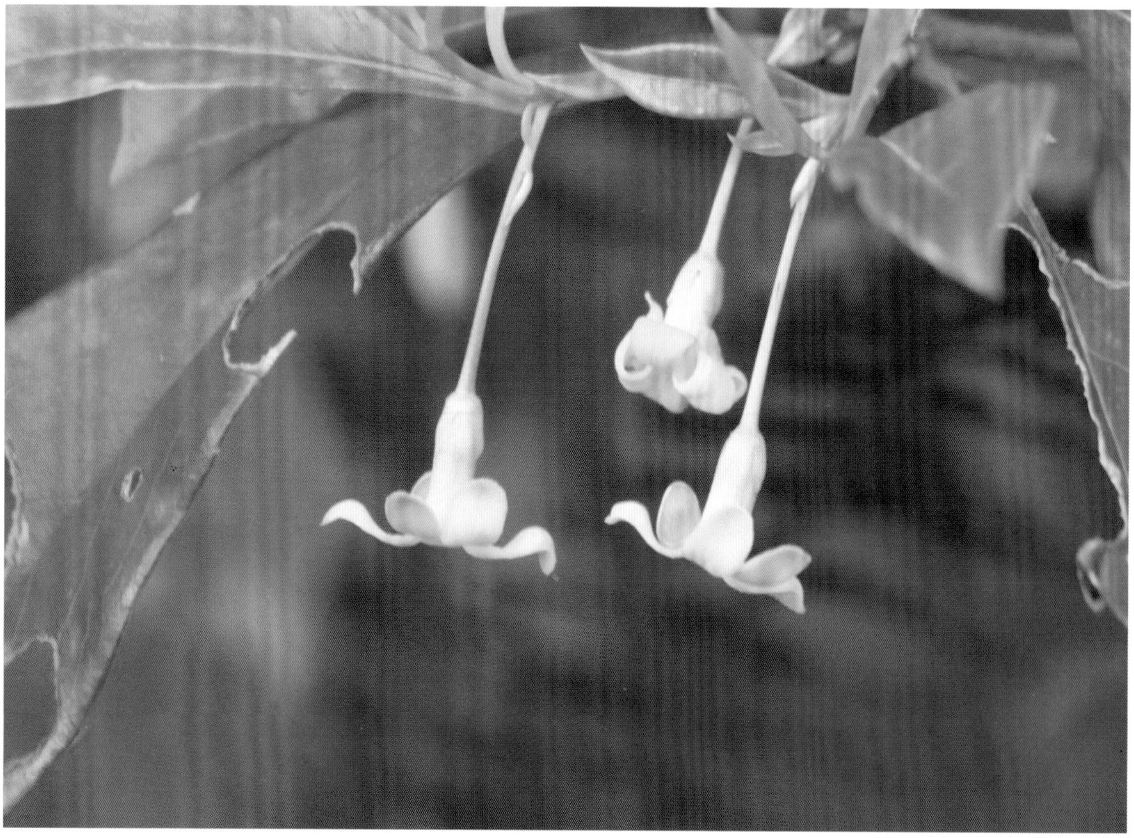

海金子

药材鉴别

根呈圆柱形，或略扭曲，长 10 ~ 20 cm，直径 1 ~ 3 cm（或更大）。表面灰黄色至黑褐色，可见茎基及侧根痕和椭圆形皮孔。质硬，切面木心常偏向一侧，木部黄白色，可见环纹，皮部较木部色深，易剥离，韧皮部呈棕褐色环状。气微，味苦、涩。以条匀、质韧、色黄白者为佳。根皮呈条片状，边缘向内卷曲；外表面棕黄色，较平坦，有枝根痕及残留的深棕色粗皮；内表面黄色或浅黄色，有棕色条纹。体轻质韧，可向外表面方向折断，内面有一薄层相连，断面较平坦，层状，顺内表面可剥下 1 ~ 2 层，层间黄白色。气香，味苦涩。以皮厚、质韧、色黄、气香者为佳。

功效主治

镇静，安神，补虚，降压。主治神经衰弱，失眠多梦，体虚遗精，高血压。

用法用量

内服：煎汤，15 ~ 30 g；或浸酒。外用：适量，鲜品捣烂外敷。

民族药方

1．虚热口渴 山栀茶果实 15 g。水煎服。

2．多年哮喘 山栀茶根皮、醉鱼草根各 10 g，百合 30 g。炖猪蹄吃。

3．咽痛 山栀茶、桔梗、甘草、射干各适量。水煎服。

4．虚弱遗精 山栀茶根皮 250 g。泡酒服。

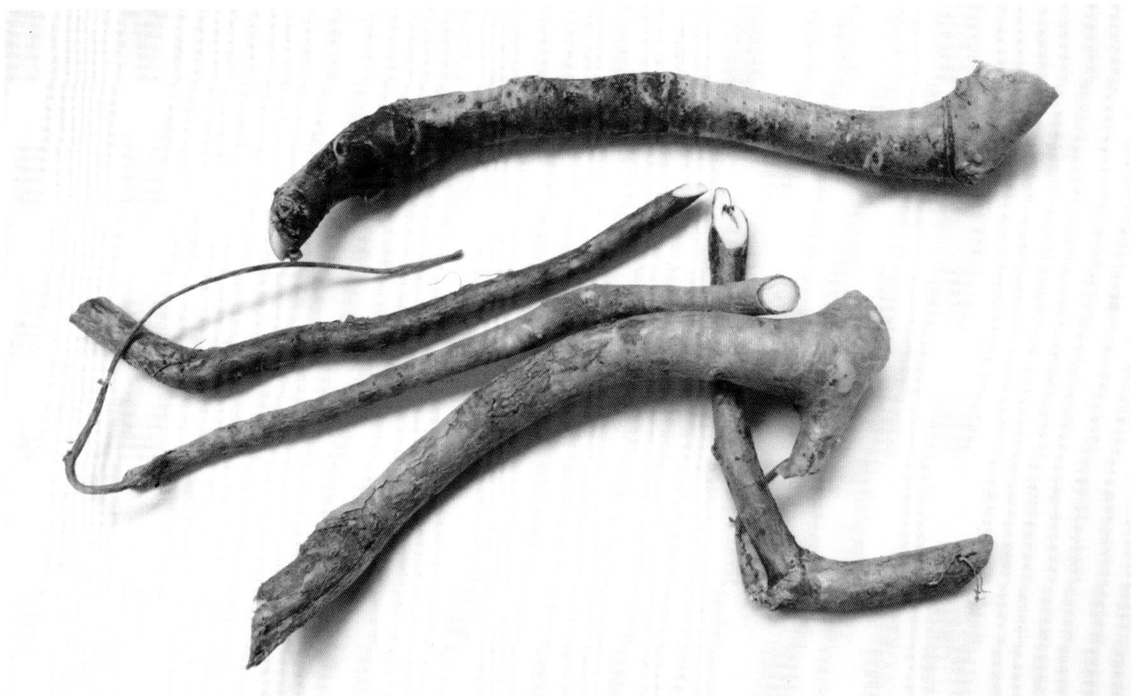

山栀茶根药材

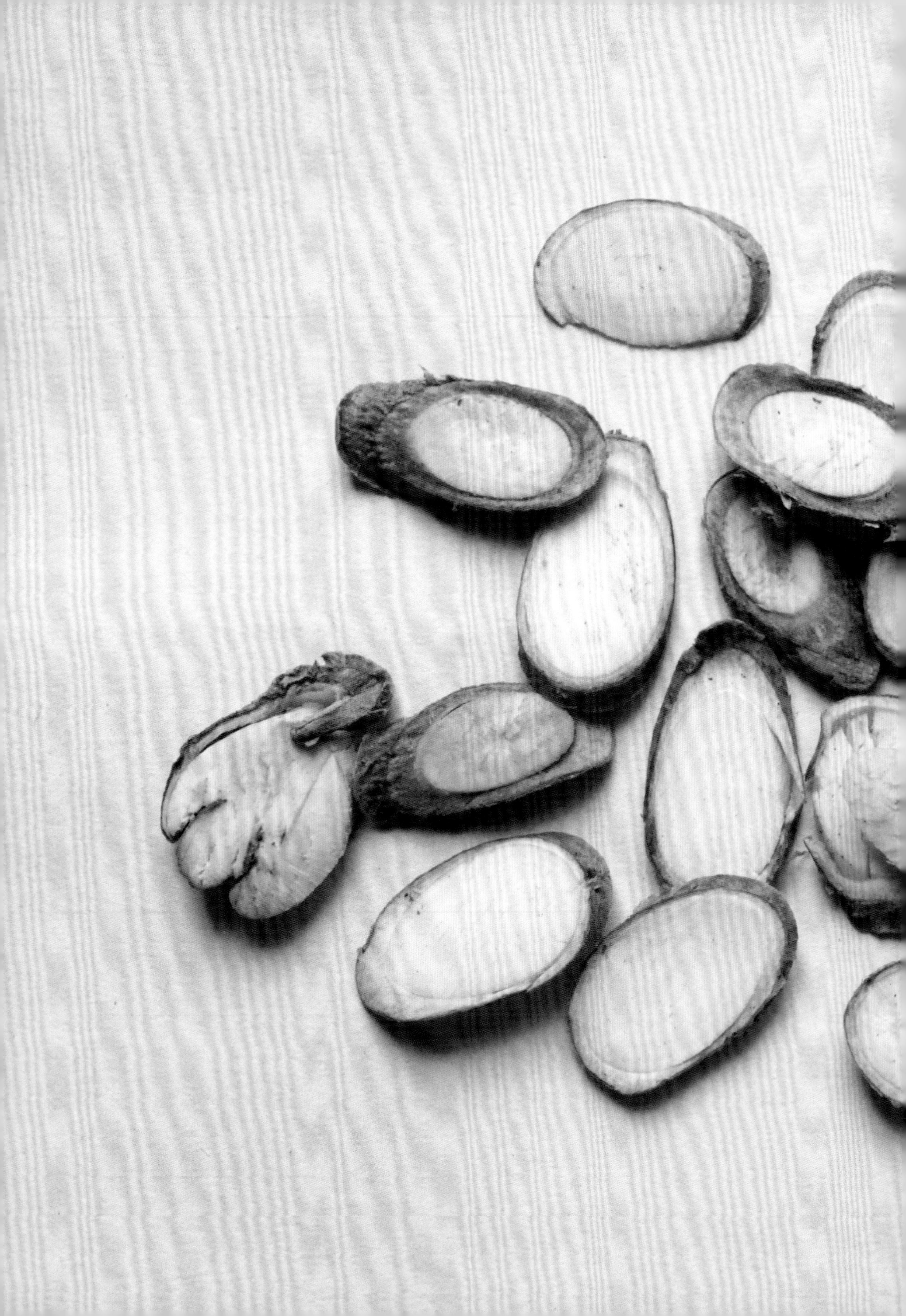

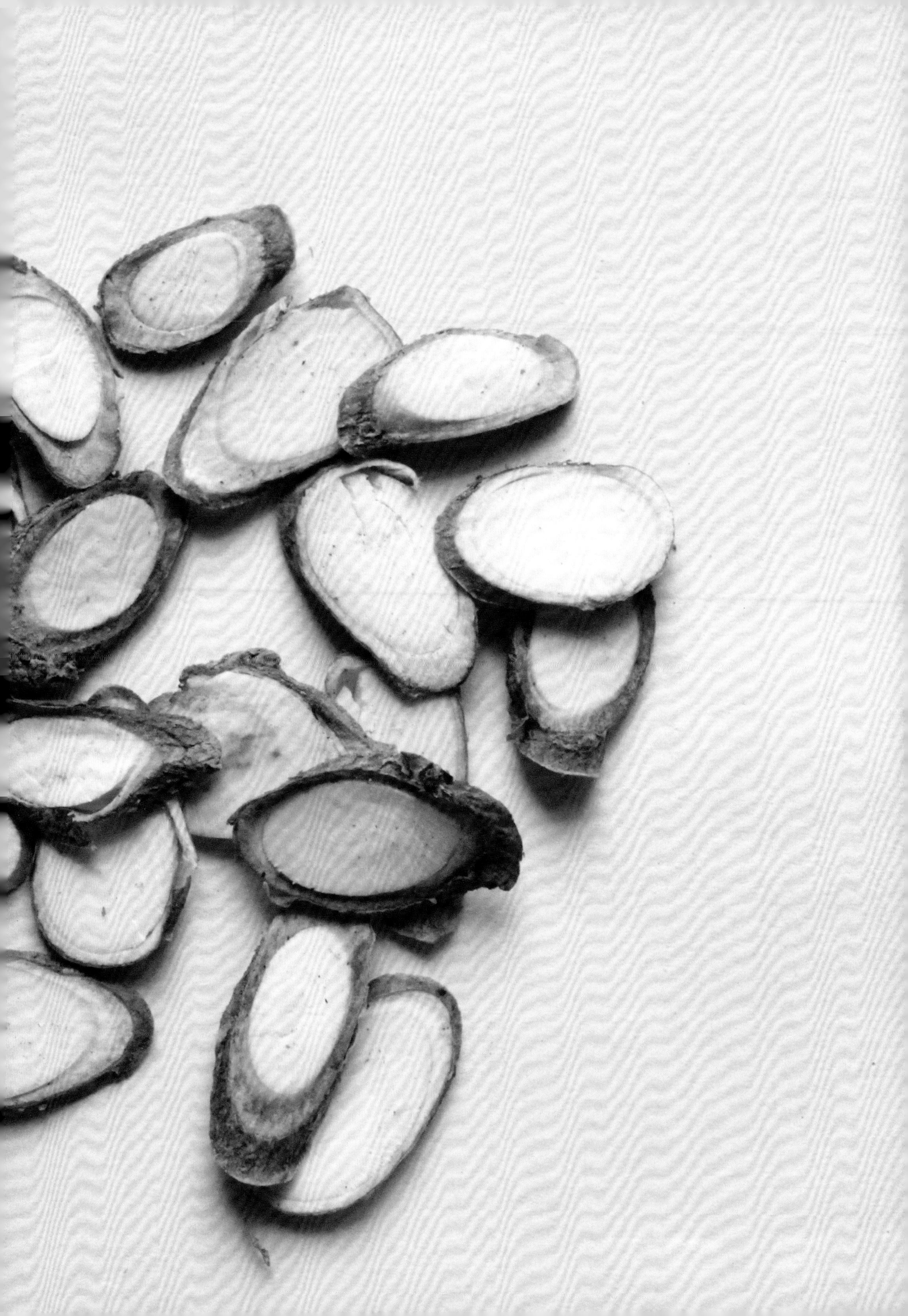

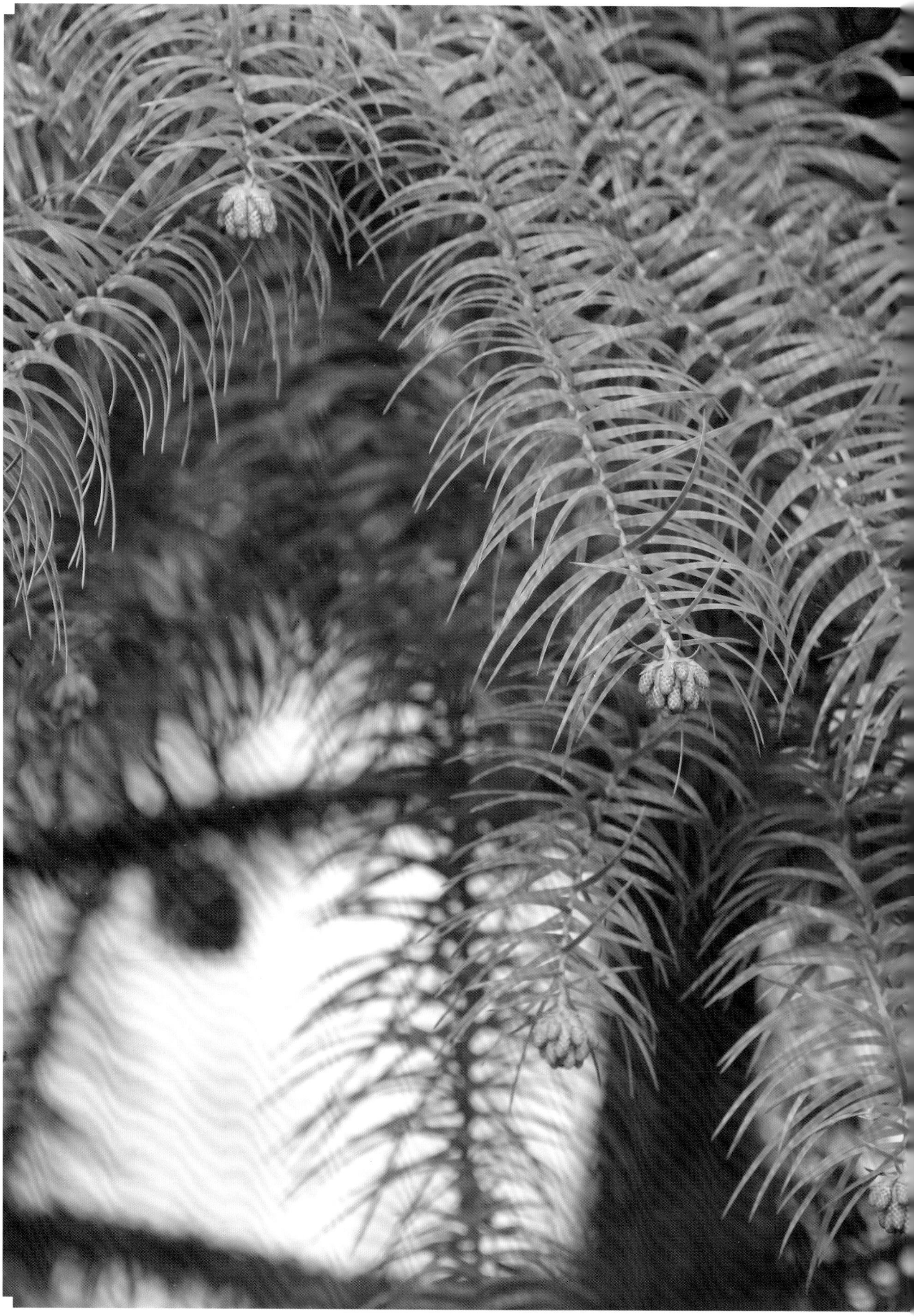

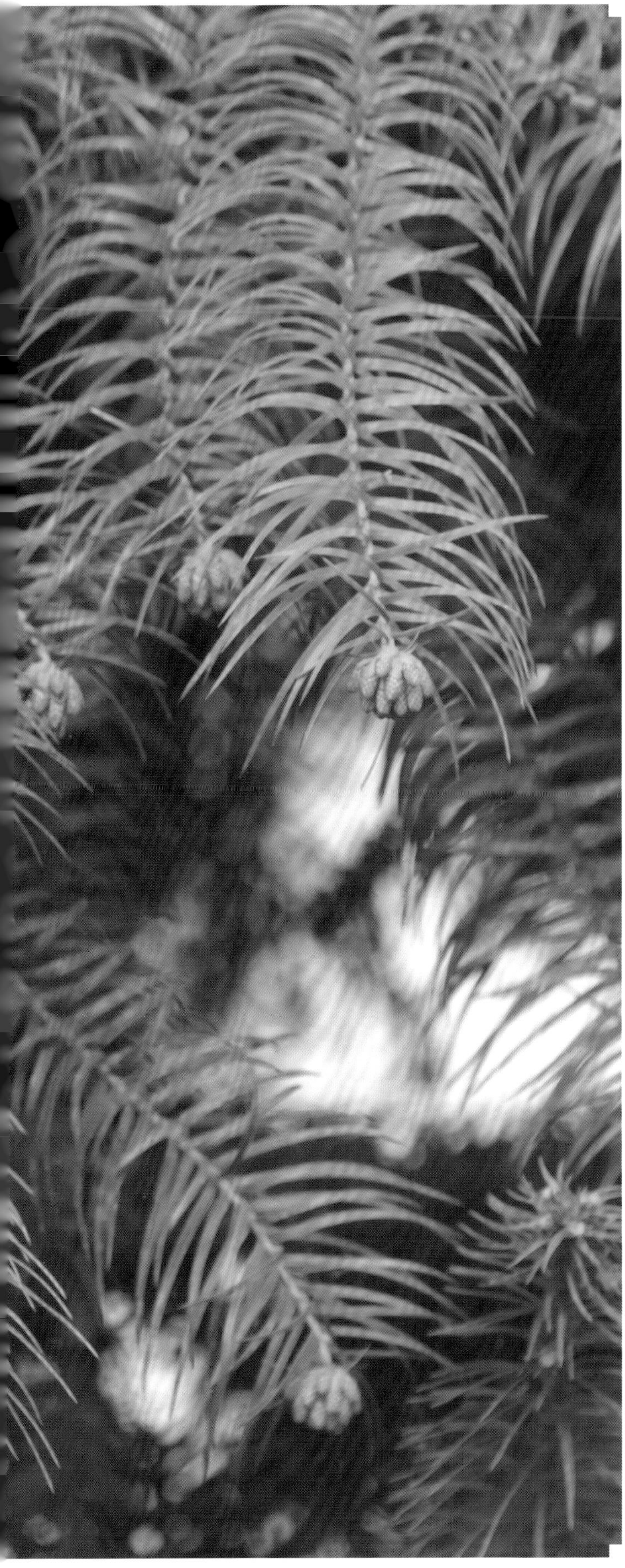

杉木

【苗药名】嘎奥豆基。

【别　名】杉树、正杉、刺杉、天蜈蚣、千把刀。

【来　源】本品为杉科植物杉木 *Cunninghamia lanceolata*（Lamb.）Hook. 的心材及树枝。

【性味归经】味辛香，性微热。归冷经。

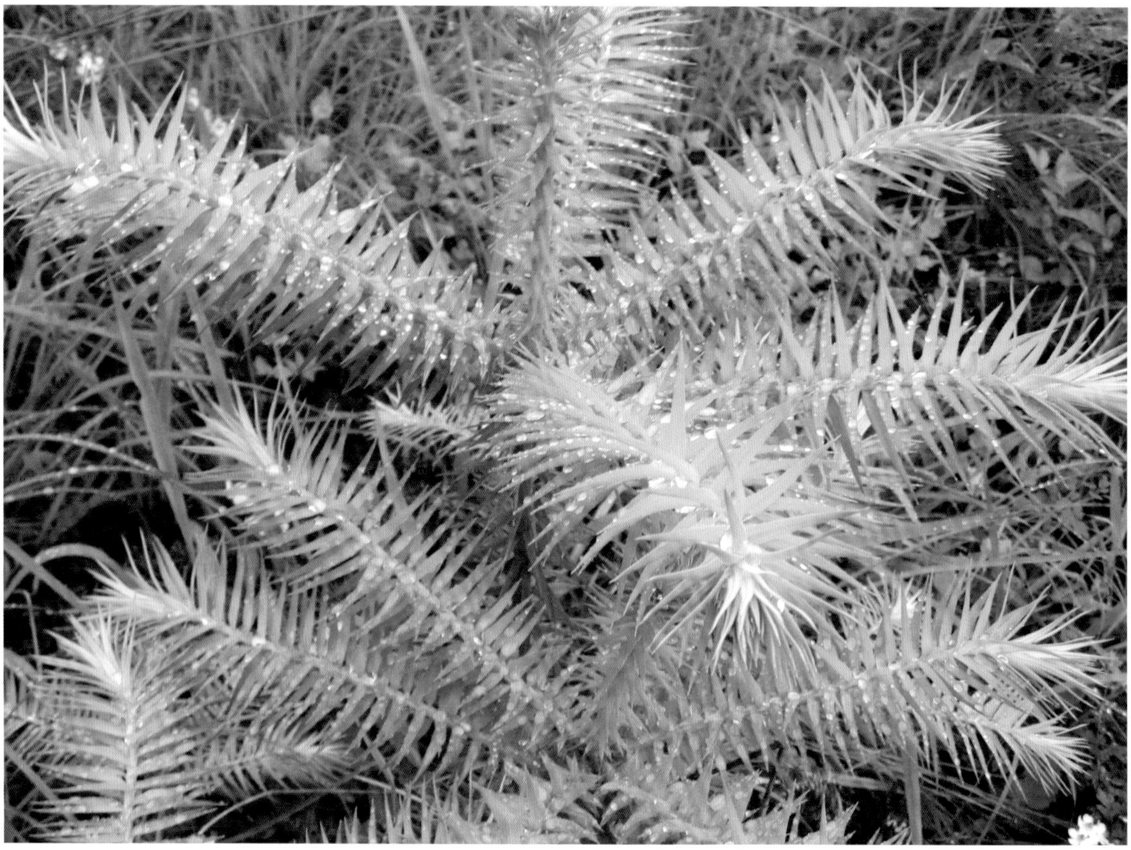

杉木

识别特征

常绿乔木，高达 25 m。枝皮灰褐色，裂成长条片脱落。叶在主枝上辐射伸展，线状披针形，革质，坚硬，长达 6 cm，基部下延于枝上而扭转，边缘有细锯齿，上面绿色，下面有白粉带 2 条。雌雄同株，花单性；雄花序圆柱状，基部有鳞片数枚，每花由多数雄蕊组成，每 1 雄蕊有 3 个倒垂、1 室的花药，生长于鳞片状的药隔下缘；雌花单生或 3 ~ 4 朵簇生枝顶，球状，每 1 鳞片有倒垂的胚珠 3 颗。球果近球形或卵圆形。种子长卵形，扁平，暗褐色，两侧有窄翅。花期 4 月，球果 10 月下旬成熟。

生境分布

生长于山坡、林间。我国东南部、中部和西南部均有分布。

采收加工

四季均可采，鲜用或晒干。

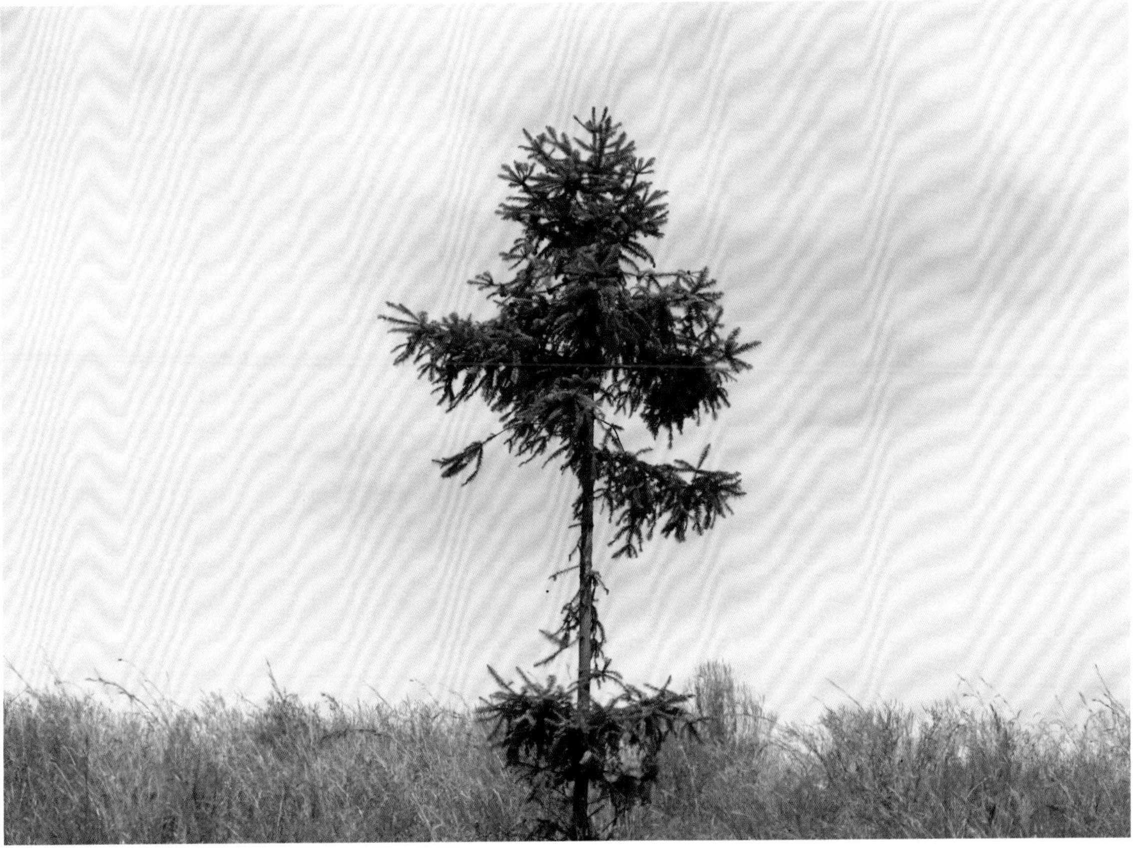

杉木

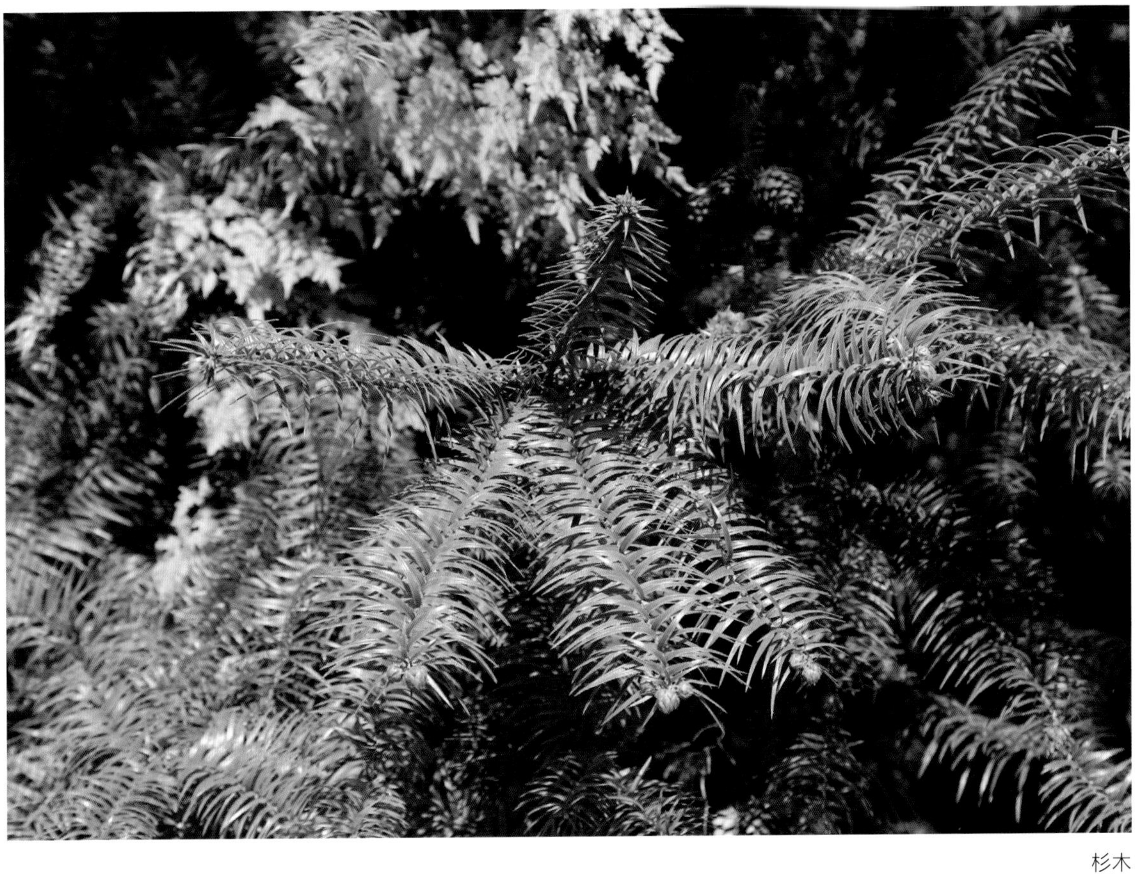

杉木

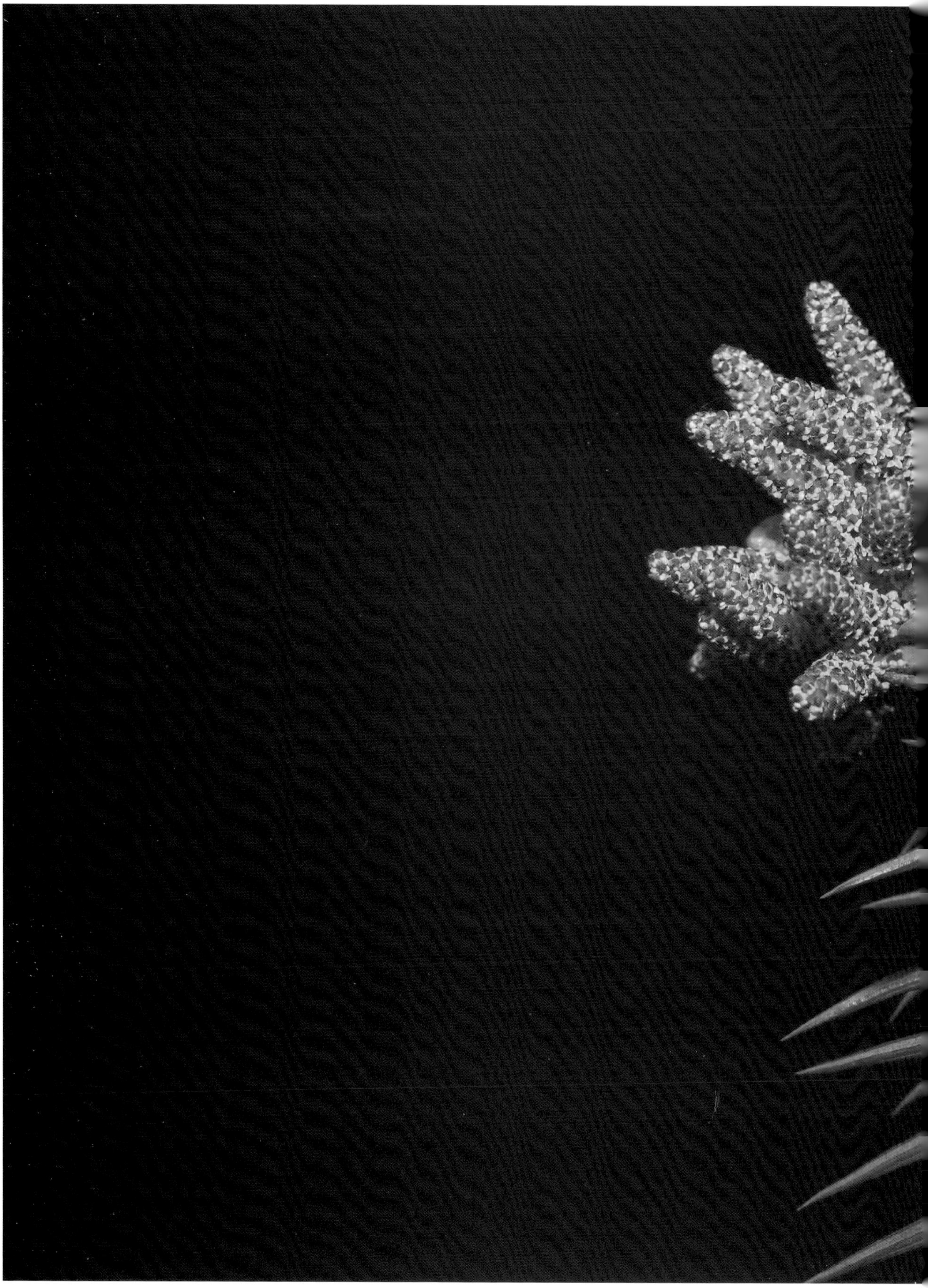

杉木

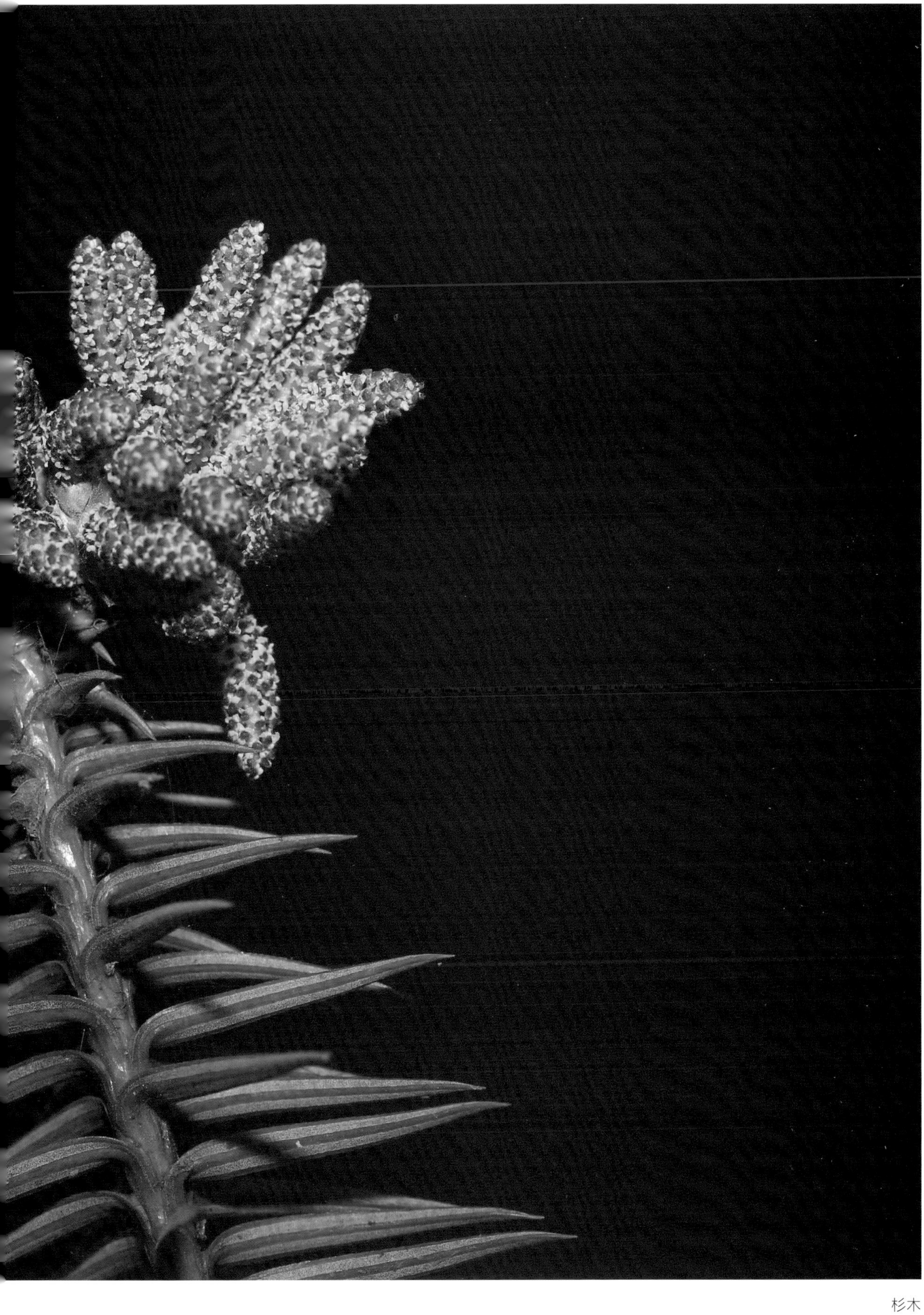

杉木

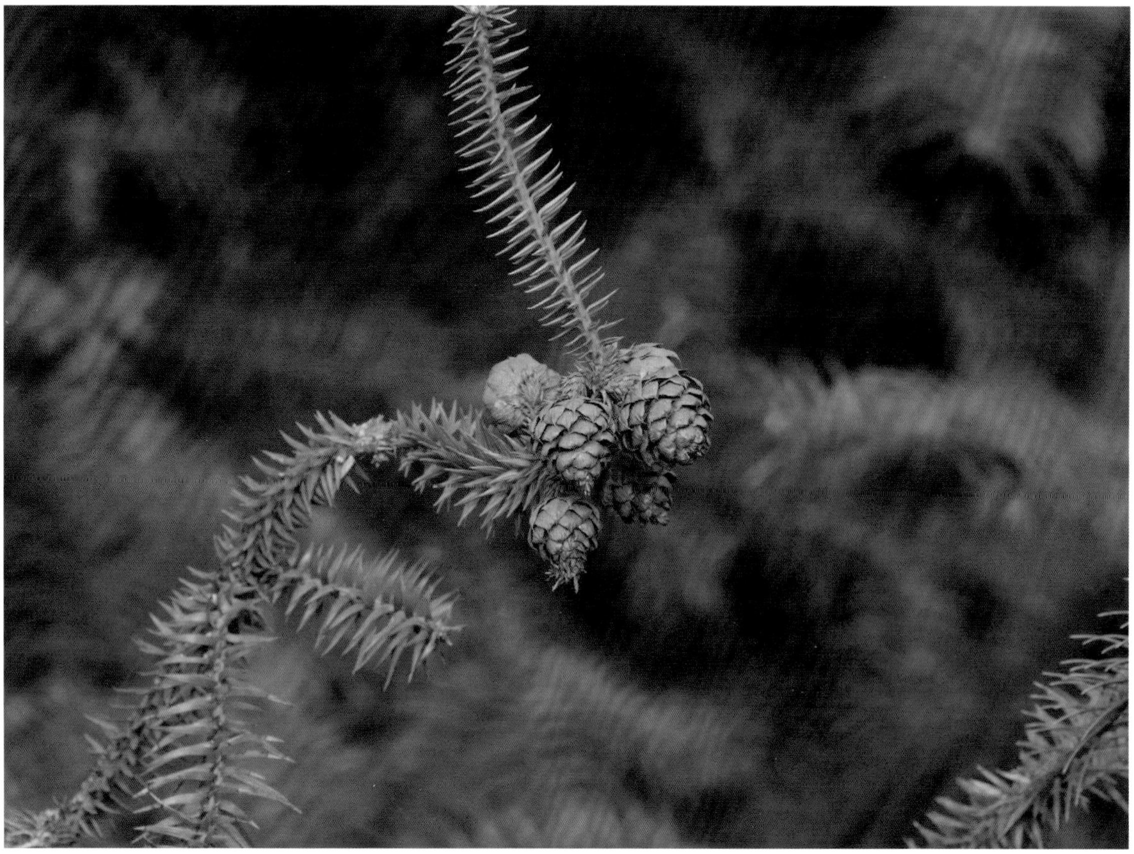

杉木

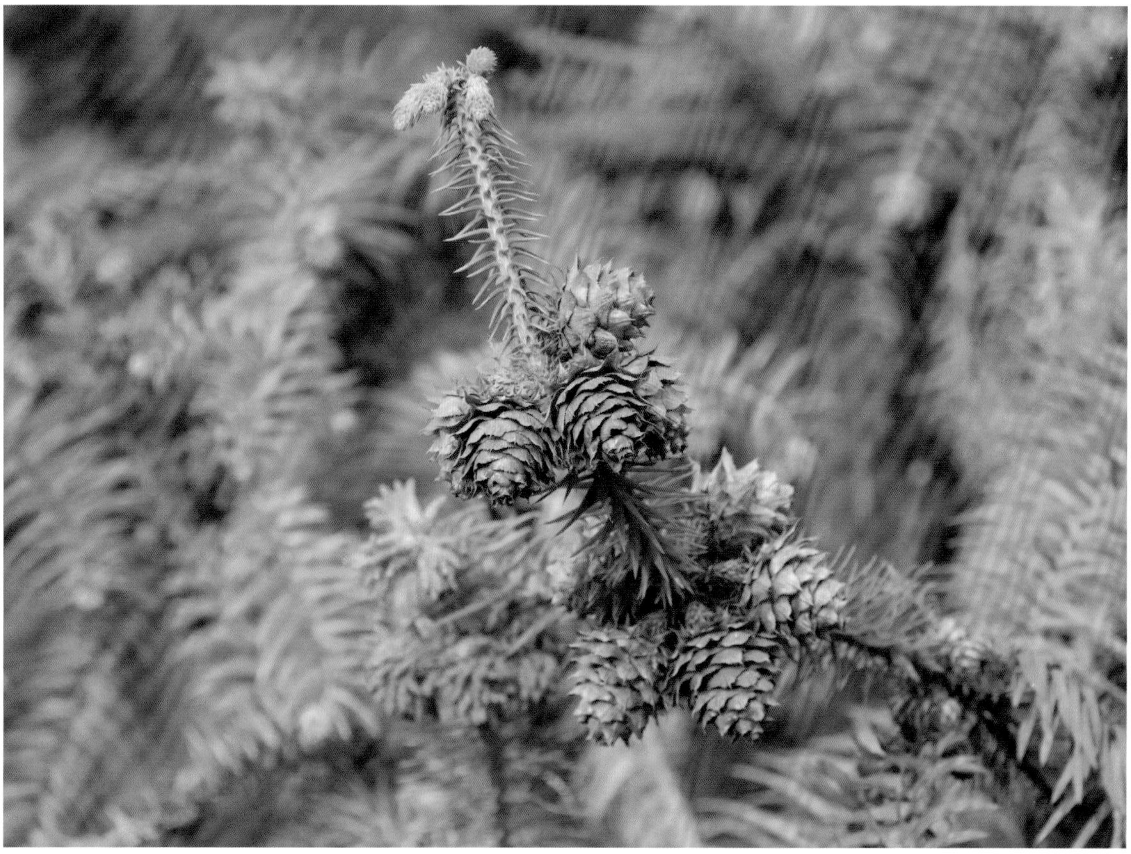

杉木

功效主治

辟恶除秽，除湿散毒，降逆气，活血止痛。主治脚气肿满，奔豚，霍乱，心腹胀痛，风湿毒疮，跌仆损伤，创伤出血，烧烫伤，高血压。

用法用量

内服：煎汤，15 ~ 30 g。外用：适量，煎水熏洗；或烧存性研末调敷。

民族药方

1．创伤出血　杉木老树皮适量。烧灰研末，调鸡蛋清外敷。

2．黄蜂蜇伤　杉树尖适量。揉烂搽患处。

3．白带过多　杉树尖适量。加酒服。

使用注意

不可久服和过量。虚人禁服。

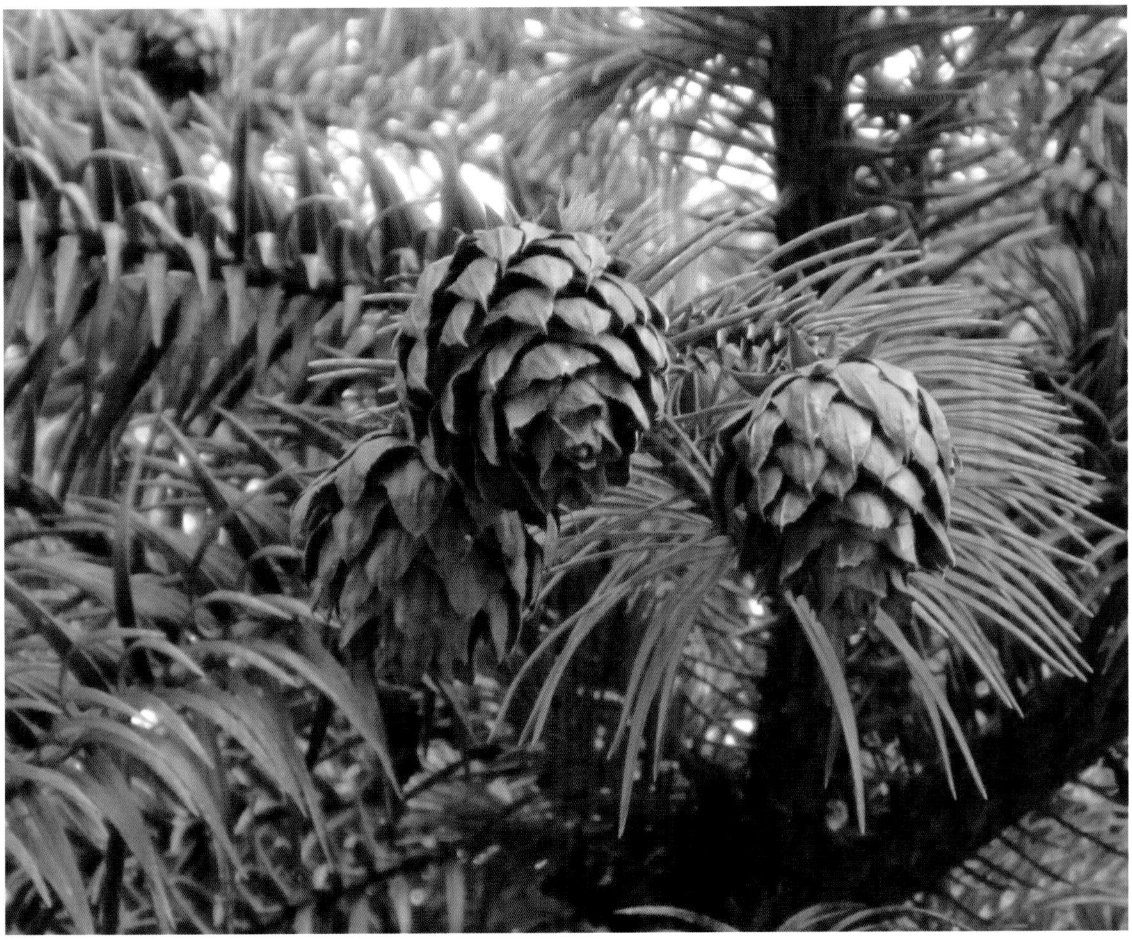

杉木

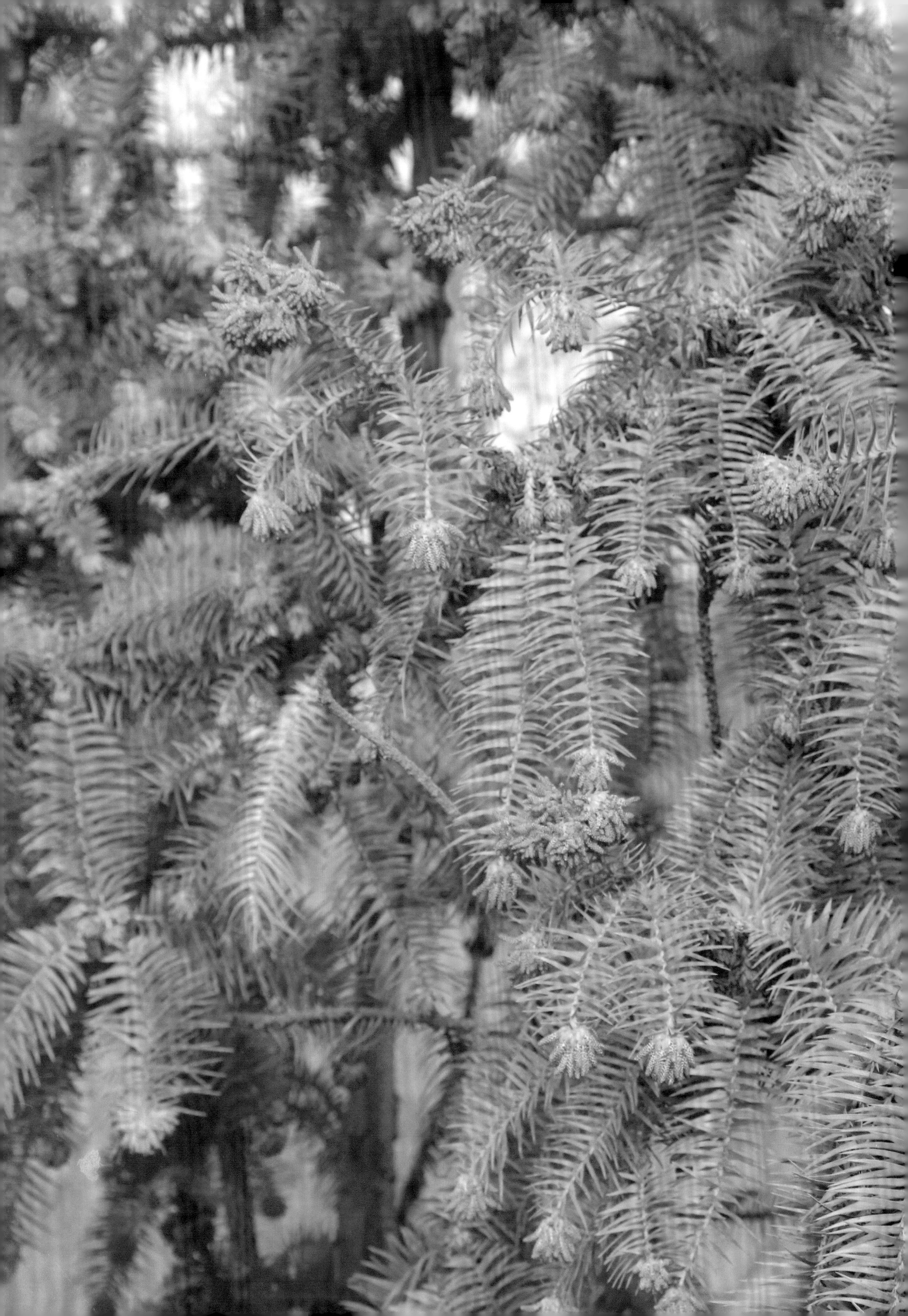

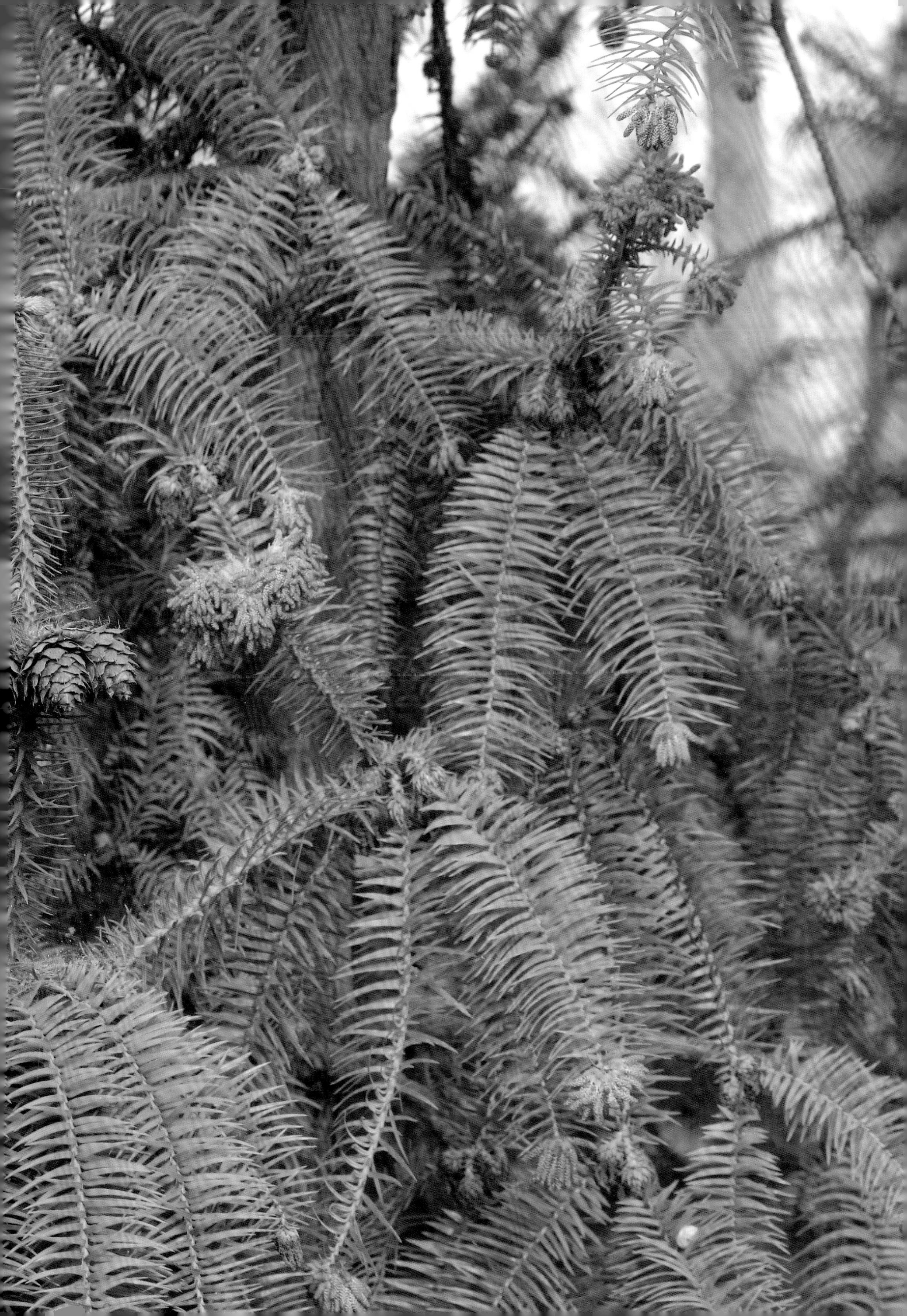

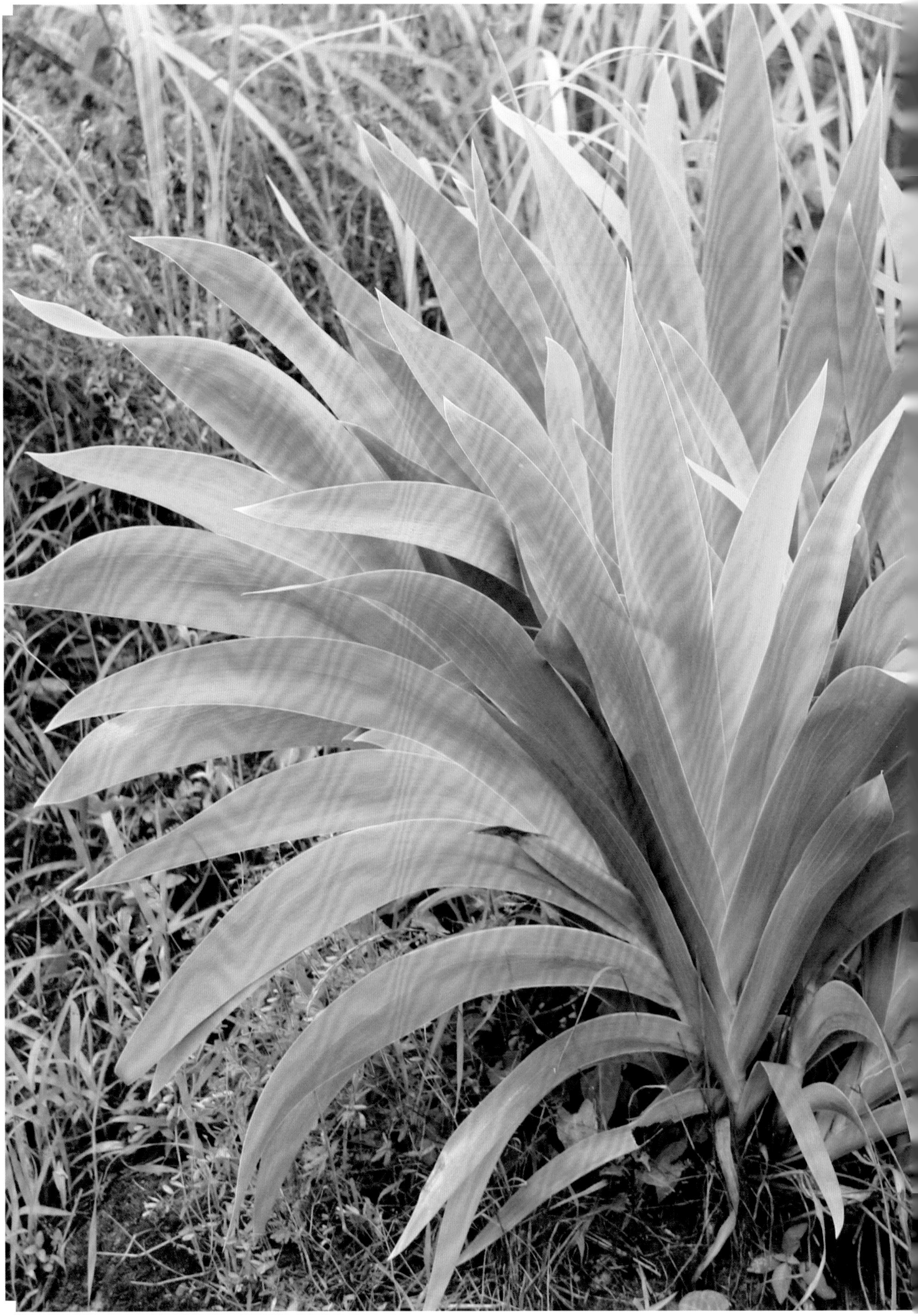

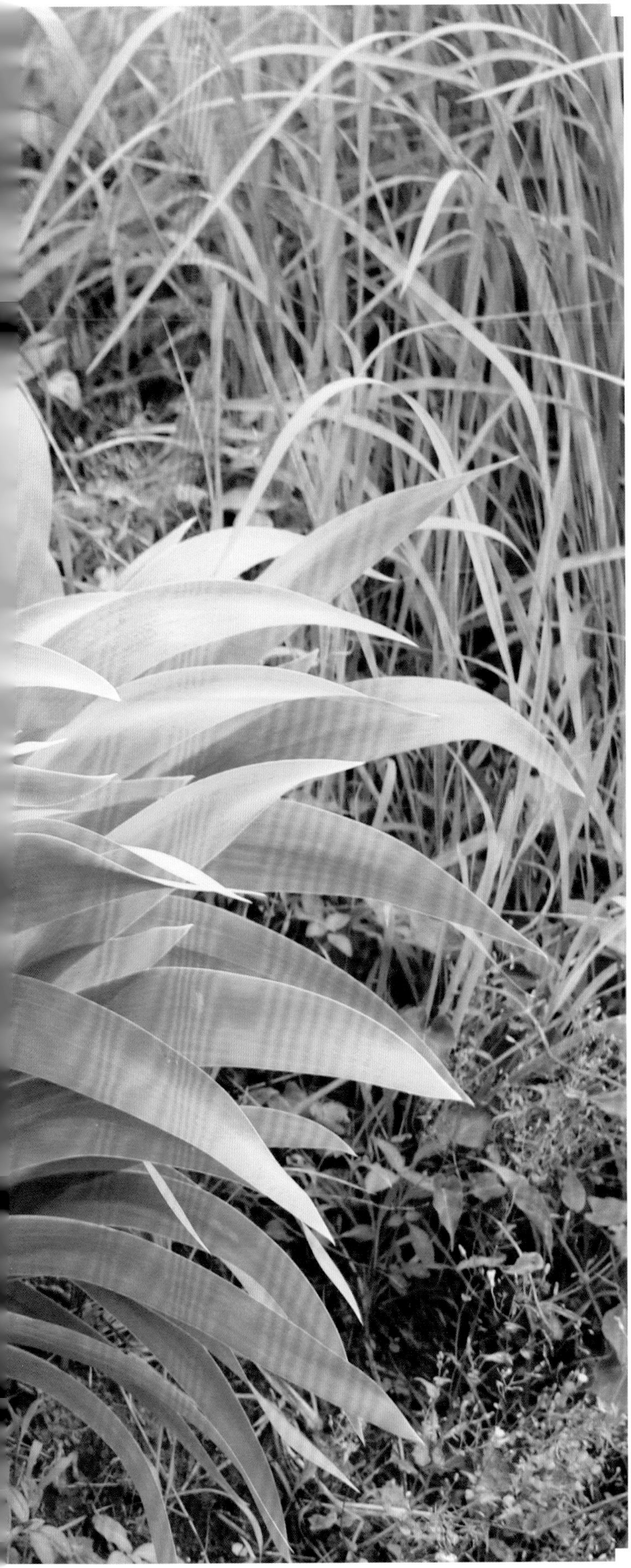

射干

【苗药名】窝达赊巴。

【别　名】扁竹、老君扇、鲤鱼尾。

【来　源】本品为鸢尾科植物射干 *Belamcanda chinensis*（L.）DC. 的根茎。

【性味归经】性冷，味苦。归热经。

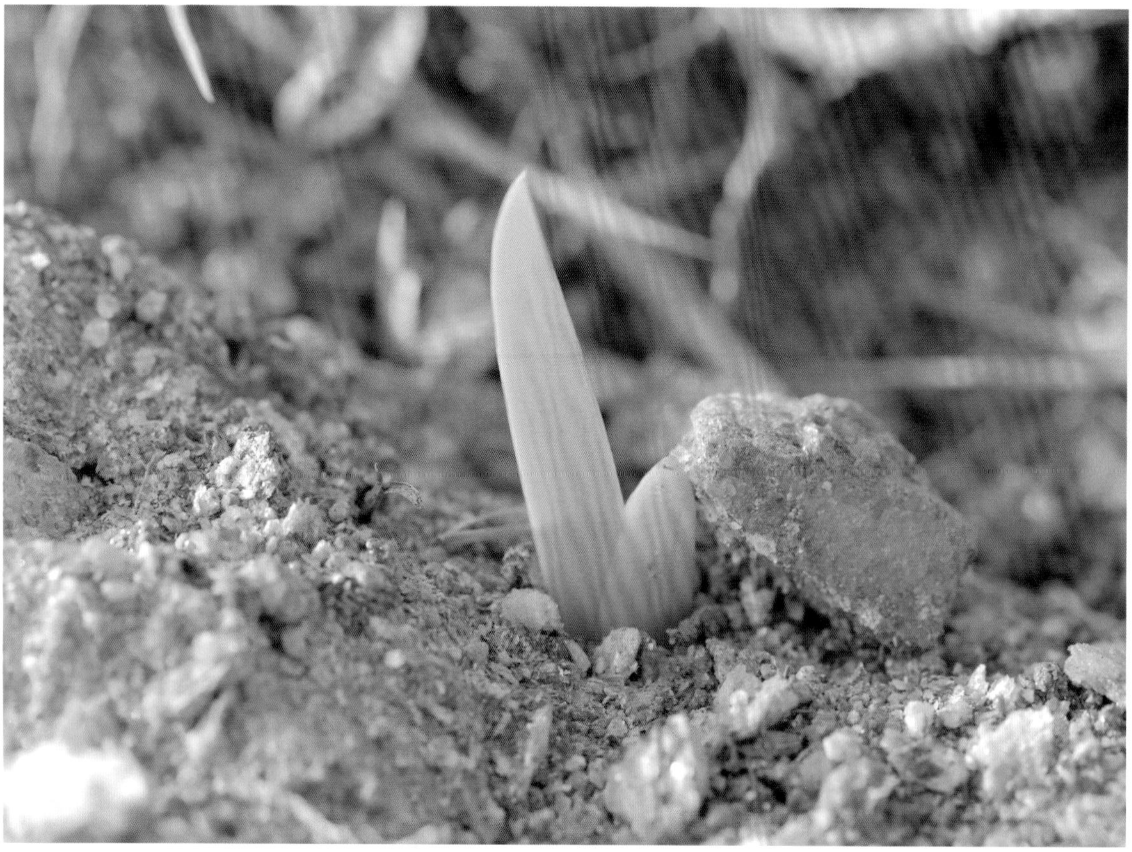

射干

识别特征

多年生草本植物，高达 80 cm。根茎横走，略呈结节状，外皮鲜黄色。叶 2 列，嵌叠状排列，宽剑形，扁平，长达 60 cm。茎直立。伞房花序顶生，2 歧状，苞状膜质；花橘黄色，花被 6，基部合生成短筒，外轮开展，散生暗红色斑点，内轮与外轮相似；雄蕊 3，着生于花被基部；花柱棒状，顶端 3 浅裂，被毛。蒴果倒卵圆形，熟时 3 裂，果瓣向内弯曲。种子近球形，黑色，有光泽。花期 7—9 月，果期 8—10 月。

生境分布

生长于山坡、草丛、路旁向阳处。分布于贵州、湖北、河南、江苏、浙江、安徽、湖南、广东、广西、云南等省区。

采收加工

栽后 2 ~ 3 年收获，春、秋二季挖掘根茎，洗净泥土，晒干，搓去须根，再晒至全干。

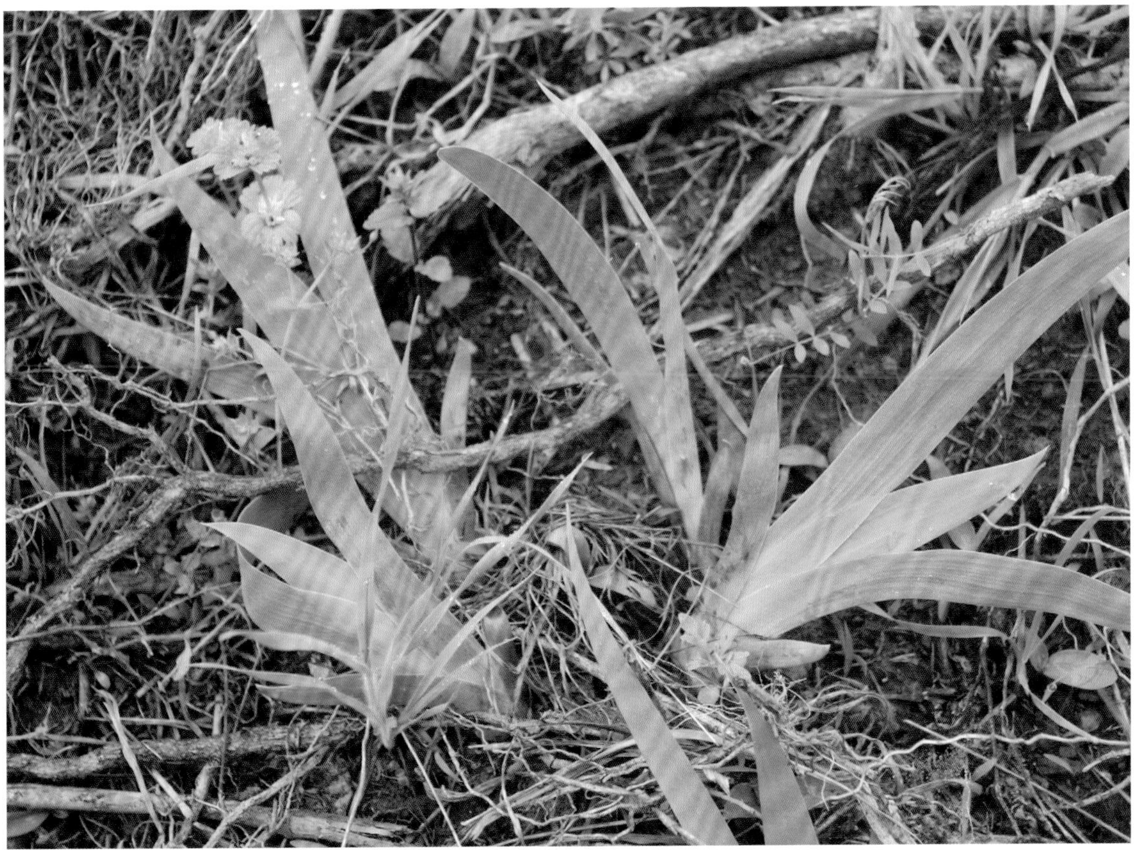

射干

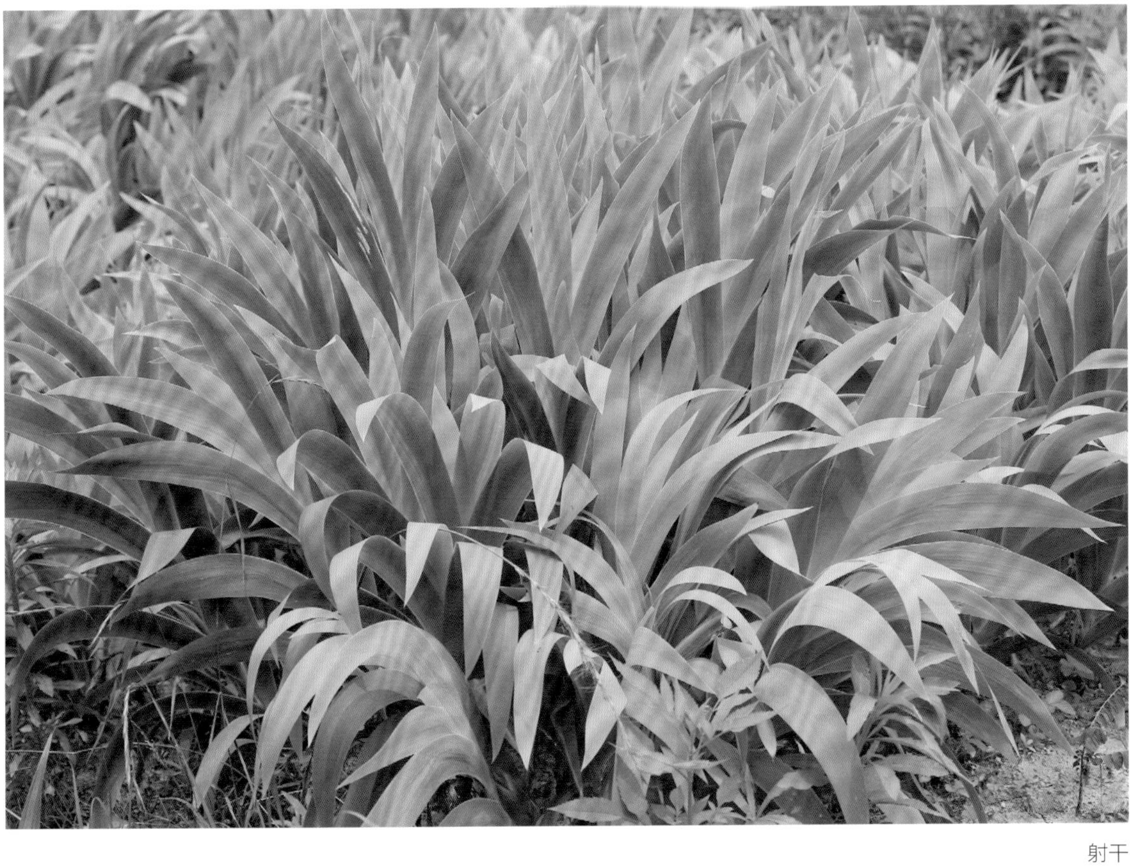

射干

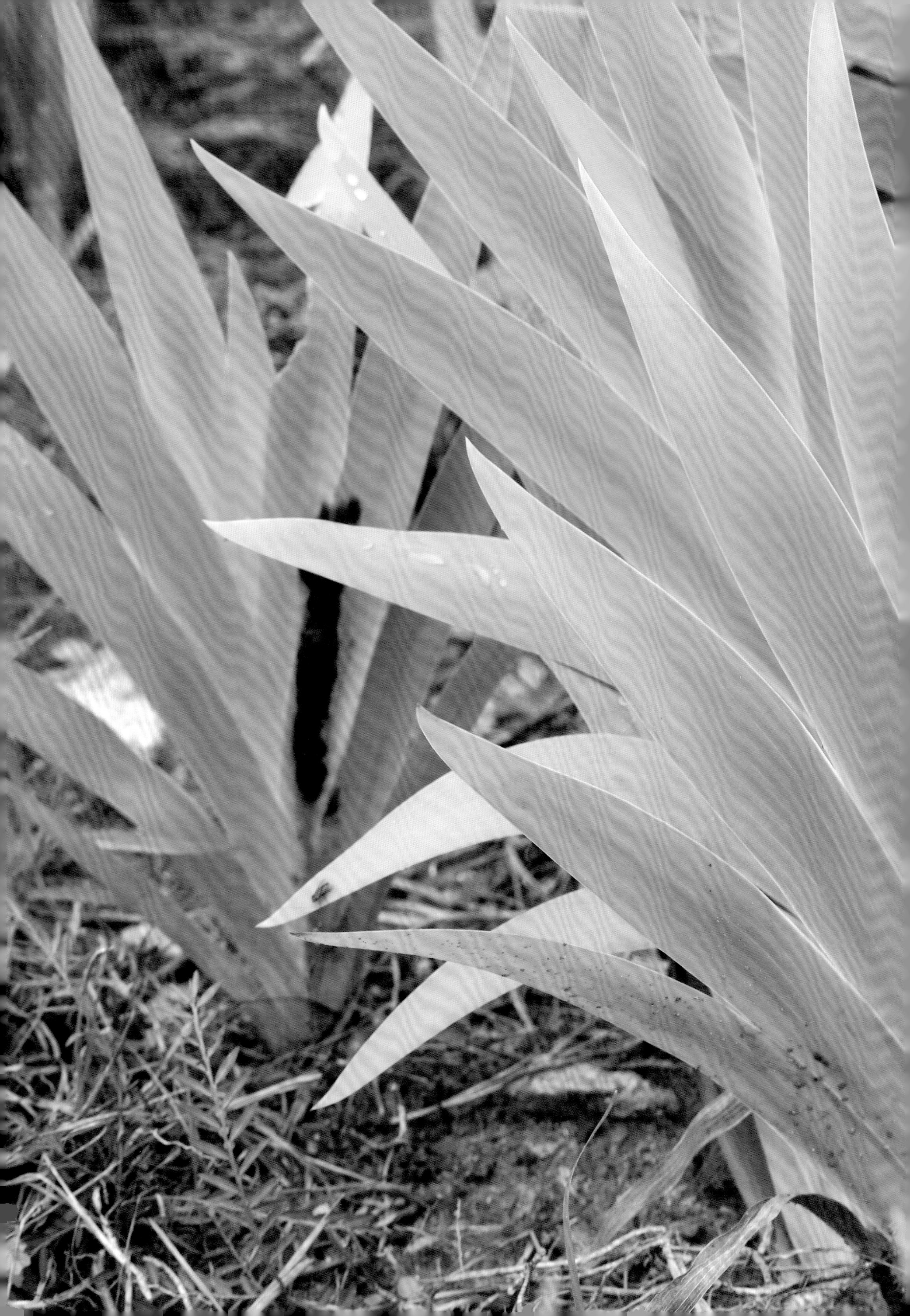

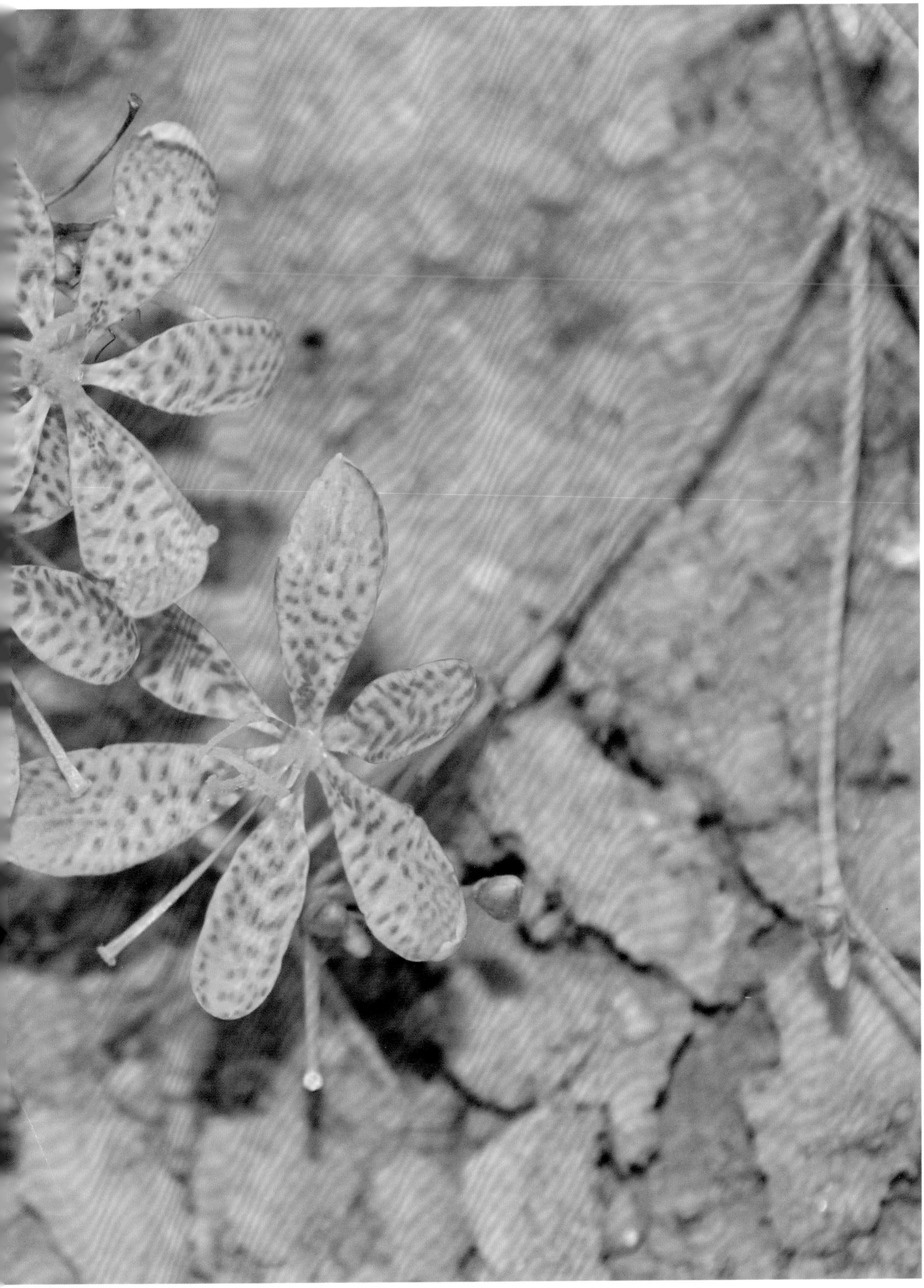

射干

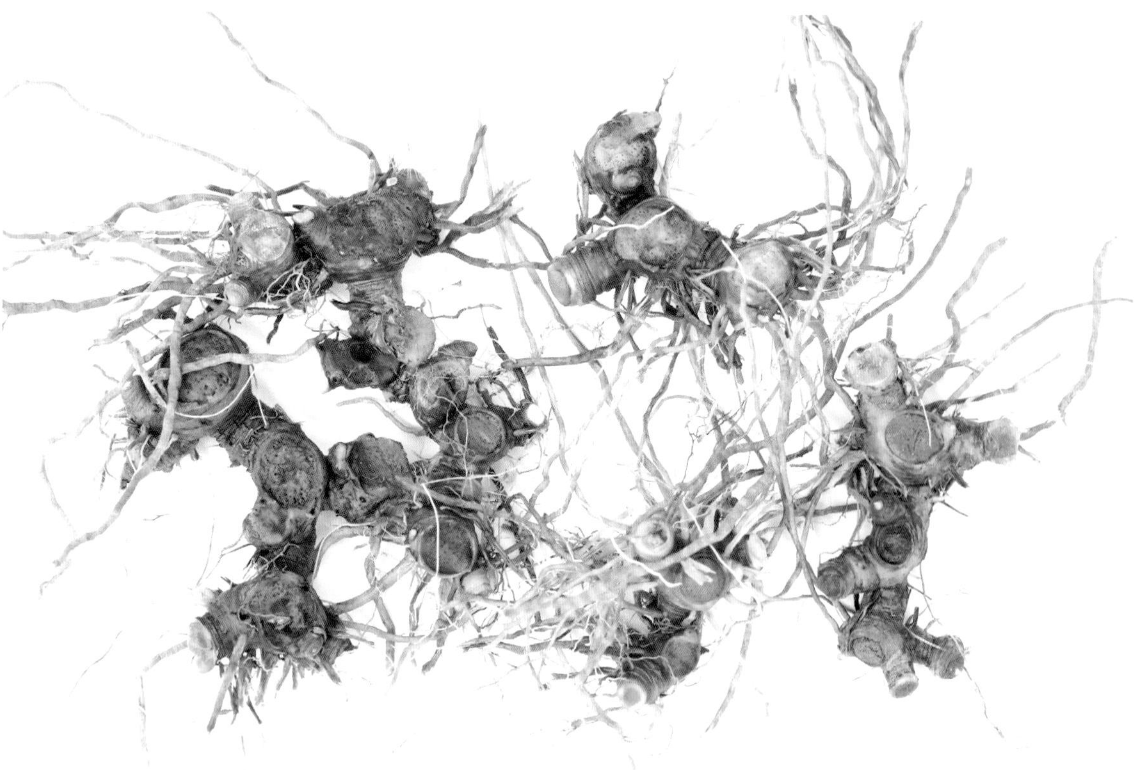

射干药材

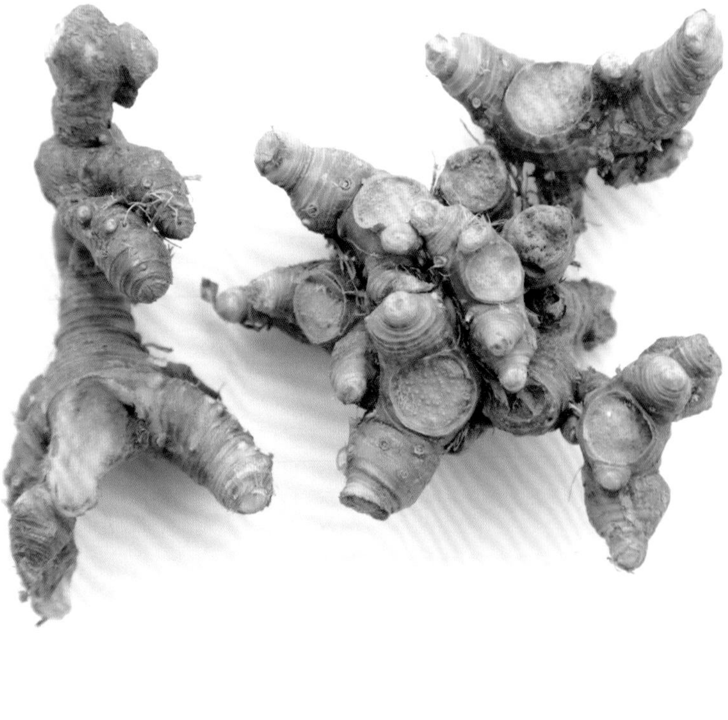

射干药材

药材鉴别

根茎呈不规则结节状，有分枝，长 3 ~ 10 cm，直径 1 ~ 2 cm。表面黄棕色、暗棕色或黑棕色，皱缩不平，有明显的环节及纵纹。上面有圆盘状凹陷的茎痕，有时残存有茎基；下面及两侧有残存的细根及根痕。质硬，折断面黄色，颗粒性。气微，味苦、微辛。以粗壮、质硬、断面色黄者为佳。

功效主治

清热解毒，祛痰利咽，消瘀散结。主治咽喉肿痛，痰壅咳喘，瘰疬结核，疟母癥瘕，痈肿疮毒。

用法用量

内服：煎汤，6 ~ 15 g；或入丸、散。

民族药方

1．咽喉疼痛，牙根肿痛 射干、车前草、朱砂根各 10 g。水煎服。

2．咽喉肿痛 射干 10 g，八爪金龙 15 g。水煎服。

3．龈根肿痛 射干 10 g，马鞭草 15 g。水煎服。

4．乳糜尿 射干 15 g。水煎加入白糖适量，每日分 3 次口服；或制成水丸，每次 4 g，每日 3 次，饭后服，10 日为 1 个疗程。

5．水田皮炎 射干 750 g。加水 13000 ml，煎煮 1 小时后，过滤，加食盐 120 g，待药液温度在 30 ℃~ 40 ℃时涂洗患处。

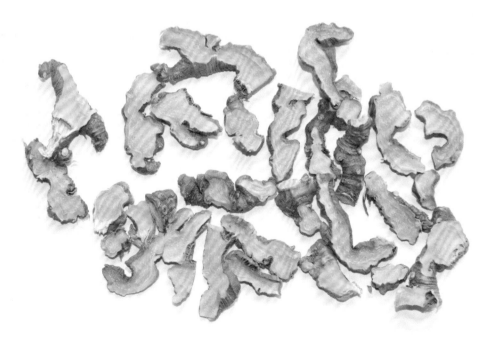

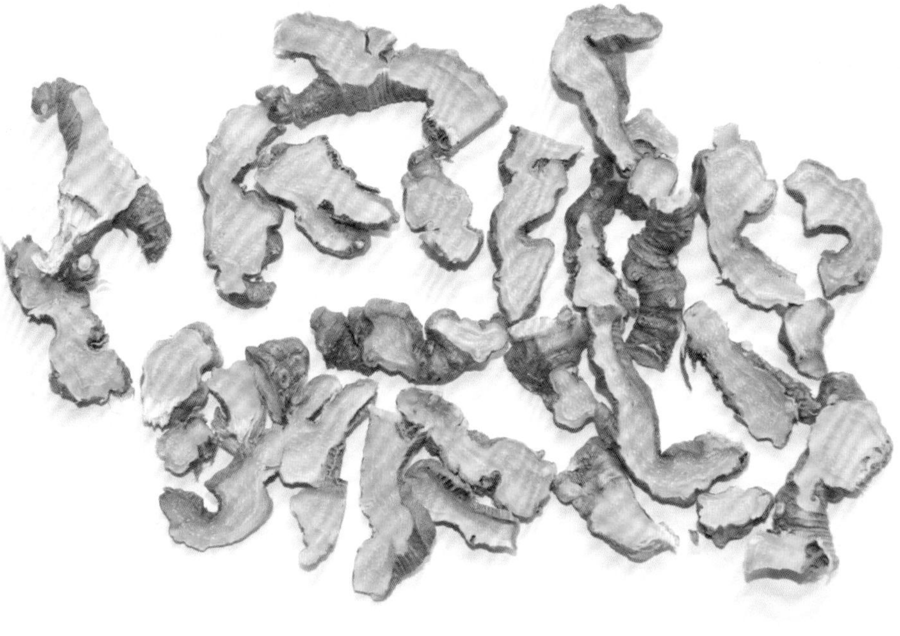

射干药材

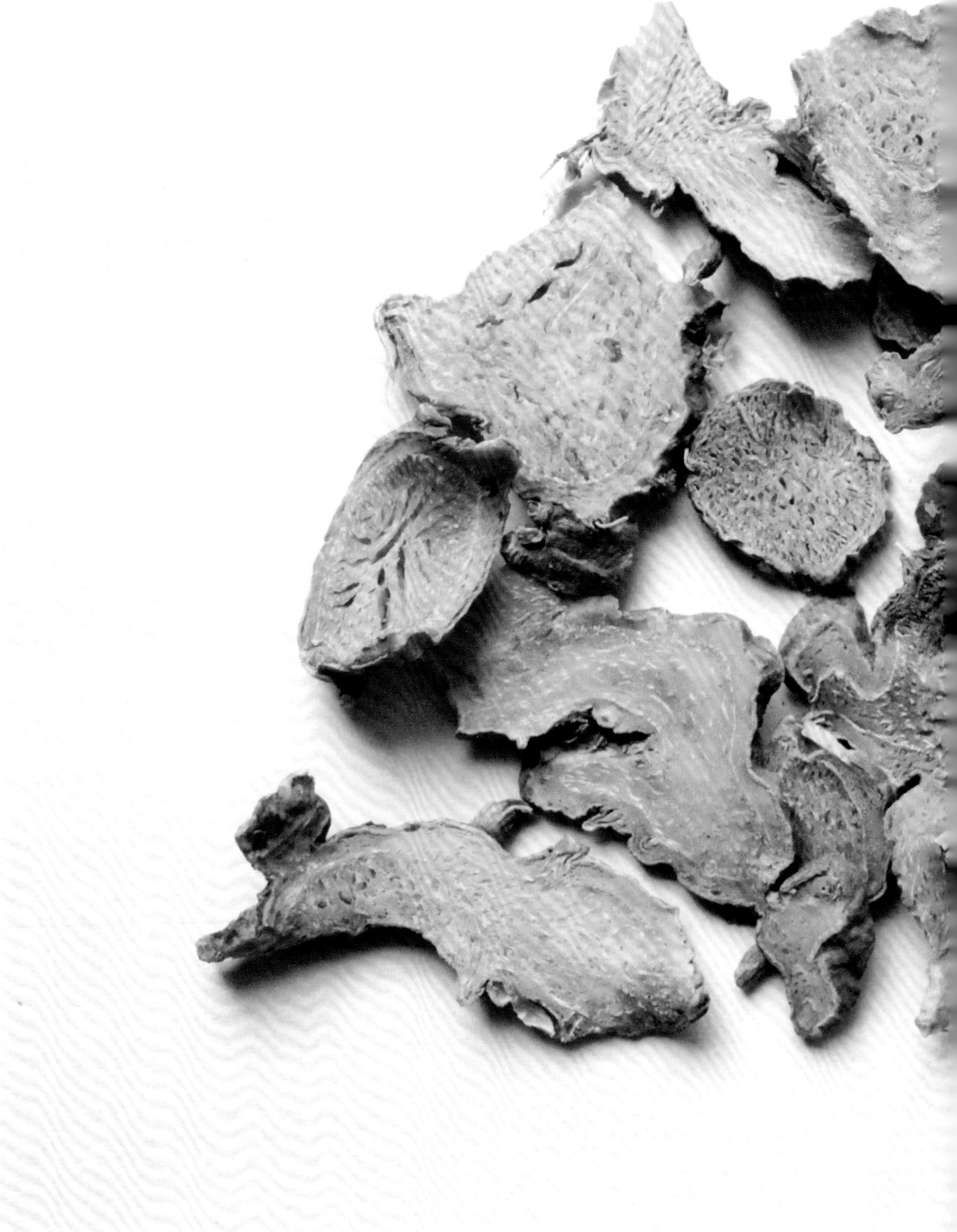

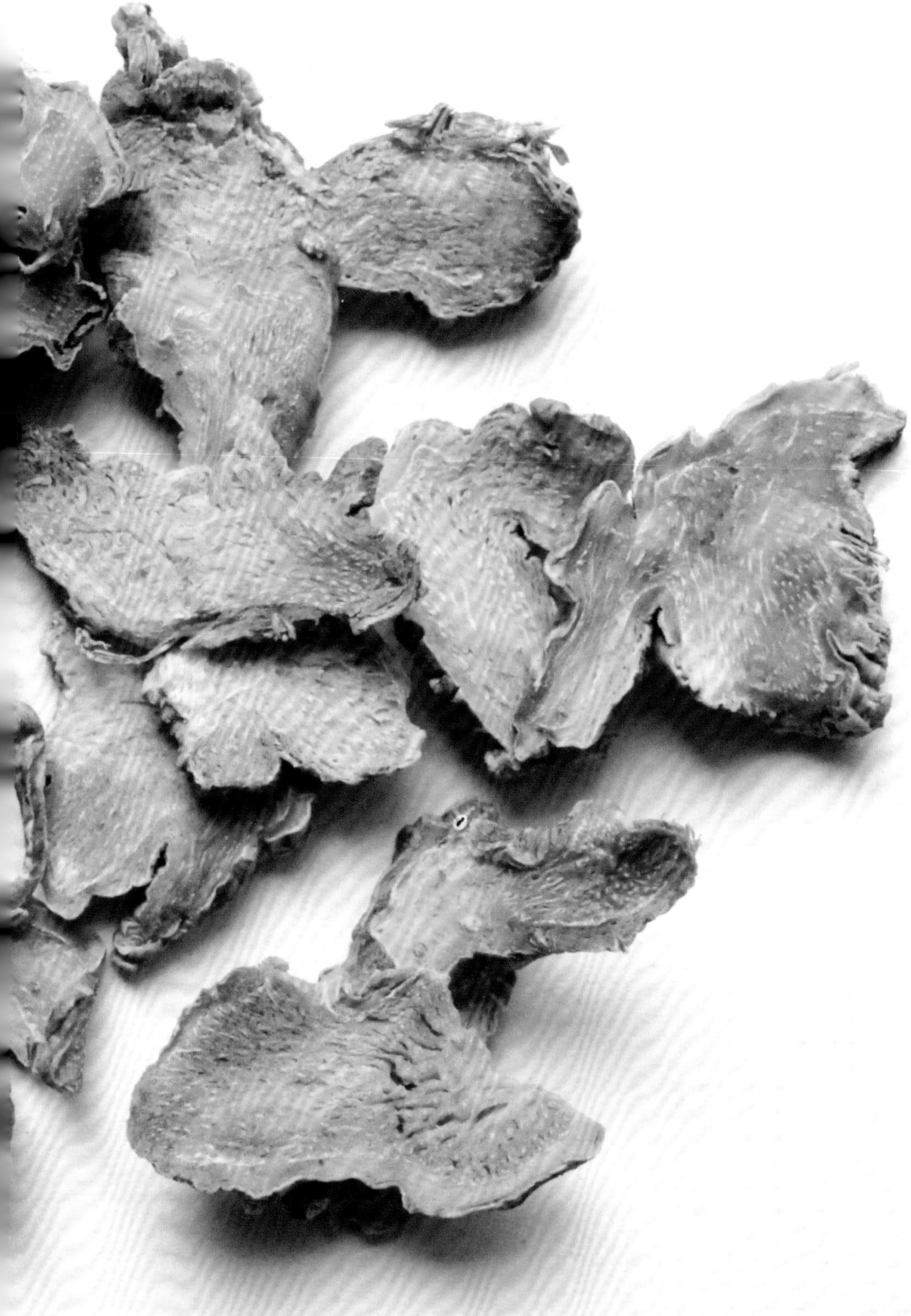

射干饮片

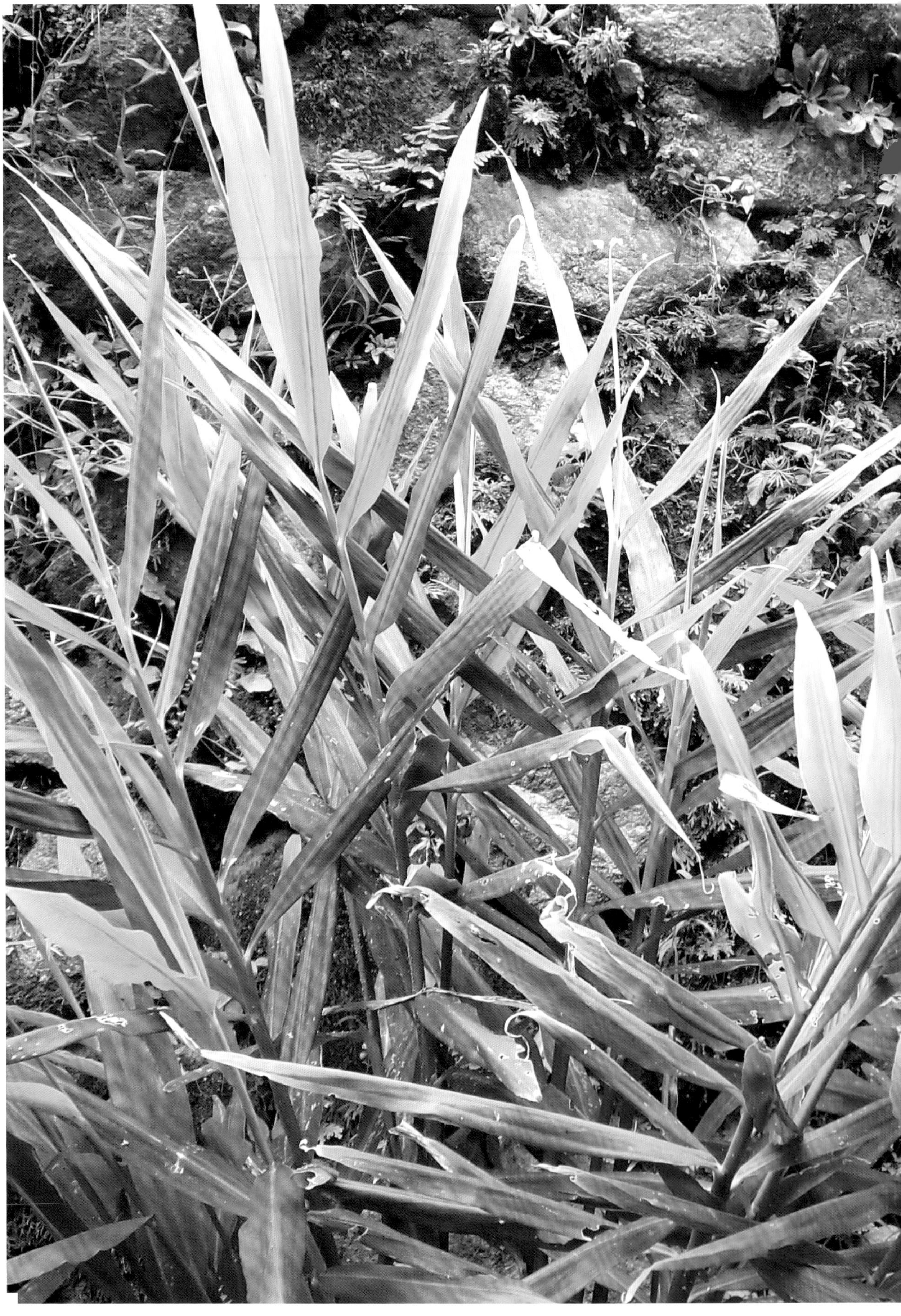

生姜

【苗药名】山。

【别　名】姜、姜根、百辣云、鲜生姜、蜜炙姜、生姜汁。

【来　源】本品为姜科植物姜 *Zingiber officinale* Rose. 的根茎。

【性味归经】味辣，性热。归冷经。

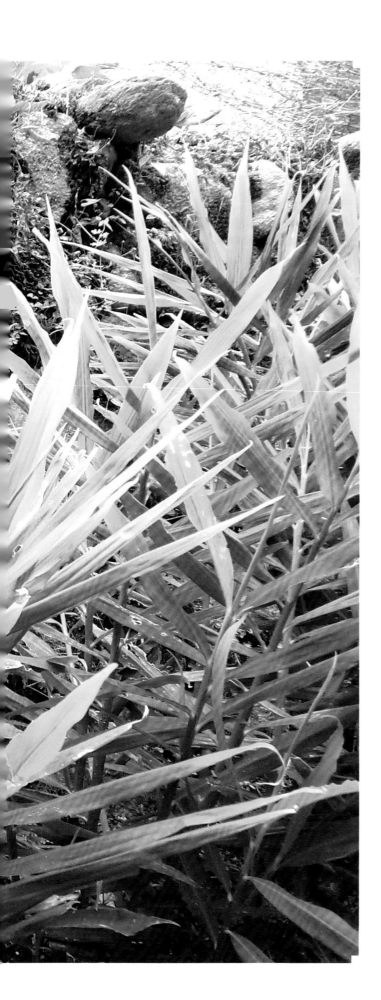

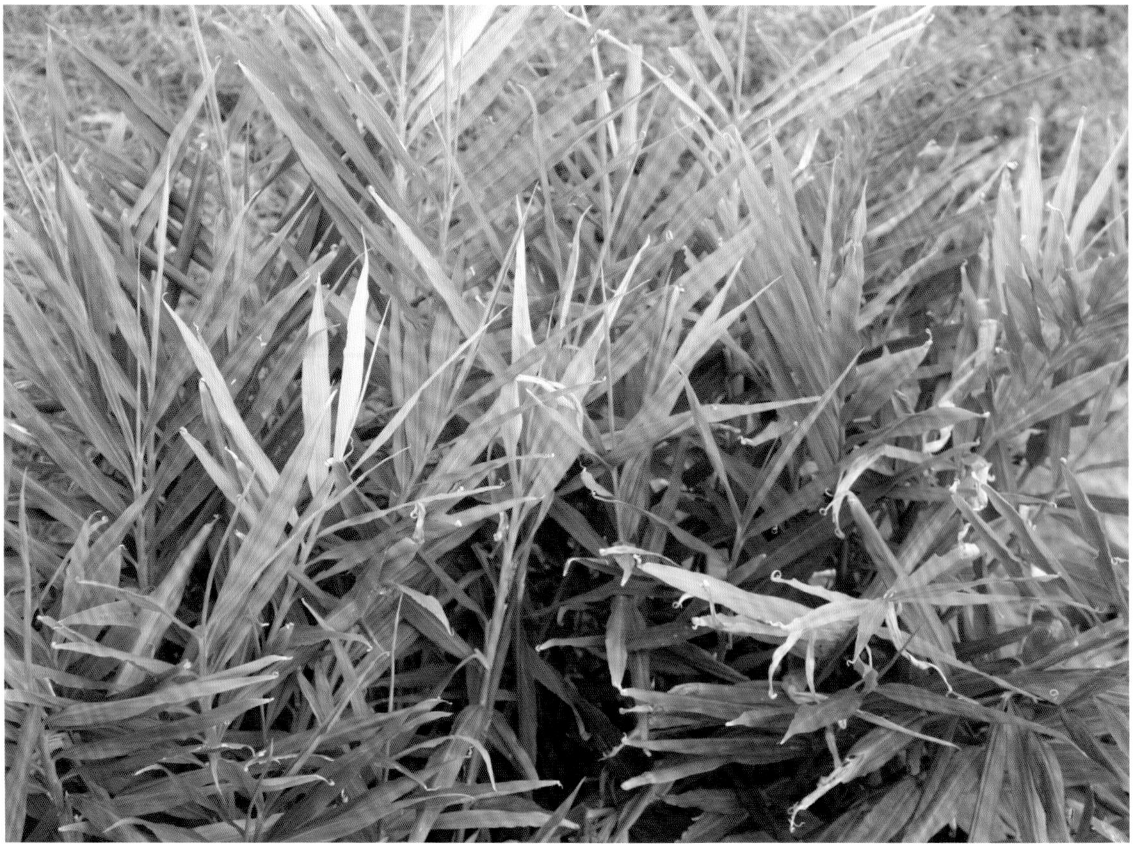

姜

识别特征

多年生草本植物，高 0.5 ~ 1.0 m；根茎肥厚，扁圆横走，多分叉，表面淡黄色，里面黄色，具芳香和辛辣气味。叶互生，2 列，无柄，有长鞘，抱茎；叶片披针形，长 15 ~ 30 cm，宽 3 ~ 5 cm，先端渐尖，基部渐狭，叶舌膜质，叶鞘包茎。花葶自根茎抽出，直立，总花梗长达 25 cm，具稀疏鳞片；穗状花序卵形或椭圆形，长 4 ~ 5 cm，苞片卵形，淡绿色，花萼管状；花冠黄绿色，具 3 裂片，裂片披针形；唇瓣较短，中央裂片倒卵形，有紫色条纹及淡黄色斑点；雄蕊暗紫色，药隔有钻状附属体。花期 7—8 月。

生境分布

我国中部、东南部至西南部各地广为栽培。

采收加工

10—12 月茎叶枯黄时采收。挖取根茎，去掉茎叶、须根及杂质。

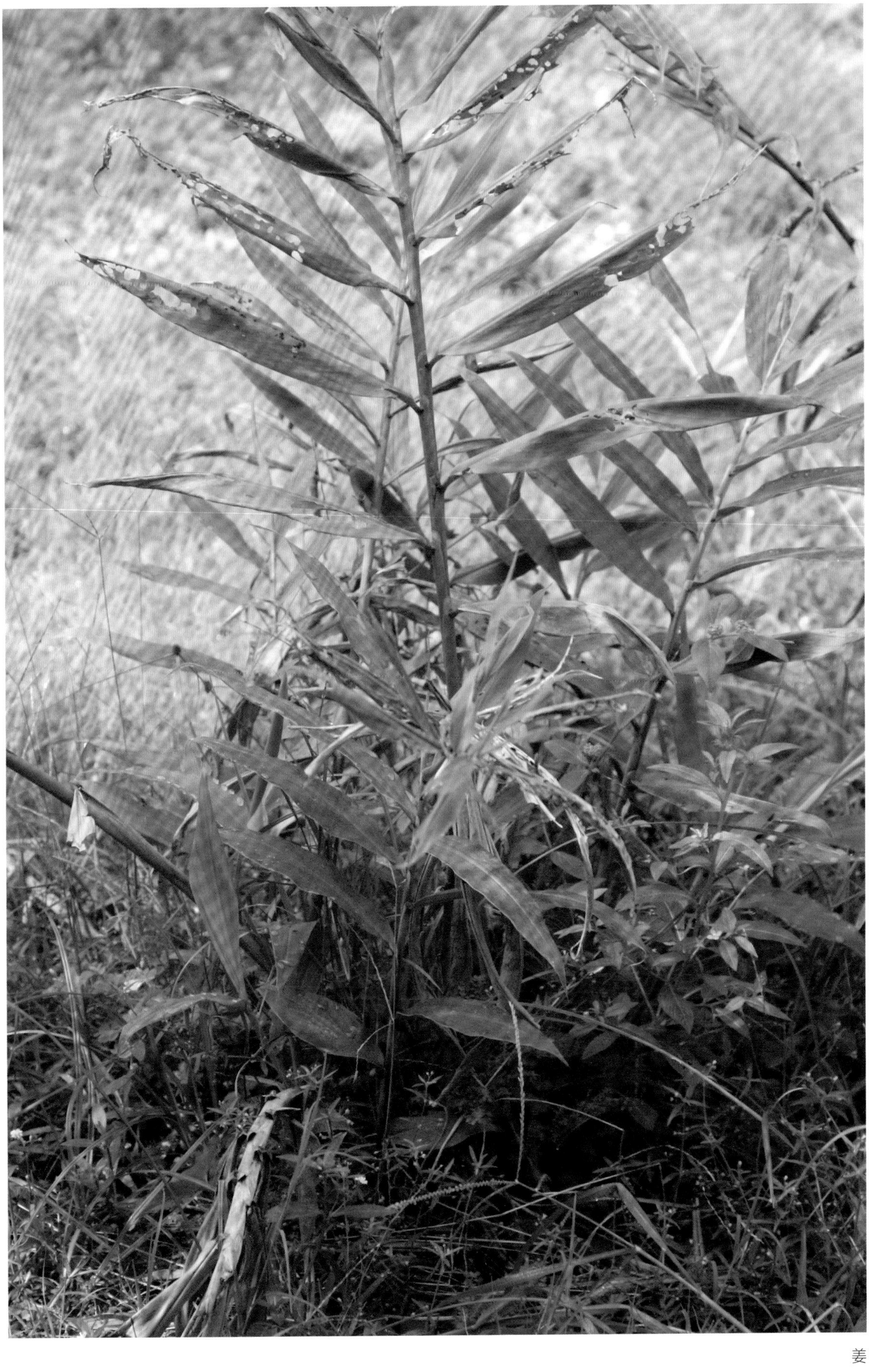

姜

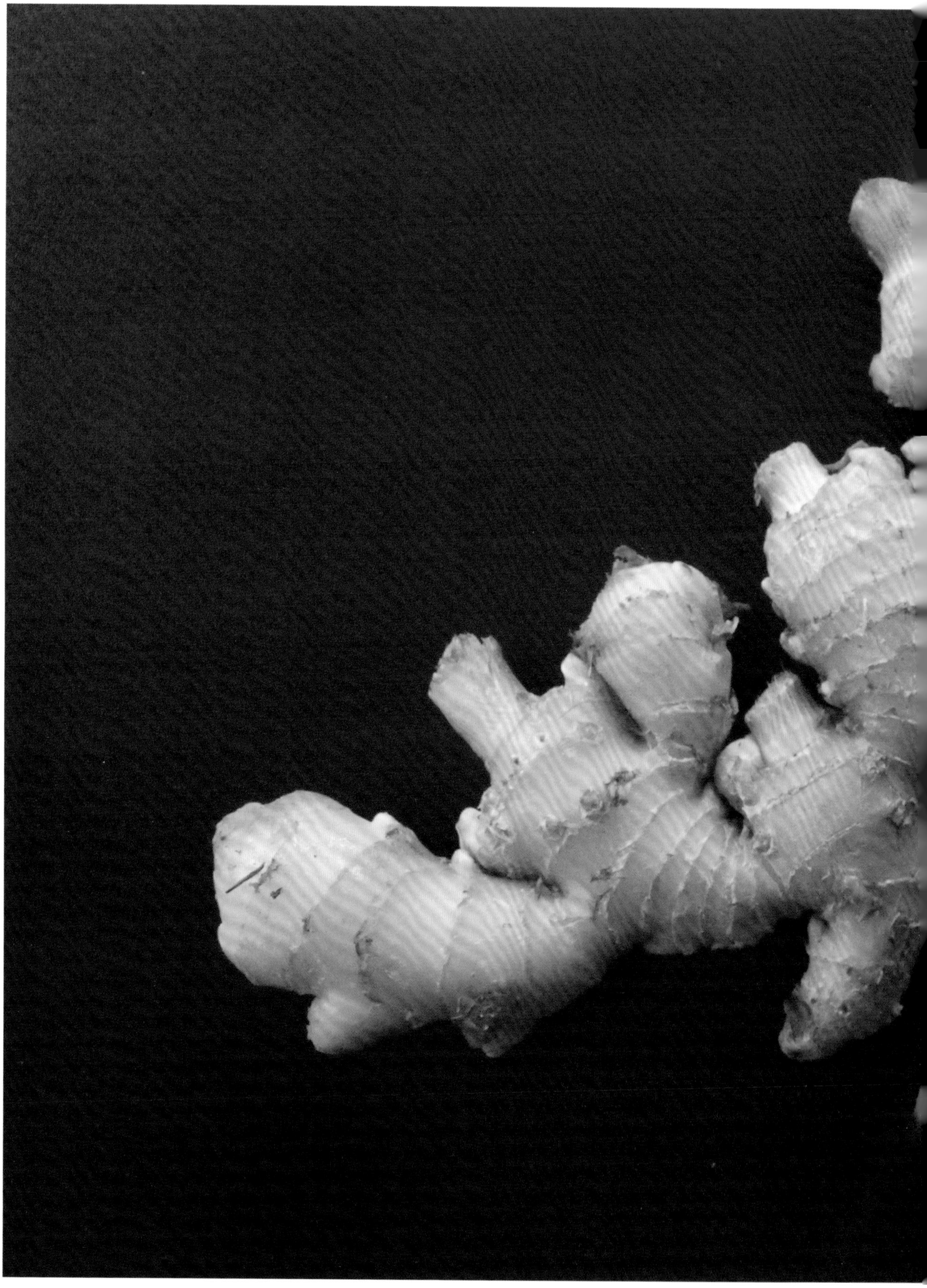

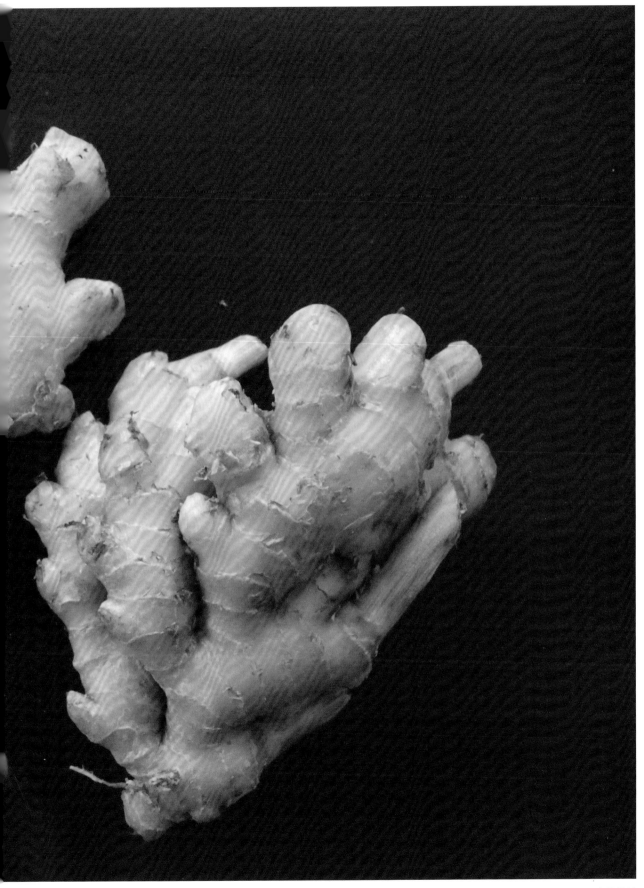

生姜药材

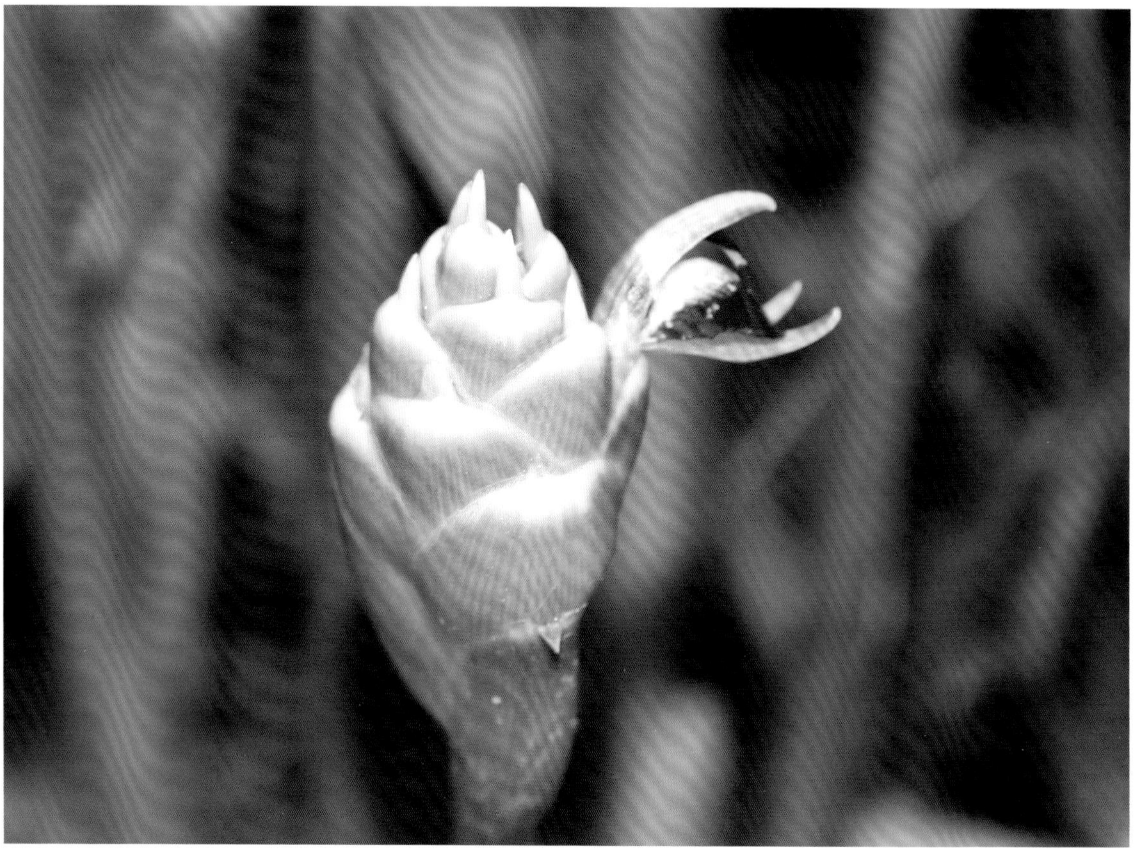

姜

药材鉴别

根茎呈扁平不规则块状，具分枝，分枝顶端有茎痕或芽，长 4 ~ 18 cm，厚 1 ~ 3 cm。表面黄褐色或灰棕色，具环节。质脆，易折断，断面浅黄色且有汁液渗出，内皮层环纹明显，维管束散在。气香，特异，味辛辣。

功效主治

散寒解表，降逆止呕，化痰止咳。主治风寒感冒，恶寒发热，头痛鼻塞，恶心呕吐，痰饮喘咳，胀满，泄泻。

用法用量

内服：煎汤，3 ~ 10 g；或捣汁冲服。外用：捣烂外敷，切片搽患处或炒热熨。

民族药方

1. 感冒风寒 生姜 10 g，葱 3 棵。煎水加红糖服。

2．恶心呕吐 生姜、鲜紫苏叶各 5 g。煎水代茶饮。

3．胃寒腹痛 生姜、葱各适量。切碎，加盐加热熨腹部。

4．关节疼痛 生姜、葱、樟树根皮各等份。捣烂加白酒炒热外包。

5．慢性支气管炎 生姜 3 片，杜鹃花根 25 g，淫羊藿 10 g，枇杷花、花椒各 15 g，蜂蜜 50 g。水煎服，每日 3 次。

6．呃逆无论寒热虚实之呃逆 单用生姜一味。新鲜多汁生姜 1 块，洗净切成薄片，放入口中咀嚼，边嚼边咽姜汁，待汁液嚼尽，将姜渣吐去，另换 1 片。一般嚼 1 ~ 3 片即止。

7．创面愈合缓慢 鲜生姜 300 g，三七粉 100 g，枯矾 12 g。生姜取汁，调入三七粉和枯矾，放入已做好的无菌纱布条，消毒备用，每日换药 2 次。

8．冻疮红肿期 鲜生姜（切片）250 g，红花 20 g。加入 95% 乙醇 250 ml 中密封浸泡 3 周后备用。治疗冻疮时，取姜片擦患处，至皮肤出现热感而痒为止。每日 2 ~ 3 次，一般连用 3 ~ 5 日。

使用注意

阴虚内热及实热证禁服。

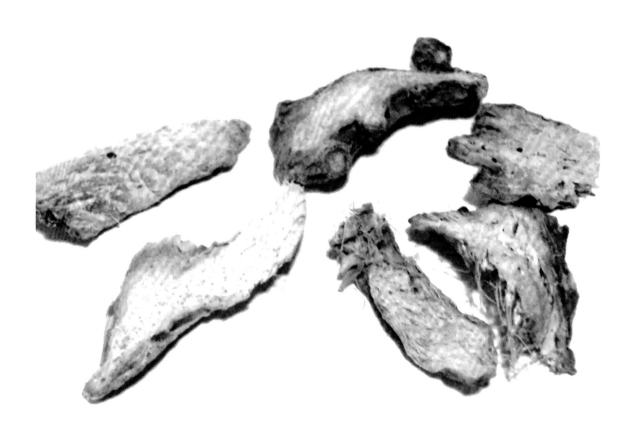

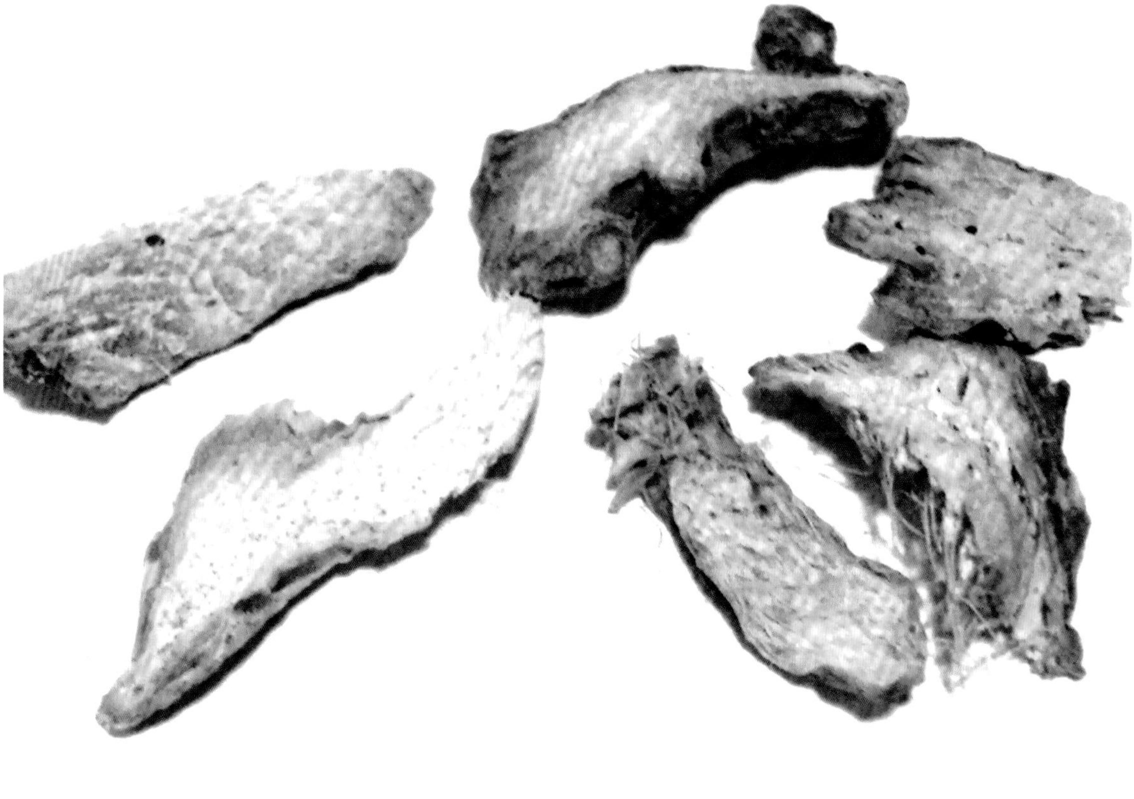

生姜药材

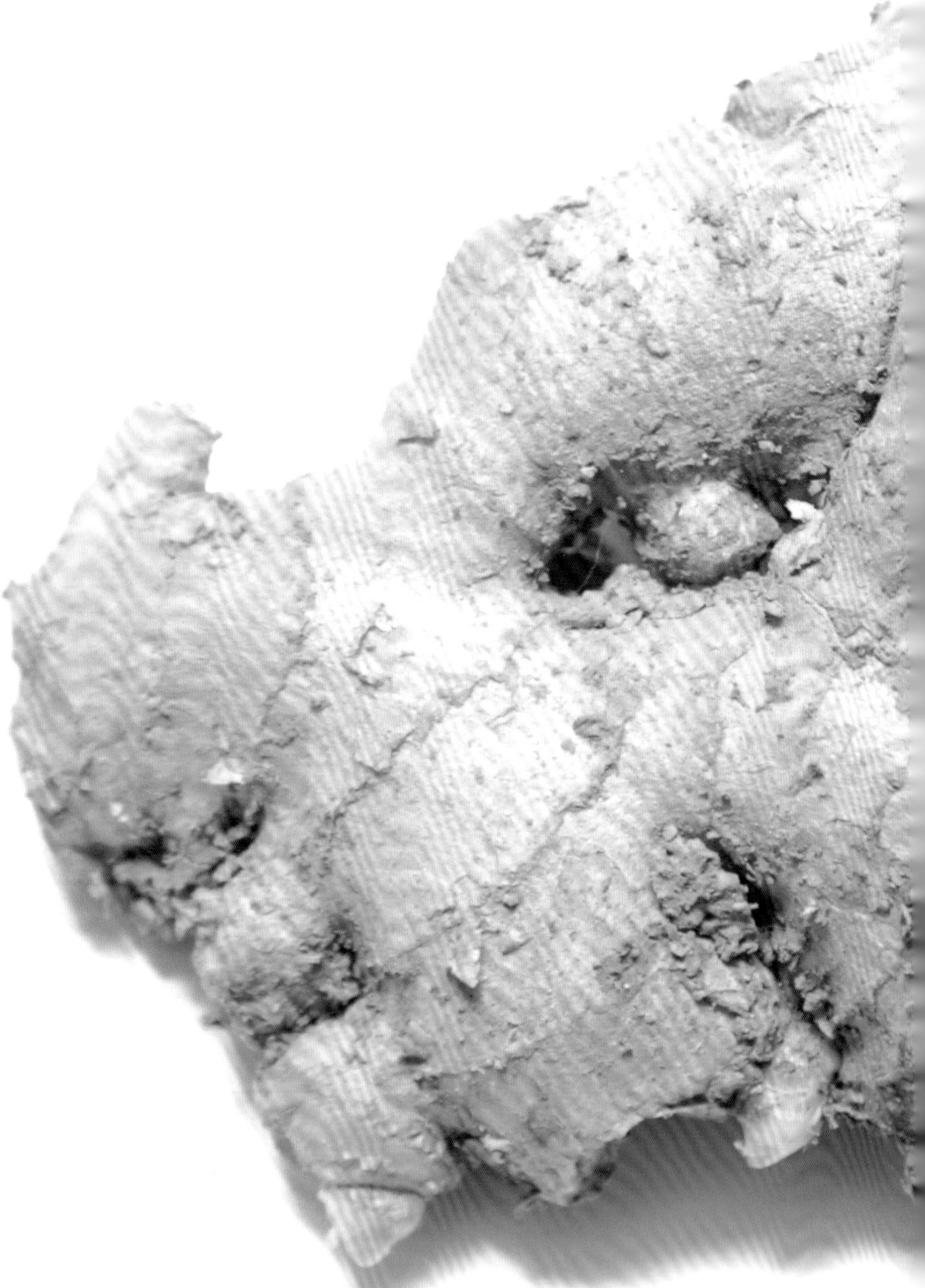

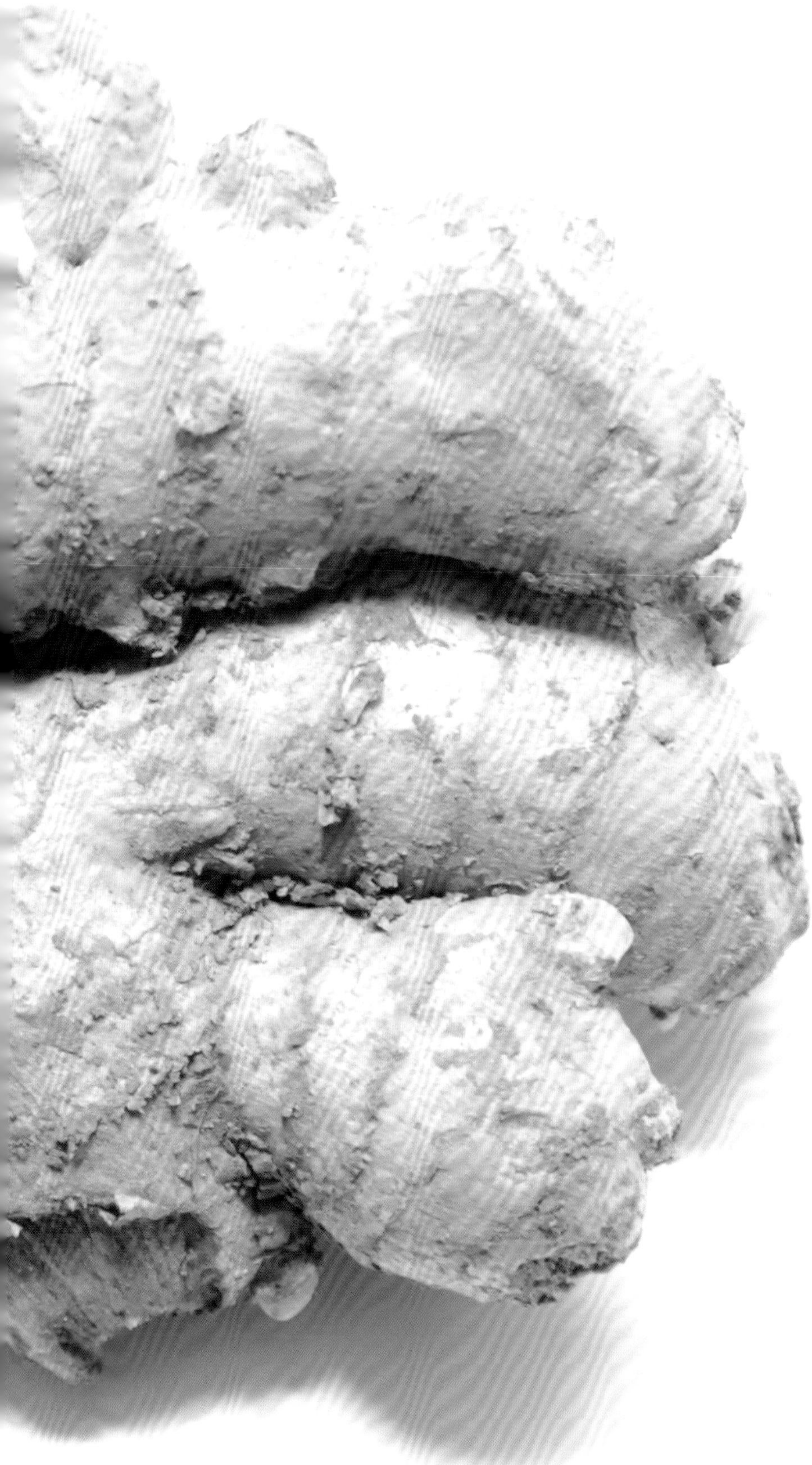

生姜药材

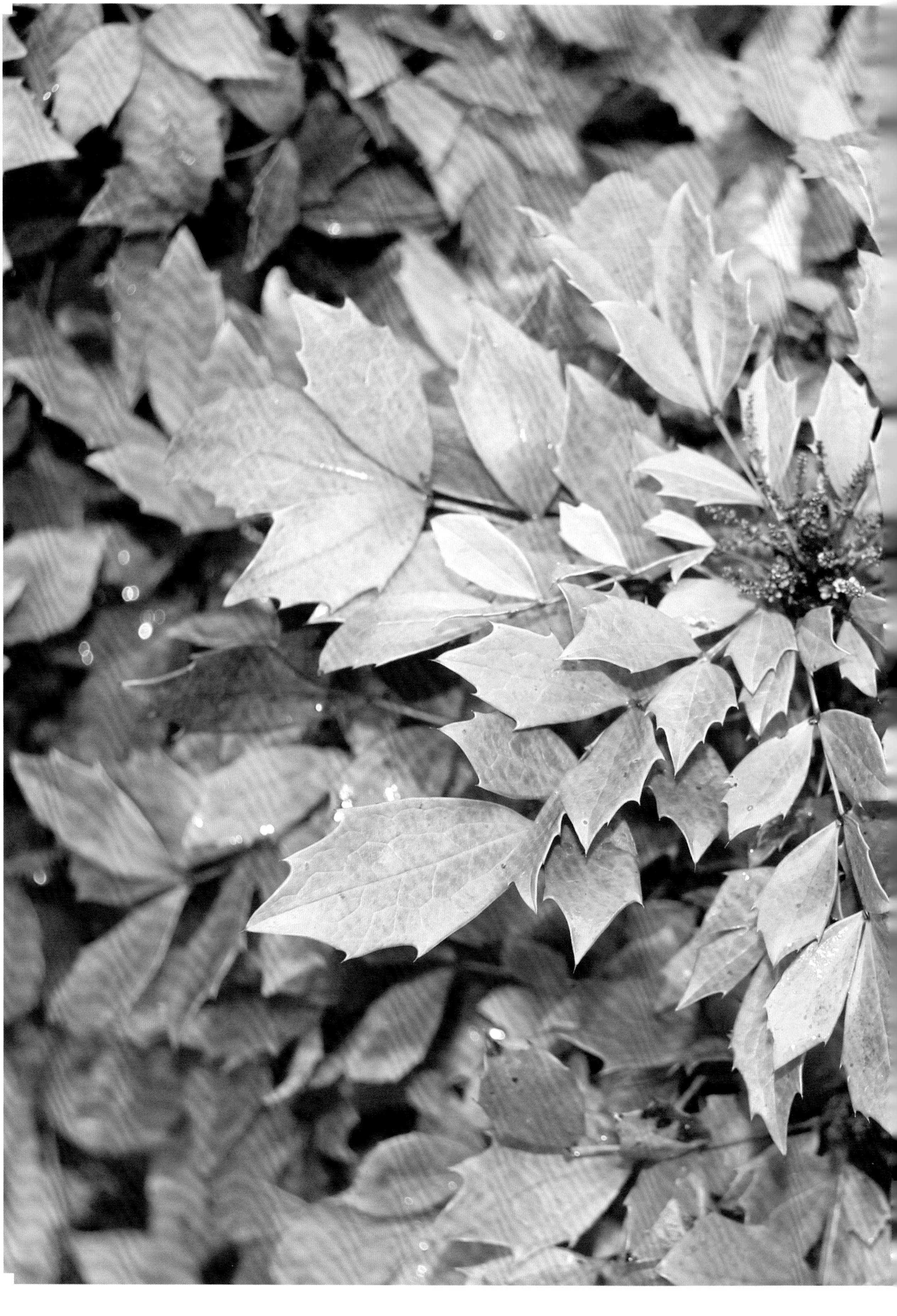

十大功劳

【苗药名】都阿能。

【别　名】土黄柏、土黄连、八角刺、刺黄柏、黄天竹。

【来　源】本品为小檗科植物阔叶十大功劳 *Mahonia bealei*（Fortune）Carr. 的叶和根。

【性味归经】味苦，性冷。归热经。

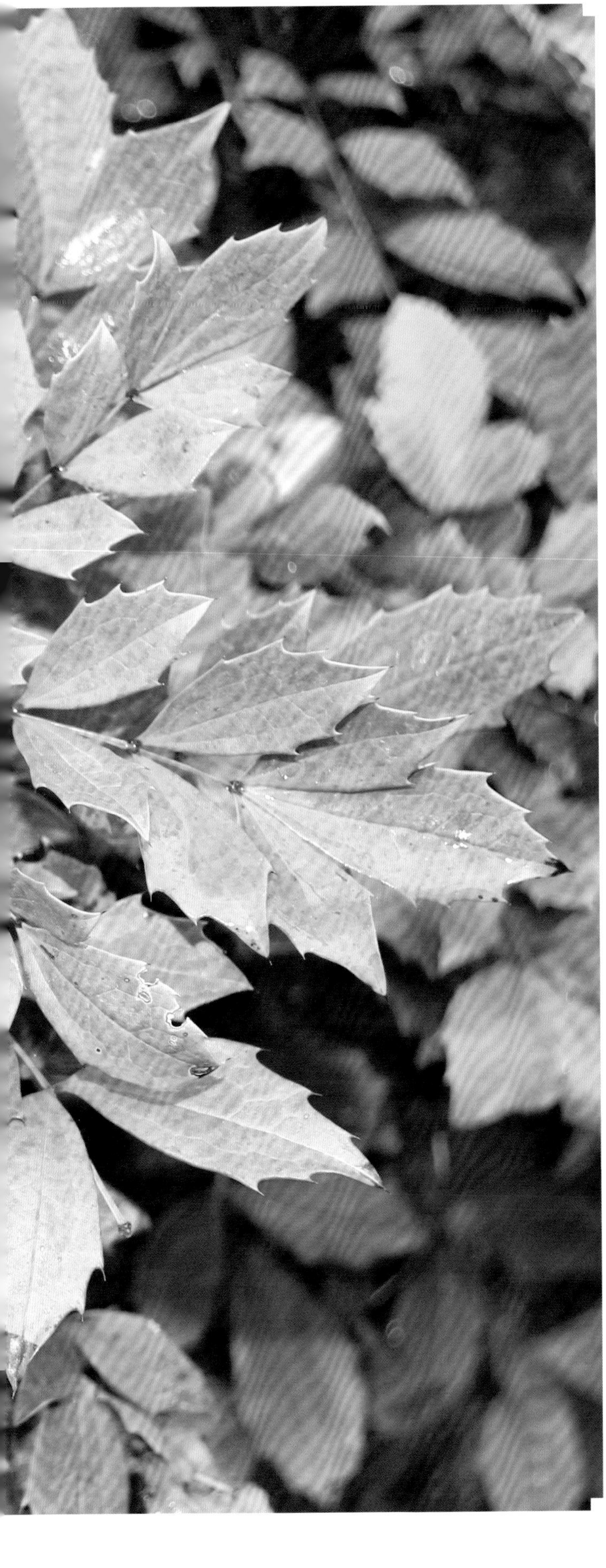

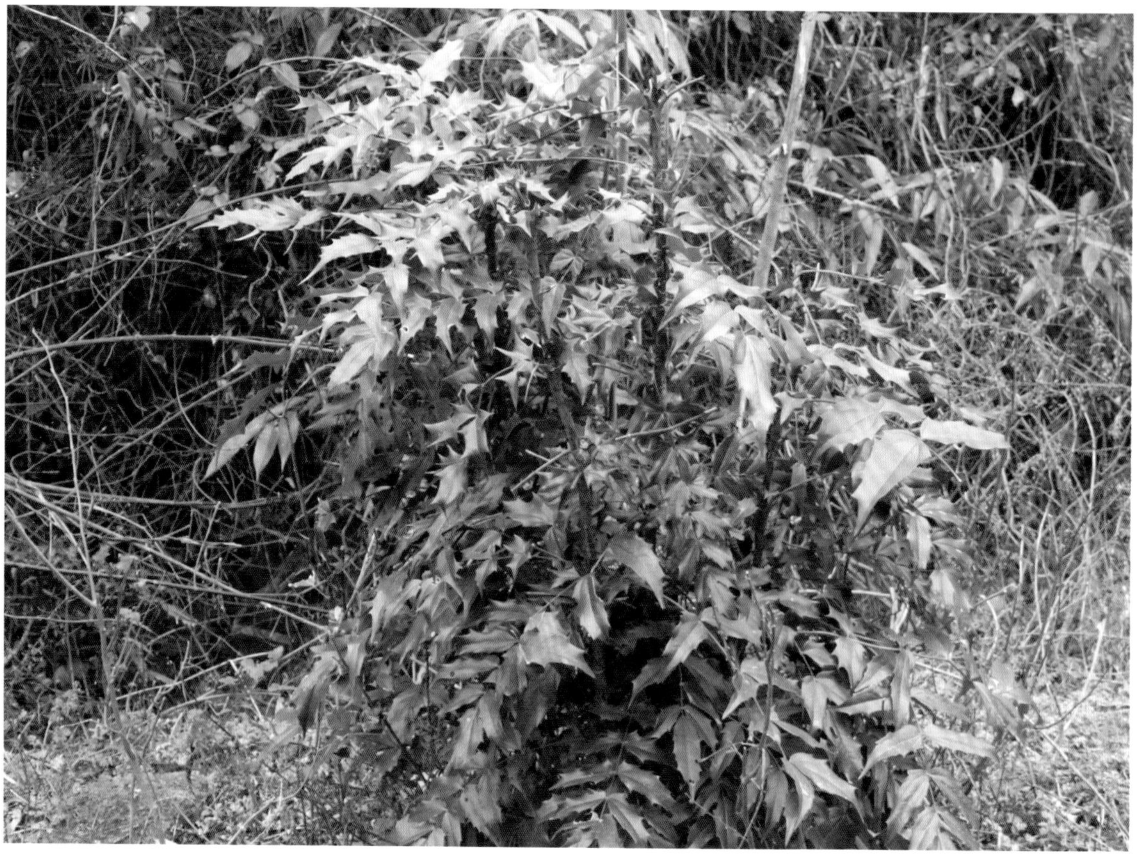

阔叶十大功劳

识别特征

常绿灌木。单数羽状复叶，互生，长 30 ~ 45 cm，小叶 9 ~ 15 枚，宽卵形或长卵形，长 6 ~ 12 cm，先端渐尖，边缘各具 2 ~ 8 个锯齿，基部近心形而不相等。上面绿色，下面灰白色。总状花序丛生茎顶，花序柄粗壮，压扁，花密聚，黄色。苞片 1，卵圆状披针形。萼片 9，花瓣 6，雄蕊 6，雌蕊 1。浆果卵形，暗蓝色，被蜡粉。花期 5—7 月，果熟期 11 月至翌年 1 月。

生境分布

生长于山坡及灌丛中，也有栽培。贵州各地有产。我国南部、中部及华中等地区也有分布。

采收加工

叶秋季采收，除去杂质，晒干。根全年可采，洗净，晒干。鲜用随时可采。

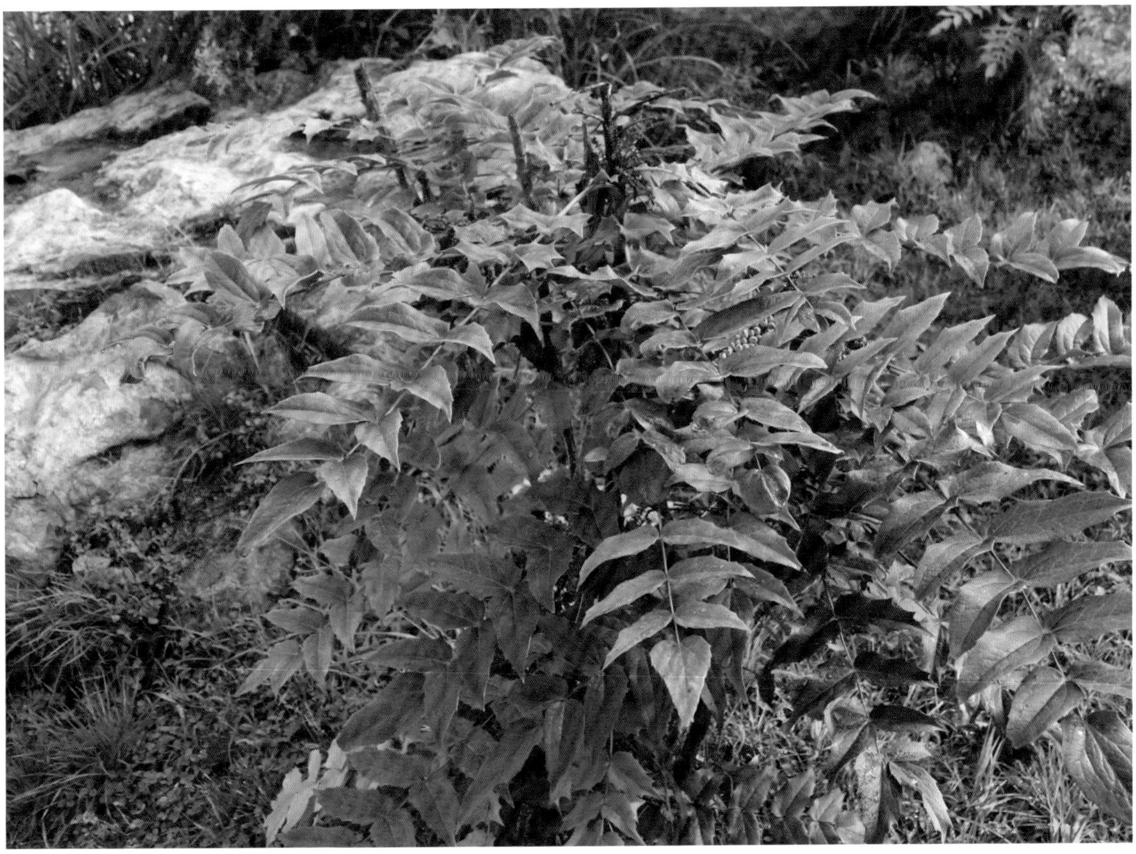

阔叶十大功劳

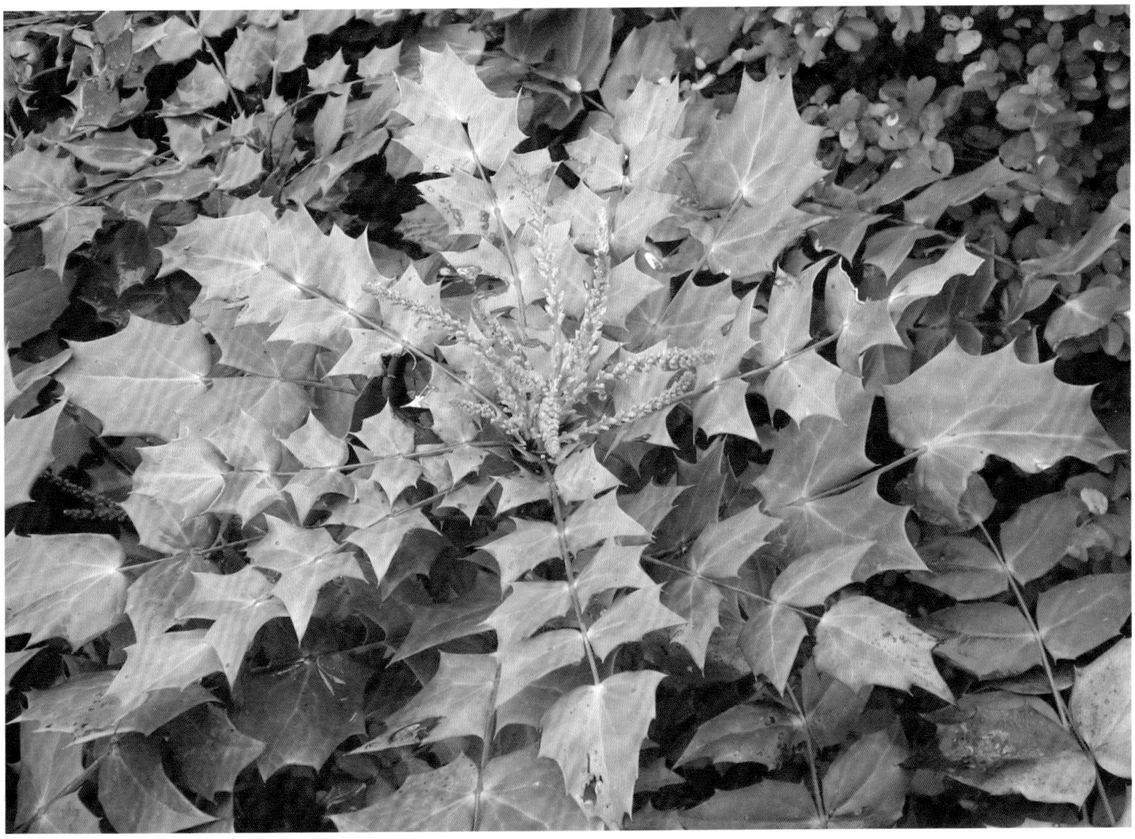

阔叶十大功劳

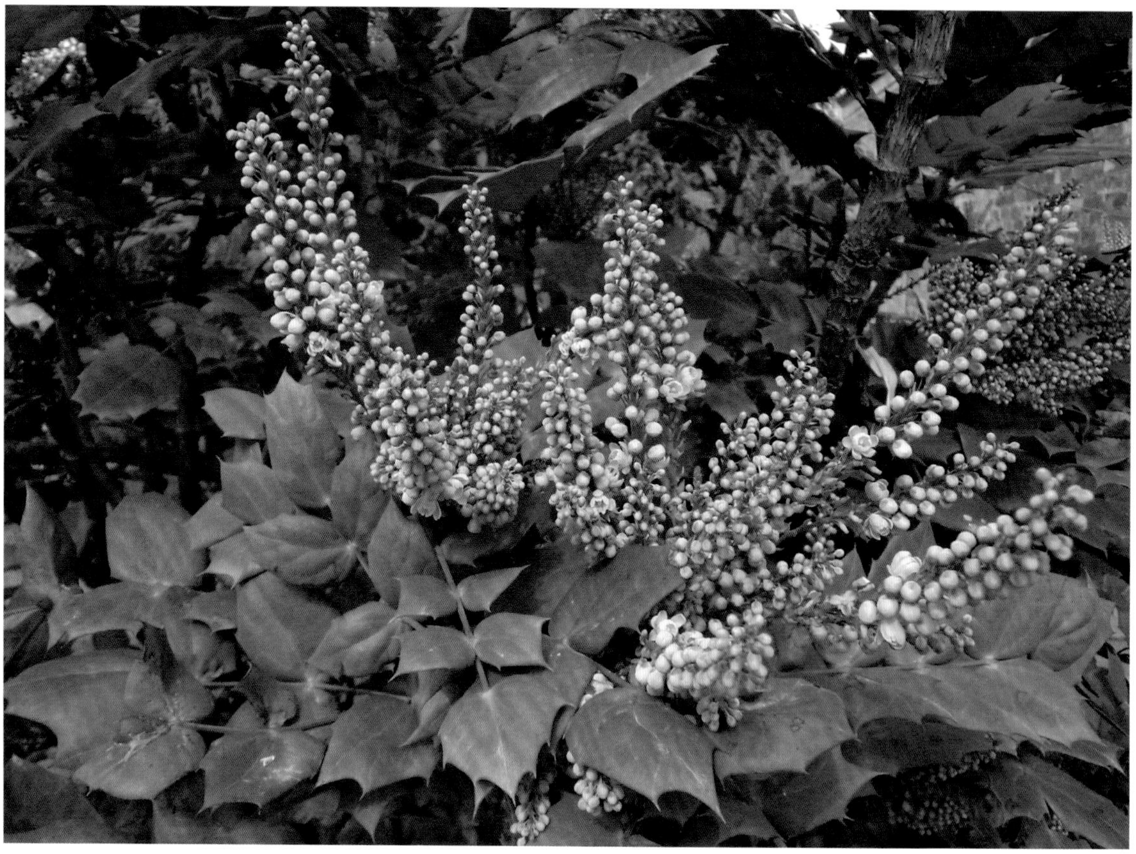

阔叶十大功劳

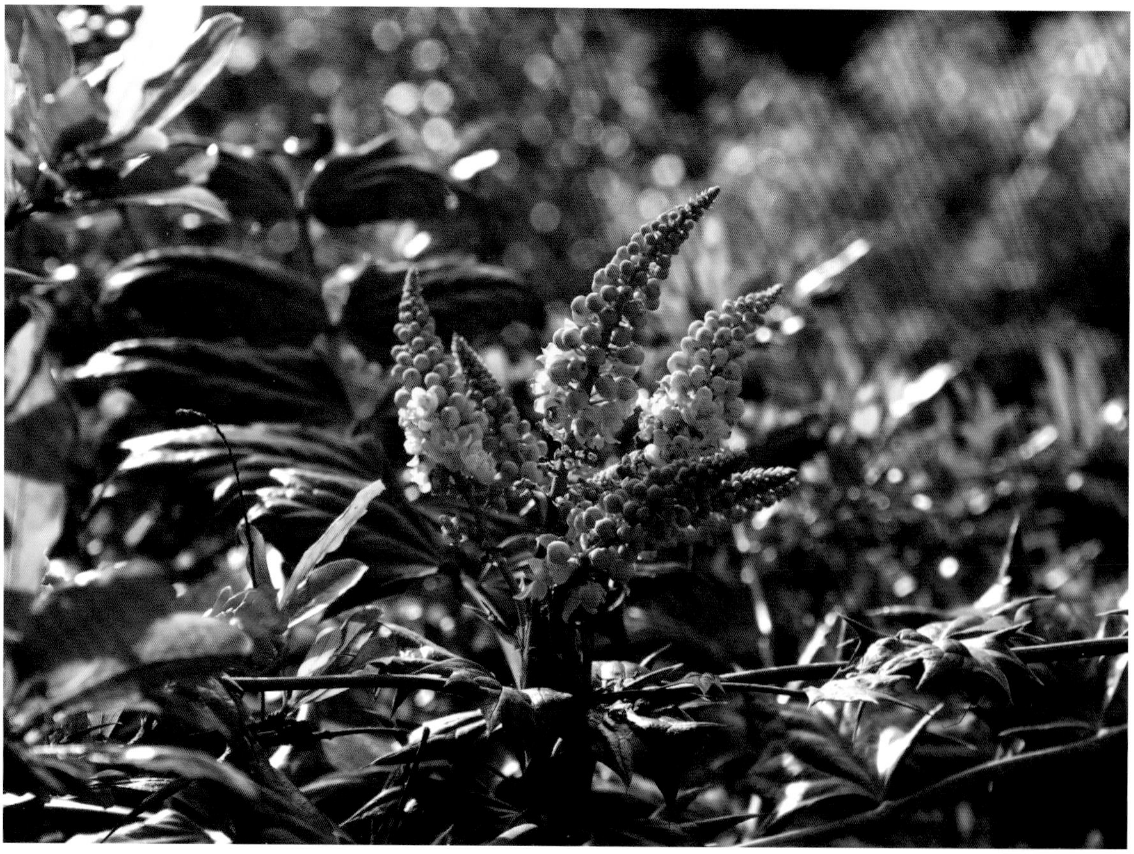

阔叶十大功劳

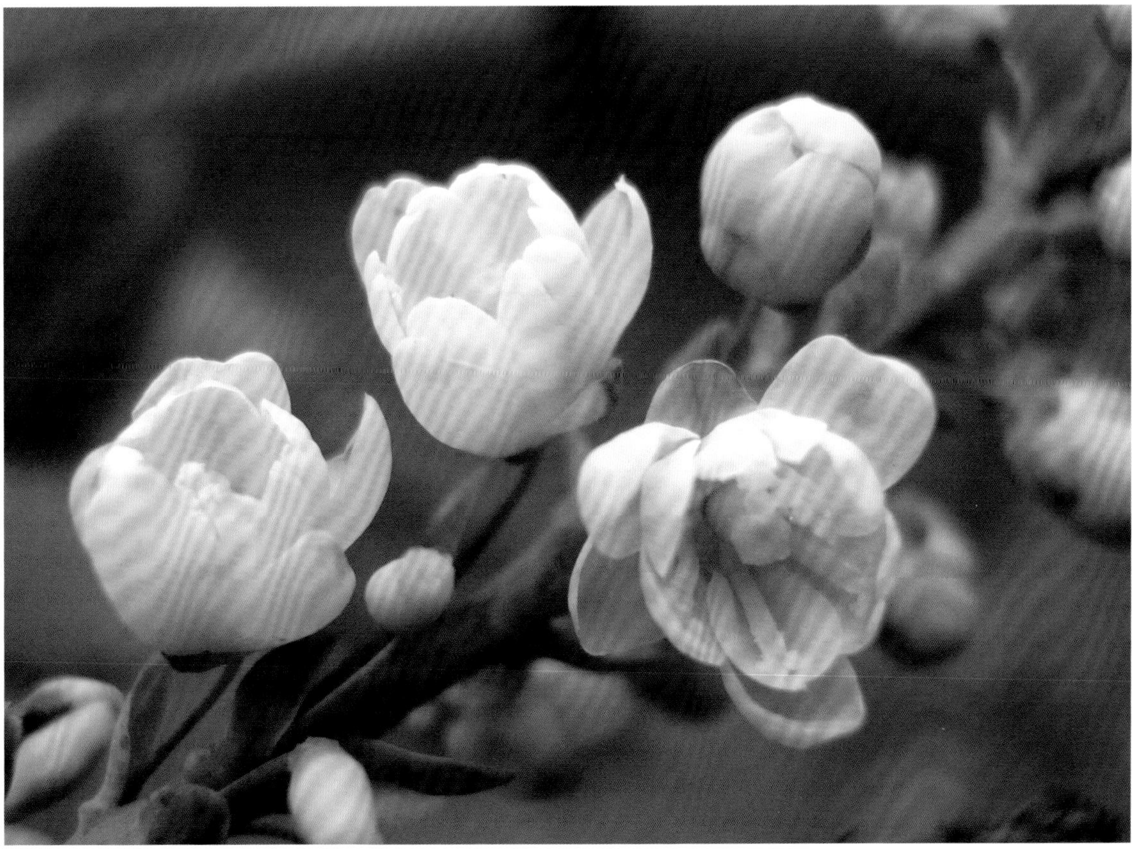

阔叶十大功劳

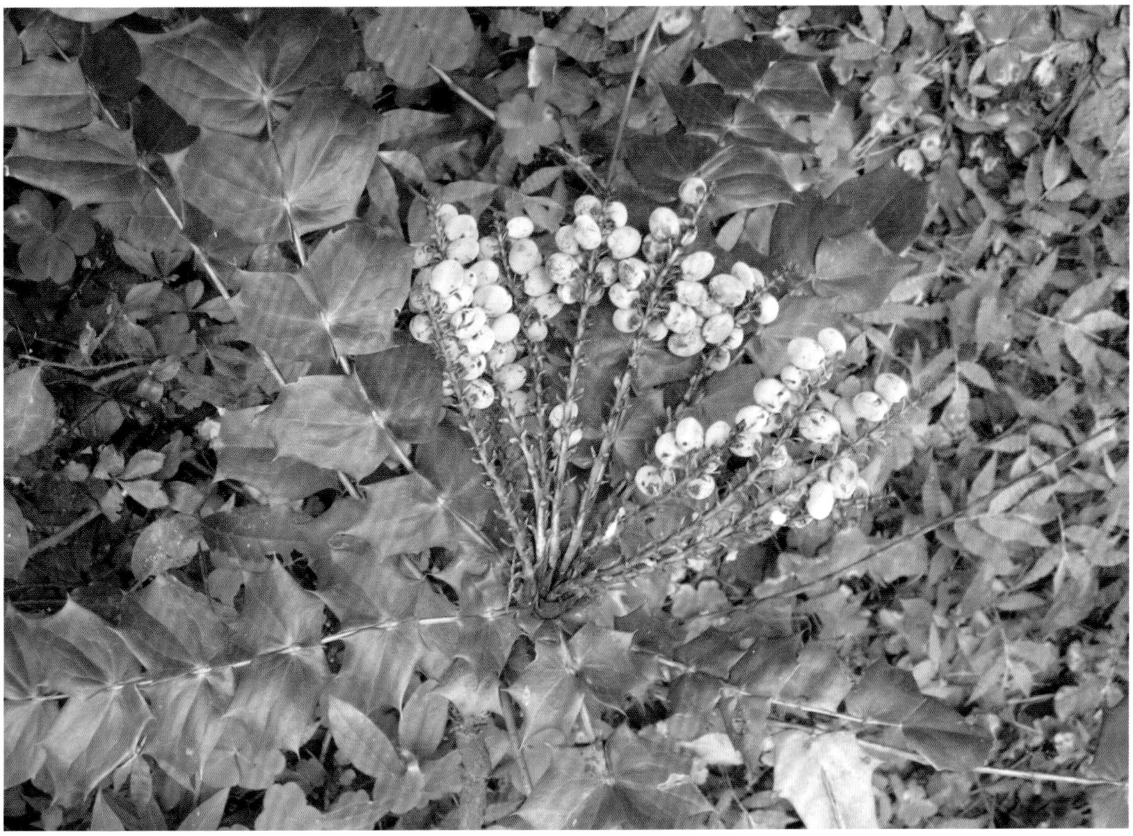

阔叶十大功劳

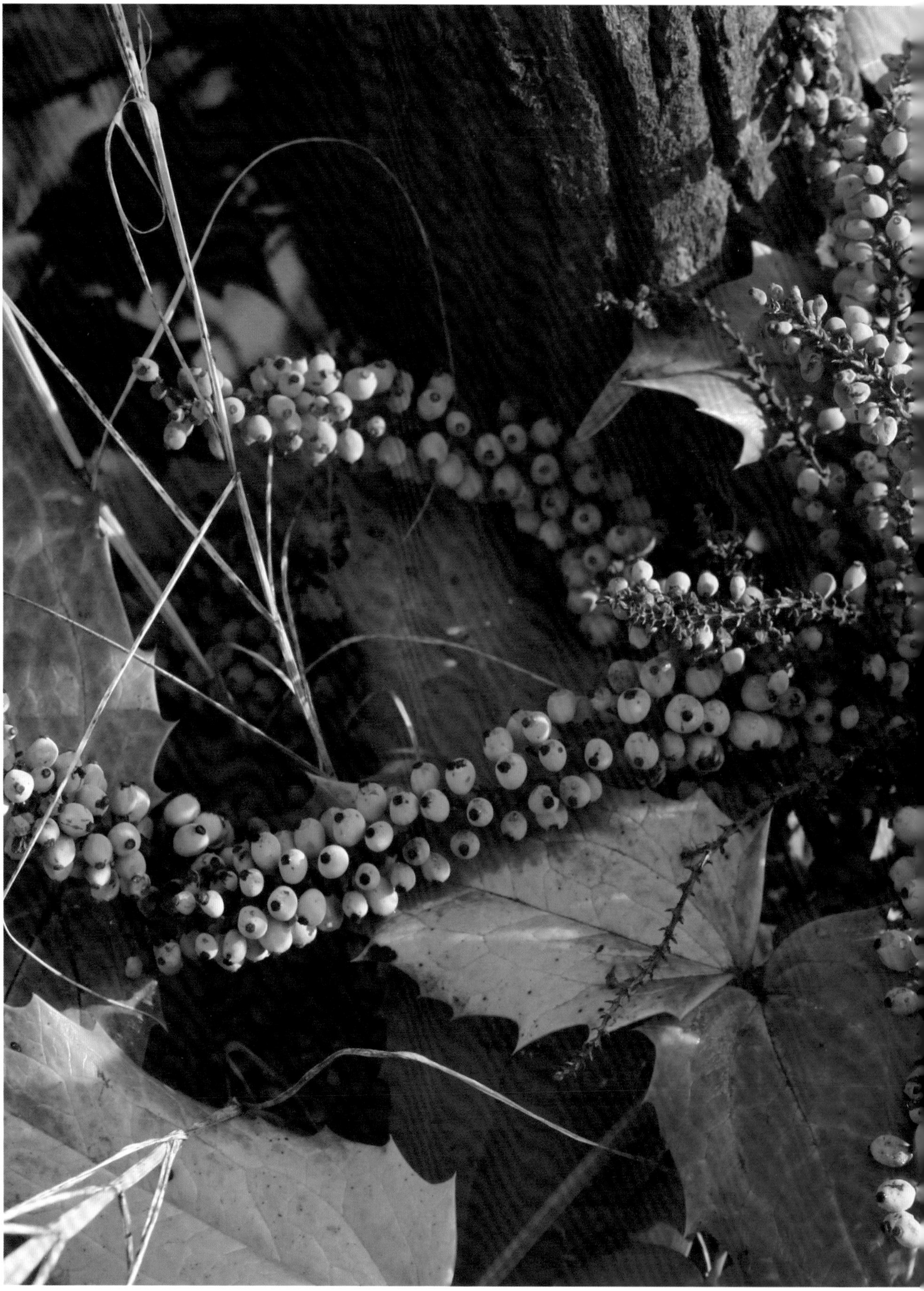

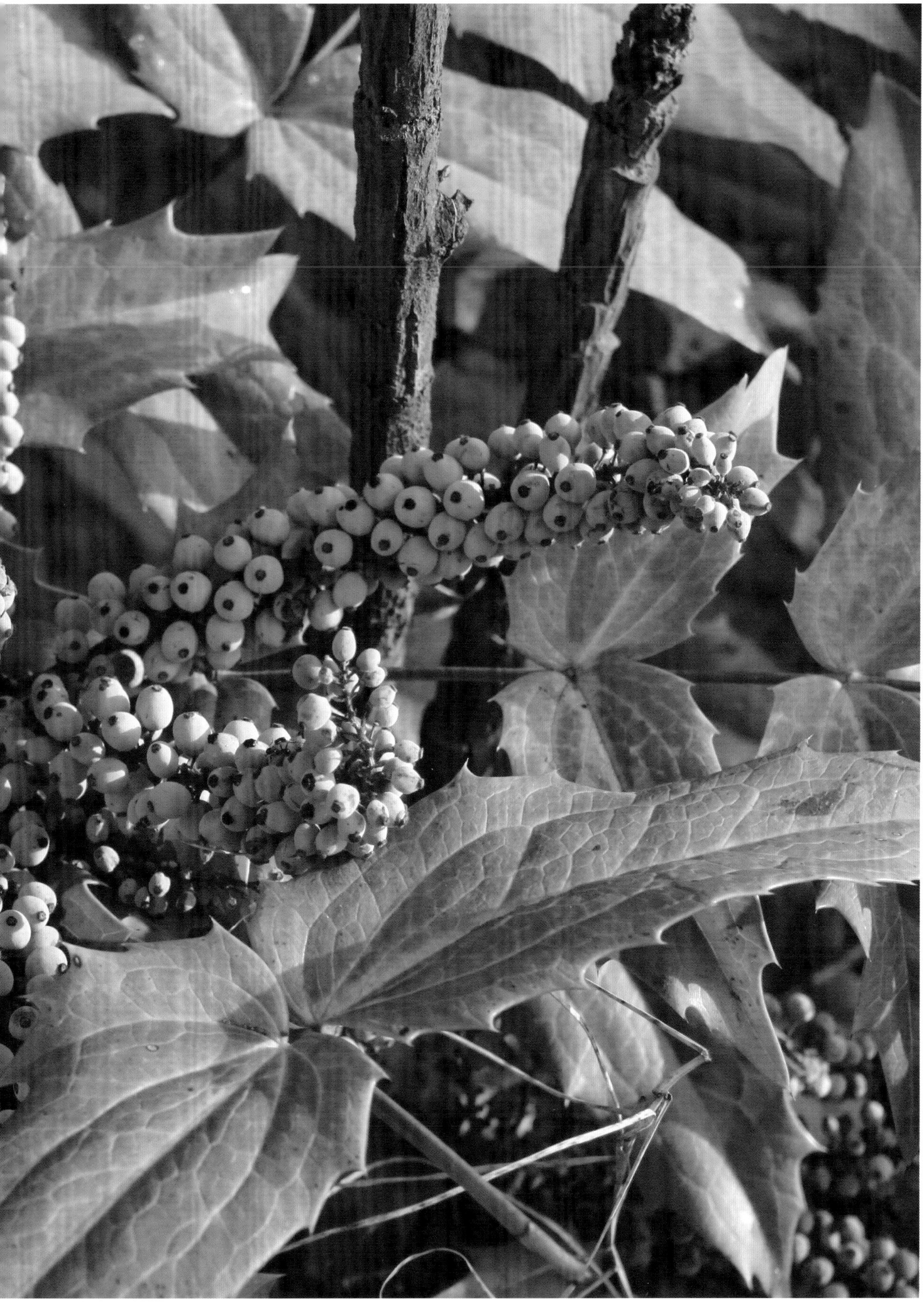

阔叶十大功劳

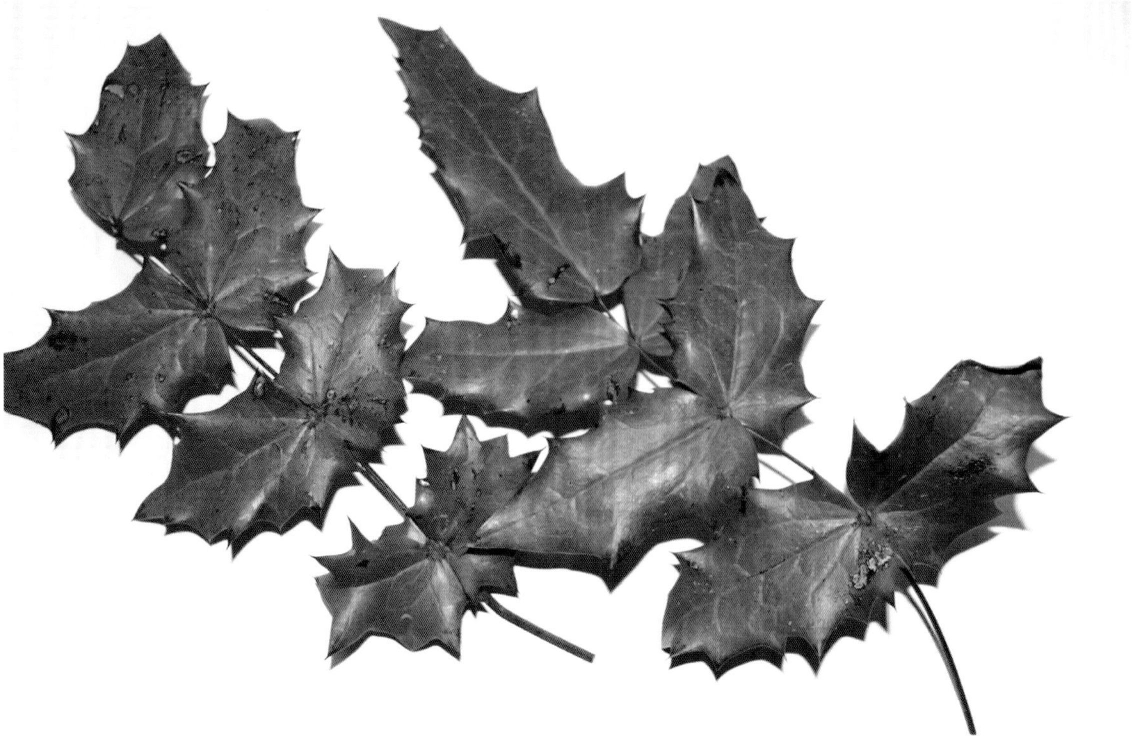

十大功劳叶药材

药材鉴别

茎圆柱形，直径 0.7 ~ 1.5 cm，多切成长短不一的段条或块片。表面灰棕色，有众多纵沟、横裂及突起的皮孔。嫩茎较平滑，节明显，略膨大，节上有叶痕。外皮易剥离，剥去后内部鲜黄色。质坚硬，不易折断，折断面纤维性或破裂状。横断面皮部棕黄色，木部鲜黄色，可见数个同心性环纹及排列紧密的放射状纹理，髓部淡黄色。气微，味苦。叶片阔卵形至近圆形，长 2.5 ~ 11.0 cm，宽 2.5 ~ 8.0 cm；叶面绿色，具光泽，背面淡黄色或苍白色；顶端渐尖，基部宽楔形至近圆形，边缘略反卷，每边具 2 ~ 6 个刺齿。厚革质。

功效主治

清热，燥湿，解毒。主治肺热咳嗽，黄疸，泄泻，痢疾，目赤肿痛，疮疡，湿疹，烫伤。

用法用量

内服：煎汤，10 ~ 30 g。外用：适量，煎水洗或研末调敷。

民族药方

1．小便疼痛 十大功劳根、白茅根、风轮草各 8 g，马鞭草 7 g，紫花地丁 6 g，海金沙 10 g。水煎服。

2．肺结核 ①十大功劳、白及各 10 g，矮地茶 15 g。水煎服。②十大功劳 8 g。水煎服。

3．肠炎，痢疾 十大功劳根、虎杖根各 5 g。水煎服。

4．风热感冒 十大功劳叶、六月雪枝叶各 3 g。水煎服。

5．湿疹 十大功劳、苦参各 5 g。煎水洗患处。

6．火眼或头晕耳鸣 十大功劳、夏枯草各 5 g。水煎服。

7．黄疸病 十大功劳、虎杖各 5 g。水煎服。

8．痢疾 十大功劳适量。水煎服。

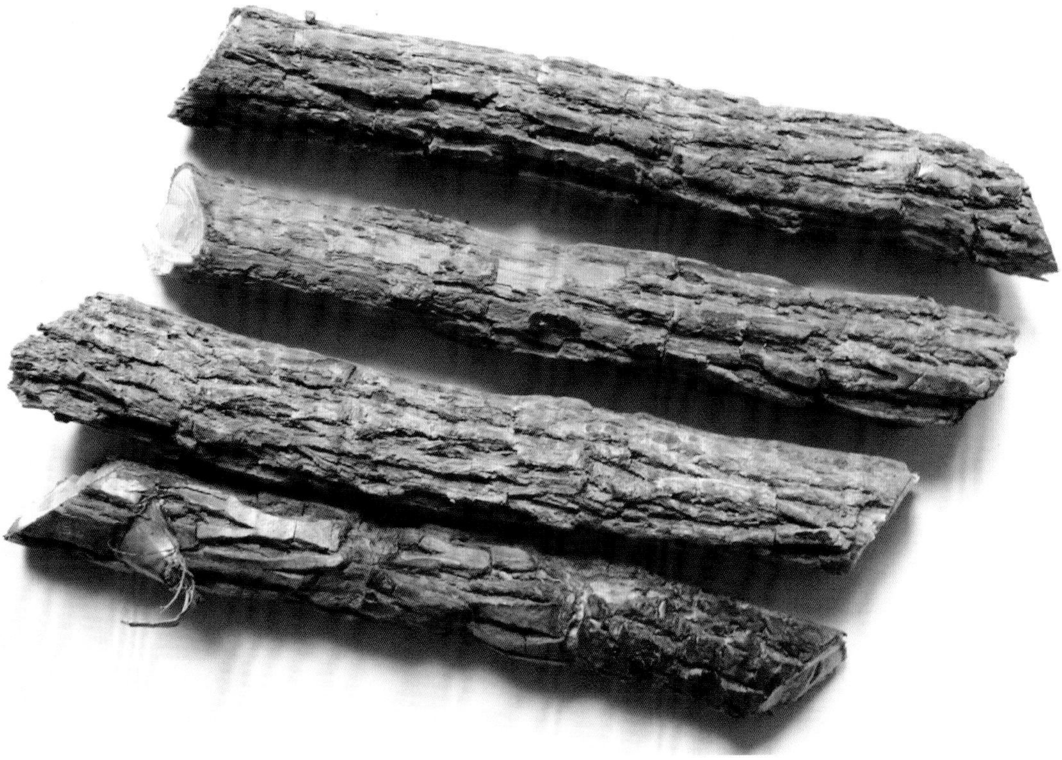

十大功劳根药材

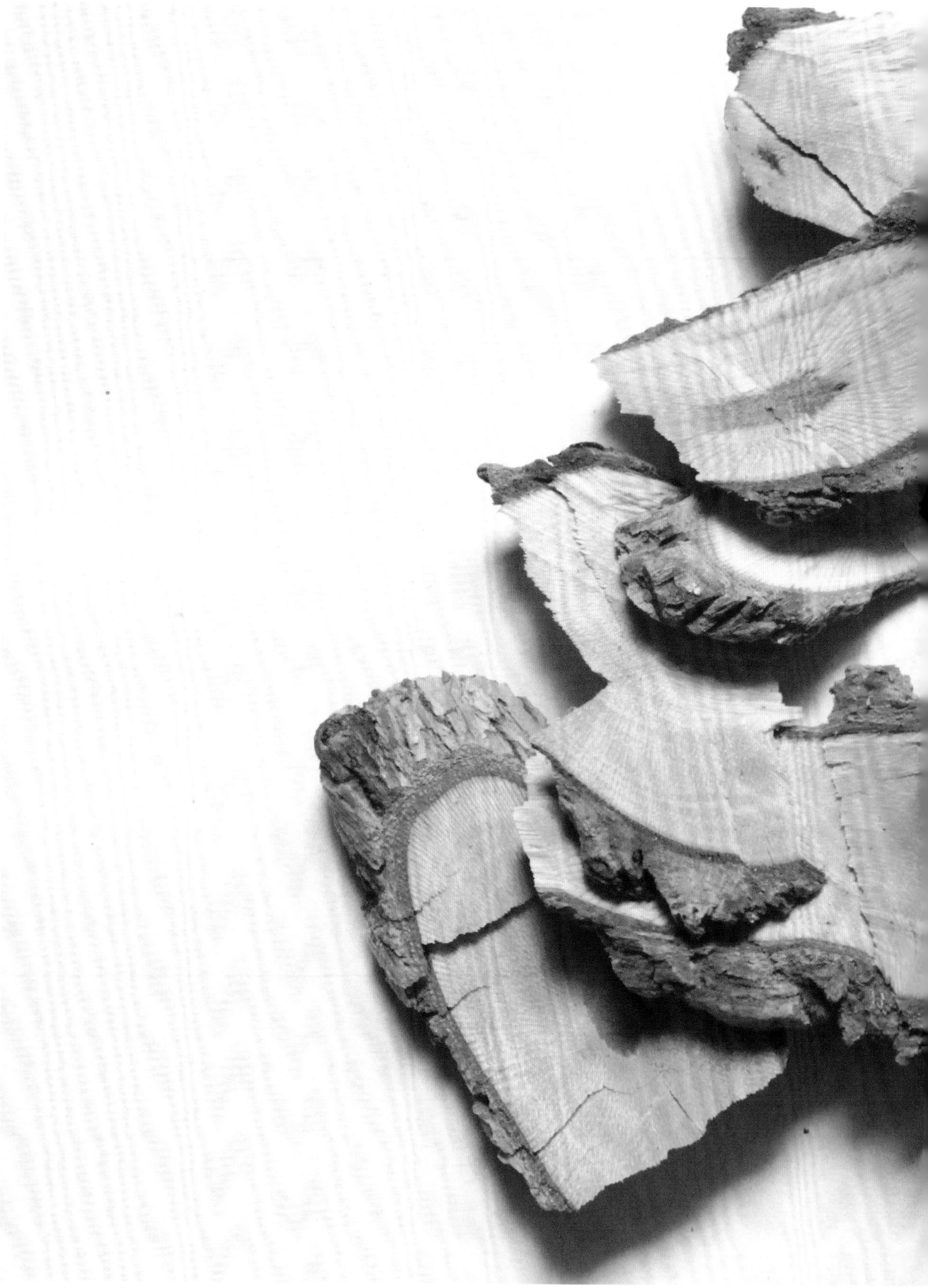

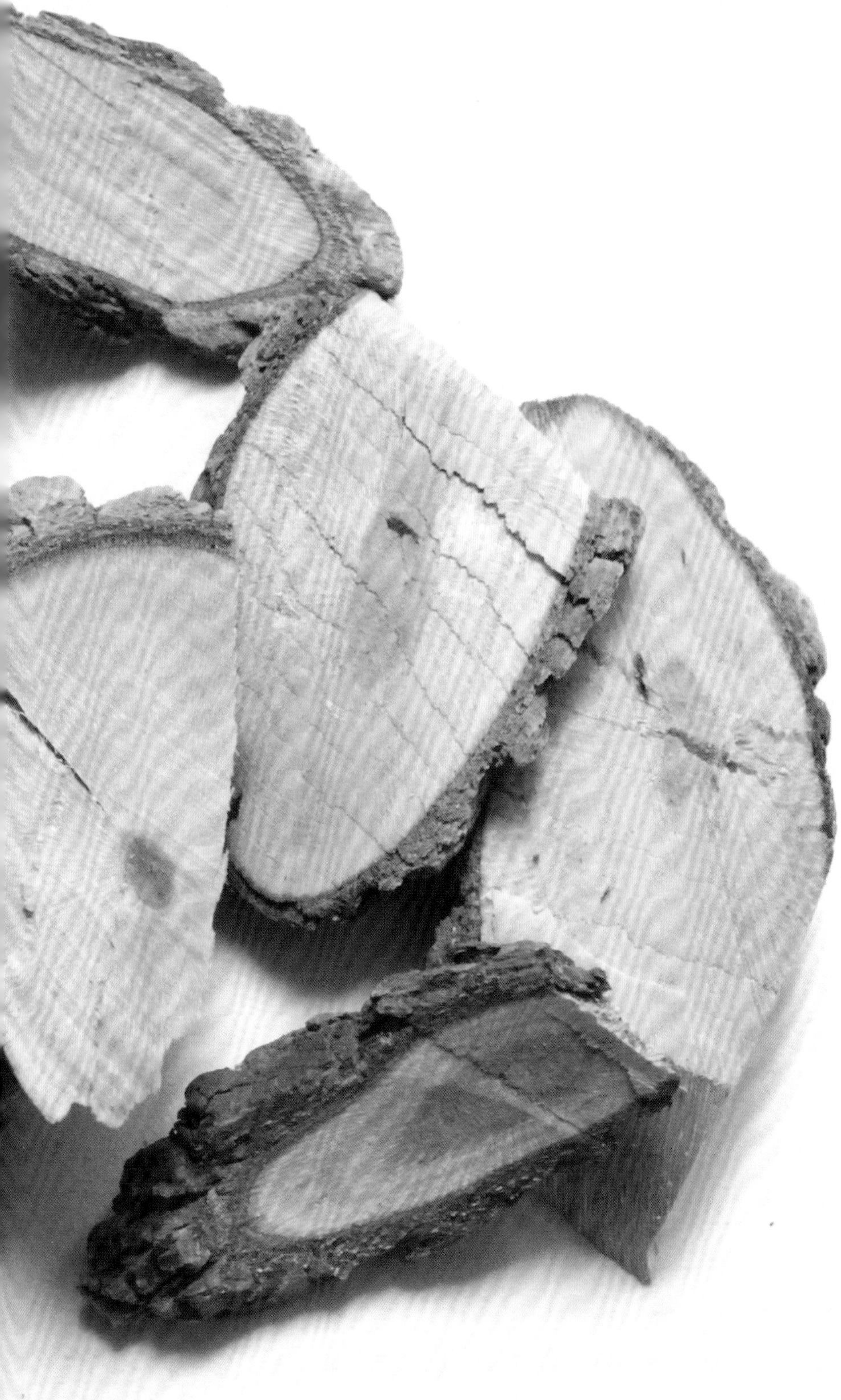

十大功劳根饮片

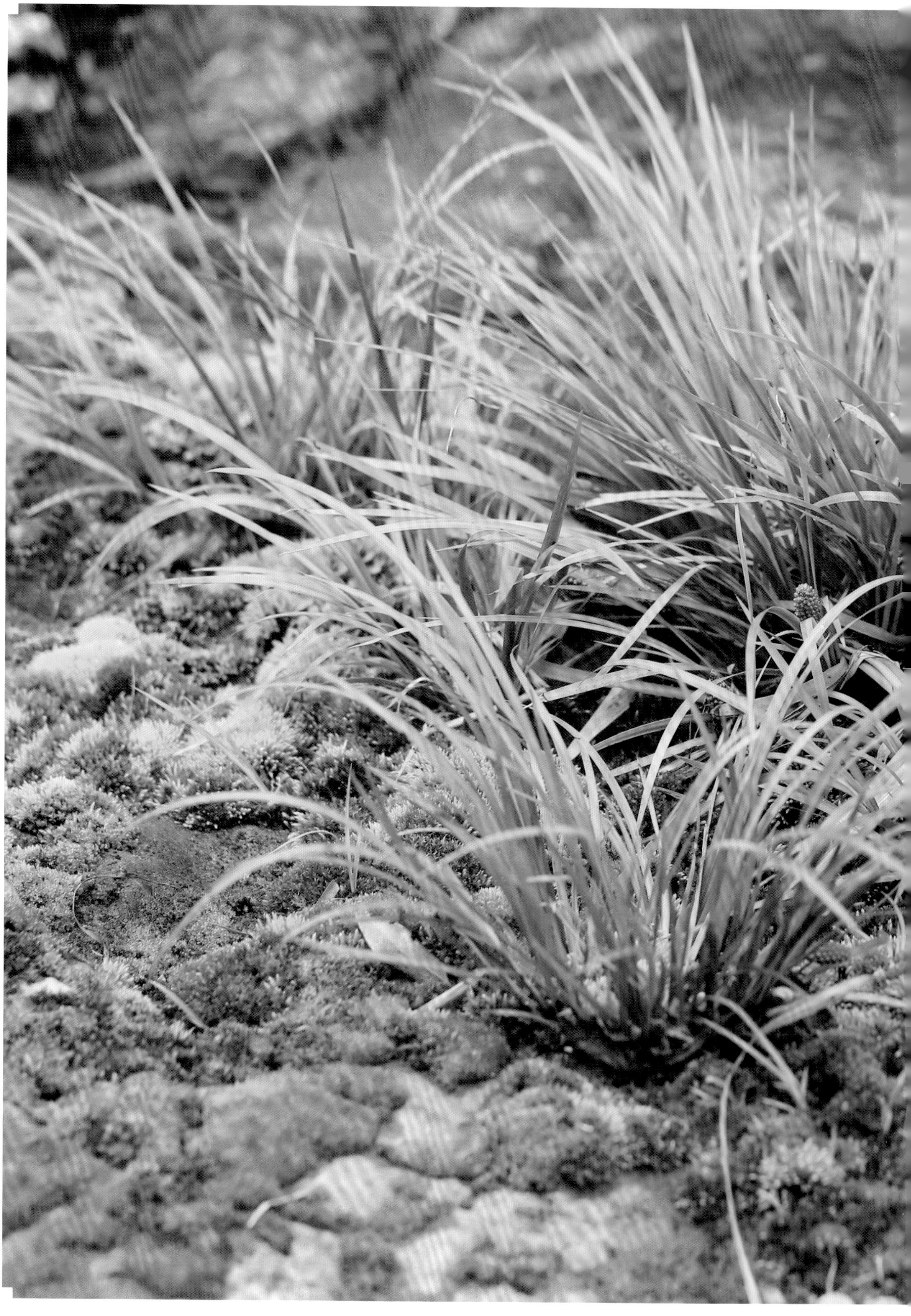

石菖蒲

【苗药名】阿尚兴。

【别　名】昌本、菖蒲、昌阳、昌草、水剑草、苦菖蒲。

【来　源】本品为天南星科植物石菖蒲 *Acorus tatarinvwii* Schott 的根茎。

【性味归经】味麻、辣，性热。归冷经。

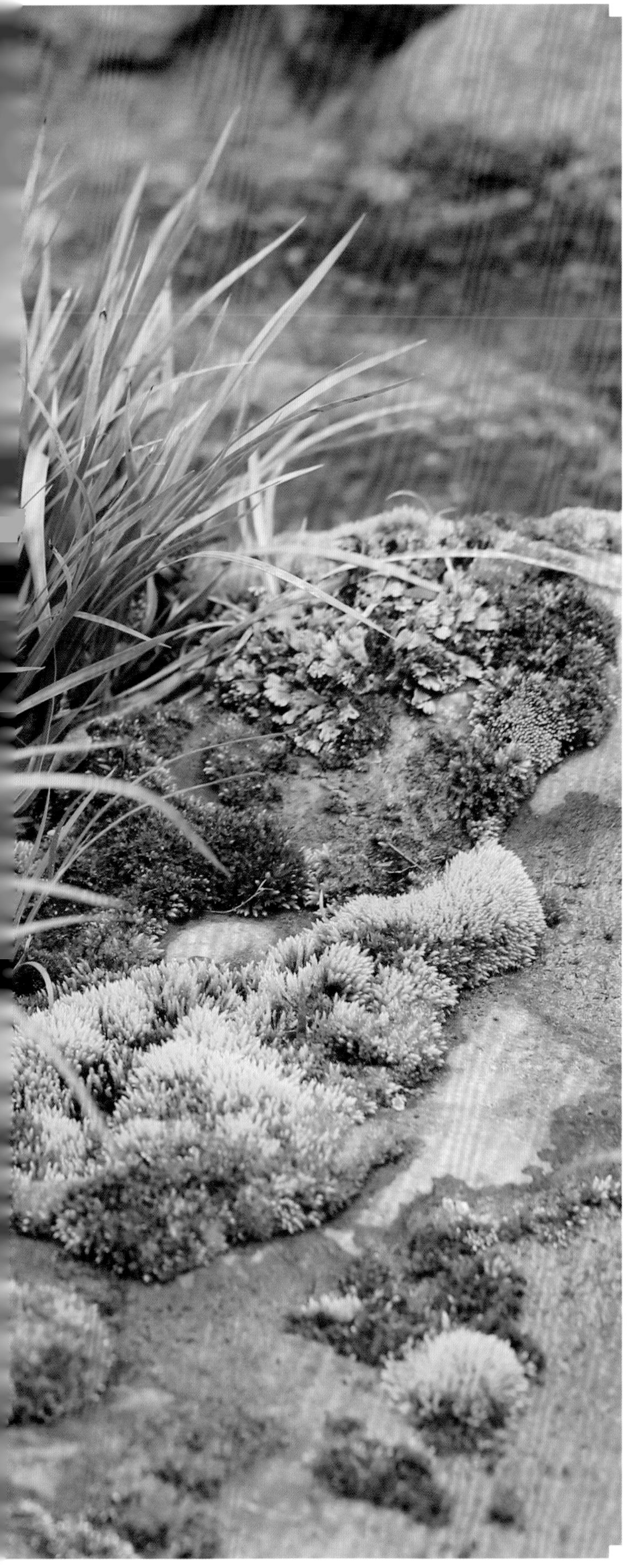

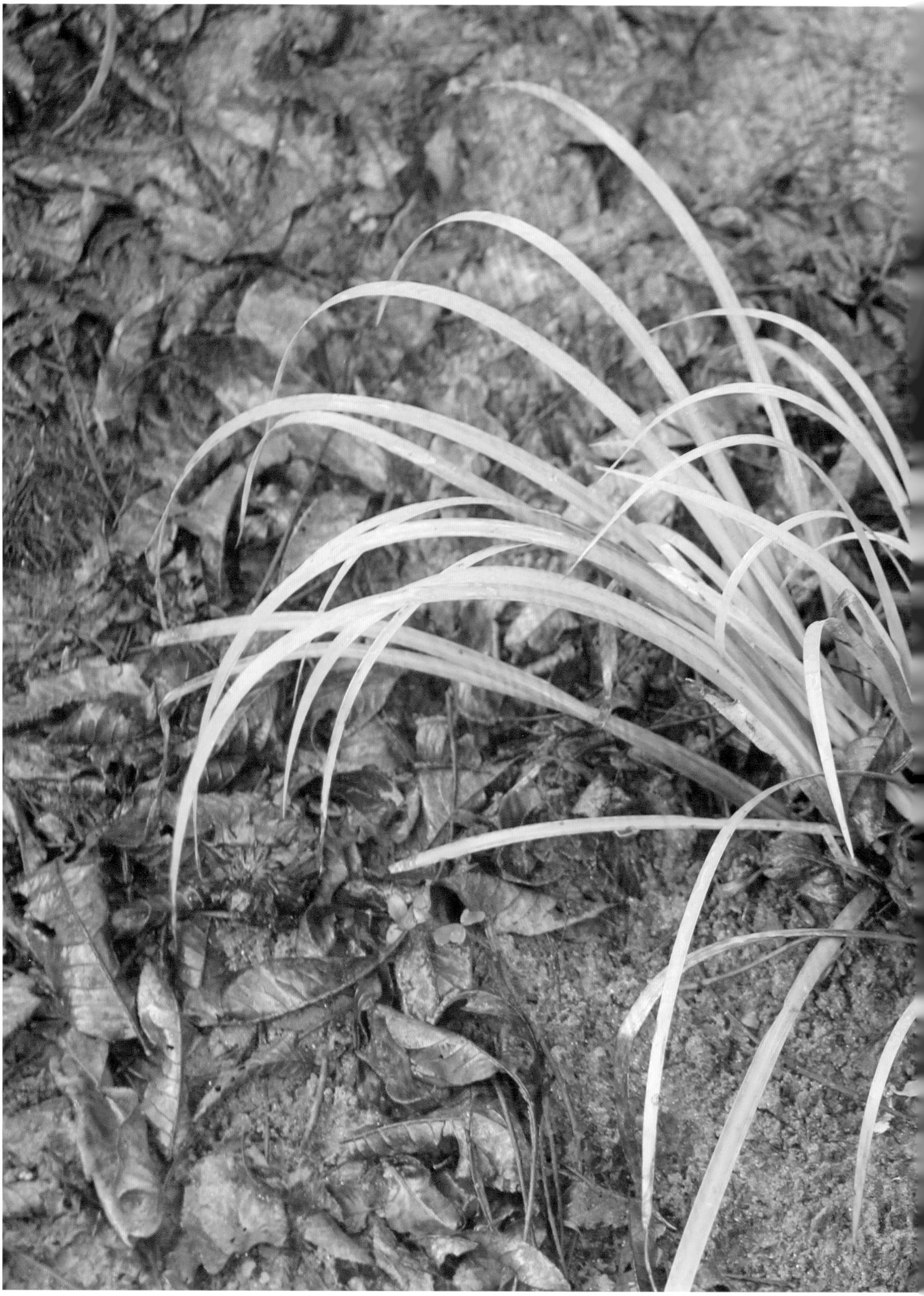

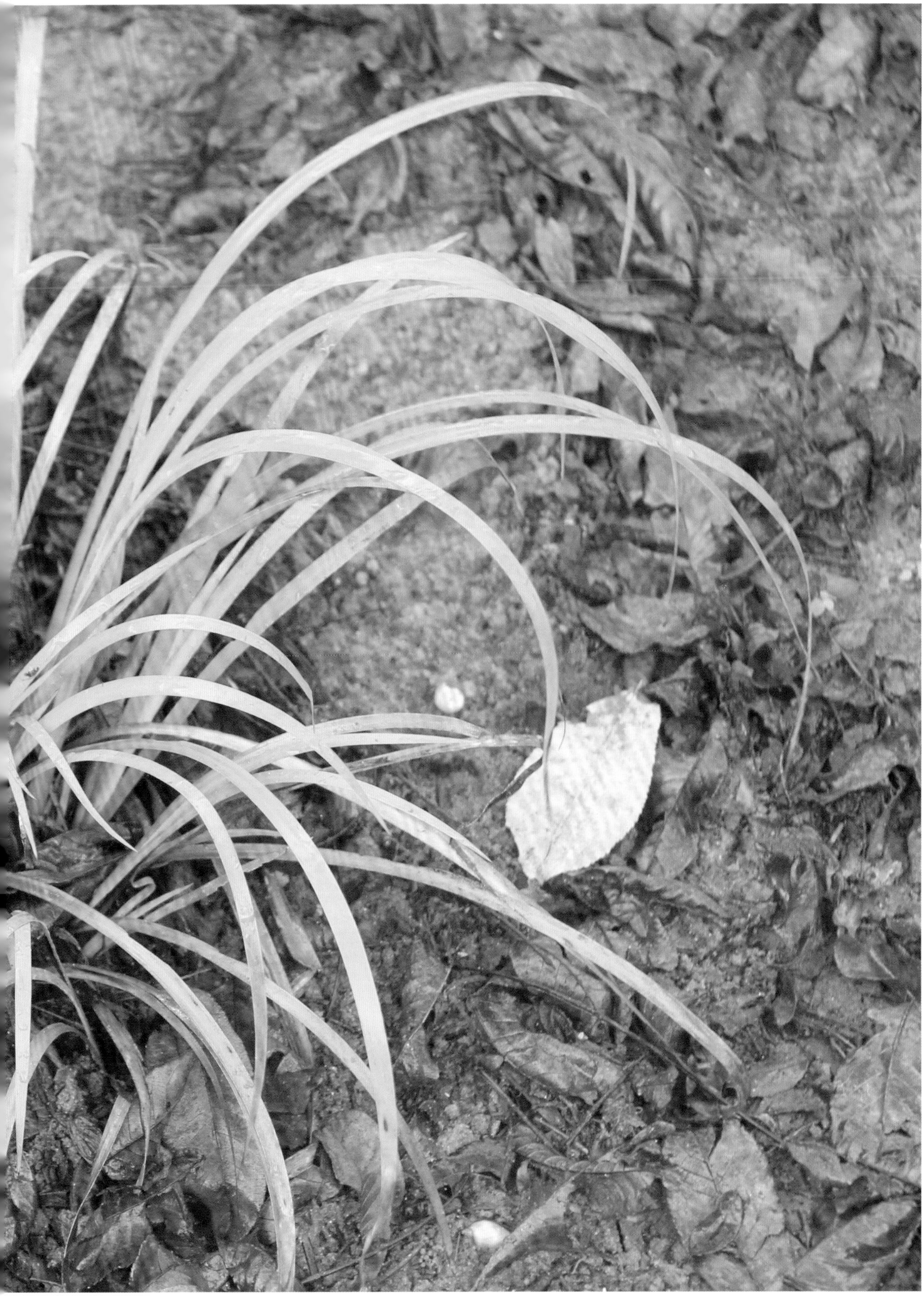

石菖蒲

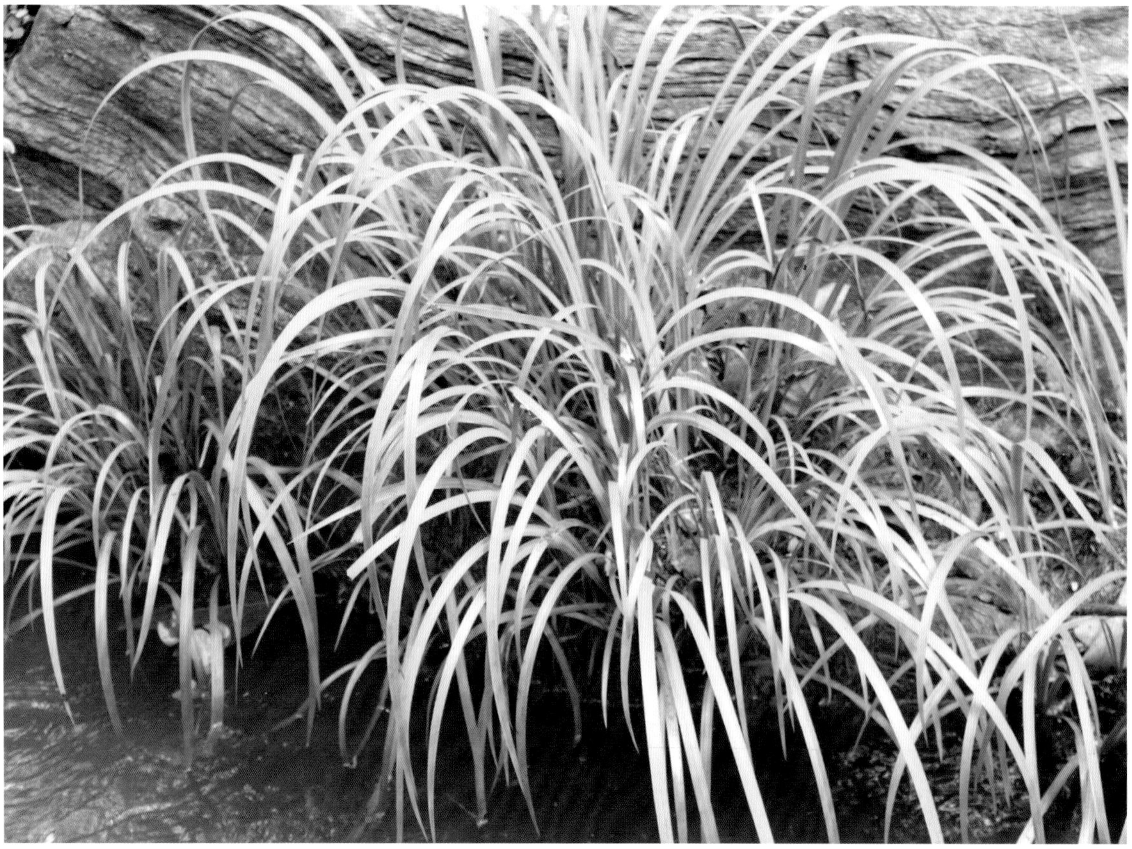

石菖蒲

识别特征

多年生草本植物。根茎横卧，多分枝，芳香，直径 5 ~ 8 mm，外皮黄褐色，节间长 3 ~ 5 mm，根肉质，具多数须根。叶片薄，线形，长 20 ~ 50 cm，宽 2 ~ 10 cm，基部对折，中部以上平展，先端渐狭，基部两侧膜质，暗绿色，无中脉，平行脉多数，稍隆起。花序腋生，长 4 ~ 15 cm，三棱形；叶状佛焰苞长 13 ~ 25 cm；肉穗花序圆柱状，长 2.5 ~ 8.5 cm，宽 4 ~ 7 mm，上部渐尖，直立或稍弯；花两性，淡黄绿色；花被 6，倒卵形；雄蕊 6，花丝扁线形；子房长椭圆形。浆果肉质，倒卵形，长、宽约 2 mm。花期 5—7 月，果期 8 月。

生境分布

生长于海拔 200 ~ 2600 m 的密林下湿地、山野小溪石缝中或溪涧旁石上。分布于长江以南地区。

采收加工

秋季采挖，剪去叶片和须根，洗净，切段，晒干。

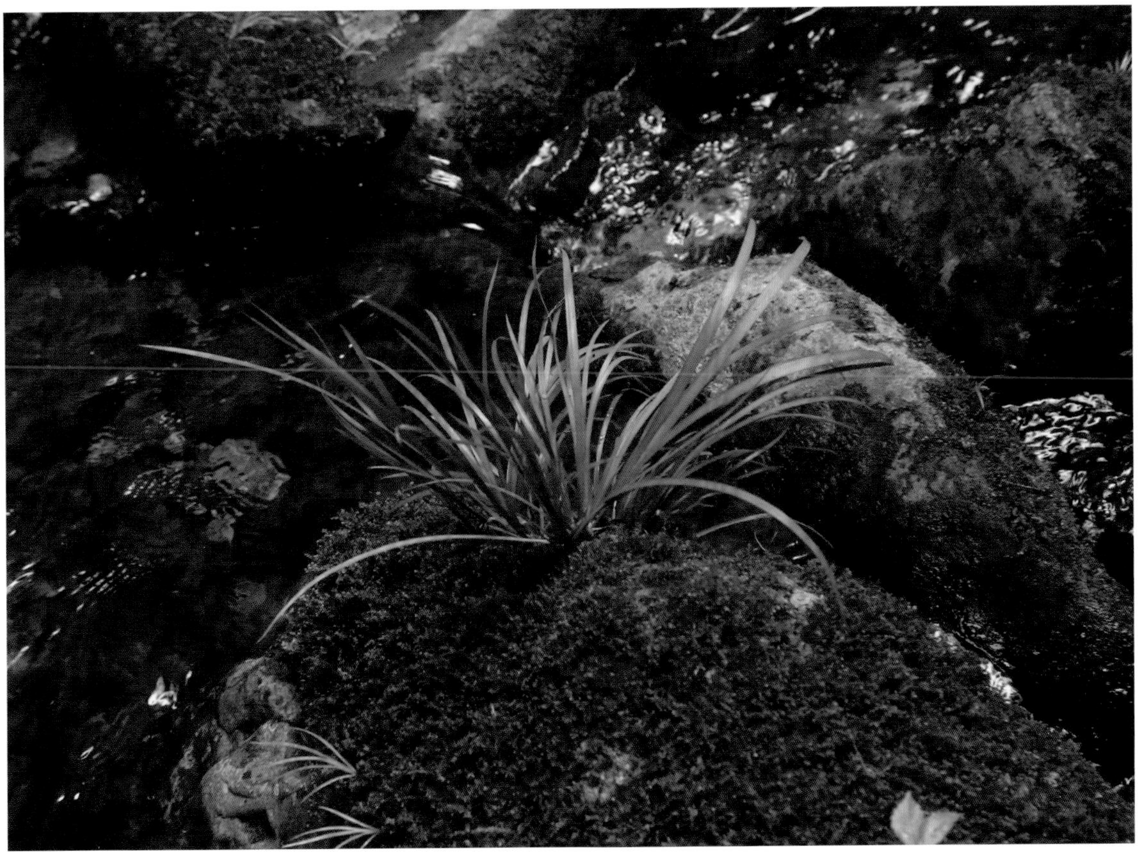

石菖蒲

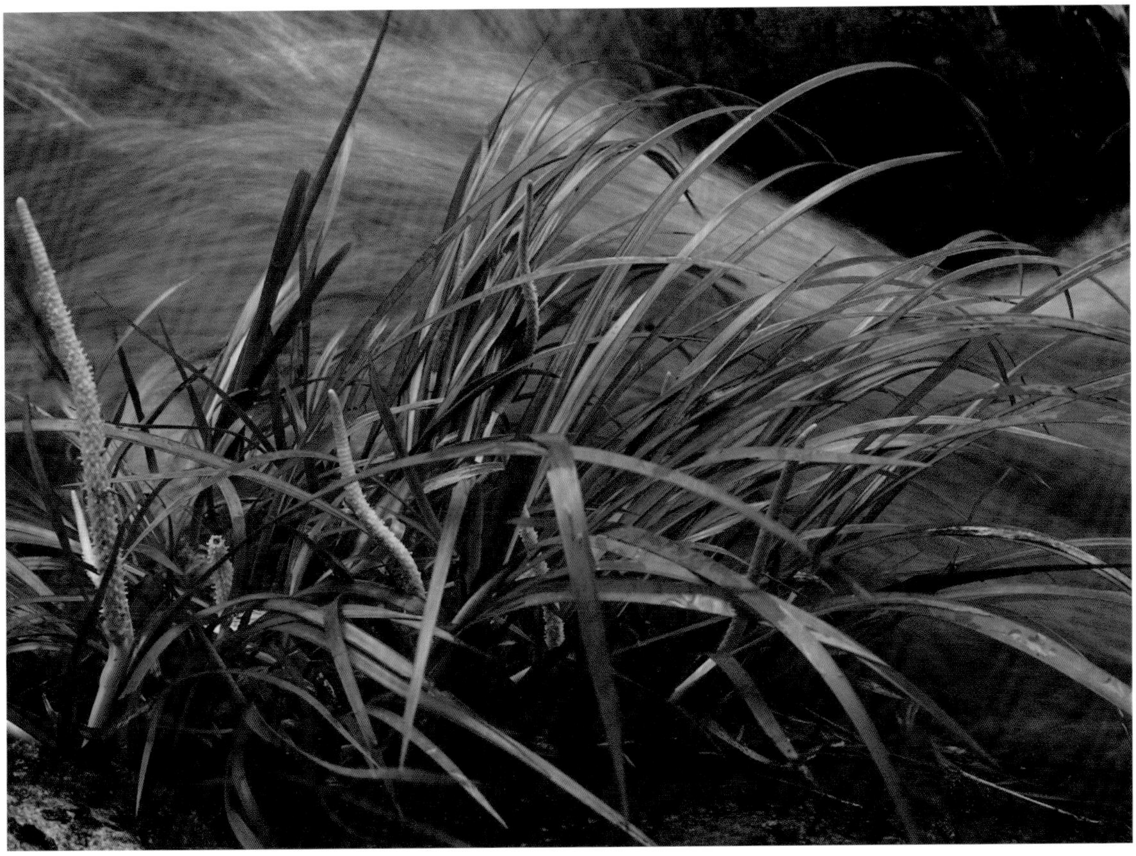

石菖蒲

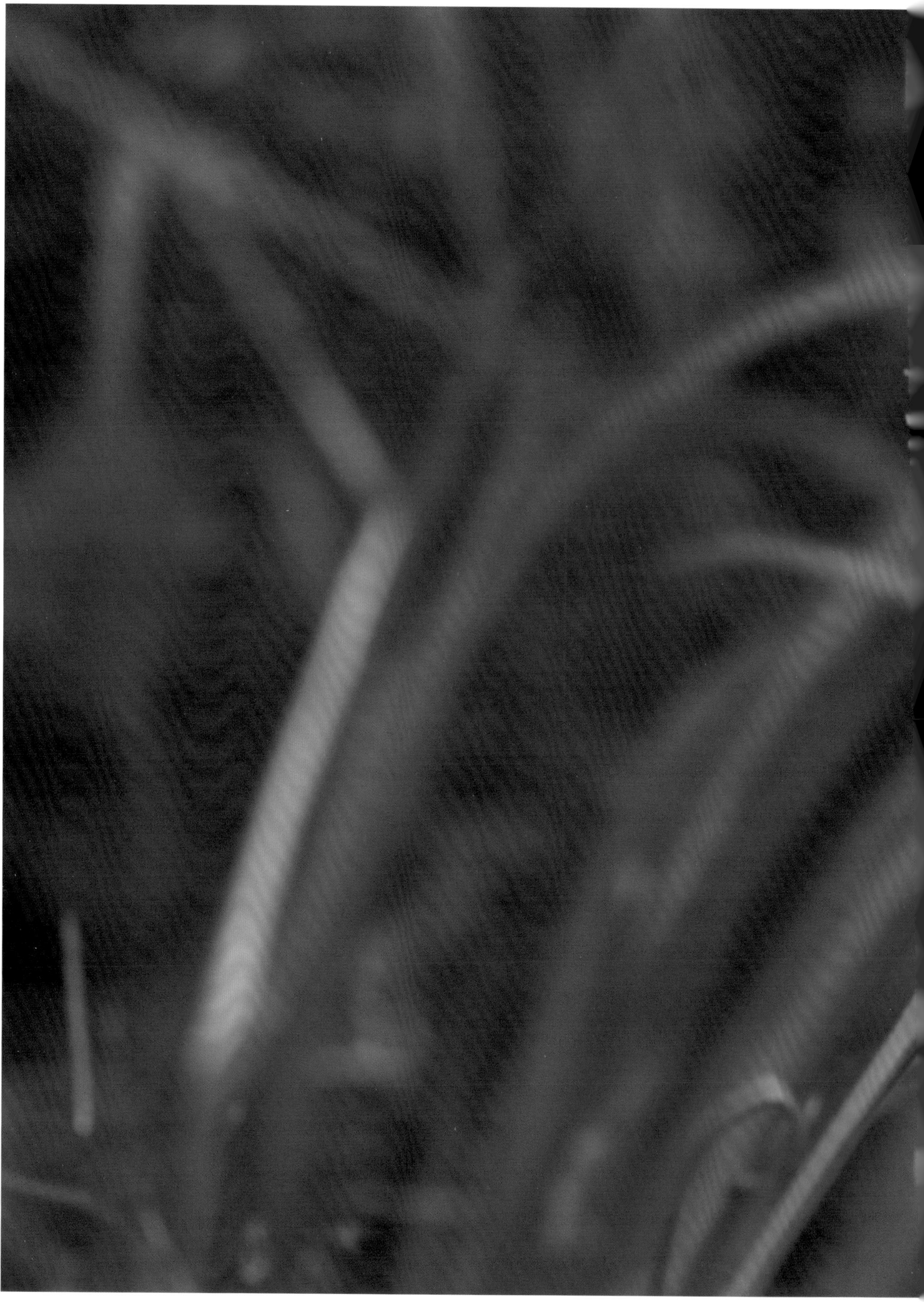

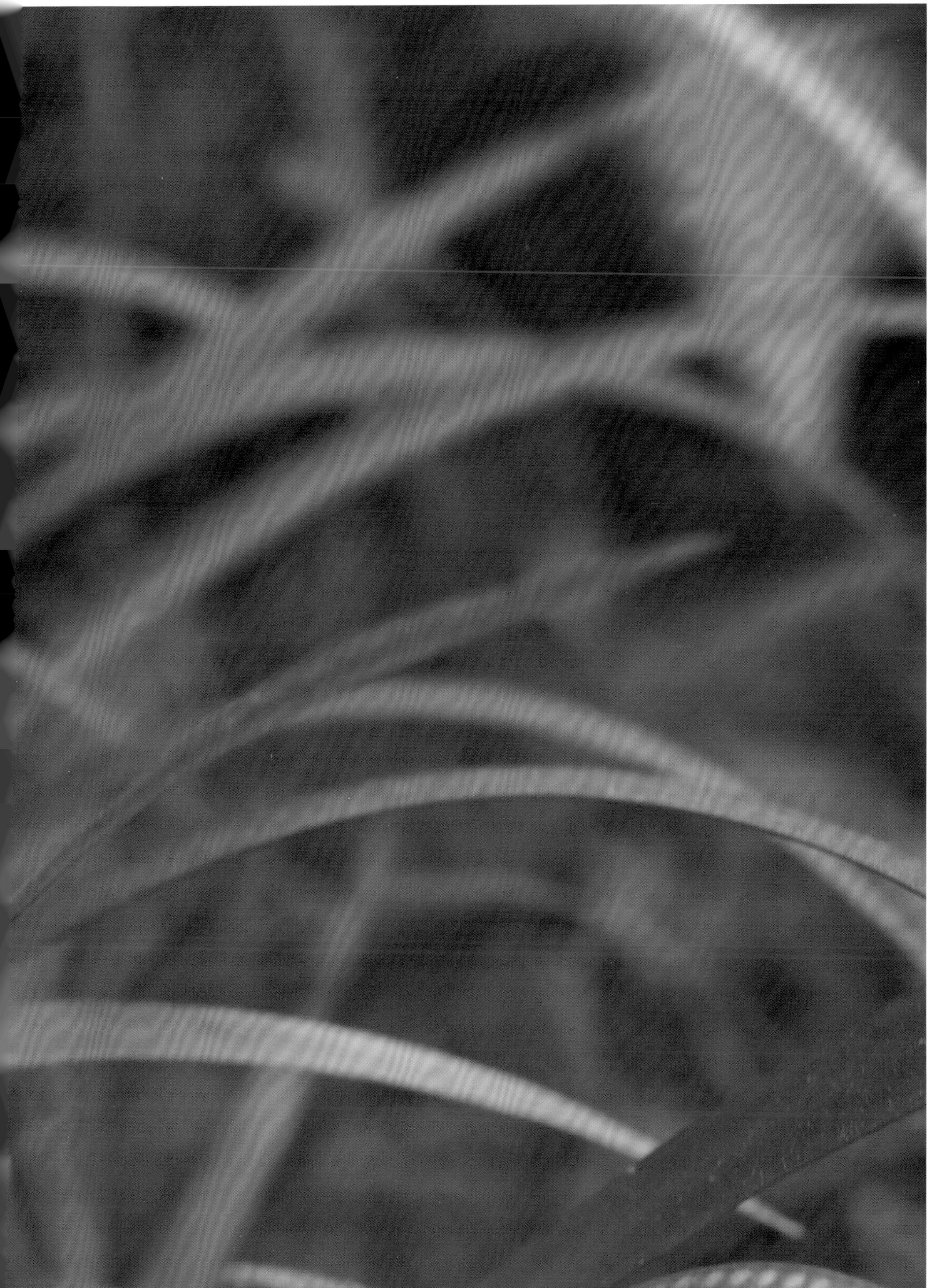

石菖蒲

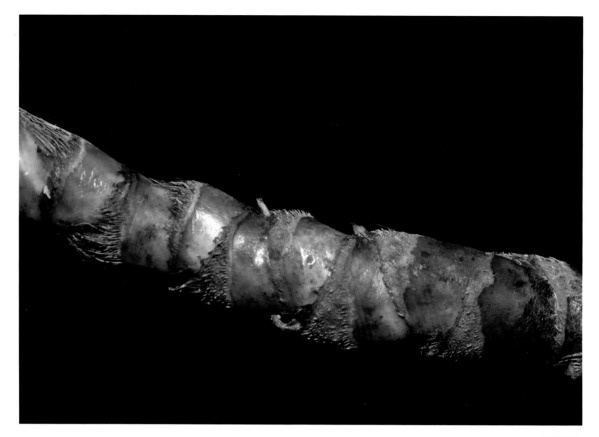

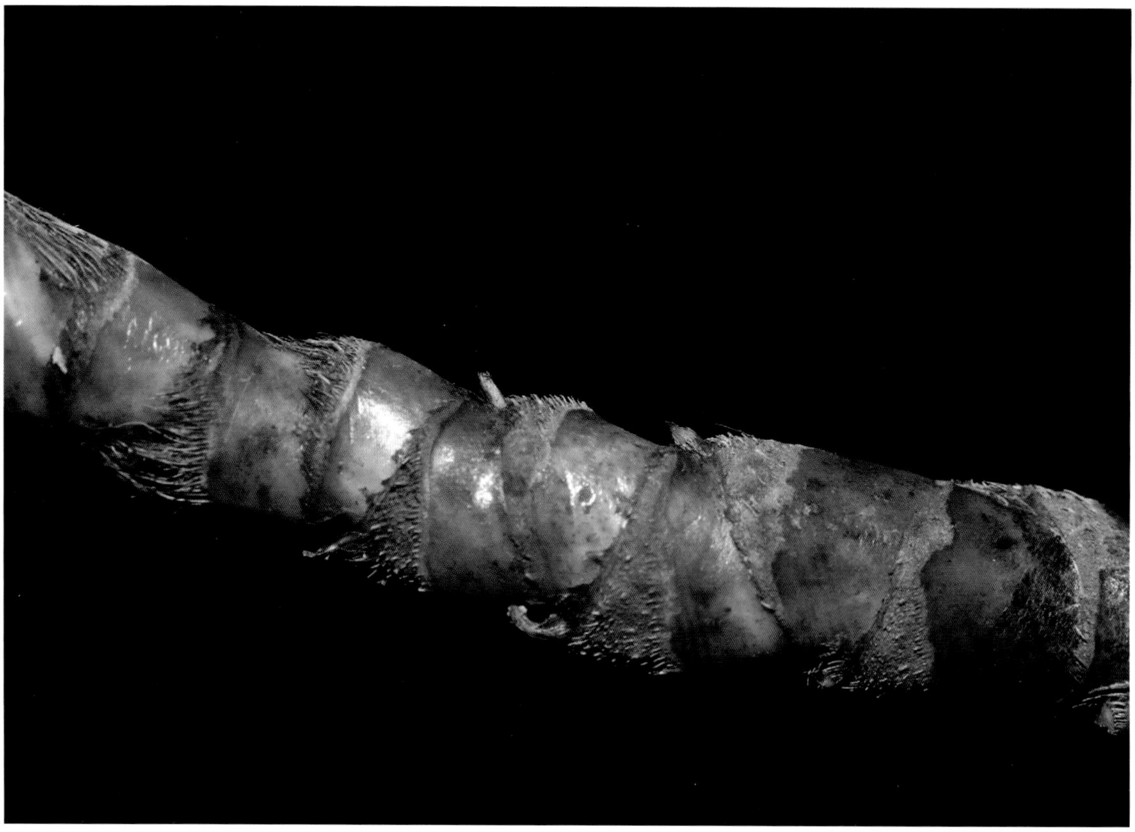

石菖蒲药材

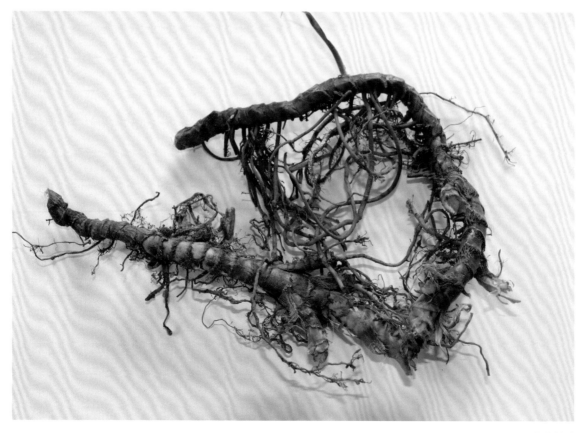

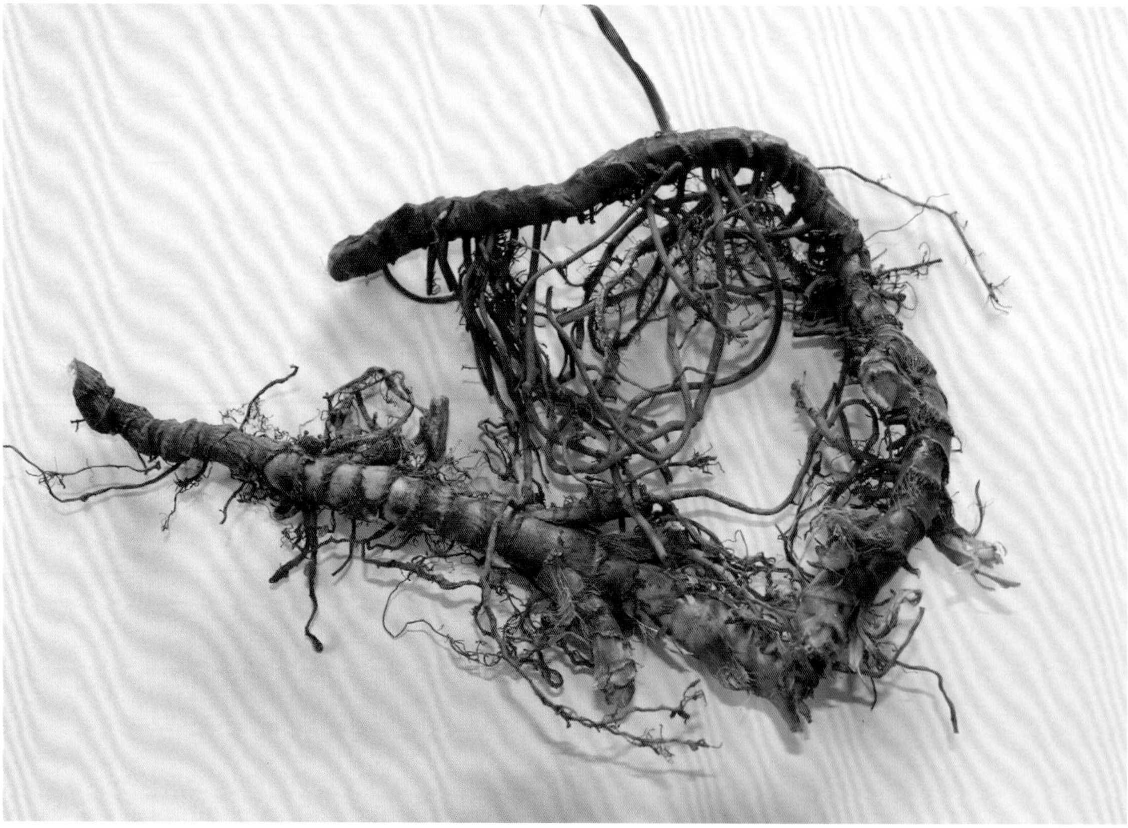

石菖蒲药材

药材鉴别

根茎呈扁圆柱形，稍弯曲，常有分枝，长3～20 cm，直径0.3～1.0 cm。表面棕褐色、棕红色或灰黄色，粗糙，多环节，节间长2～5 mm；上侧有略呈扁三角形的叶痕，左右交互排列，下侧有圆点状根痕，节部有时残留有毛鳞状叶基。质硬脆，折断面纤维性，类白色或微红色，横切面内层环明显，可见多数维管束小点及棕色油点。气芳香，味苦、微辛。以条粗、断面色类白、香气浓者为佳。

功效主治

化痰开窍，化湿行气，祛风利痹，消肿止痛。主治热病神昏，痰厥，健忘，耳鸣，脘腹胀痛，噤口痢，风湿痹痛，跌仆损伤，痈疽疥癣。

用法用量

内服：煎汤，3～6 g，鲜品加倍；或入丸、散。外用：适量，煎水洗；或研末调敷。

民族药方

1. 泄泻或久泻　石菖蒲10 g。切细分2次吞服。

2. 精神失常　石菖蒲、岩兰花根各等份。切碎，每次吞3～5 g。

3. 蛇咬伤　石菖蒲适量。捣烂外敷。

4. 神经衰弱　石菖蒲、泡参各30 g。研末，加水为丸，开水吞服。

5. 月经不调　石菖蒲、竹根七、大血藤、地耳草、鱼腥草、泽兰、羌活、倒触伞各9 g。煨水服。

6. 久泻　石菖蒲3 g。切细，冷水吞服。

7. 精神失常　石菖蒲、水高粱、水灯草各15 g，苦竹叶5片。煨水服。

8. 痞积腹胀、不消化　石菖蒲、小血藤各15 g。水煎服。

9. 癫痫大发作　自制石菖蒲煎剂。每30 ml含有石菖蒲干品9 g，每次10 ml，每日3次，30日为1个疗程，可连续服用。

10. 肺性脑病　石菖蒲注射液（0.5%的总挥发油溶液）之用量随患者病情轻重而不同。轻型肺性脑病患者一般用10 ml加入25%葡萄糖溶液20 ml中缓慢静脉注射，每日2次。中型肺性脑病患者除上述用法外，另用石菖蒲注射液10 ml加入5%葡萄糖溶液250～500 ml中缓慢静脉滴注，每日1次。重型肺性脑病患者同中型者用法，但静脉滴注石菖蒲注射液量增加到20 ml。一般以治疗5～7日为1个疗程。

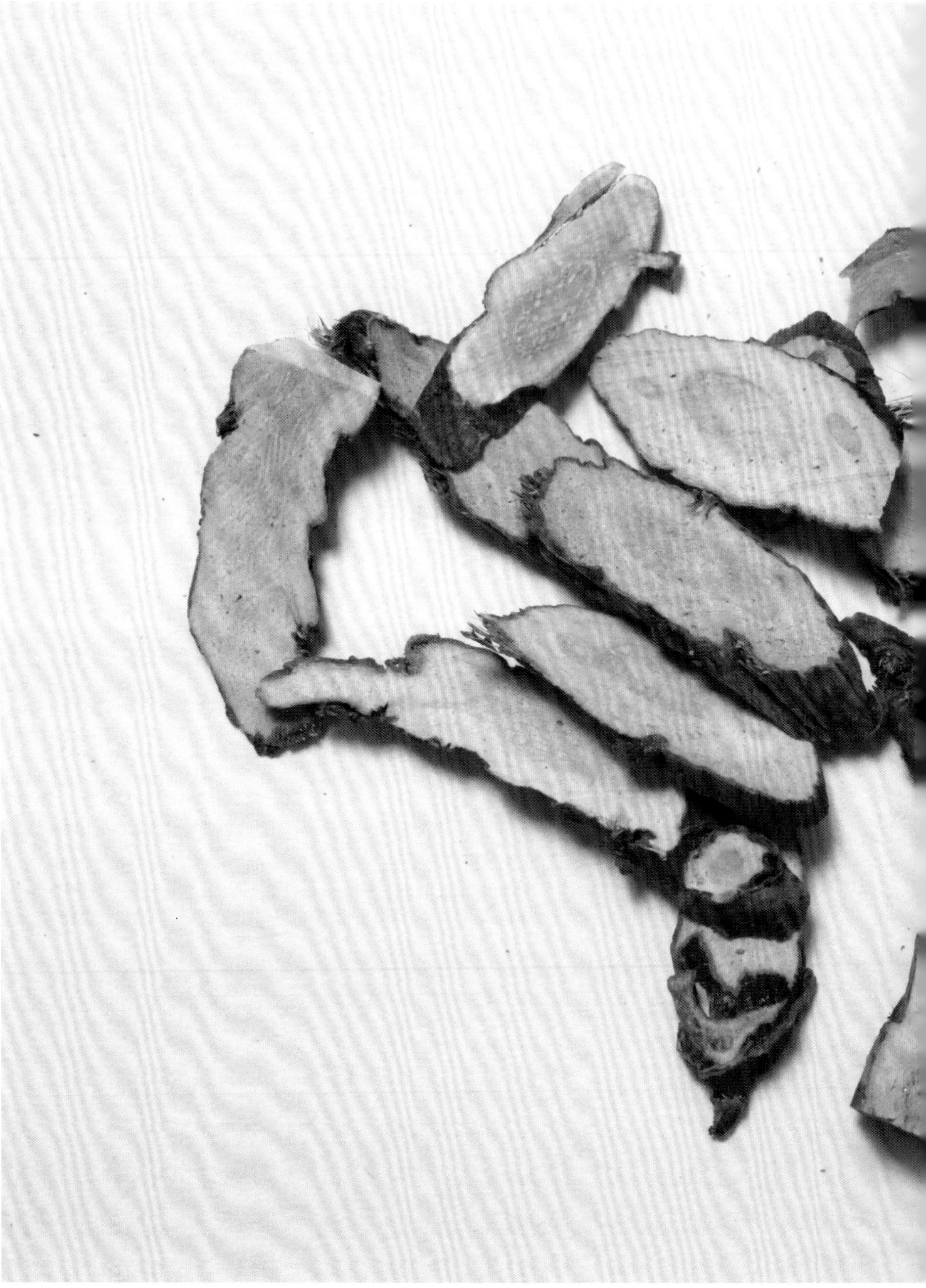

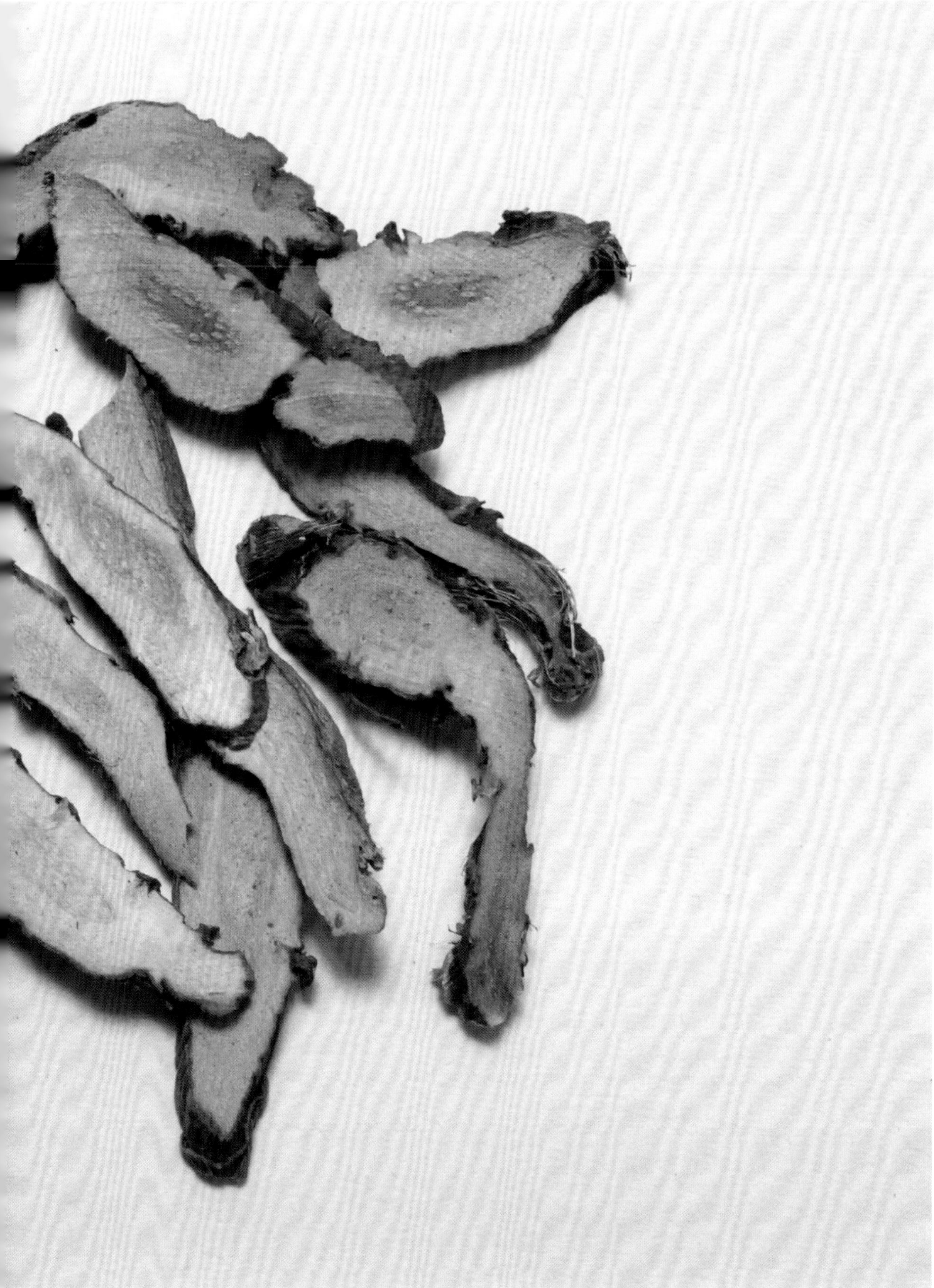

石菖蒲饮片

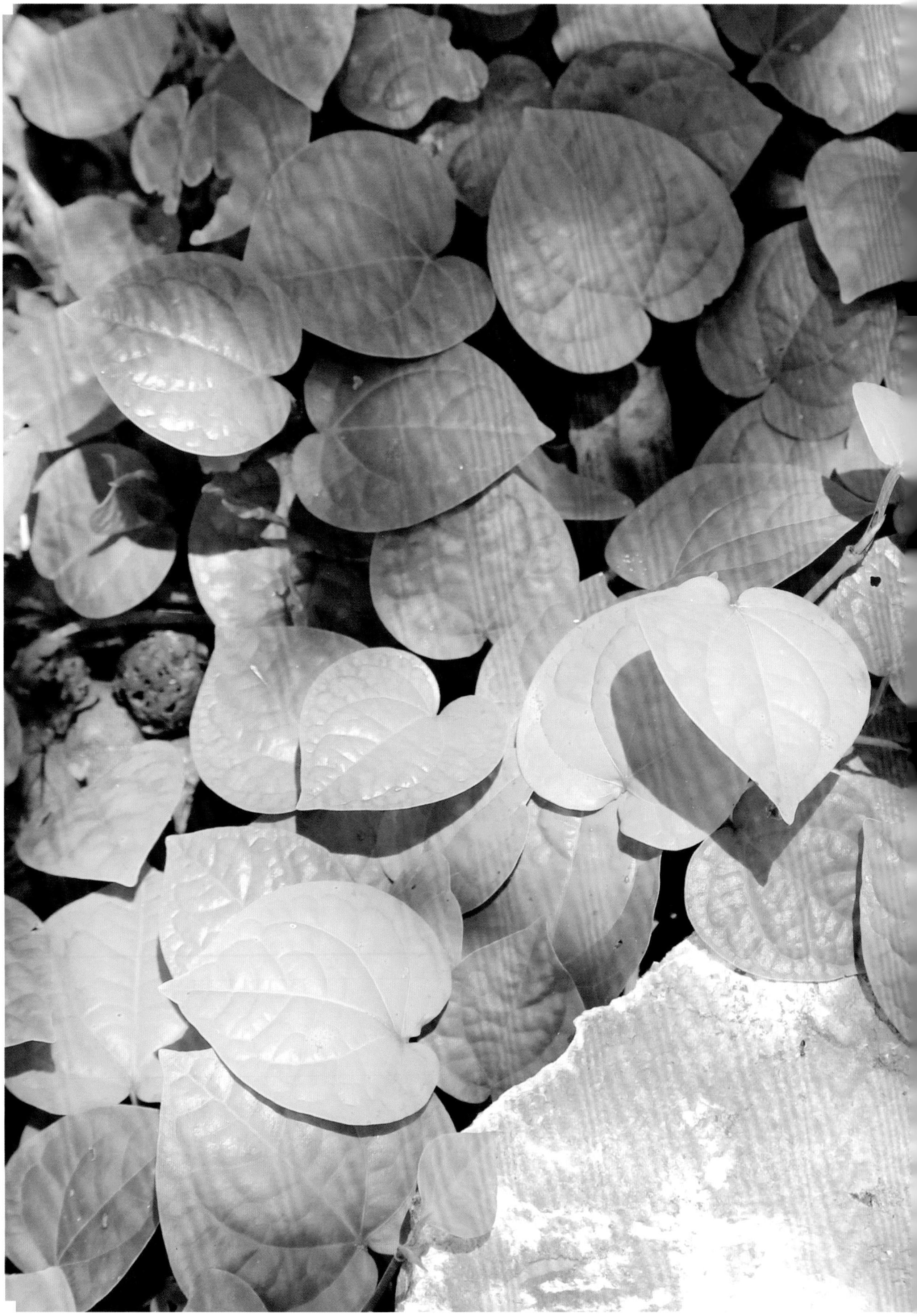

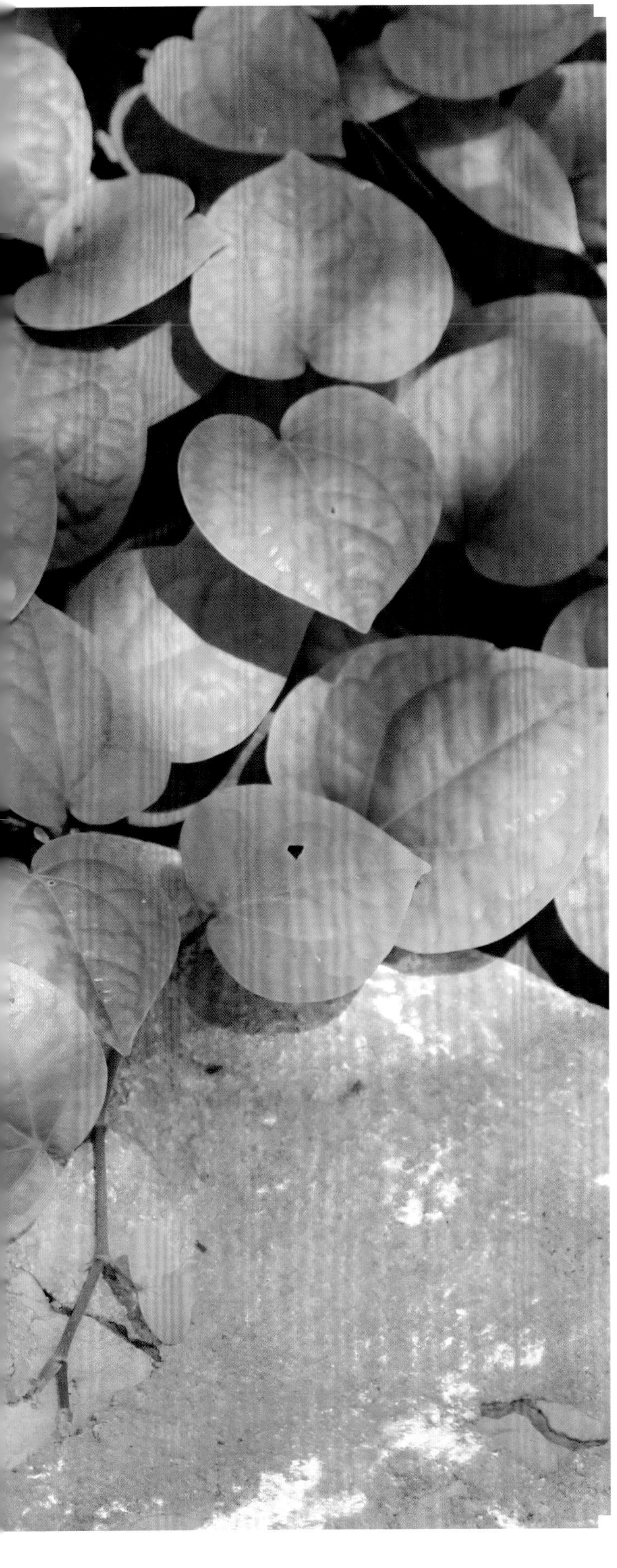

石胡椒

【苗 药 名】胡椒棍。

【别　　名】石楠藤、爬岩香。

【来　　源】本品为胡椒科植物石南藤 *Piper wallichii*（Miq.）Hand. -Mazz. 的茎叶或全株。

【性味归经】味麻、辣，性热。归冷经。

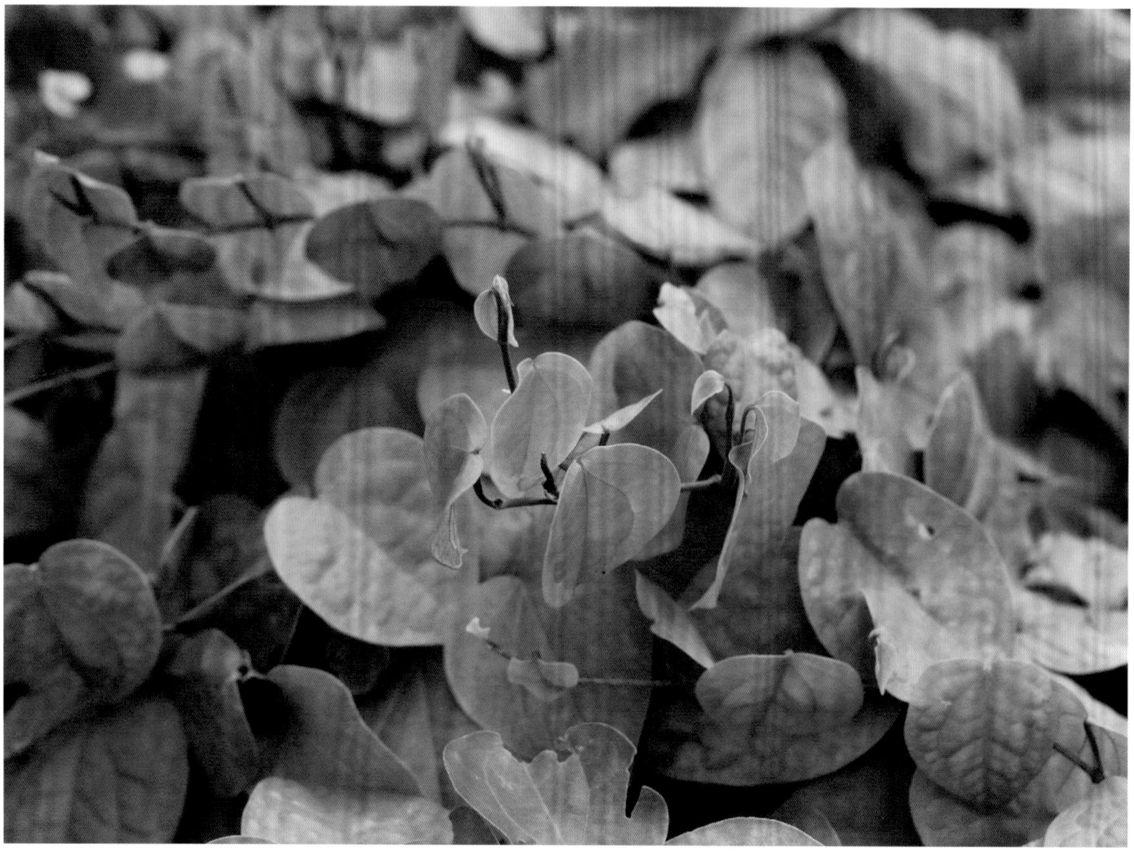

石南藤

识别特征

常绿攀缘藤本植物，揉之有香气。茎深绿色，节膨大，生不定根。叶互生，叶柄长1 ~ 2.5 cm，叶片椭圆形或狭卵形，长7 ~ 14 cm，宽4.0 ~ 6.5 cm，先端渐尖，基部钝圆或阔楔形，下面被疏粗毛，叶脉5 ~ 7条。花单性异雌雄株，无花被；穗状花序与叶对生；总花梗与叶柄近等长，花序轴被毛；雄花序与叶片近等长，苞片圆形，直径约1 mm，具被毛的短柄，雄蕊2，花药比花丝短；雌花序短于叶片；苞片柄密被白色长毛；子房离生，柱头3 ~ 4，披针形。浆果球形，直径3.0 ~ 3.5 cm，有疣状突起。花期5—6月，果期7—8月。

生境分布

生长于山谷林中阴凉处或湿润处，攀缘于树上或岩石上。分布于甘肃、湖北、湖南、广西、四川、贵州、云南等省区。

采收加工

8—10月割取带叶茎枝，晒干后，扎成小把。

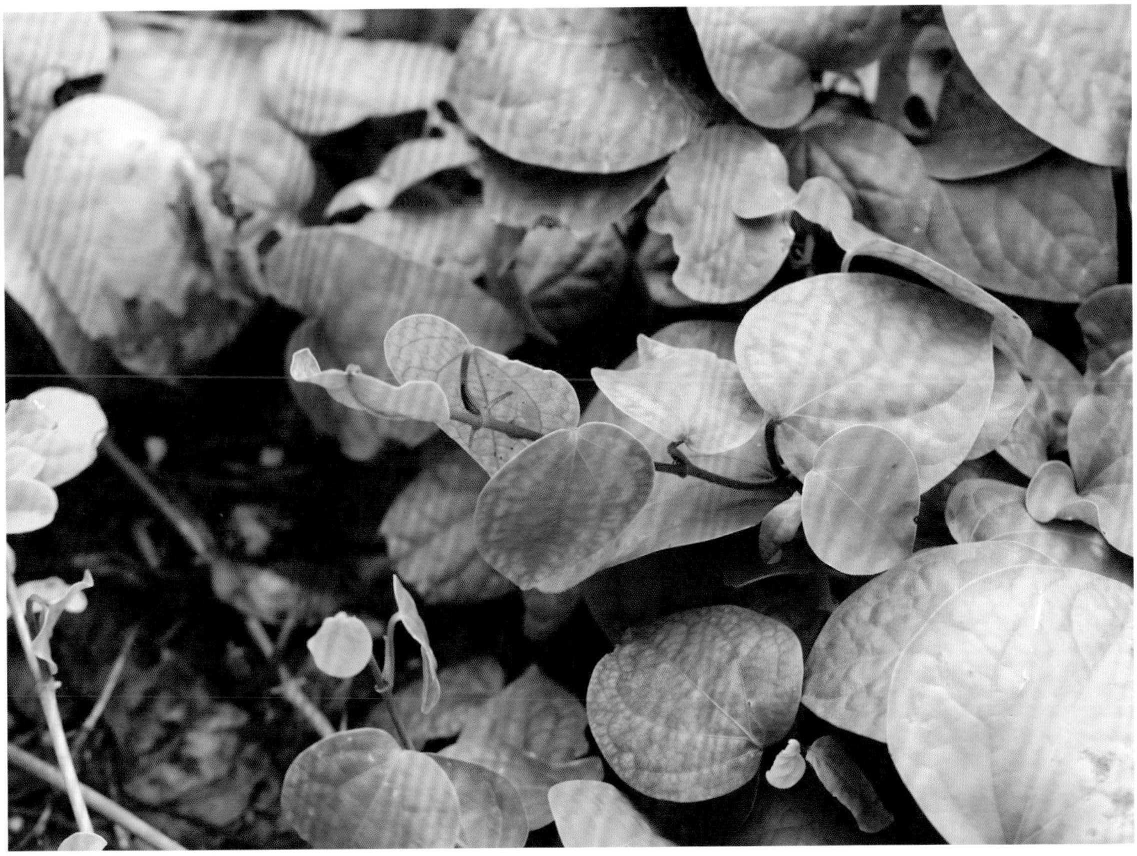

石南藤

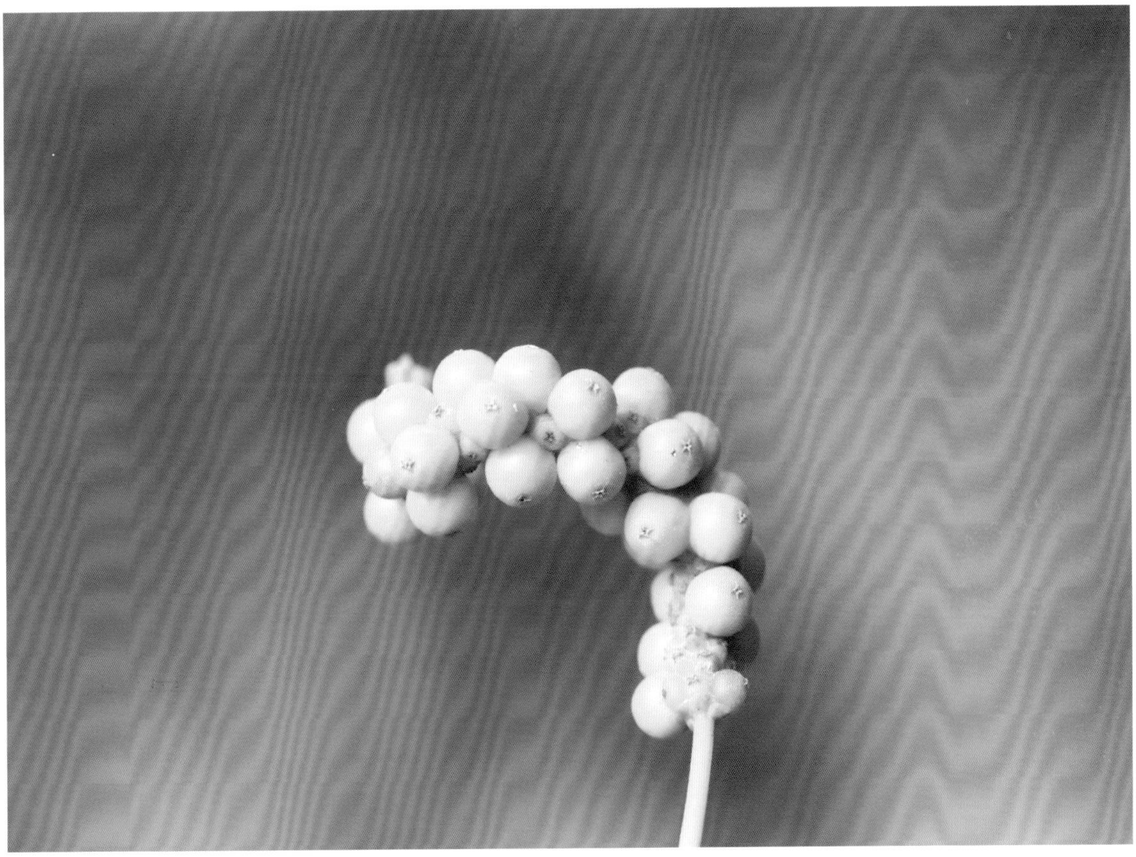

石南藤

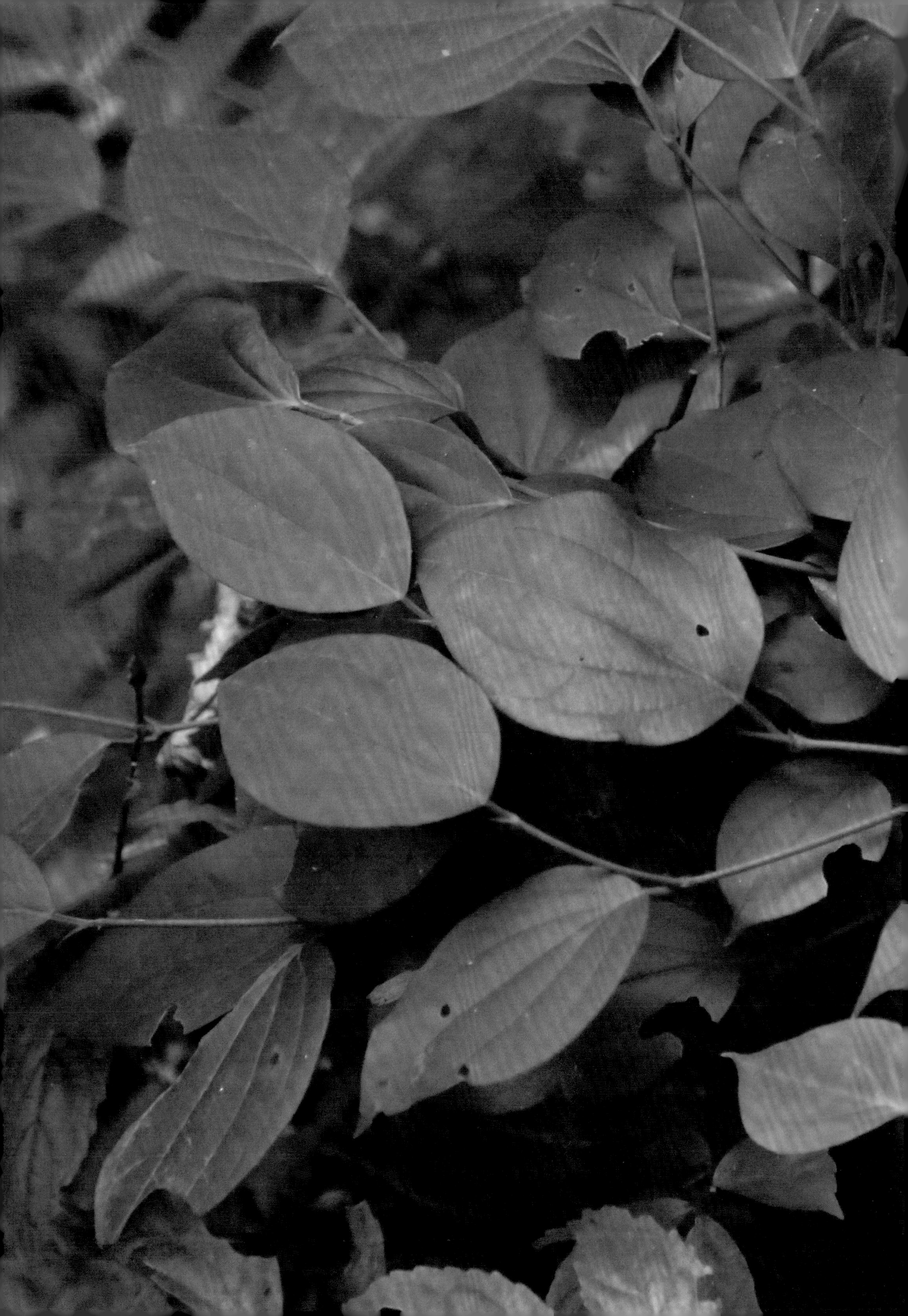

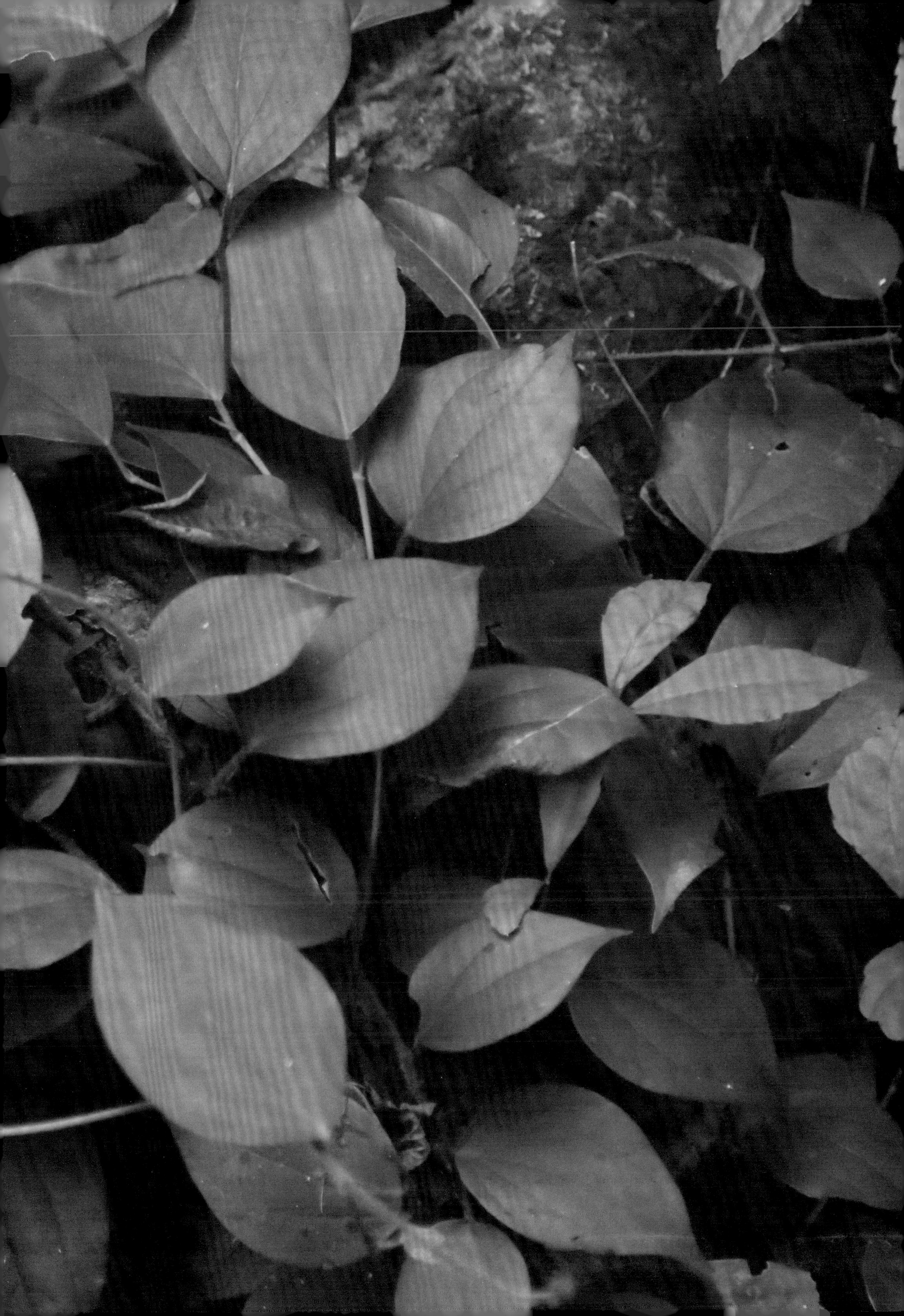

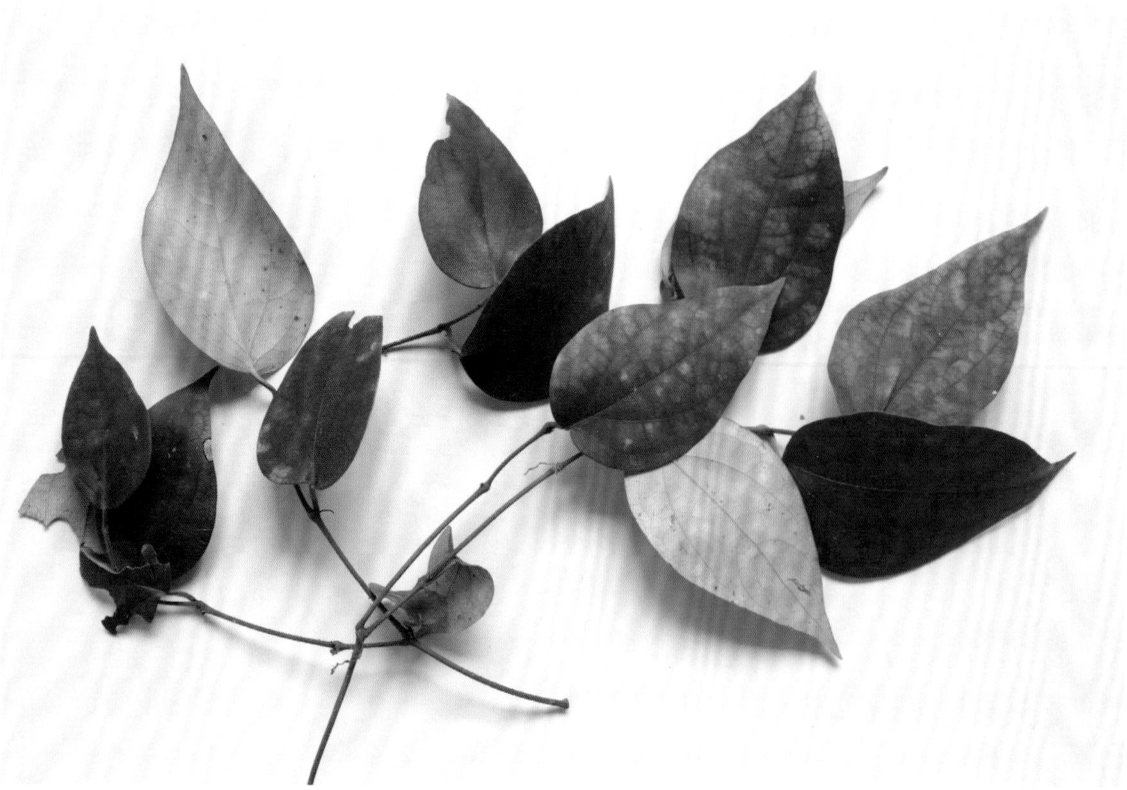

石胡椒药材

药材鉴别

茎扁圆柱形，表面灰褐色或灰棕色，有细纹，节膨大，具不定根，节间长 7 ~ 9 cm；质轻而脆，横断面呈放射状排列，中心有灰褐色的髓。叶多皱缩，展平后卵圆形，上表面灰绿色至灰褐色，下表面灰白色，有 5 条明显突起的叶脉。气清香，味辛辣。以枝条均匀、色灰褐、叶片完整者为佳。

功效主治

祛风湿，强腰膝，补肾壮阳，止咳平喘，活血止痛。主治风寒湿痹，腰膝酸痛，阳痿，咳嗽气喘，痛经，跌仆肿痛。

用法用量

内服：煎汤 6 ~ 15 g；或浸酒、酿酒；或煮汁，熬膏。外用：适量，鲜品捣敷；捣烂炒热敷；浸酒外搽。

民族药方

1．风湿筋骨痛、腰膝酸软 石胡椒、淫羊藿、铁筷子各 10 g，大血藤、小血藤各 6 g，八角枫 5 g。泡酒 1000 ml，每次服 15 ~ 20 ml。

2．风寒咳嗽 石胡椒、五匹风各 10 g。水煎服。

3．胃脘痛 石胡椒适量。水煎服。

4．胃痛 石胡椒、臭胡椒各 15 g，高良姜 9 g。水煎服。

5．热淋茎中痛 石胡椒、八仙草各 10 g，木贼 4 g，甘草 5 g。水煎服。

6．牙龈肿痛 石胡椒茎少许。放口内嚼烂，含痛处。

7．风湿麻木 石胡椒 30 g。泡酒常服。

8．冠心病心绞痛 以石胡椒的藤茎为原料，制成海风藤总黄酮。取总黄酮 160mg 加入 10% 葡萄糖溶液 250 ml 中，静脉滴注，每日 1 次，连续 14 次为 1 个疗程，间隔 3 日，以同样方法进行第 2 个疗程。

9．脑梗死 海风藤片（所用为石胡椒）适量。每次 4 ~ 6 片（每片 0.25 g，相当于海风藤生药 1 g），每日 4 次。又用海风藤针剂肌内注射，每次 1 ~ 2 ml（每 1 ml 含生药 4 g），每日 2 ~ 3 次。

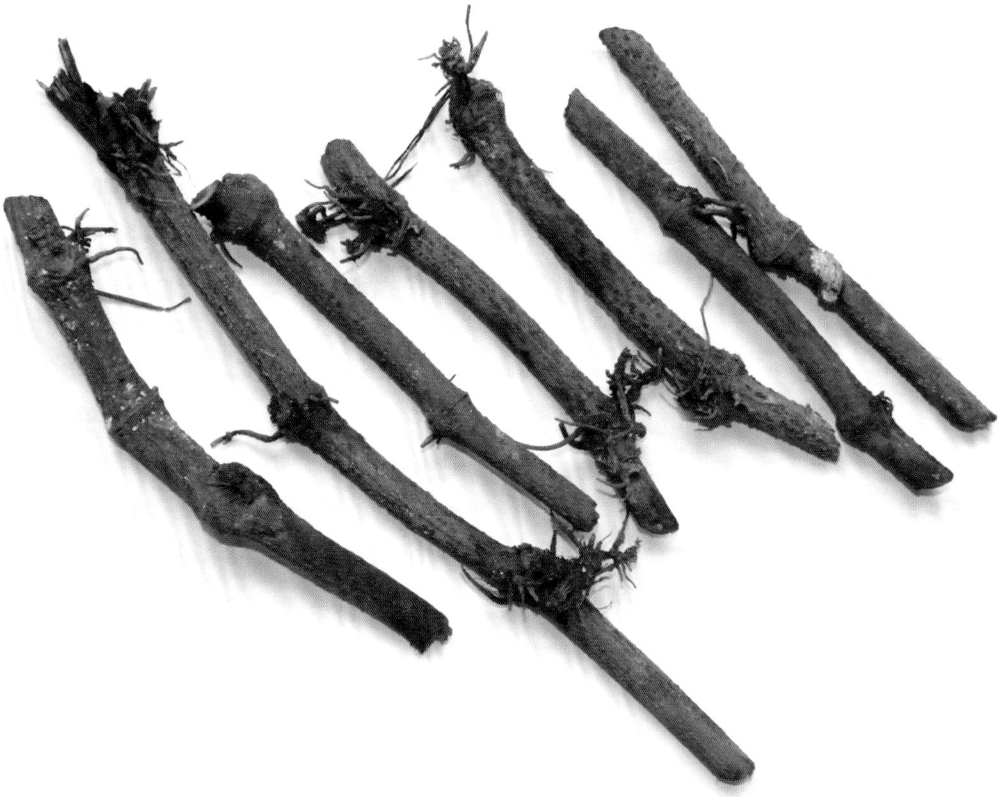

石胡椒药材

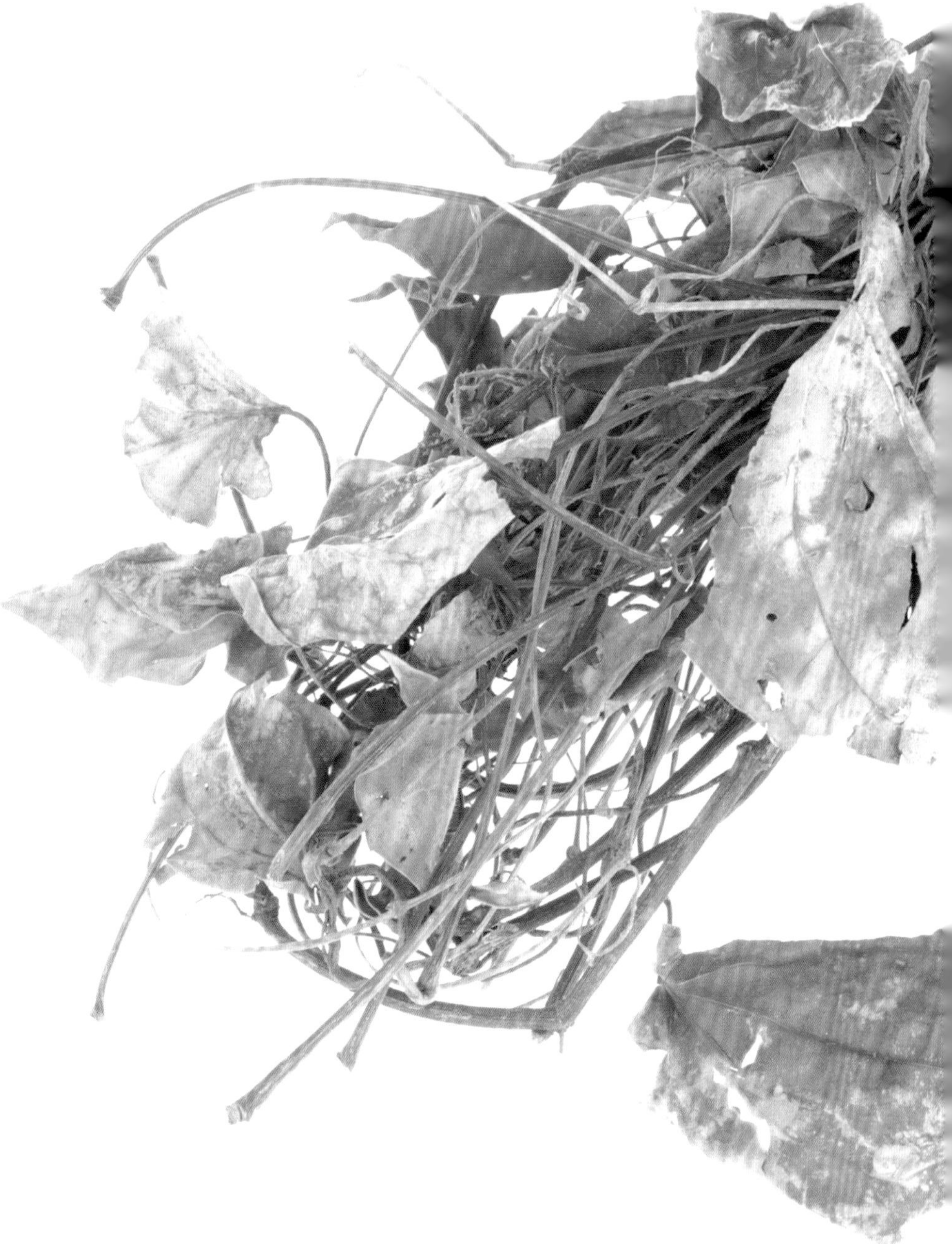

石胡椒

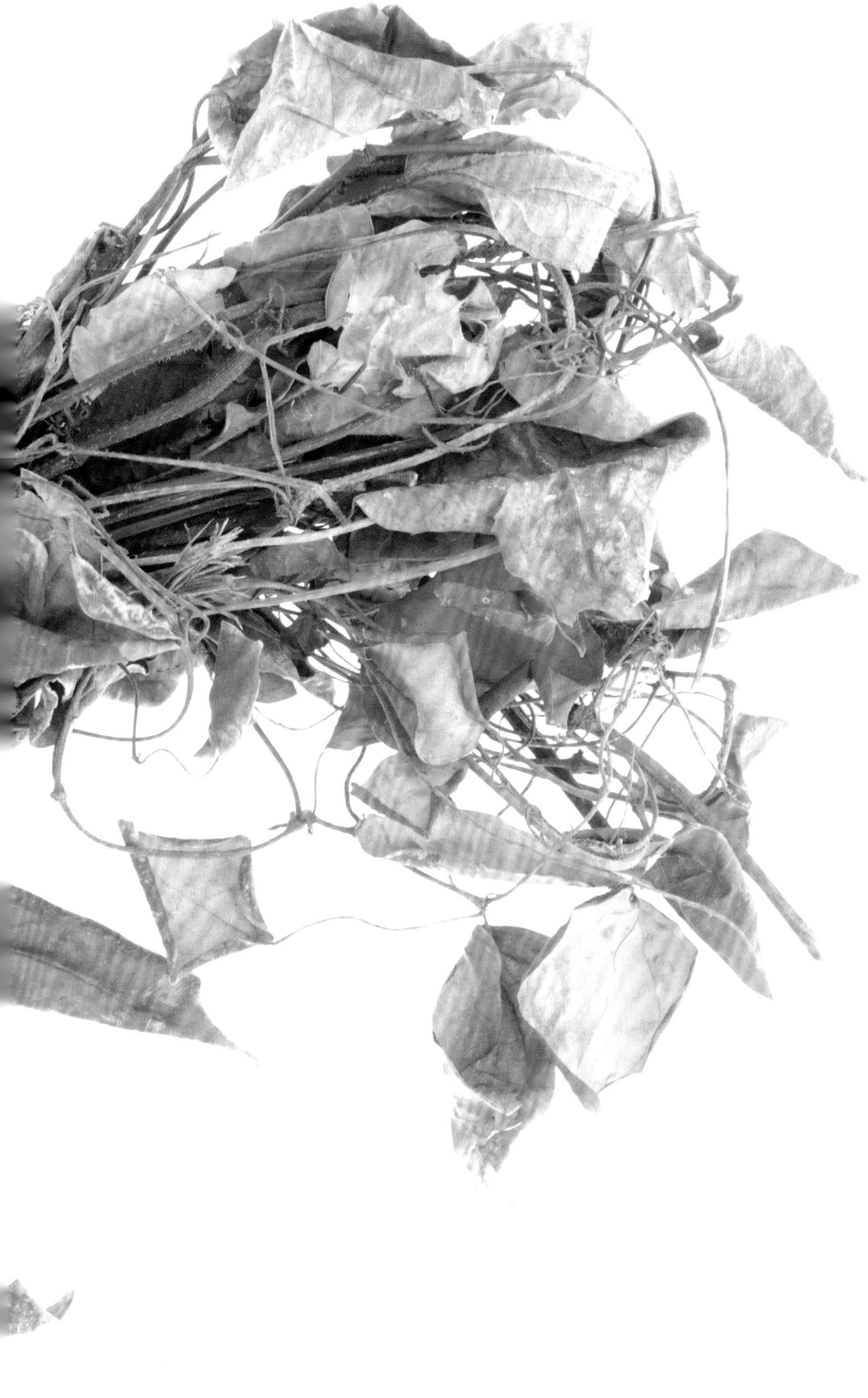

石胡椒药材

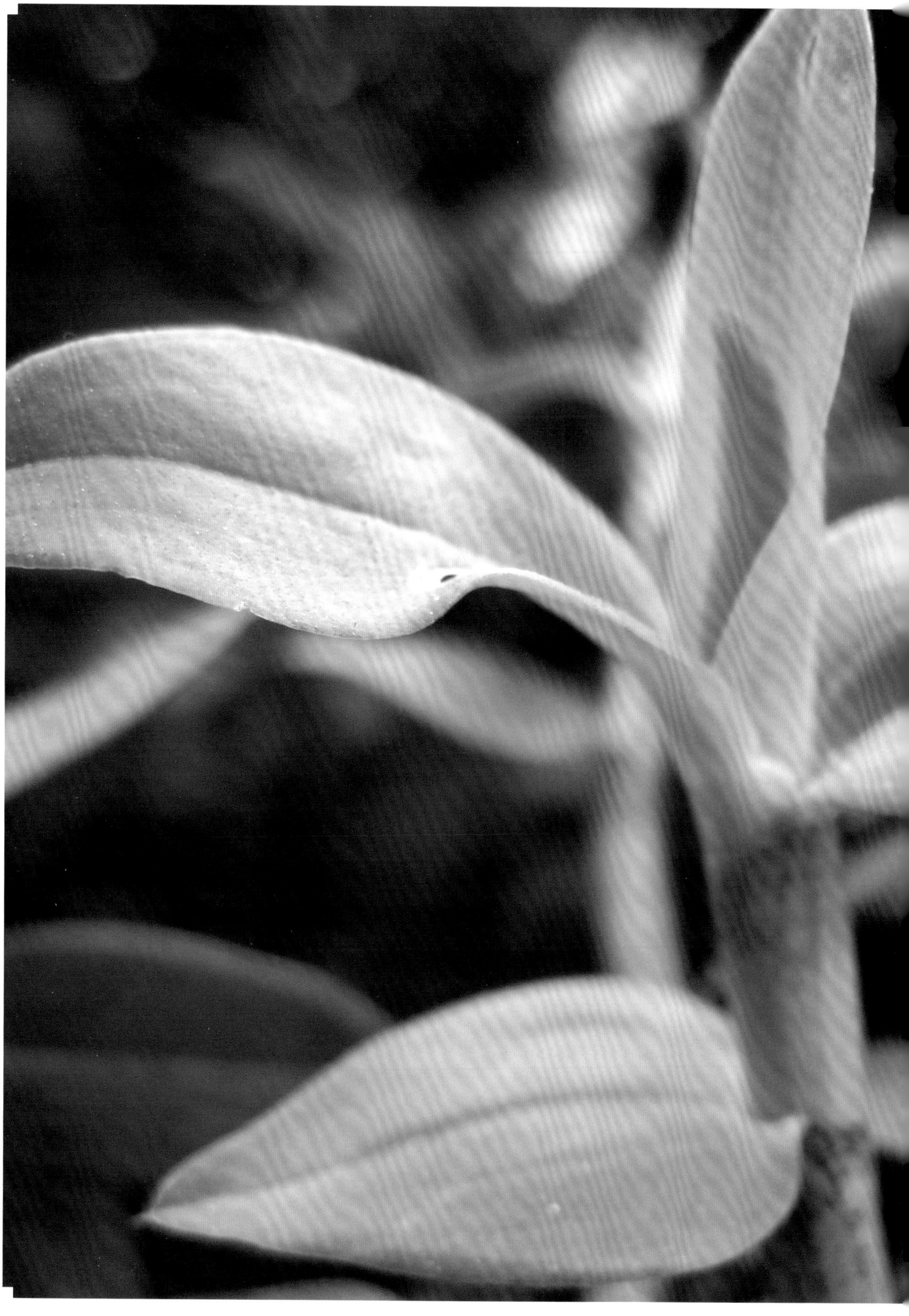

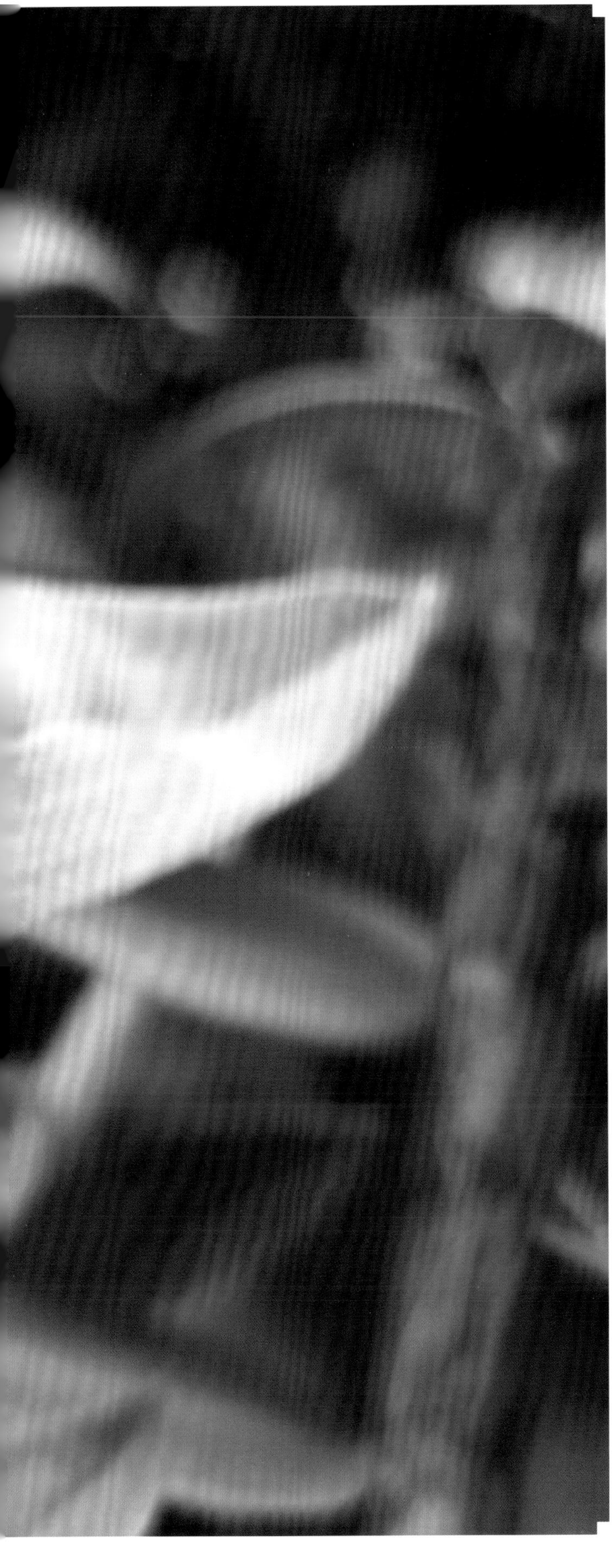

石斛

【苗药名】陇嘎宰访。

【别　名】扁草、吊兰花。

【来　源】本品为兰科植物石斛 *Dendrobium nobile* Lindl. 的茎。

【性味归经】味甜，性冷。归热经。

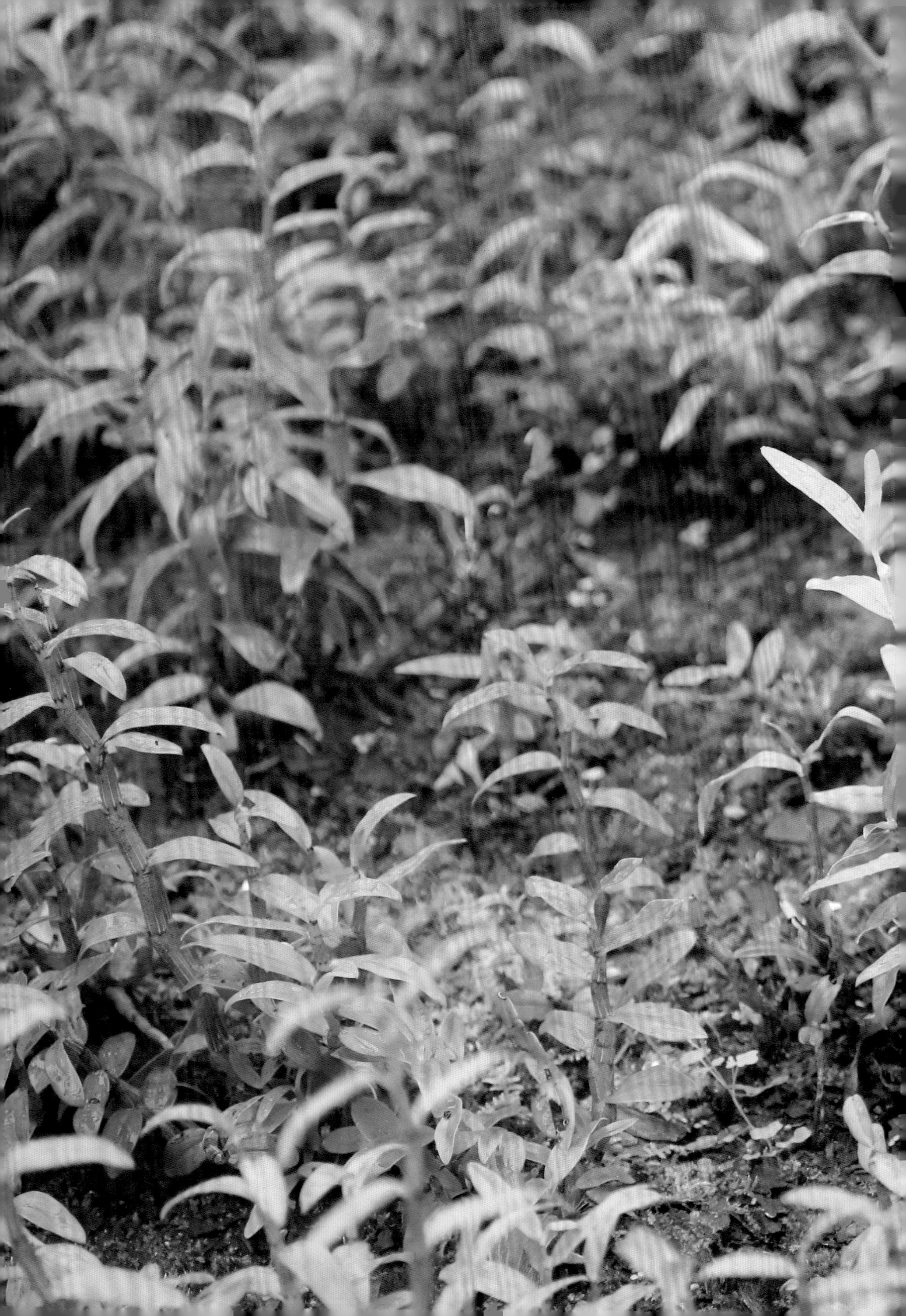

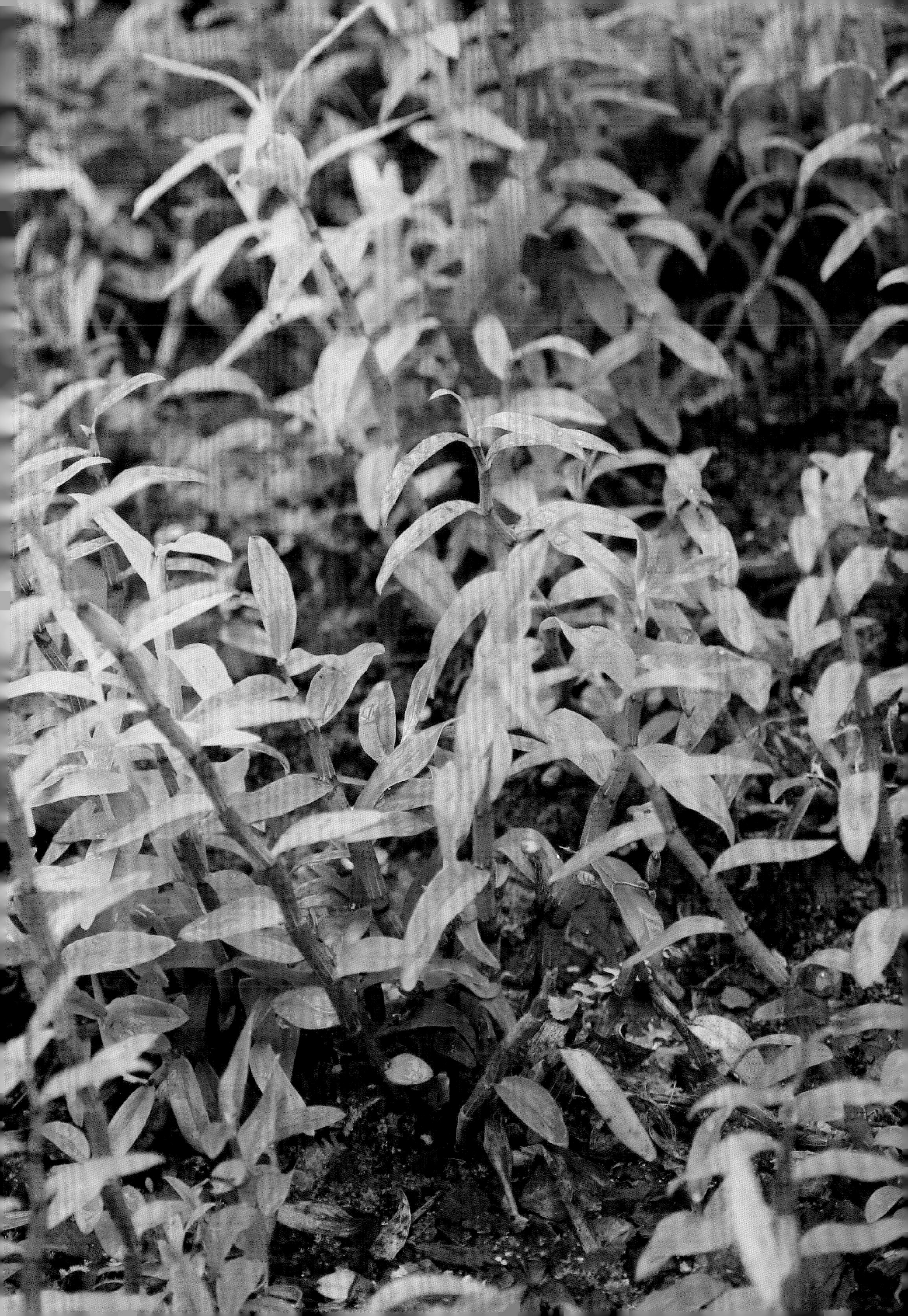

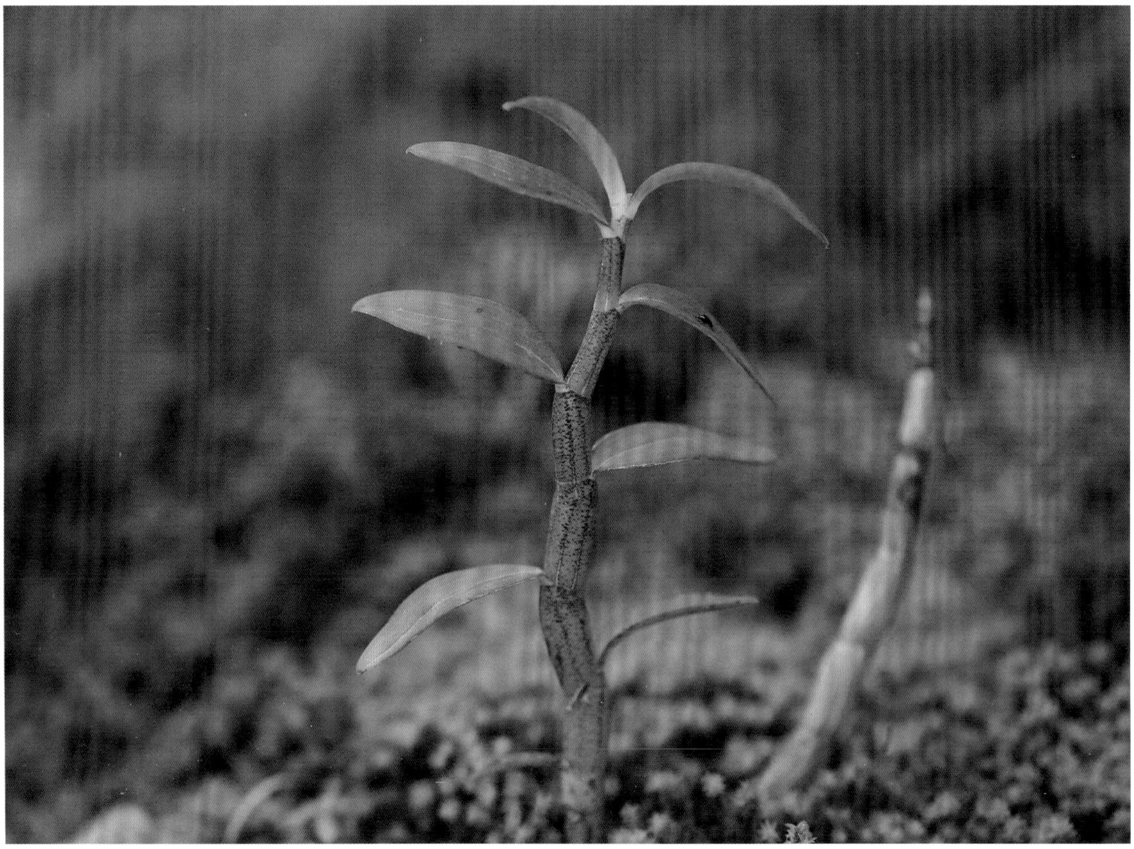

石斛

识别特征

多年生附生草本植物。茎圆柱形，稍扁，粗达 1.3 cm，丛生，直立，高 30 ~ 50 cm，黄绿色，不分枝，具多节，节间长 2.5 ~ 3.5 cm。叶近革质，常 3 ~ 5 枚生长于茎上端；叶片长圆形或长圆状披针形，长 6 ~ 12 cm，宽 1.5 ~ 2.5 cm，先端不等侧 2 圆裂，叶脉平行，通常 9 条；叶鞘紧抱于节间，长 1.5 ~ 2.7 cm；无叶柄。总状花序自茎节生出，通常具 2 ~ 3 花；苞片卵形，小，膜质；花大，下垂，直径 6 ~ 8 cm；花萼及花瓣白色，末端呈淡红色；萼片 3，中萼片离生，两侧萼片斜生于蕊柱足上，长圆形；花瓣卵状长圆形或椭圆形，与萼片几等长，宽 2.1 ~ 2.5 cm，唇瓣近卵圆形，生于蕊柱足的前方，长 4.0 ~ 4.5 cm，宽 3.0 ~ 3.5 cm，先端圆，基部有短爪，下半部向上反卷包围蕊柱，两面被茸毛，近基部的中央有一块深紫色的斑点；合蕊柱长 6 ~ 7 mm，连足部长约 12 mm；雄蕊圆锥状，花药 2 室，花药块 4，蜡质。蒴果，花期 5—6 月，果期 7—8 月。

生境分布

生长于海拔 600 ~ 1700 m 的高山岩石上或林中树干上。分布于贵州、四川、云南、湖北、广西、台湾等省区。

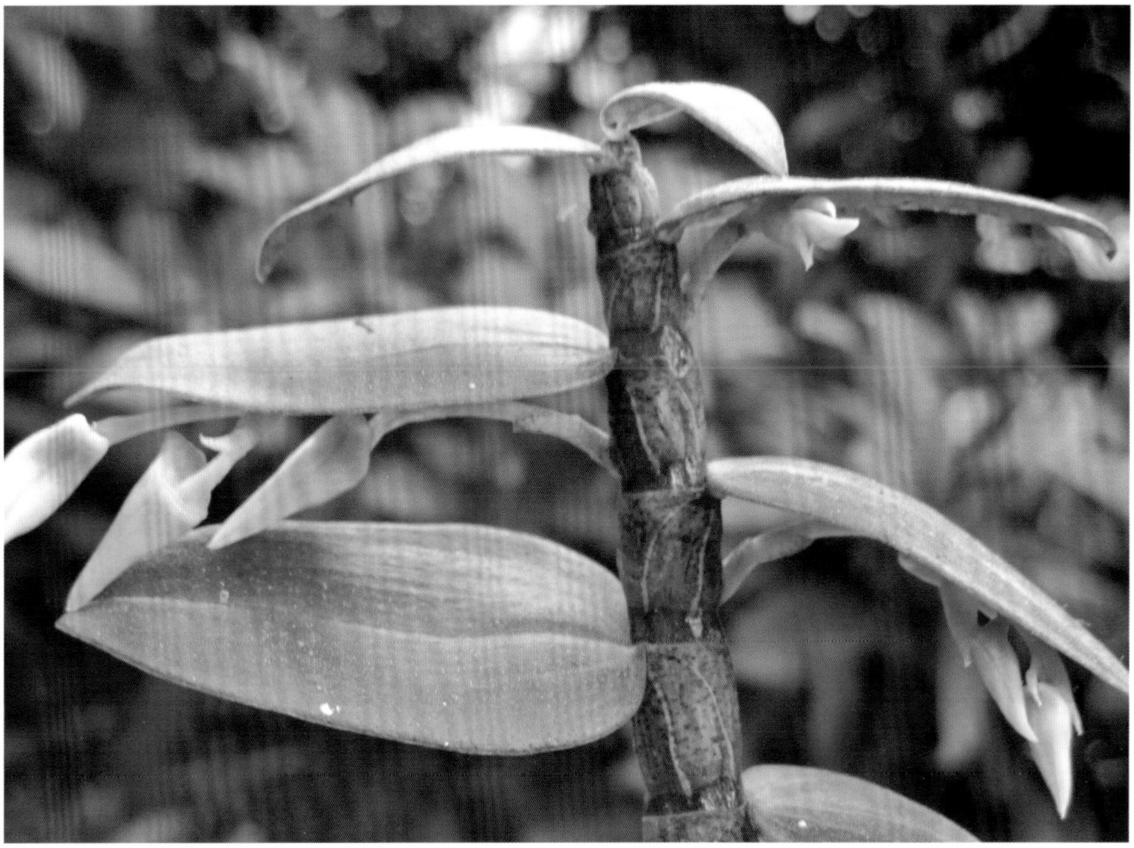

石斛

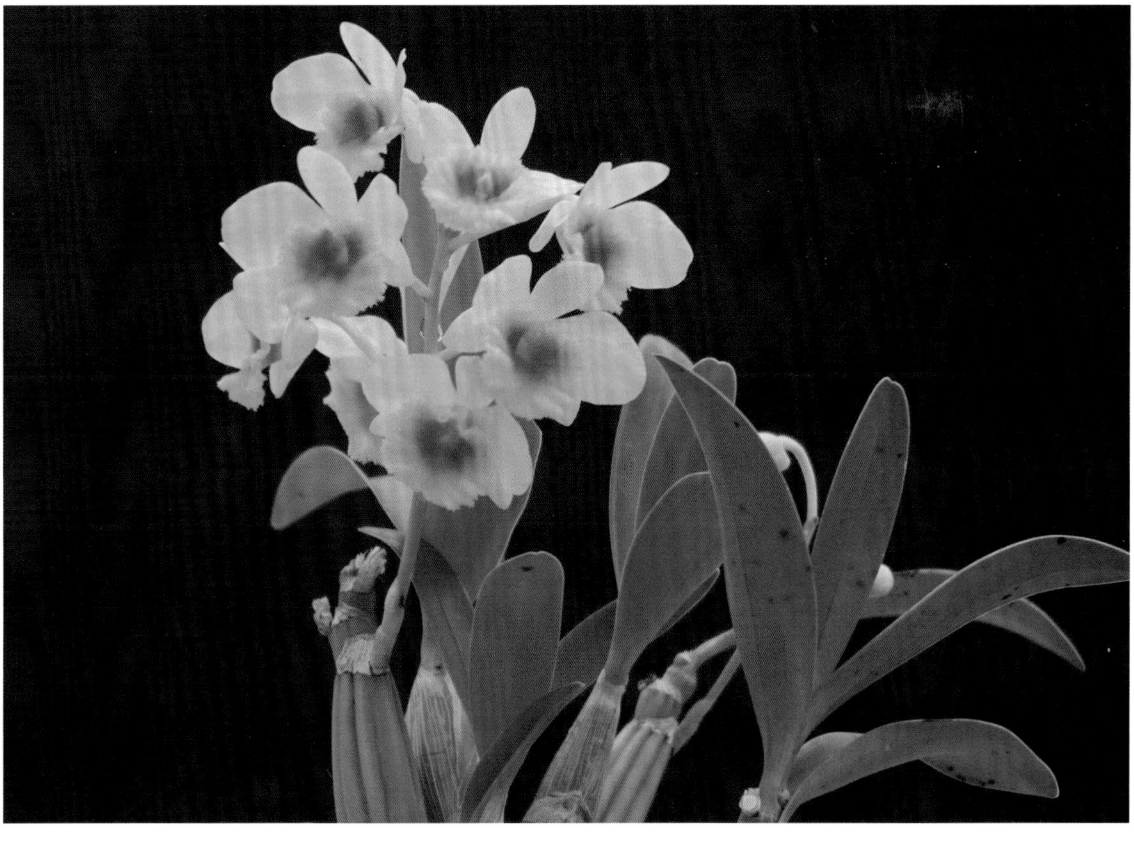

石斛

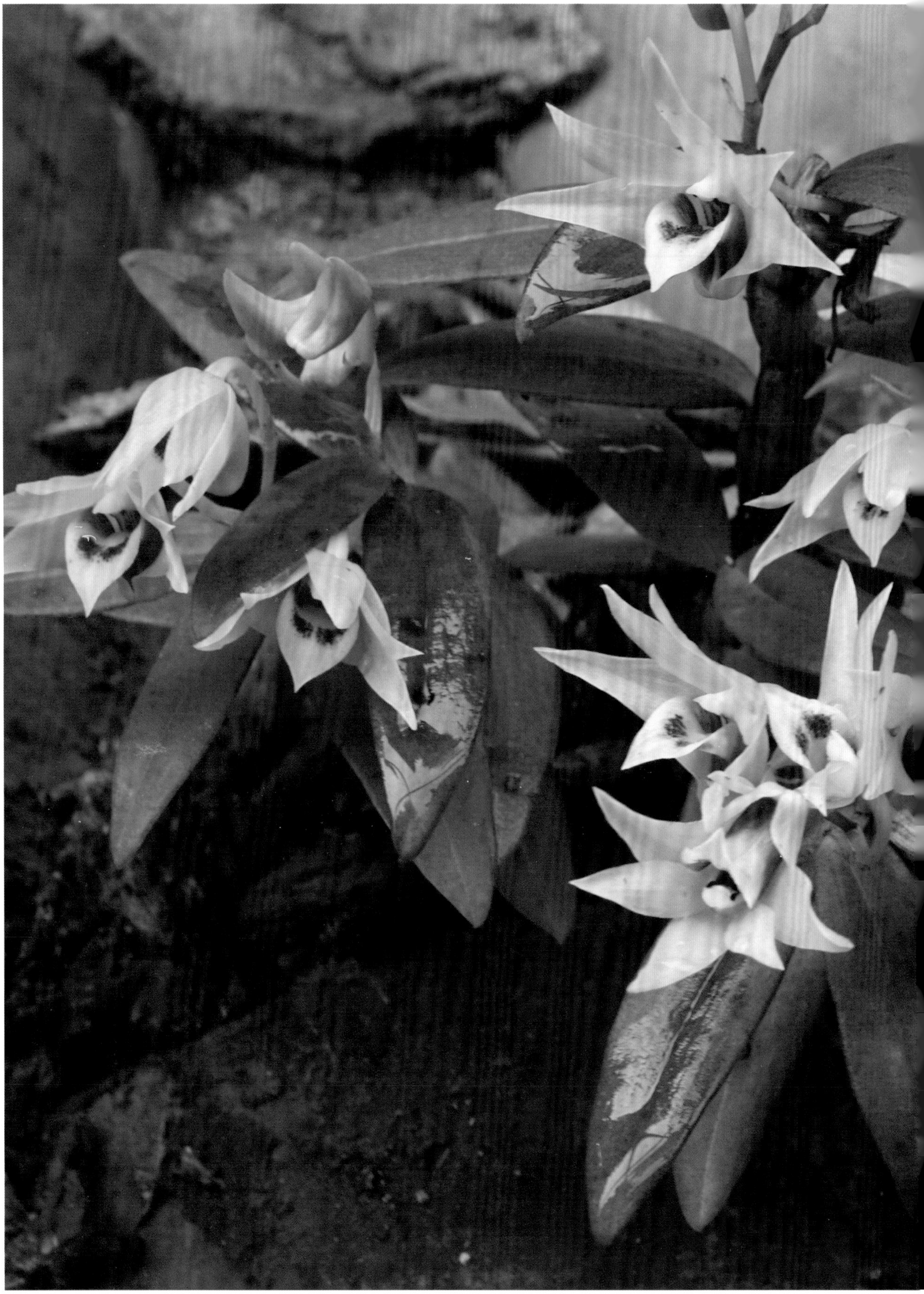

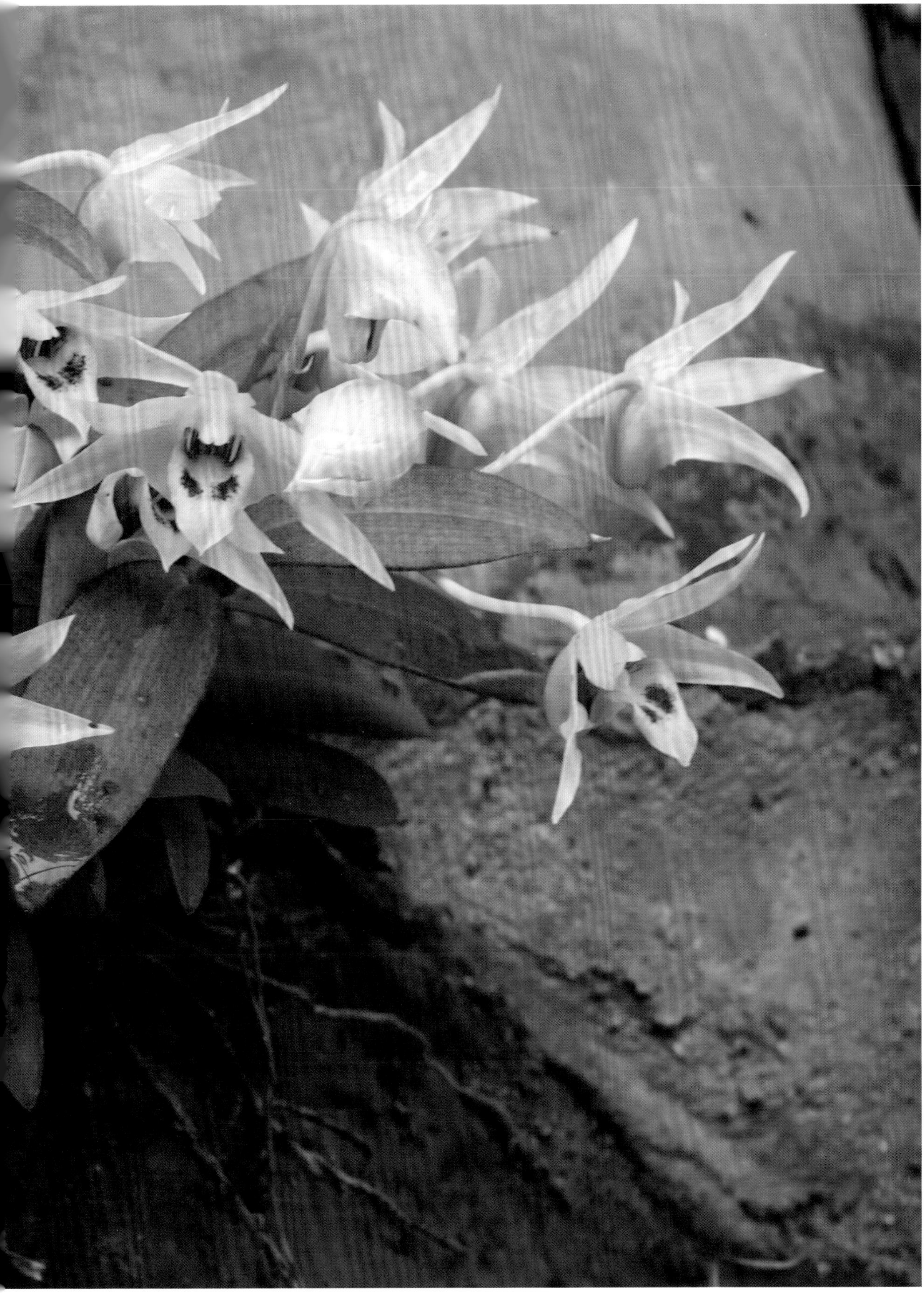

石斛

采收加工

四季均可采，鲜用或晒干。

药材鉴别

茎扁圆柱形，长 25 ~ 4.0 cm，直径 0.4 ~ 0.8 cm，节明显，节间长 1.5 ~ 3.0 cm。表面金黄色或绿黄色，有光泽，具深纵沟及纵纹，节稍膨大，棕色，常残留灰褐色叶鞘。质轻而脆，断面较疏松。气微，味苦。

功效主治

生津养胃，滋阴清热，润肺益肾，明目强腰。主治热病伤津，口干烦渴，胃痛干呕，干咳虚热不退，阴伤目暗，腰膝软弱。

用法用量

内服：煎汤，6 ~ 15 g，鲜品加倍；或入丸、散；或熬膏。

民族药方

1．糖尿病 石斛 10 g，瓜蒌根、大夜关门根各 15 g。水煎服。

2．发热口渴 石斛、山药各 10 g，鲜芦根 20 g。水煎服。

3．跌仆损伤 小石斛、见血飞、矮陀陀、大血藤各 10 g。泡酒 1000 ml，每次服 20 ml。

4．雀目 石斛、淫羊藿各 30 g，苍术 15 g。共捣研为细末，每次 6 g，空腹用开水调服，每日 3 次。

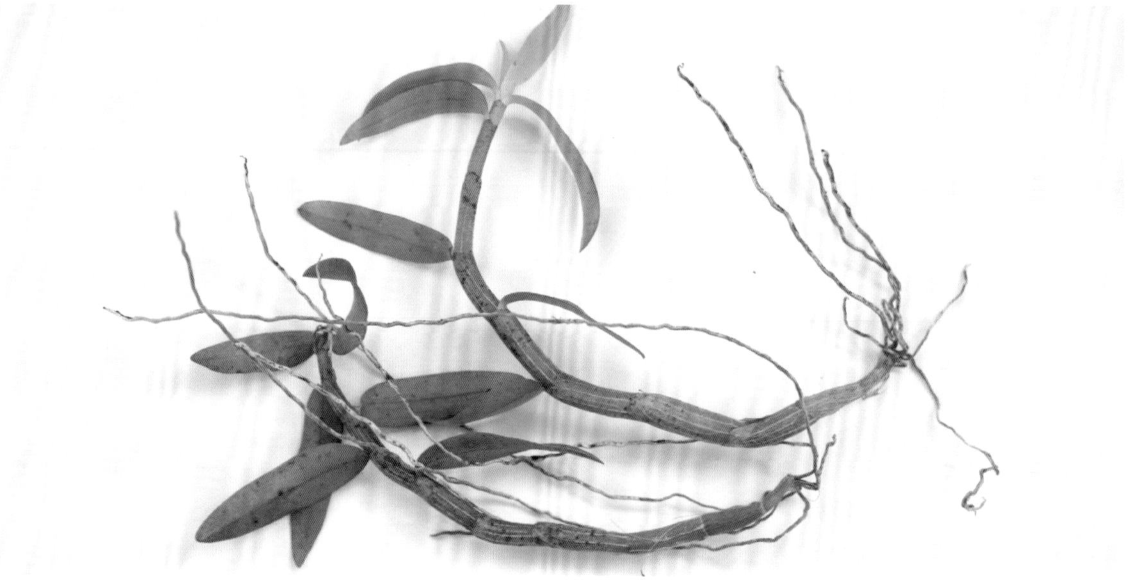

石斛药材

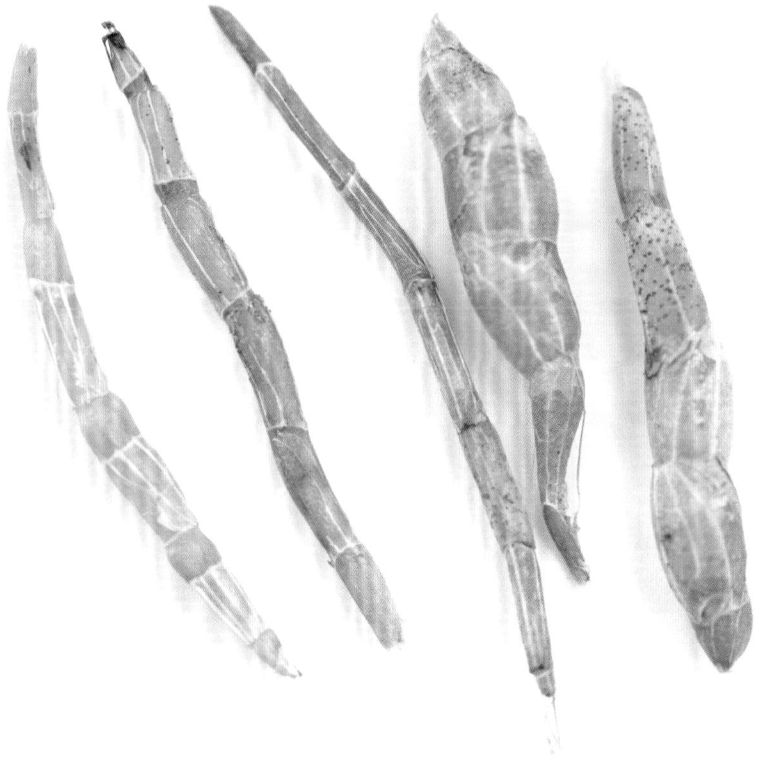

石斛药材

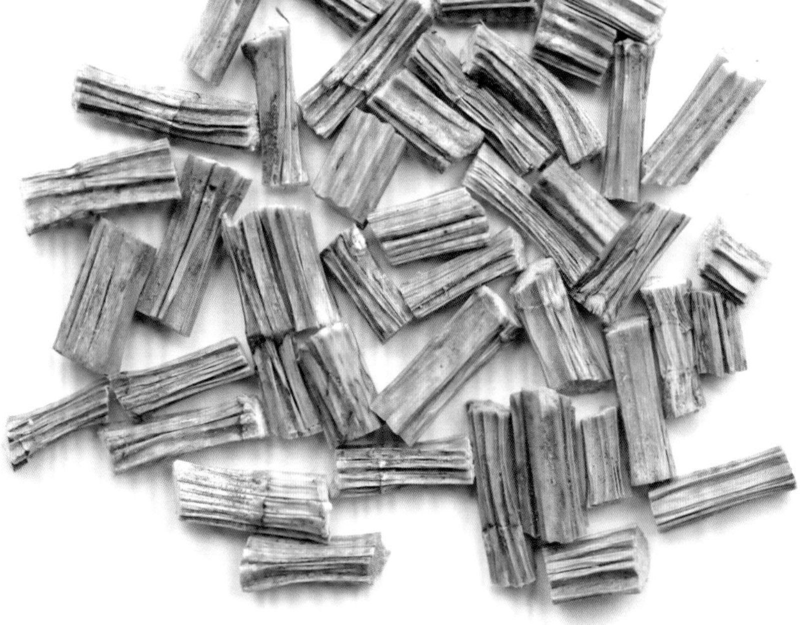

石斛饮片

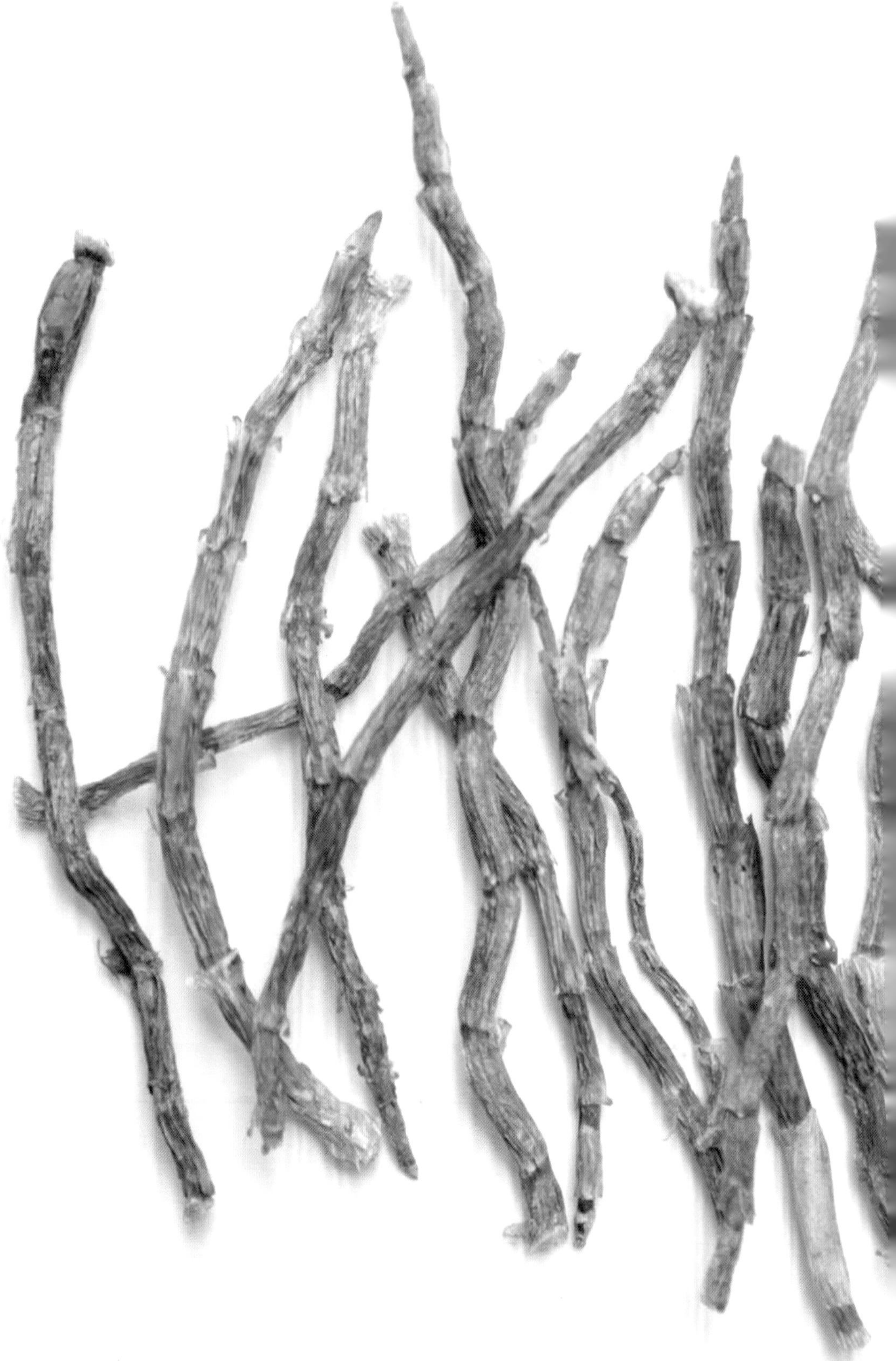

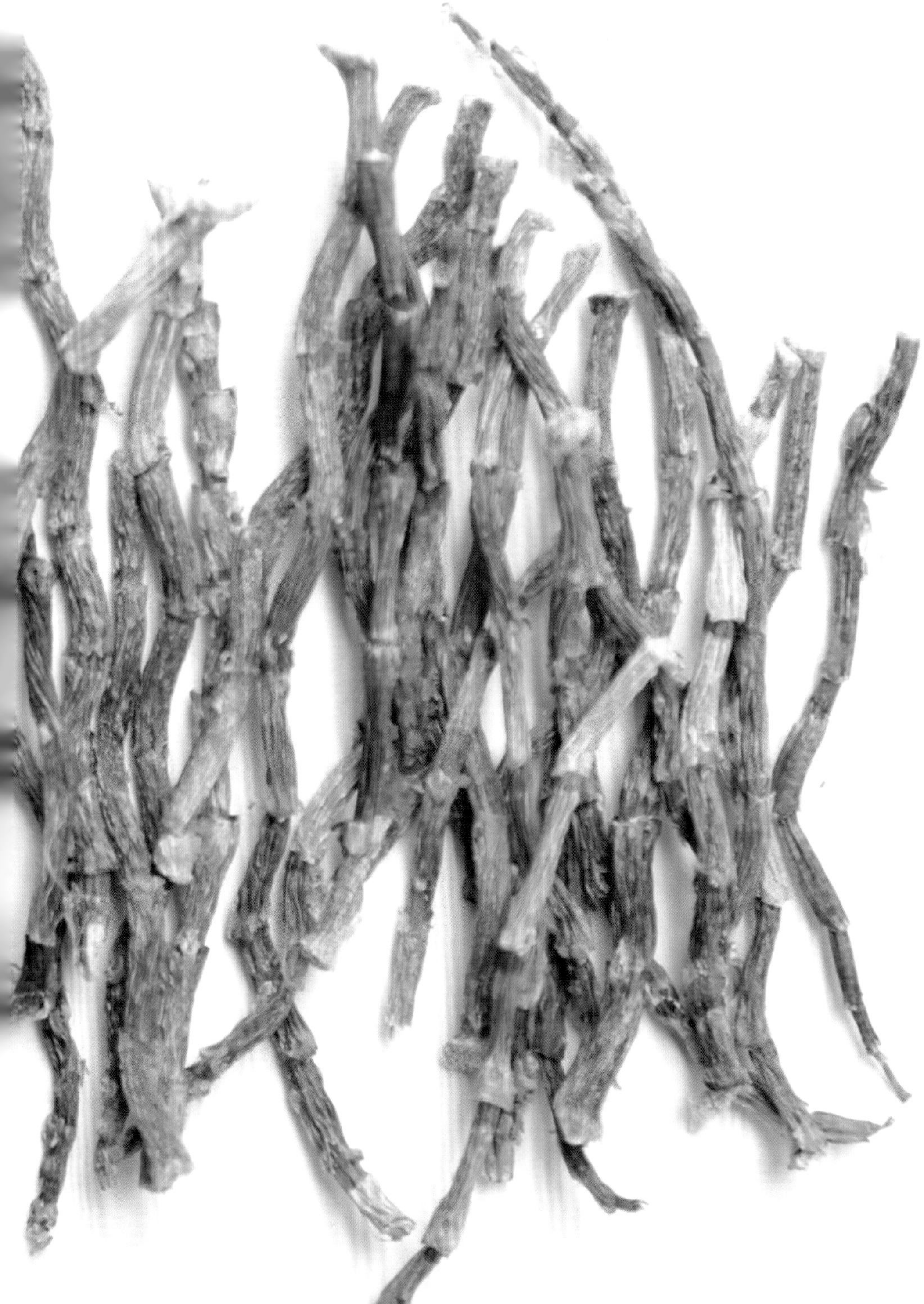

石斛药材

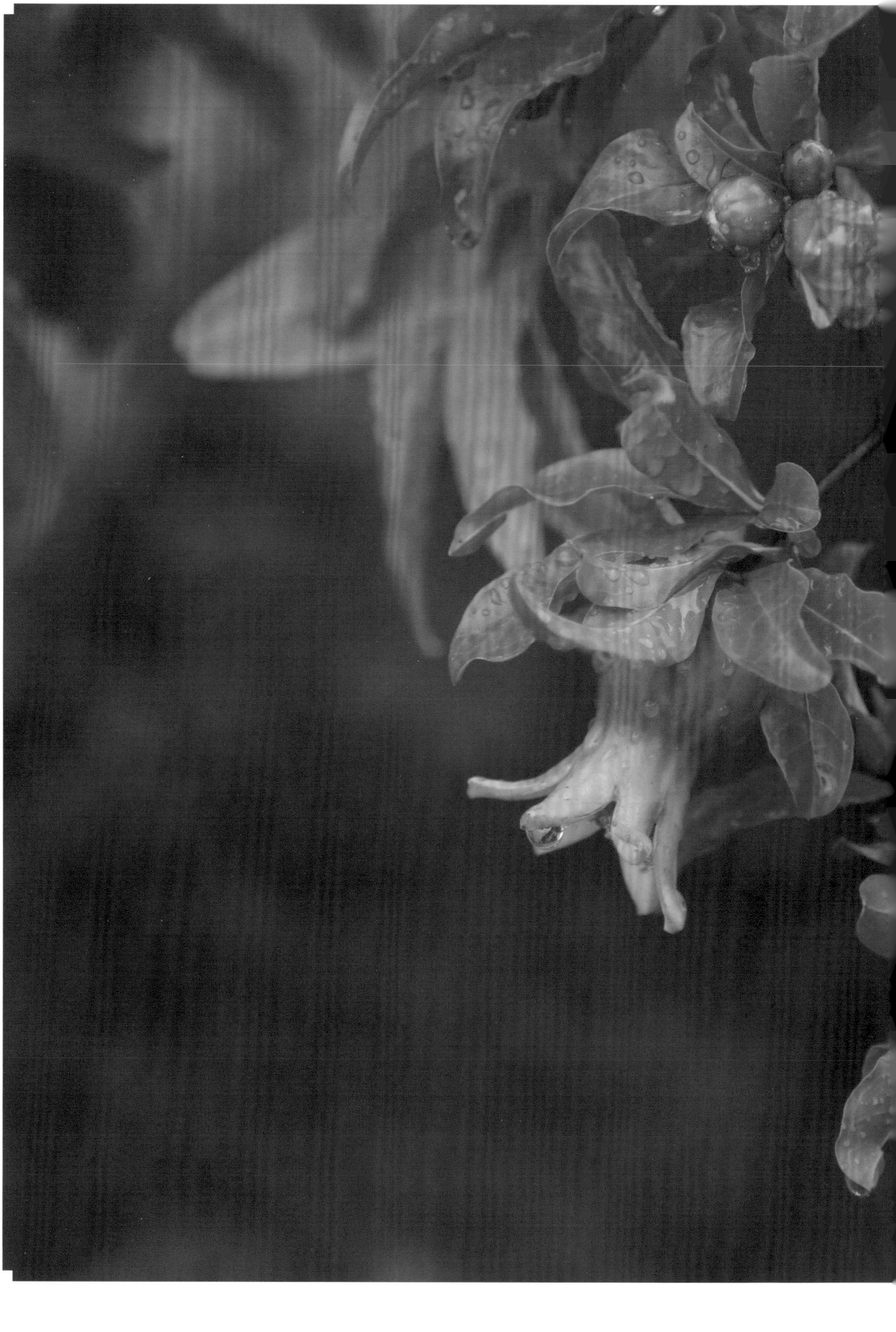

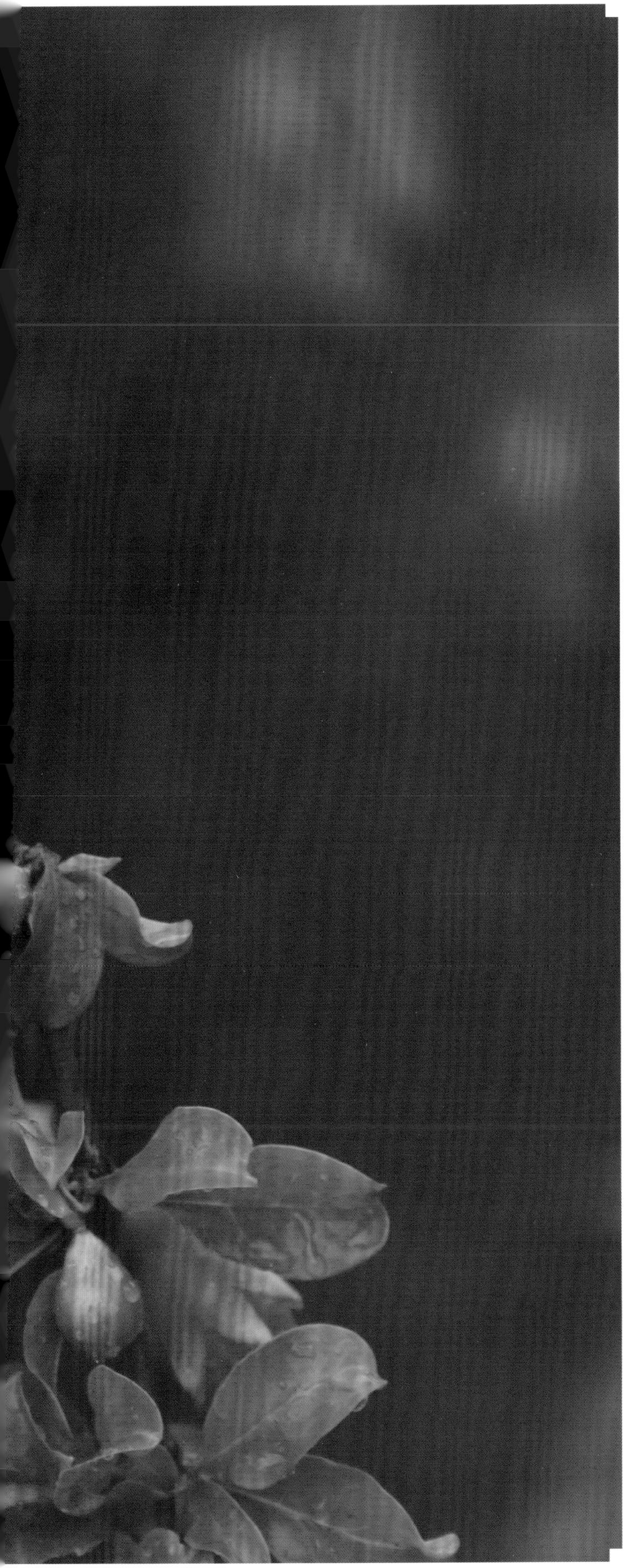

石榴

【苗药名】阿龚石榴。

【别　名】金罂、金庞、安石榴、山力叶、丹若、若榴木。

【来　源】本品为石榴科植物石榴 *Punica granatum* L. 的花、果实、根及根皮。

【性味归经】味酸、甜、微苦，性热。归冷经。

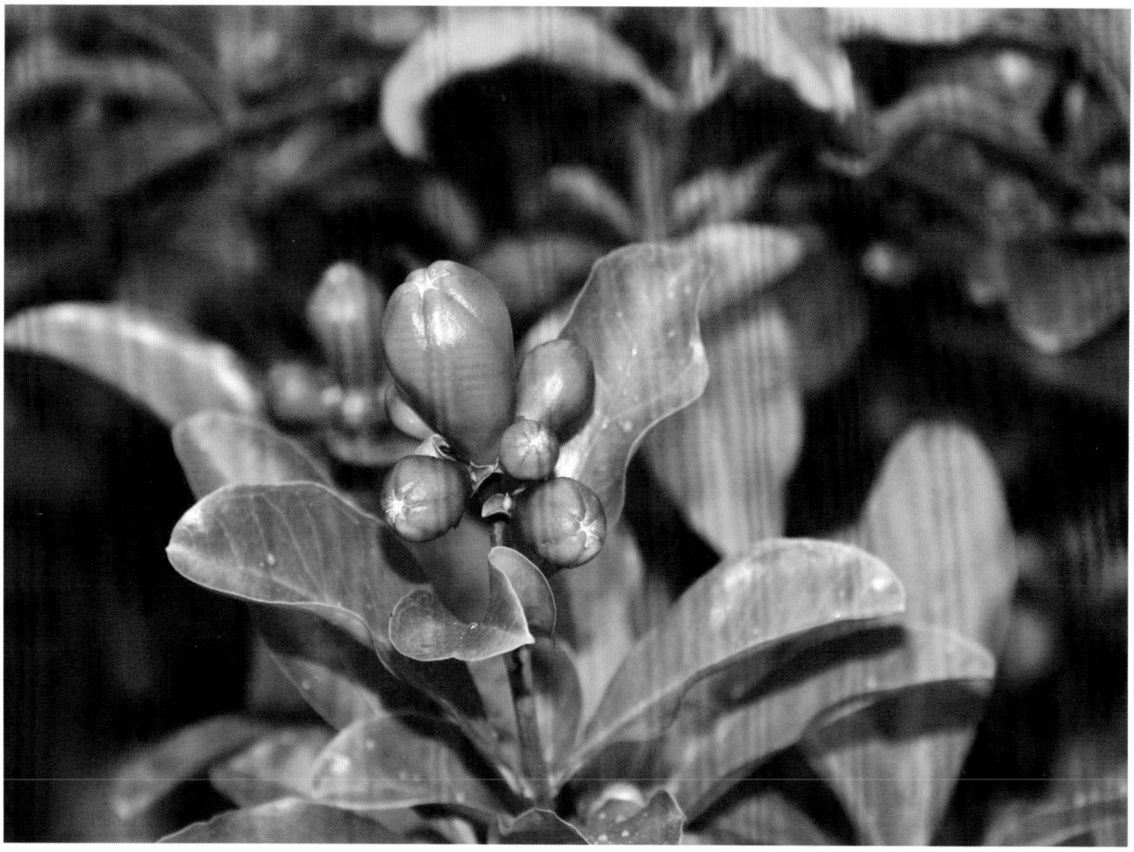

石榴

识别特征

落叶灌木或乔木，高 2 ~ 5 m。树皮青灰色。幼枝略呈四棱形，枝端通常呈刺状，无毛。叶对生或簇生；叶片倒卵形至长椭圆形，先端尖或微凹，基部渐狭，全缘，上面有光泽，无毛，下面有隆起的主脉，叶柄长 5 ~ 7 cm。花两性，1 至数朵生于小枝顶端或腋生，花梗短；萼筒钟状，肉质而厚，红色，裂片 6；花瓣 6，红色，与裂片互生，倒卵形，有皱纹；雄蕊多数，花药球形；雌蕊 1，子房下位或半下位，上部 6 室，下部 3 室，柱头头状。浆果球形，果皮肥厚，革质，顶端宿存花萼。花期 5—6 月，果期 8—10 月。

生境分布

全国大部分地区有栽培。

采收加工

四季均可采挖，除去杂质，鲜用或晒干。

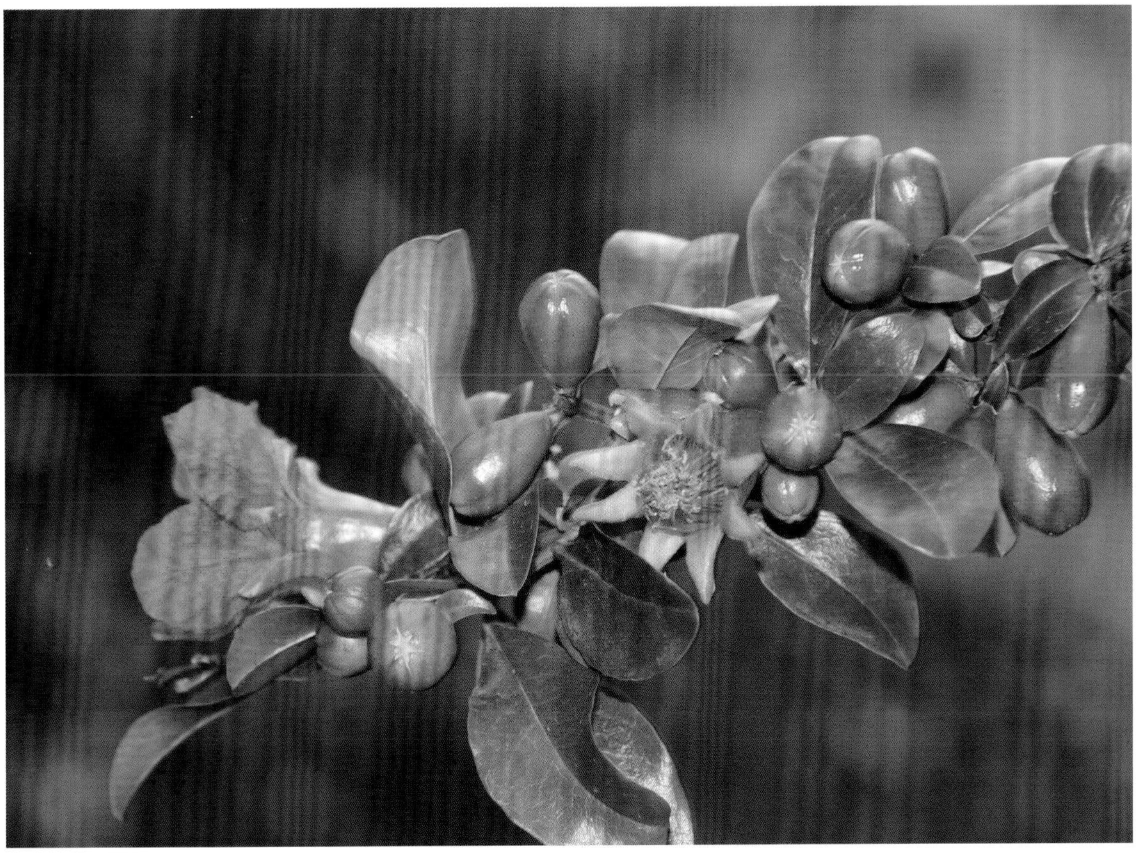

石榴

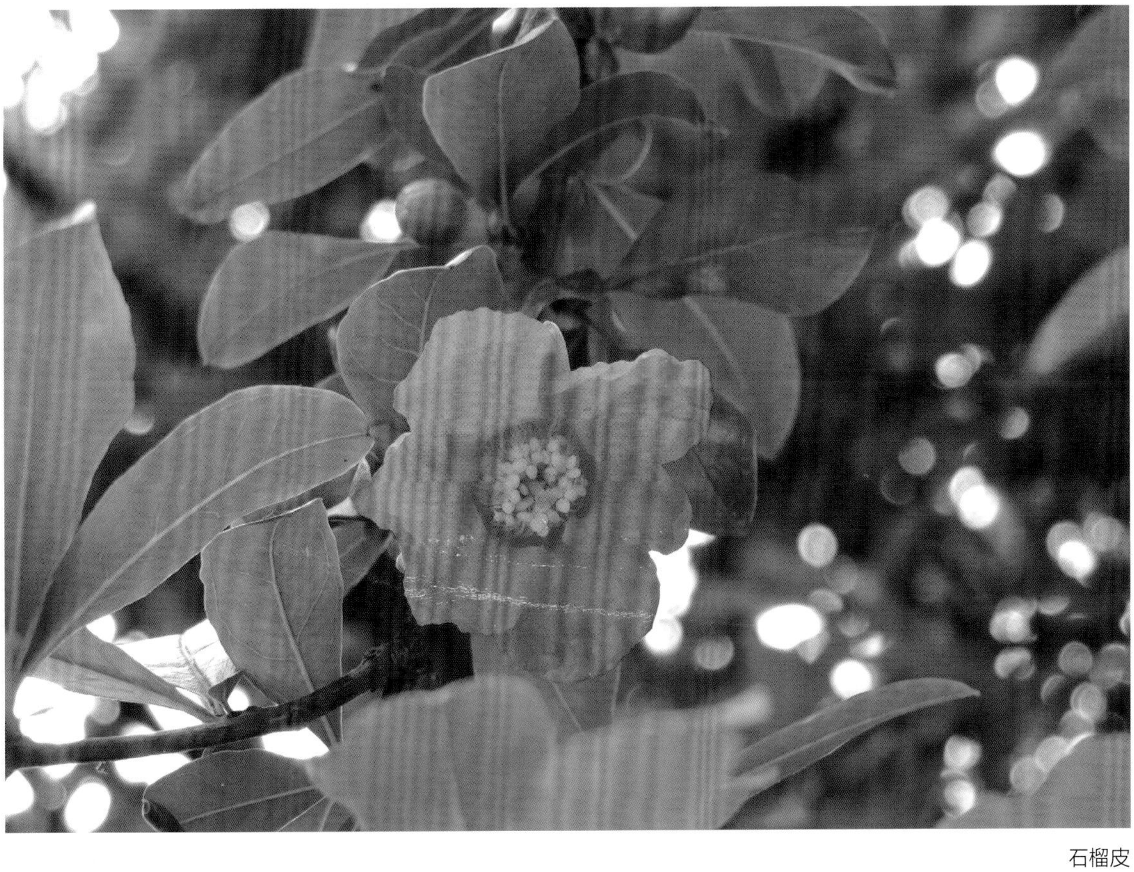

石榴皮

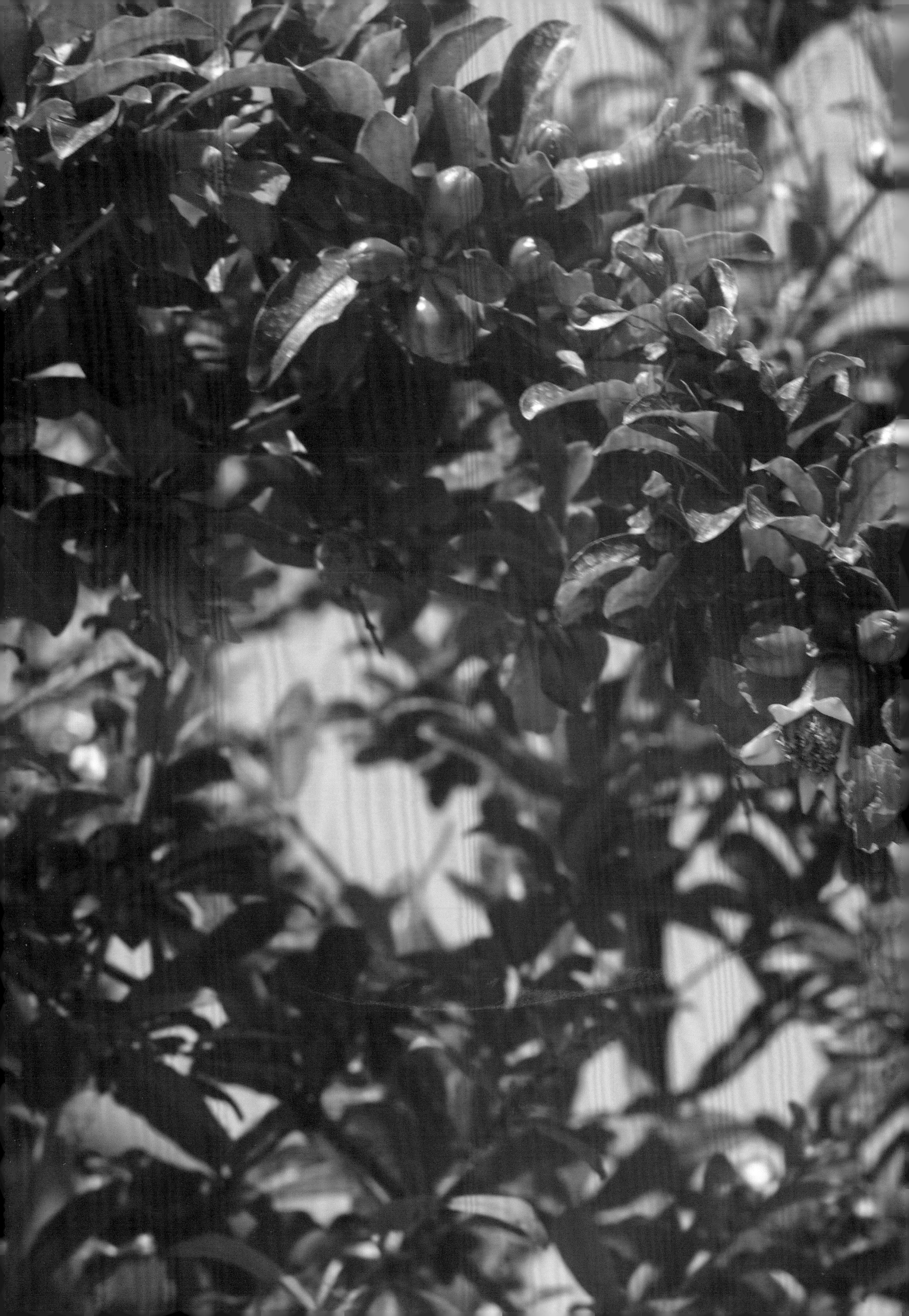

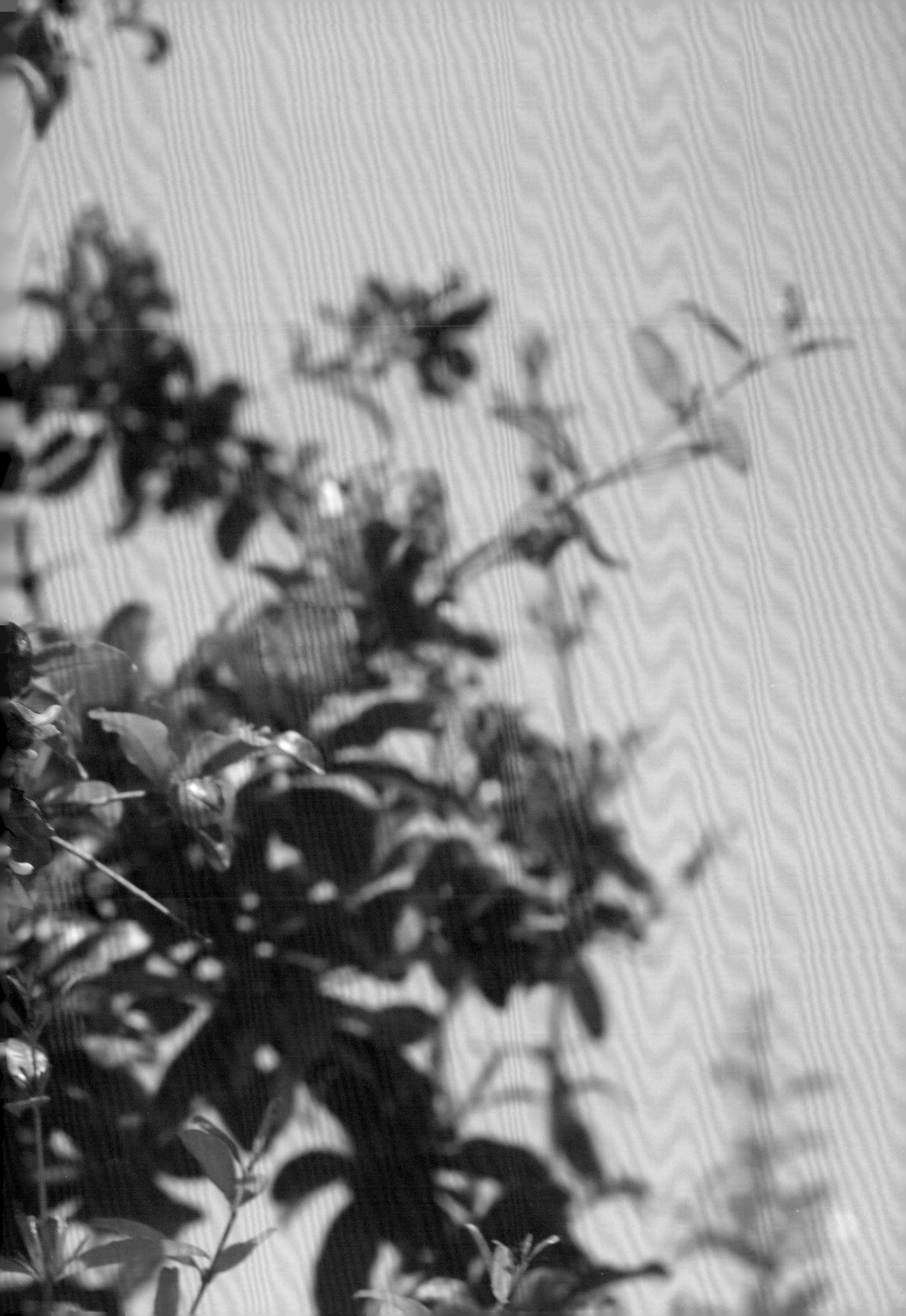

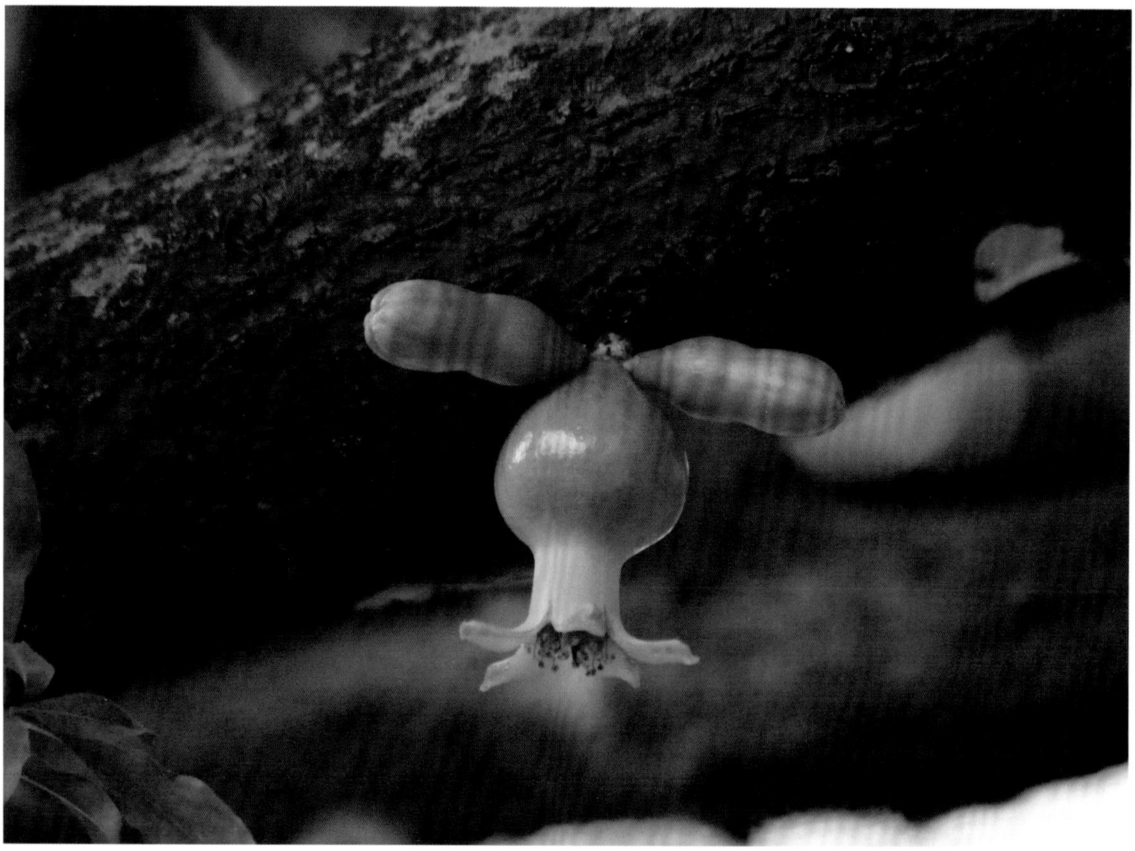

石榴

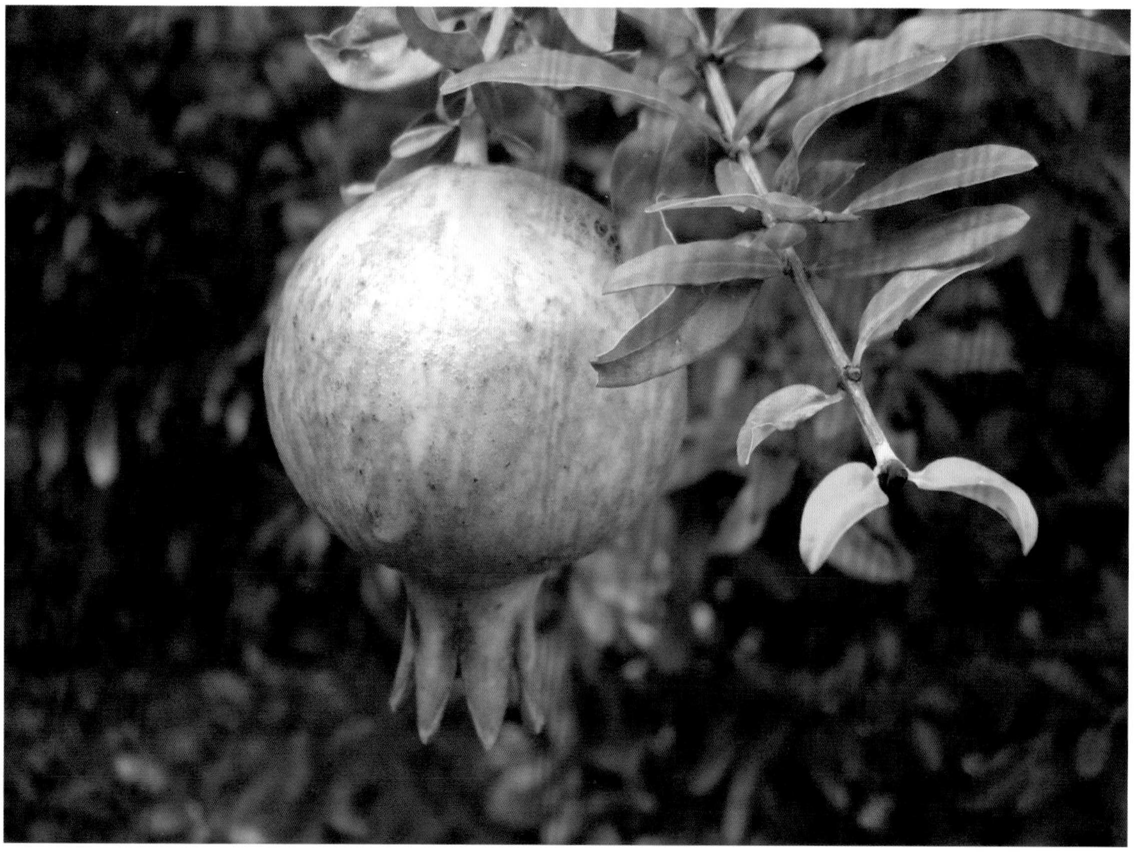

石榴

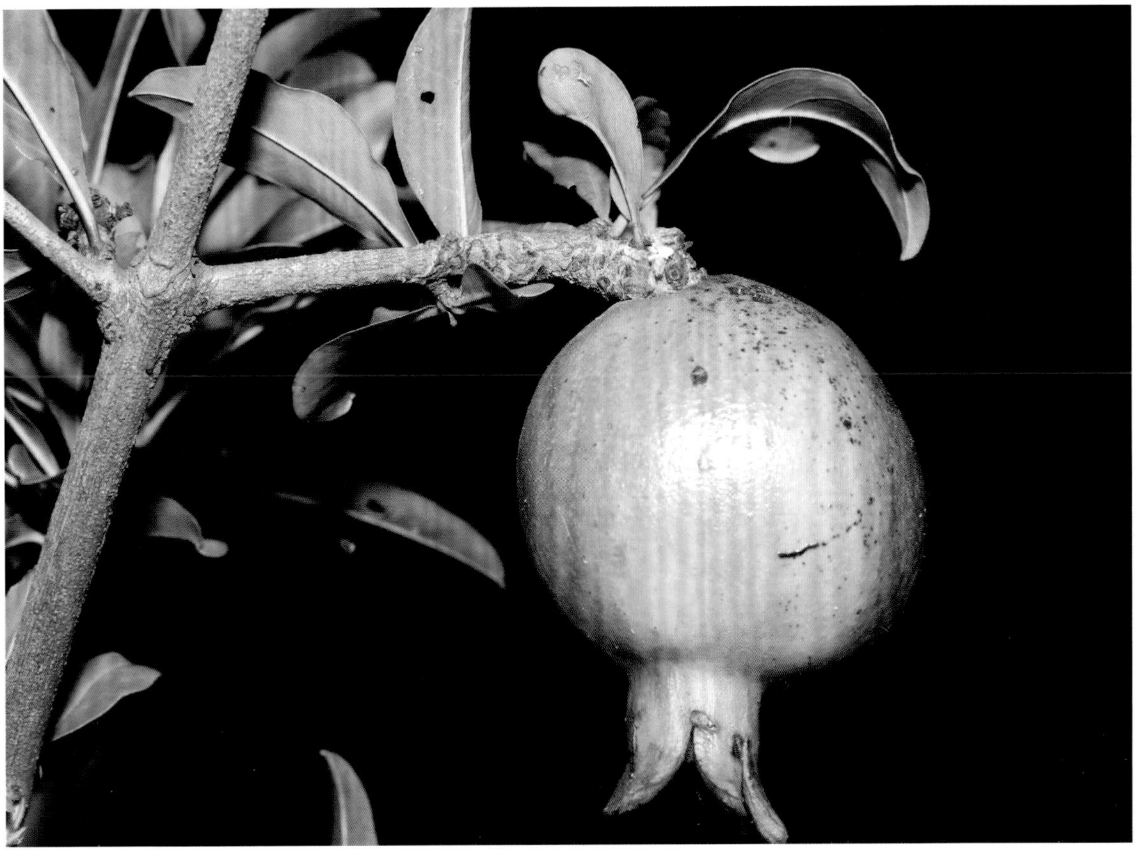

石榴

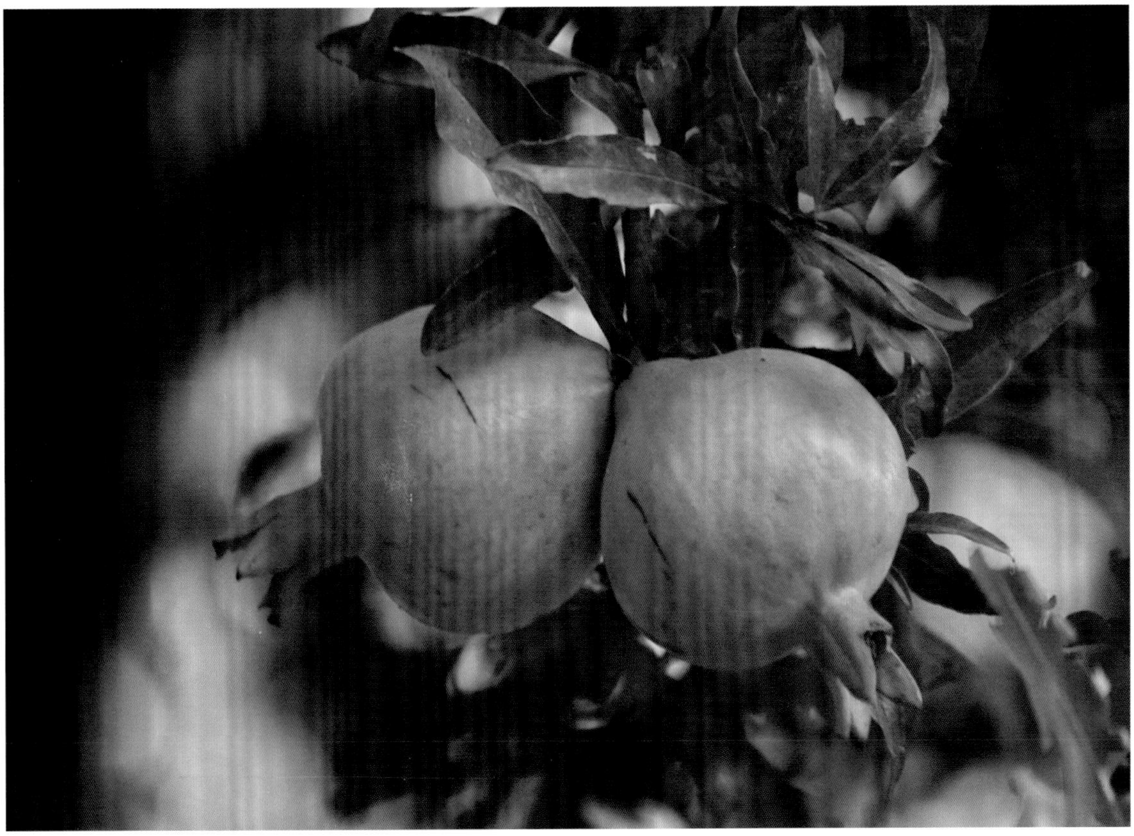

石榴

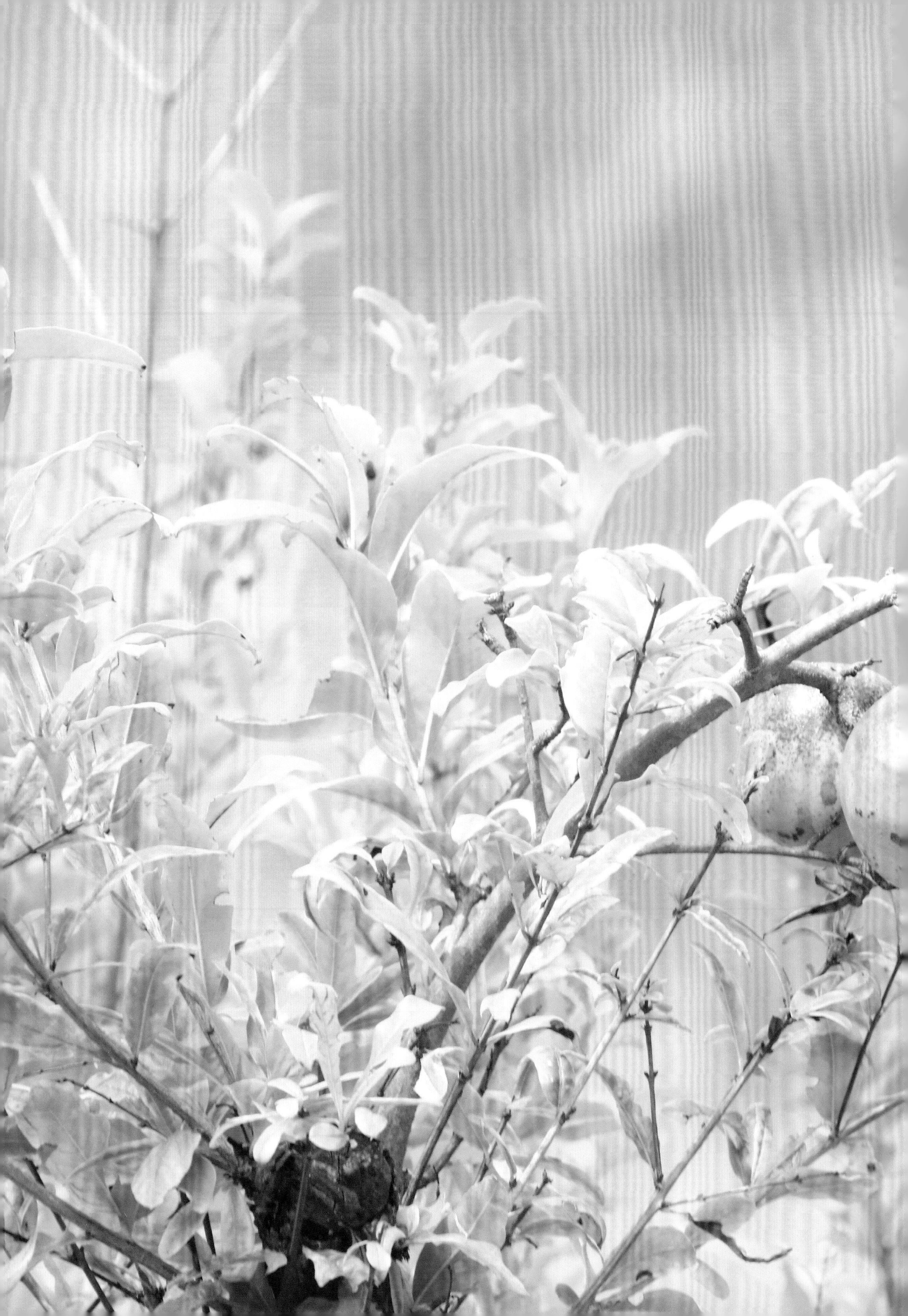

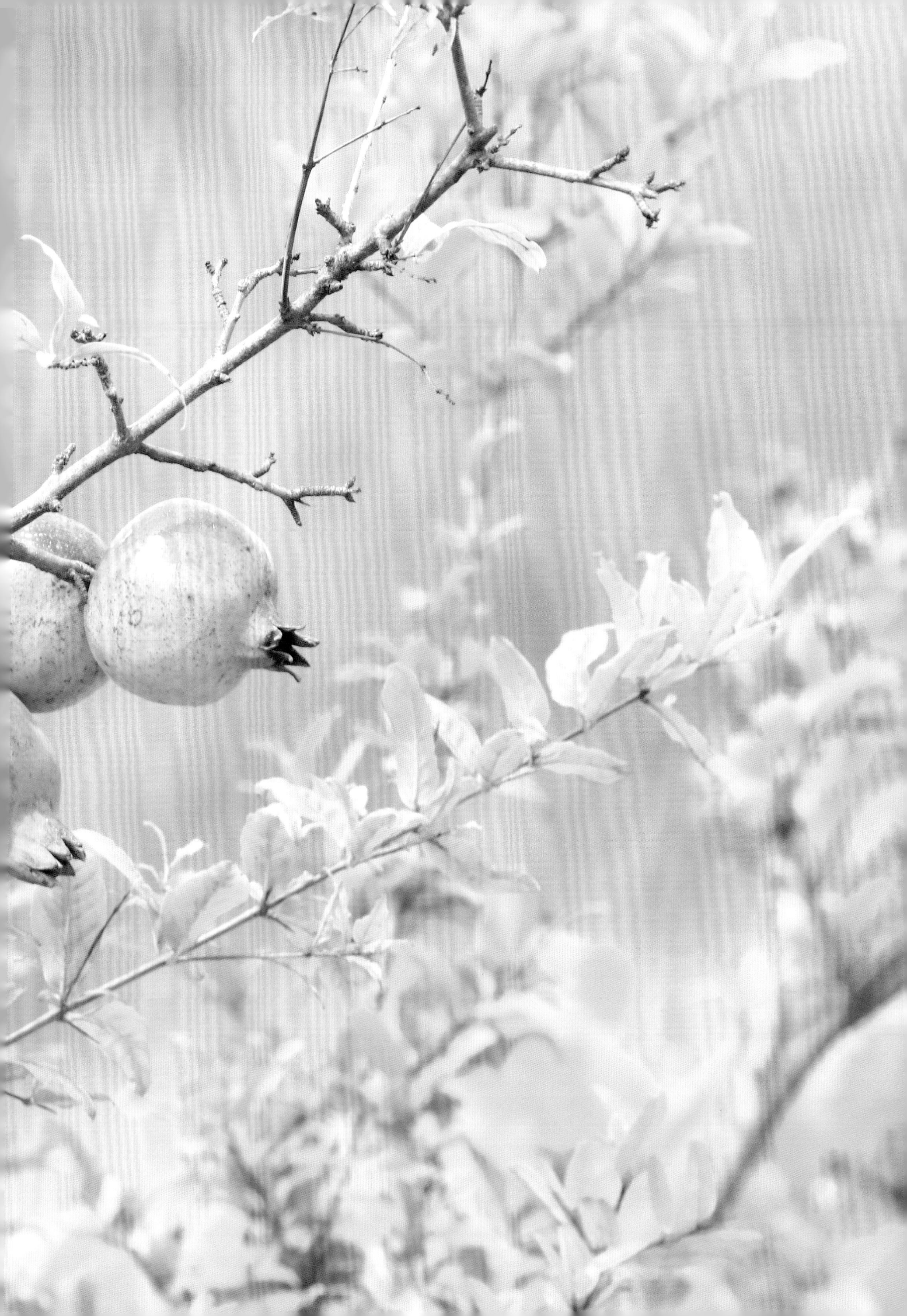

药材鉴别

根圆柱形，根皮呈不规则的卷曲状或扁平的块状，外表面土黄色，粗糙，具深棕色鳞片状木栓，脱落后留有斑窝；皮内表面暗棕色。折断面栓内层不明显。气微，味涩。

功效主治

驱虫，涩肠，止带。主治蛔虫病，绦虫病，久泻，久痢，赤白带下。

用法用量

内服：煎汤，6 ~ 12 g。

民族药方

1．久泻久痢，蛔虫病 石榴根 20 g。水煎服。

2．腹泻 石榴果皮 10 g。水煎服。

3．脱肛 石榴皮 10 ~ 15 g。水煎洗。

4．鼻血 石榴花（白花）适量。研细末，取少许吹鼻孔。

5．蛲虫病 石榴皮、百部各 31 g。水煎，晚用药水灌肠 1 次。

6．赤白带 石榴根适量。炙干，浓煎服。

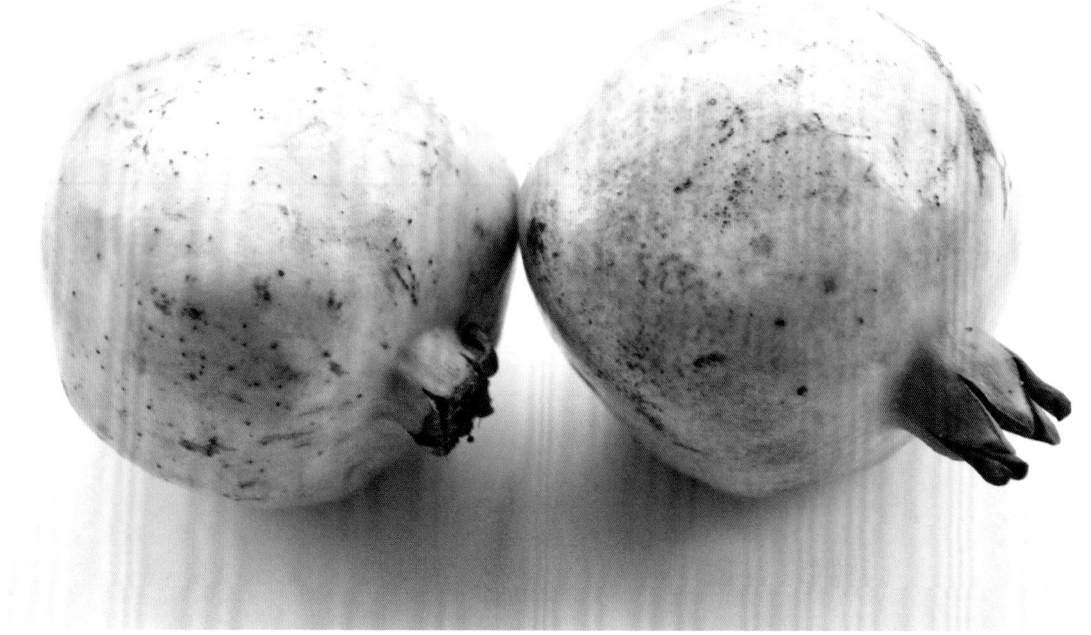

石榴药材

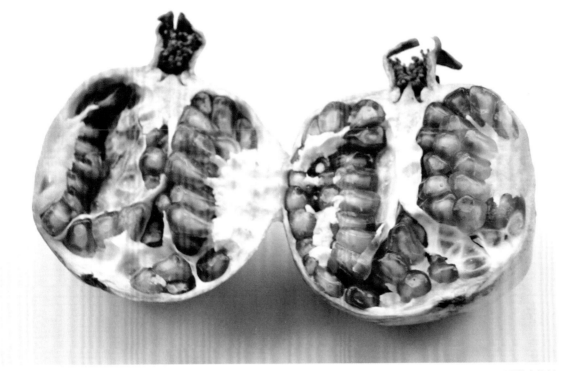

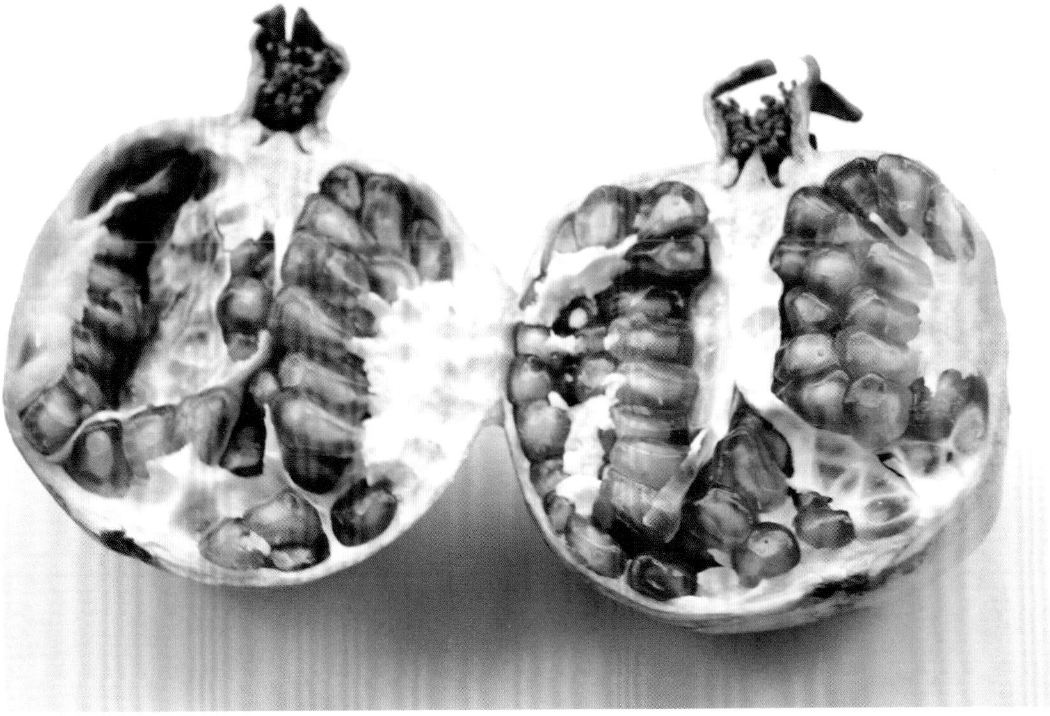

石榴皮药材

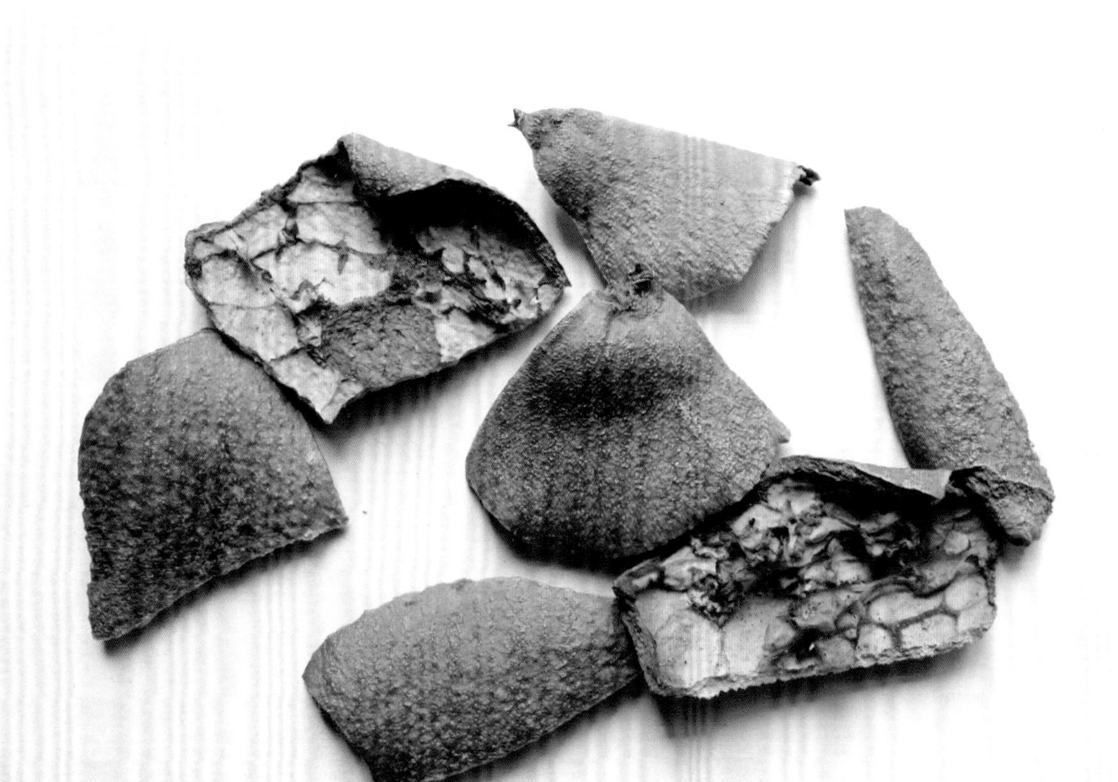

石榴皮饮片

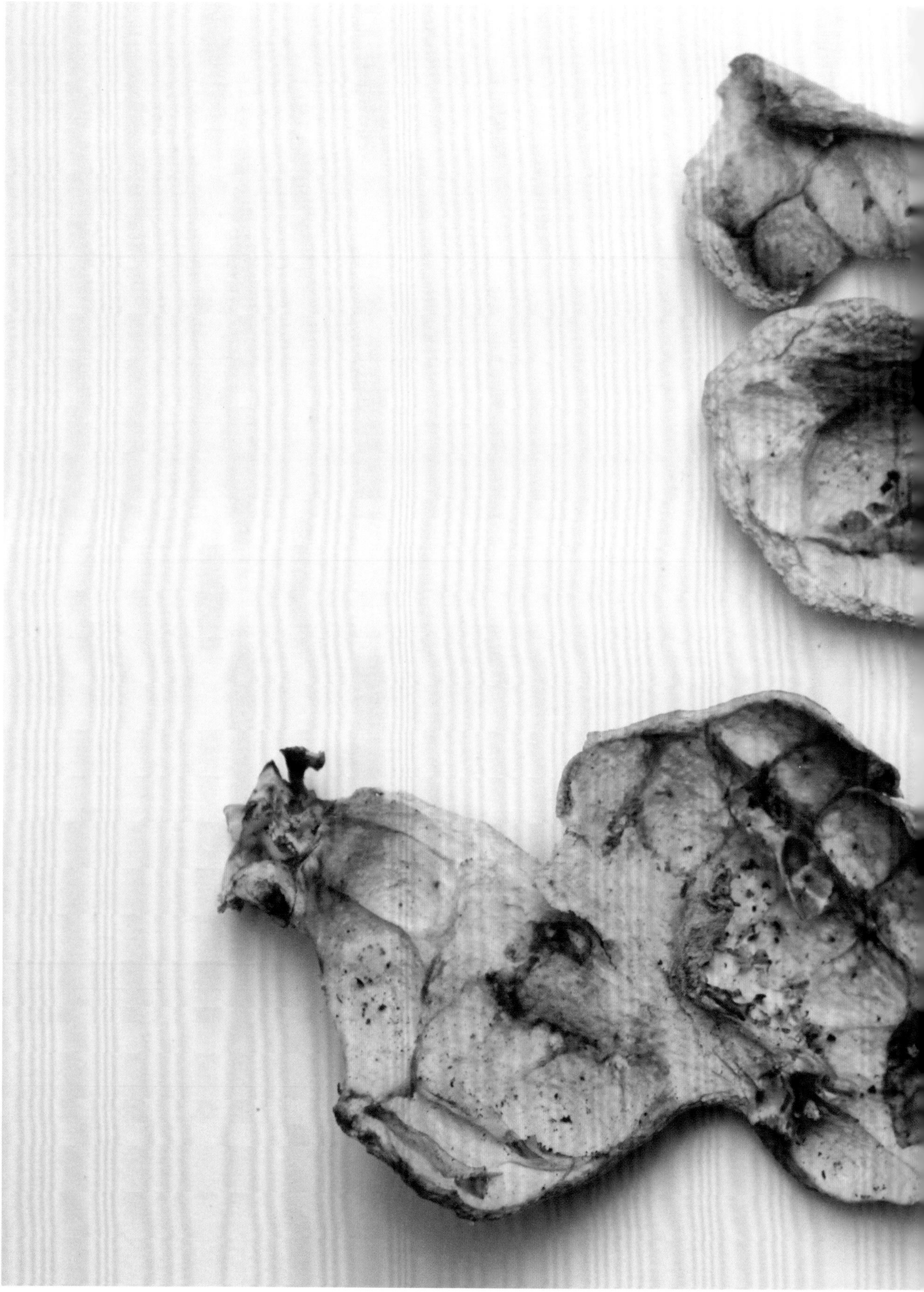

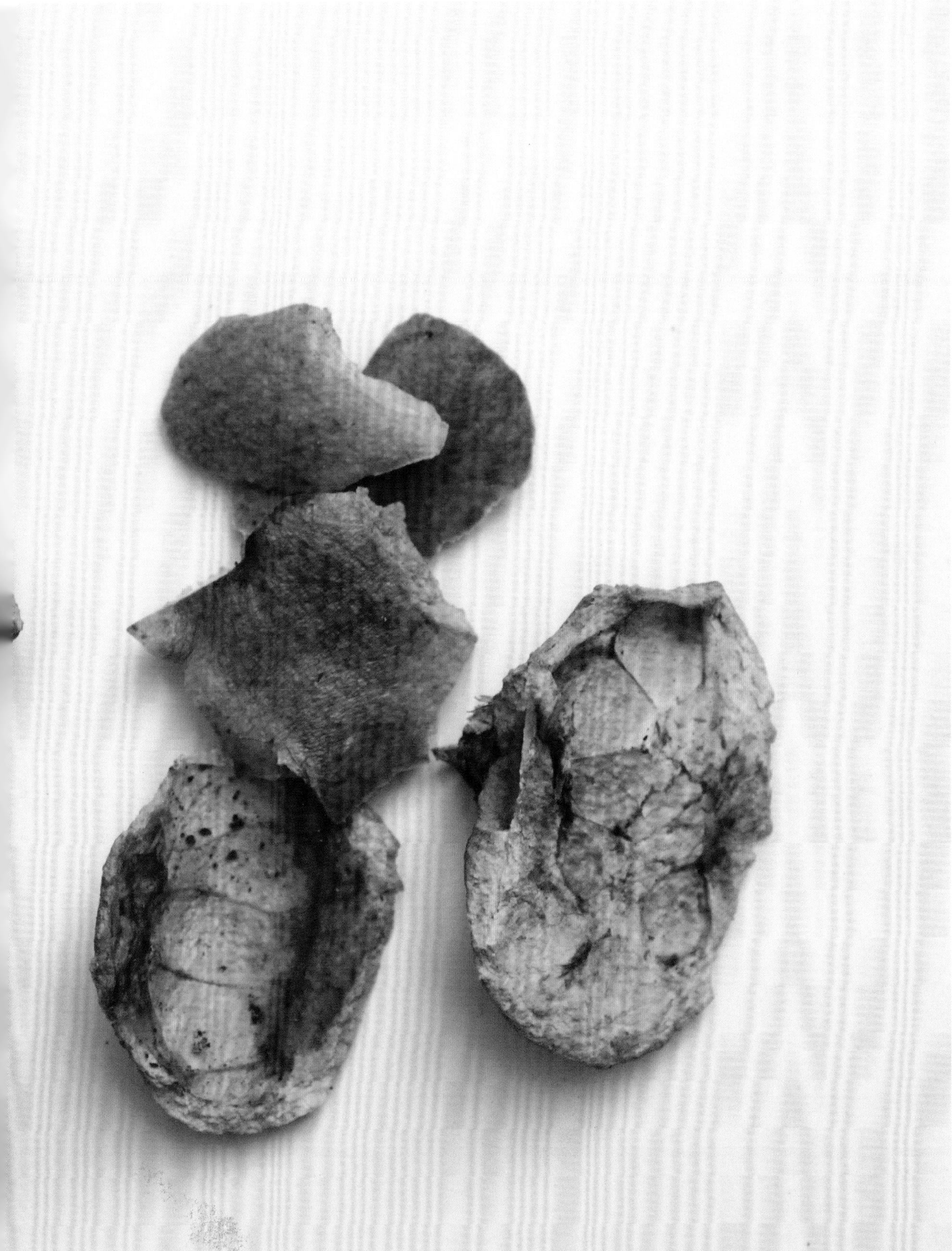

石榴皮饮片

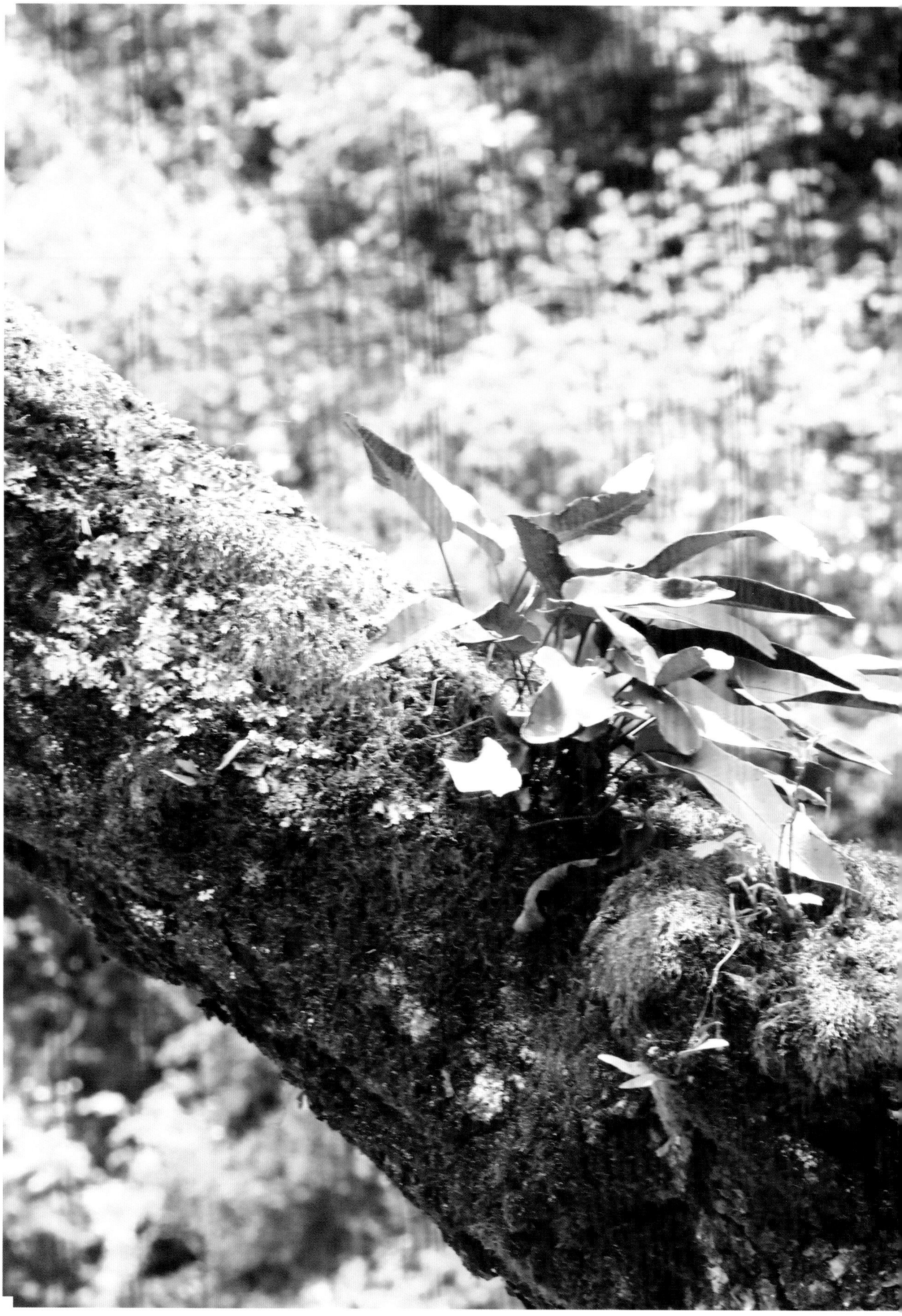

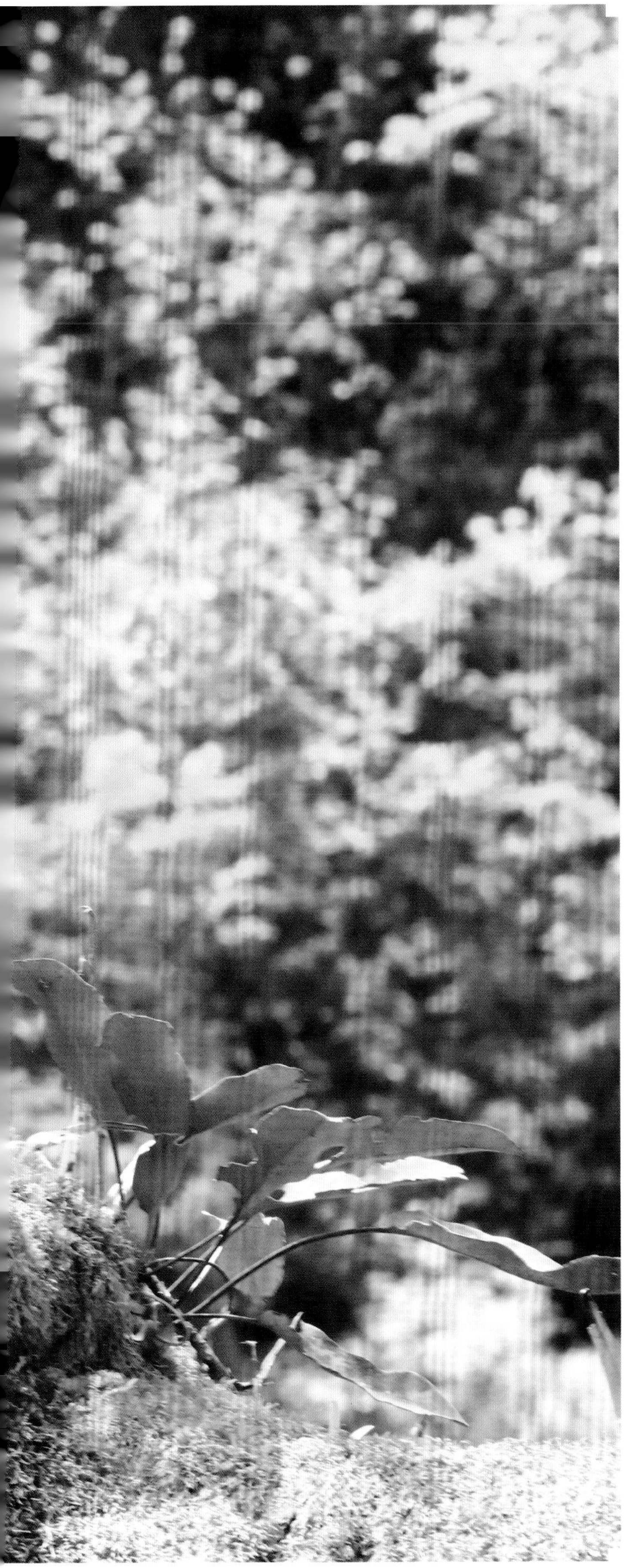

石韦

【苗药名】啊咳知。

【别　名】大石韦、光板石韦。

【来　源】本品为水龙骨科植物庐山石韦 *Pyrrosia sheareri*（Bak.）Ching 的全草。

【性味归经】味苦，性冷。归热经。

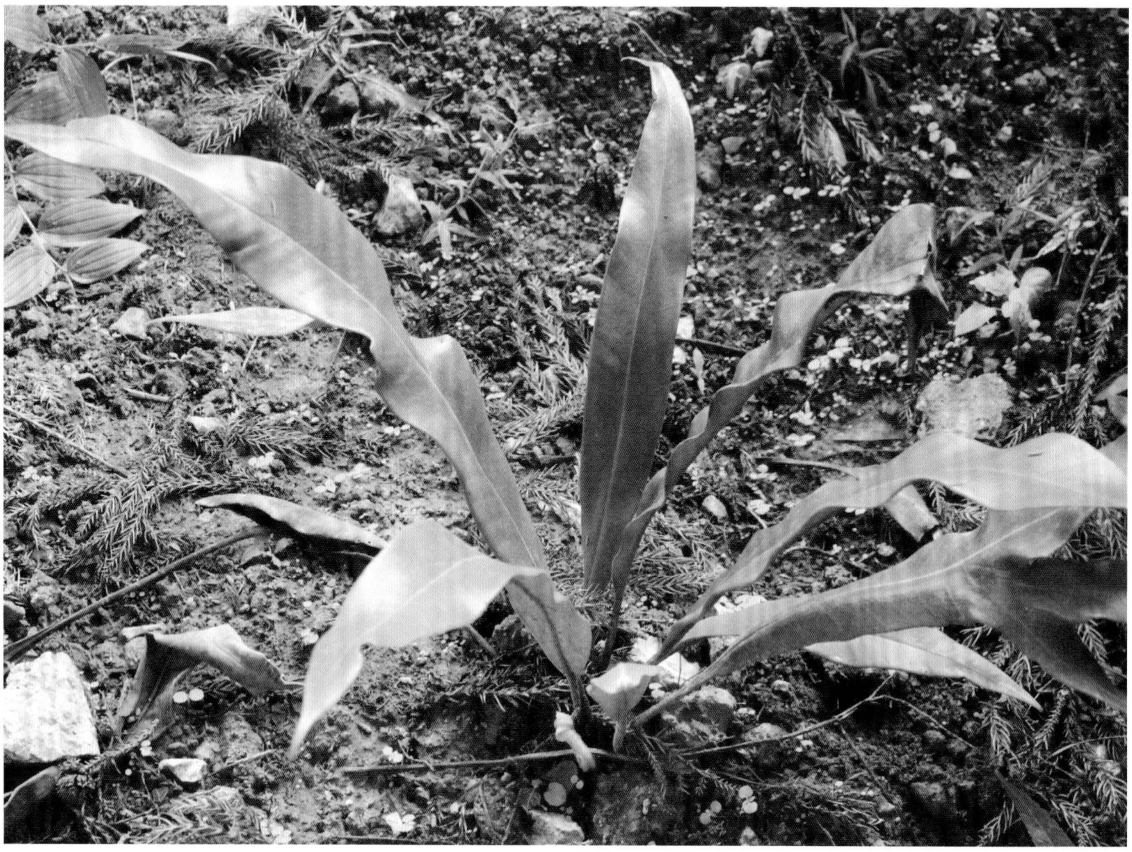

庐山石韦

识别特征

多年生草本植物，植株高 20 ~ 60 cm。根状茎横生，密被披针形鳞片，边缘有锯齿。叶簇生，叶柄粗壮，长 10 ~ 30 cm，以关节着生于根状茎上；叶片坚革质，阔披针形，长 20 ~ 40 cm，宽 3 ~ 5 cm，向顶部渐狭，锐尖头。基部稍变宽，为不等圆耳形或心形，不下延；侧脉两面略下凹。孢子囊群小，散生在叶的下面，淡褐色或深褐色，在侧脉间排成多行；无囊群盖。

生境分布

生长于海拔 500 ~ 2200 m 的岩石或树干上。分布于中南、西南及安徽、浙江、江西、福建、台湾等省区。

采收加工

全年均可采收，洗净，晒干。

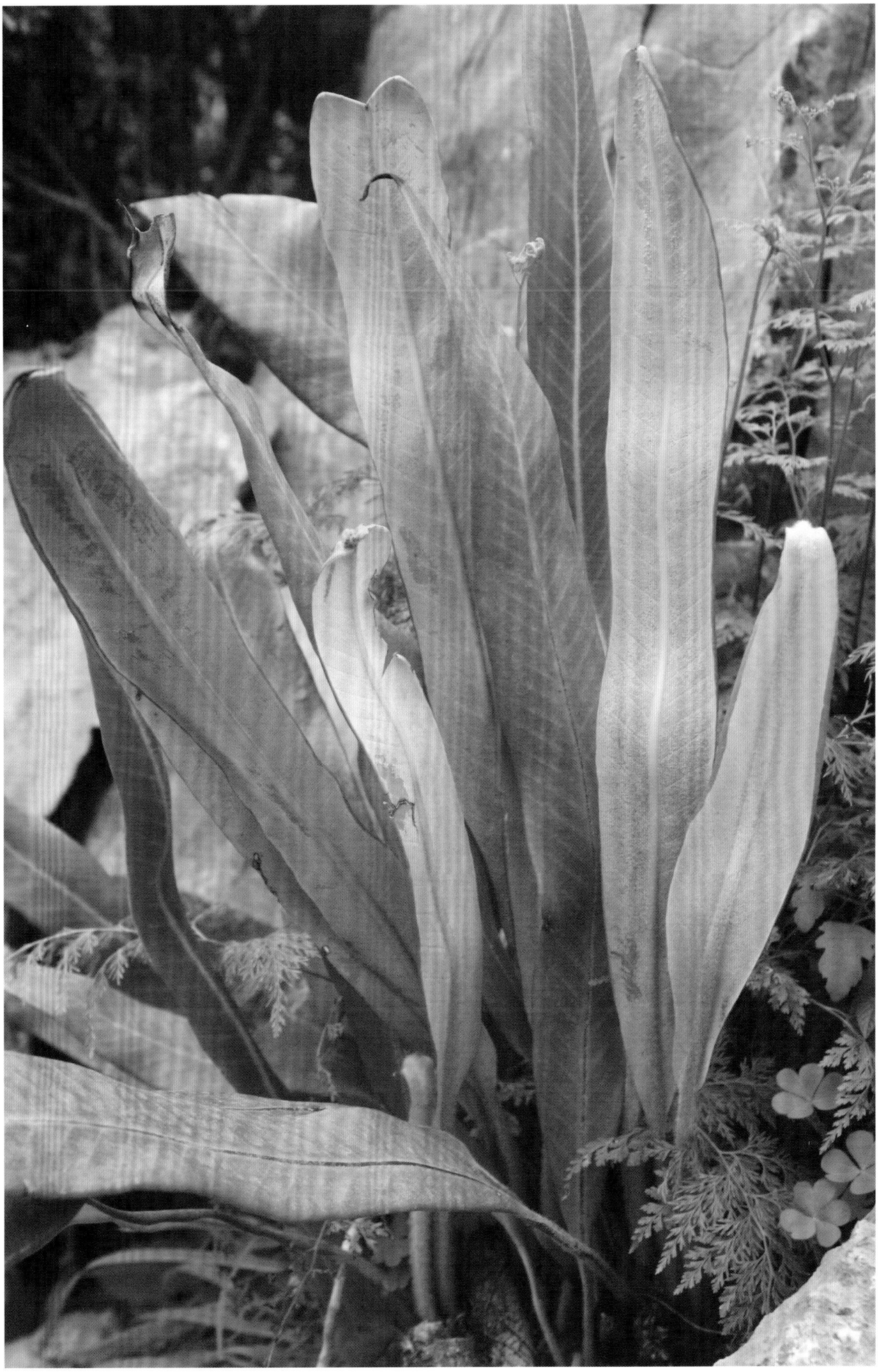

庐山石韦

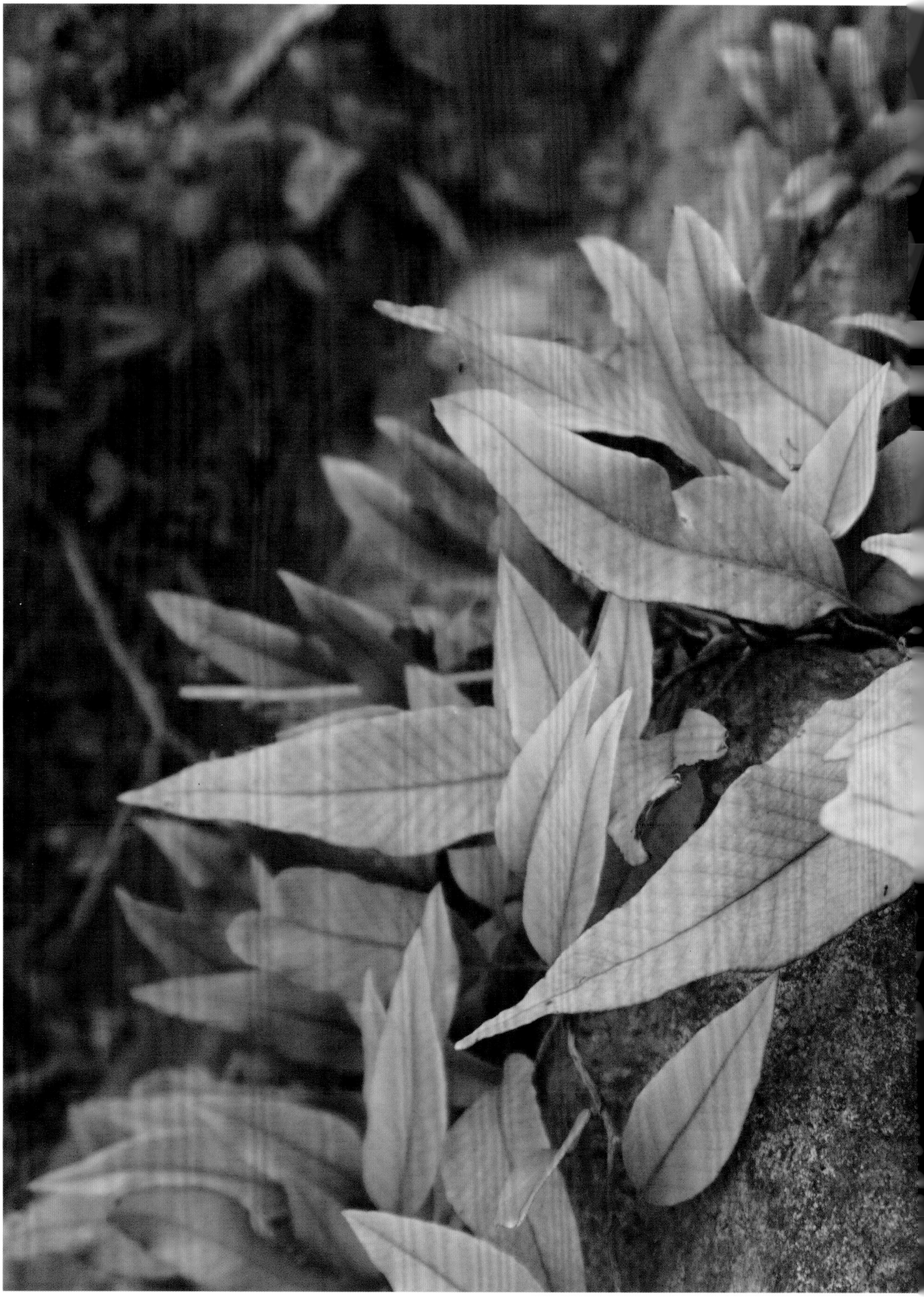

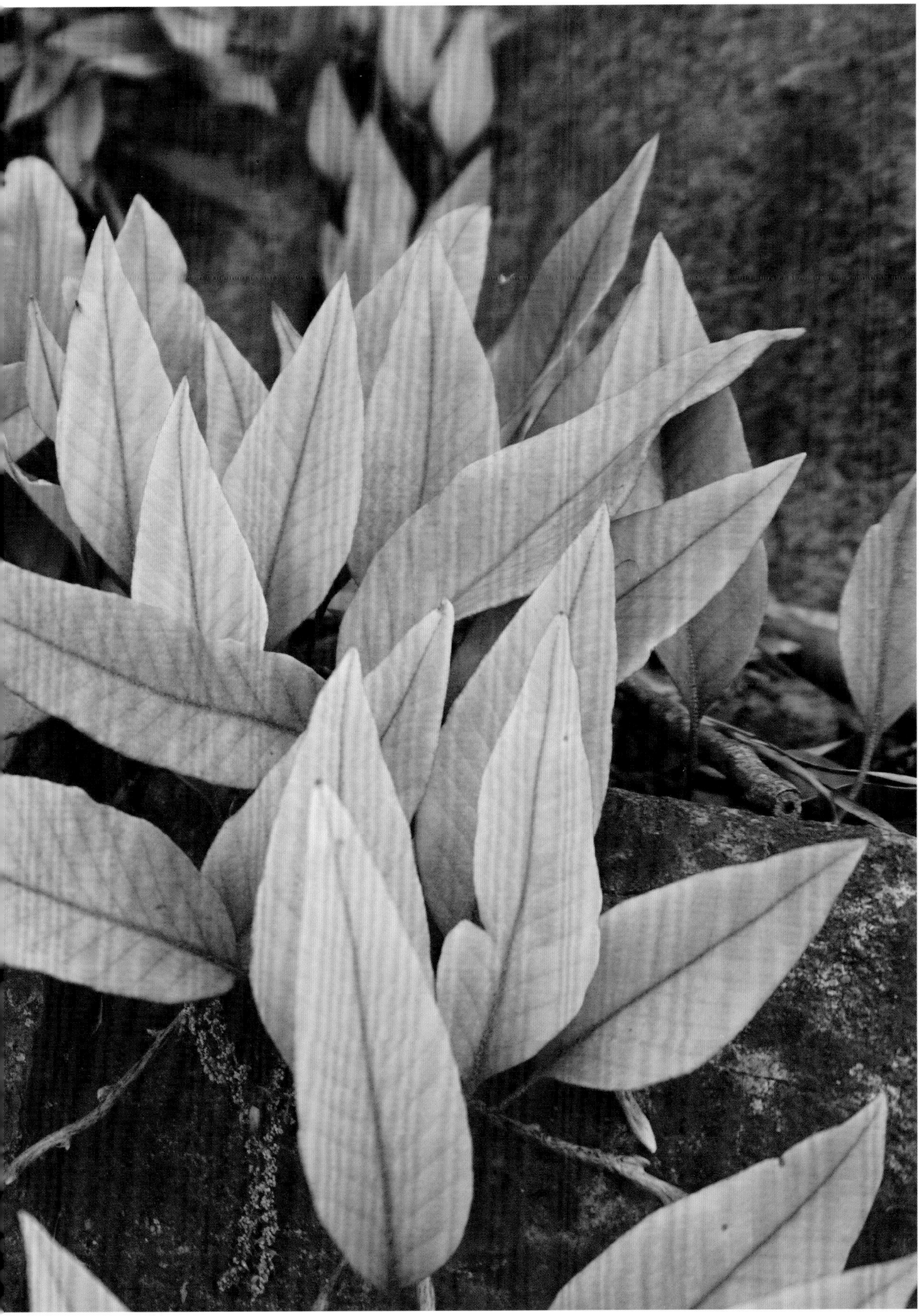

庐山石韦

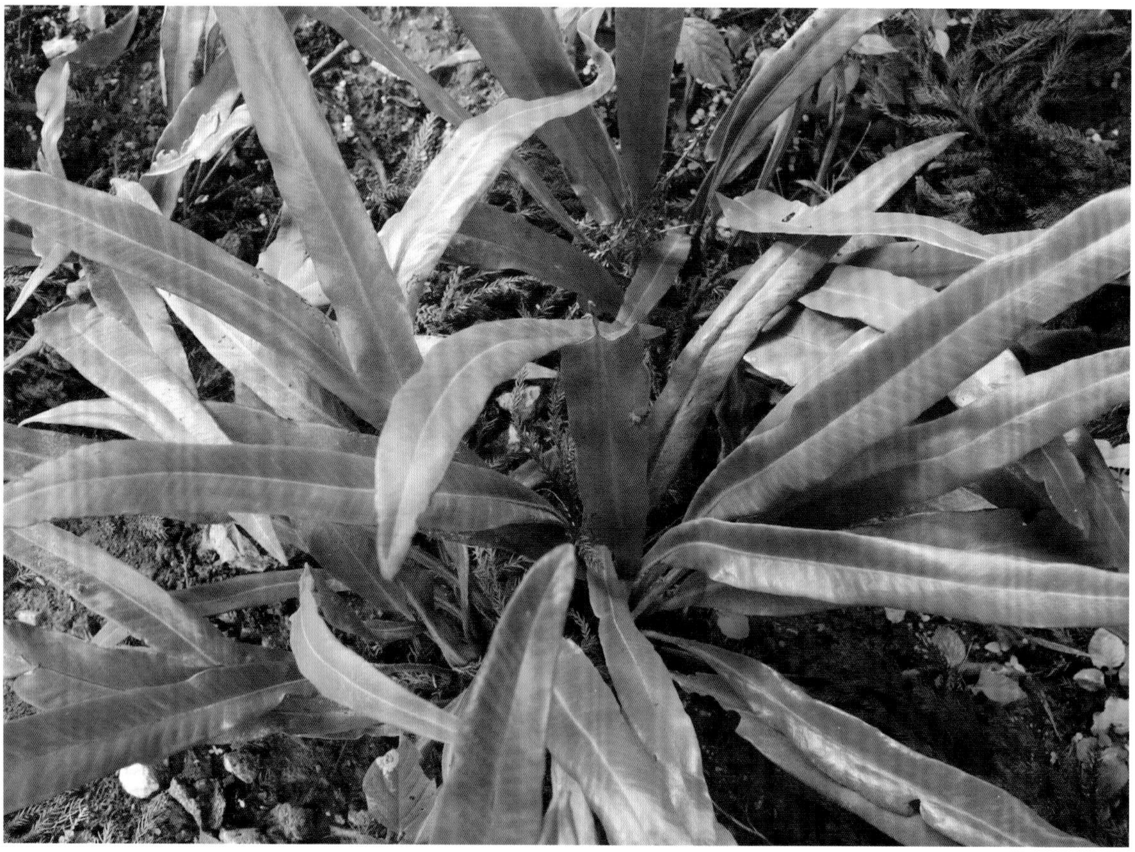

庐山石韦

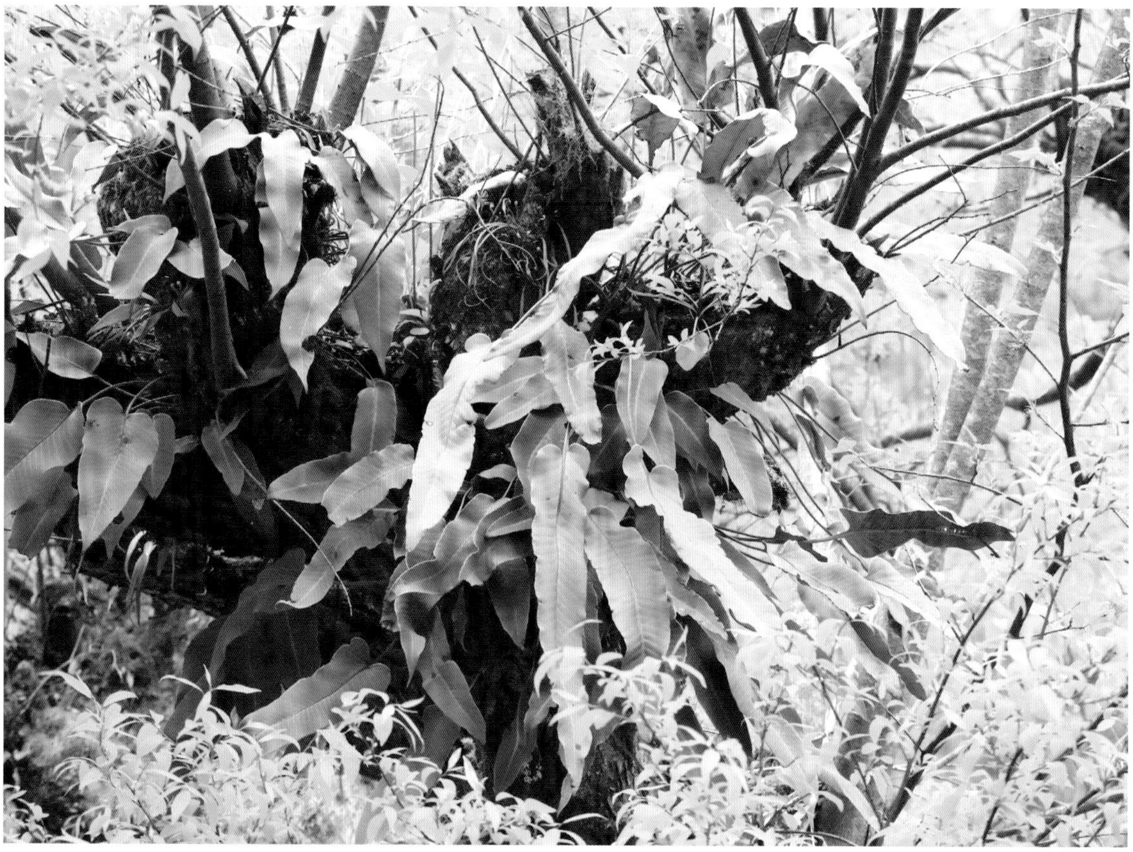

庐山石韦

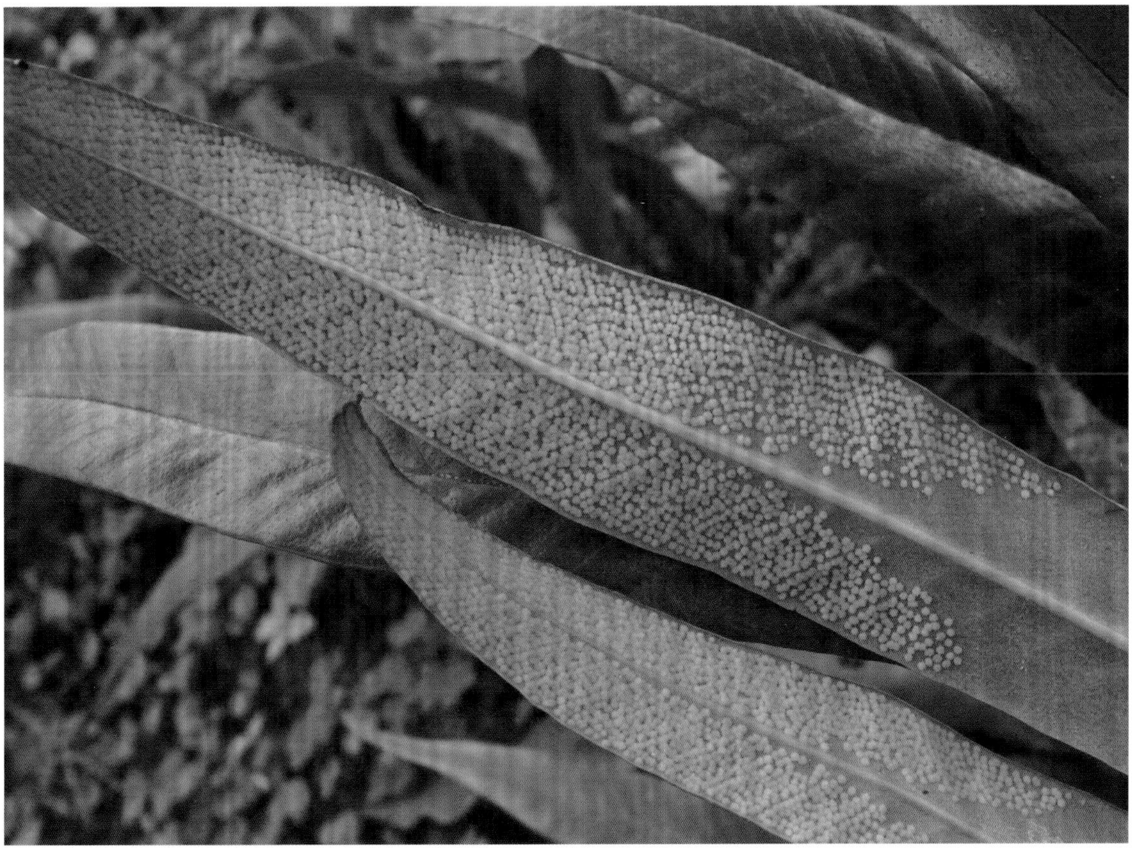

庐山石韦

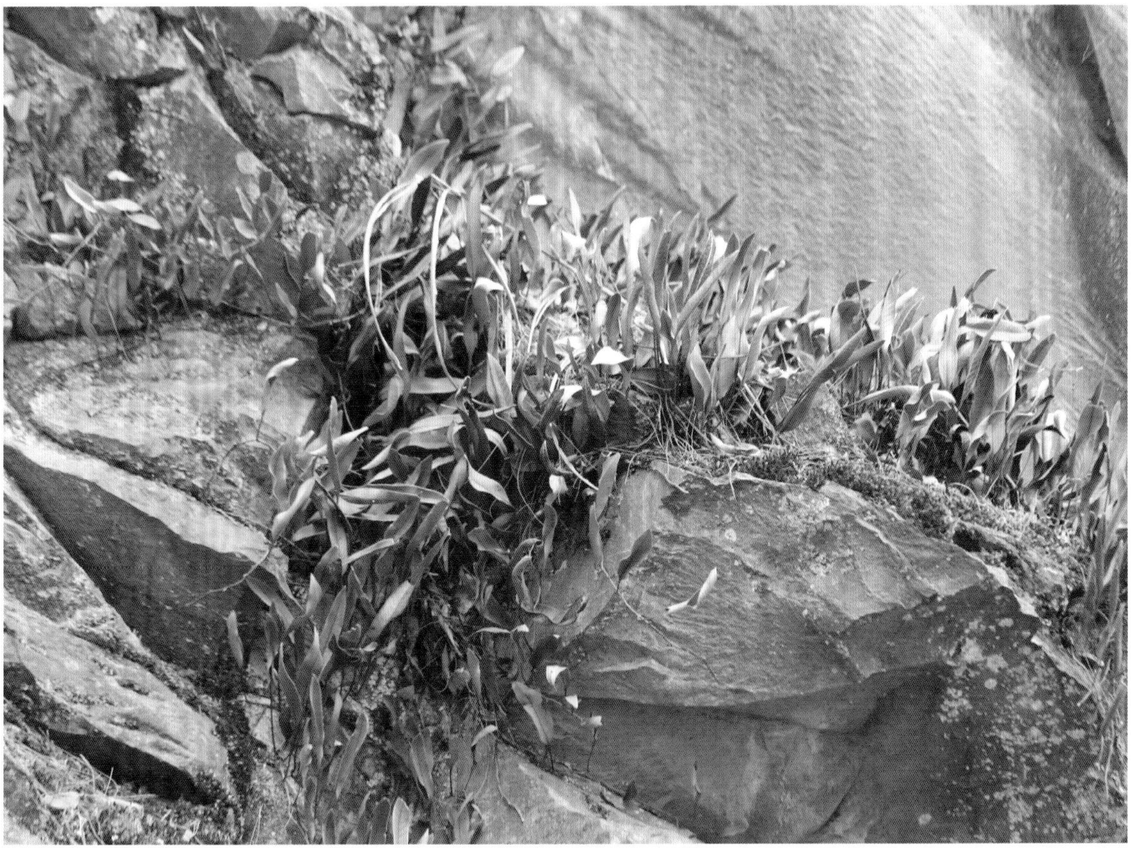

庐山石韦

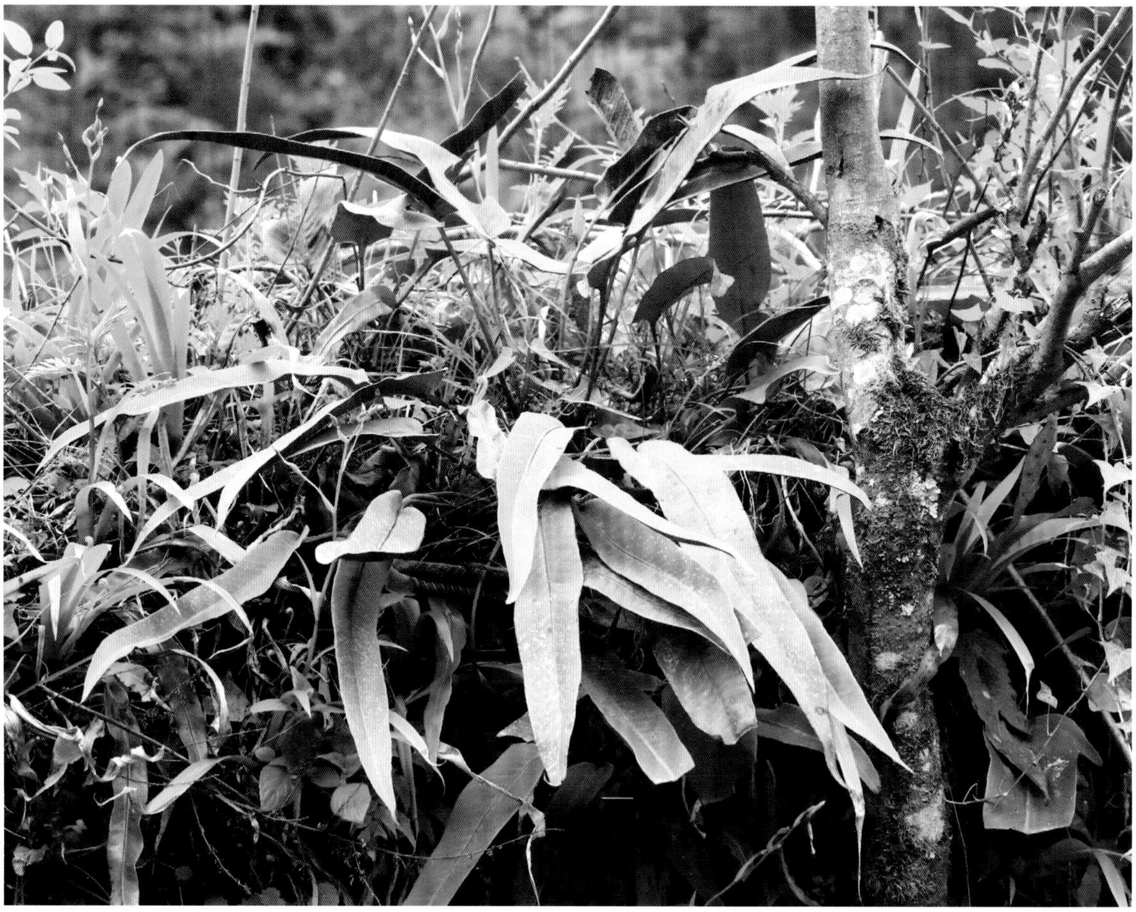

石韦药材

药材鉴别

叶型，坚革质。叶片阔披针形，长 20 ~ 40 cm，宽 3 ~ 5 cm，先端渐尖，基部呈耳状偏斜形，全缘；上表面黄绿色或黄棕色，有黑色凹点，下表面密布短阔的星状毛。孢子囊群呈星点状，在侧脉间排列成行。叶柄粗壮，长 10 ~ 30 cm，直径 3 ~ 5 mm。

功效主治

利水通淋，清肺化痰，凉血止血。主治淋病，水肿，小便不利，痰热咳嗽，咳血，吐血，崩漏及外伤出血。

用法用量

内服：煎汤，9 ~ 15 g；或研末。外用：适量，研末涂敷。

民族药方

1．尿结石　石韦 15 g，金钱草 25 g，海金沙 30 g。水煎服。

2．腹泻　石韦 20 g，金钱草 15 g。水煎服。

3．肾炎性水肿　石韦、凤尾草各 30 g。煨水服。

4．淋浊尿血　石韦、猪鬃草、连钱草各 15 g。煨水服。

5．劳伤咳嗽　石韦、山姜、淫羊藿、岩豇豆、岩白菜、刺梨根各 9 g。煨水服。

6．急、慢性肾炎　有柄石韦叶 20 片左右（相当于 2 ~ 3 g）。加水 500 ~ 1000 ml，每日 1 剂，水煎分 2 次服；亦可用开水浸泡当茶饮；或制成片剂，每片含生药 0.5 g，每次 2 ~ 3 片，每日 3 次。

7．尿路结石　石韦、车前草各 30 ~ 60 g，生栀子 30 g，甘草 9 ~ 15 g。将上药用大锅加水 3000 ~ 3500 ml，煎 40 分钟左右，滤过后灌入热水瓶内，当茶饮。

8．慢性气管炎　石韦、冰糖各 30 g。先煎石韦 3 次，每次 1 小时，约 1500 ml 水煎至 500 ml，再兑入冰糖，即成石韦糖浆剂，此为 1 日量，分 2 次服，病重者可增加 1 倍。

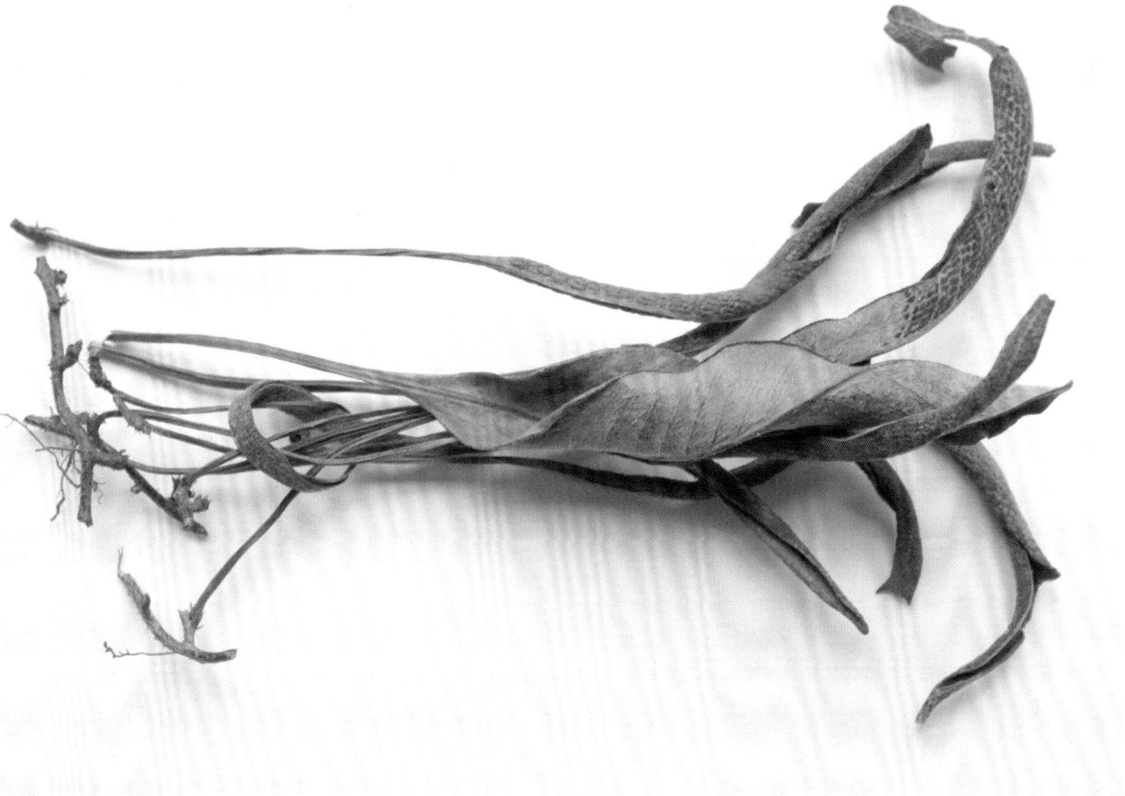

石韦药材

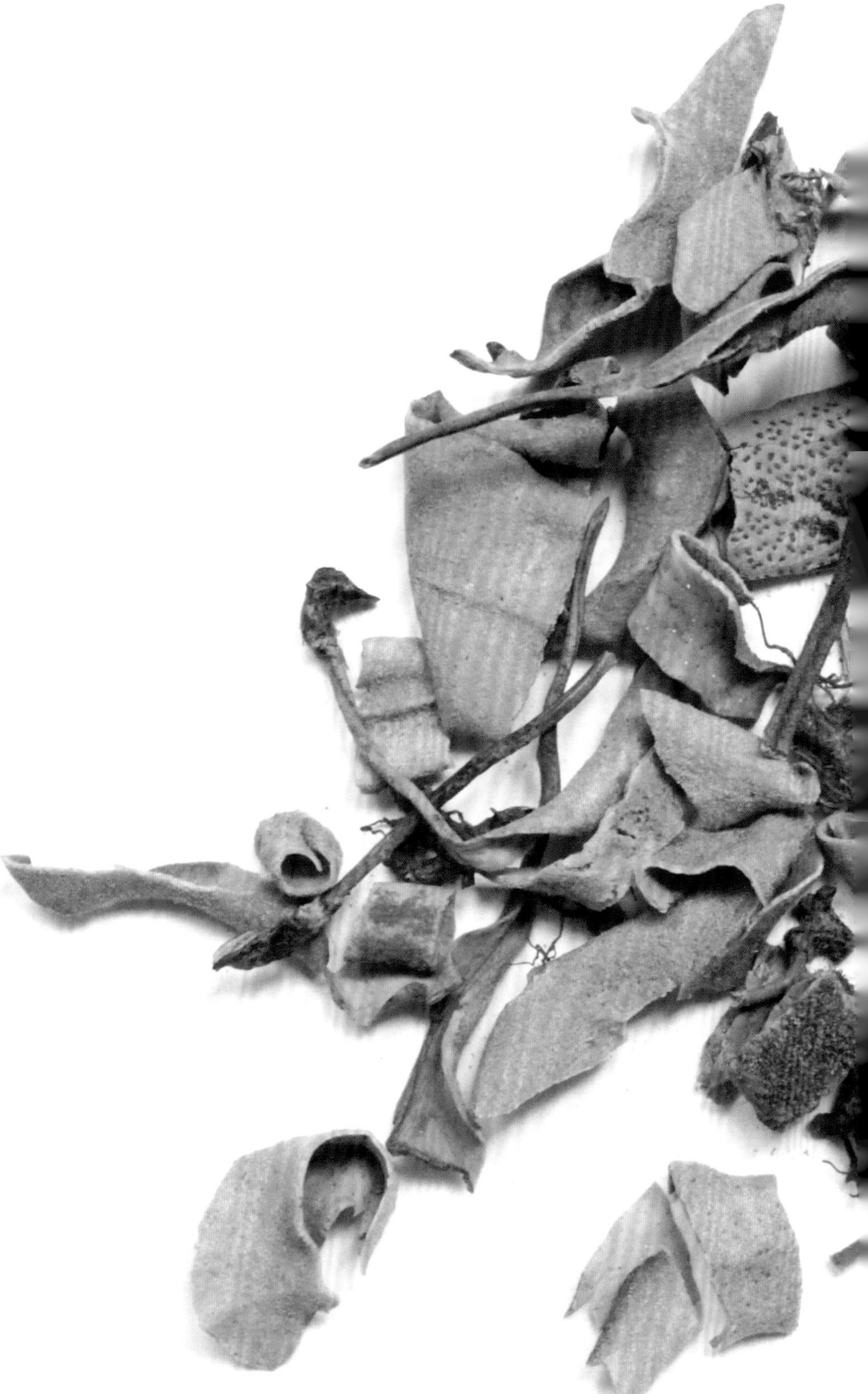

石韦

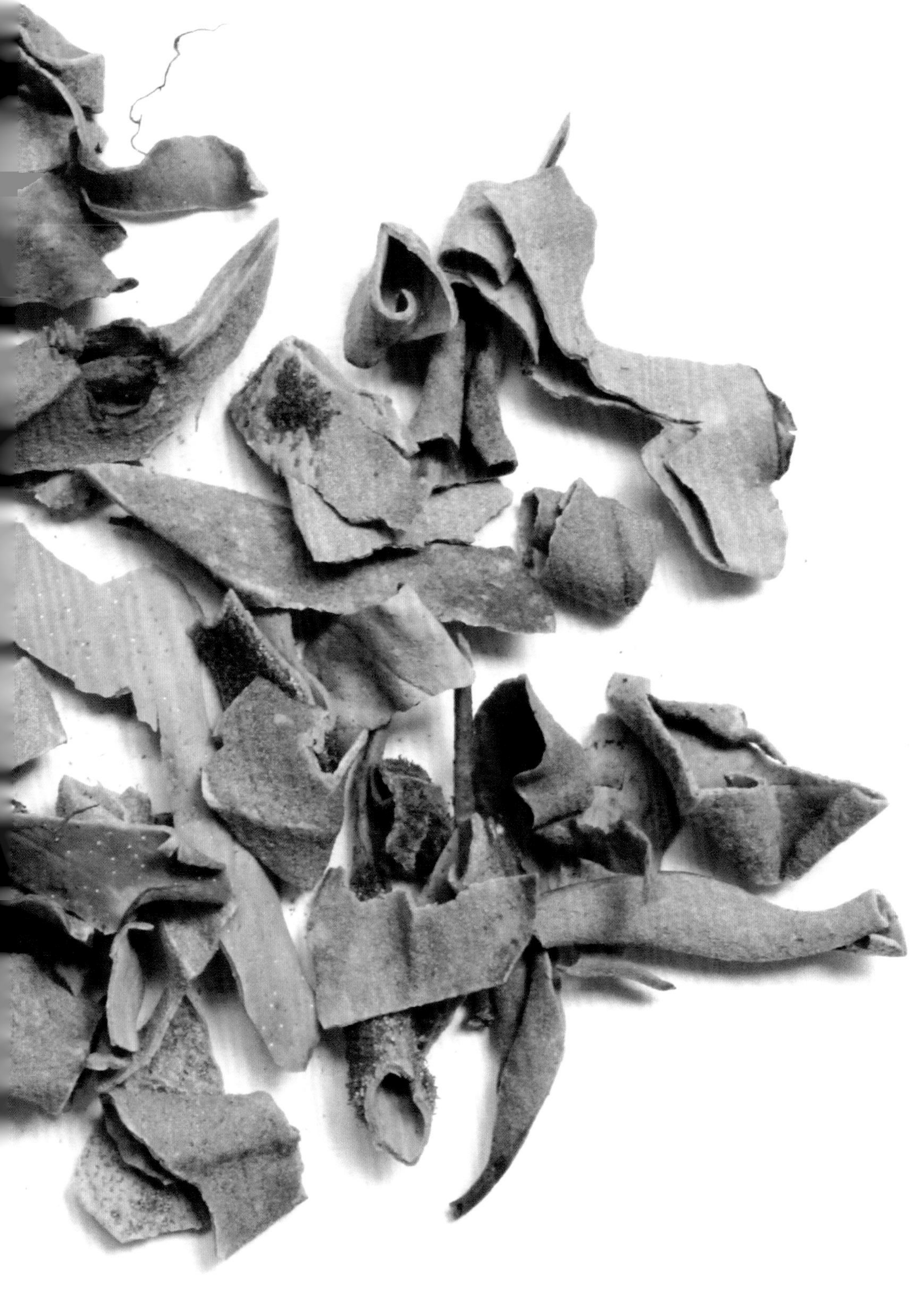

石韦饮片

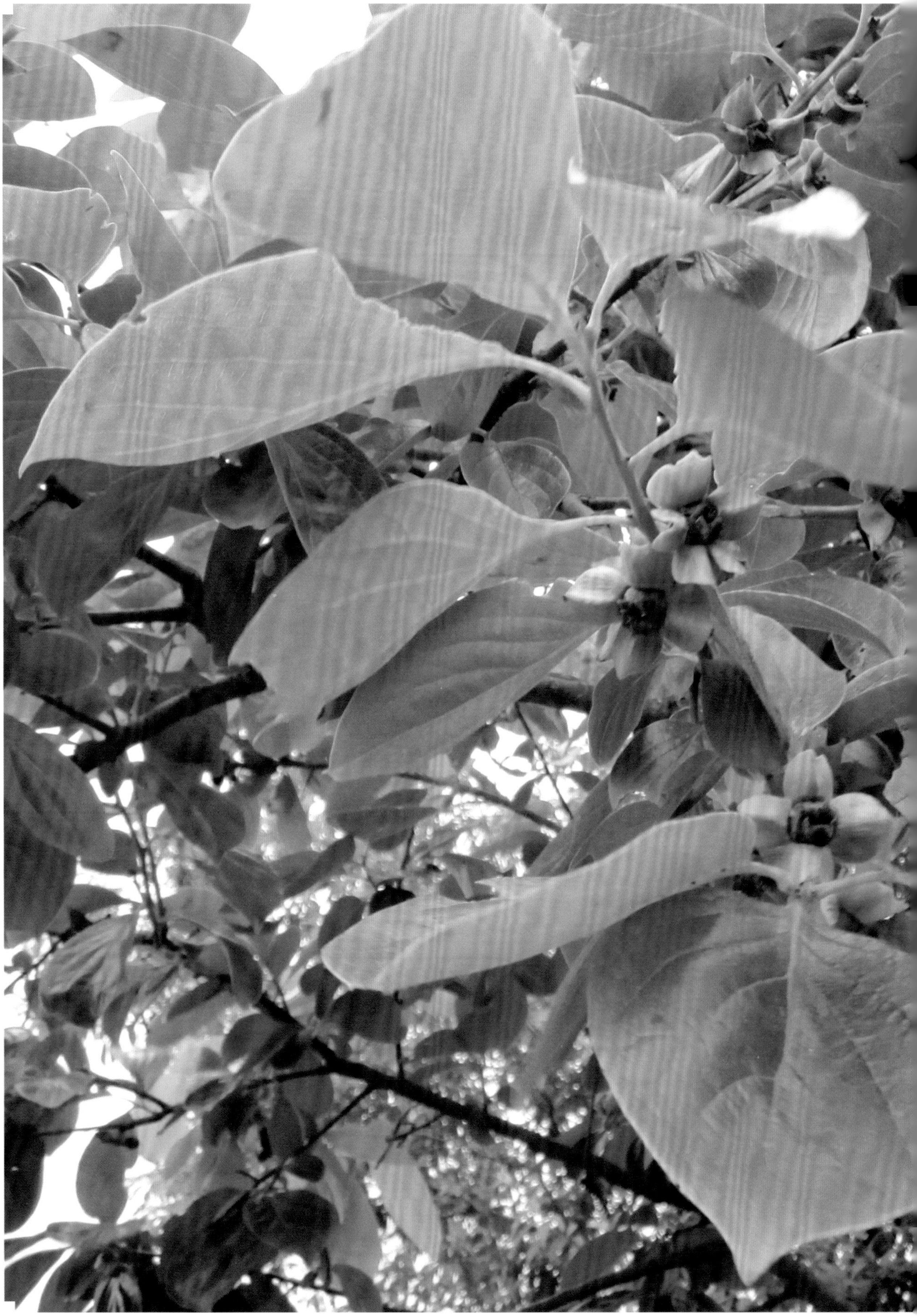

柿子

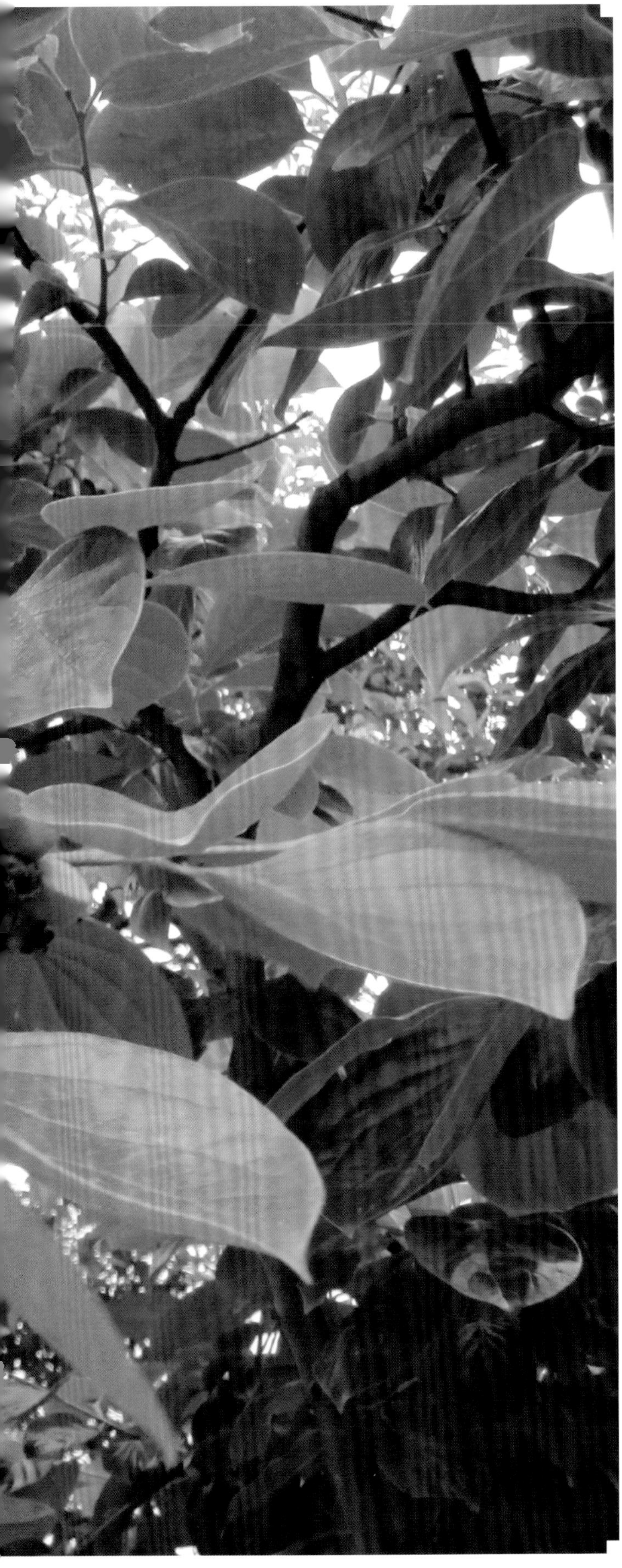

【苗药名】真密。

【别　名】柿、牛果、柿蒂。

【来　源】本品为柿科植物柿 *Diospyros kaki* Thunb. 的叶片或果蒂。

【性味归经】味甜、涩、微苦，性微冷。归热经。

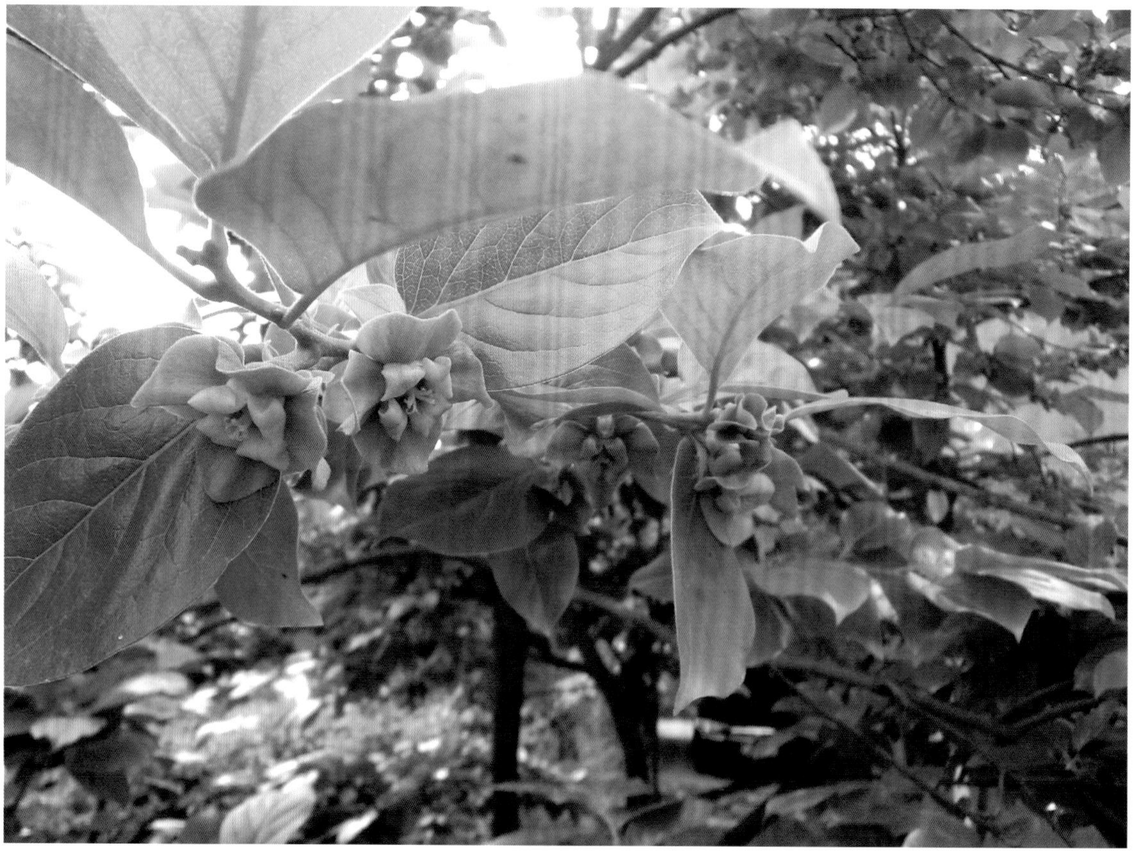

柿

识别特征

落叶乔木，高达 14 m，树皮深灰色至黑色，鳞片状开裂；枝展开，有深棕色皮孔，幼枝有柔毛。叶互生；叶片椭圆形至倒卵形，长 6 ~ 18 cm，宽 3 ~ 9 cm，先端渐尖或钝，基部阔楔形，全缘，上面脉疏生柔毛，下面被茸毛。雌雄异株或同株，雄花聚伞花序；雌花单生叶腋；花萼 4 深裂，果时增大，花冠白色，4 裂；雄花的雄蕊 16 枚，在两性花中 8 ~ 16 枚，雌花有 8 枚退化雄蕊；子房上位，8 室。浆果形状多样，多为卵圆形，直径 3.5 ~ 8.0 cm，橙黄色或鲜红色，花萼宿存。种子褐色，椭圆形。花期 5 月，果期 9—10 月。

生境分布

全国各地有分布或栽培。

采收加工

霜降至立冬间采摘，经脱涩红熟后食用。

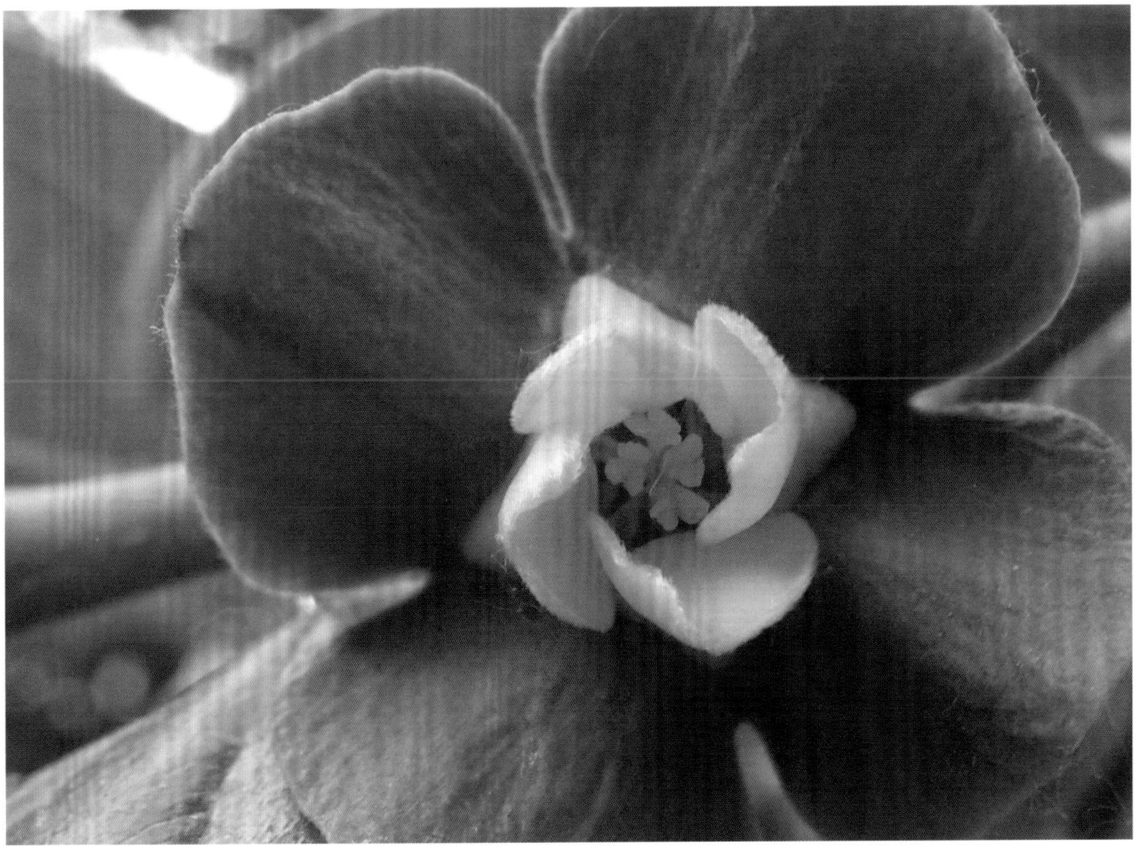

柿

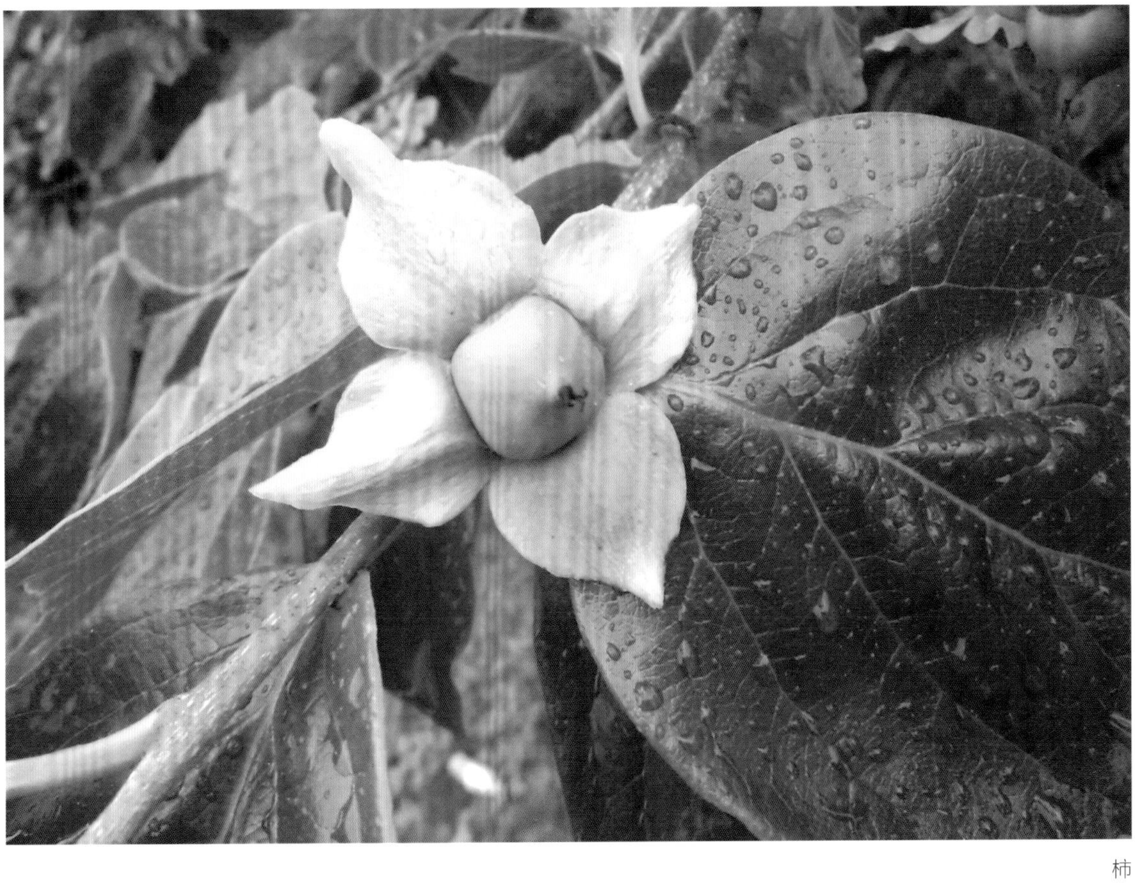

柿

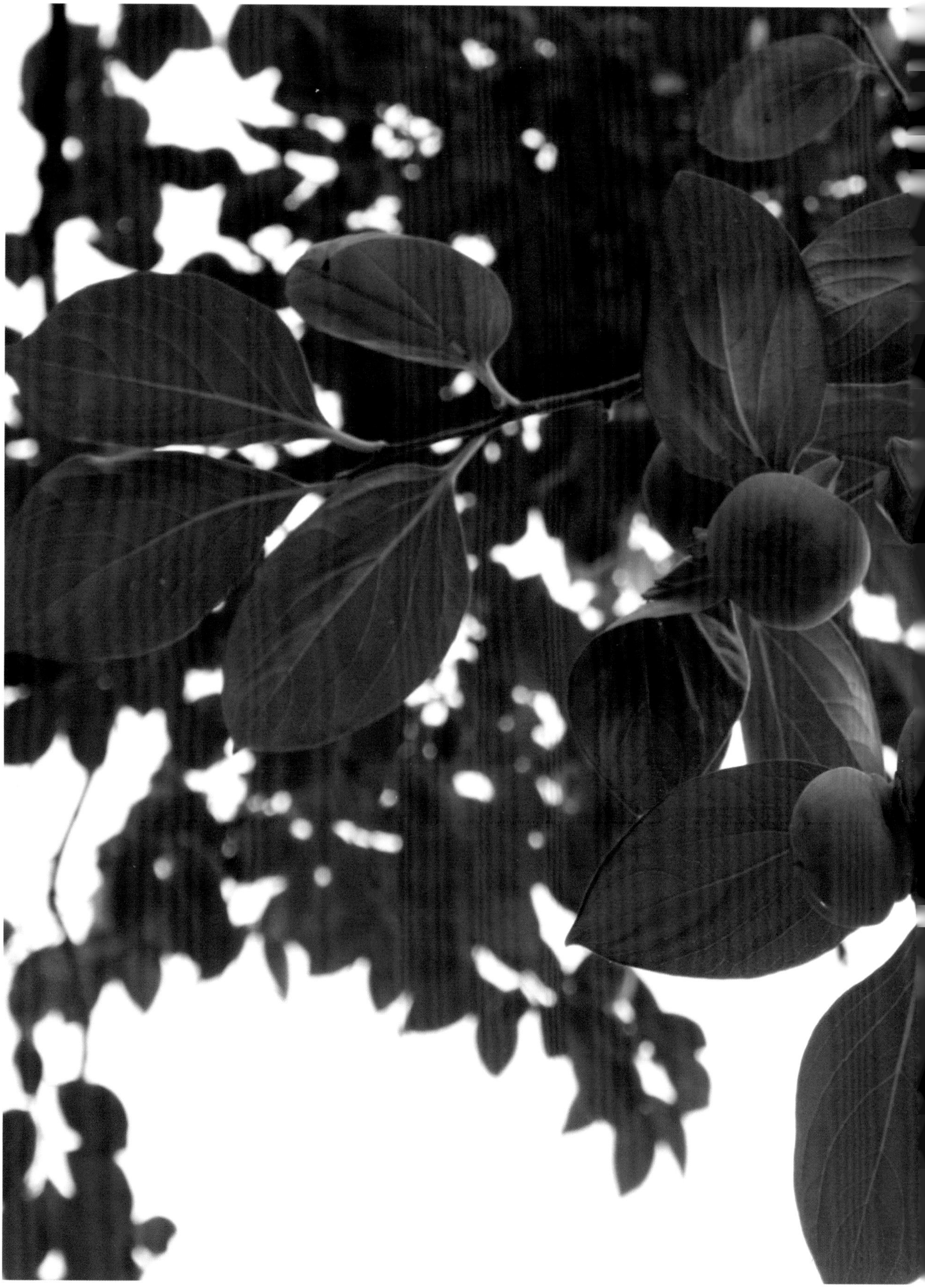

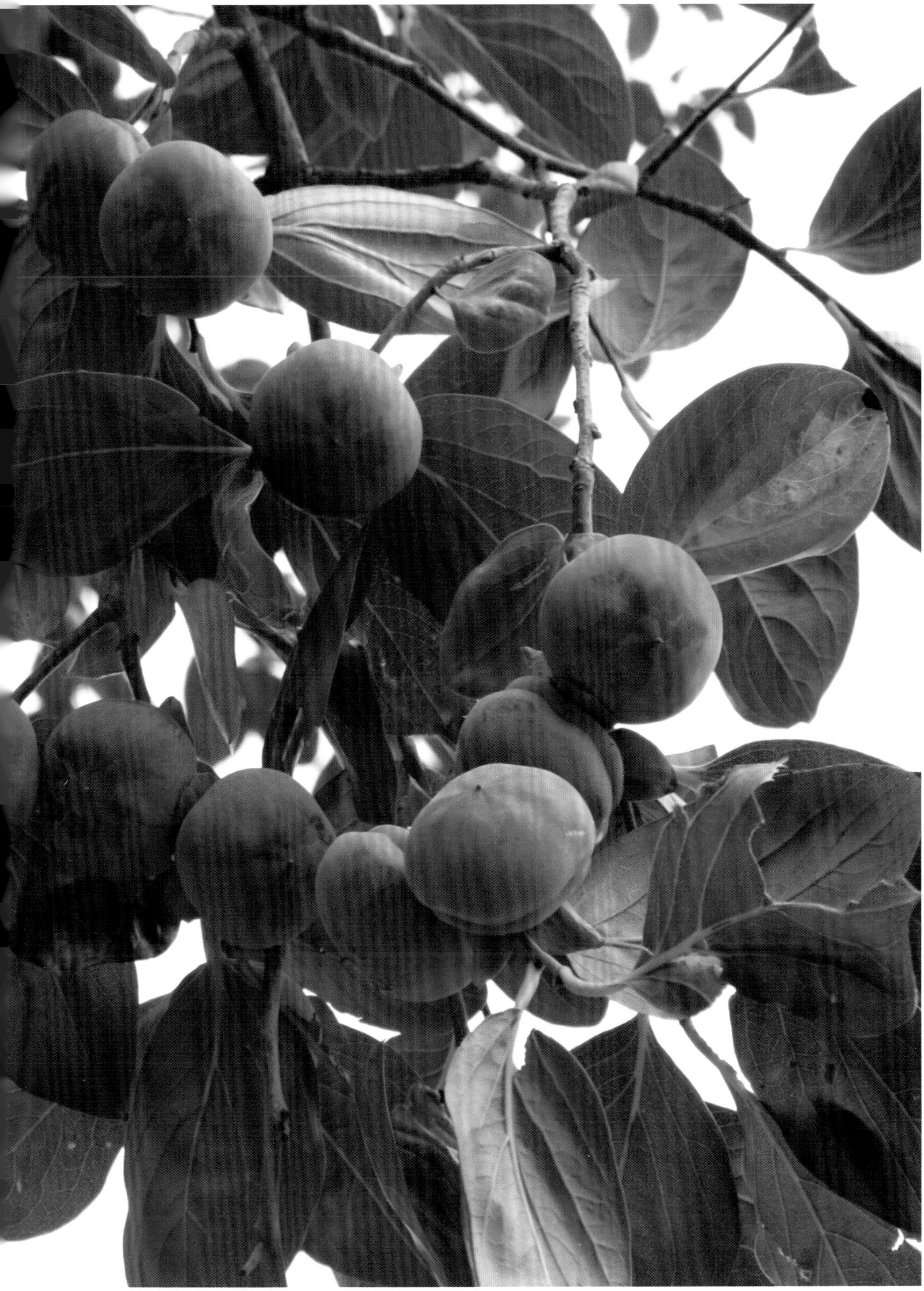

柿

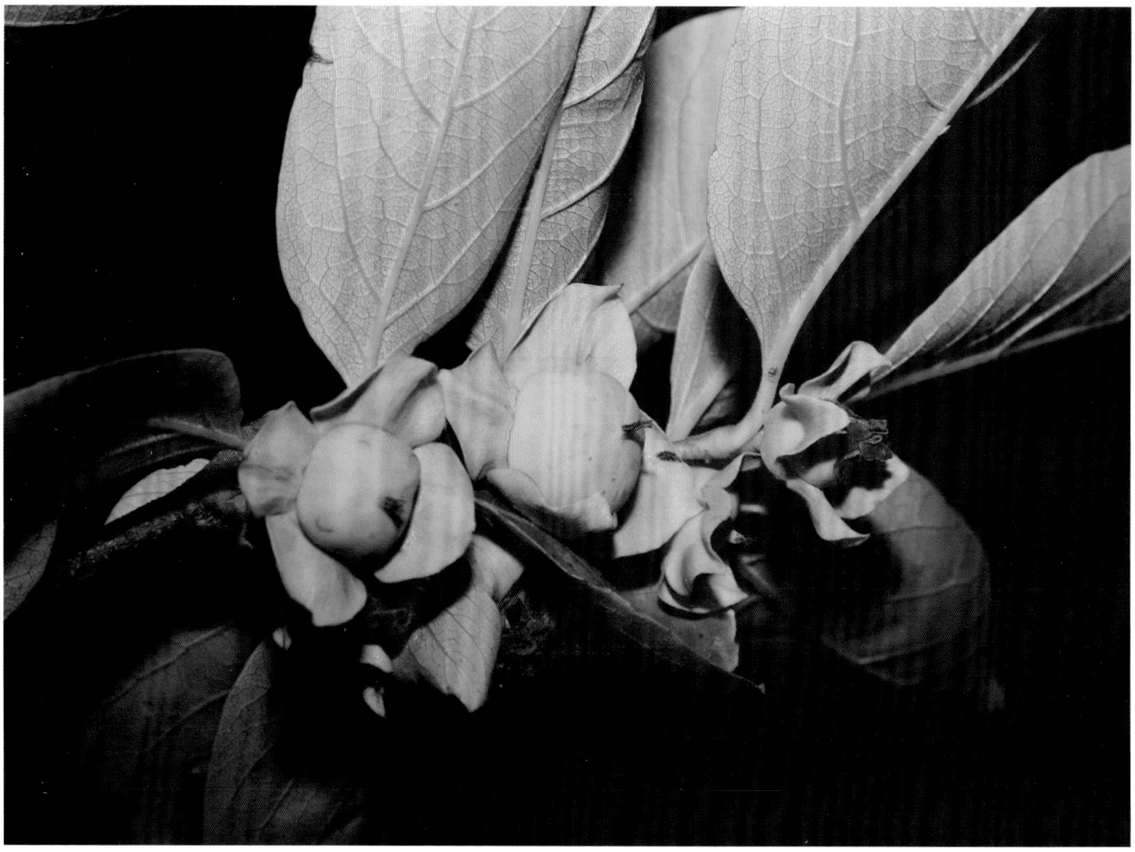

柿

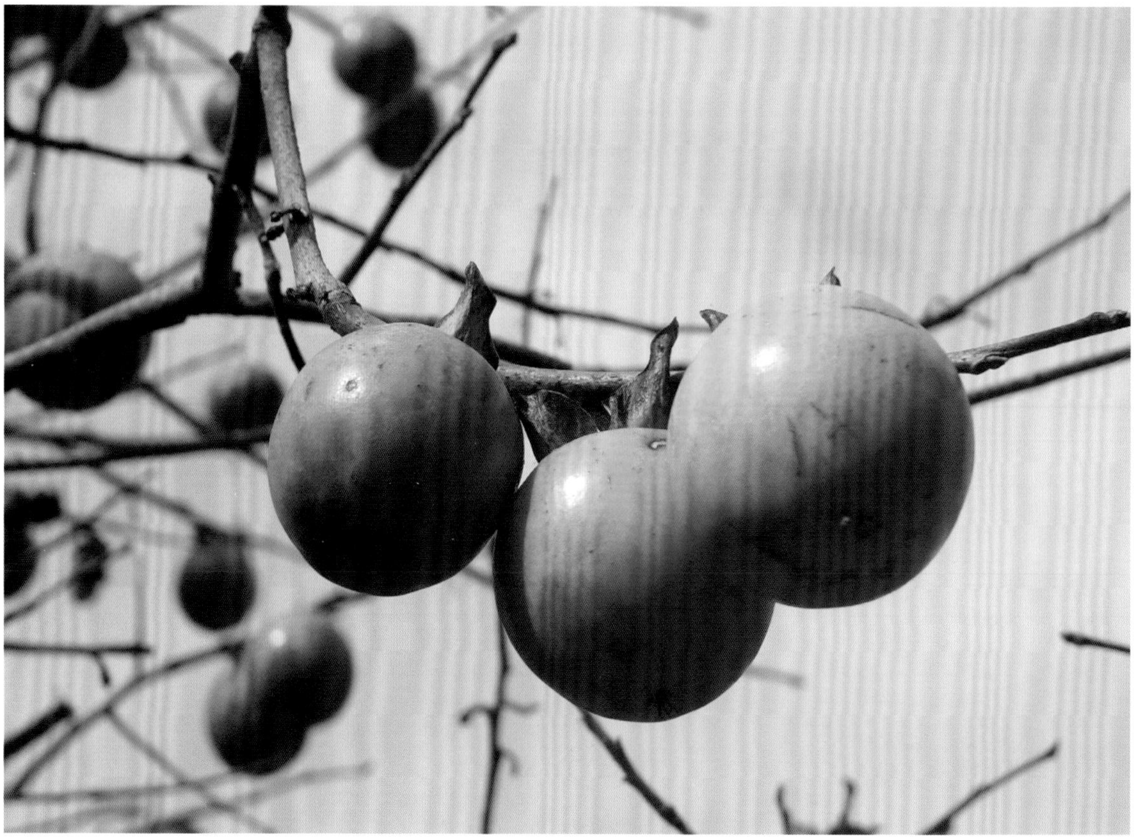

柿

功效主治

清热，润肺，生津，解毒。主治咳嗽，高血压，吐血，热渴，口疮，热痢，便血。

用法用量

内服：适量，作食品；或煎汤；或烧炭研末；或在未成熟时，捣汁冲服。

民族药方

1. **咳喘** 柿叶、羊奶奶叶、五匹风各 30 g。水煎服。
2. **血小板减少症** 干柿叶、油麻血藤、侧柏叶各 10 g。水煎服。
3. **高血压** 柿叶、鬼针草各 10 g。煎水代茶饮。
4. **反胃** 柿蒂（烧灰存性）为末。黄酒调服；或用姜汁、砂糖等份和匀，炖热徐服。

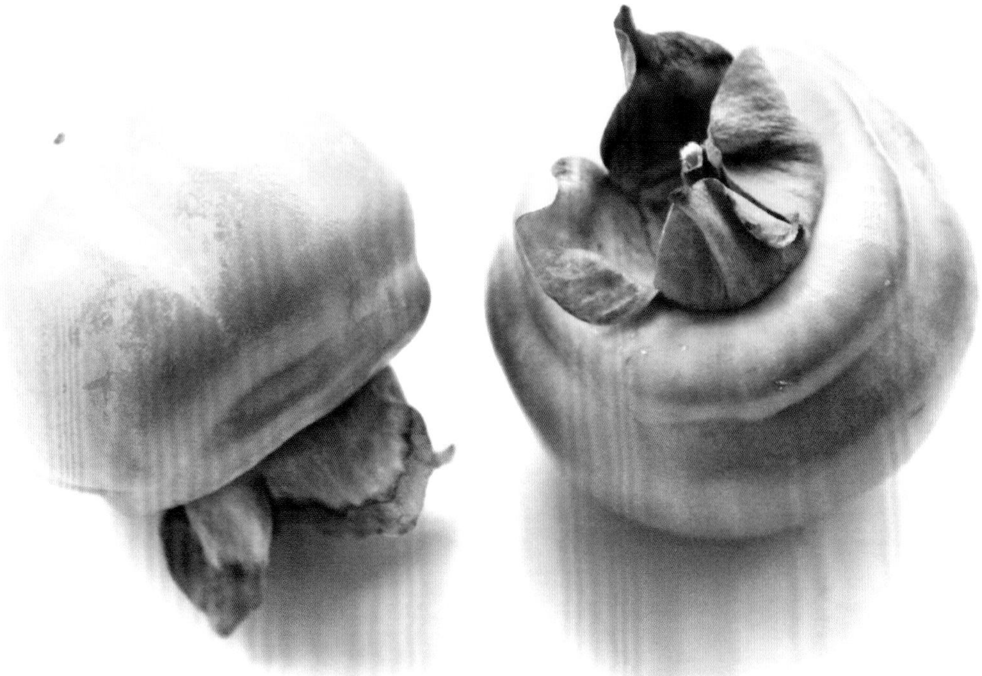

柿子

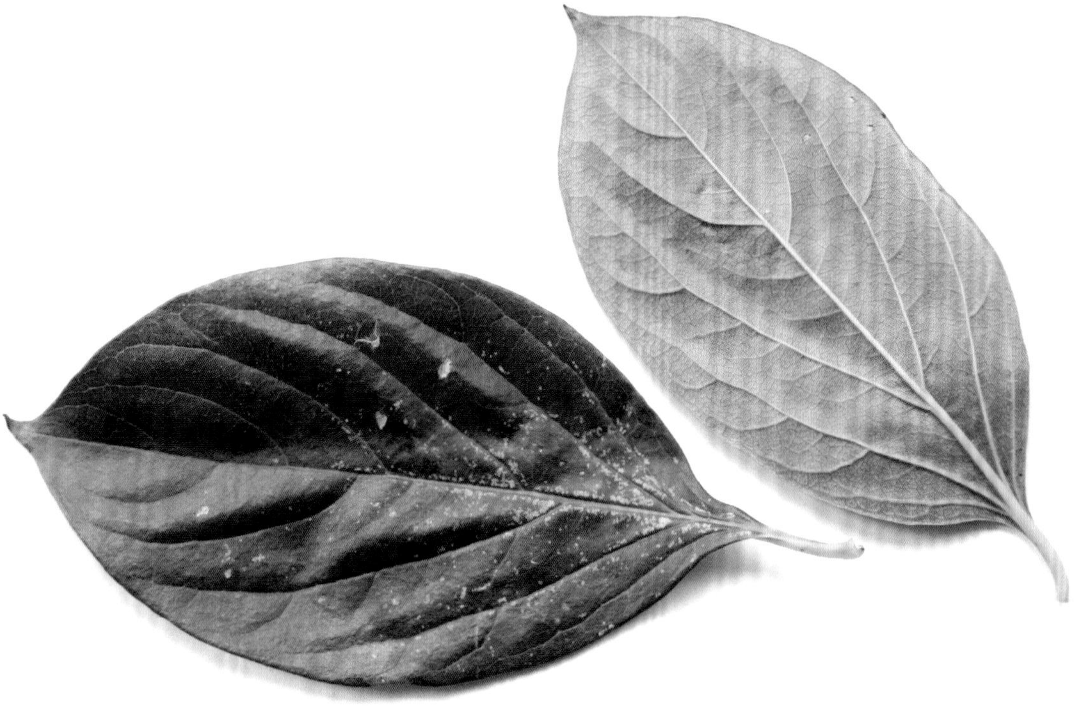

柿叶药材

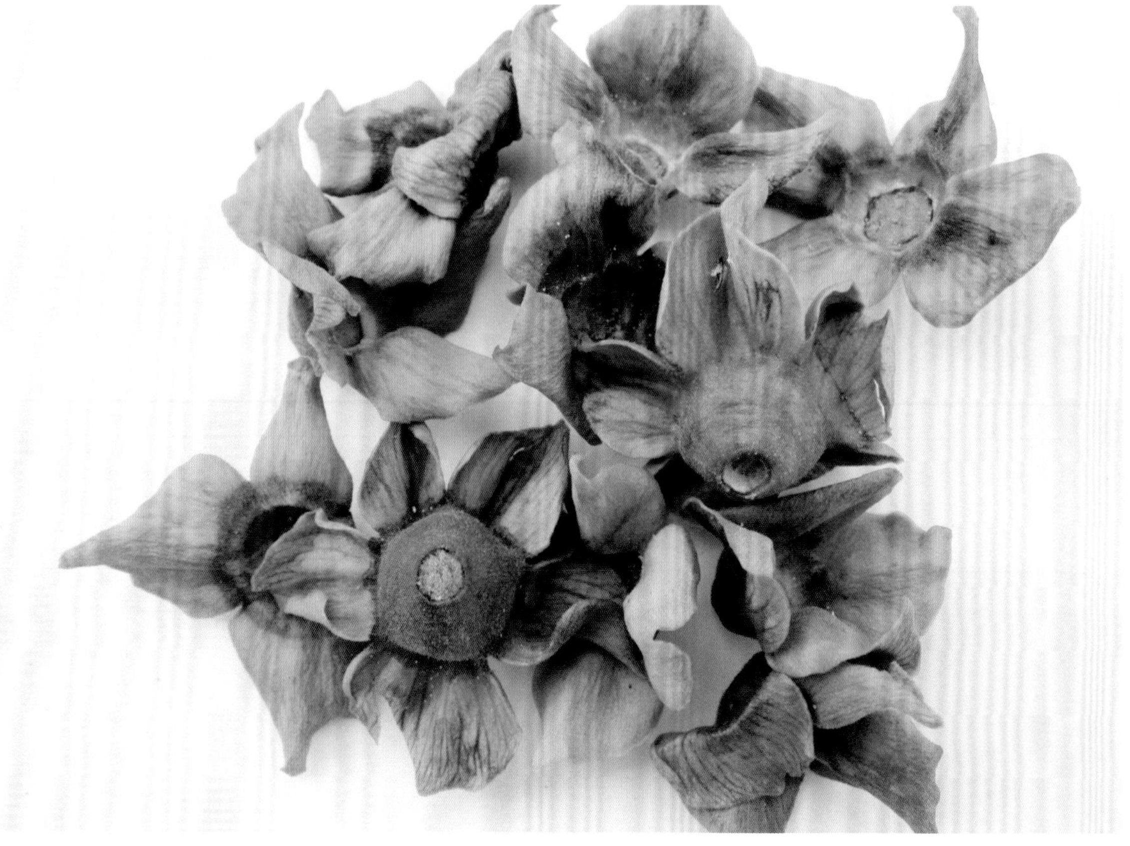

柿蒂药材

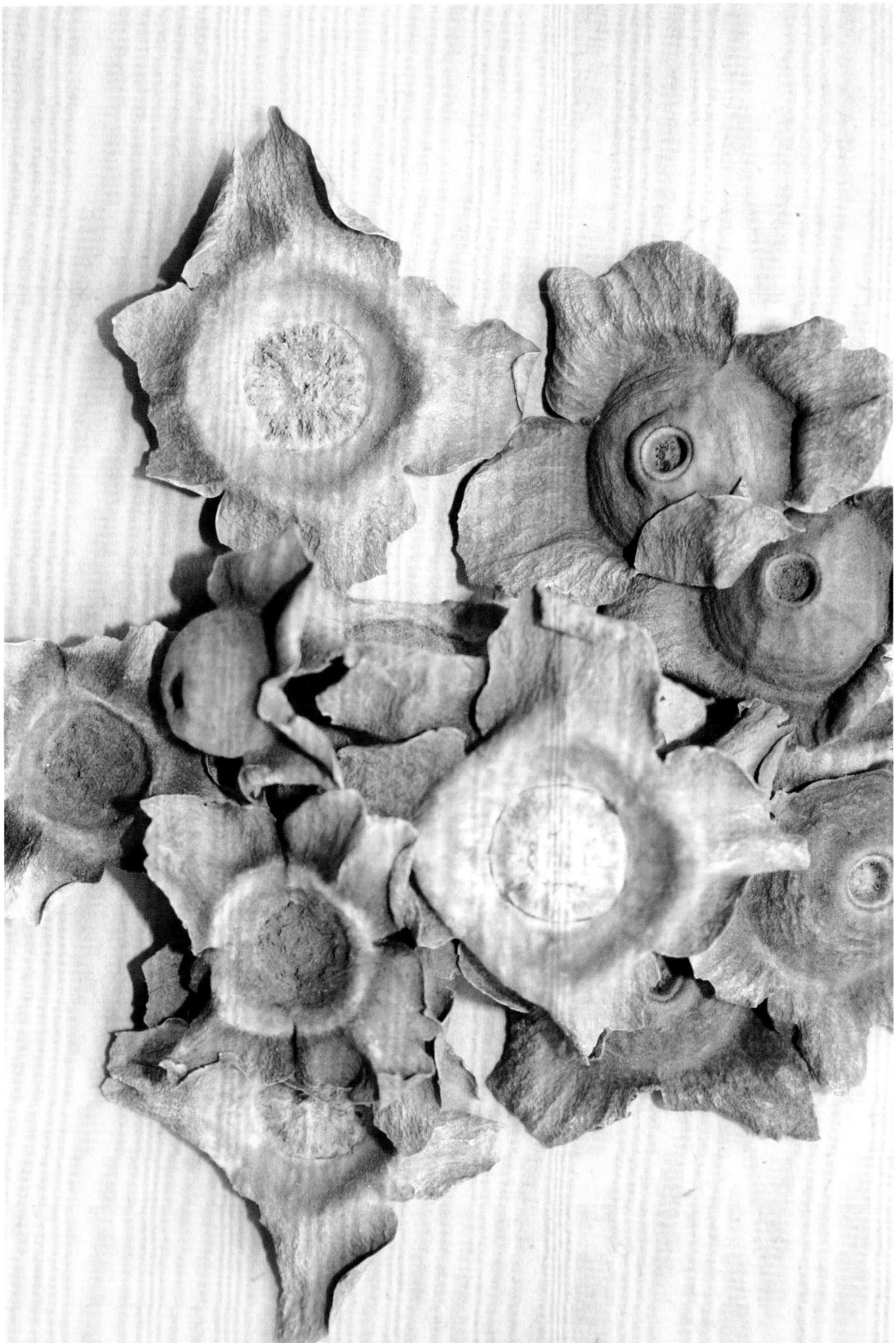

柿蒂饮片

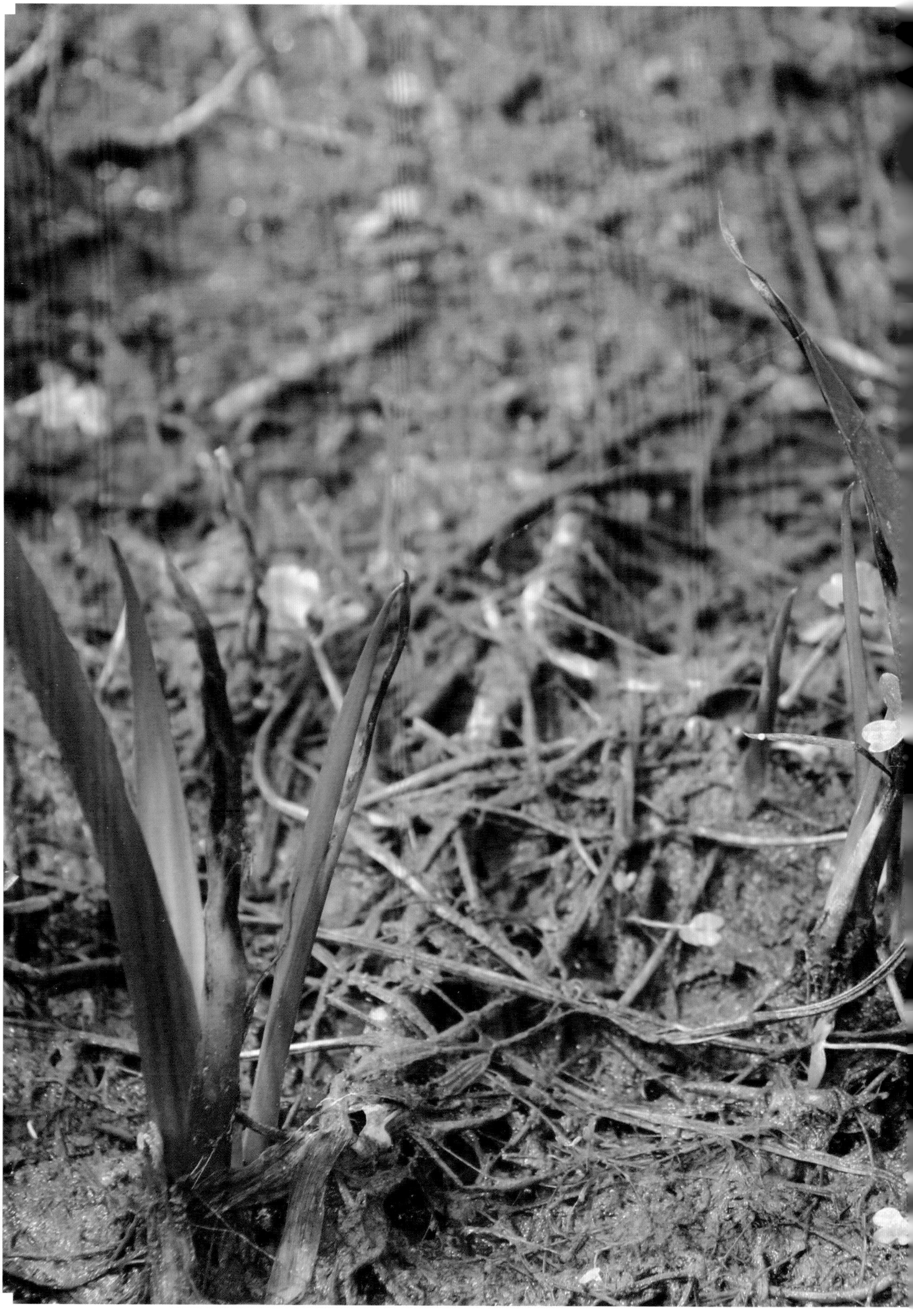

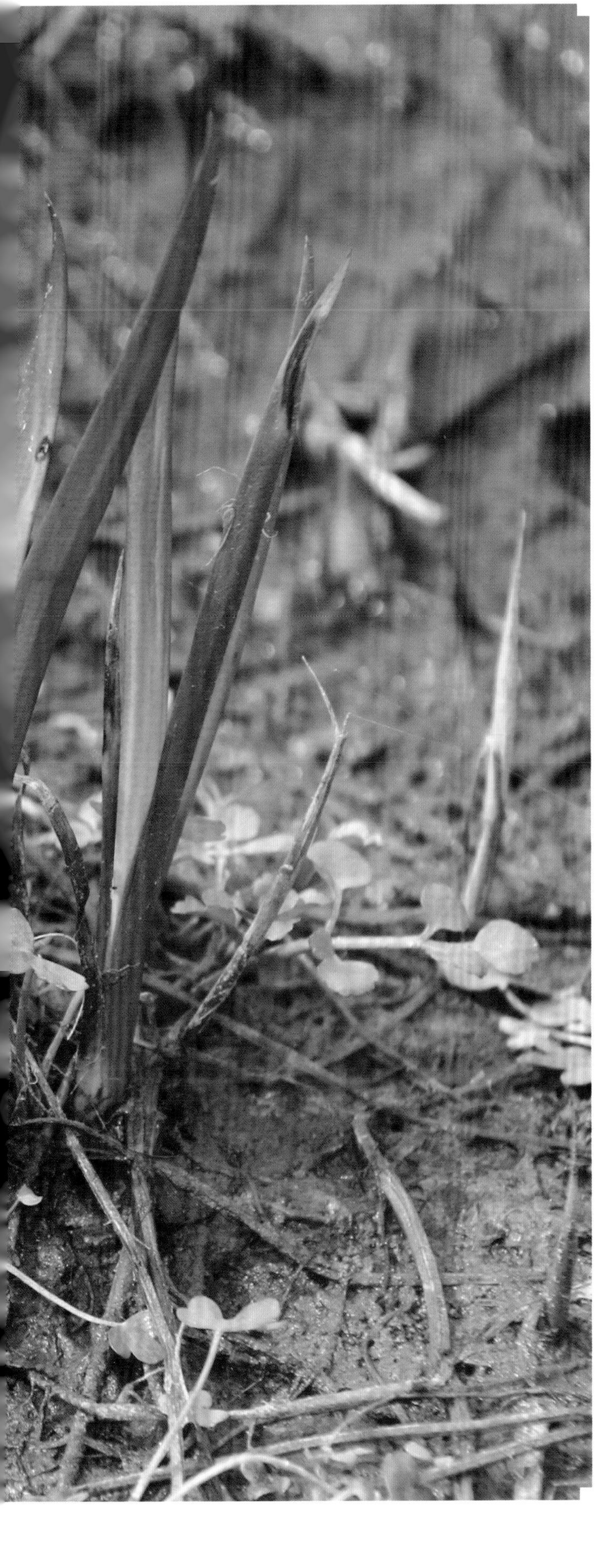

水菖蒲

【苗药名】加保翁。

【别　名】水昌、水宿、茎蒲、白昌、昌蒲、蒲剑、土菖蒲。

【来　源】本品为天南星科植物菖蒲 *Acorus calamus* L. 的根茎。

【性味归经】味辛、苦，性热。归冷经。

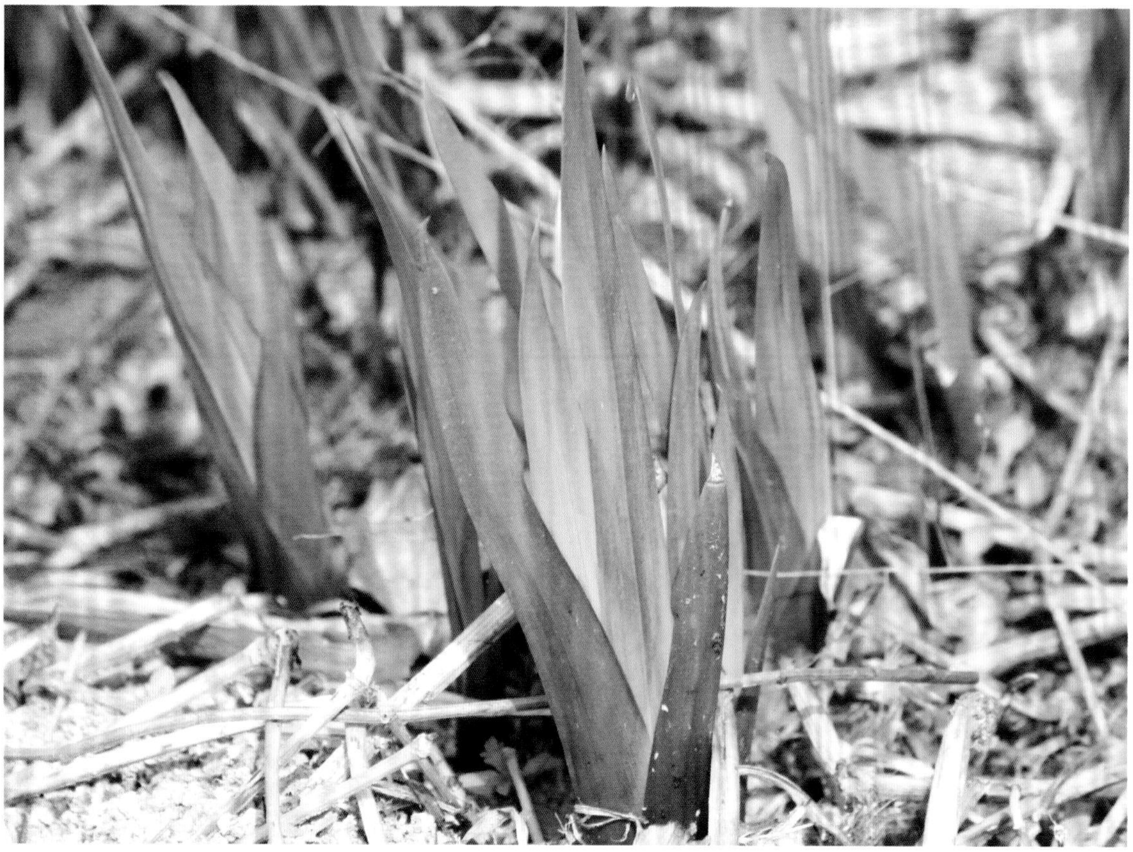

菖蒲

识别特征

多年生草本植物。根茎横走，稍扁，分枝，外皮黄褐色，芳香，肉质根多数，具毛发状须根。叶基生，基部两侧膜质，叶鞘宽 4 ~ 5 mm，向上渐狭；叶片剑状线形，长 90 ~ 150 cm，中部宽 1 ~ 3 cm，基部宽，对折，中部以上渐狭，草质，绿色，光亮，中脉在两面均明显隆起，侧脉 3 ~ 5 对。花序柄三棱形，长 15 ~ 50 cm；叶状佛焰苞剑状线形，长 30 ~ 40 cm；肉穗花序狭锥状圆柱形；花两性，黄绿色，花被片 6，雄蕊 6，花丝短；雌蕊 1，子房上位。浆果长圆形，红色。花期 5—6 月，果期 7—10 月。

生境分布

生长于海拔 2600 m 以下的水边、沼泽湿地或湖泊浮岛上；也有栽培。分布于全国各地。

采收加工

栽种 2 年后即可采收。全年均可采收，但以 8—9 月采挖者良。挖取根茎后，洗净泥沙，去除须根，晒干。

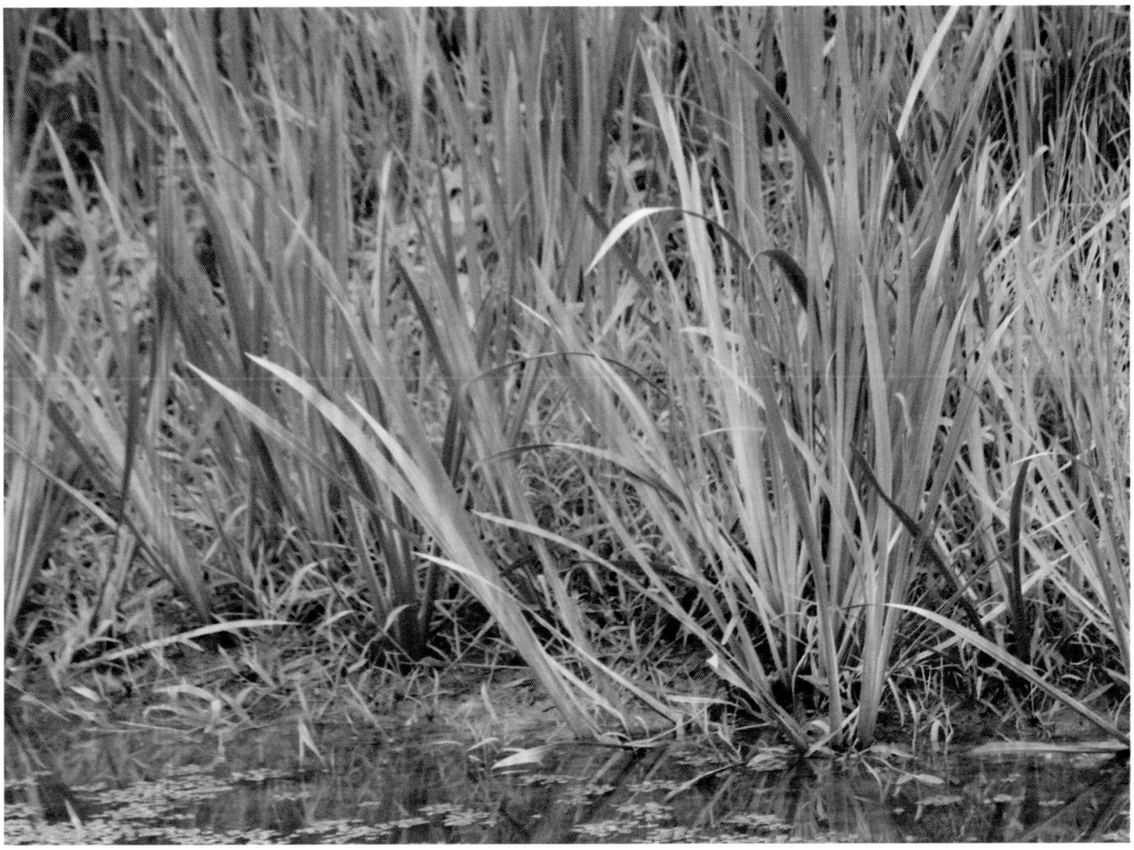

菖蒲

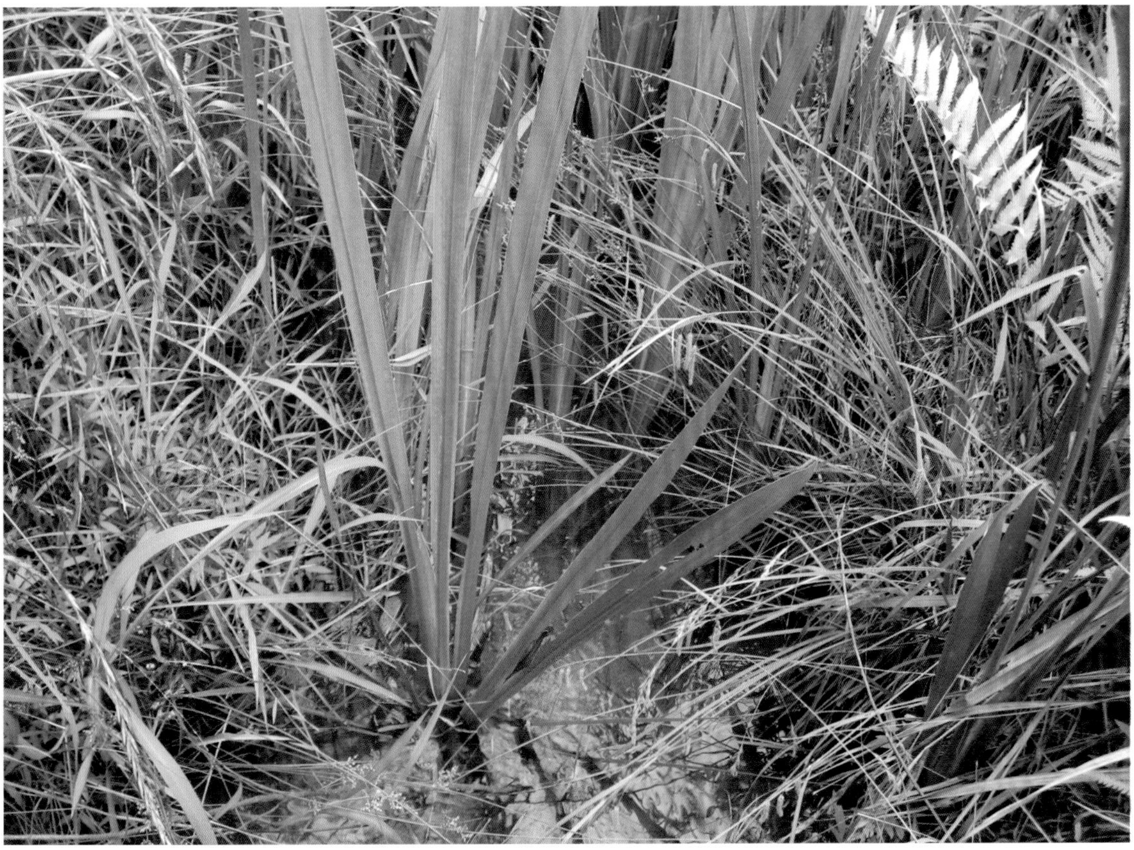

菖蒲

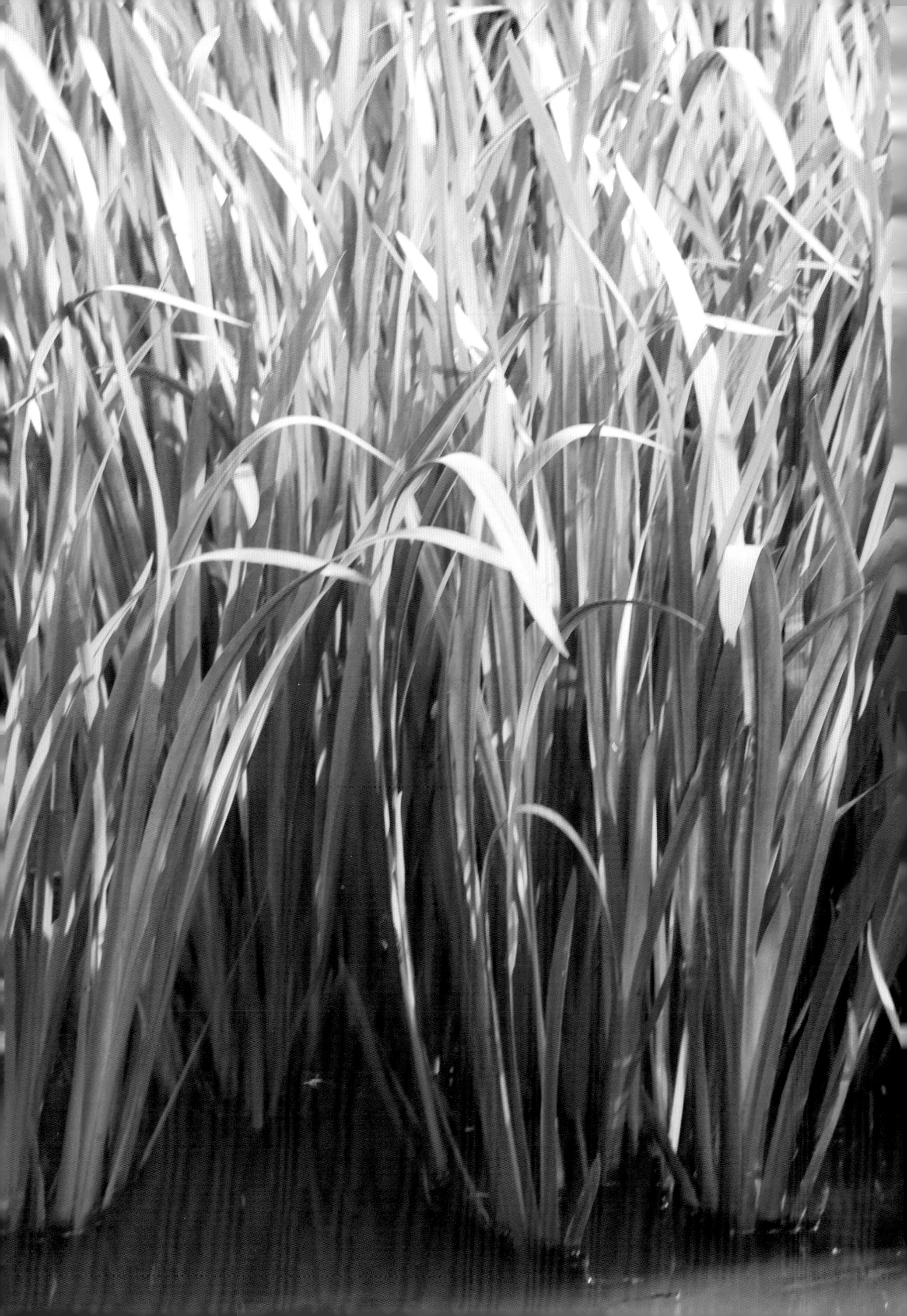

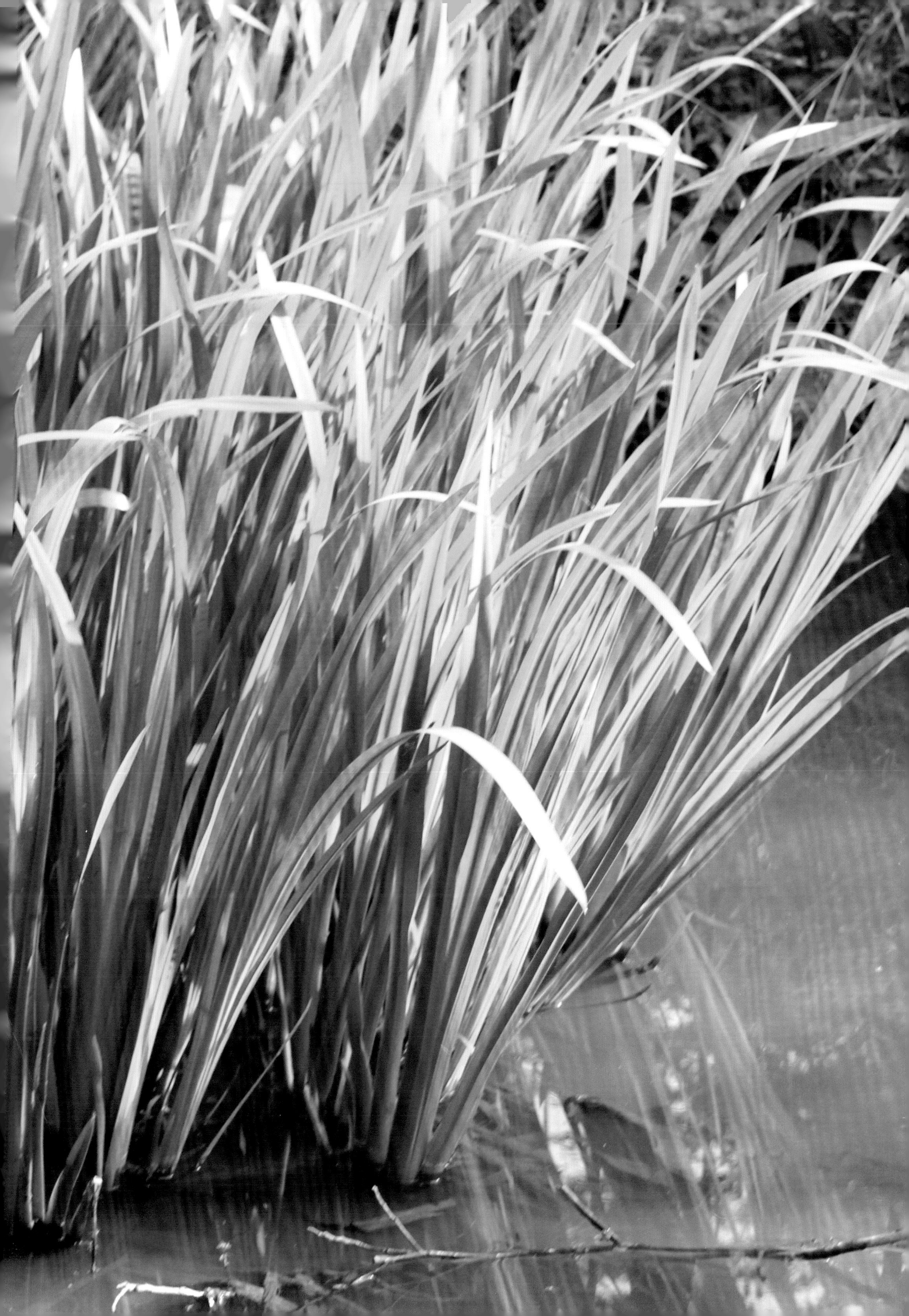

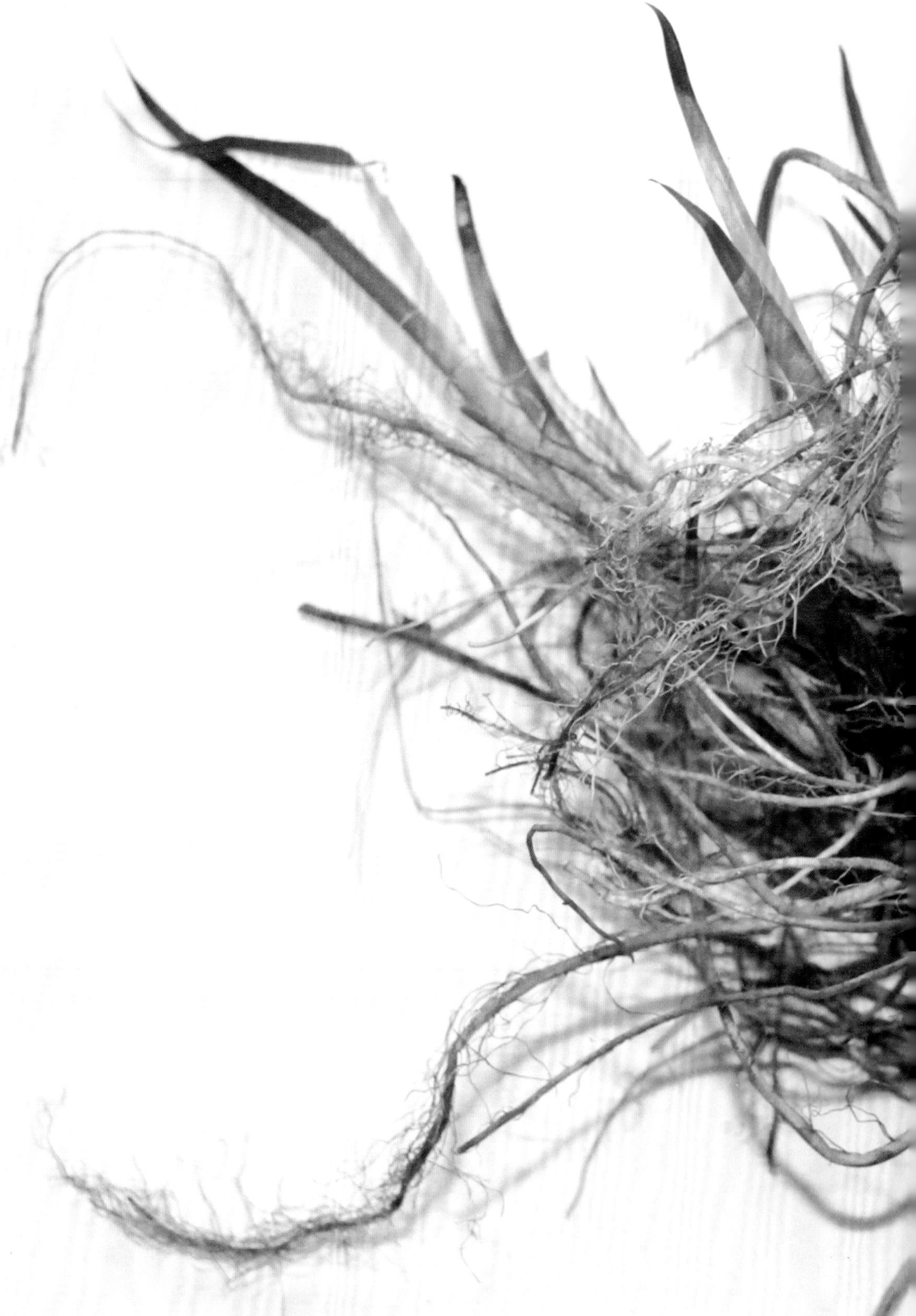

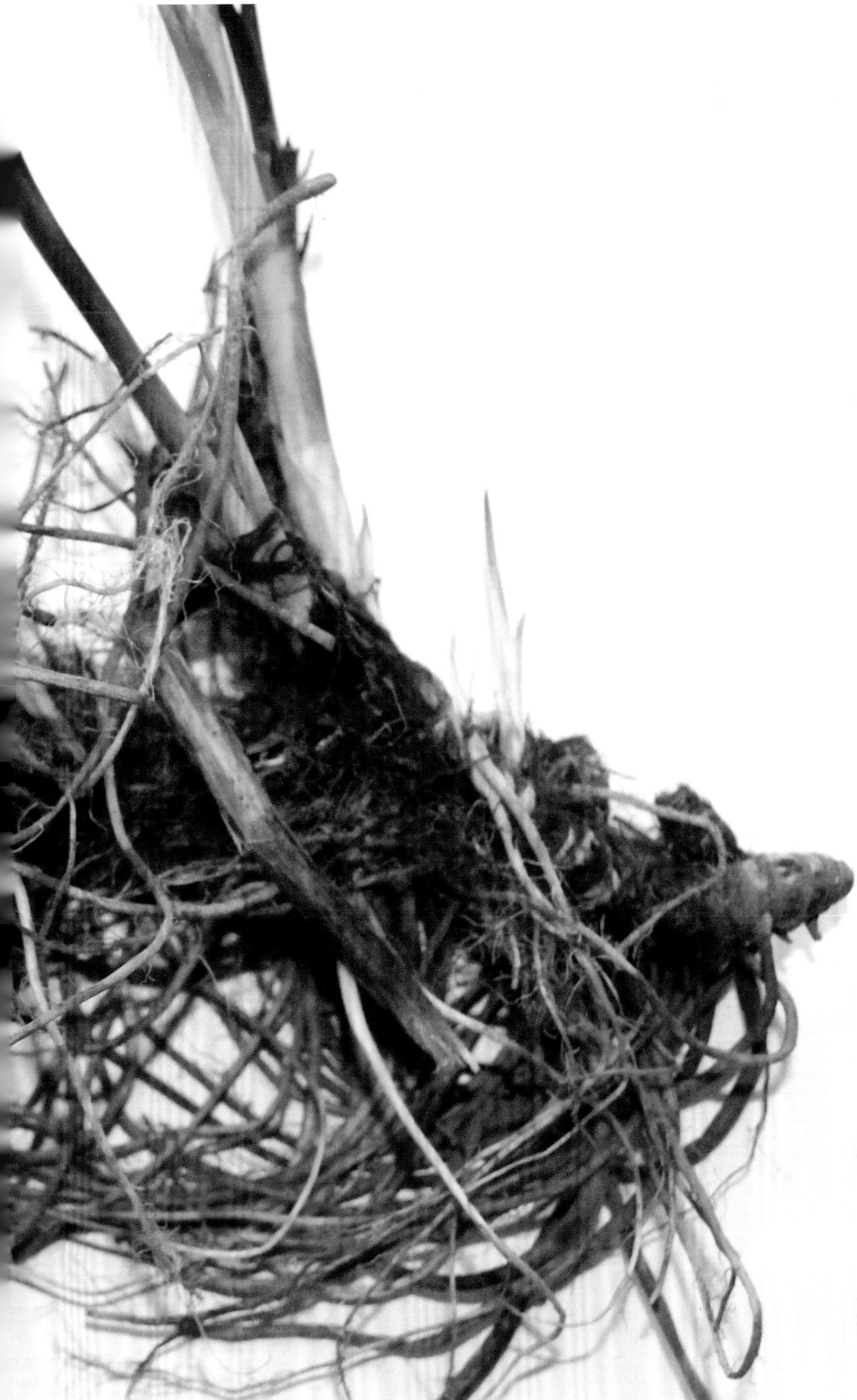

水菖蒲药材

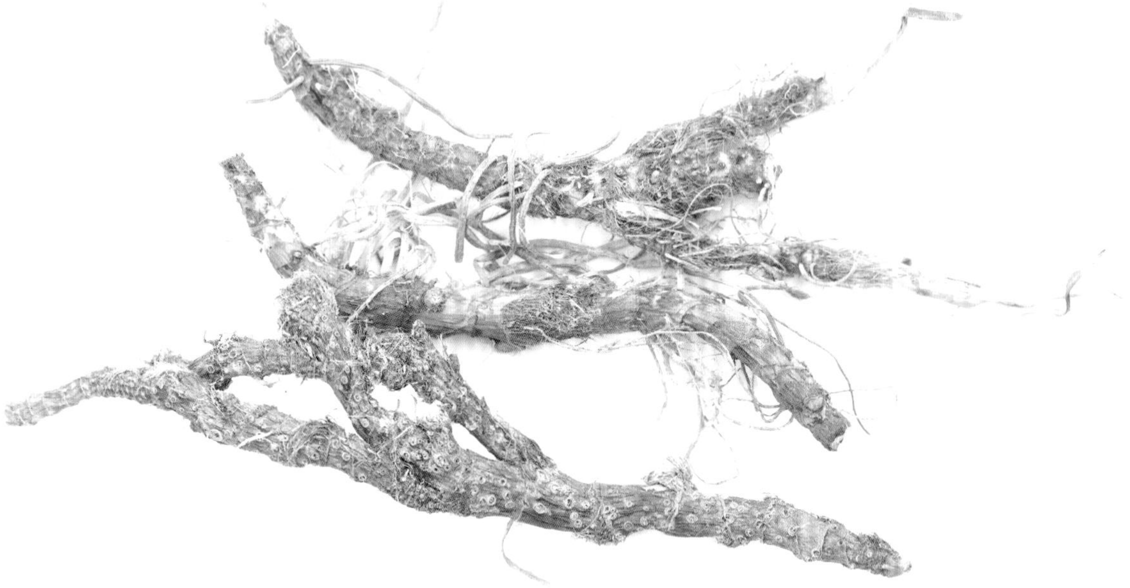

水菖蒲药材

药材鉴别

根茎扁圆柱形，少有分枝；长 10 ~ 24 cm，直径 1.0 ~ 1.5 cm。表面类白色至棕红色，有细纵纹；节间长 0.2 ~ 1.5 cm，上侧有较大的类三角形叶痕，下侧有凹陷的圆点状根痕，节上残留棕色毛须。质硬，折断面海绵样，类白色或淡棕色；横切面内皮层环明显，有多数小空洞及维管束小点；气较浓烈而特异，味苦、辛。以根茎粗大、表面黄白色、去尽鳞叶及须根者为佳。

功效主治

化痰开窍，除湿健胃，杀虫止痒。主治痰厥昏迷，脑卒中，癫痫，食积腹痛。

用法用量

内服：煎汤，6 ~ 9 g。外用：适量。

民族药方

1．痢疾　水菖蒲根 3 g。切细，冷开水吞服，1 次服用，连用 2 剂。

2．蛇风症　水菖蒲、鹿含草、蛇泡草各 10 g。水煎服。

3．心胃气痛　水菖蒲、万年荞各 10 g。水煎服。

4．水肿　水菖蒲、商陆各 10 g，水高粱、水冬瓜根皮各 31 g。水煎服。

5．经期腹痛　水菖蒲、益母草、连钱草、紫苏梗、红花、月季花各 6 g，小血藤 3 g。泡酒内服。

6．月经不调　水菖蒲、月月红、杜仲、红鸡冠花各 3 g。蒸酒 125 ml 内服。

7．慢性气管炎　用菖蒲制剂。胶囊：每粒含生药 0.3 g，每次 2 粒，每日 2 ~ 3 次；注射剂：每 1 ml 含生药 1 g，每日 1 次，2 ml 肌内注射，10 日为 1 个疗程。

8．化脓性角膜炎　干菖蒲根 60 g。加水 300 ml，文火煎至 100 ml，去渣过滤，调整 pH 值为中性；或用菖蒲根 150 g，经水煎、过滤及乙醇反复处理，调整 pH 值至 7.0，经高压灭菌。用于点眼，每次 2 ~ 3 滴，每日 3 次；或行眼浴，每次 10 分钟，每日 1 次。

9．细菌性痢疾，肠炎　鲜菖蒲根适量。切片晒干，研成细末，装入胶囊，每粒 0.3 g，每次 3 粒（小儿减半），每日 3 次，温开水送服。

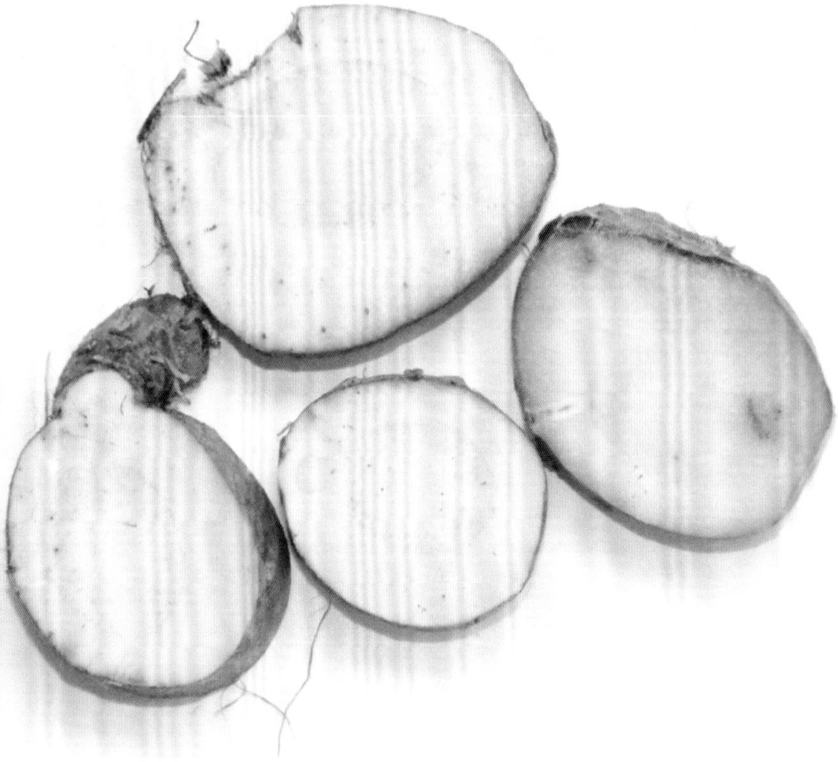

水菖蒲药材

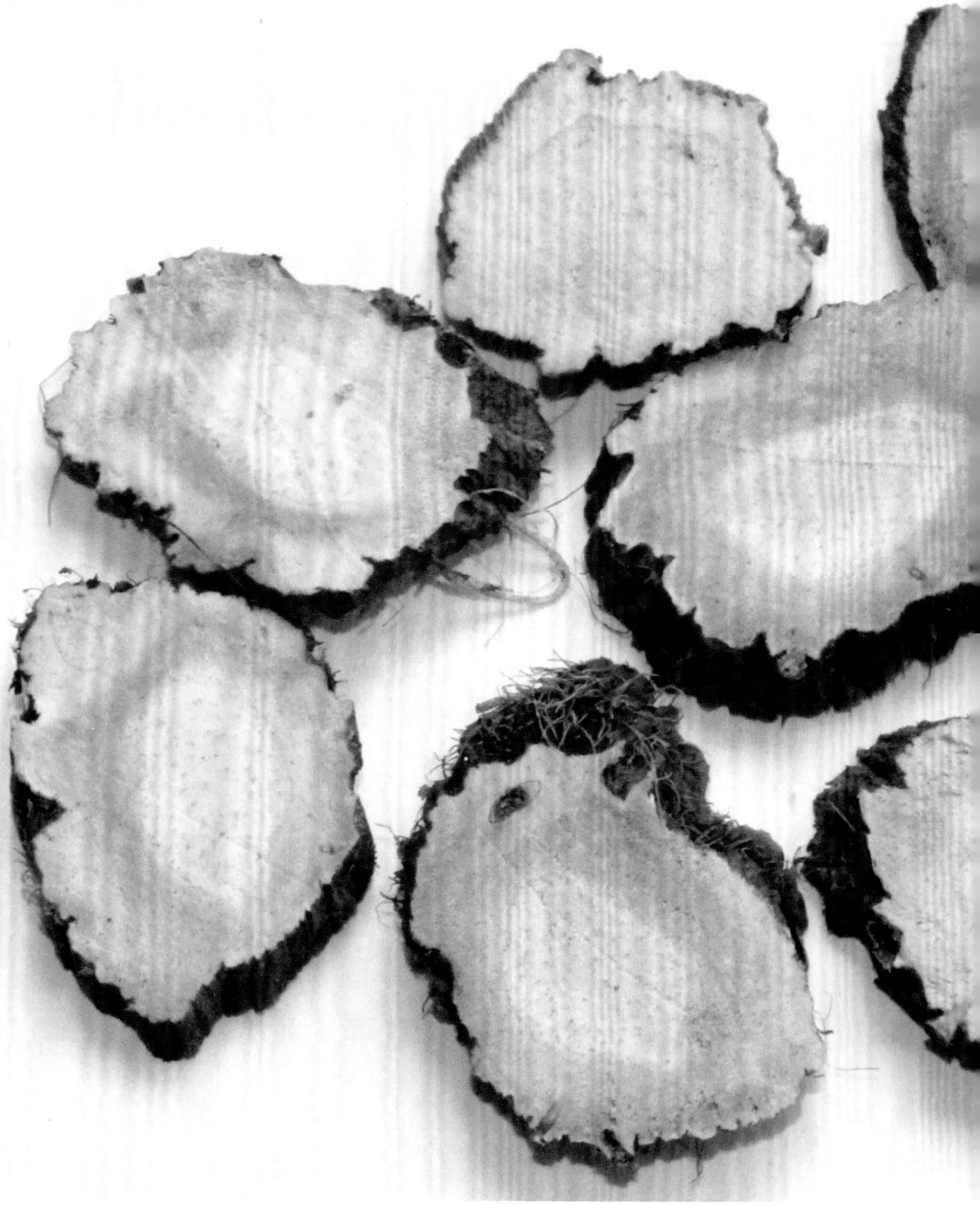

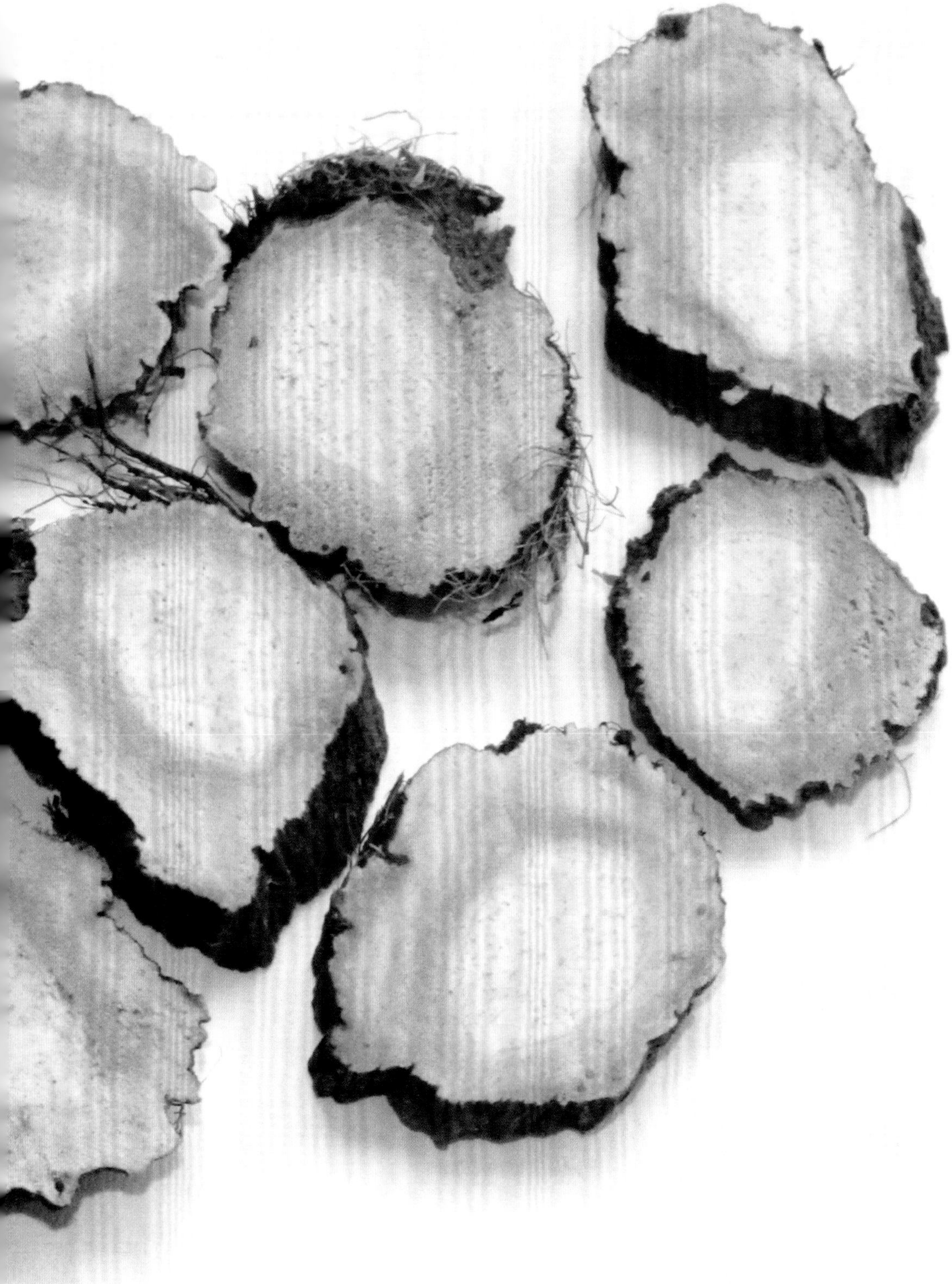

水菖蒲饮片

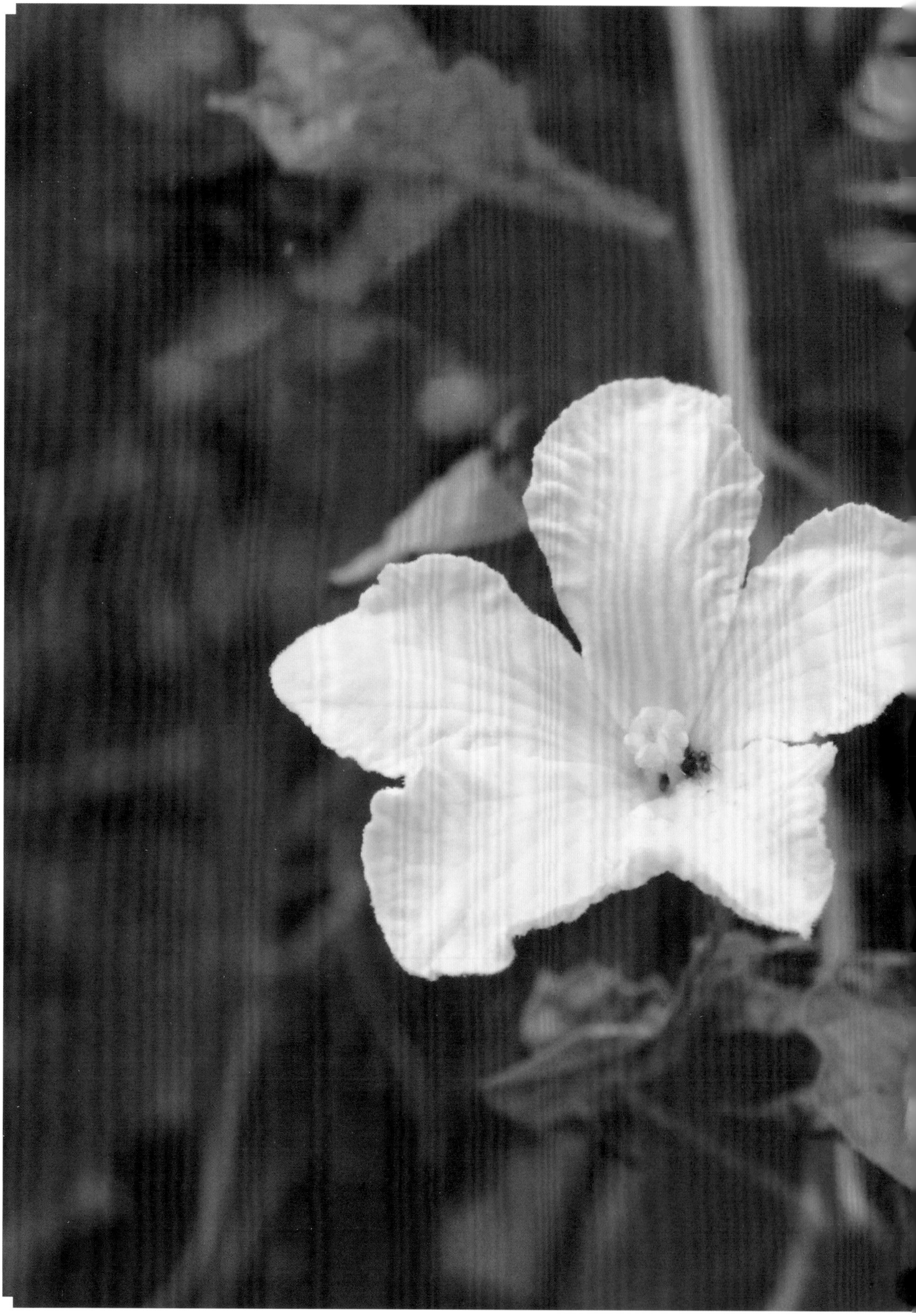

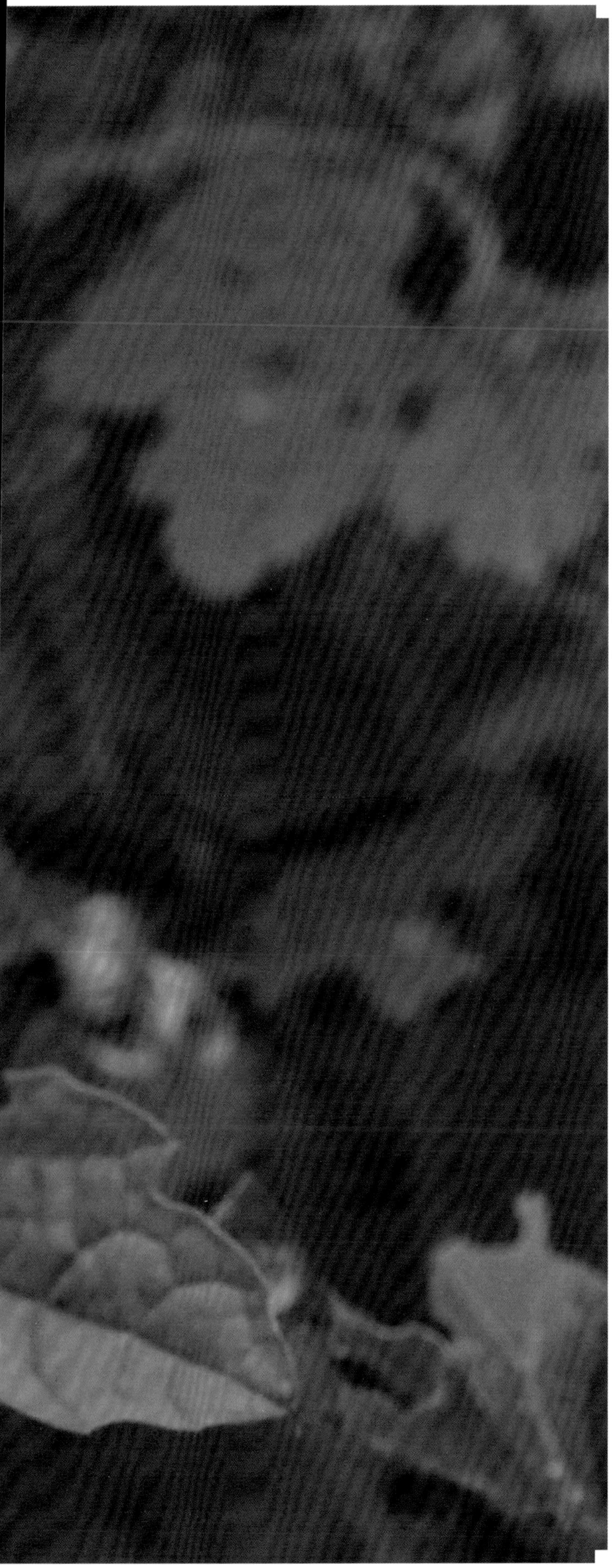

丝瓜

【苗药名】花沙。

【别　名】丝瓜络、天萝筋、丝瓜网、丝瓜壳、丝瓜瓤、千层楼。

【来　源】本品为葫芦科植物丝瓜 *Luffa cylindrica*（L.）M. J. Roem. 的鲜嫩果实或霜后干枯的老熟果实（天骷髅）。

【性味归经】味甜，性冷。归热经。

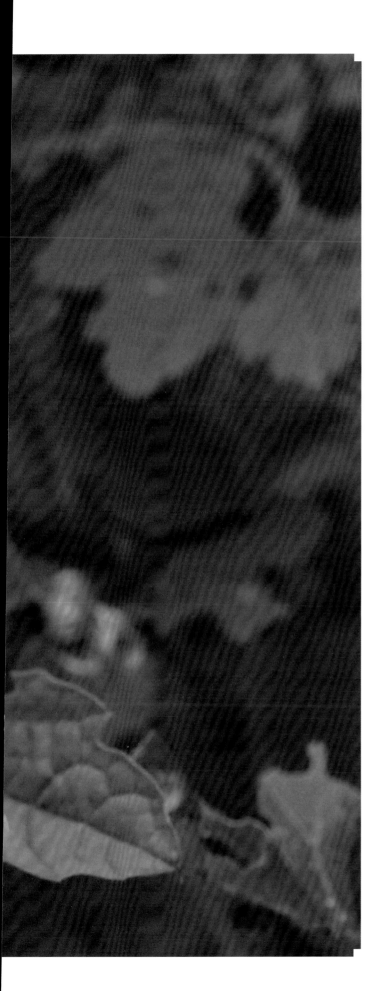

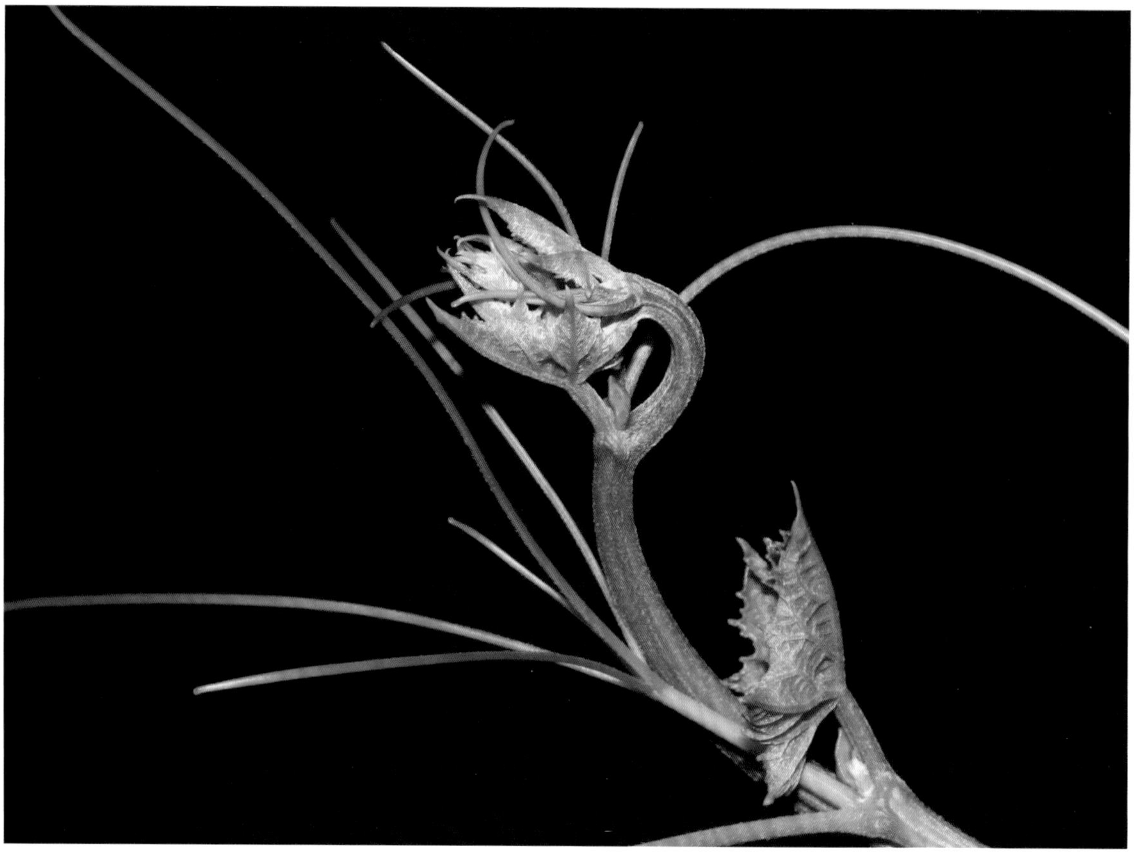

丝瓜

识别特征

一年生攀缘草本植物。茎枝粗糙，有棱沟，被微柔毛。茎枝通常长 10 ~ 12 cm，近无毛。叶互生，三角形或近圆形，长、宽均 10 ~ 20 cm，通常掌状 5 ~ 7 裂，裂片三角形，中间较长，长 8 ~ 12 cm，先端尖，边缘有锯齿，基部深心形，上面深绿色，有疣点，下面浅绿色，有短柔毛，脉掌状，具白色长柔毛；叶柄粗壮，略短于叶片。花单性，雌雄同株；雄花通常 10 ~ 20 朵生于总状花序的顶端，花序梗粗壮，长 12 ~ 14 cm，花梗长 2 cm；花萼筒锥形，被短柔毛；花冠黄色，开后直径 5 ~ 9 cm，裂片 5，长圆形，长 0.8 ~ 1.3 cm，宽 0.4 ~ 0.7 cm，里面被黄白色长柔毛，外面具 3 ~ 5 条突起的脉，雄蕊 5，稀 3，雌花单生，花梗长 2 ~ 10 cm；花被与雄花同，退化雄蕊 3，子房长圆柱状，有柔毛，柱头 3，膨大。果实圆柱状，直或稍弯，长 15 ~ 30 cm，直径 5 ~ 8 cm，通常有深色纵条纹，未成熟时肉质，成熟后干燥，里面有网状纤维，由先端盖裂。种子多数，黑色，卵形，扁，平滑，边缘狭翼状。花、果期在夏秋季。

生境分布

我国各地普遍栽培。

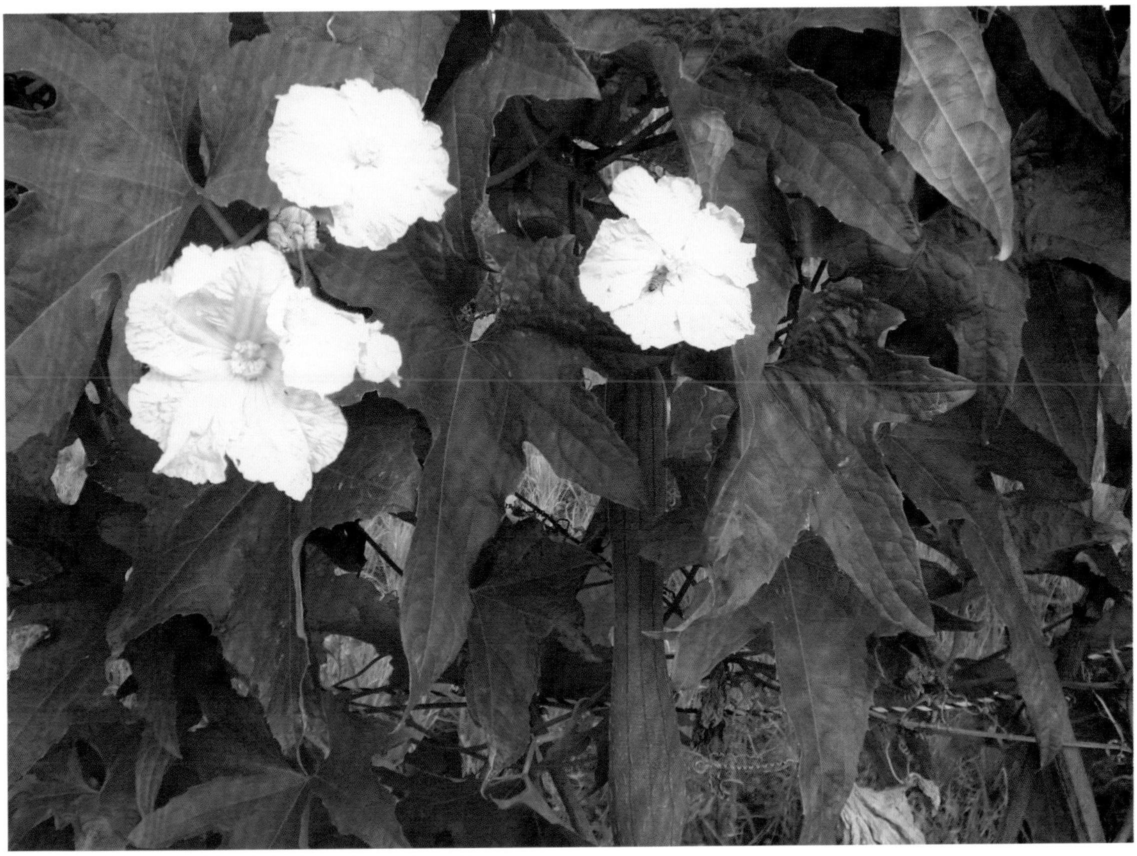

丝瓜花

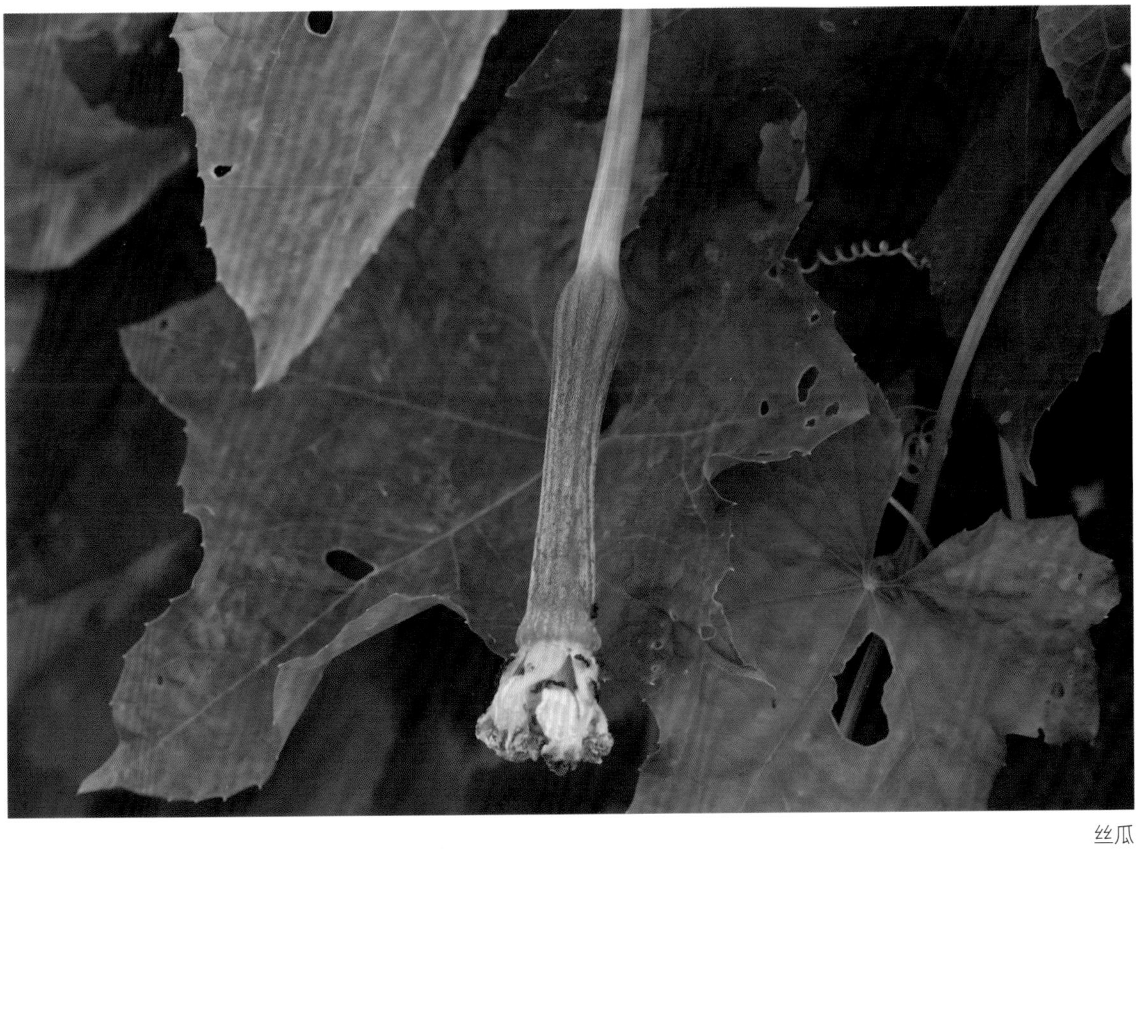

丝瓜

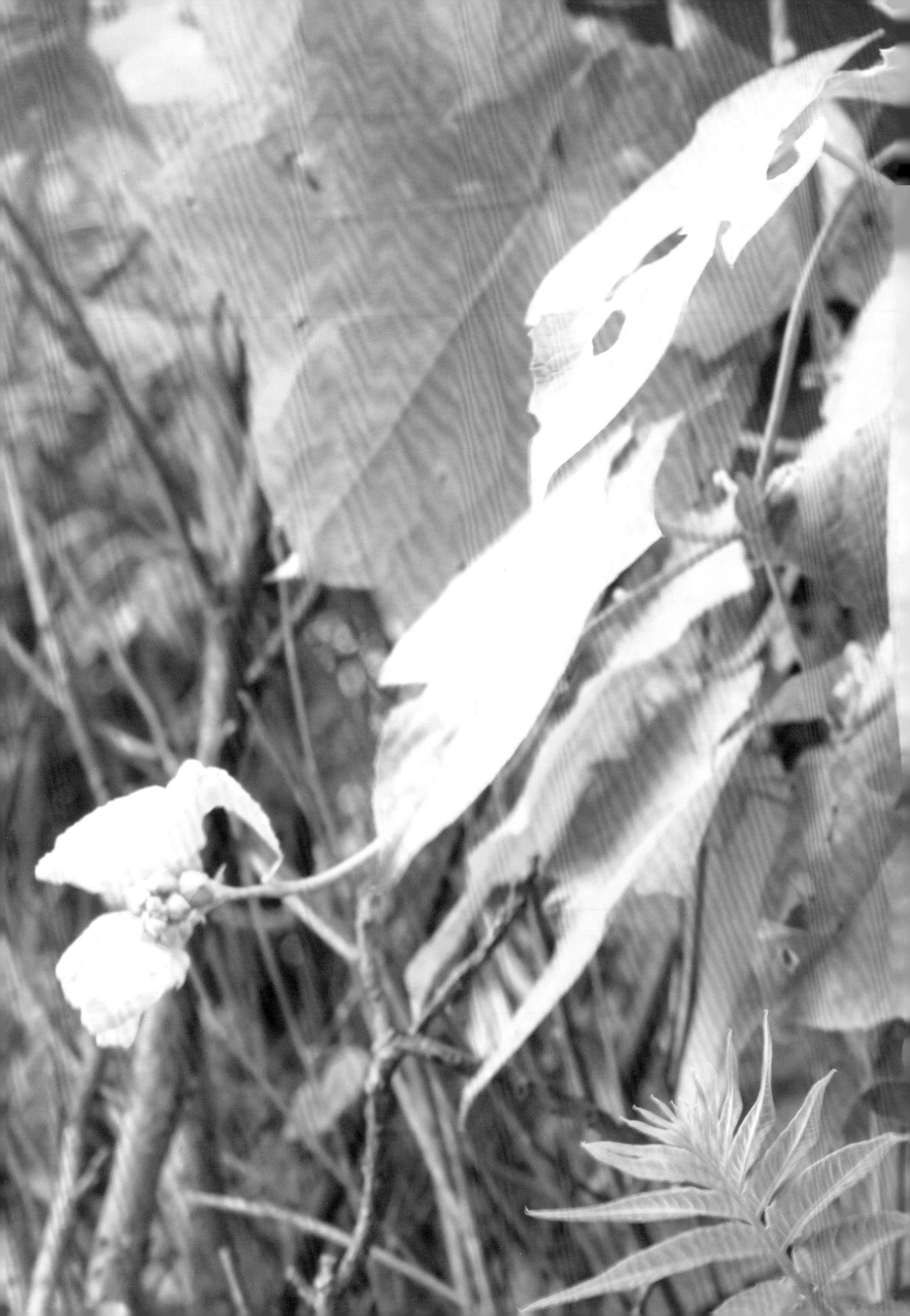

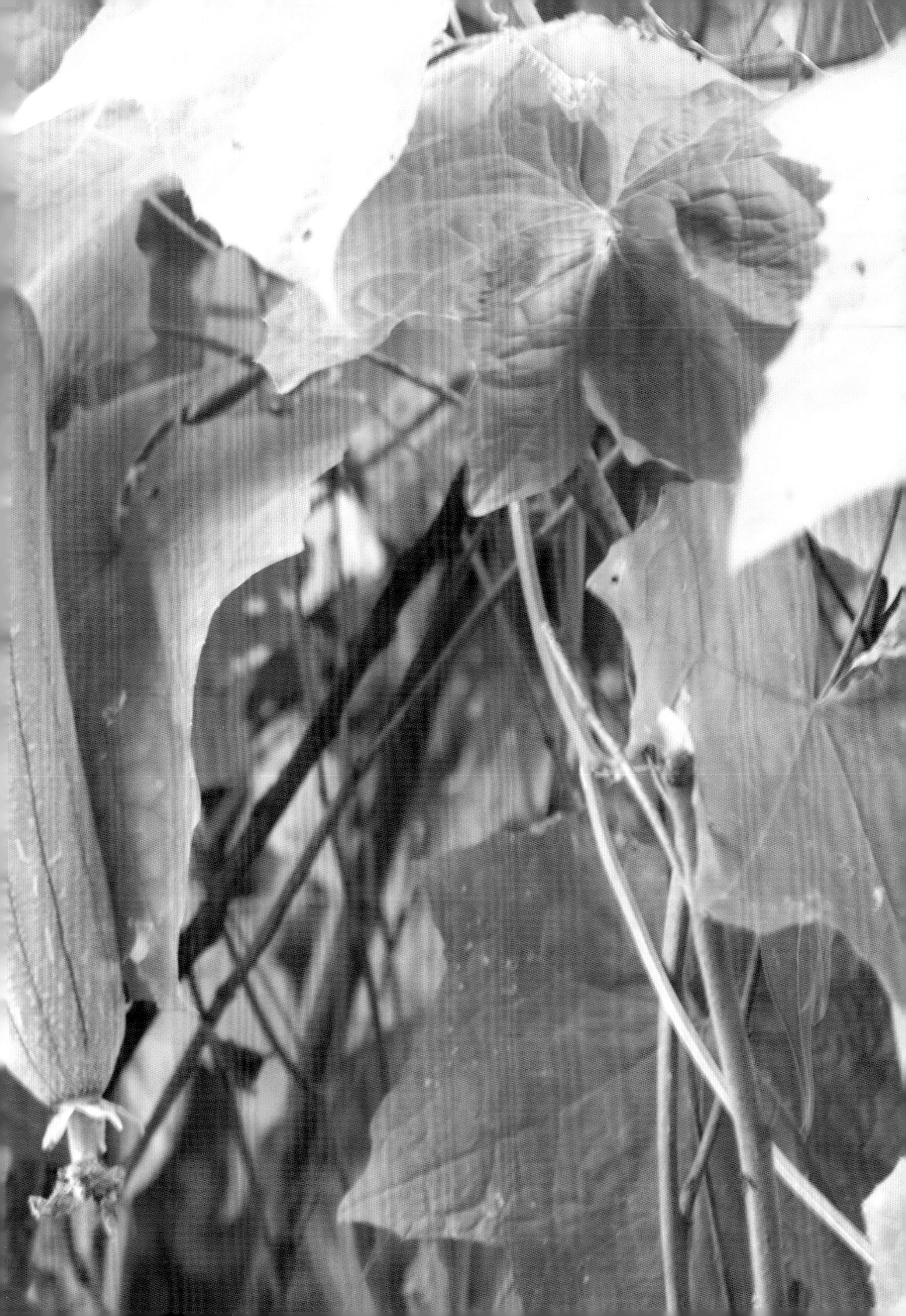

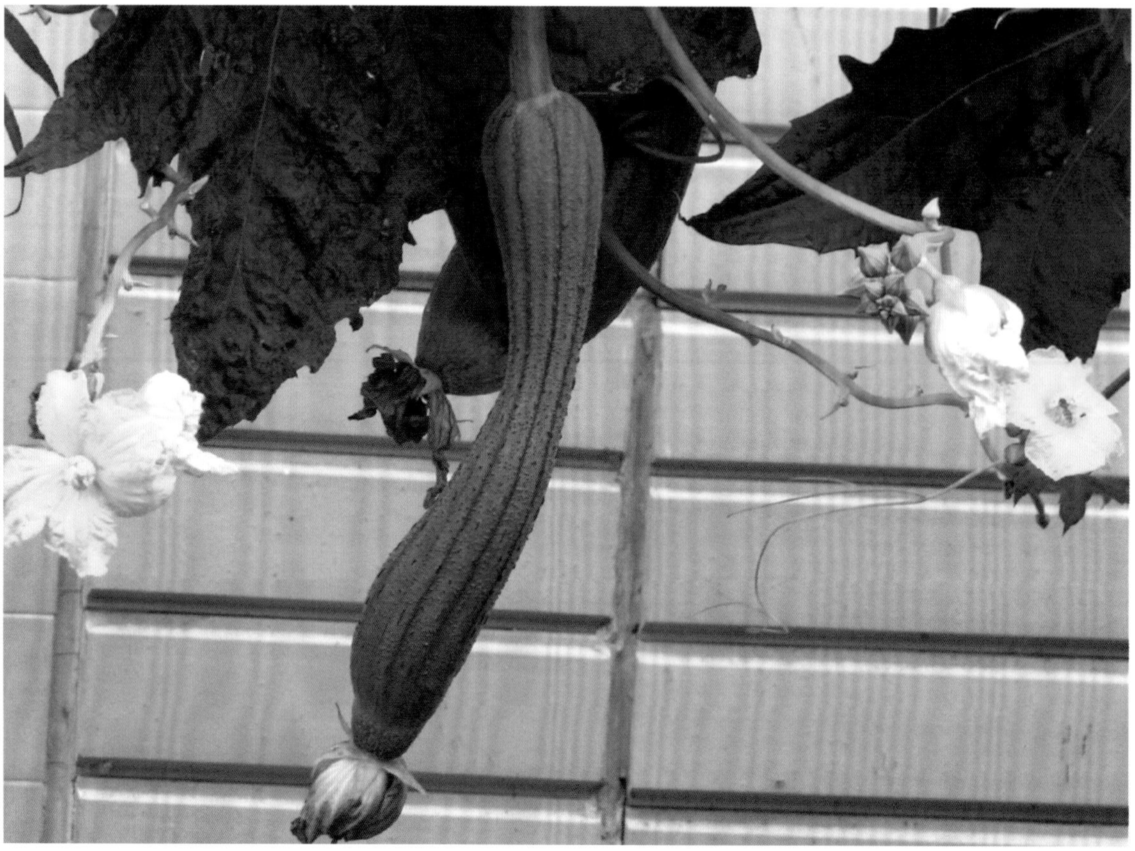

丝瓜

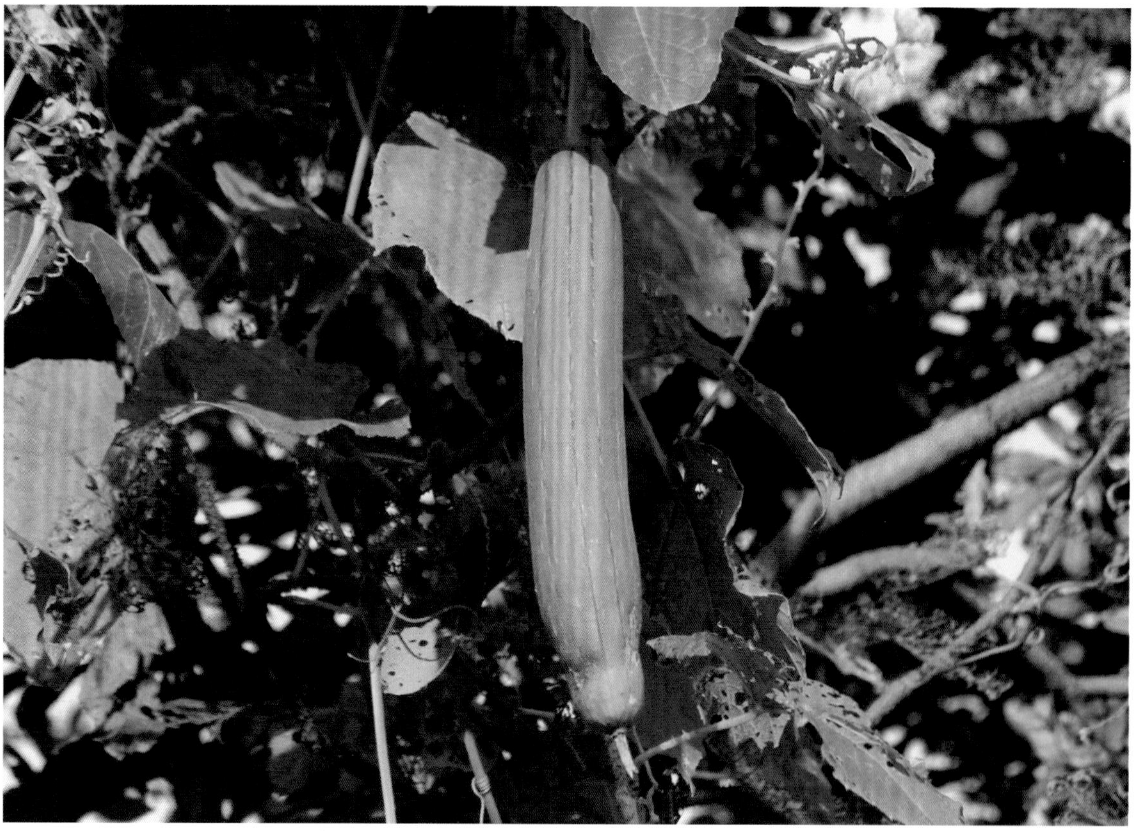

丝瓜

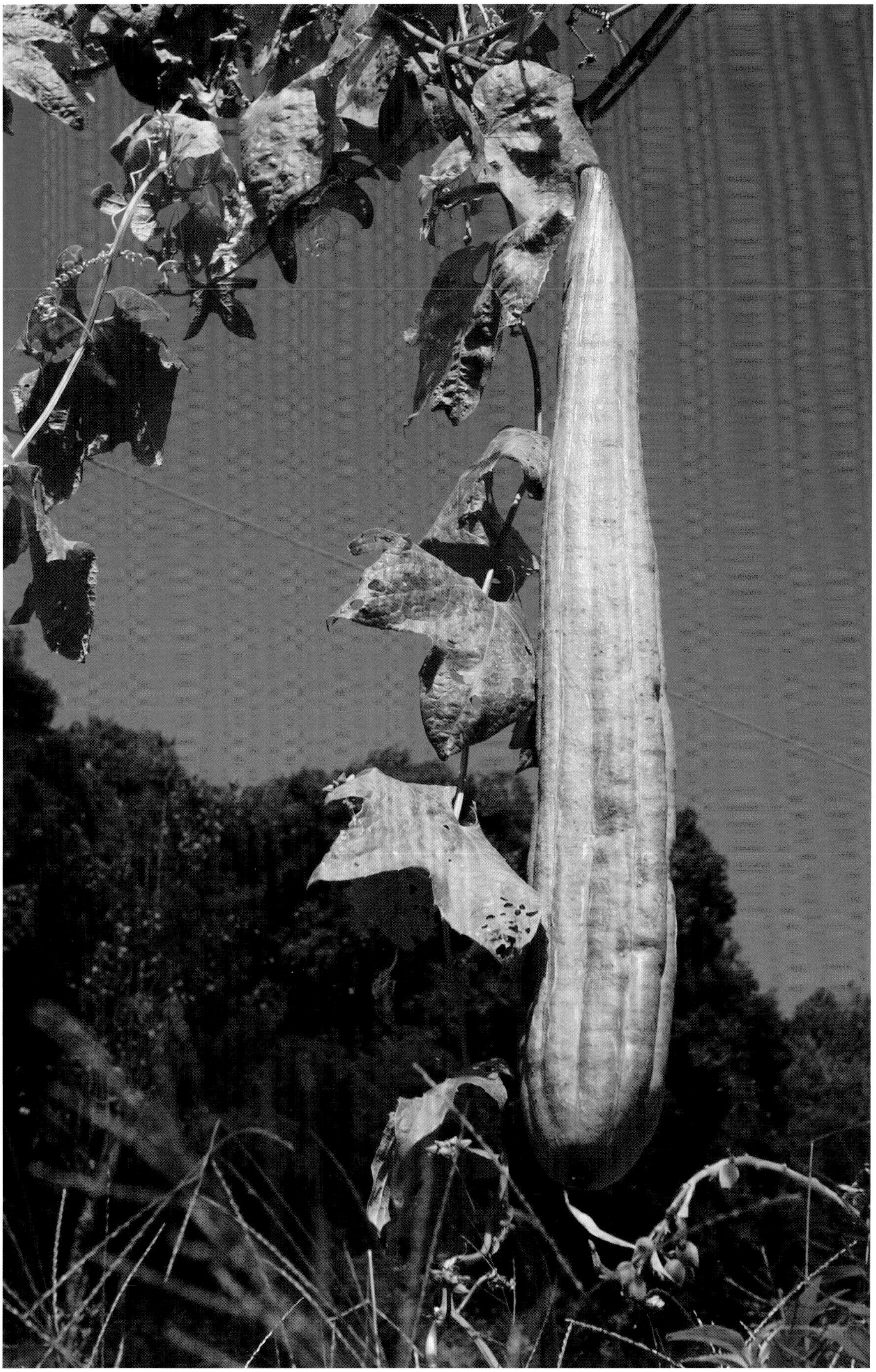

丝瓜

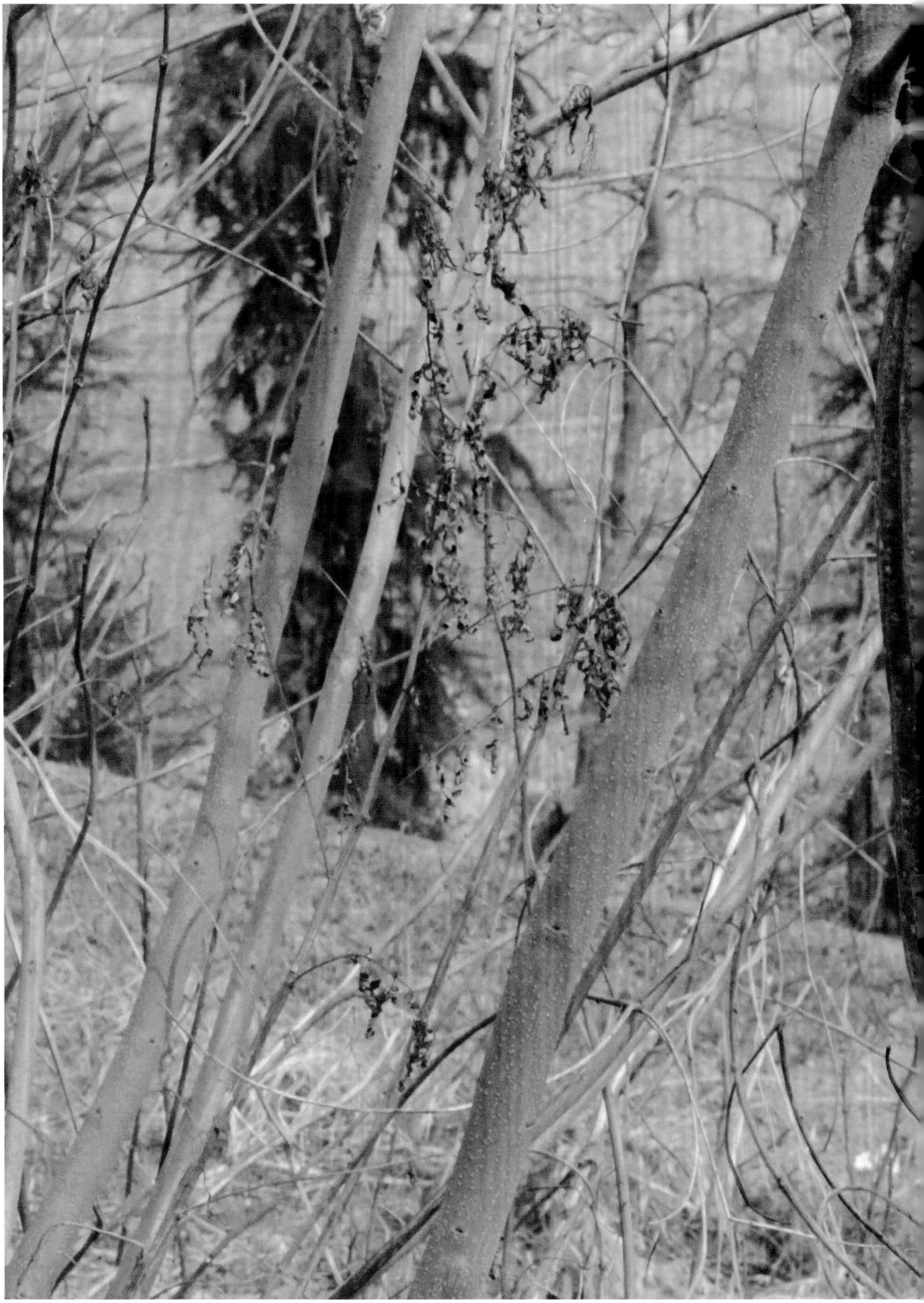

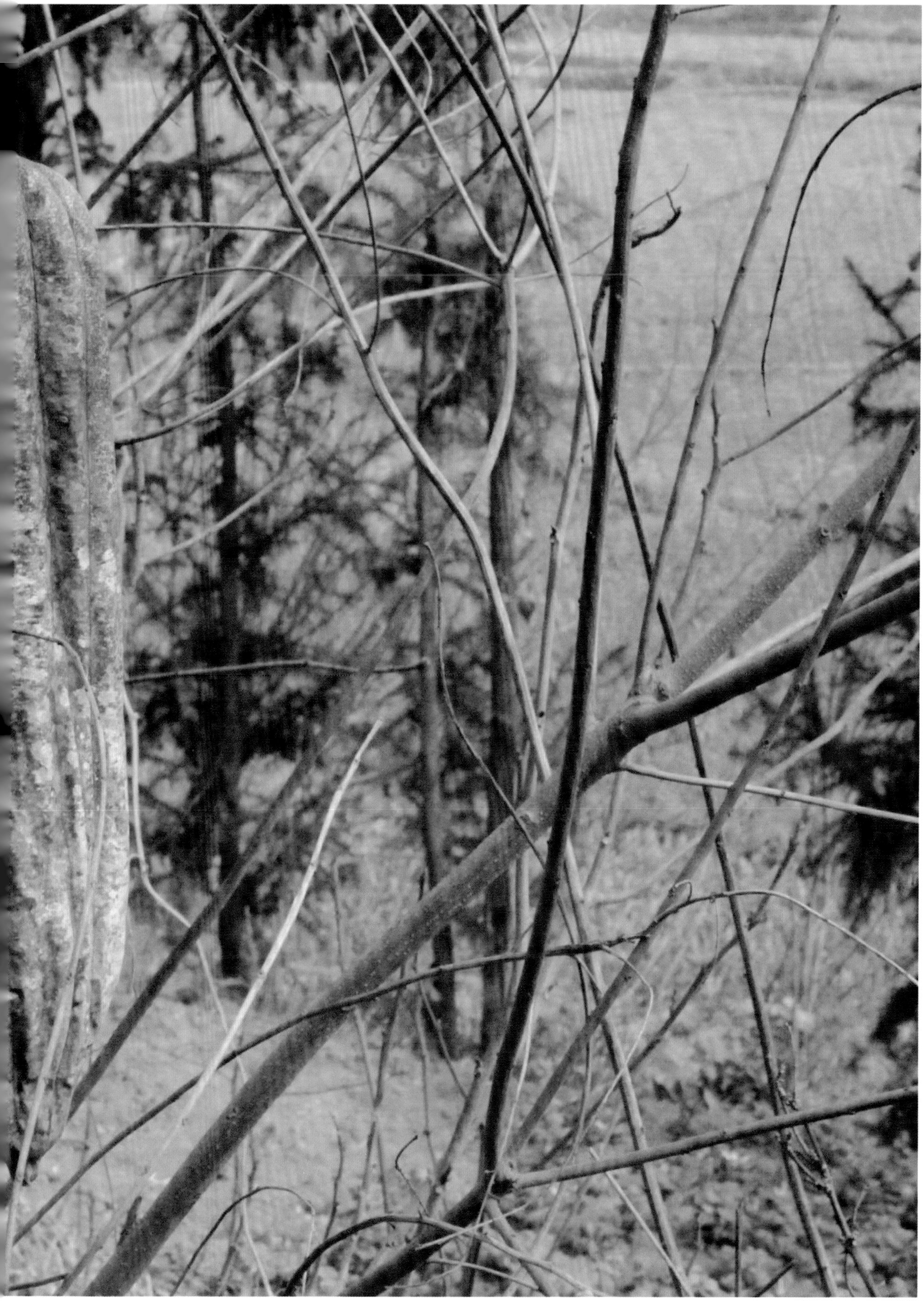
丝瓜

采收加工

嫩丝瓜于夏、秋间采摘，鲜用。老丝瓜于秋后采收，晒干。

药材鉴别

果实长圆柱形，长 20 ~ 60 cm，肉质，绿而带粉白色或黄绿色，有不明显的纵向浅沟或条纹，成熟后内有坚韧的网状瓜络。

功效主治

清热化痰，凉血解毒。主治热病身热烦渴，咳嗽痰喘，肠风下血，痔疮出血，血淋，崩漏，痈疽疮疡，乳汁不通，无名肿毒，水肿。

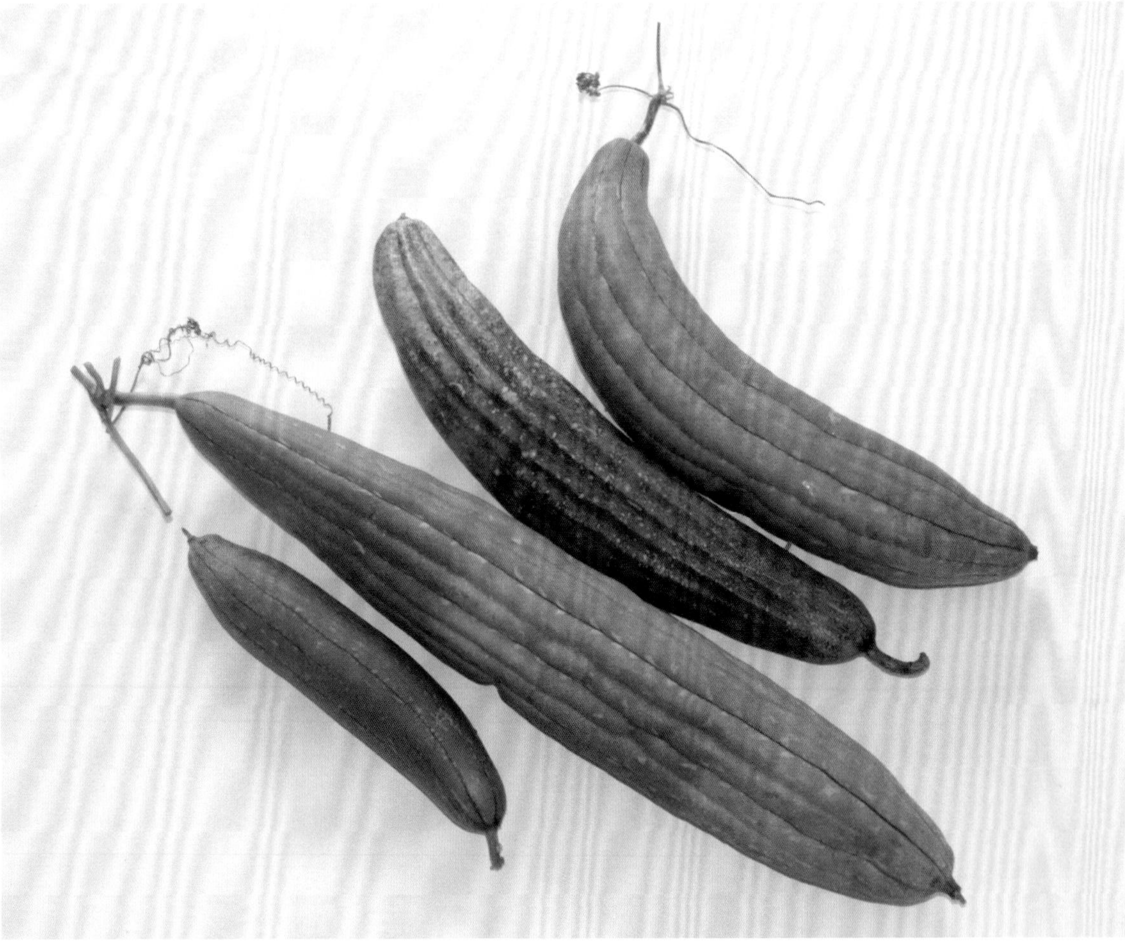

丝瓜药材

用法用量

内服：煎汤，9 ~ 15 g，鲜品 60 ~ 120 g，烧存性为散，每次 3 ~ 9 g。外用：捣汁涂，或捣烂外敷，或研末调敷。

民族药方

1．疮毒脓疱 嫩丝瓜适量。捣烂敷患处。

2．筋骨疼痛 生丝瓜适量。切片晒干，研末，每次 3 g，用酒吞服。

3．水肿 丝瓜 1 条，冬瓜皮 9 g，艾叶、车前草各 6 g，通草 3 g。水煎服。

4．烧烫伤，火伤 丝瓜瓤适量。炕干，烧成灰，调茶油涂患处。

5．绞肠痧 鲜丝瓜叶适量。捣烂绞汁，冲淘米水服。

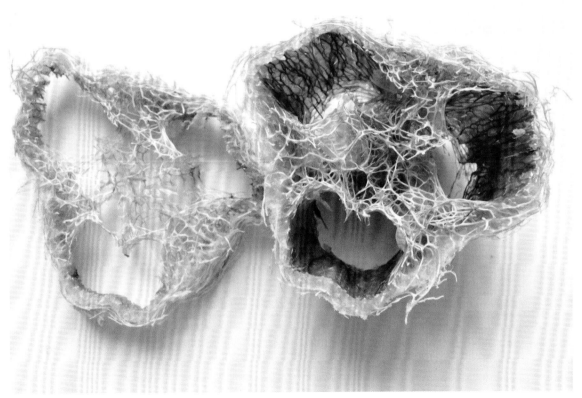

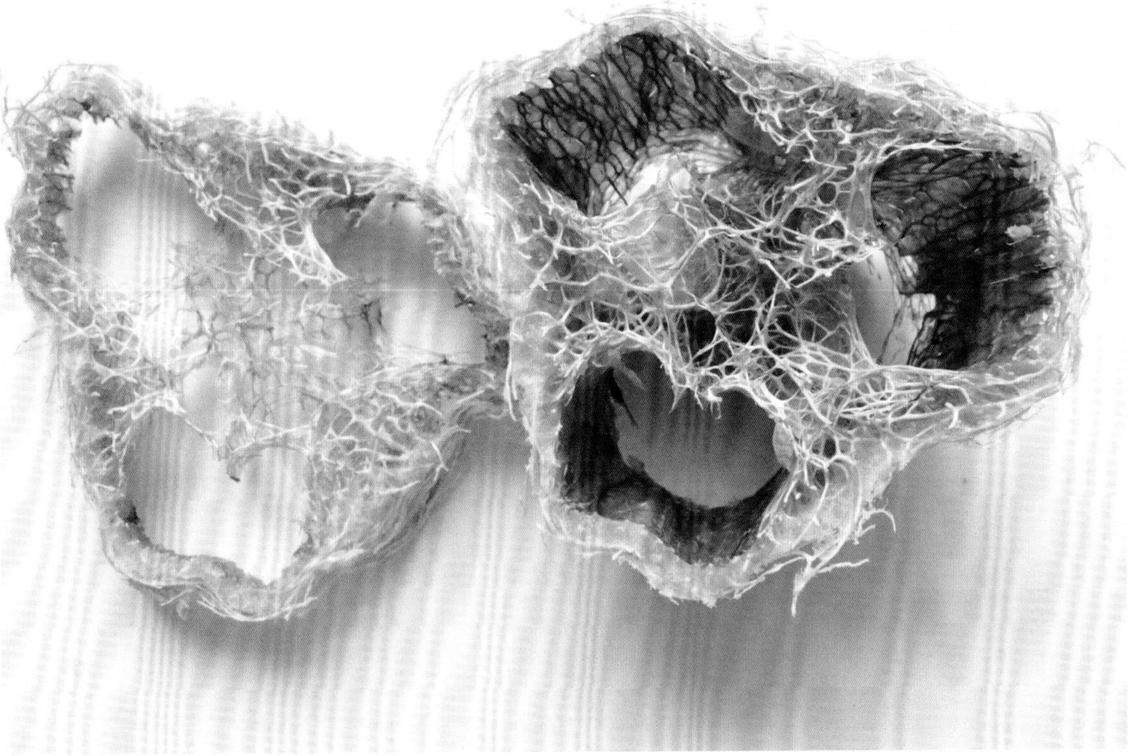

丝瓜络饮片

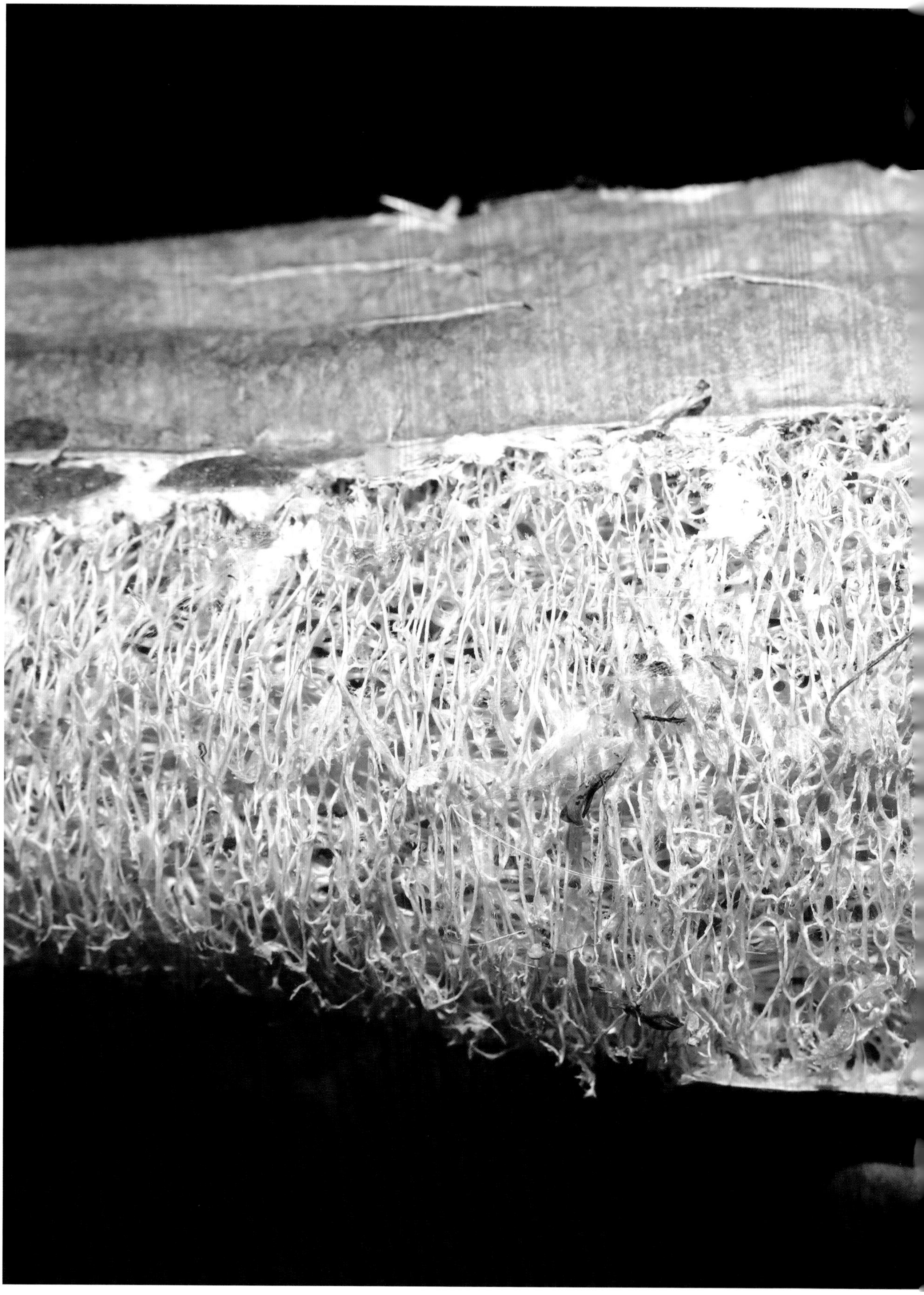

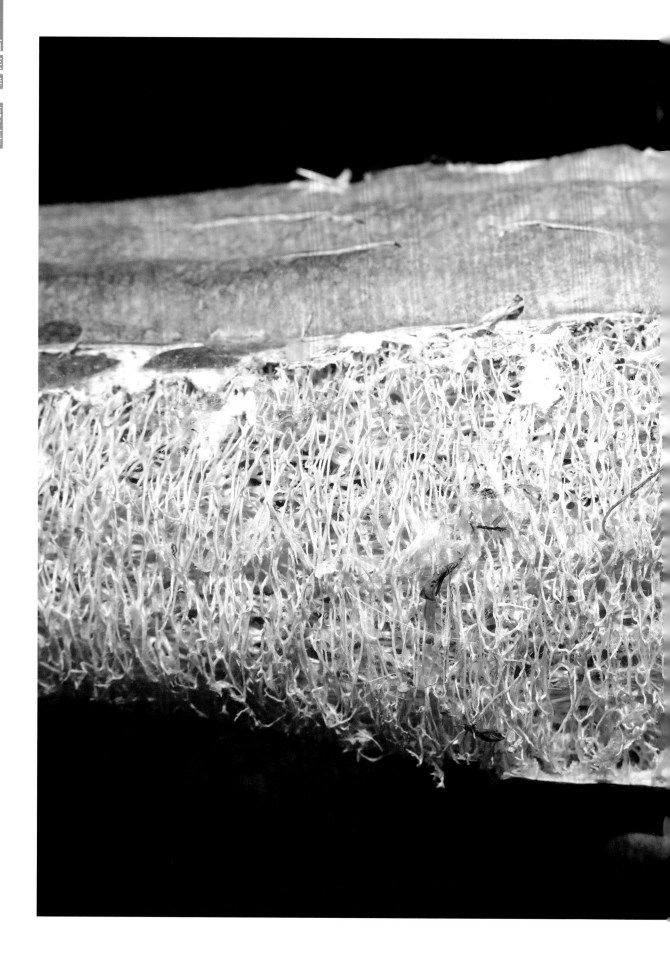

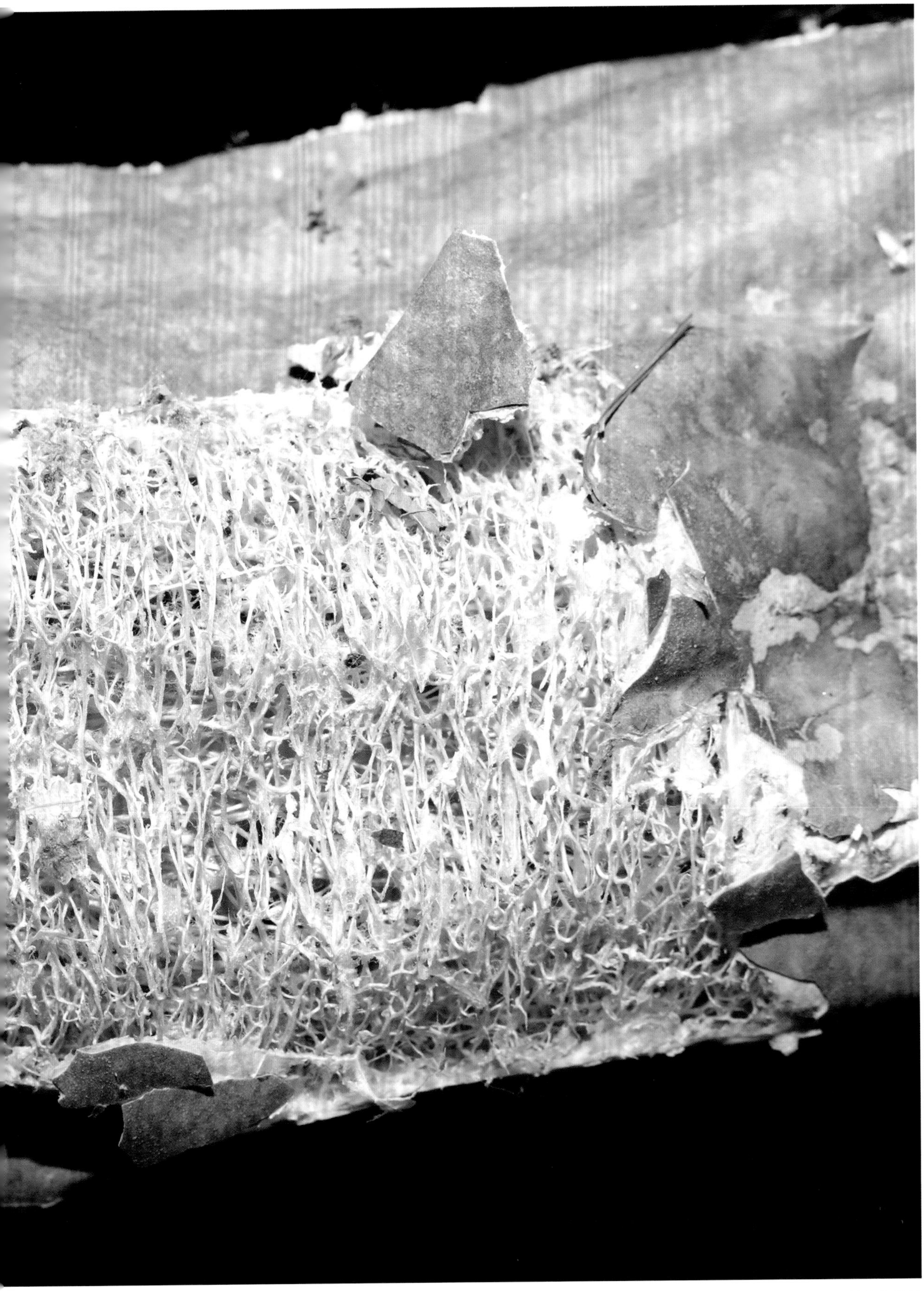

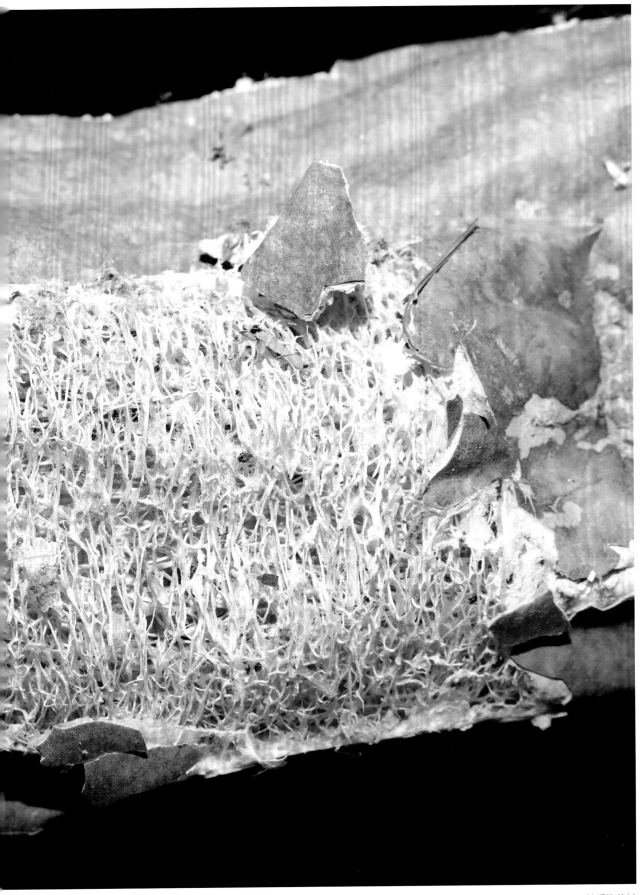

丝瓜络药材

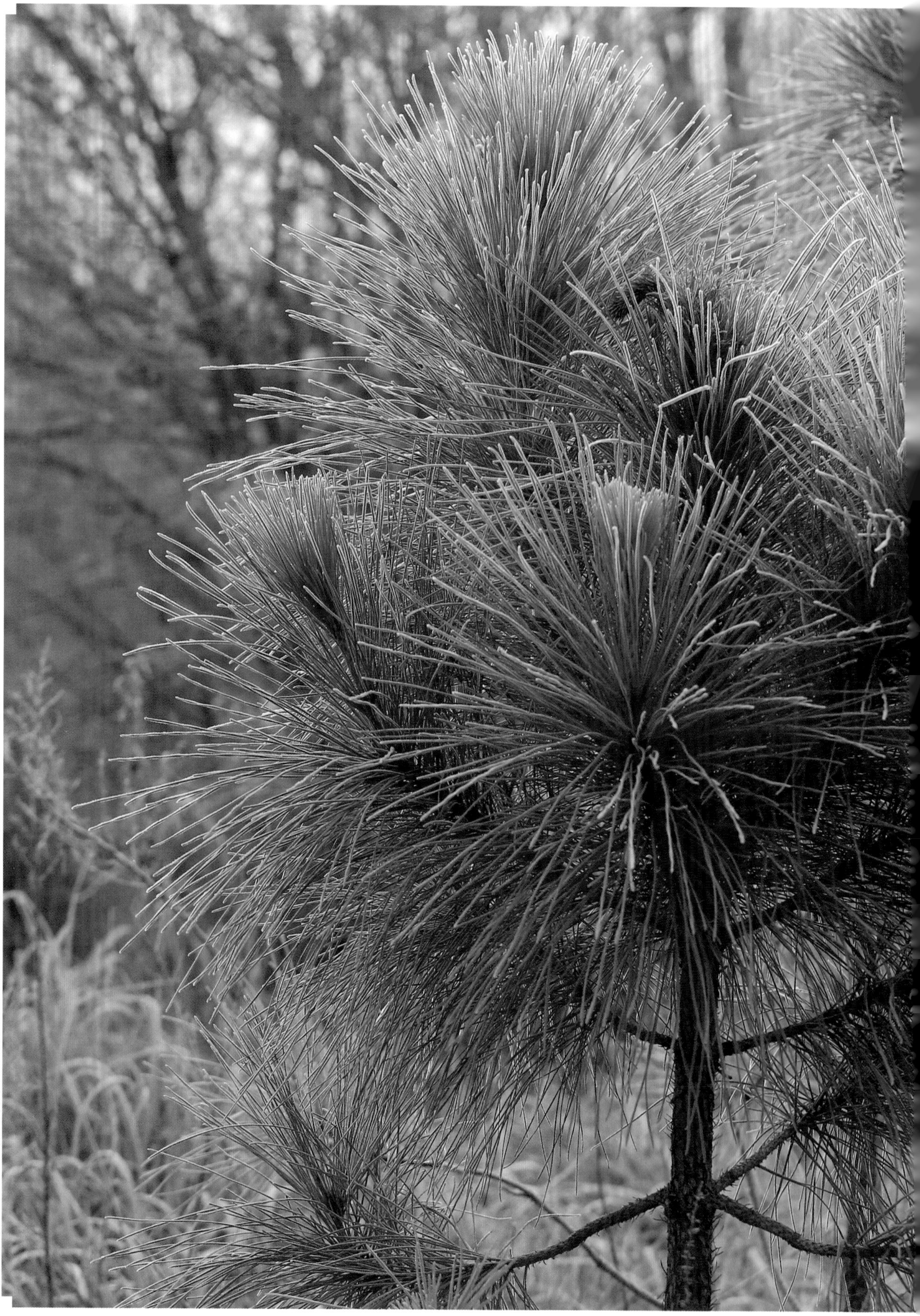

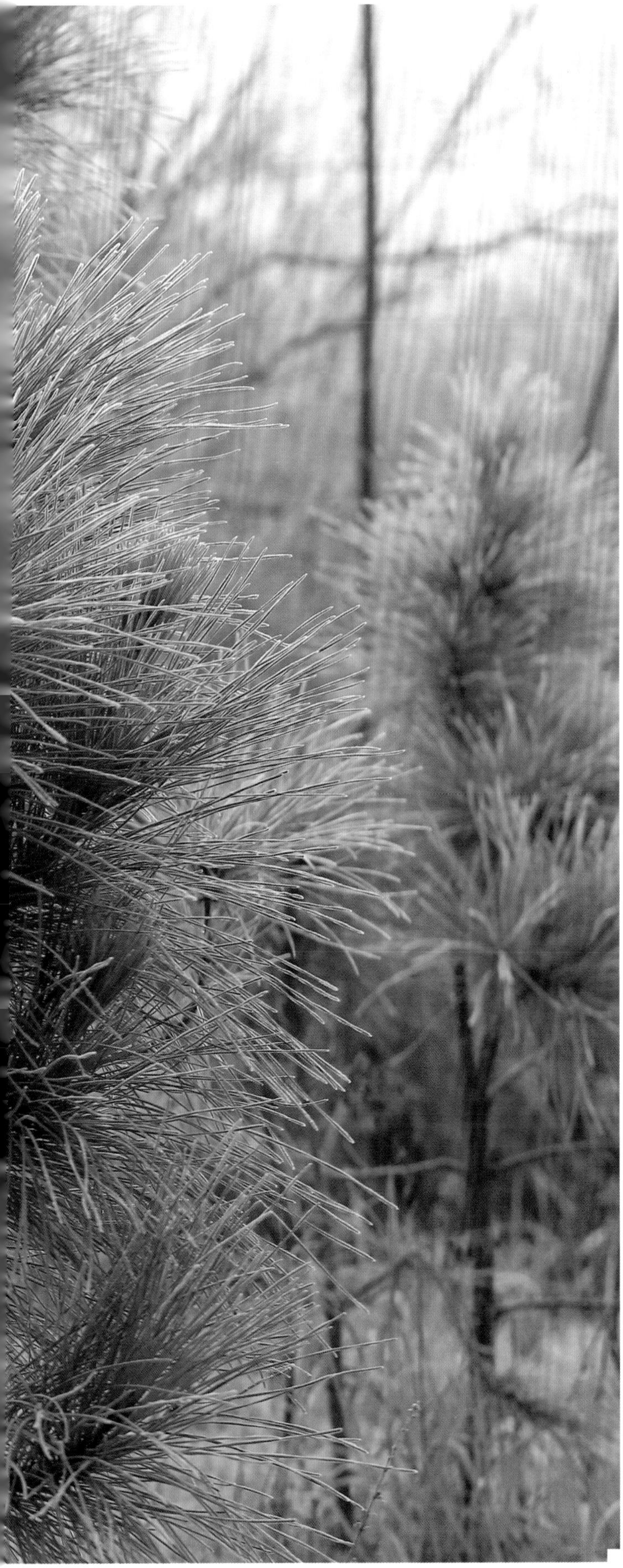

松笔头

【苗药名】都秀盲。

【别　名】松树蕊、松尖、松树梢、长毛松、青松、飞松。

【来　源】本品为松科植物马尾松 *Pinus massoniana* Lamb. 的嫩枝尖端。

【性味归经】味苦、微涩，性微冷。归热经。

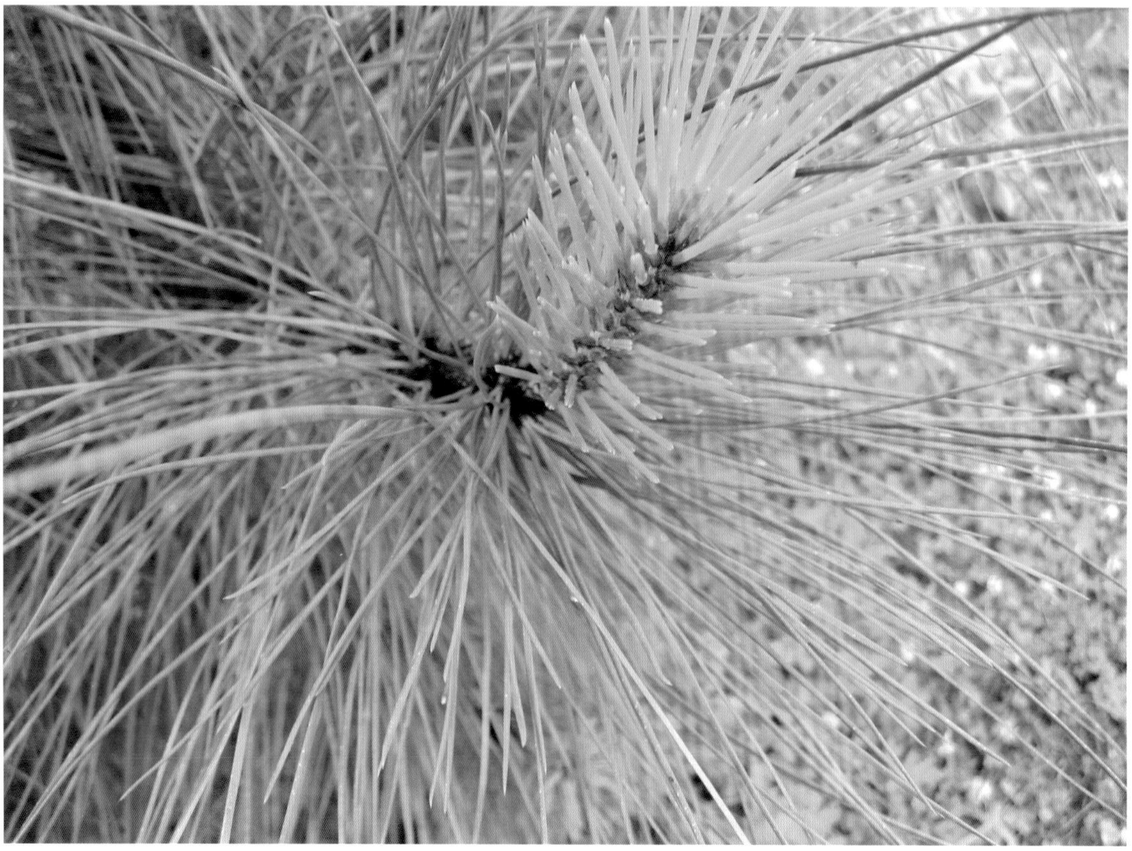

马尾松

识别特征

乔木，高达 30 m，树围约 1 m。树皮灰褐色，不规则鳞片状深裂，易脱落。一年生枝粗壮，红褐色，二三年生小枝上苞片状鳞叶易脱落，露出褐色内皮；冬芽圆锥形，先端散开，有白色丝状毛。针叶 2 针一束，稀 1 针一束，长 10 ~ 30 cm，直径约 1.2 mm，柔软，稍下垂，横切面扇形三角形，树脂道 4 ~ 5 个，中生与边生并存，叶鞘宿存。球果圆锥状卵形，成熟时栗褐色或黄褐色；鳞盾肥厚隆起，有横脊；鳞脐微凹或微隆起，有短刺。种子近卵圆状倒卵形。花期 4—5 月，果期 10—11 月。

生境分布

生长于海拔 1300 m 以下山地。分布于长江流域各省区。

采收加工

春季松树嫩梢长出时采，鲜用或晒干。

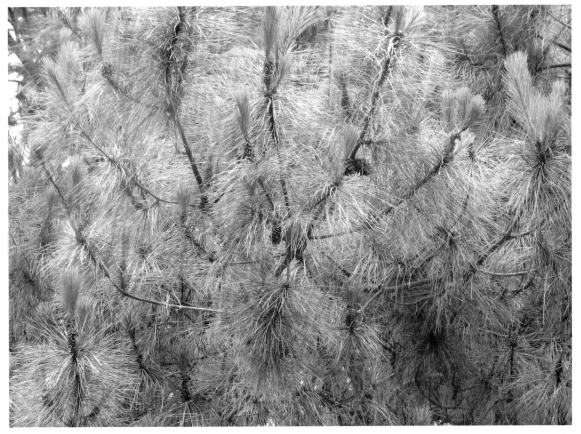

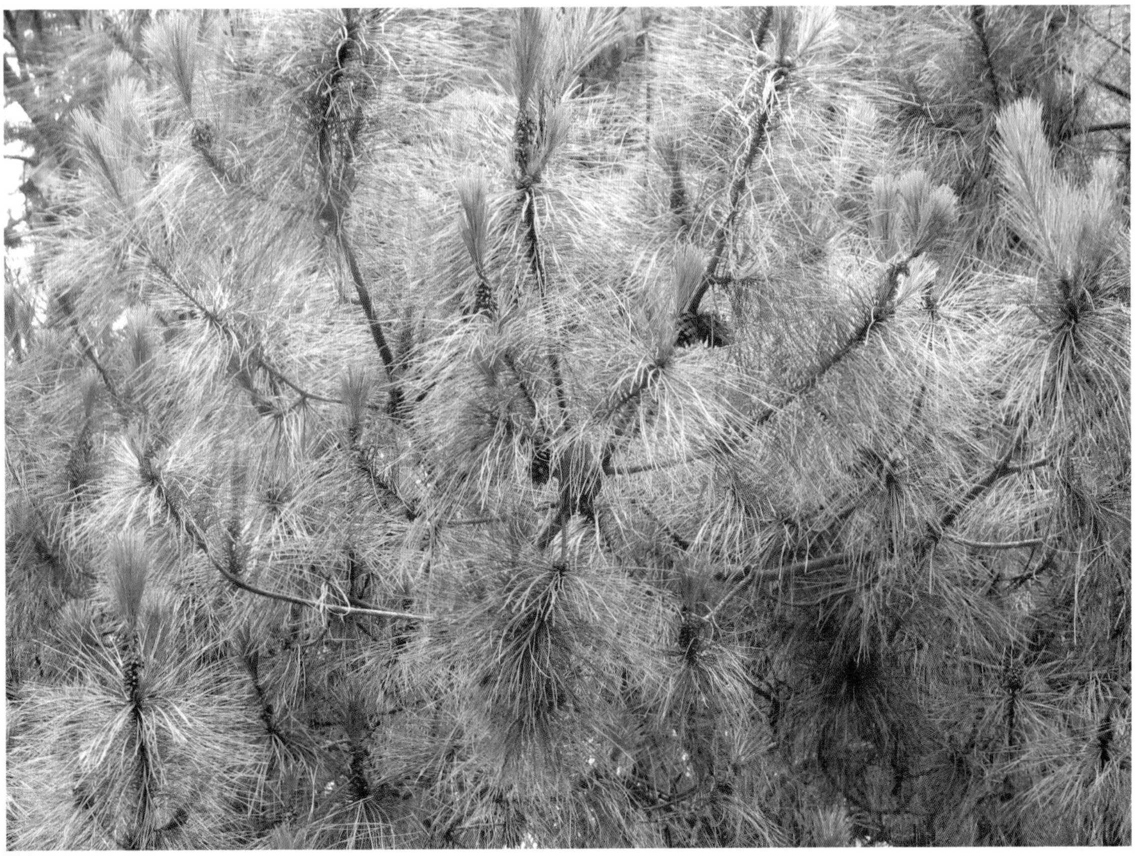

马尾松

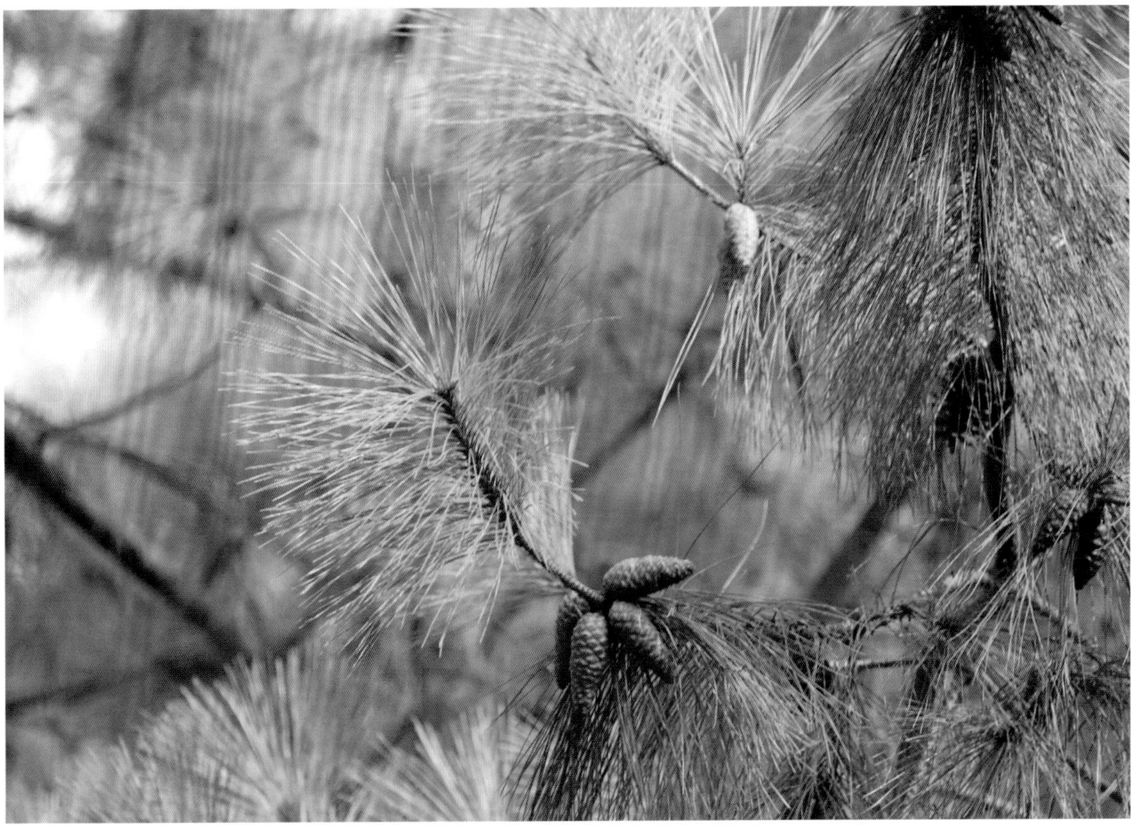

马尾松

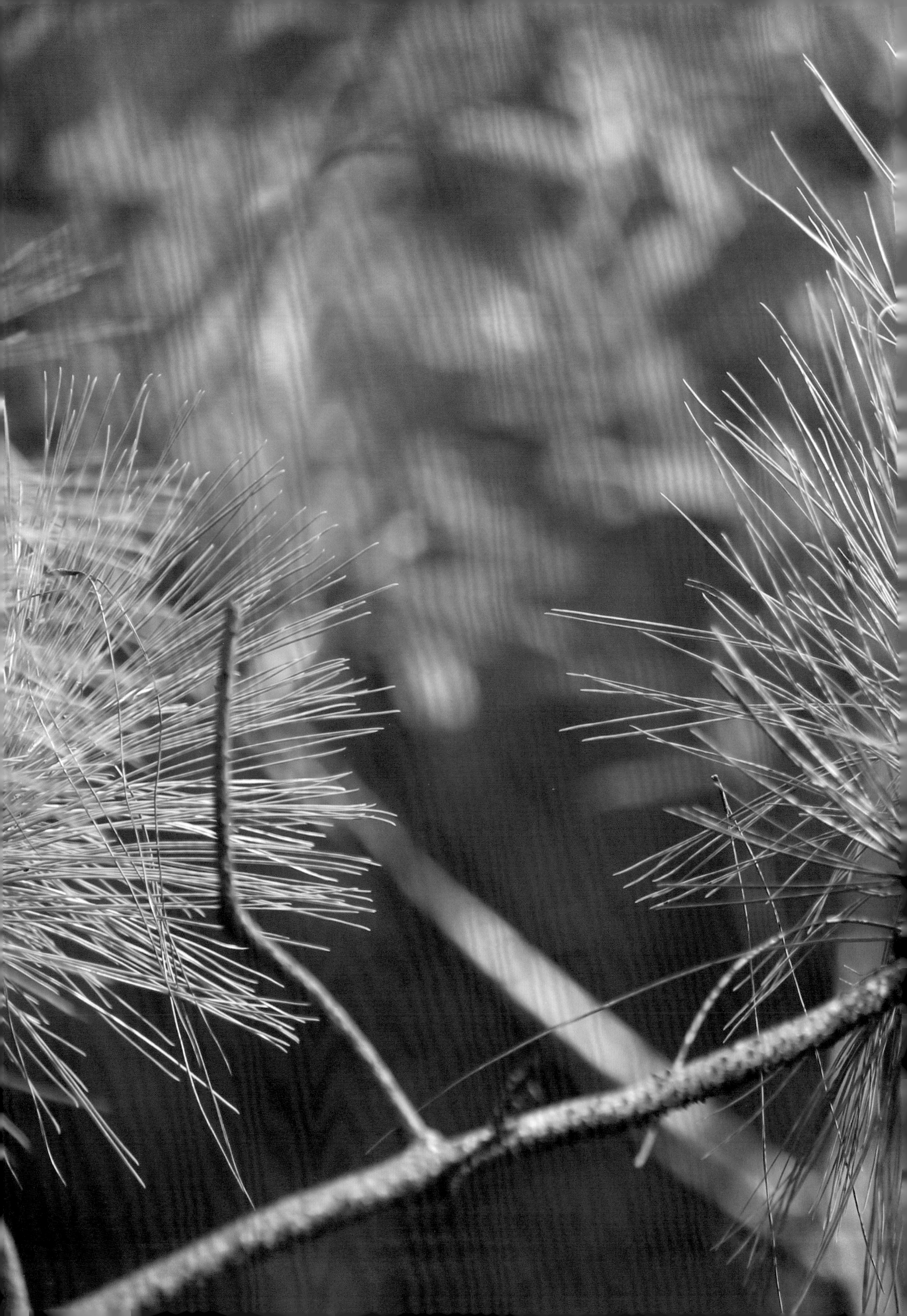

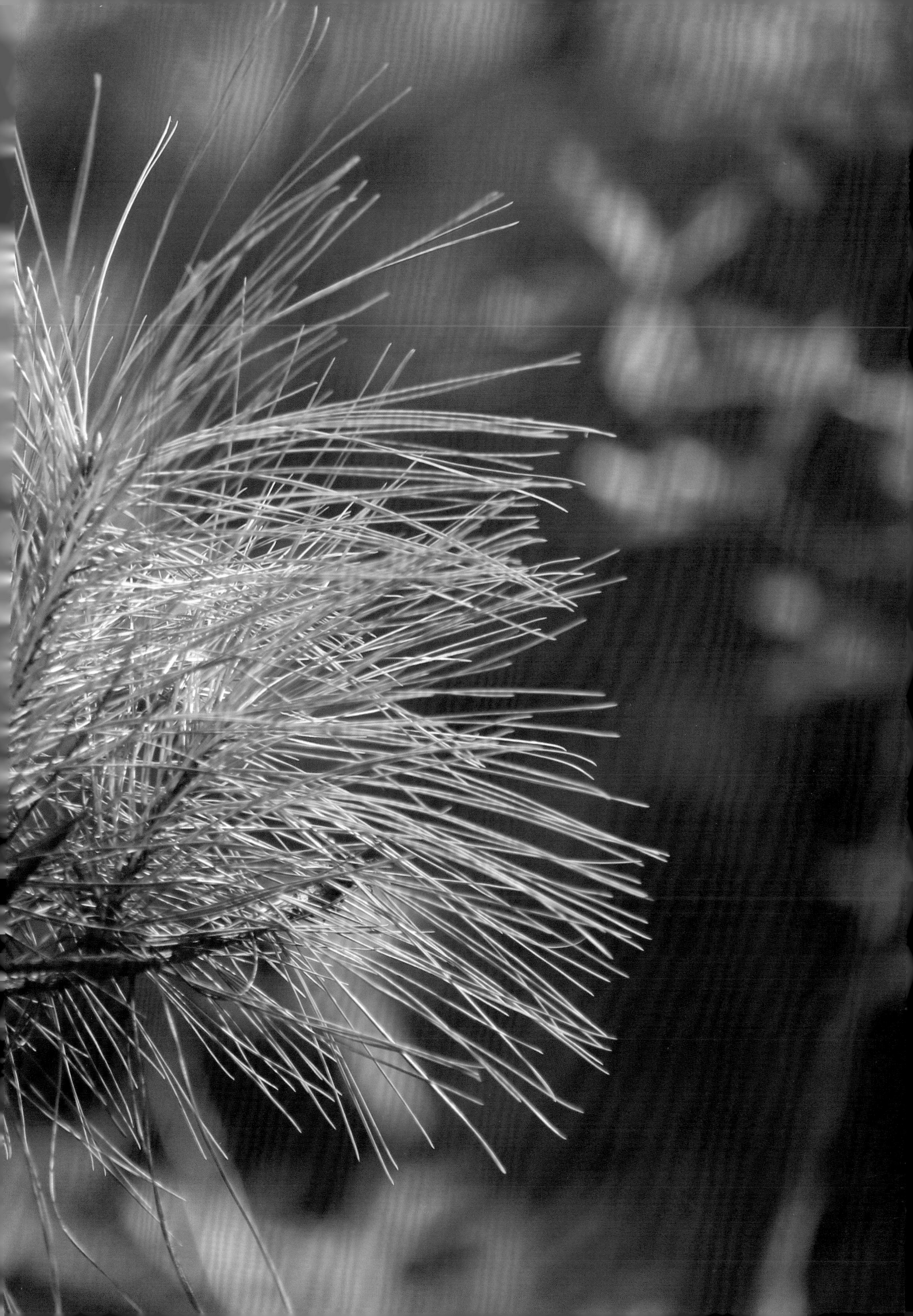

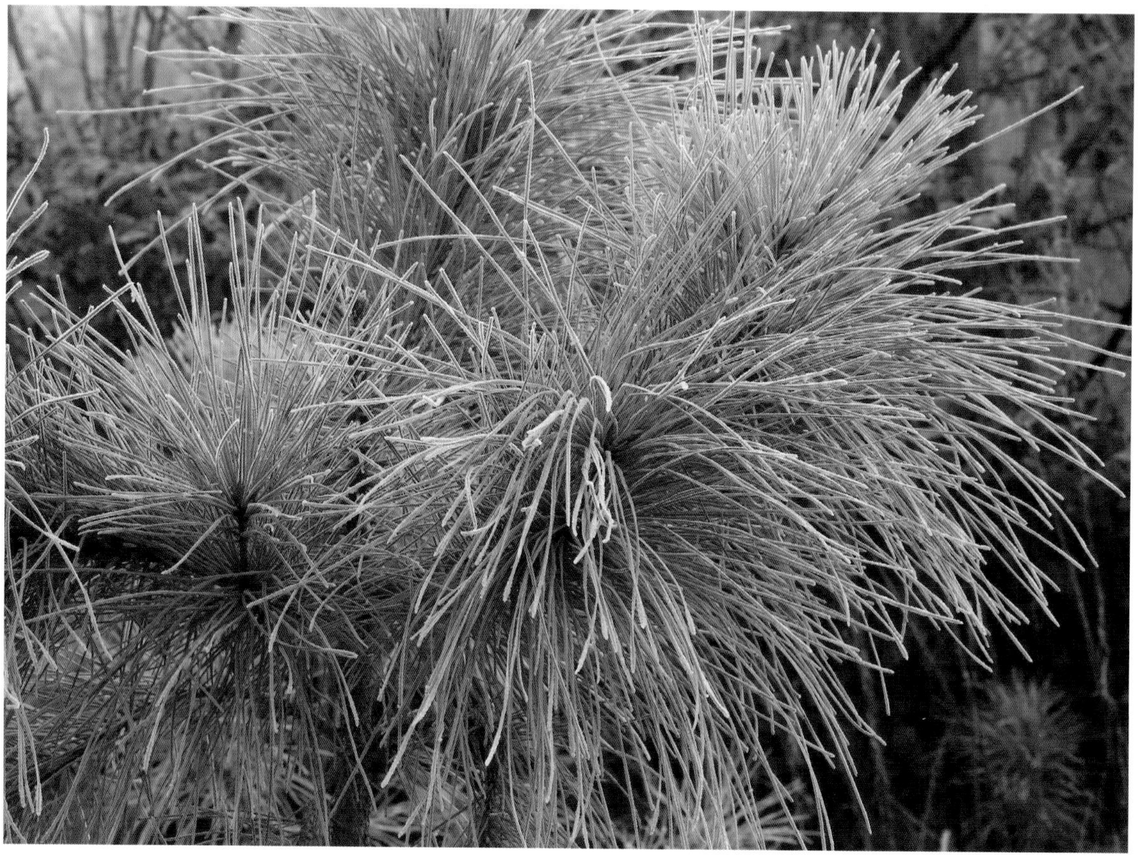

马尾松

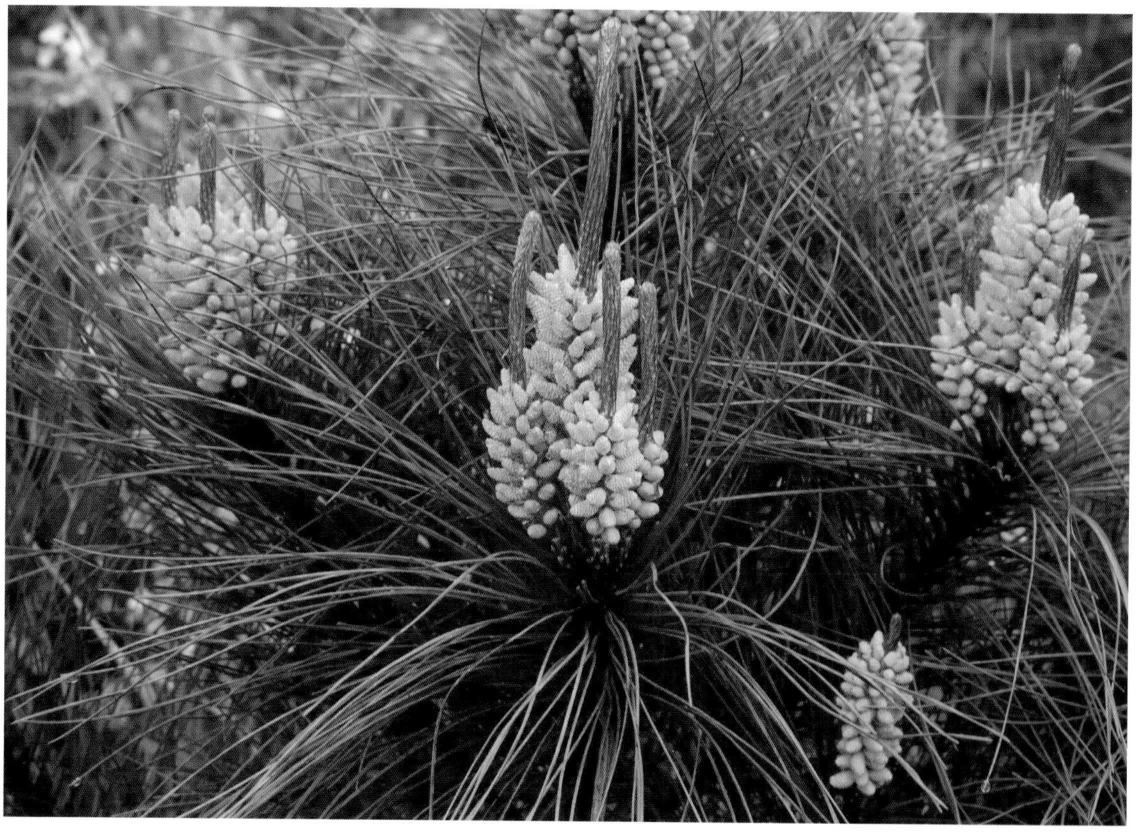

马尾松

药材鉴别

小枝常轮生，黄棕色，表面有纵皱纹，具宿存鳞片状叶枕，常翘起，较粗糙，针形，2针一束，细长而柔韧，长 13 ~ 20 cm，叶缘具细锯齿，鞘膜质，灰白色，小枝条质脆，折断面不完整。具松针香气，味苦涩。

功效主治

祛风除湿，活血止痛，清热解毒。主治风湿痹痛，跌仆损伤，小便淋痛，乳痈。

用法用量

内服：煎汤，10 ~ 30 g；鲜品，50 ~ 80 g。外用：适量，捣烂外敷。

民族药方

1．风湿痹痛，跌仆损伤 松尖 9 ~ 15 g。水煎服。

2．淋症 松尖 15 g。煎水加酒为引服。

3．解木薯、钩吻（断肠草）中毒 松树梢（去叶）8 条，韭菜（全草）1 把，铺地蜈蚣（马鹿角）15 ~ 30 g。共捣烂，冲水半碗，去渣取水服。

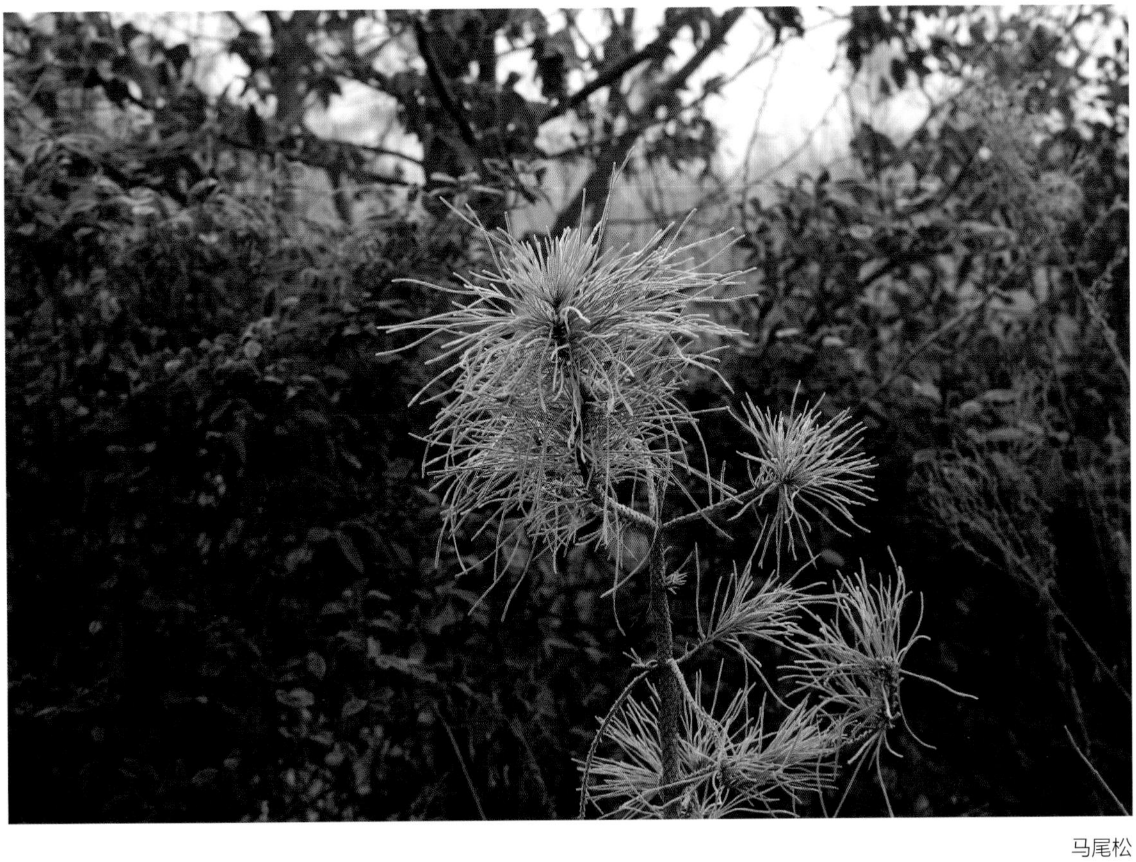

马尾松

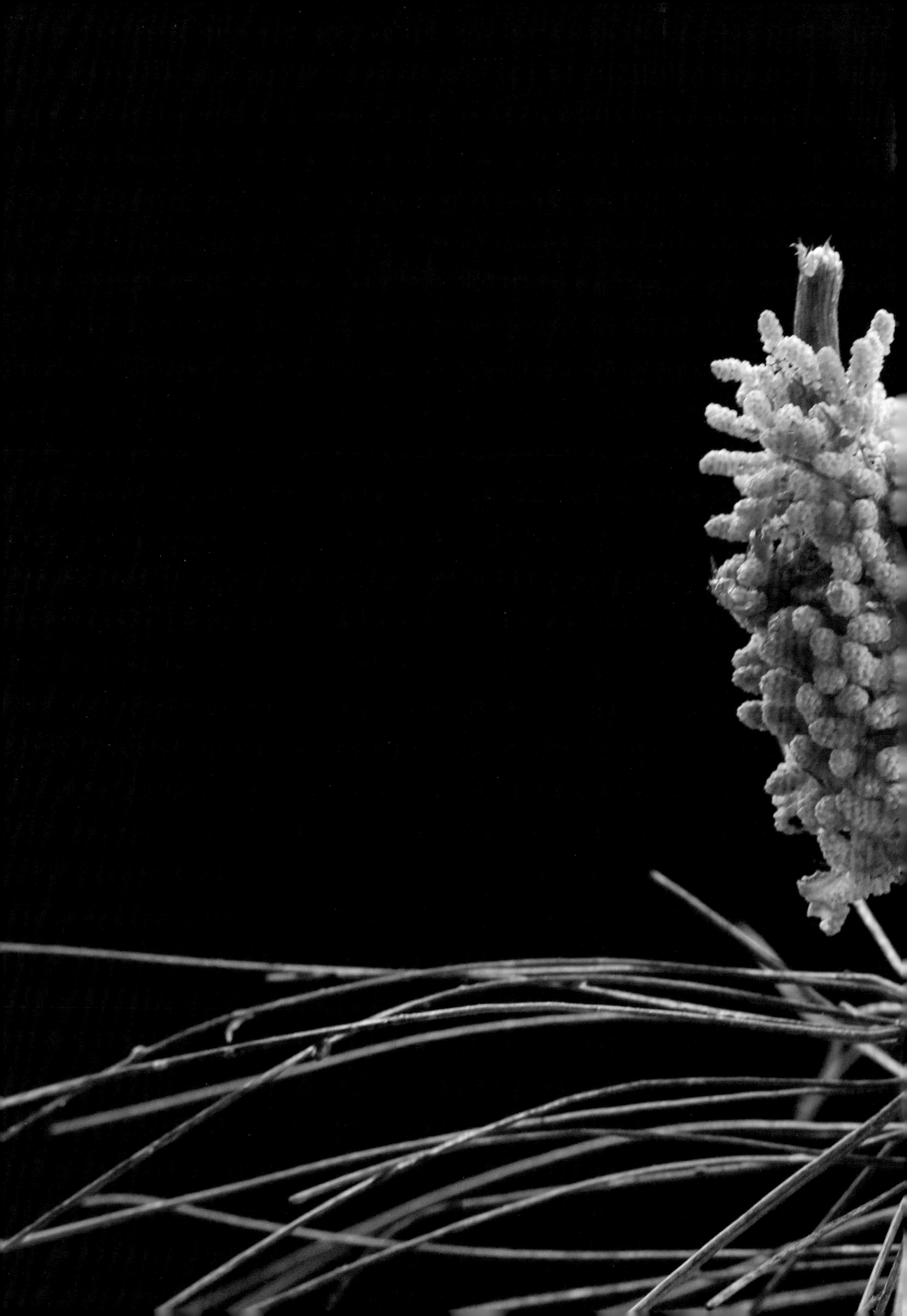

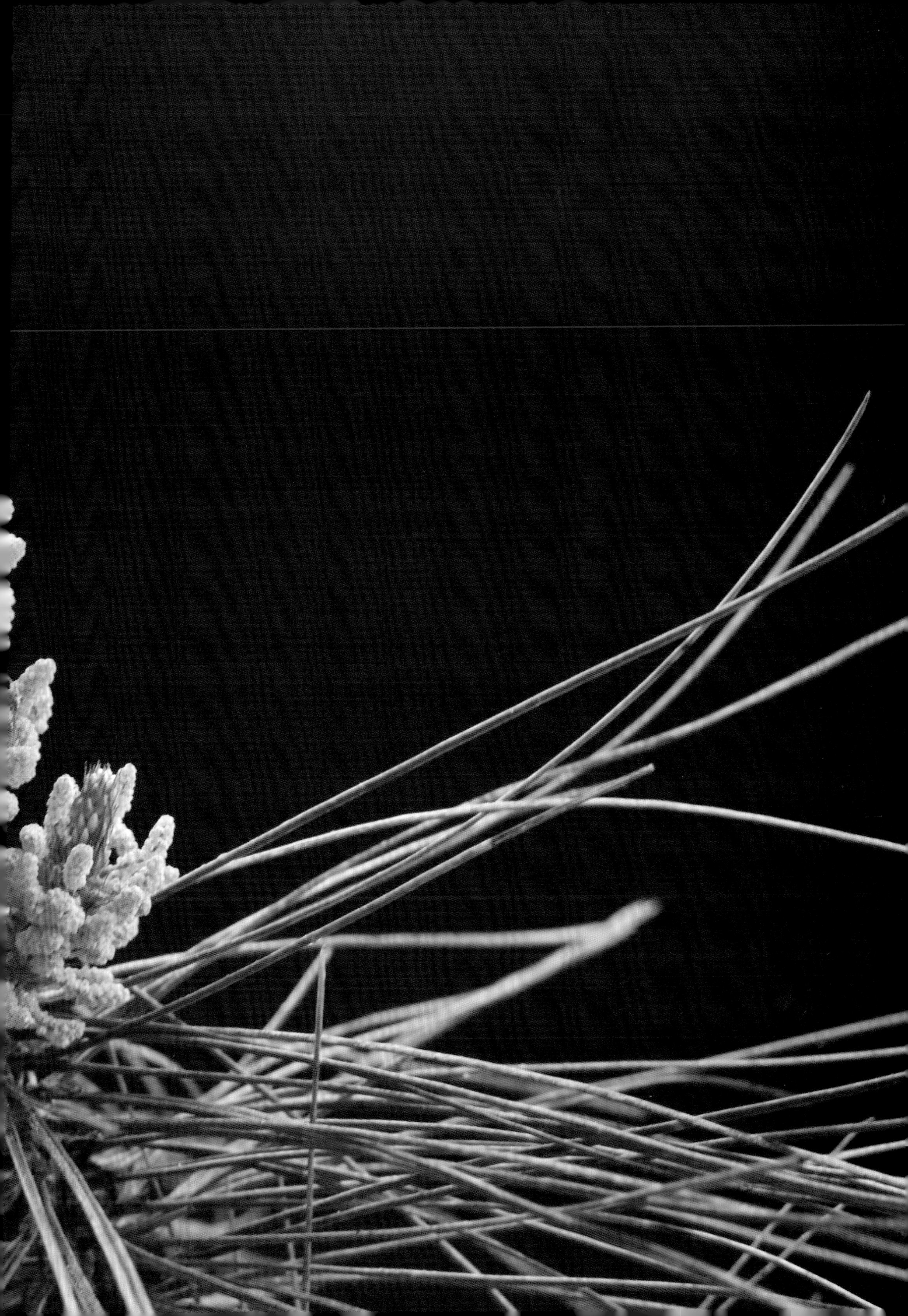

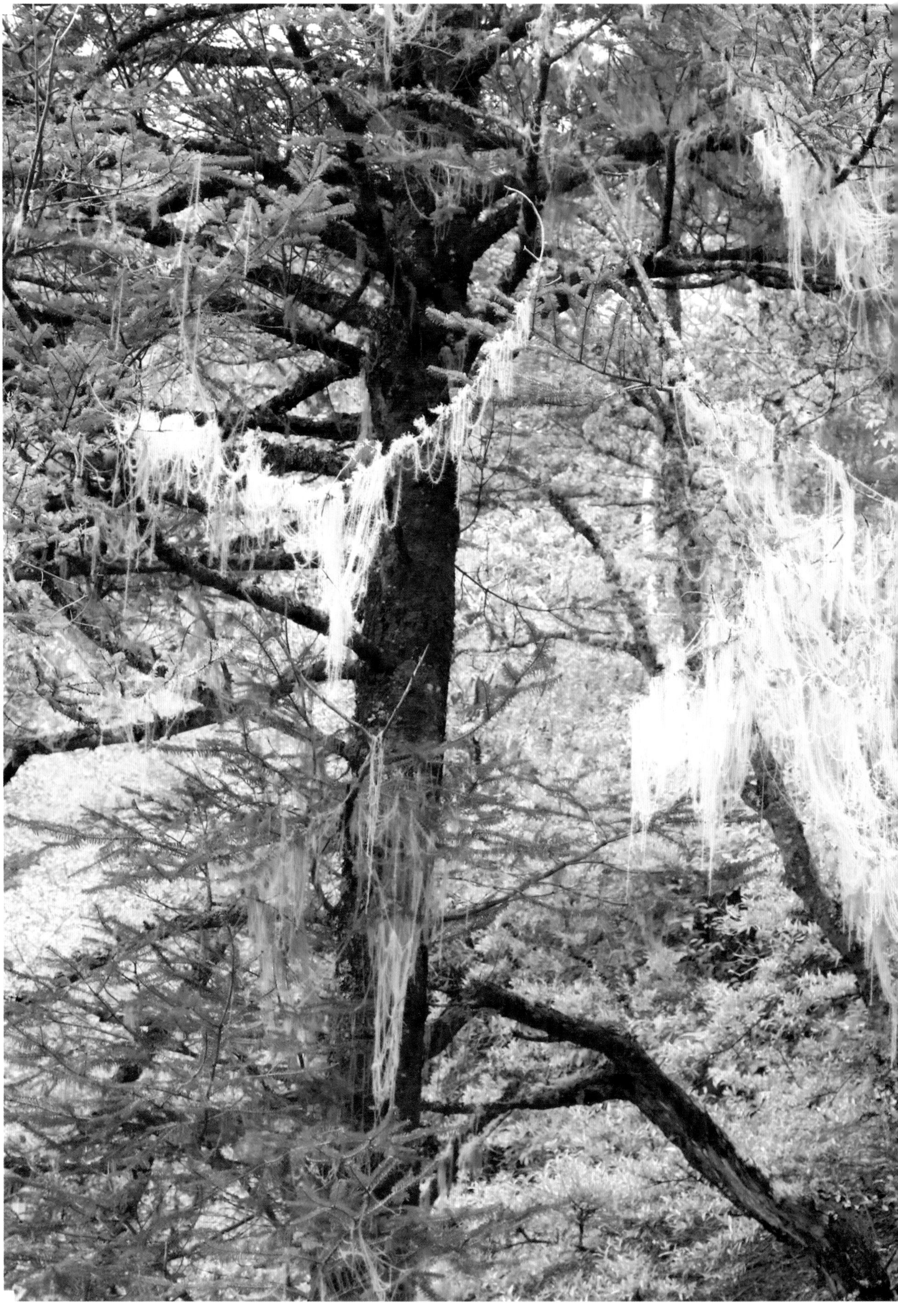

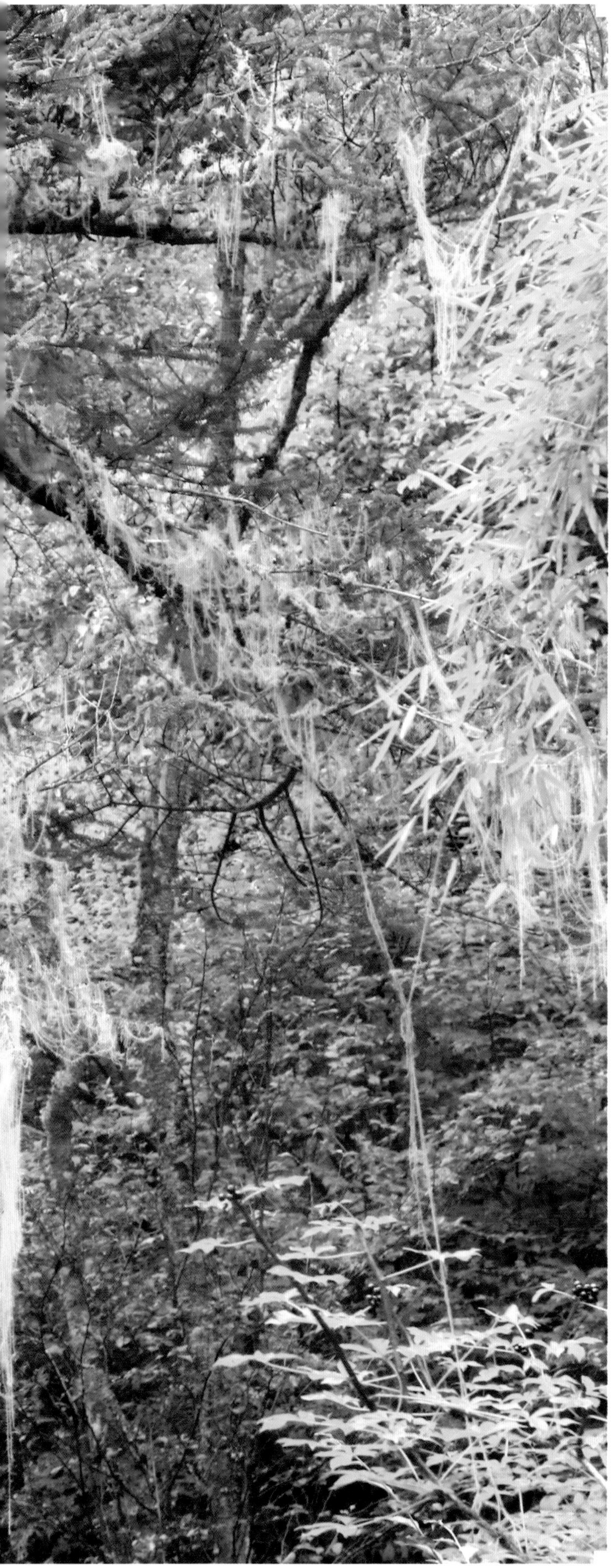

松萝

【苗药名】各社被。

【别　名】长松萝。

【来　源】本品为松萝科植物环裂松萝 *Usnea diffracta* Vain. 的地衣体。

【性味归经】味苦、微甜、微辛，性冷。归热经。

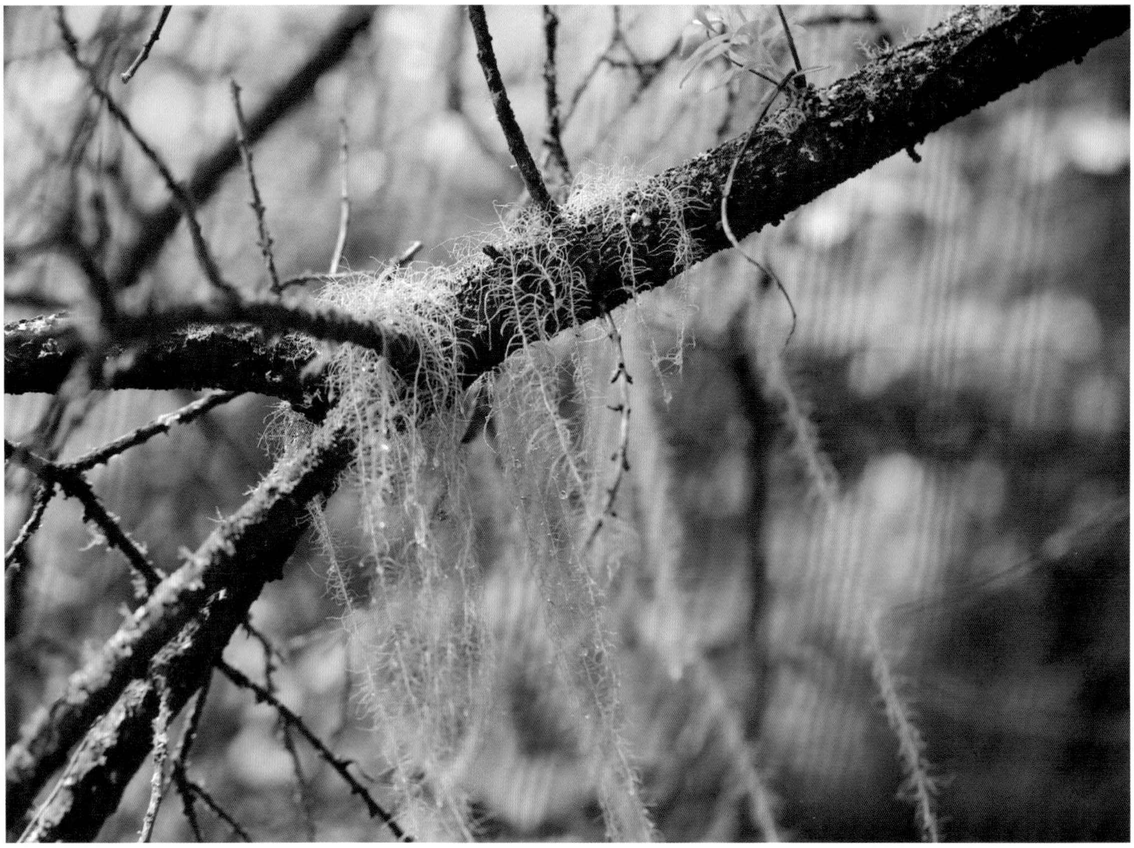

松萝

识别特征

枝状地衣体悬垂型，长 15 ~ 50 cm。地衣体丝状，着生于树干或岩壁上，全体淡灰绿色至淡黄绿色。枝体基部直径约 3 mm，主枝粗 3 ~ 4 mm，次生分枝整齐或不整齐，多回 2 叉分枝，枝圆柱形，少数末端稍扁平或有棱角，枝干具明显环状裂隙，如脊椎状。

生境分布

分布于西南、华东、东北、华南、中南及台湾等省区。

采收加工

夏、秋二季采收，洗净，切段，晒干。

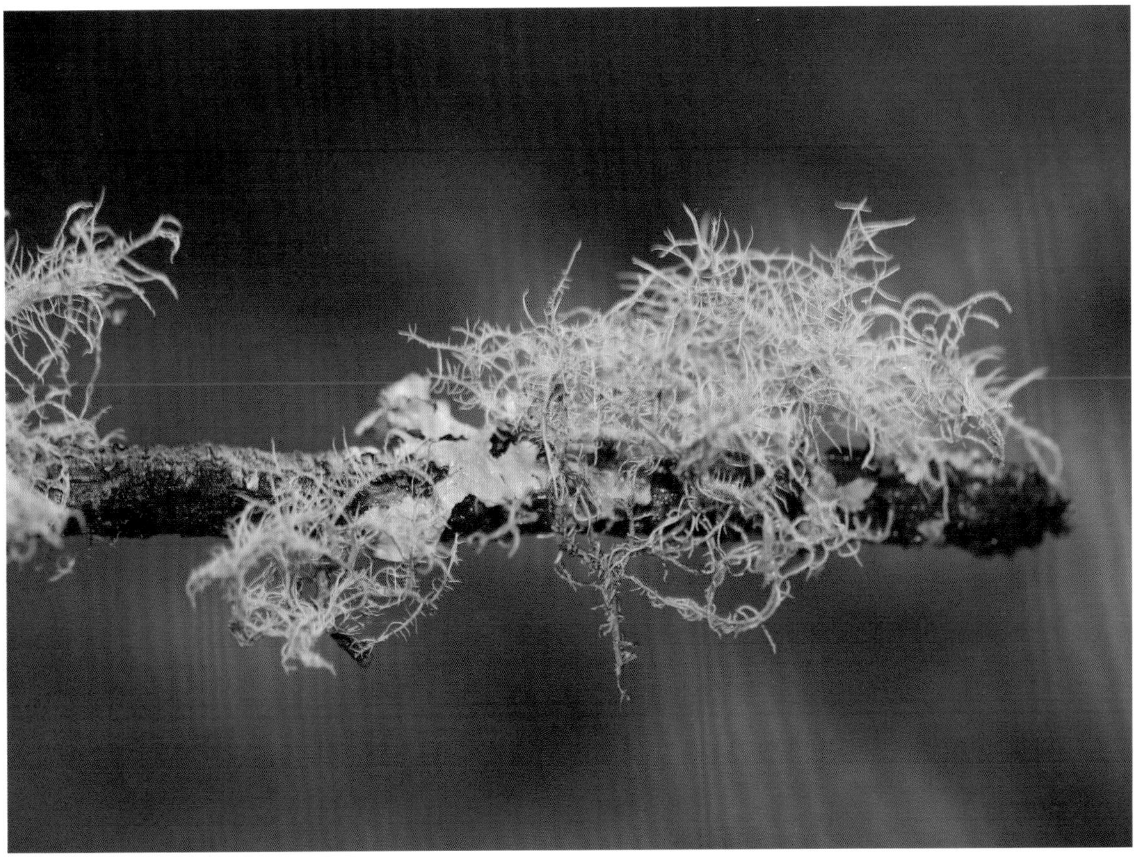

松萝

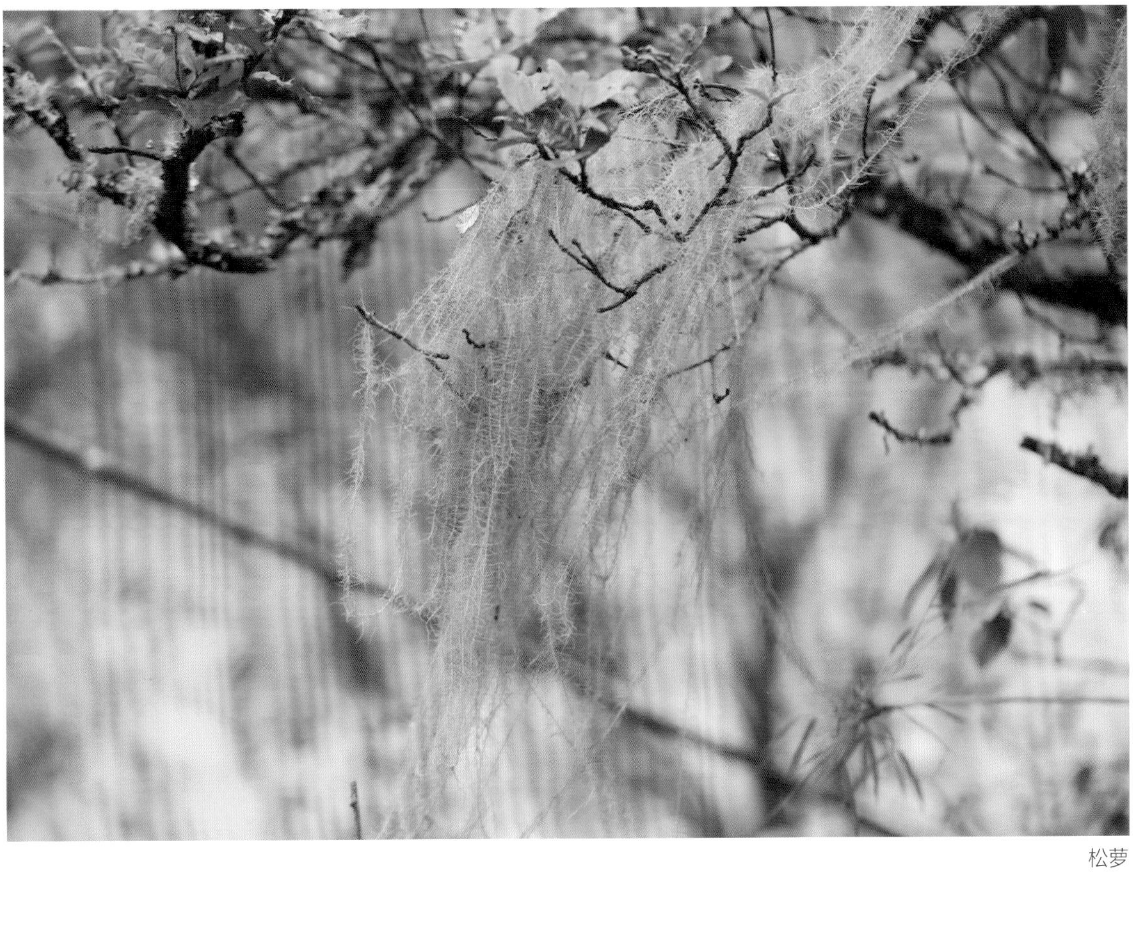

松萝

功效主治

祛痰止咳，清热解毒，除湿通络，止血调经，驱虫。主治痰热温疟，咳喘，肺痨，头痛，目赤云翳，痈肿疮毒，瘰疬，乳痈，烫火伤，毒蛇咬伤，风湿痹痛，跌仆损伤，骨折，外伤出血，吐血，便血，崩漏，月经不调，白带，蛔虫病，血吸虫病。

用法用量

内服：煎汤，6 ~ 9 g。外用：适量，煎汤洗；或研末敷。

民族药方

1．**火烫伤**　环裂松萝适量。研细末，麻油调敷伤处。

2．**筋骨痛，风湿麻木**　环裂松萝全草 30 g。水煎服。

3．**蛔虫病，血吸虫病**　长松萝 9 ~ 15 g。水煎服。

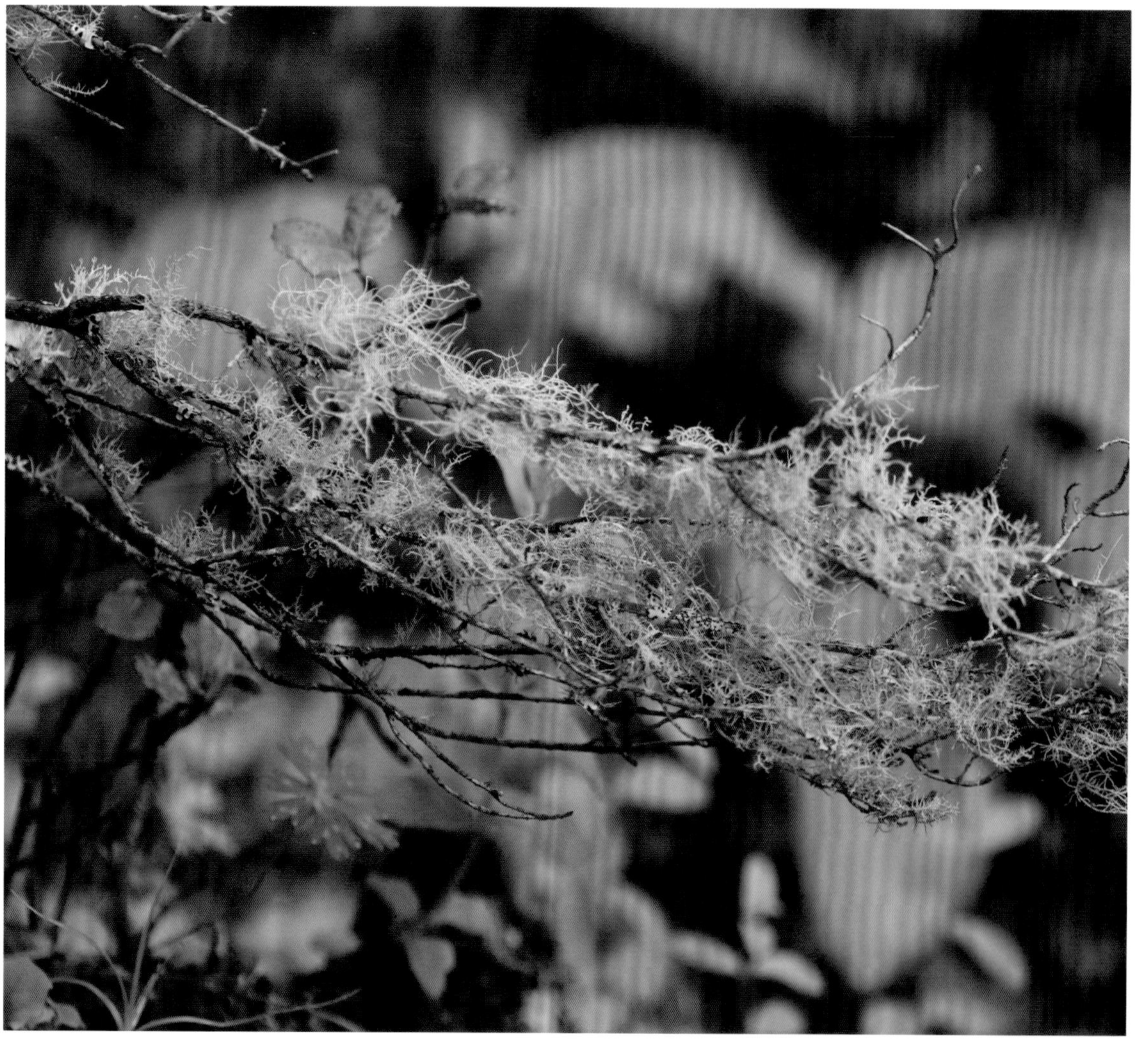

松萝

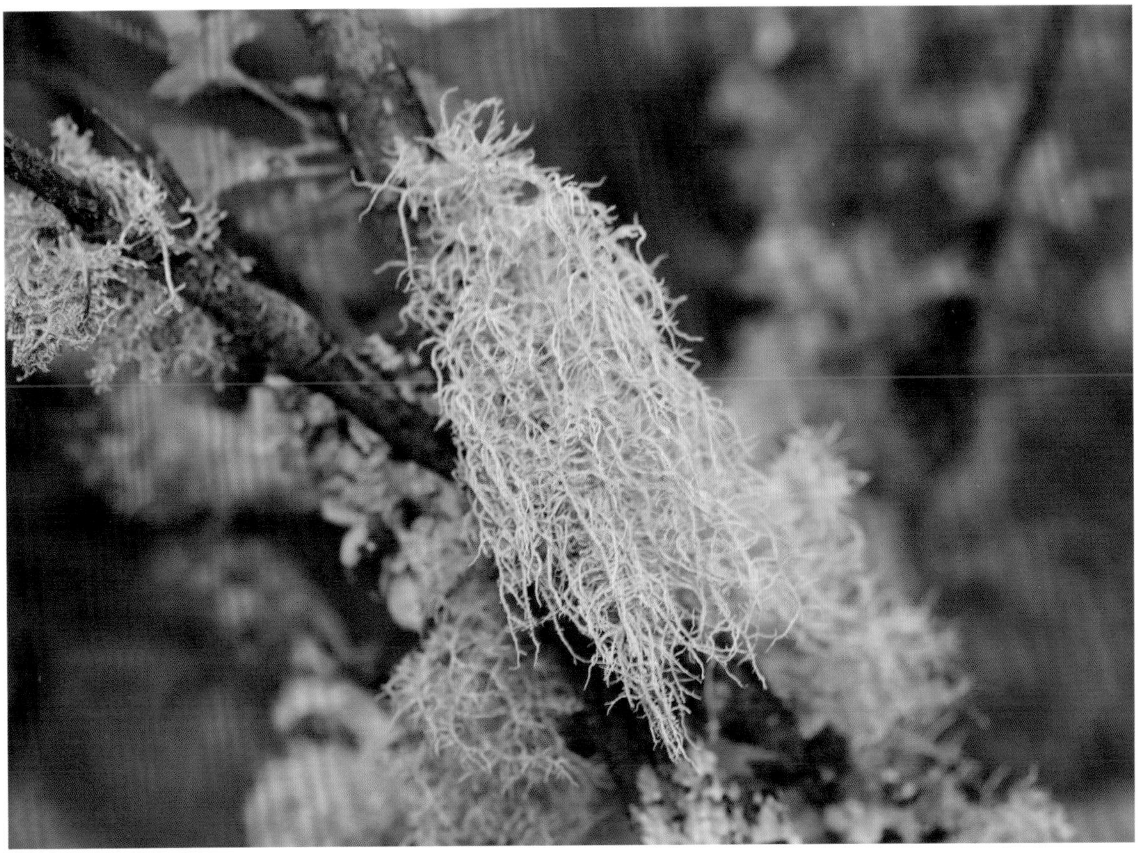

松萝

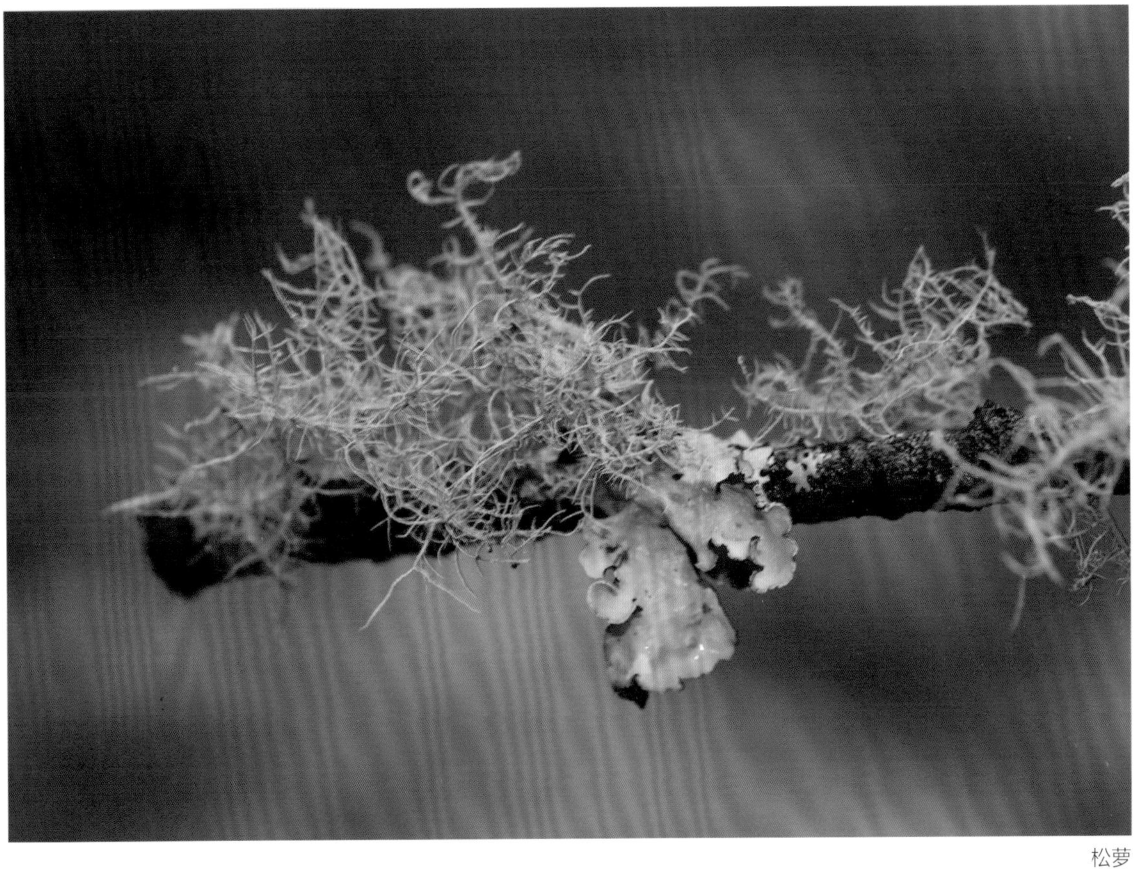

松萝

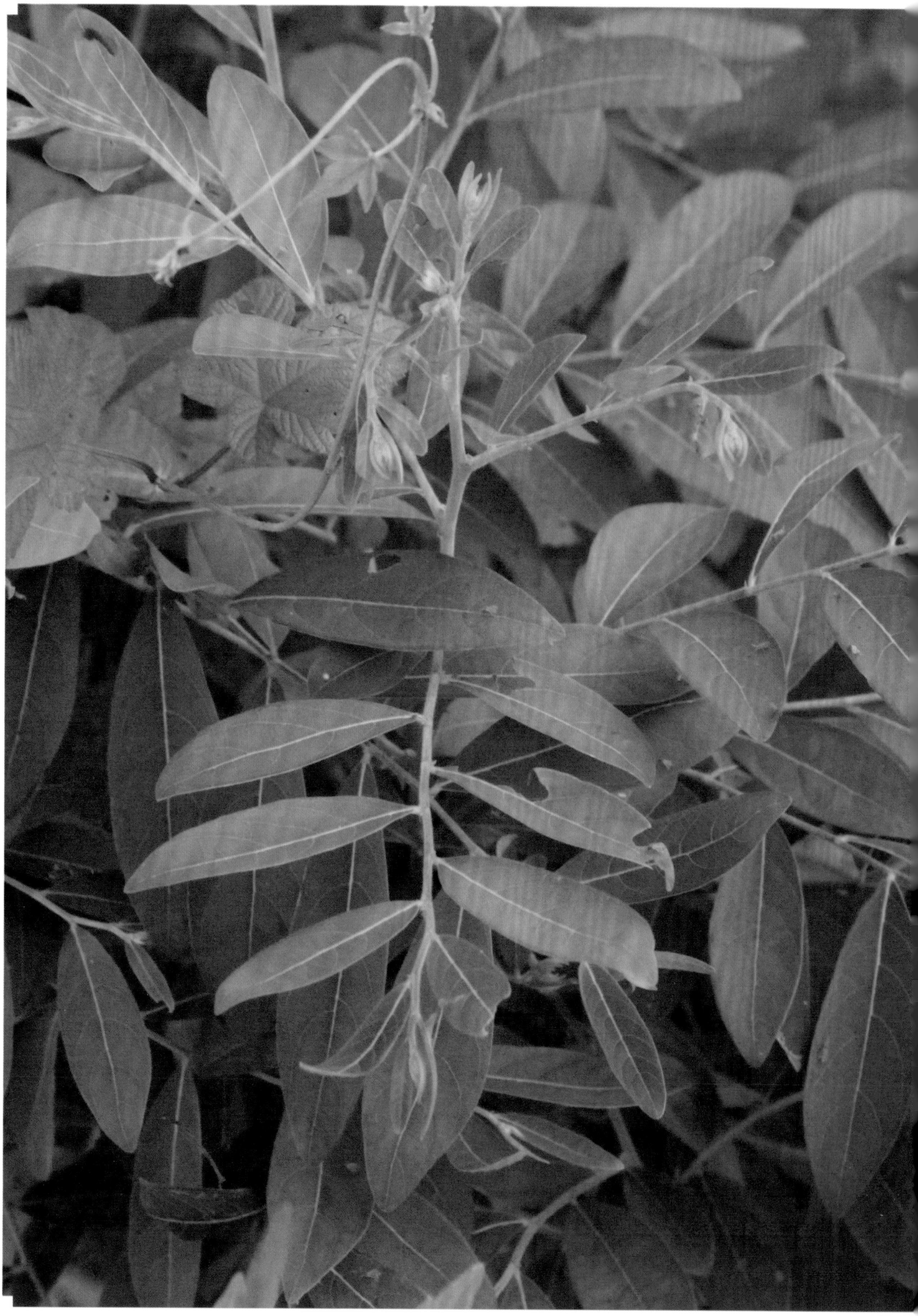

算盘子

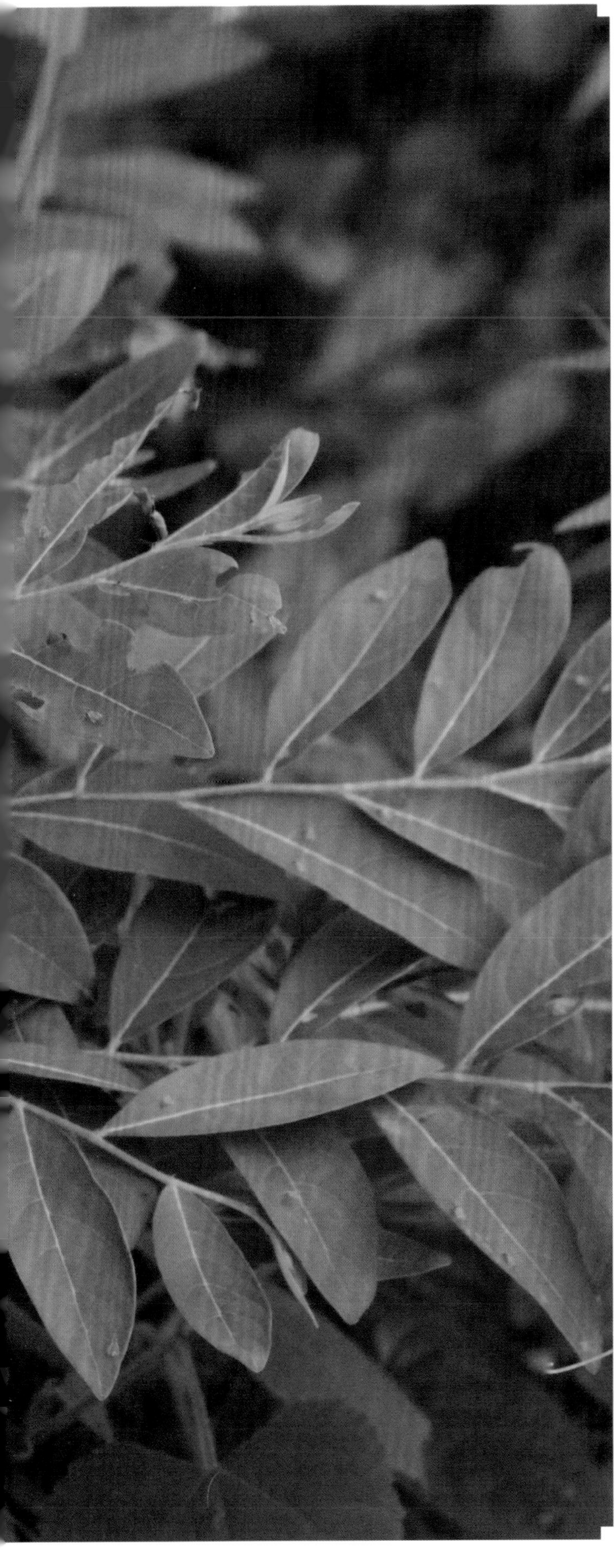

【苗 药 名】积嘎略。

【别　 名】两瓜树、果合草、血泡木、野南瓜、柿子椒、地瓜金。

【来　 源】本品为大戟科植物算盘子 *Glochidion puberum*（L.）Hutch. 的根、果实。

【性味归经】味苦、涩，性冷，有小毒。归热经。

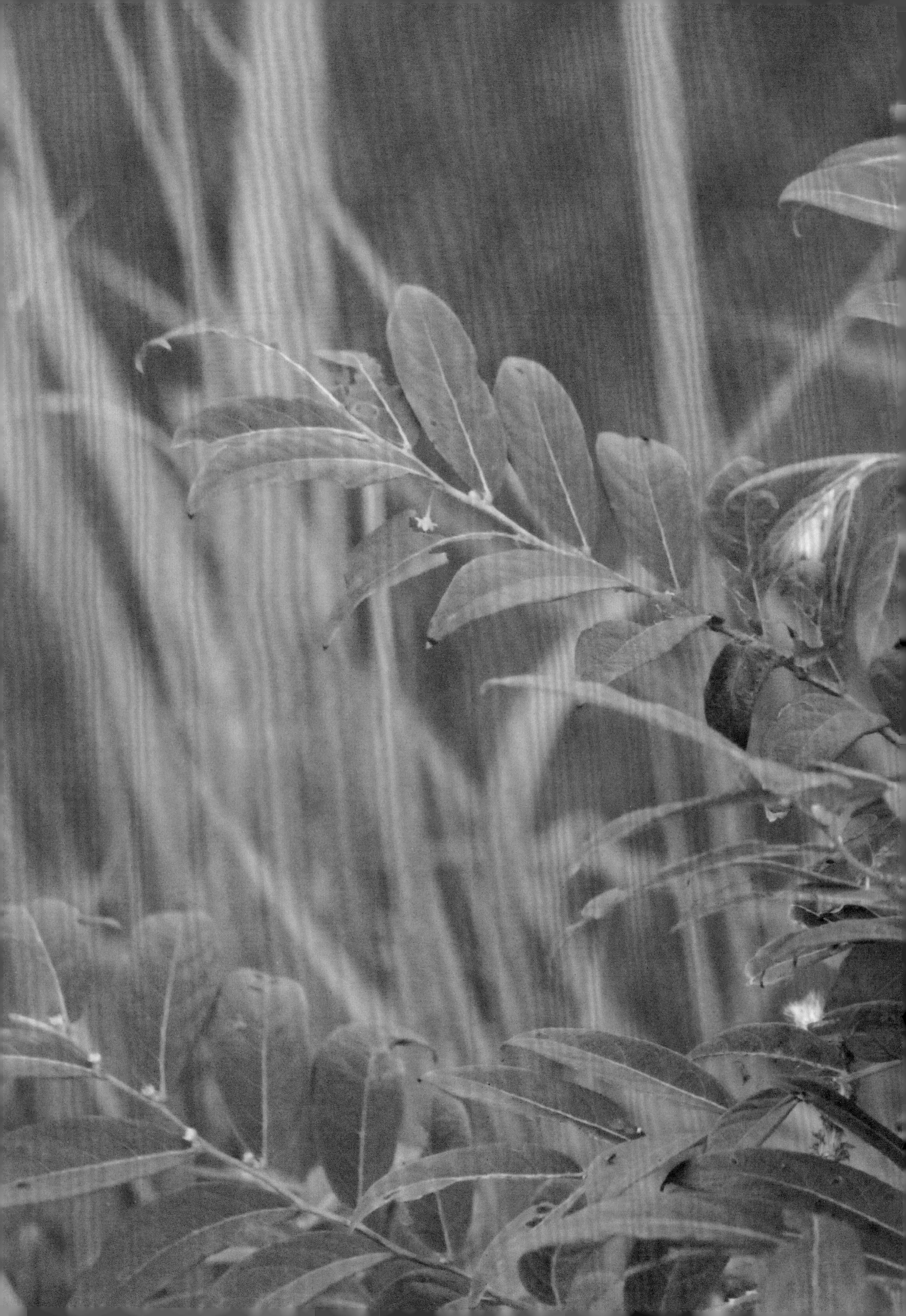

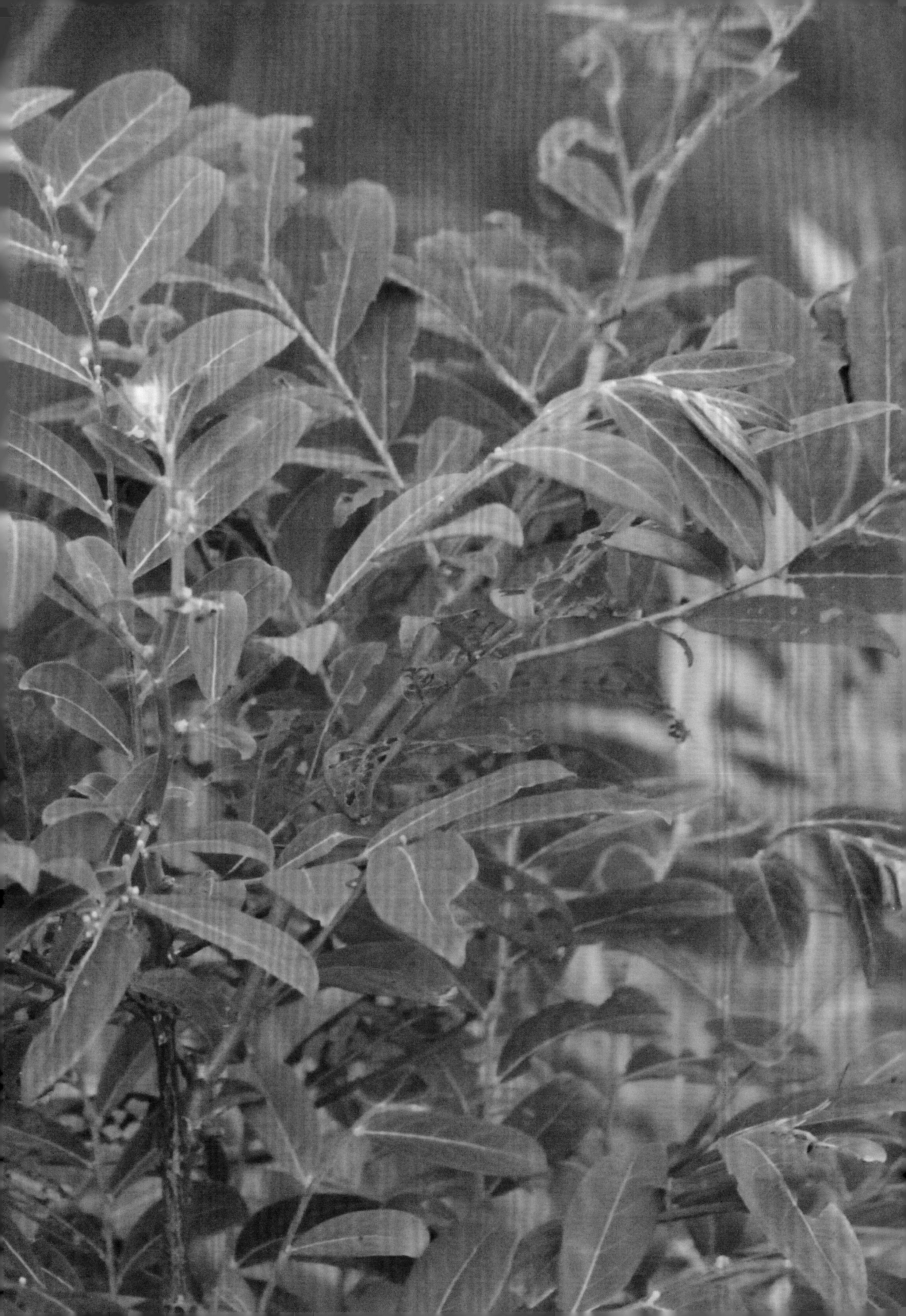

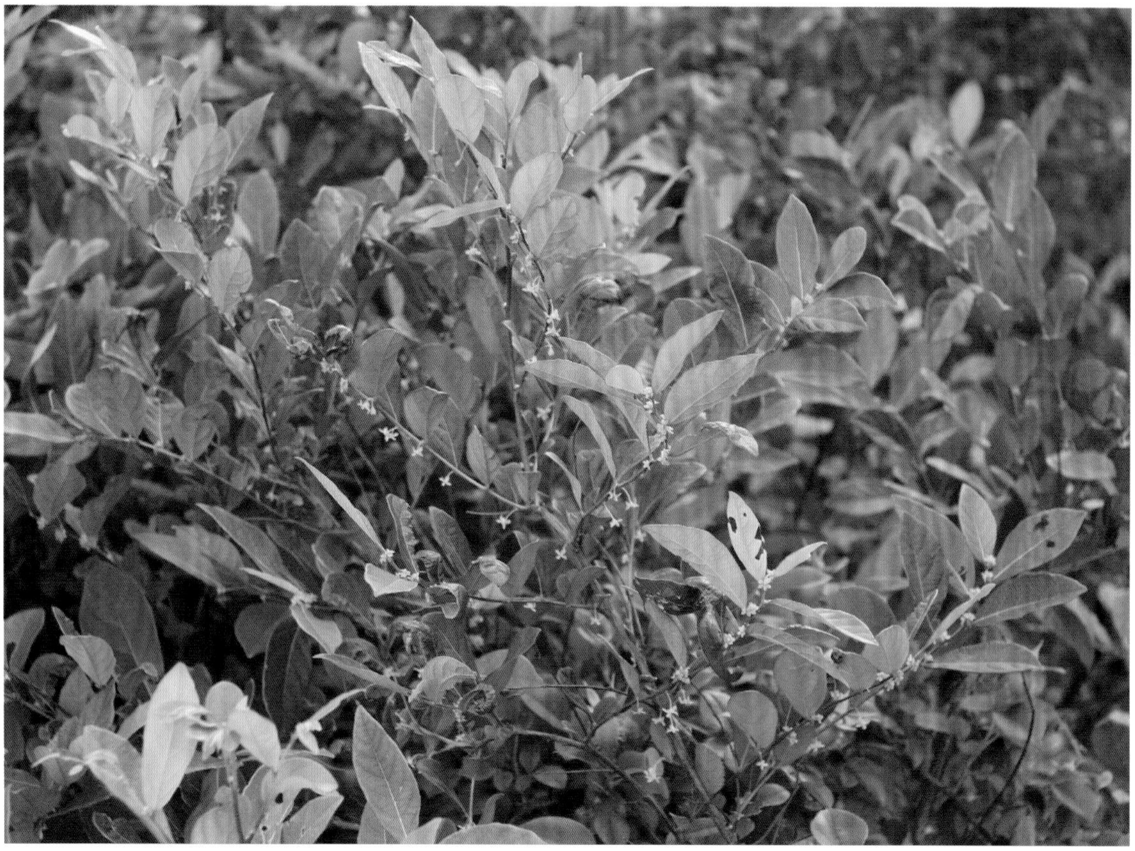

算盘子

识别特征

直立多枝灌木，高 1 ~ 2 m。小枝灰褐色，密被灰色或棕色短柔毛。叶互生；叶长圆形至长圆状卵形或披针形，稀卵形或倒卵形，长 3 ~ 5 cm，宽 1.2 ~ 3.5 cm，先端钝至急尖，稀近圆形，常具小尖头，基部楔形至钝形，上面仅中脉被疏短柔毛或几无毛，上面橄榄绿或粉绿色，下面粉绿色，密被短柔毛，侧脉 5 ~ 8 对，下面明显。叶柄长 1 ~ 3 mm，被柔毛；托叶三角形至狭三角形，长 1 ~ 2 mm，被柔毛；花小，单性，雌雄同株或异株，2 ~ 5 朵簇生于叶腋；无花瓣；萼片 6，分 2 轮排列于内外；雄花花梗细，长 1 ~ 8 mm，通常被柔毛，萼片质较厚，长圆形至狭长圆形或长圆状倒卵形，外被疏短柔毛；雄蕊 3 枚，常为 5 室，合生成柱状，无退化子房；雌花花梗长 1 ~ 3 mm，密被柔毛，花萼与雄花近筒形，但稍短而厚，两面均被毛；子房密被茸毛，8 ~ 10 室，花柱合生成环状，长宽与子房几相等，先端不扩大，与子房连接处缢缩。蒴果扁球形，直径 12 ~ 15 mm，顶上凹陷，外常具 8 ~ 10 条明显纵沟，先端具环状稍伸长的宿存花柱，密被短柔毛，成熟时带红色。种子近肾形，具 3 棱，长约 4 mm，黄褐色。花期 6—10 月，果期 7—10 月。

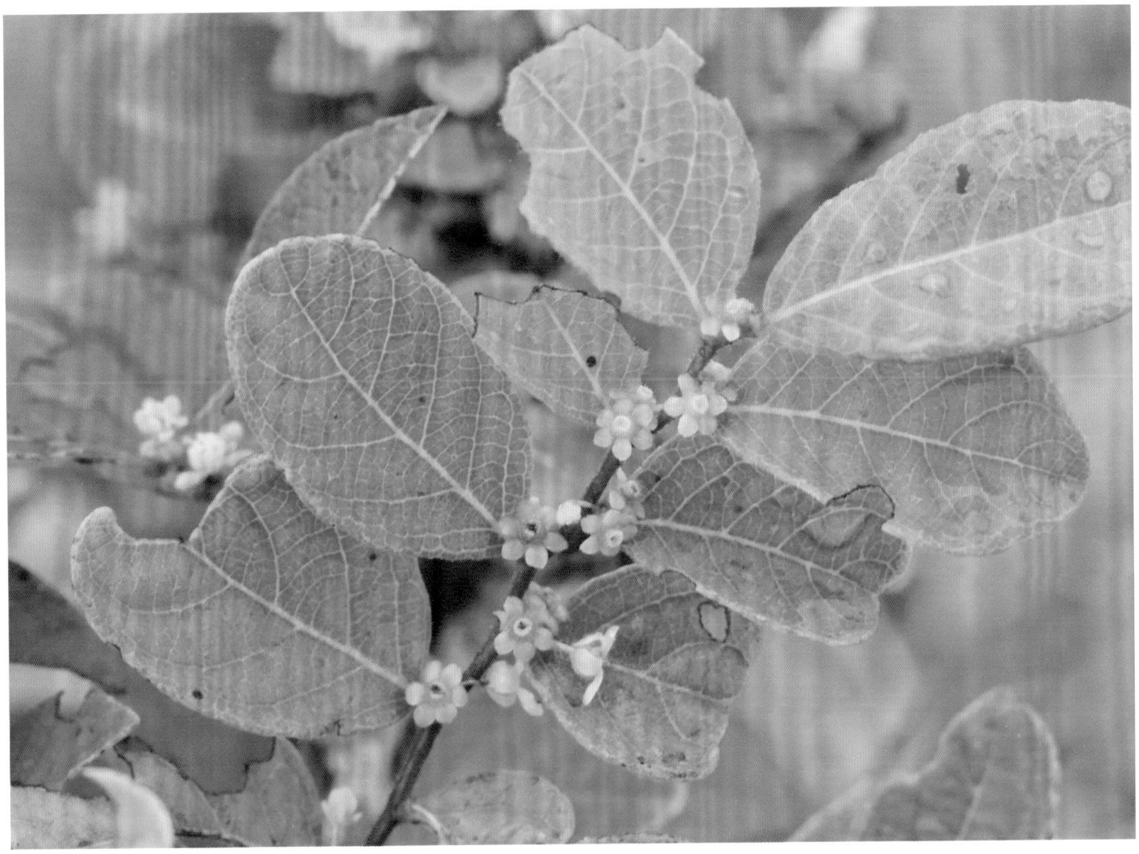

算盘子

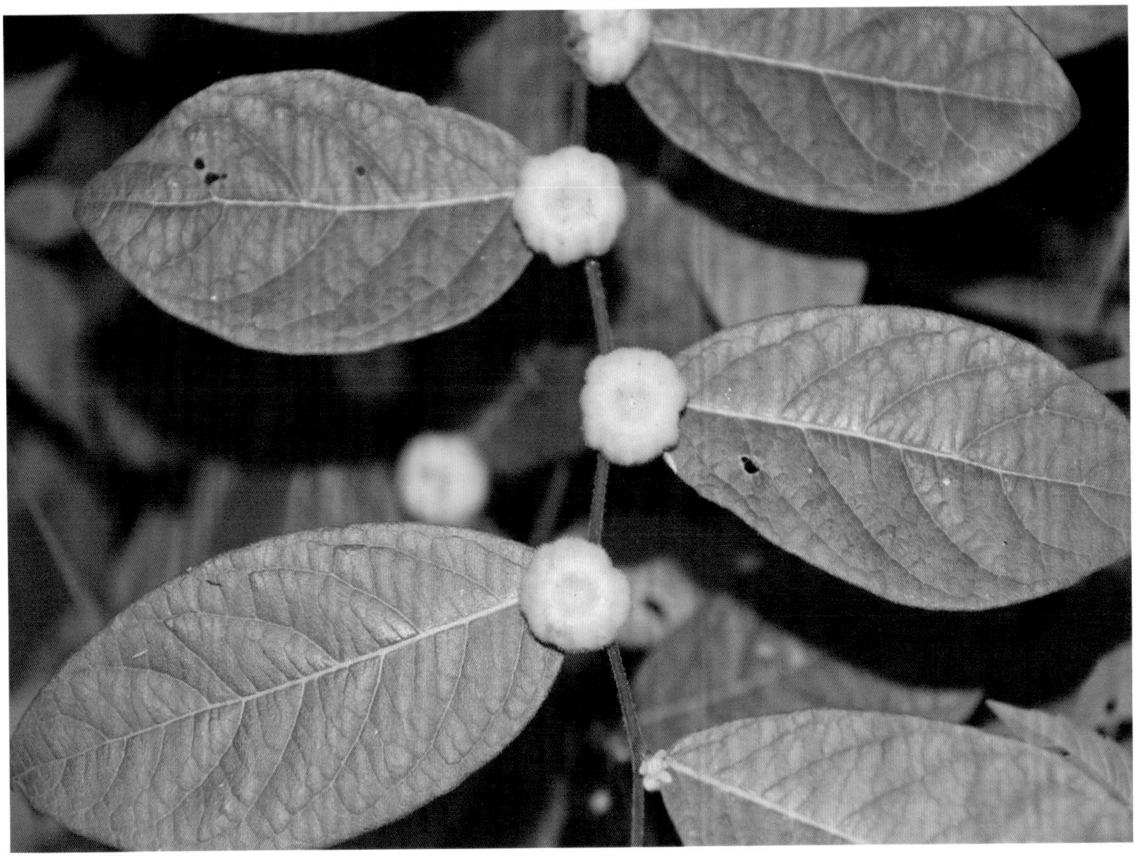

算盘子

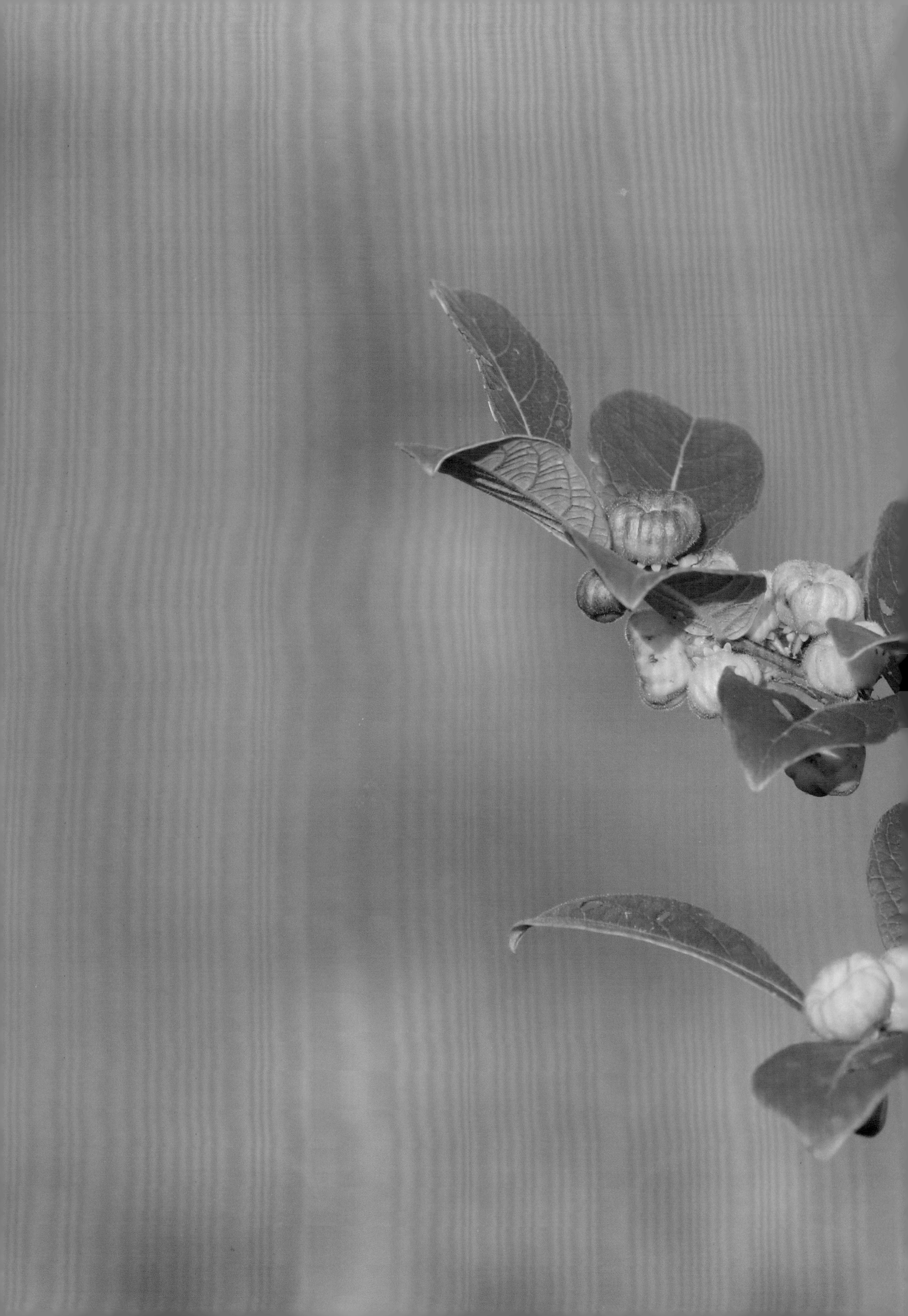

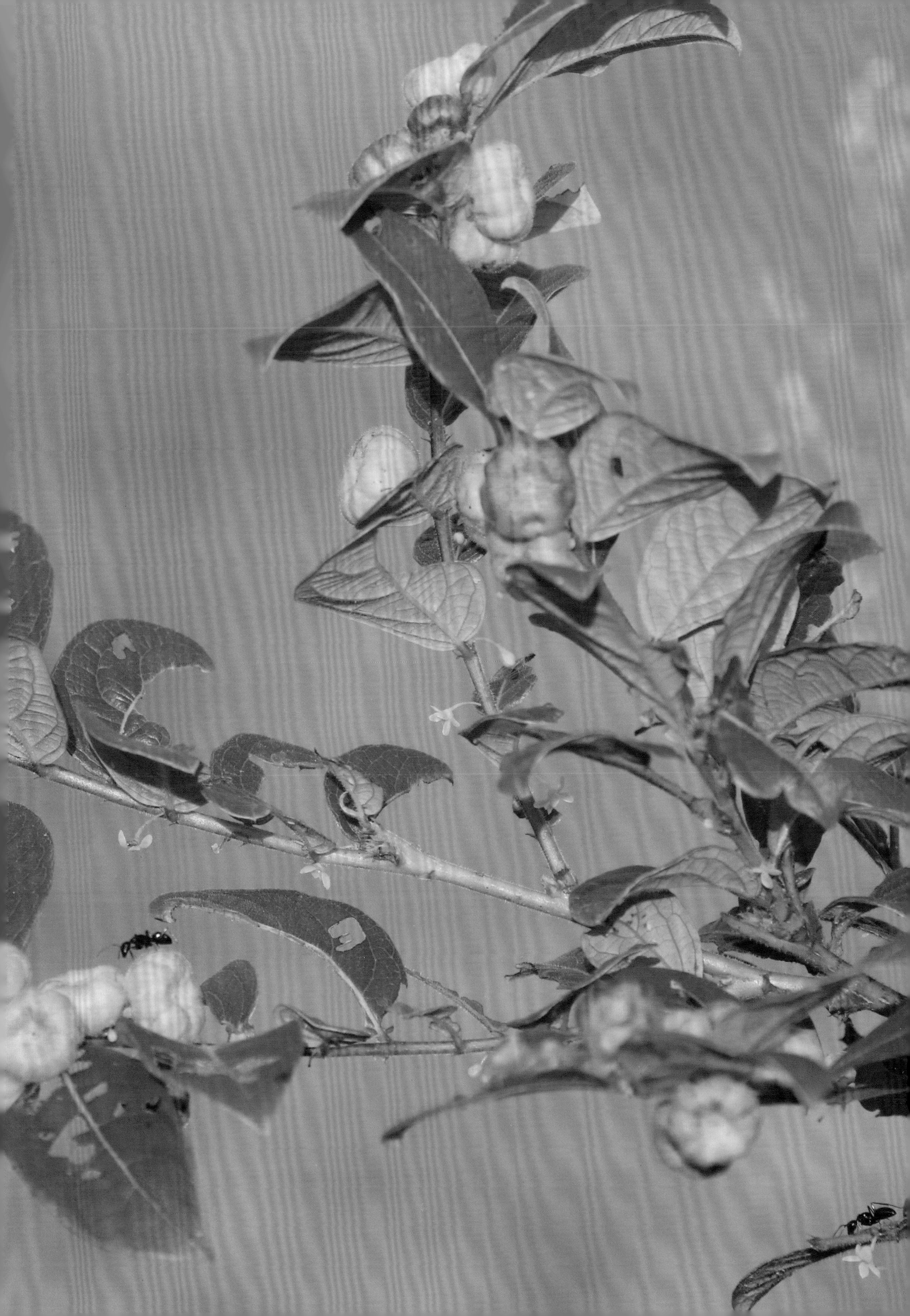

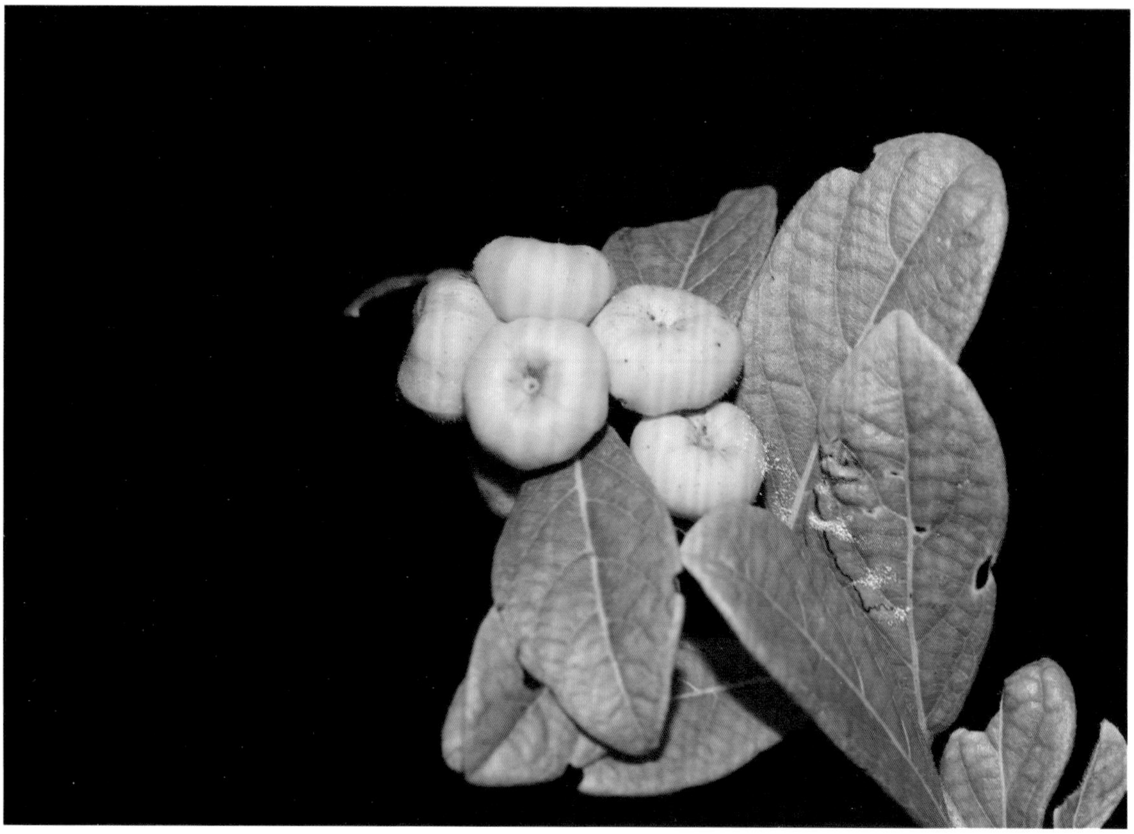

算盘子

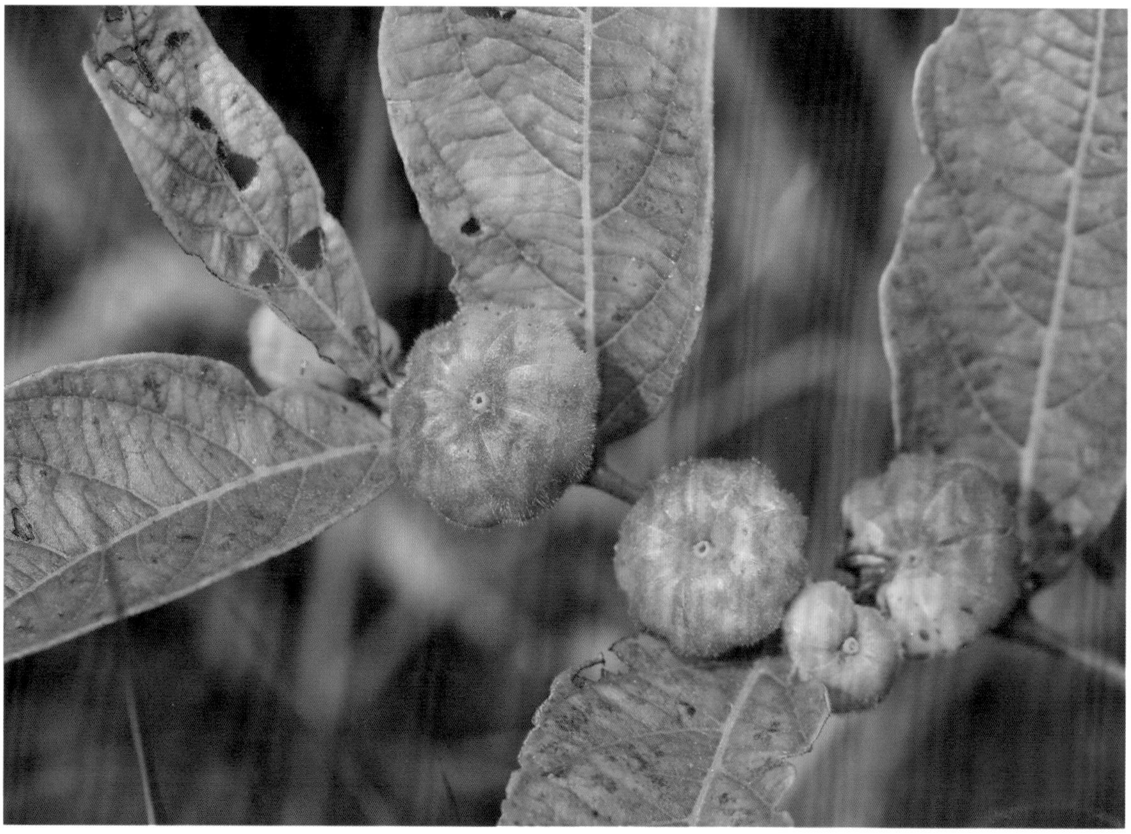

算盘子

生境分布

生长于山坡灌木丛中向阳处。分布于贵州、广西、广东、四川、湖北、江苏、浙江、安徽、陕西等省区。

采收加工

秋季采摘，拣净杂质，晒干。

药材鉴别

蒴果扁球形，形如算盘珠，常具 8 ~ 10 条纵沟。红色或红棕色，被短茸毛，先端具环状稍伸长的宿存花柱。内有数颗种子，种子近肾形，具纵棱，表面红褐色。气微，味苦、涩。

功效主治

清热利湿，解毒利咽，行气活血。主治痢疾，泄泻，黄疸，疟疾，淋浊，带下，咽喉肿痛，牙痛，疝痛，产后腹痛。

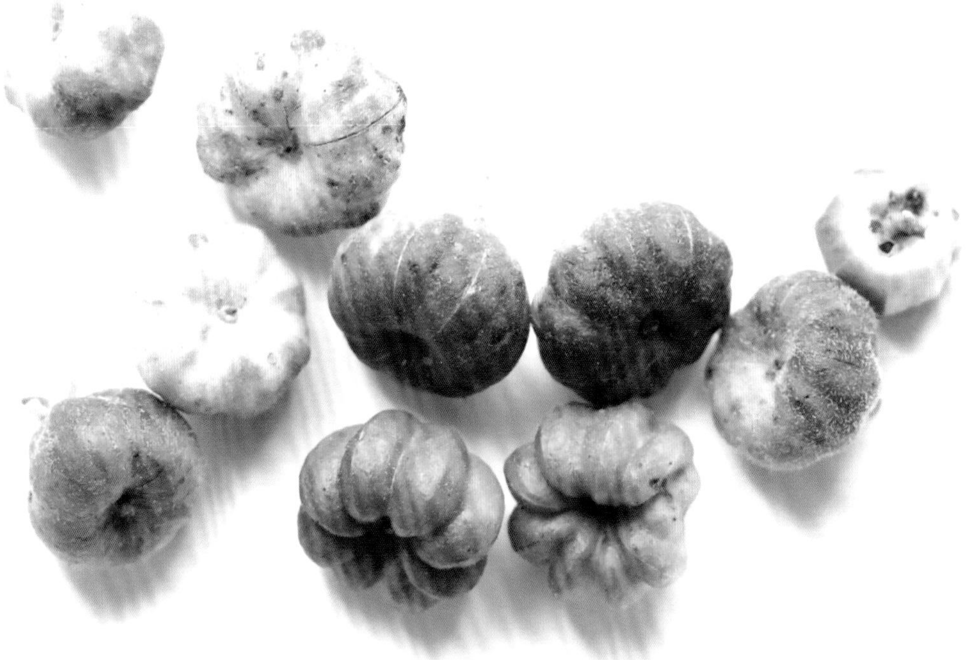

算盘子药材

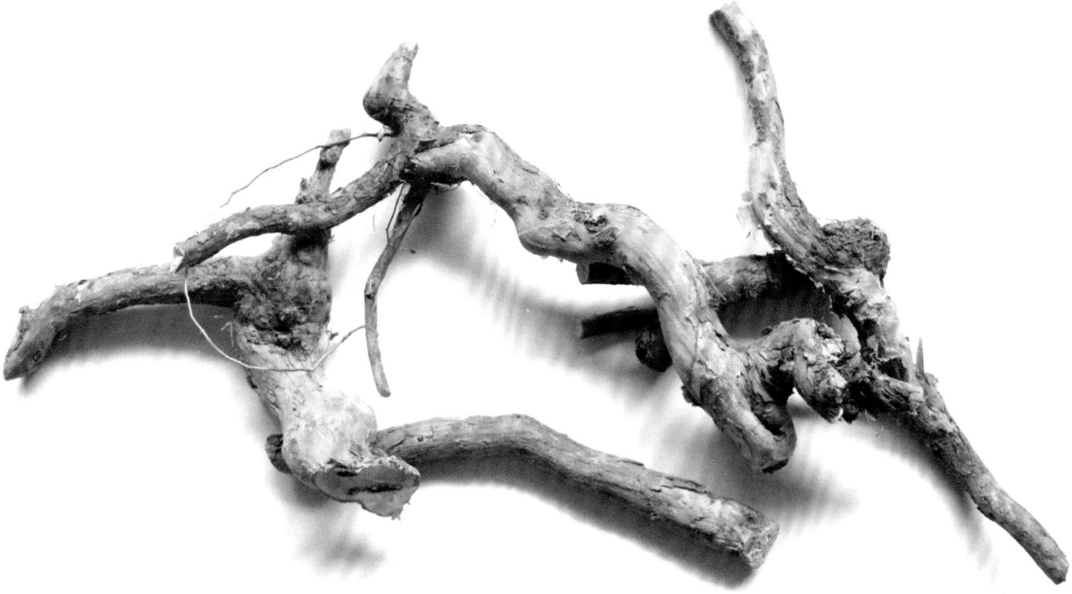

算盘子药材

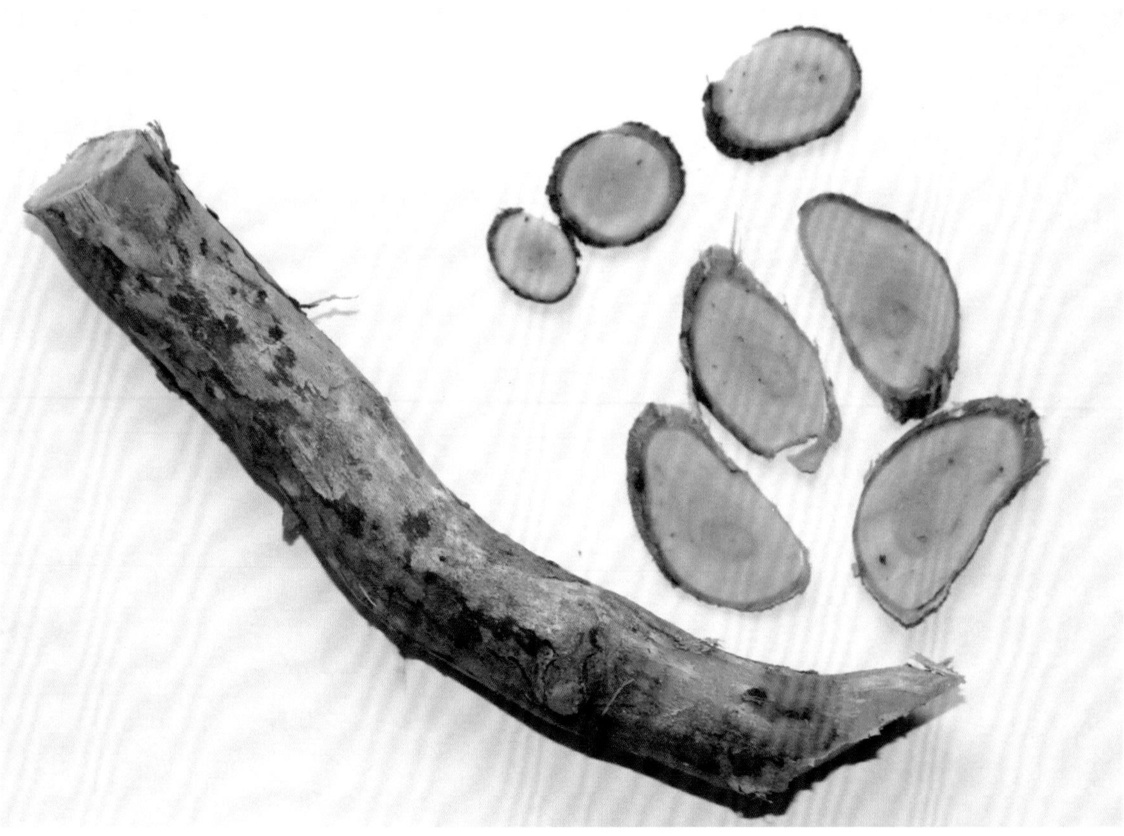

算盘子根饮片

用法用量

内服：煎汤，9 ~ 15 g。

民族药方

1．痢疾　算盘子 30 g。水煎服。

2．腹泻　算盘子 15 g，车前子 10 g。水煎服。

3．赤白痢　算盘子根、海蚌含珠、仙鹤草、刺梨根、猪鬃草各适量。等量水煎服。

4．经闭　算盘果 30 g。蒸烧酒服。

5．痢疾　算盘子的成熟果实适量。晒干研成细末，压制成片，每片 0.5 g，口服，每次 4 g，每日 3 次，3 日为 1 个疗程。

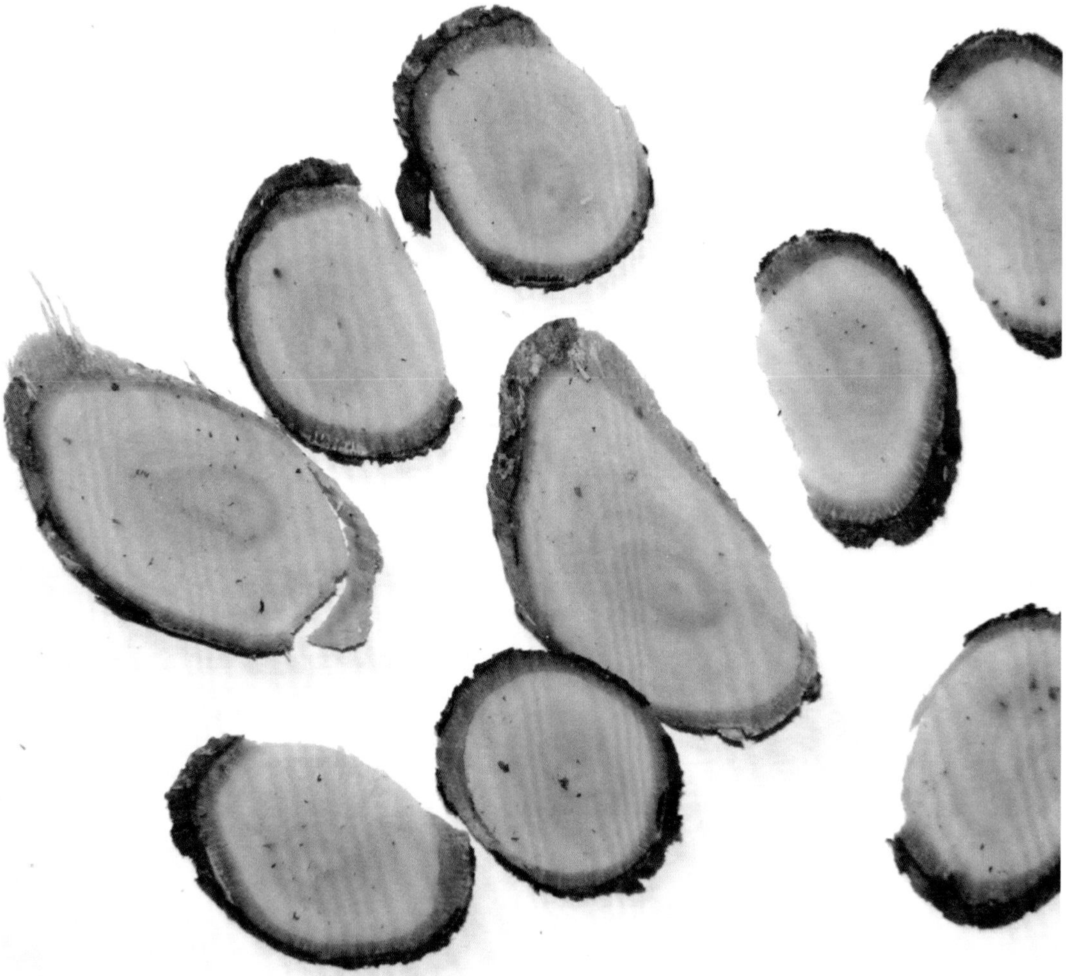

算盘子根饮片

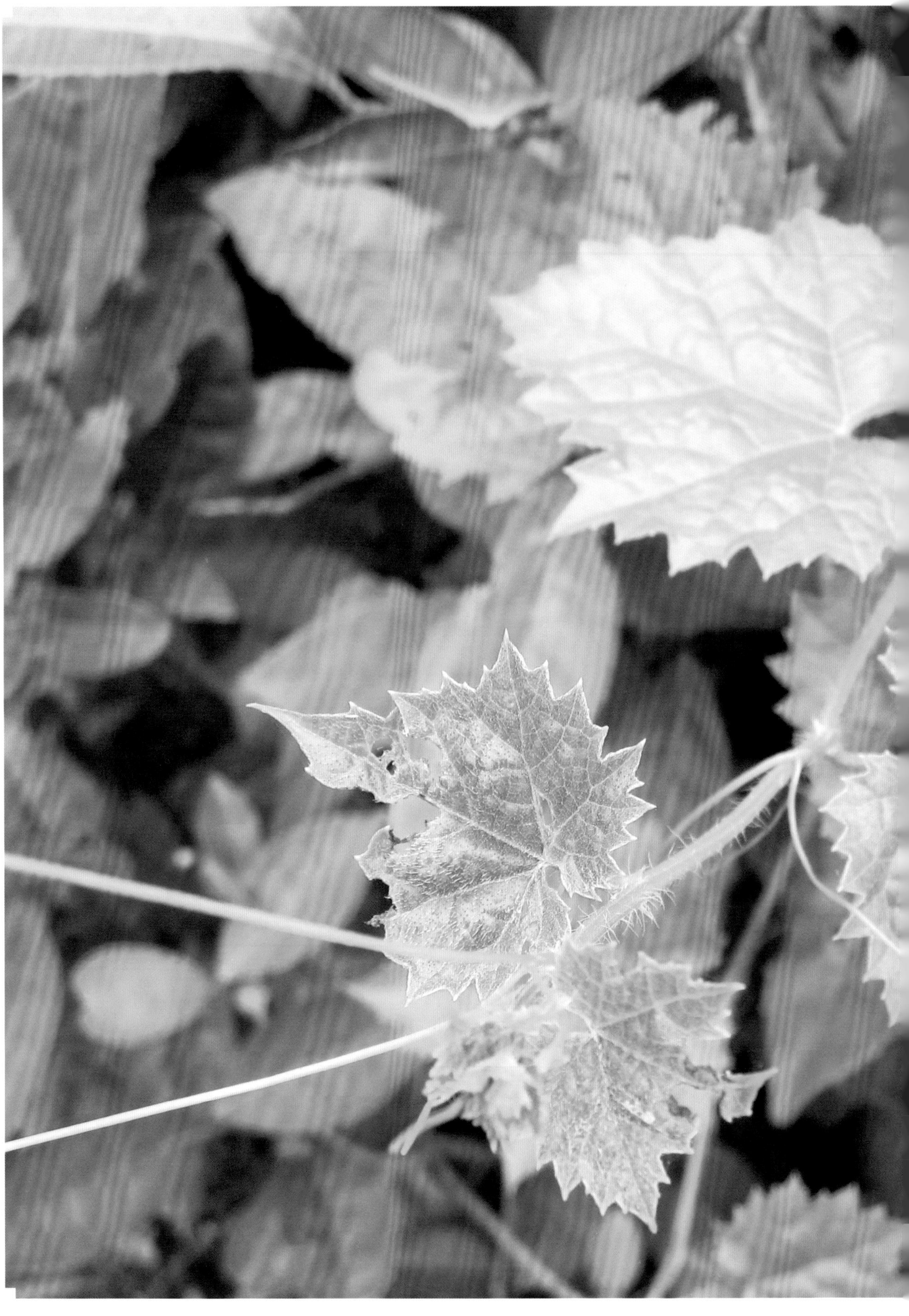

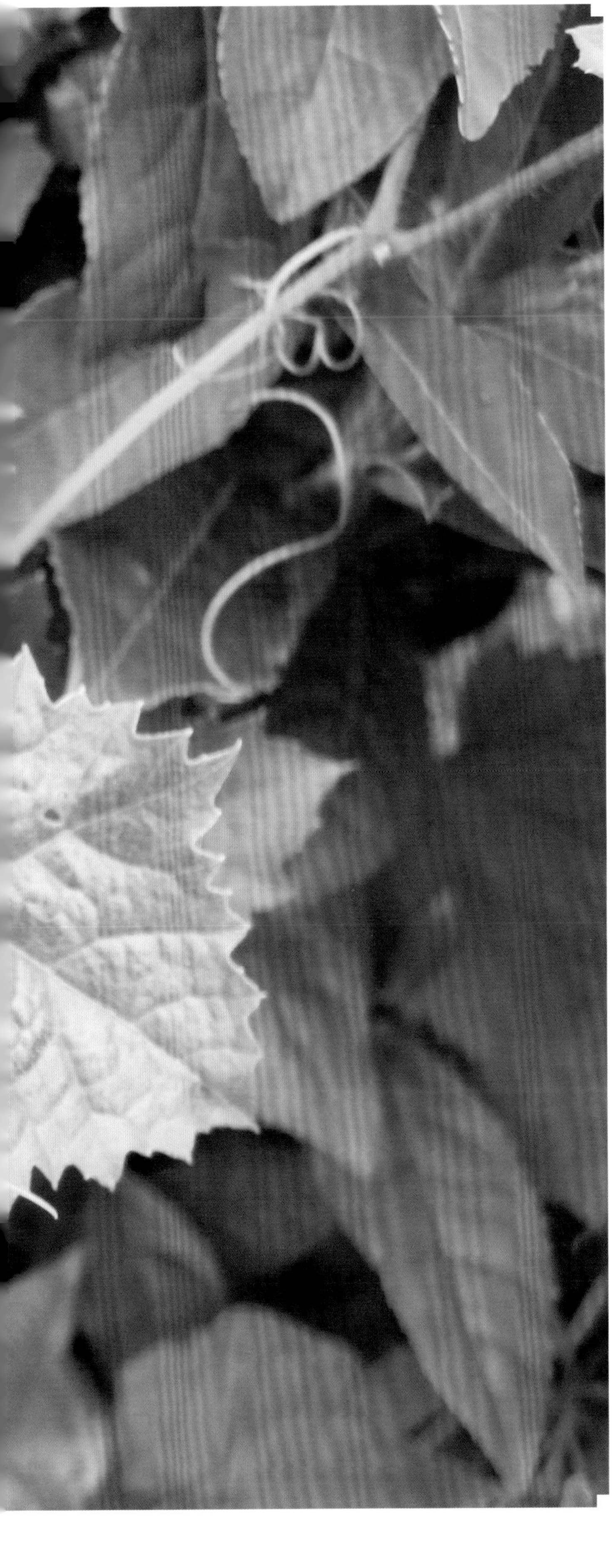

天花粉

【苗药名】真花休。

【别　名】瓜蒌根、苦瓜蒌根。

【来　源】本品为葫芦科植物中华栝楼 *Trichosanthes rosthornii* Harms 的根。

【性味归经】味苦、甜，性冷。归热经。

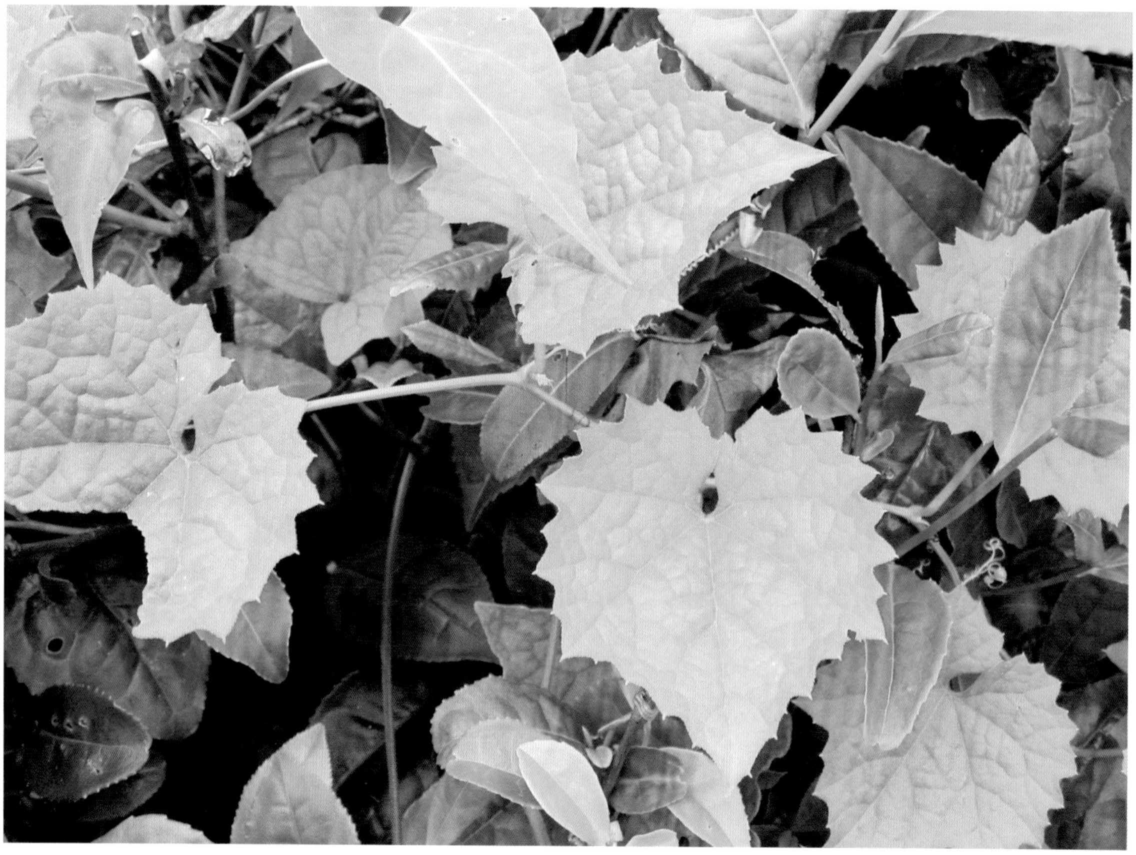

中华栝楼

识别特征

多年生草质藤本植物。块根肥大。茎细长，具棱；卷须 2 ~ 3 分叉。叶互生，草质或近革质，卵状浅心形，通常 5 深裂，有粗糙斑点，中央裂片倒披针形至披针形，基部裂片短而宽，常有大裂齿，先端渐尖至急尖，基部心形。花单性，雌雄异株；雄花 3 ~ 4 朵，排成总状花序，花冠白色，裂片细裂成流苏状，雌花生长于叶腋。花期 6—8 月，果期 8—10 月。

生境分布

生长于山坡、路旁、林缘。分布于贵州、云南、四川、陕西、江西等省区。

采收加工

秋季采收，洗净泥土，除去须根，刮去粗皮，切成 10 ~ 20 cm 的长段，粗大者可再切对开，晒干。

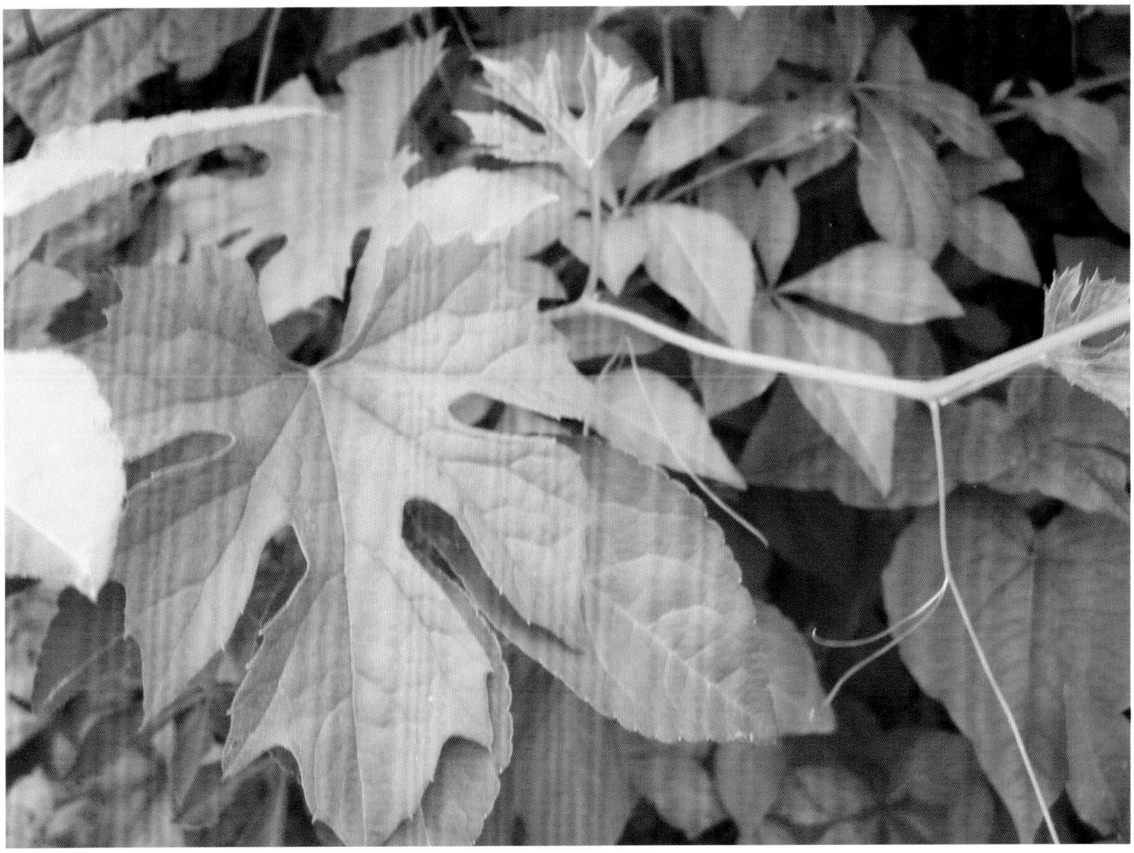

中华栝楼

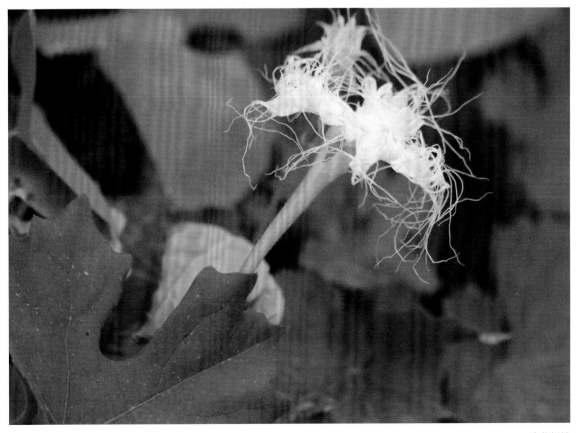

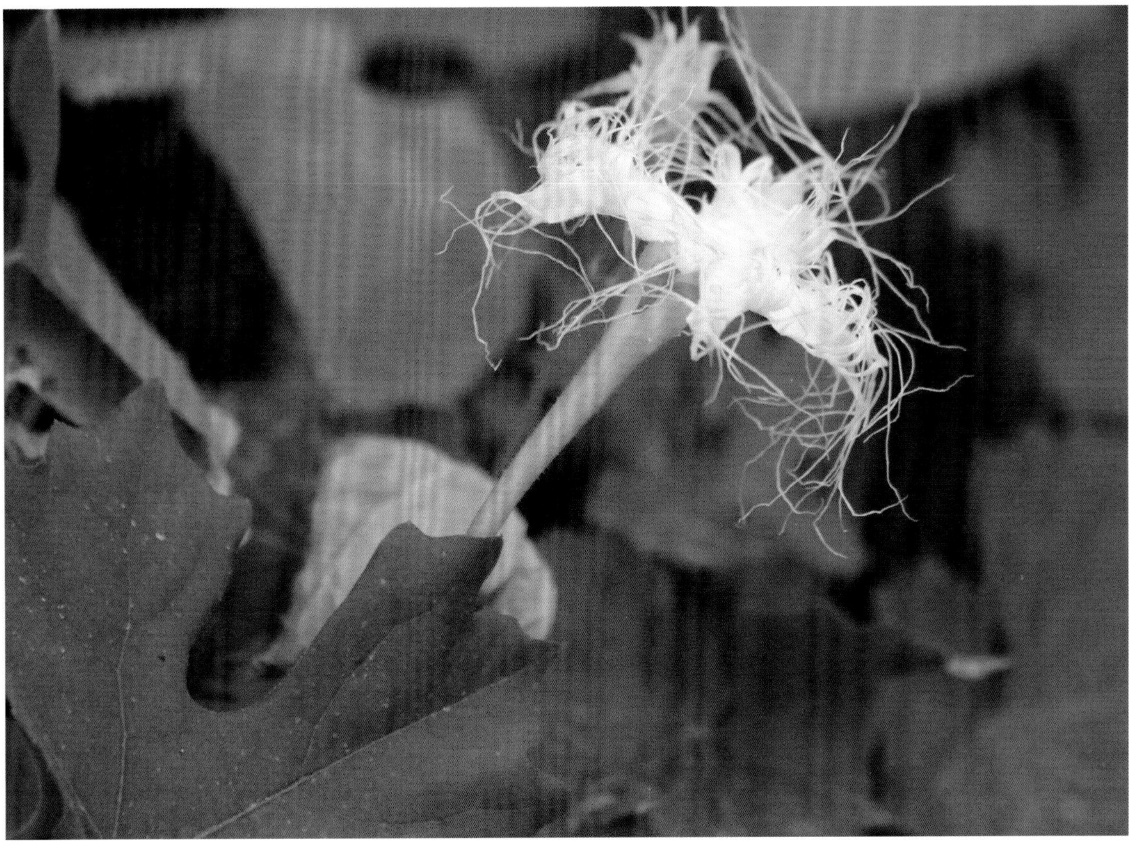

中华栝楼

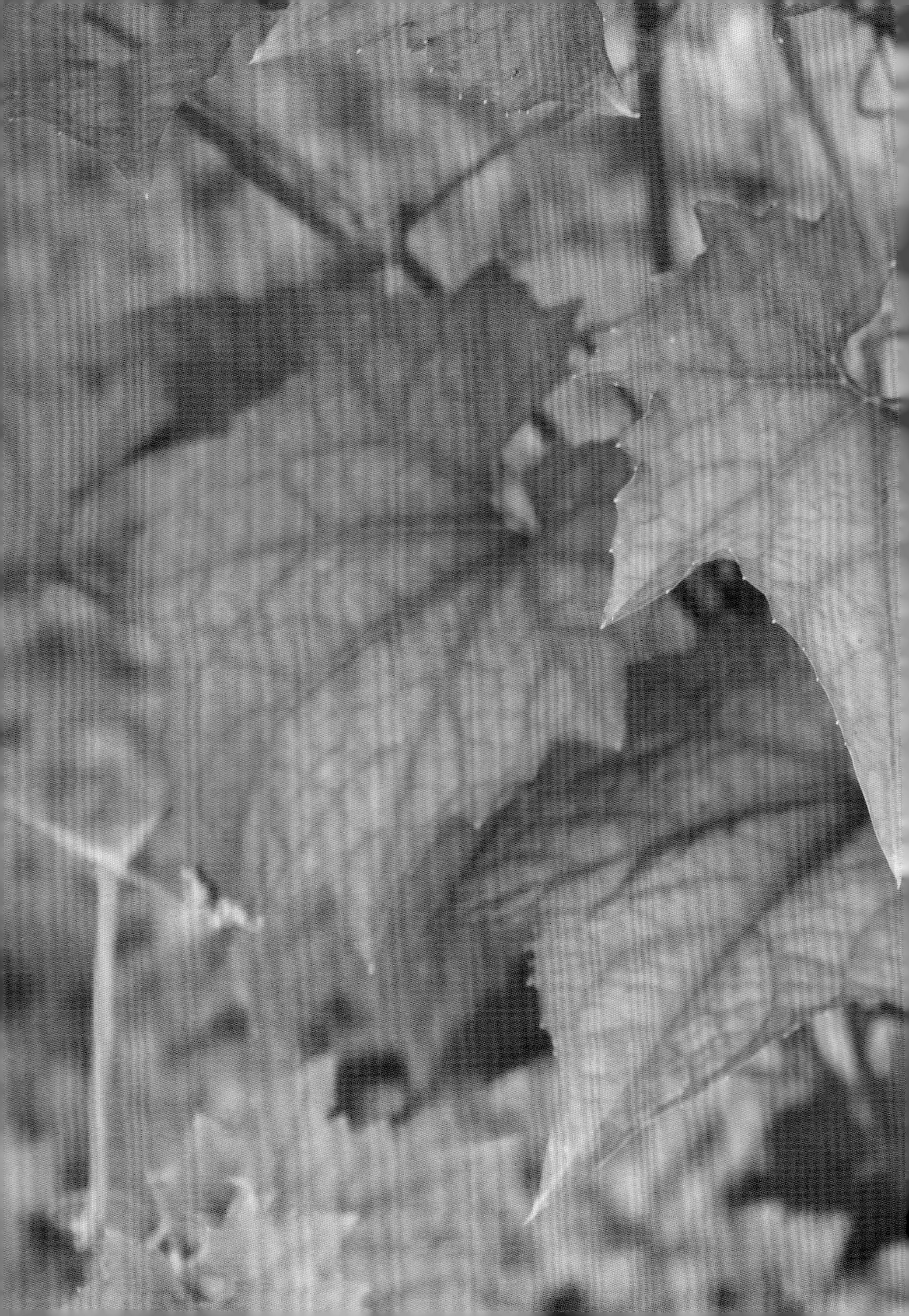

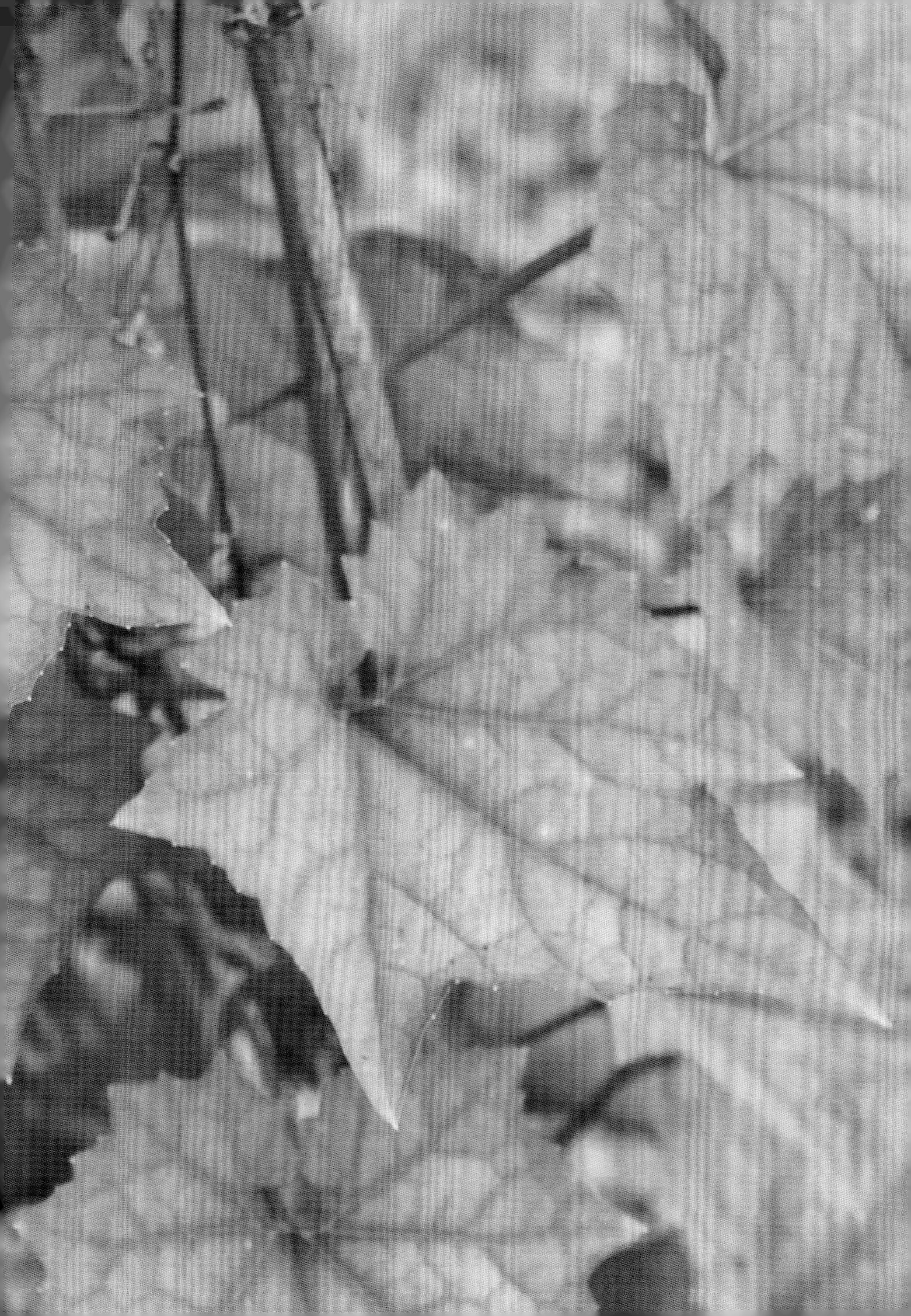

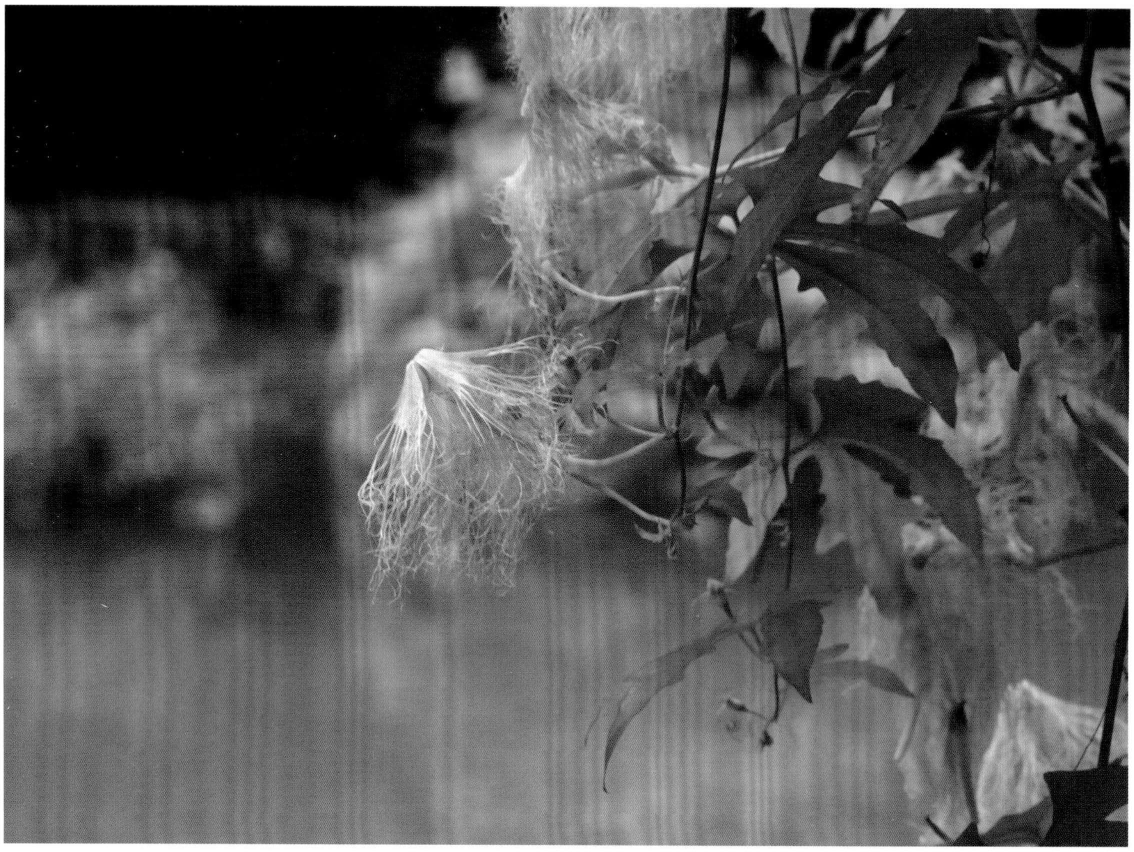

中华栝楼

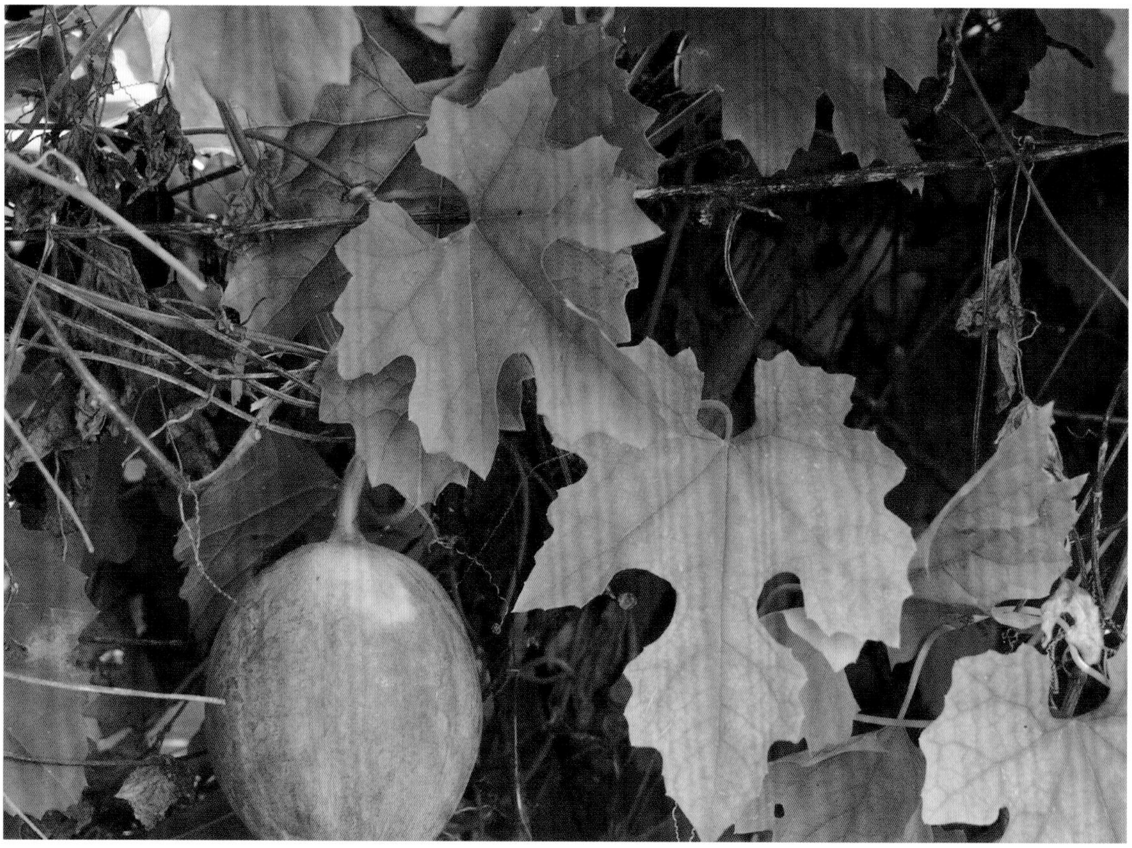

中华栝楼果实

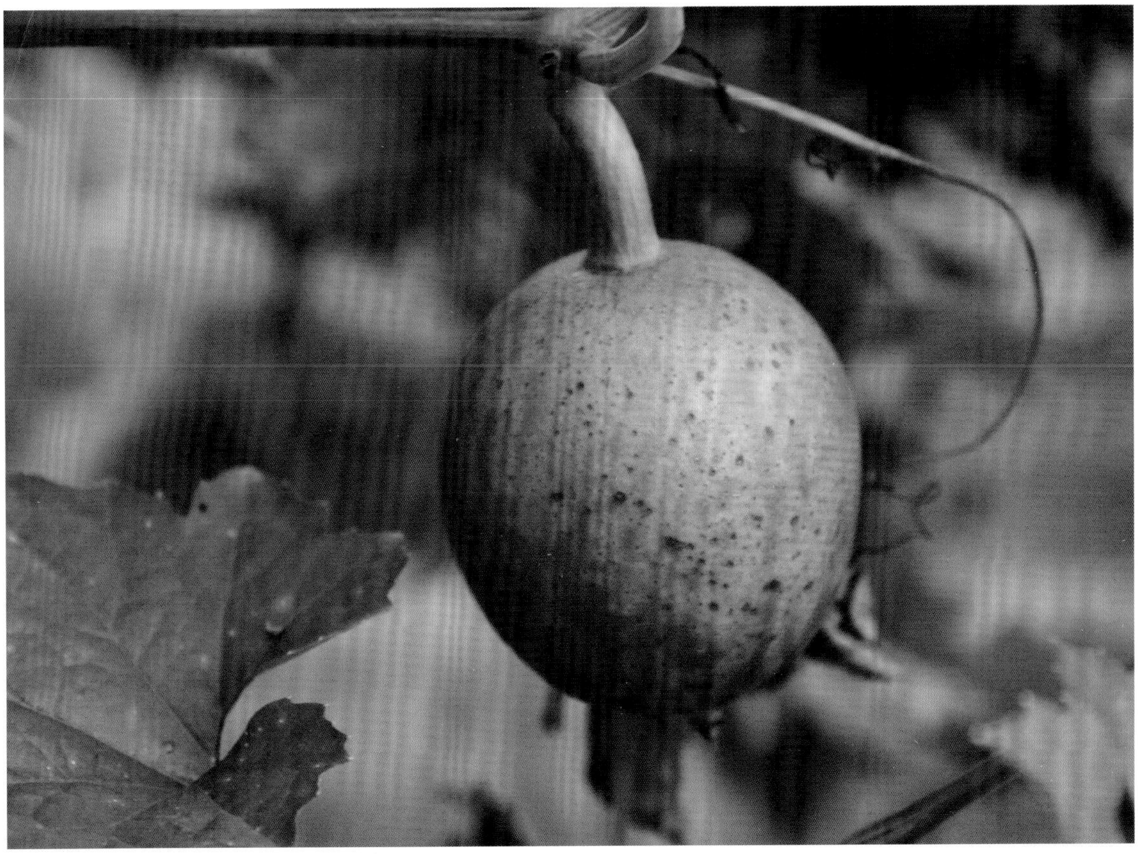

中华栝楼果实

药材鉴别

去皮者浅灰黄色至棕黄色，断面淡灰黄色，粉性稍差；具皮者显灰棕色，有网状皱纹。

功效主治

清热生津，润肺化痰，消肿排脓。主治热病口渴，消渴多饮，肺热燥咳，疮疡肿毒。

用法用量

内服：煎汤，9 ~ 15 g；或入丸、散。外用：适量，研末撒布或调敷。

民族药方

1. 高热口渴 天花粉、鸭跖草各 30 g。煨水服。

2. 慢性肝炎 天花粉 15 g，酸汤杆 30 g，杉树油 6 g。煨水服。

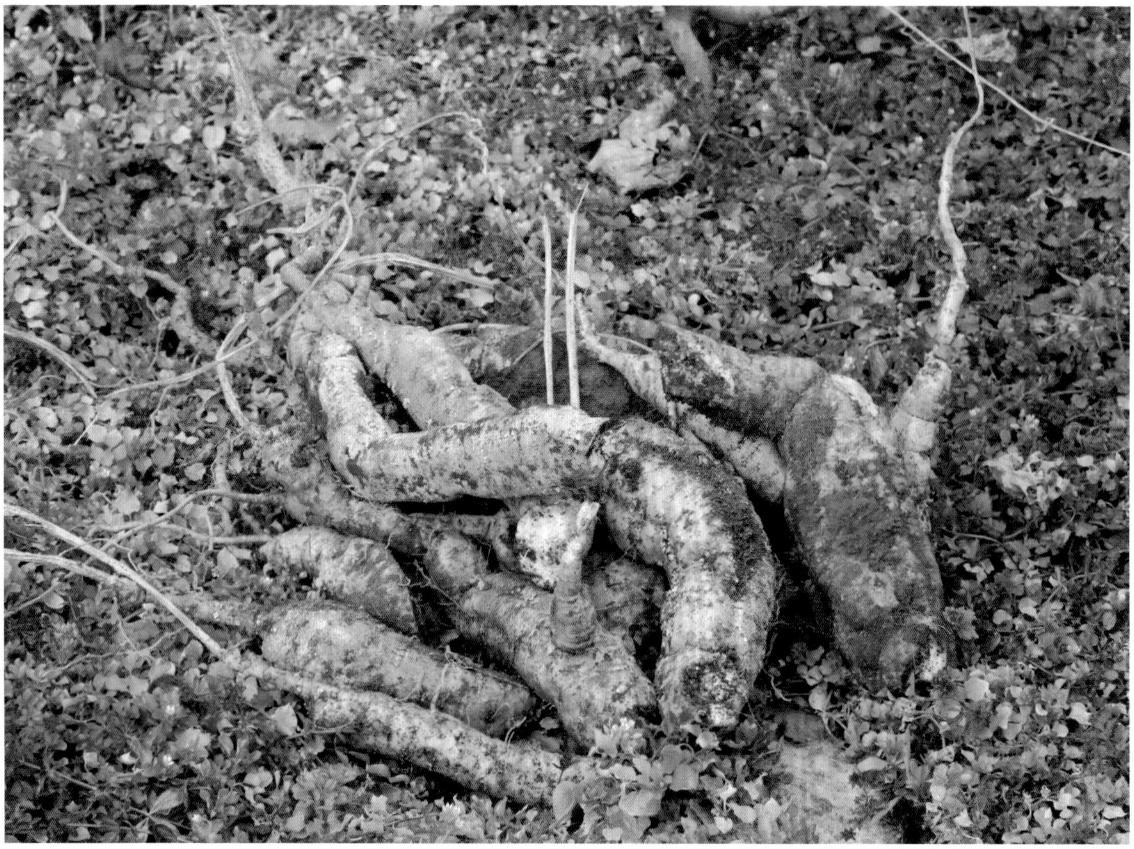

天花粉

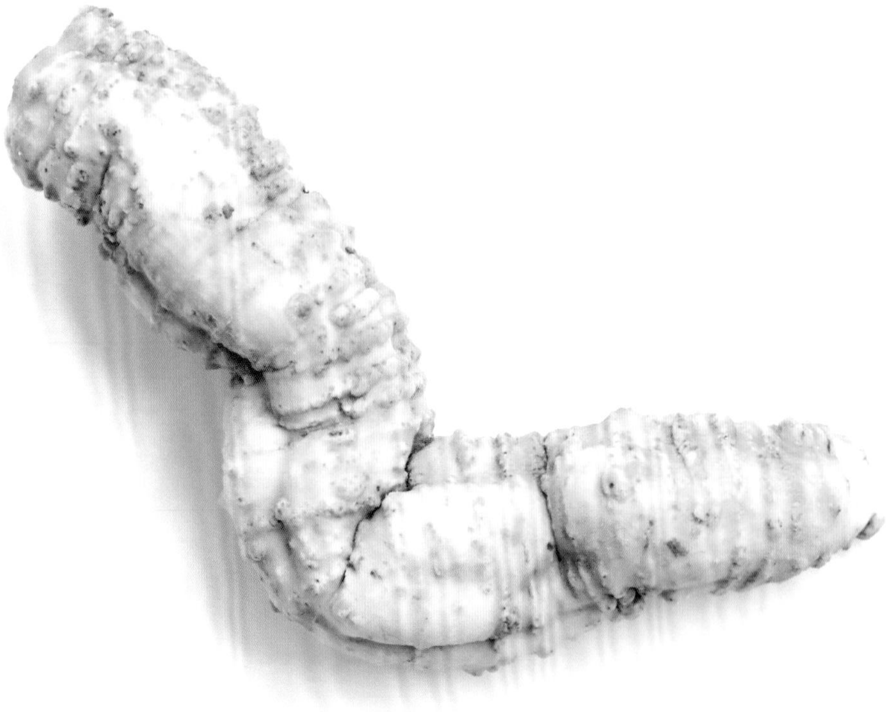

天花粉药材

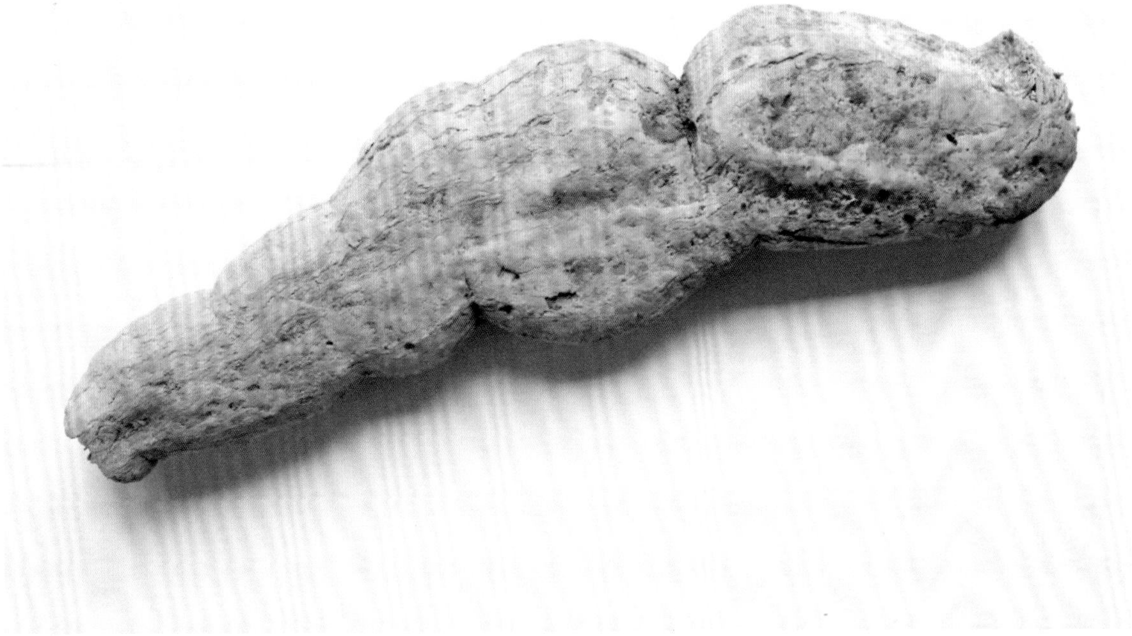

天花粉药材

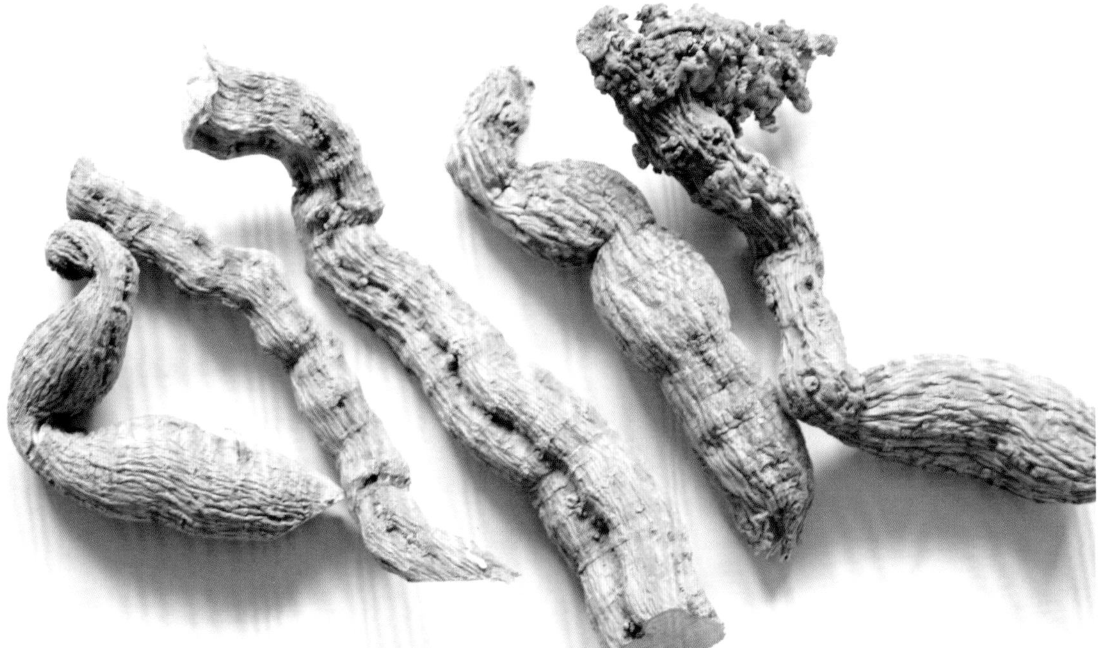

天花粉药材

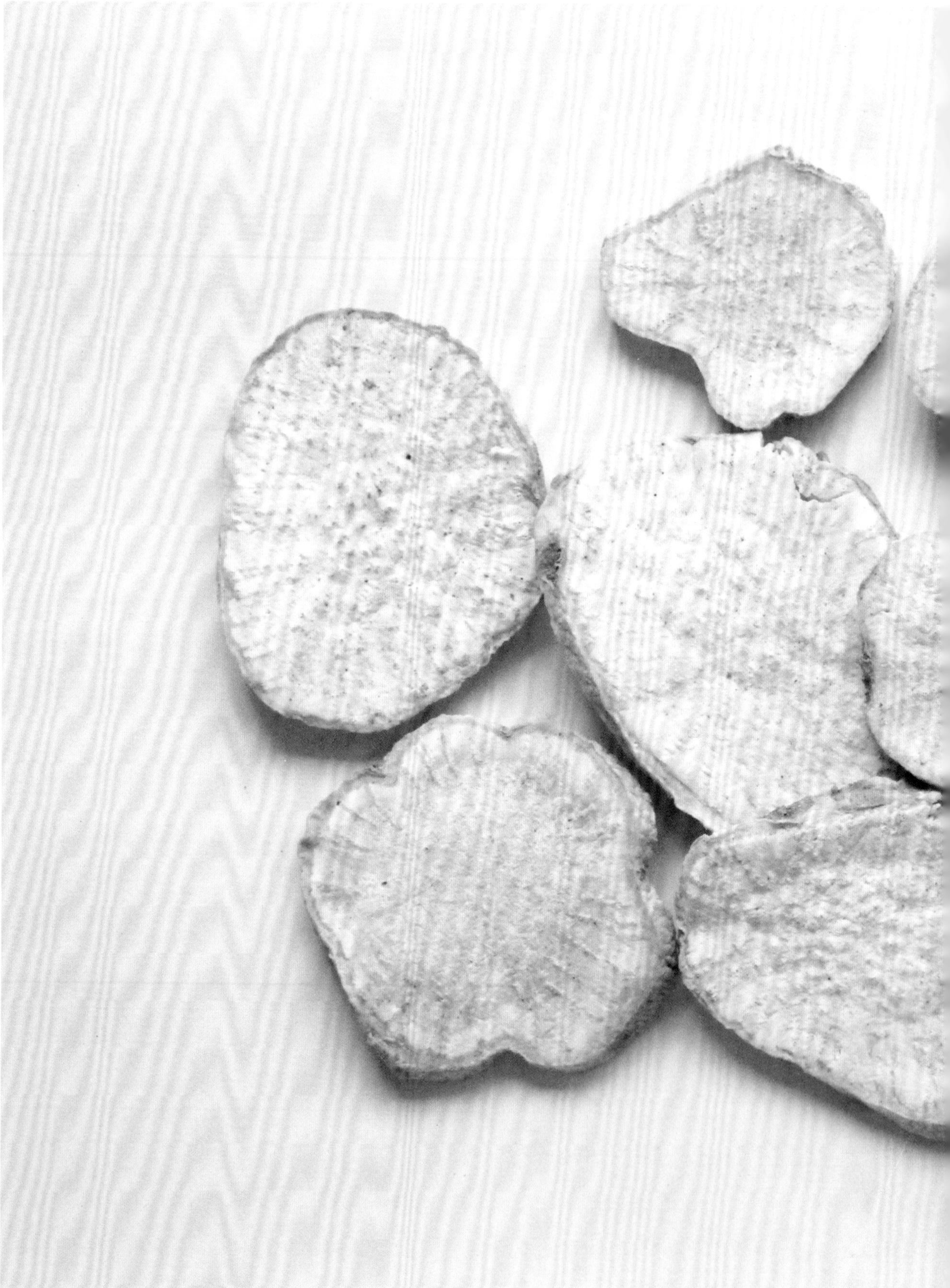

天花粉

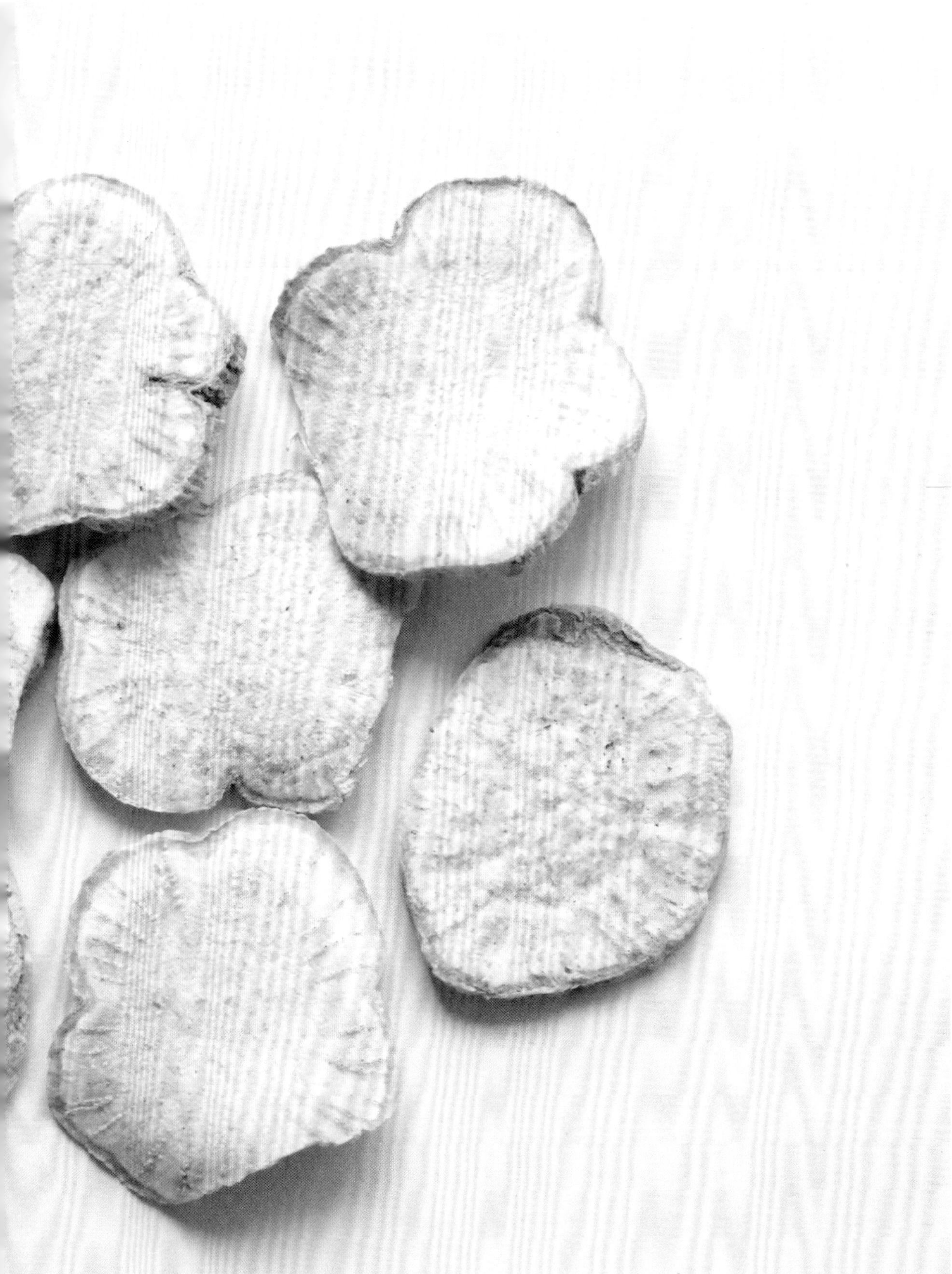

天花粉饮片

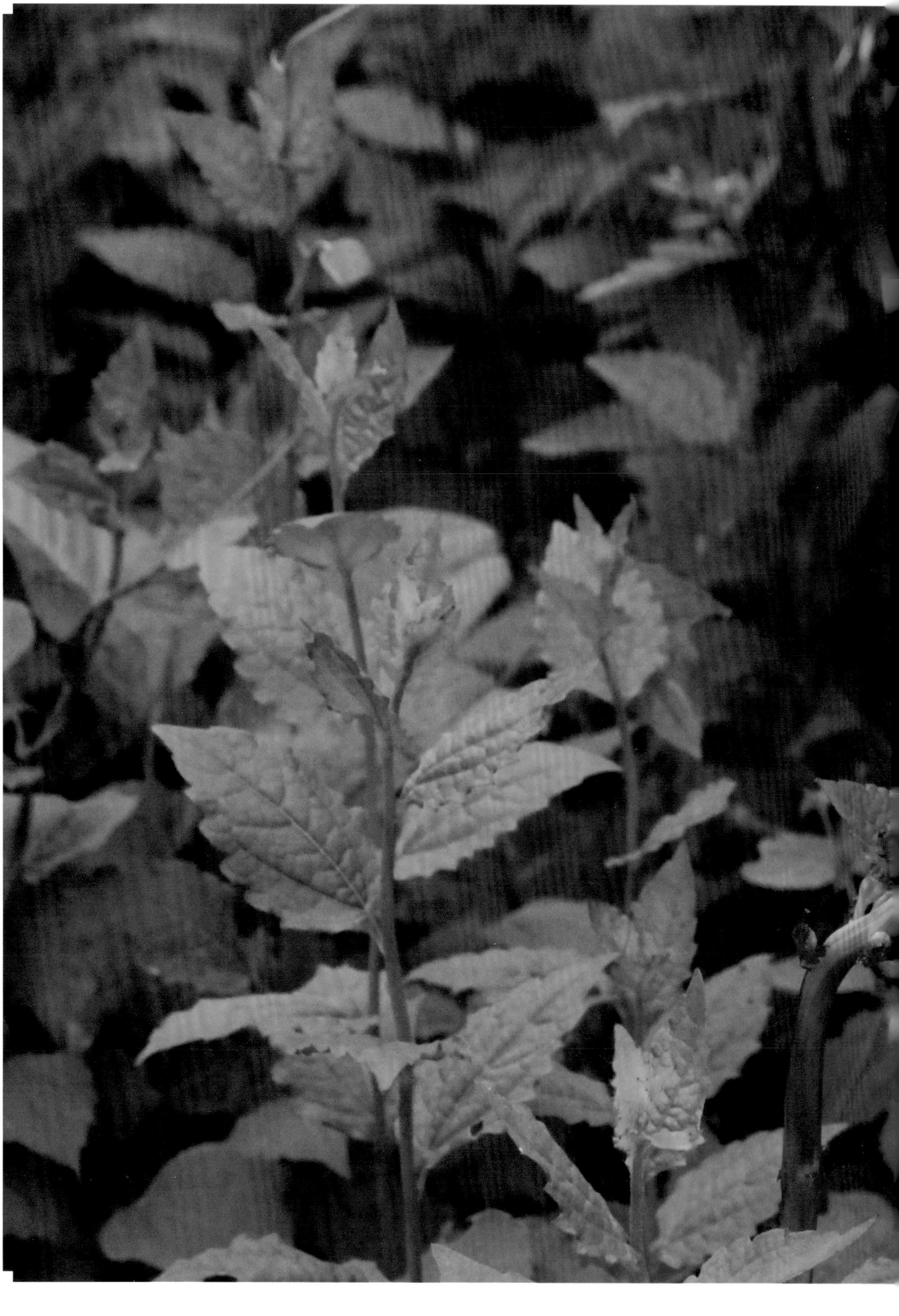

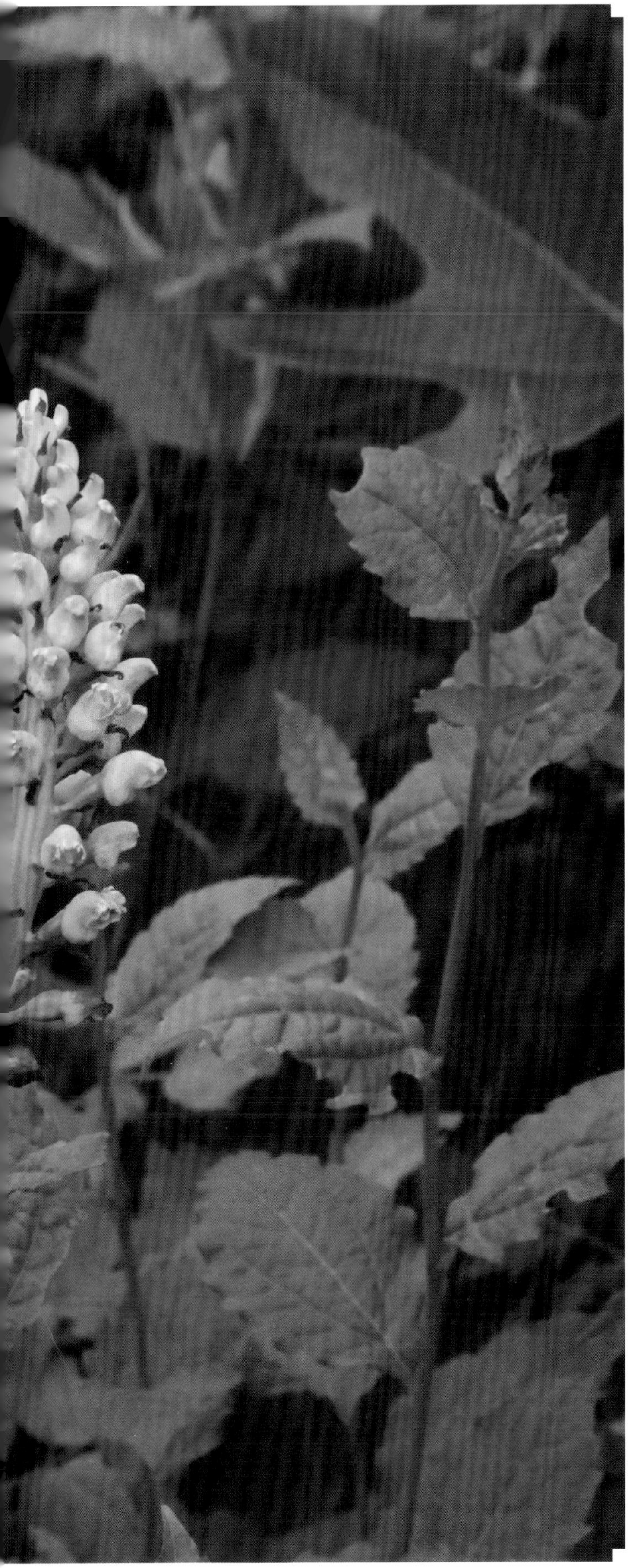

天麻

【苗药名】洋芋有。

【别　名】木浦、赤箭、明天麻、白龙皮、定风草根。

【来　源】本品为兰科植物天麻 *Gastrodia elata* Bl. 的块茎。

【性味归经】味苦，性冷。归热经。

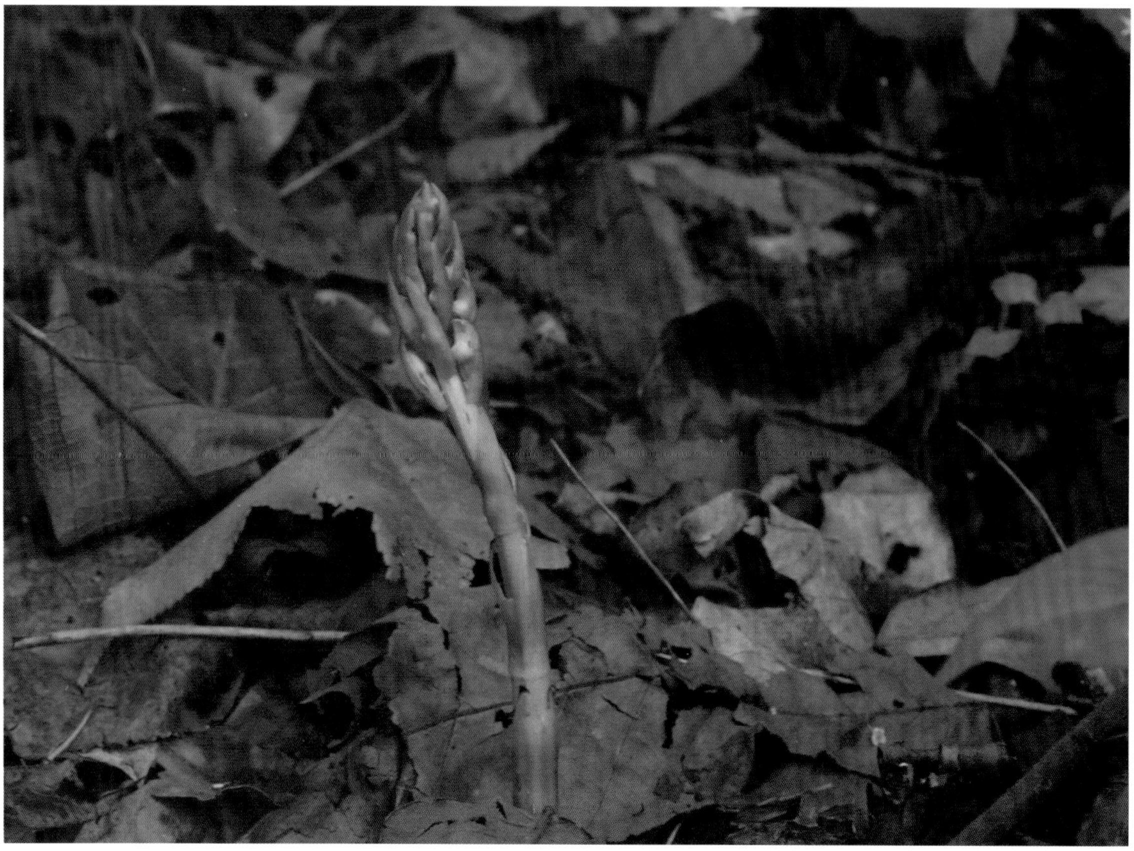

天麻

识别特征

多年生寄生草本植物，高 60 ~ 100 cm。块茎椭圆形或卵圆形，横生，肉质，长约 10 cm，直径 3.0 ~ 4.5 cm，茎圆柱形，黄褐色，节上具鞘状鳞片。总状花序顶生，长 10 ~ 30 cm，花苞片膜质，披针形，长约 1 cm，花淡绿黄或肉黄色；萼片与花瓣合生成斜歪筒，长约 1 cm，直径 6 ~ 7 cm，口部斜形，顶端 5 裂，裂片三角形，钝头；唇瓣白色，3 裂，长约 5 mm，中裂片舌状，具乳突，边缘不整齐，上部反曲，基部贴生于花被筒内壁上，有 1 对肉质突起，侧裂片耳状；合蕊柱长 5 ~ 6 mm，顶端具 2 个小的附属物；子房倒卵形，子房柄扭转。种子多而细小，呈粉尘状。花期 6—7 月，果期 7—8 月。

生境分布

生长于海拔 1200 ~ 1800 m 的林下阴湿、腐殖质较厚的地方。贵州各地均产，现多为人工栽培；我国西南及东北地区有分布。

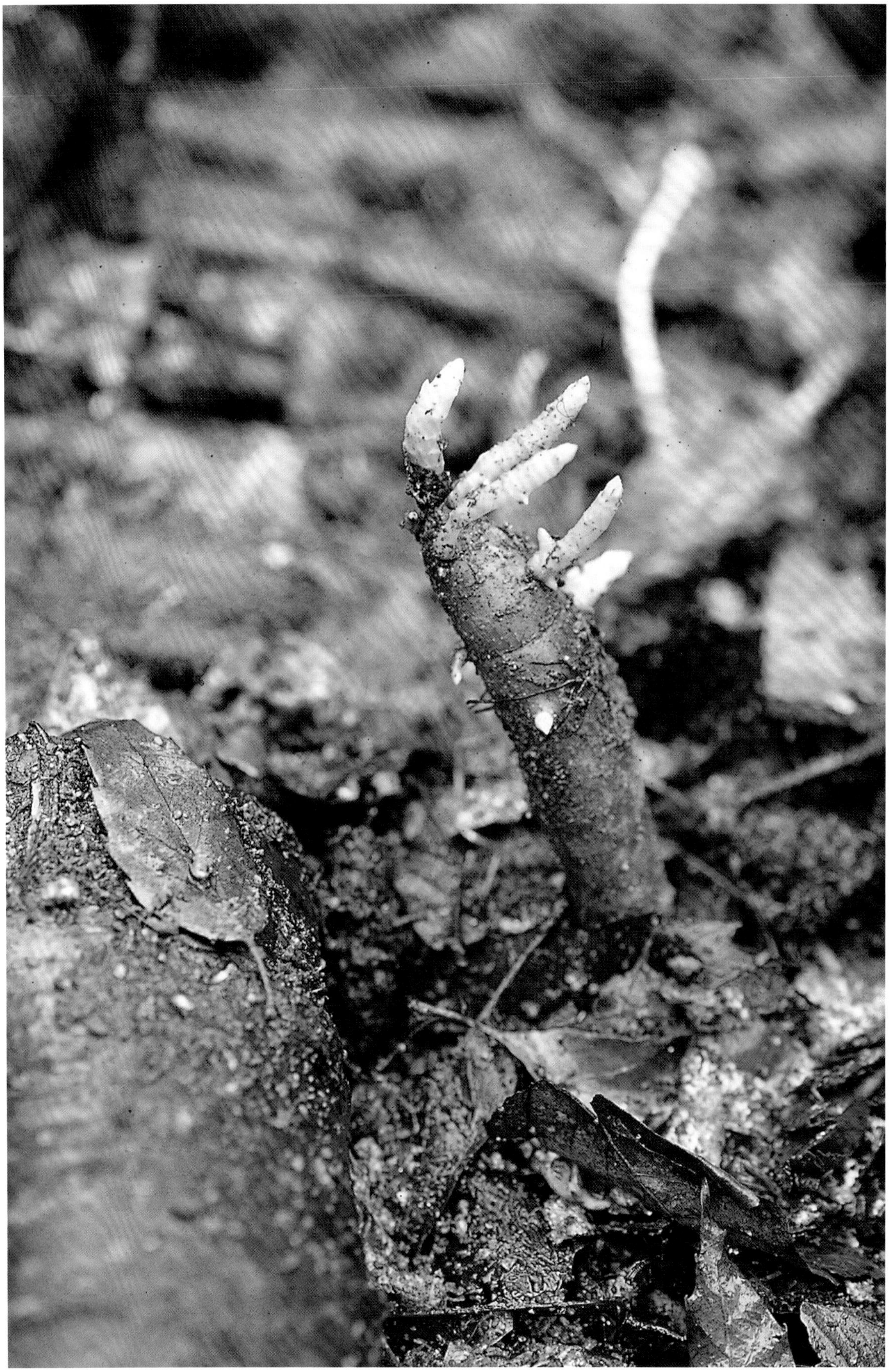

天麻

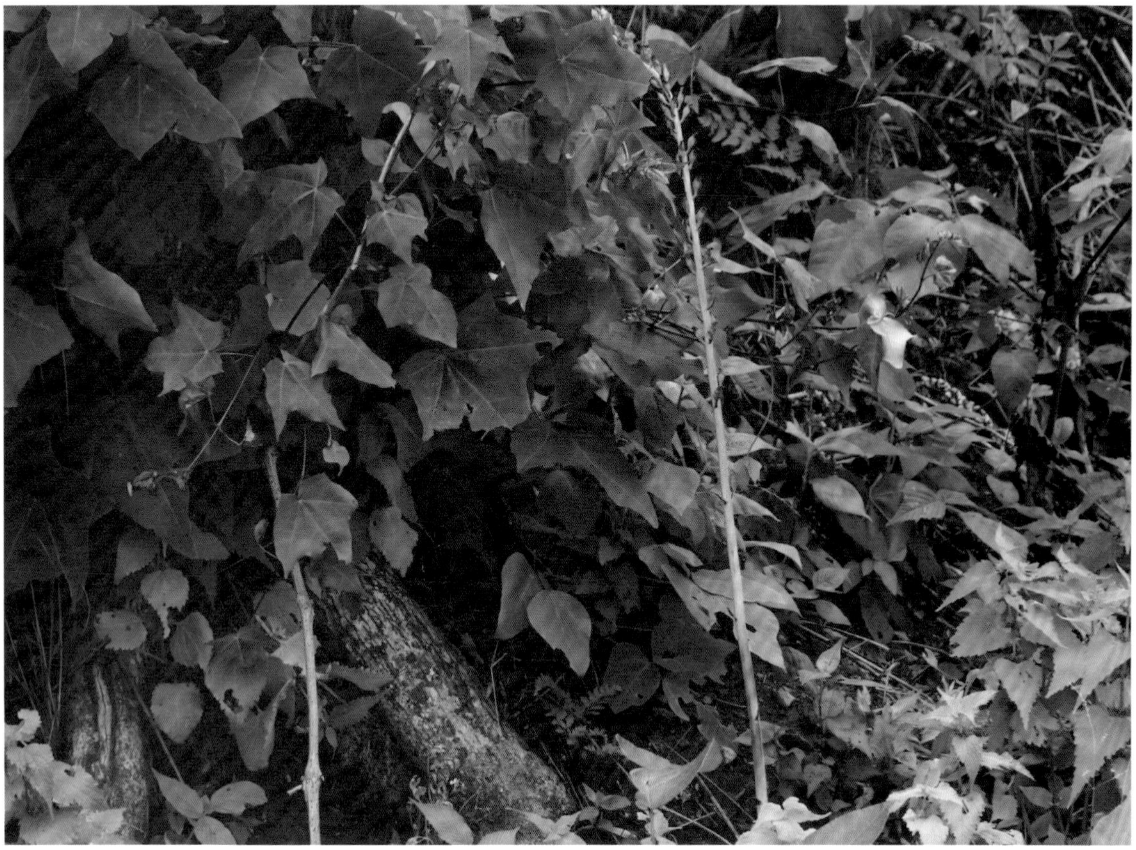

天麻

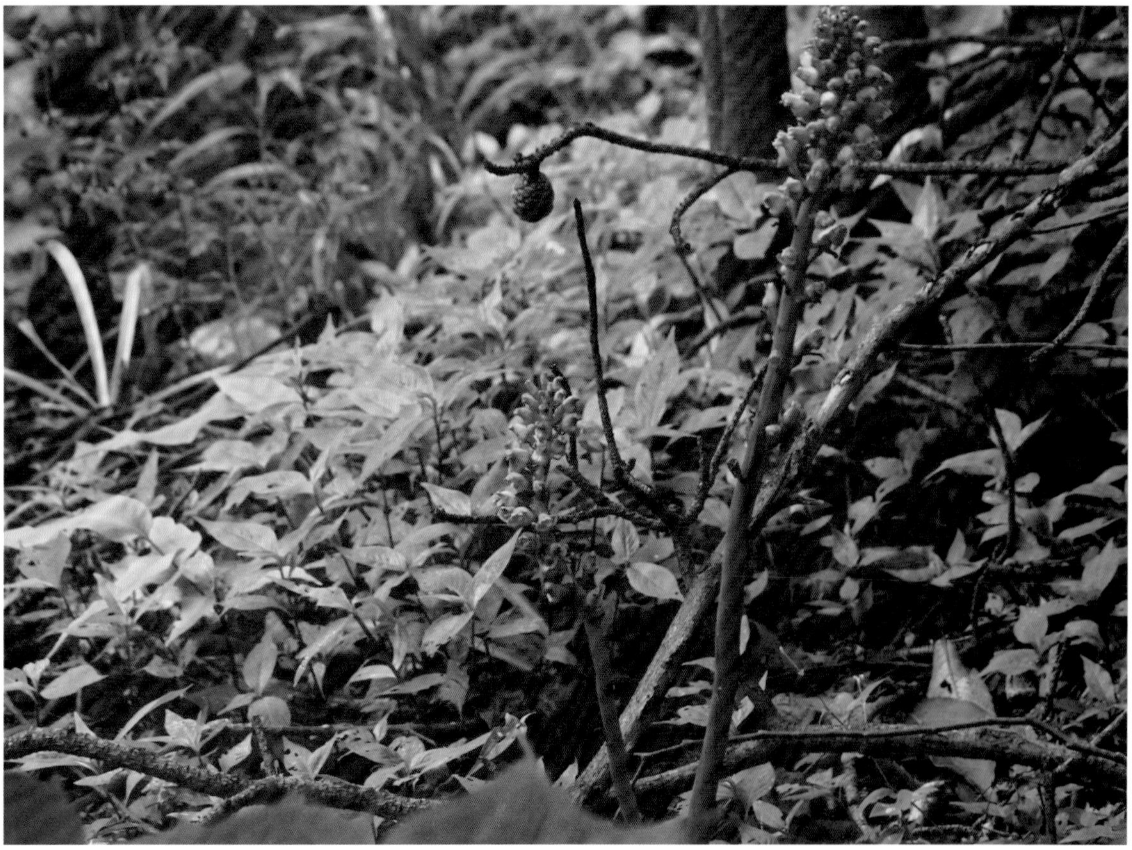

天麻

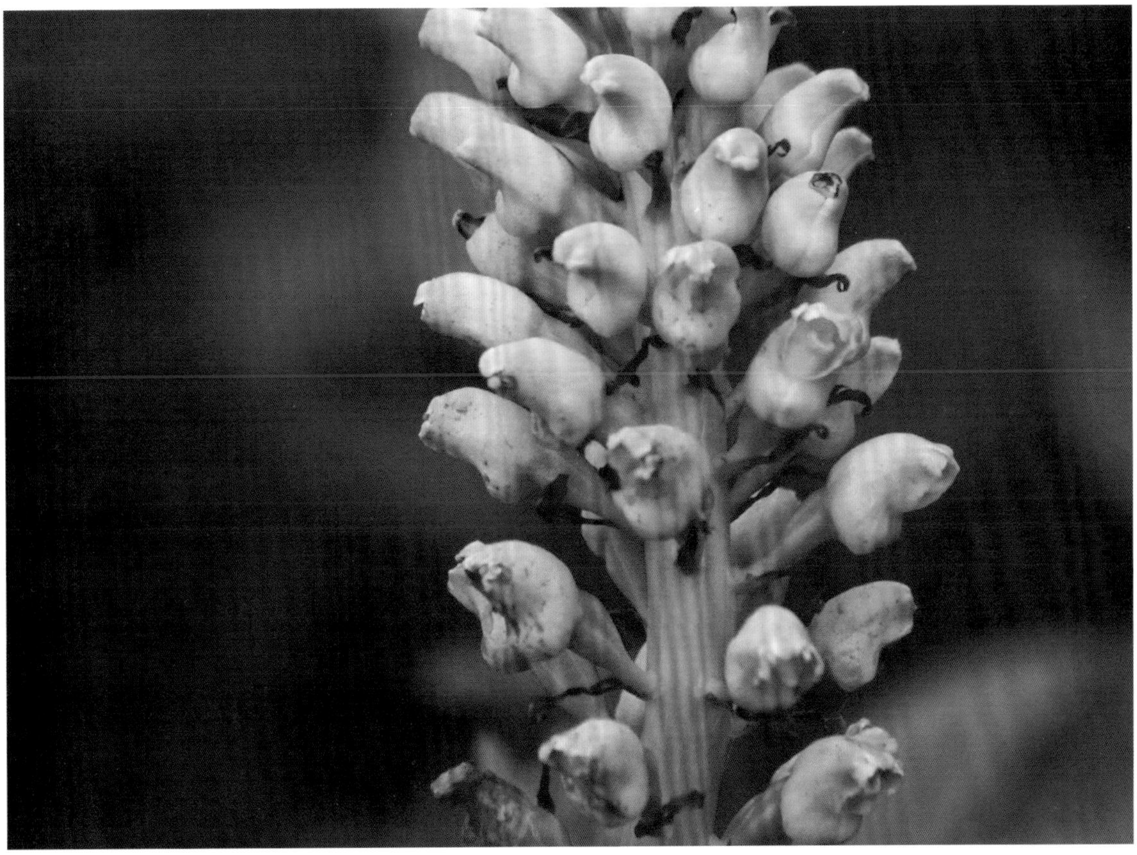

天麻

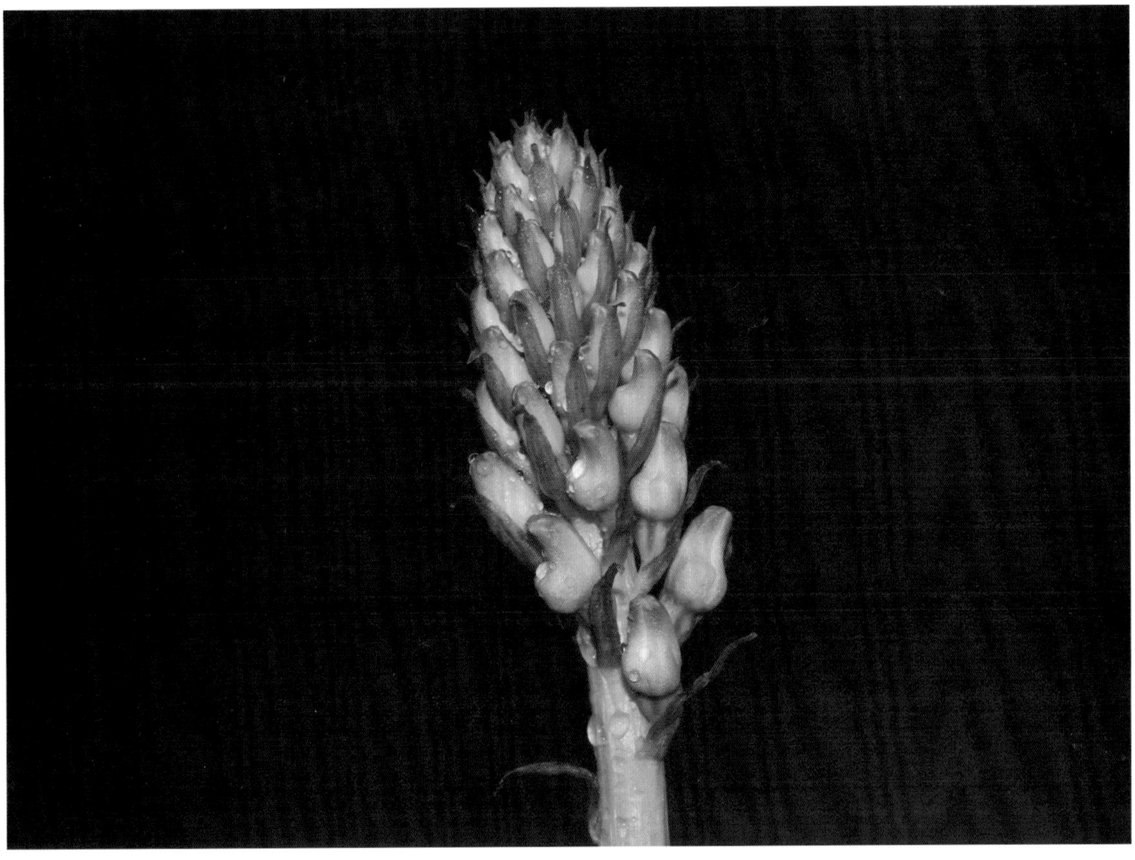

天麻

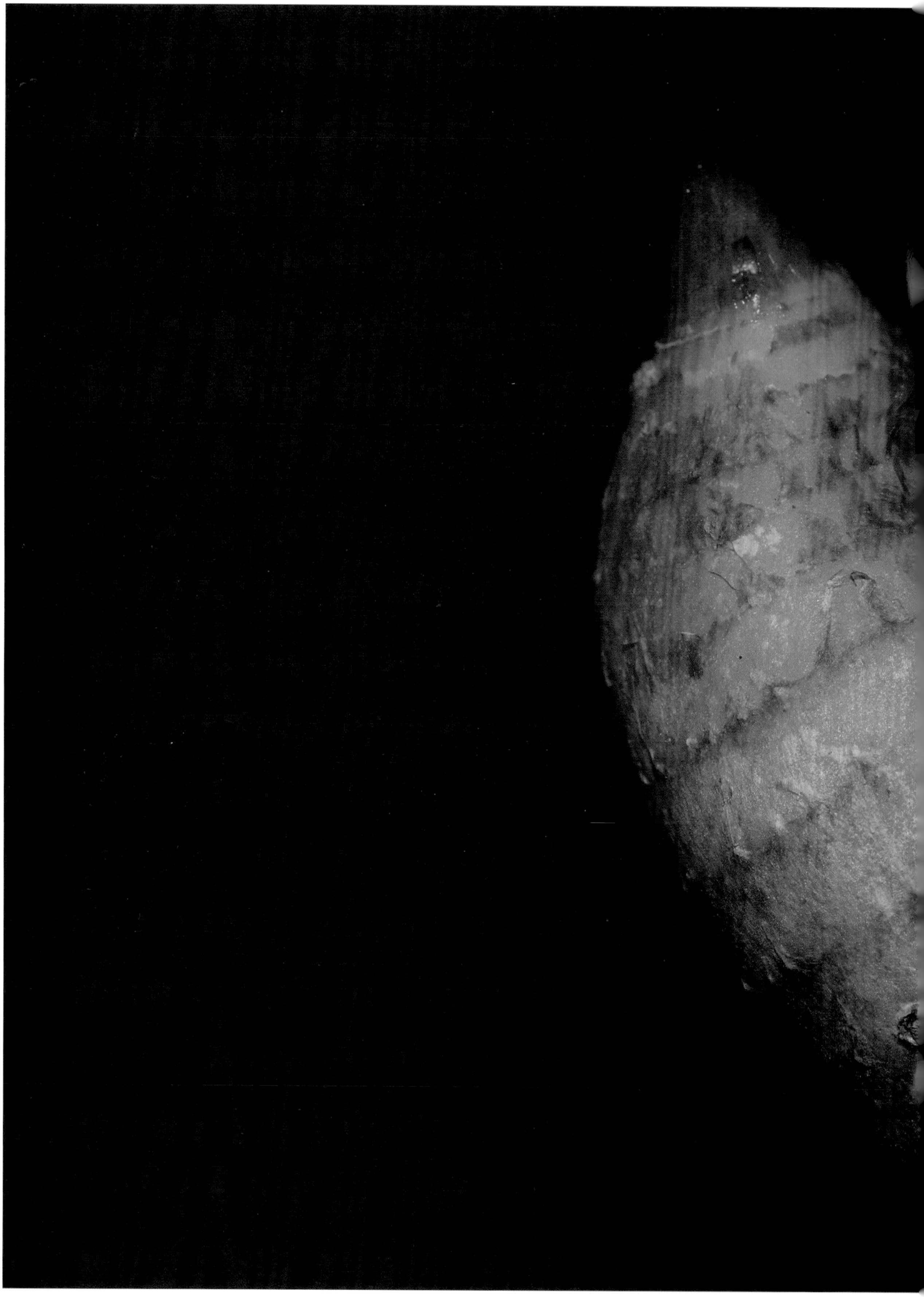

天麻

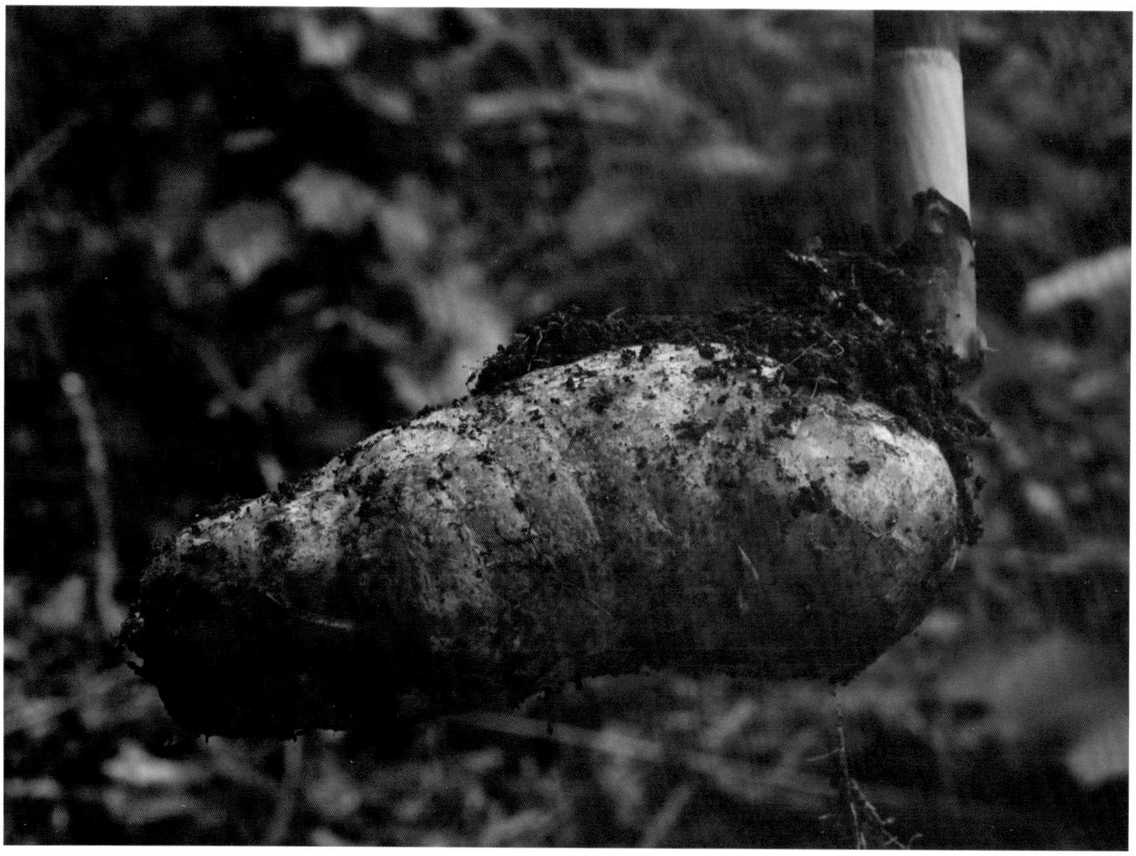

天麻

采收加工

冬、春二季采挖，冬采质量较好。除去地上茎和须根，洗净，用清水泡，及时擦去粗皮，用水煮透至中心无白点，取出晾干、晒干或烘干。

药材鉴别

块茎长椭圆形，扁缩而稍弯曲，长 5 ~ 13 cm，宽 2 ~ 6 cm，厚 1 ~ 3 cm。表面黄色或淡黄色，微透明，有纵皱纹及由潜伏芽排列而成的横环多轮，顶端有红棕色至深棕色鹦嘴状的芽或残留茎基，另端有圆脐形疤痕。质坚硬，不易折断，断面较平坦，角质样，米白色或淡棕色，有光泽，内心有裂隙。气特异，味甘，微辛。以质块坚实沉重，断面明亮，无空心者为佳。

功效主治

息风止痉，平肝，定惊，祛风通络。主治急慢惊风，抽搐拘挛，破伤风，眩晕，头痛，半身不遂，肢麻，风湿痹痛。

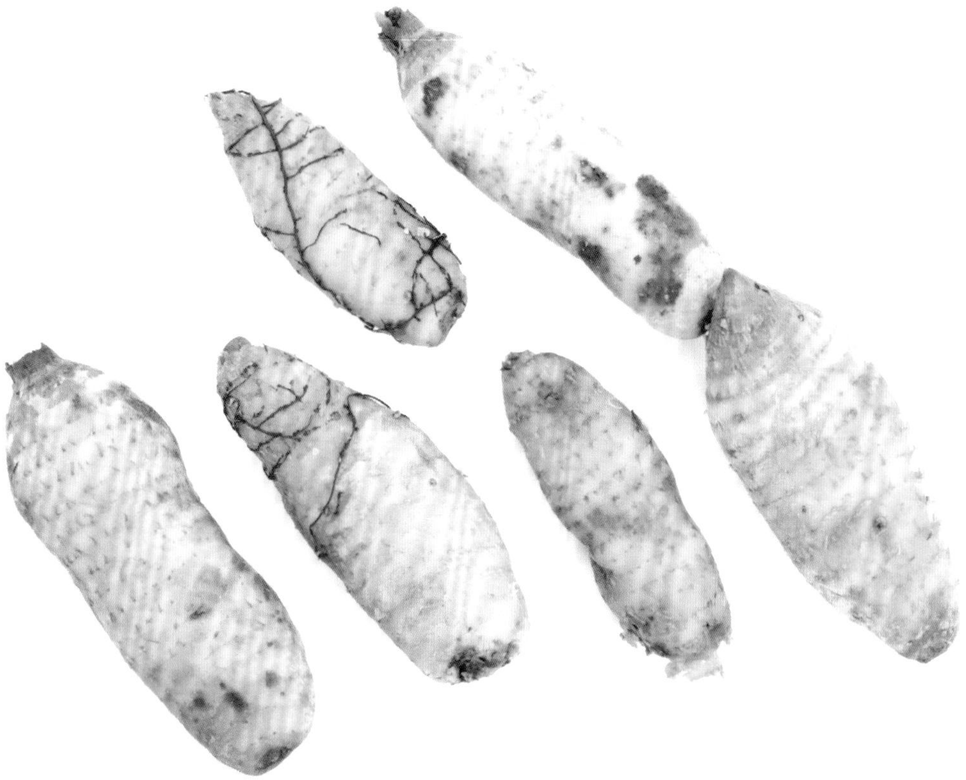

野生天麻药材

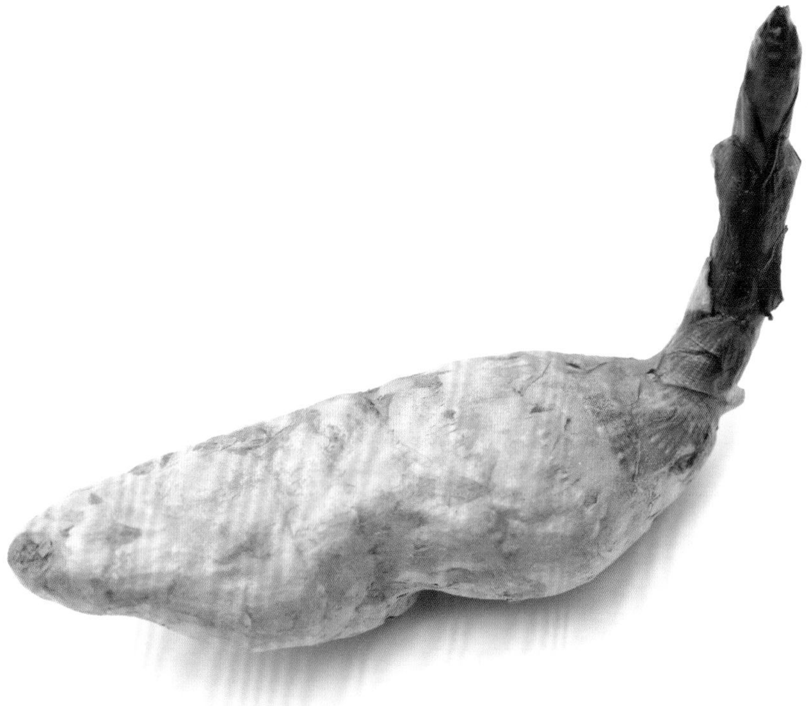

野生天麻药材

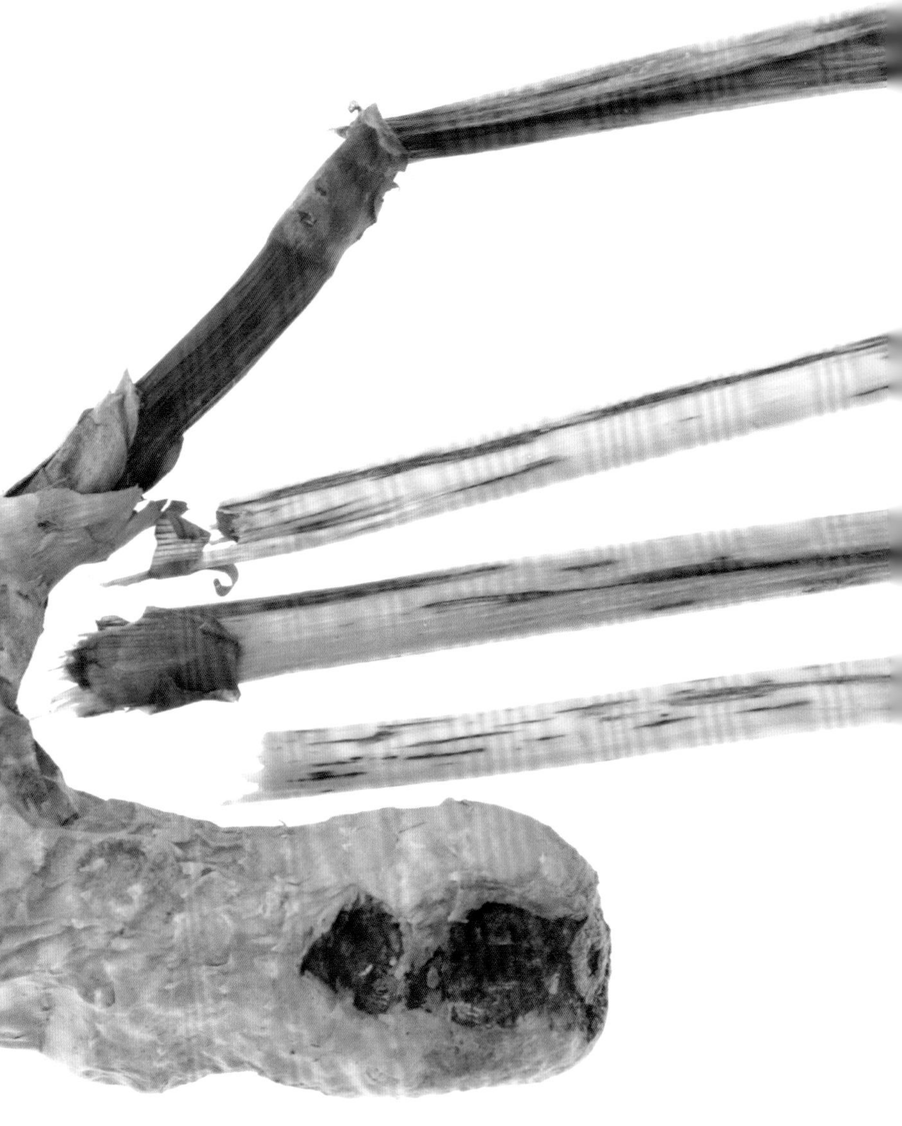

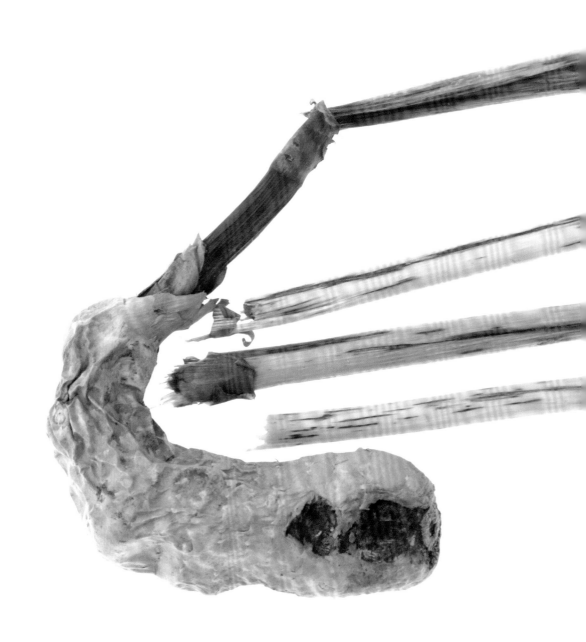

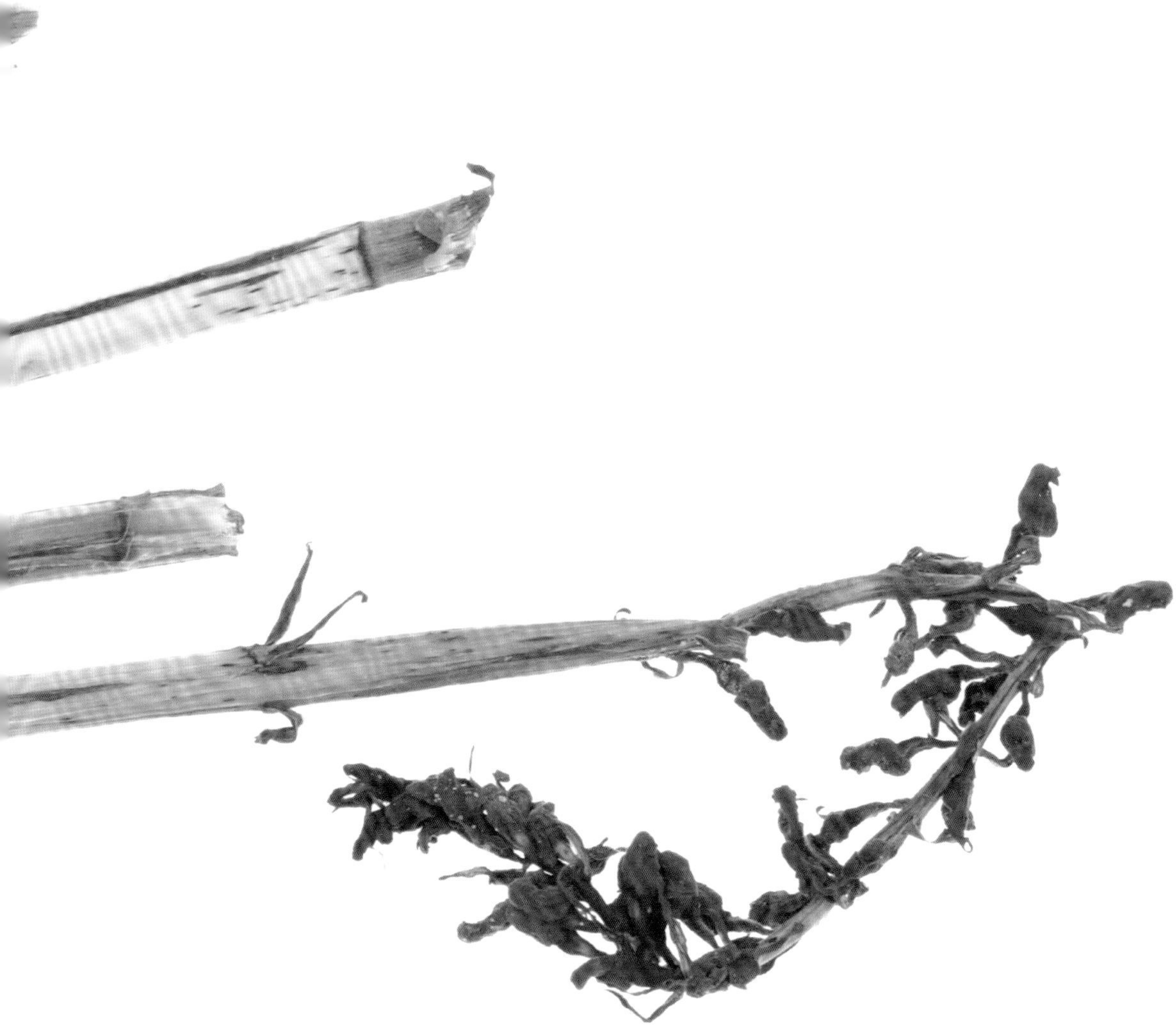

天麻药材

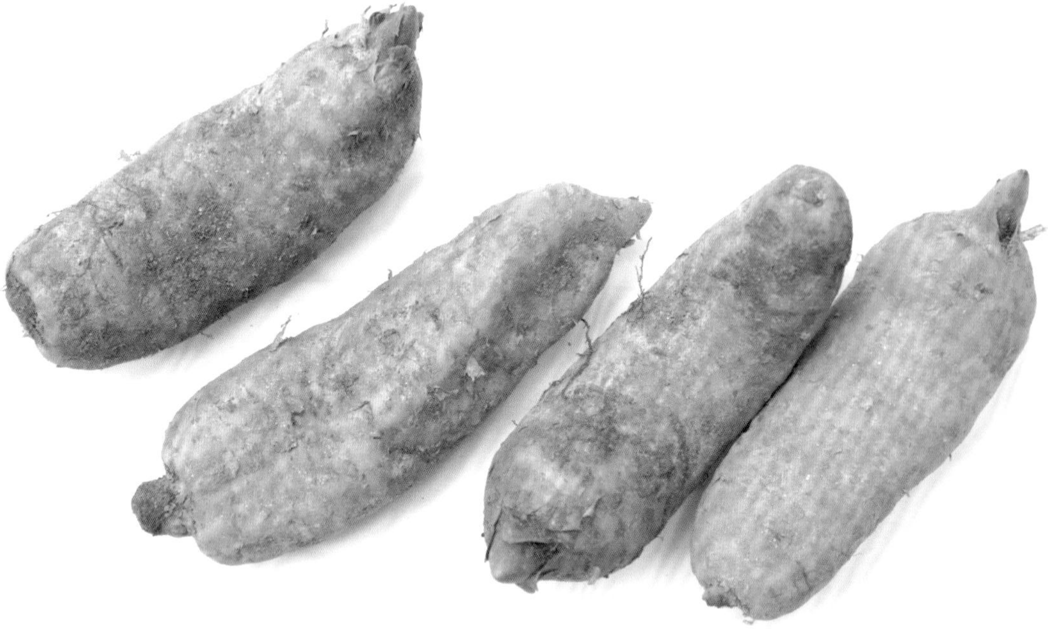

天麻（种植）药材

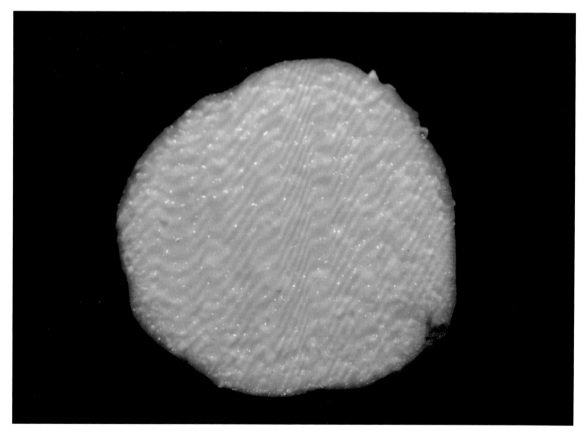

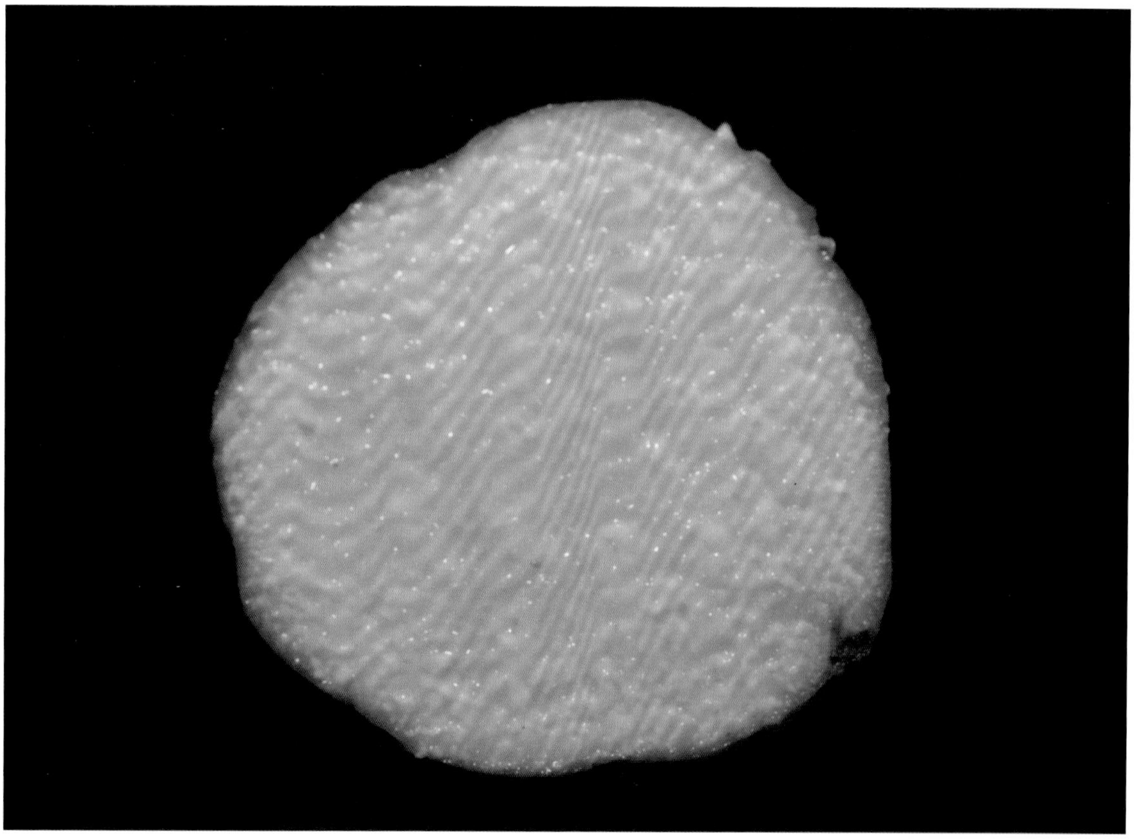

天麻药材

用法用量

内服：煎汤，3 ~ 10 g；或入丸、散，研末吞服，每次 1.0 ~ 1.5 g。

民族药方

1．头晕，胃痛 天麻 15 g。水煎服。

2．头晕欲倒，偏正头痛 天麻 15 g，川芎 60 g。研末，炼蜜为丸，每丸 5 g，饭后服 1 丸。

3．高血压 天麻 5 g，夏枯草 50 g，白茅根 25 g。天麻研成粉末，同夏枯草、白茅根煎服，每日 3 次。

4．头痛久不愈 天麻、川芎、木贼各 9 g，板蓝根 15 g，蔓荆子 13 g，黑大豆（炒半熟）30 g。共研细末，每服 9 g，用水冲服，每日 2 次。

5．神经系统疾病 天麻注射液（每支 2 ml，含生药 0.12 g），肌内注射，每次 2 ml，每日 1 次；蜜环片（每片 0.25 g），口服，每次 5 片，每日 3 次，连用 15 ~ 30 日。

6．神经性头痛及其他神经性痛 天麻注射液（每支 1 ml，含生药 6 g），以风池、太阳、阿是穴、合谷等为主穴，攒竹、印堂、安眠、翳风等为配穴，穴位注射。每次用药 6 ml，注射 1 ~ 3 个穴位，每日或隔日 1 次，10 次为 1 个疗程。

7．面肌痉挛 6% 天麻注射液（每支 2 ml，含生药 0.12 g），肌内注射，每次 2 ~ 4 ml，每日 1 次，连续治疗 2 ~ 3 个月。

8．癫痫 用与天麻所提出结晶成分香草醇的结构相似的香草醛片口服。成人每日 1.5 g，分 3 次服。

9．脑外伤综合征 天麻素注射液200 mg，肌内注射，每日2次，以5日为1个疗程。

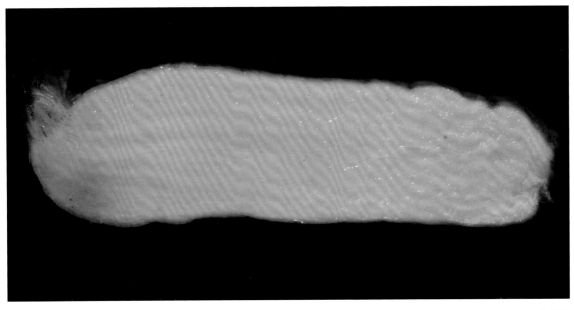

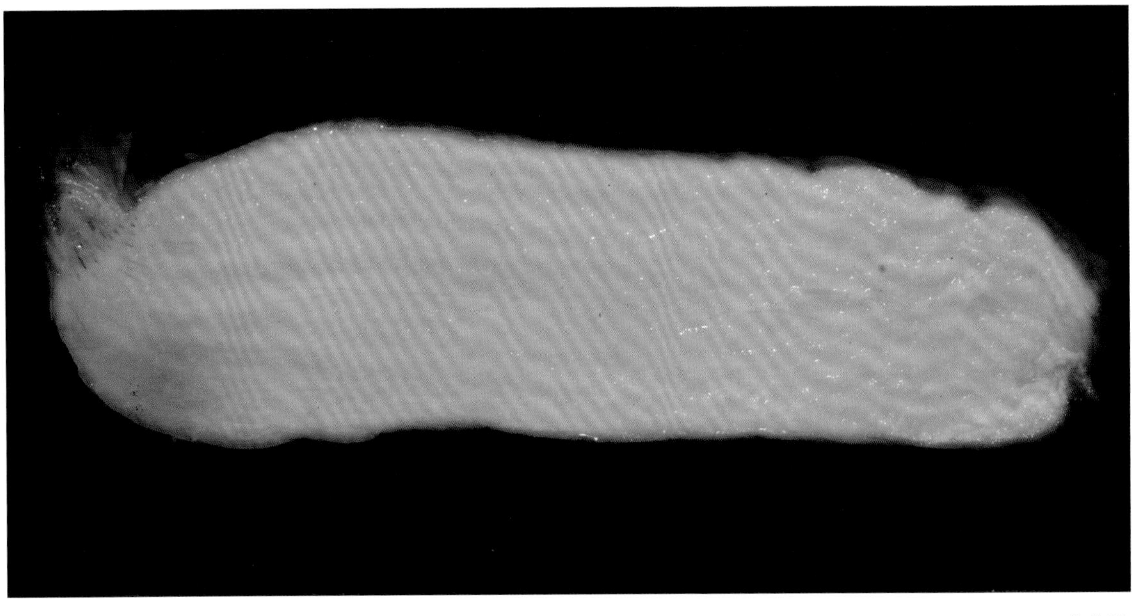

天麻药材

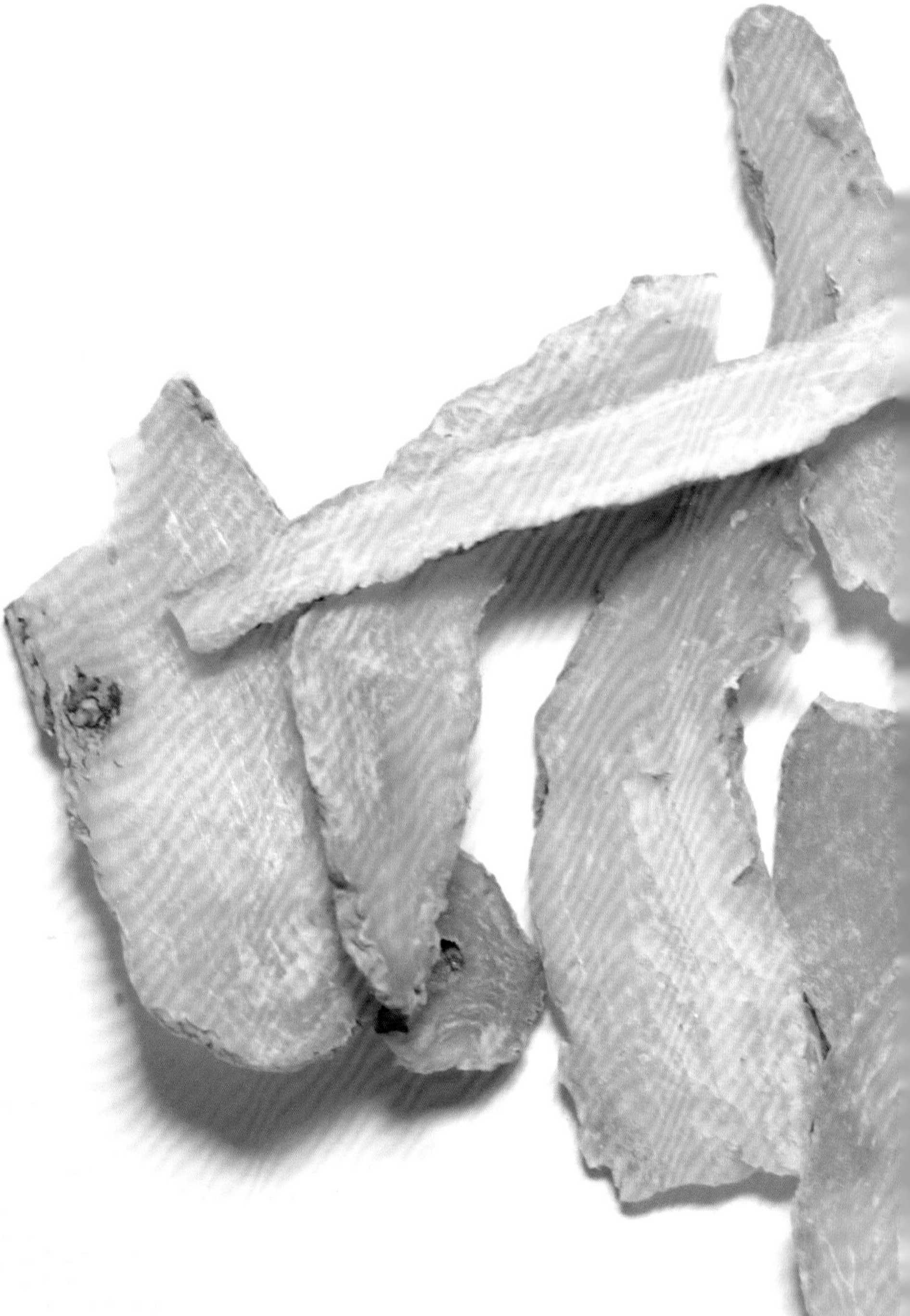

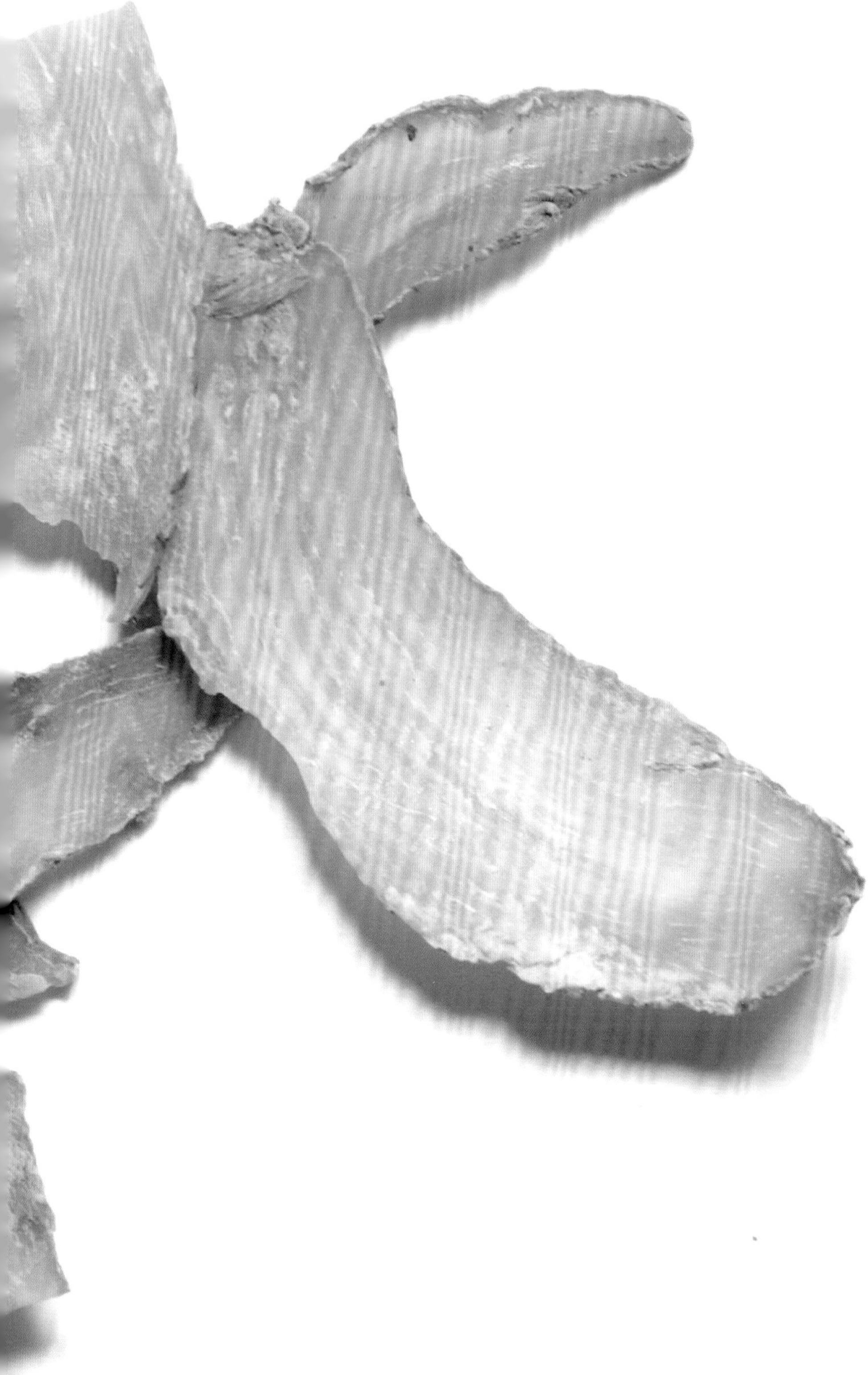

天麻饮片

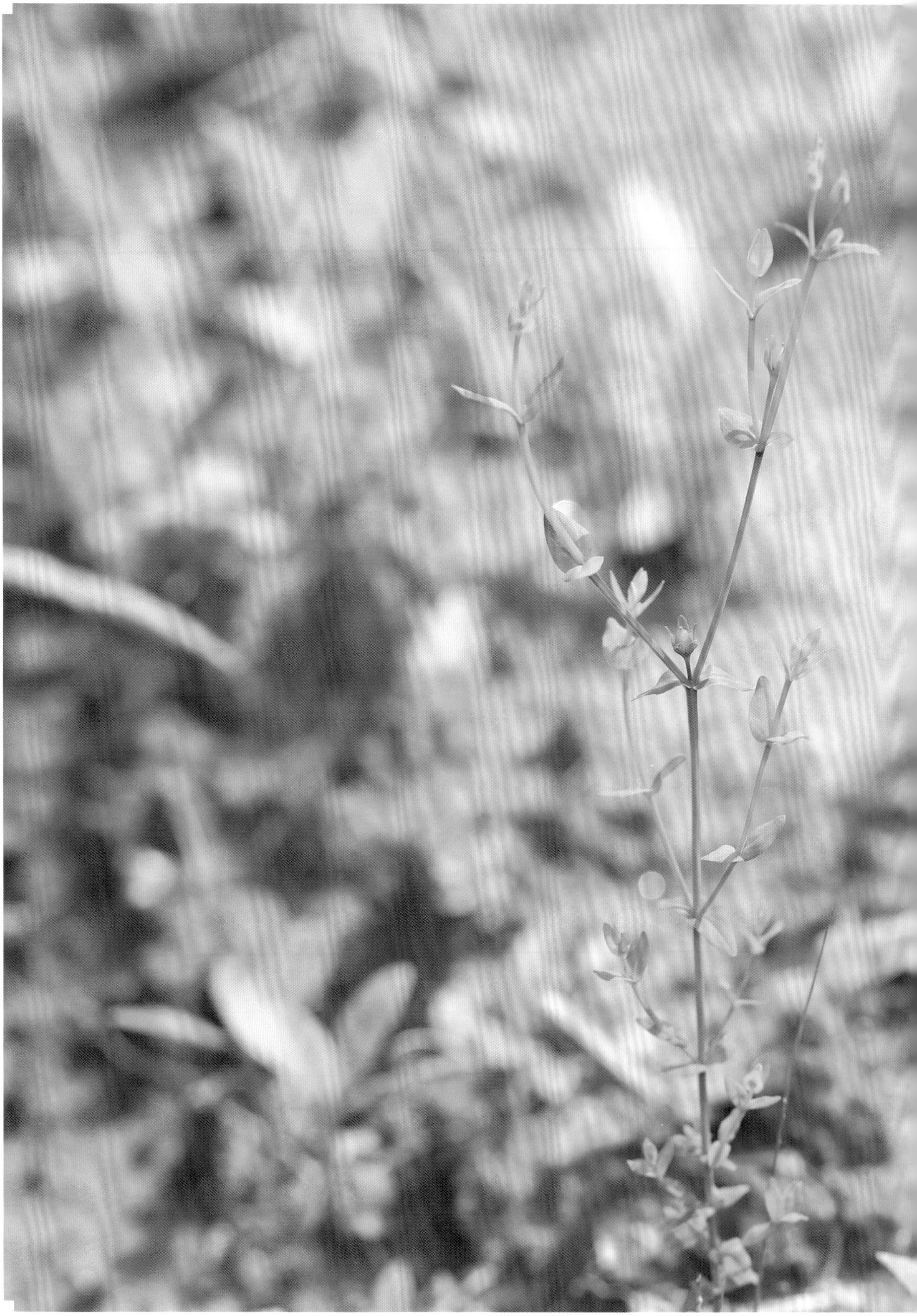

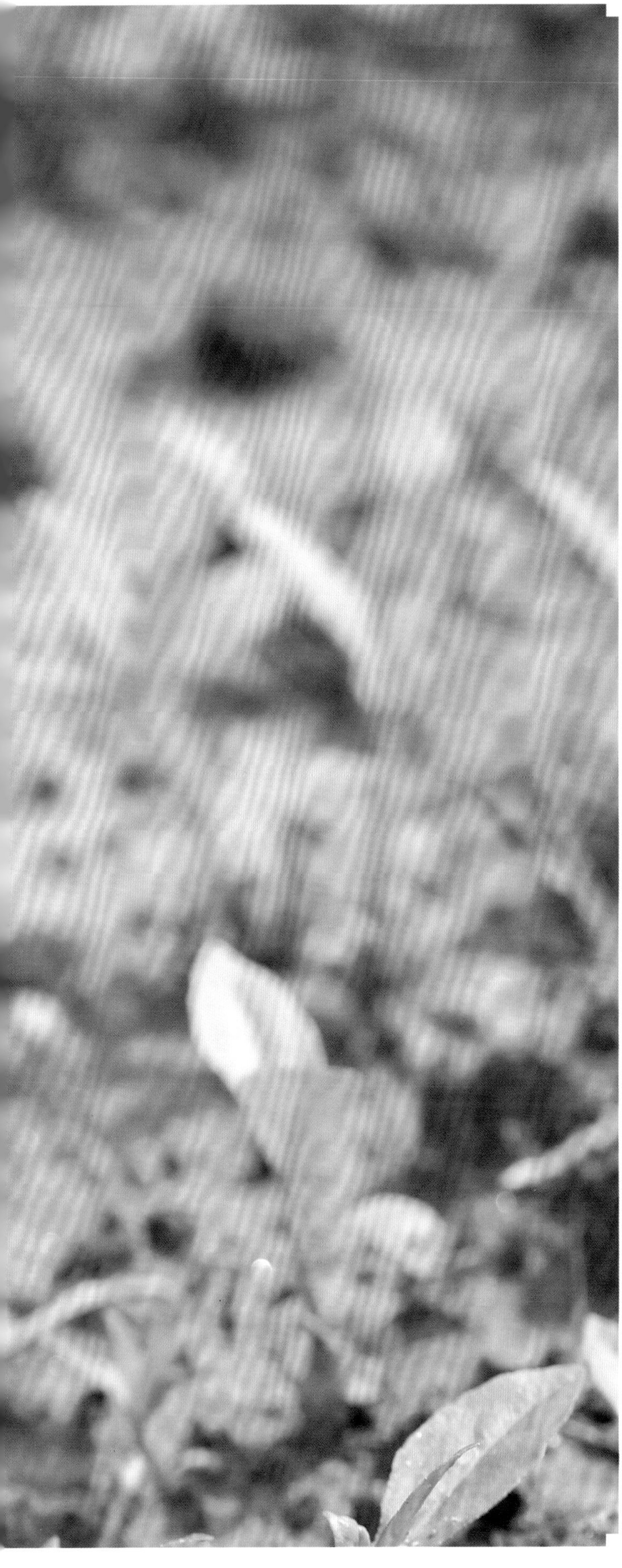

田基黄

【苗药名】锐缪嫩。

【别　名】蛇喳口、地耳草。

【来　源】本品为藤黄科植物地耳草 *Hypericum japonicum* Thunb. ex Murray 的全草。

【性味归经】味苦，性冷。归热经。

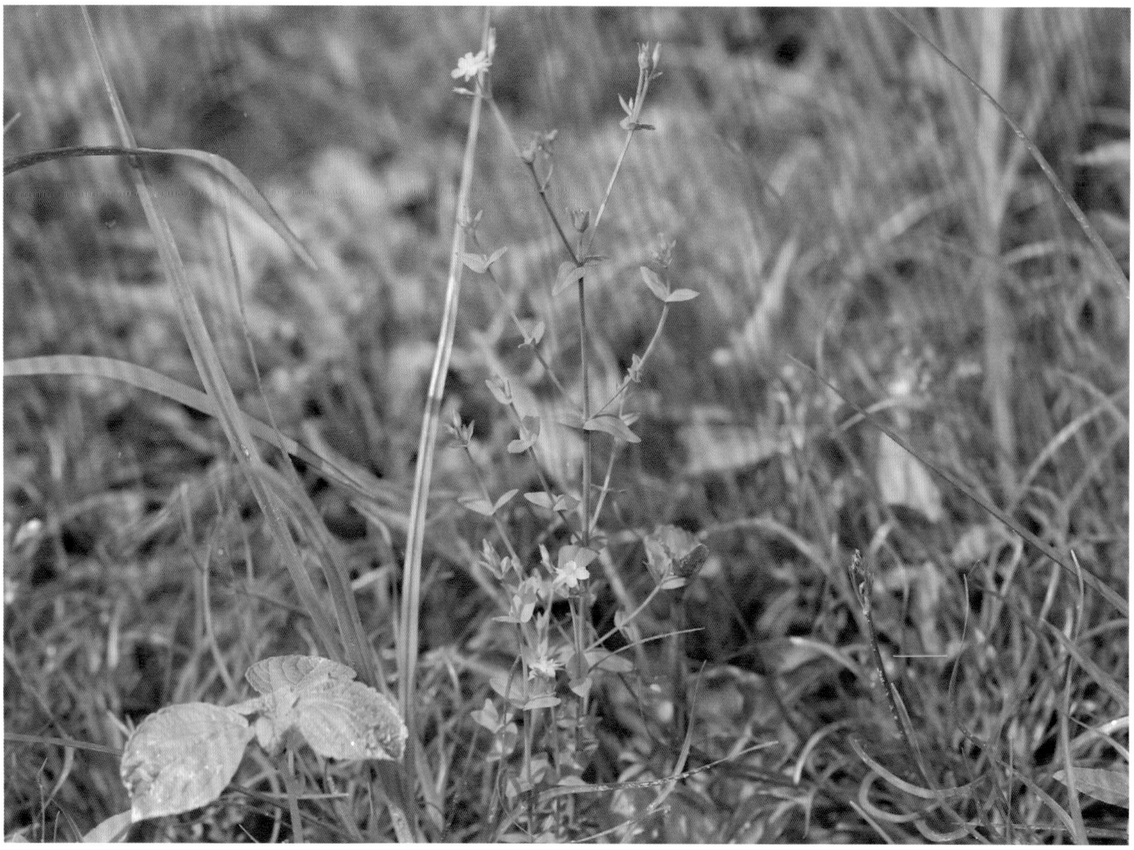

地耳草

识别特征

一年生草本植物，高 5 ~ 40 cm；茎直立，有 4 棱。单叶对生，无柄，基部抱茎，叶片卵形，长约 15 mm，宽 1.5 ~ 8.0 mm，先端钝尖至圆形，基部心形或截形，全缘，叶面散布透明腺点。聚伞花序顶生，疏散；苞片和小苞片披针形，长 1 ~ 4 mm；花直径 4 ~ 8 mm，萼片 5，狭长圆形或披针形，长 3 ~ 5 mm，宽 0.5 ~ 2.0 mm，具透明腺线及腺点；花瓣 5，椭圆形或长圆形，约与萼片等长，黄色；雄蕊多数，不成束；子房卵球形至椭球形，1 室，花柱 3，自基部离生，蒴果短圆柱形，长约 4 mm，宽约 2 mm；种子圆柱形，淡黄色。花期 5—6 月，果期 9—10 月。

生境分布

生长于山野、平原、路旁或阳光充足及较潮湿的地方。分布于河南、江苏、安徽、浙江、江西、福建、湖南、湖北、广东、广西、四川、云南、贵州等省区。

采收加工

春、夏二季采收，鲜用或晒干。

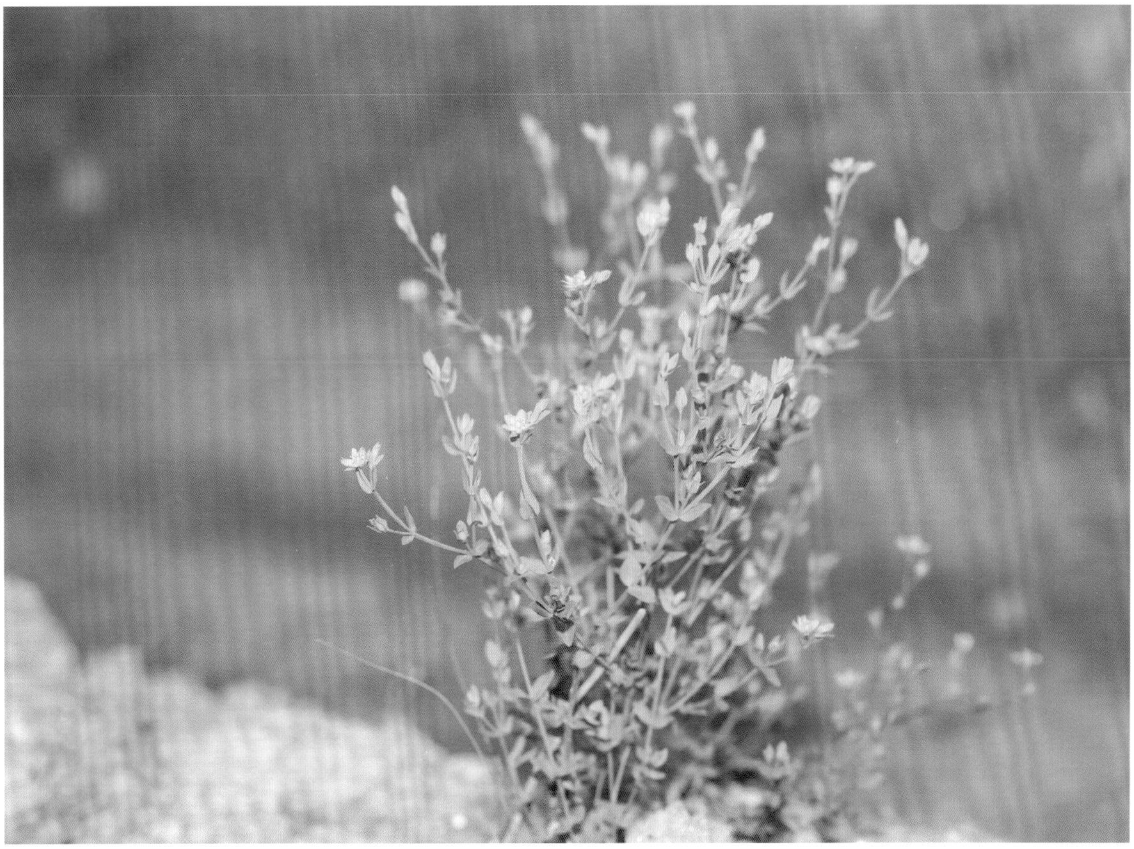

地耳草

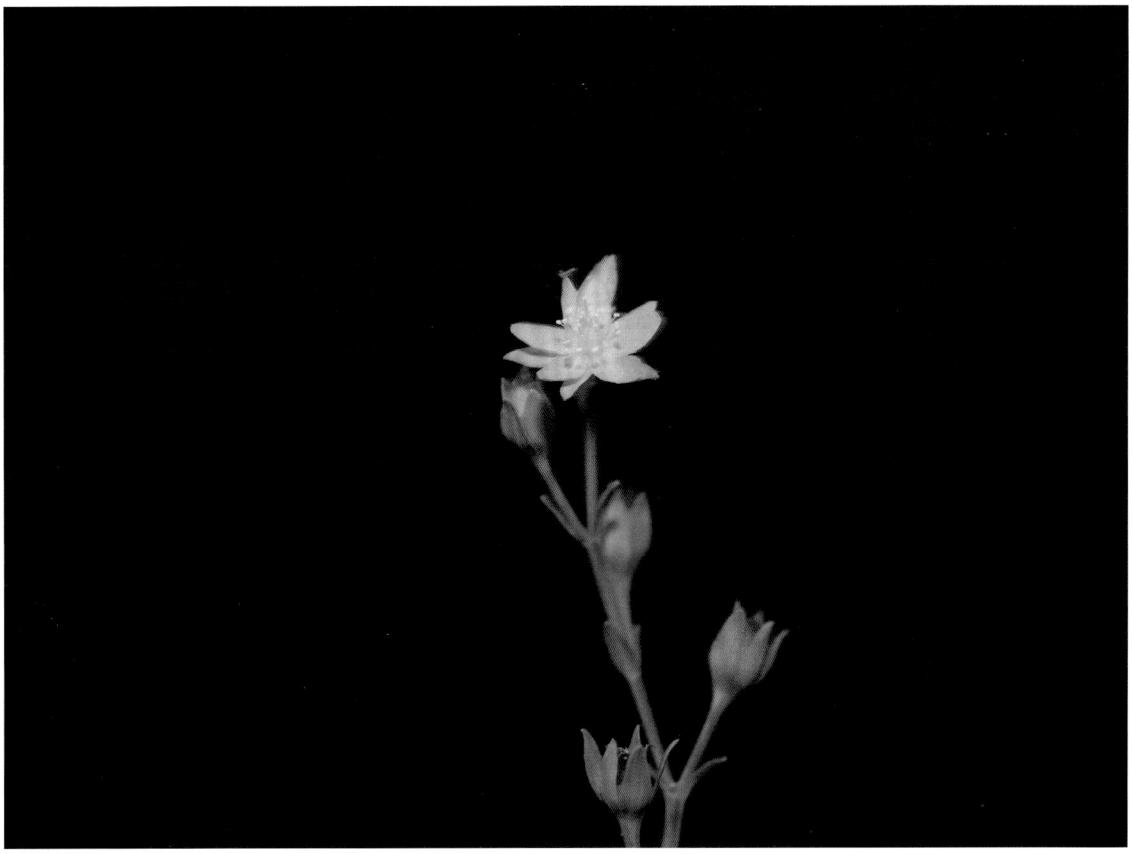

地耳草

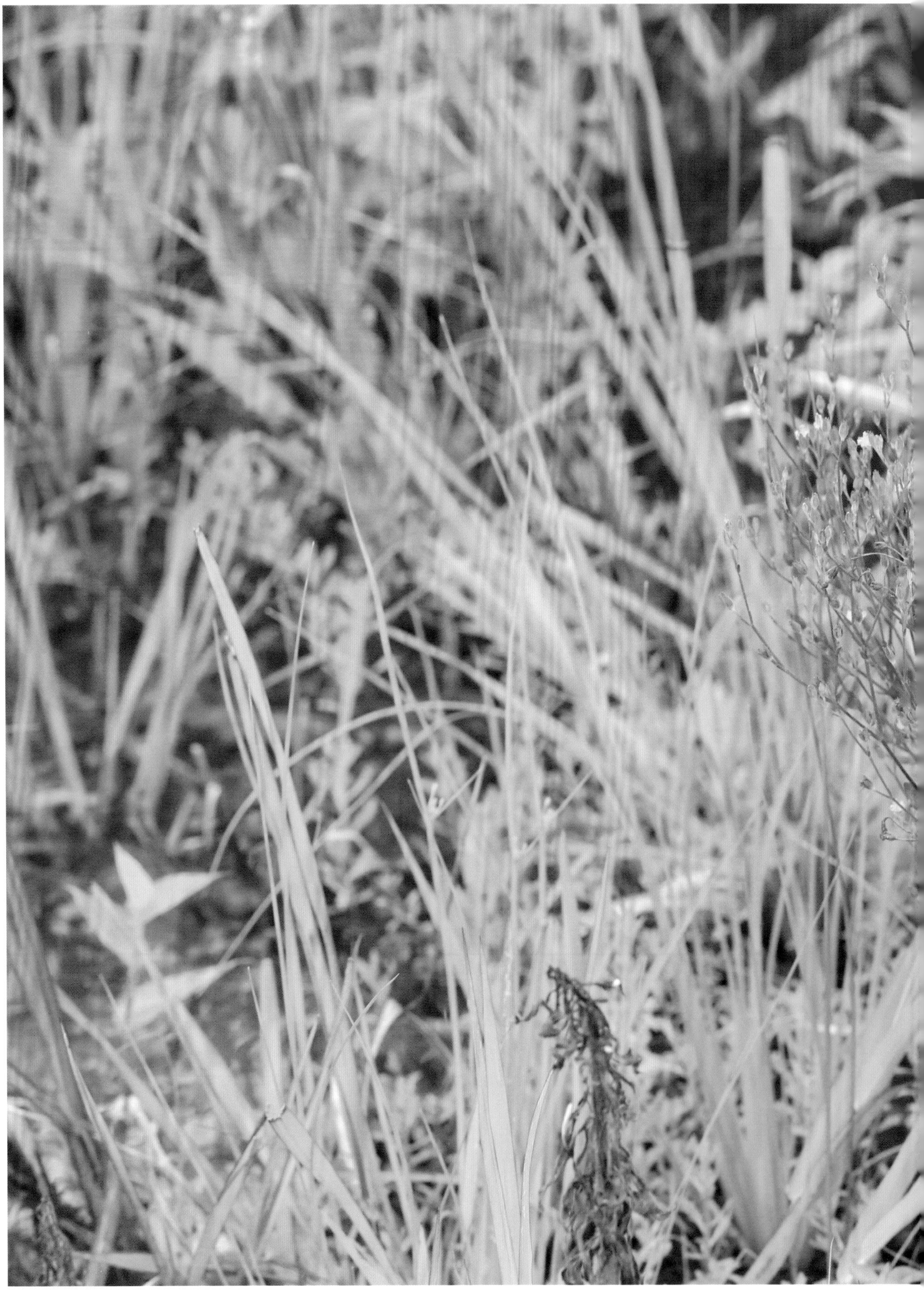

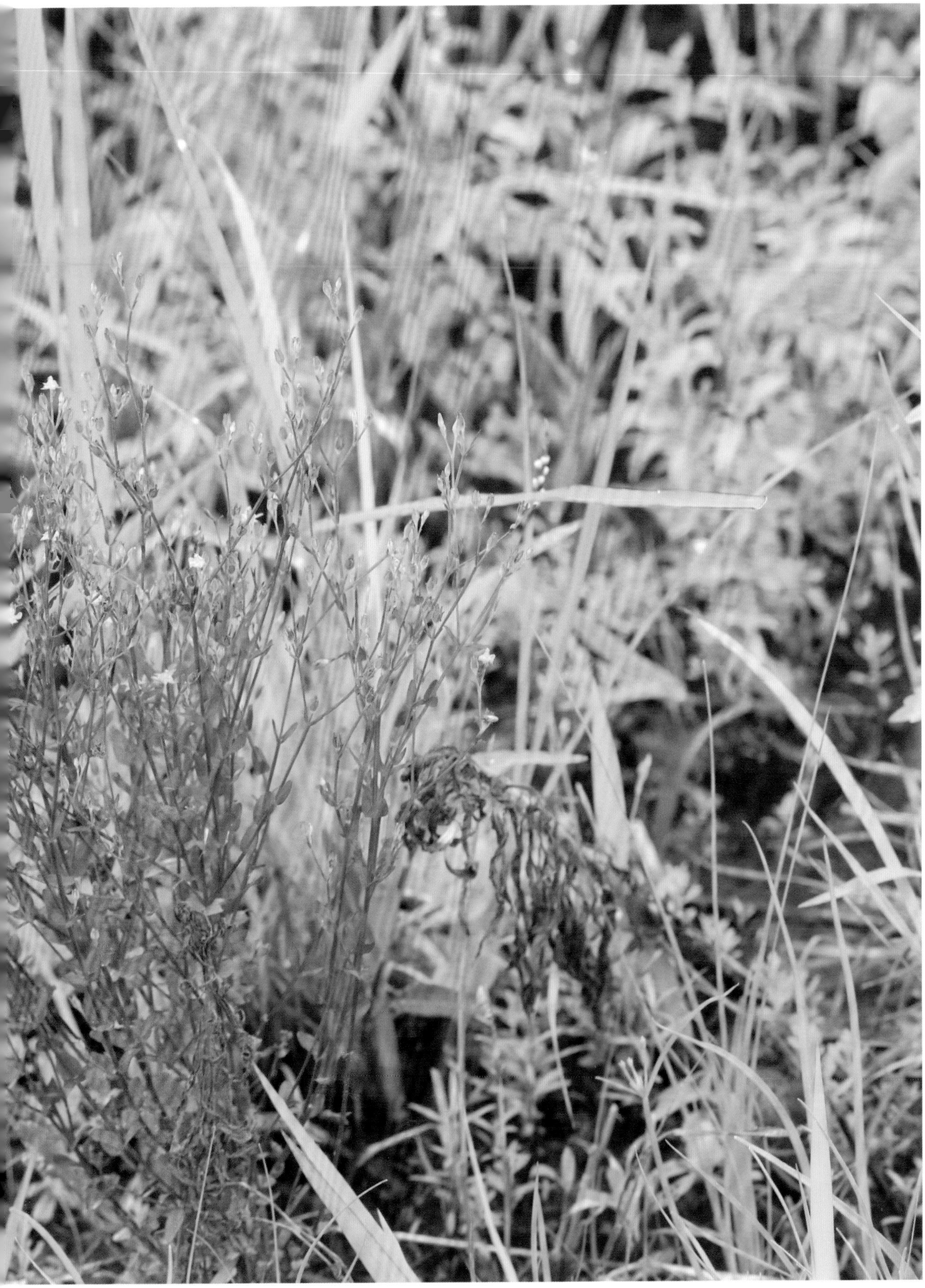

地耳草

药材鉴别

全草长 10 ~ 40 cm。根须状，黄褐色。茎单一或基部分枝，光滑，具 4 棱，表面黄棕色或黄绿色。质脆，易折断，断面中空。叶对生，无柄；完整叶片呈卵形或卵圆形，全缘，具细小透明腺点，基出脉 3 ~ 5 条。聚伞花序顶生，花小，橙黄色。味微苦。以色黄绿、带花者为佳。

功效主治

清热解毒，利湿消肿，散瘀止痛，活血。主治湿热黄疸，泄泻，痢疾，肠痈，痈疖肿毒，乳蛾，口疮，目赤肿痛，跌仆损伤。

用法用量

内服：煎汤，10 ~ 30 g，鲜品 30 ~ 60 g。外用：适量，捣烂外敷，或煎水洗。

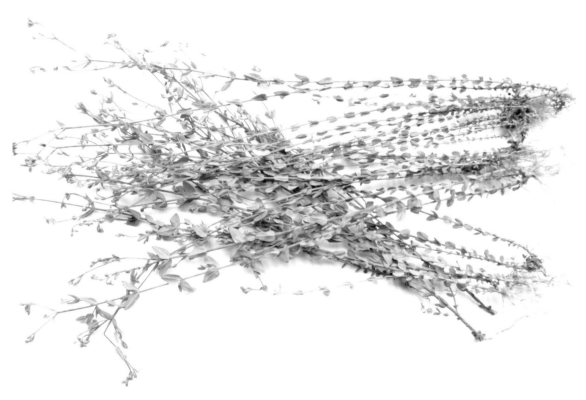

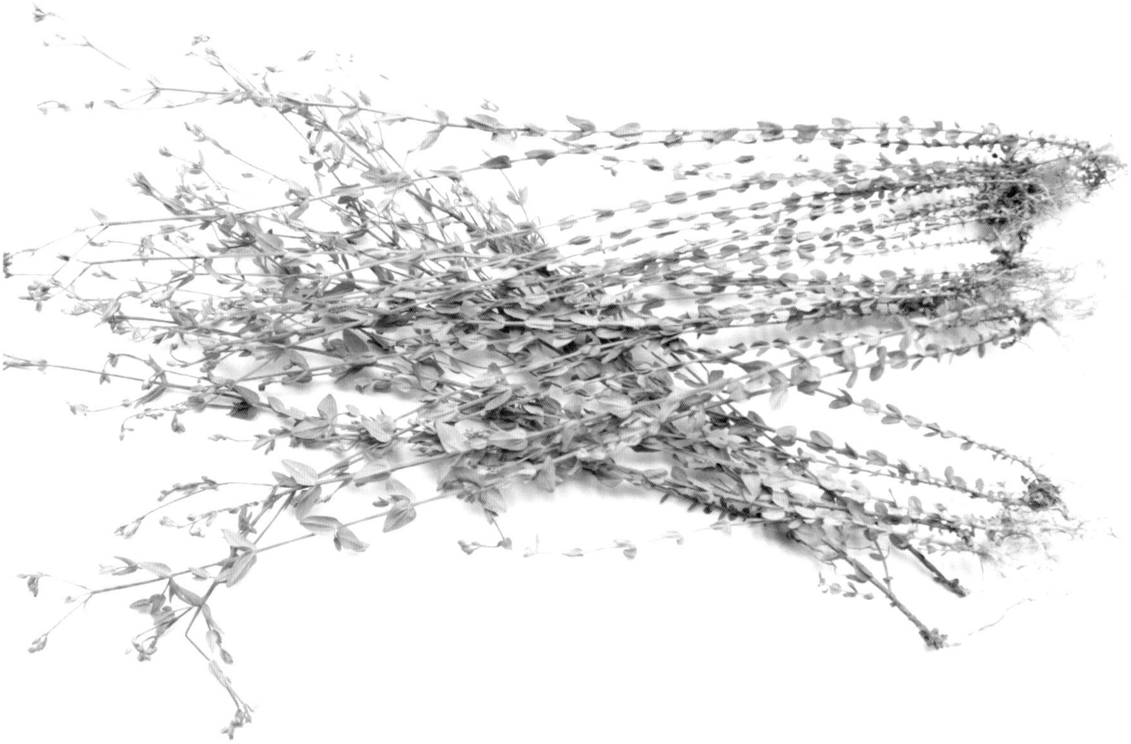

田基黄药材

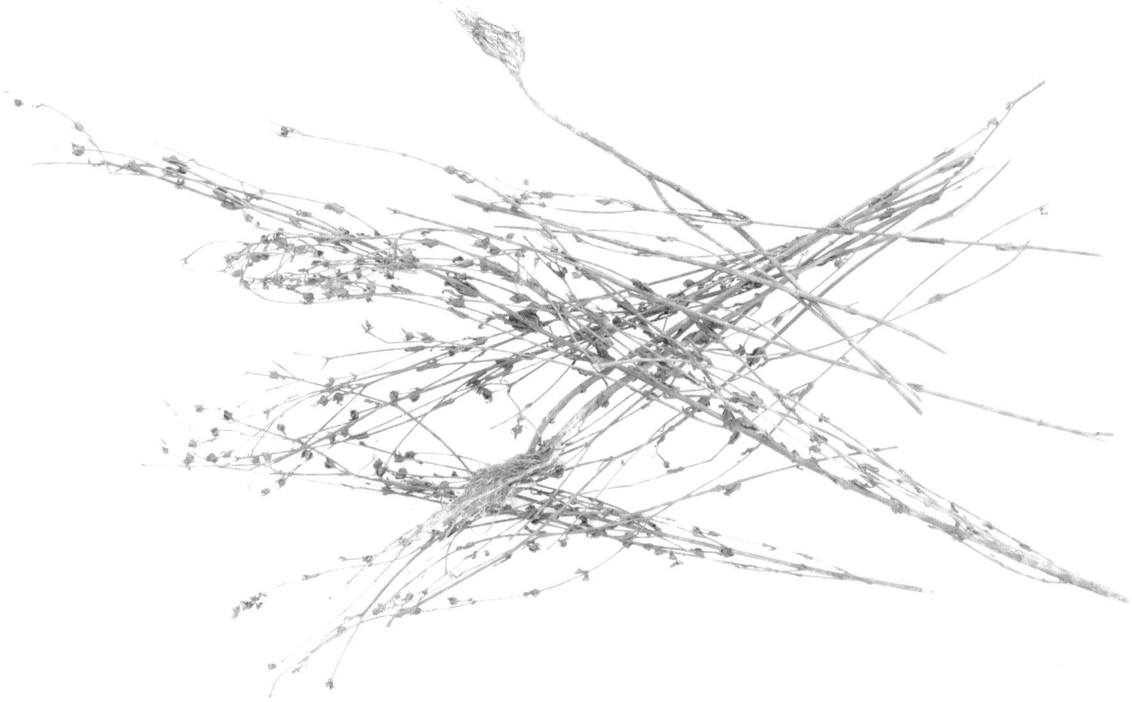

田基黄药材

民族药方

1．急性黄疸型肝炎 ①地耳草、金钱草、蒲公英、板蓝根各 30 g。水煎服。②田基黄 10 g。泡开水代茶饮。

2．月经不调 田基黄 20 g，元宝草 10 g。水煎服。

3．毒蛇咬伤 田基黄适量。捣烂外包患处。

4．痢疾 田基黄 15 g。红痢加白糖，白痢加红糖，共煎水服，每日 3 次。

5．腹泻 田基黄 30 g。水煎服，每日 3 次。

6．急、慢性肝炎 田基黄注射液（每 1 ml 相当于生药 2 g）：①用于儿童急性传染性肝炎。每次肌内注射 2 ml，每日 1 次，14 日为 1 个疗程。②用于慢性迁延性肝炎。每次肌内注射 2 ml，每日 2 次，14 日为 1 个疗程。

7．内脏出血 田基黄适量。水煎服。

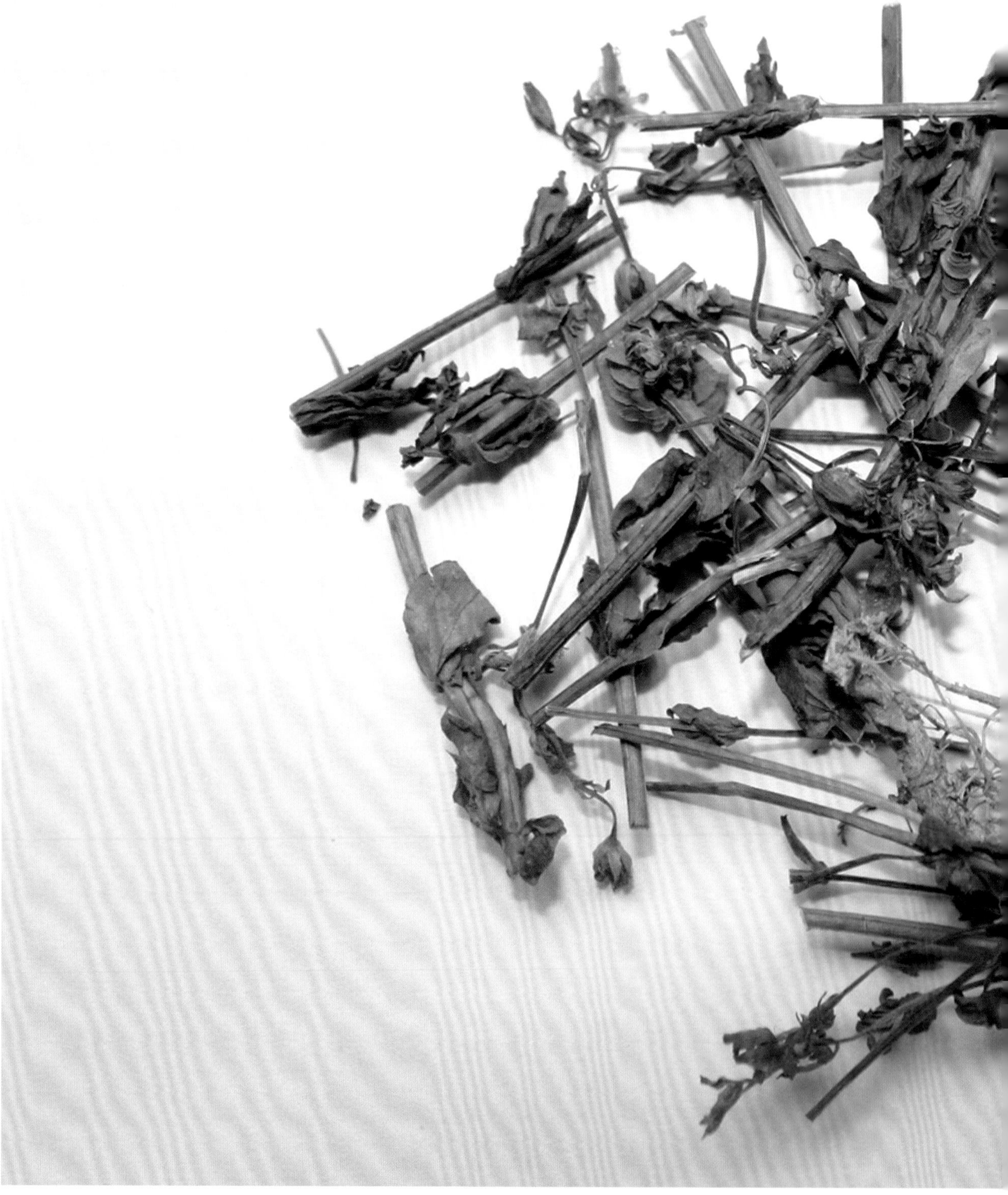

田基黄

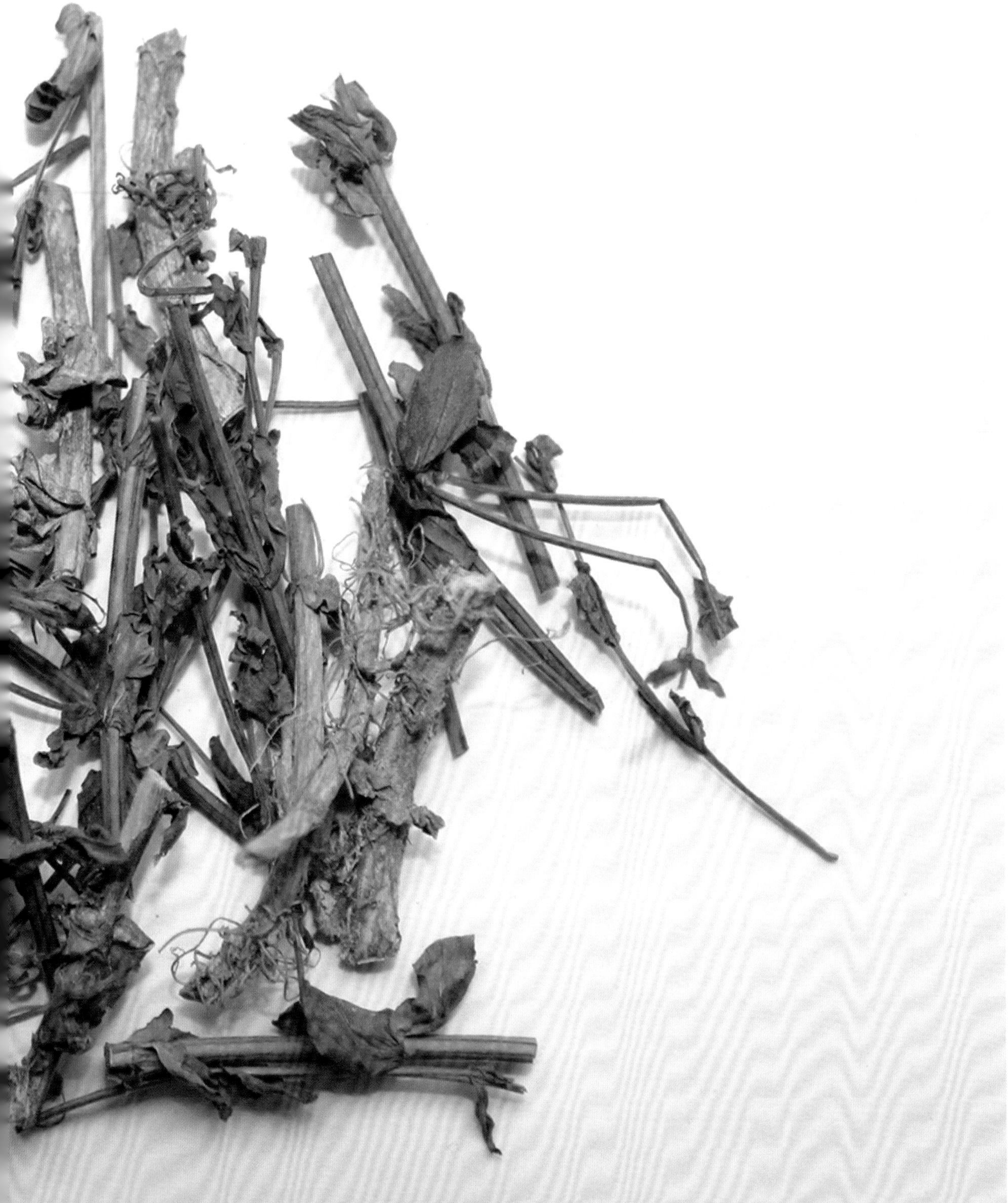

田基黄饮片

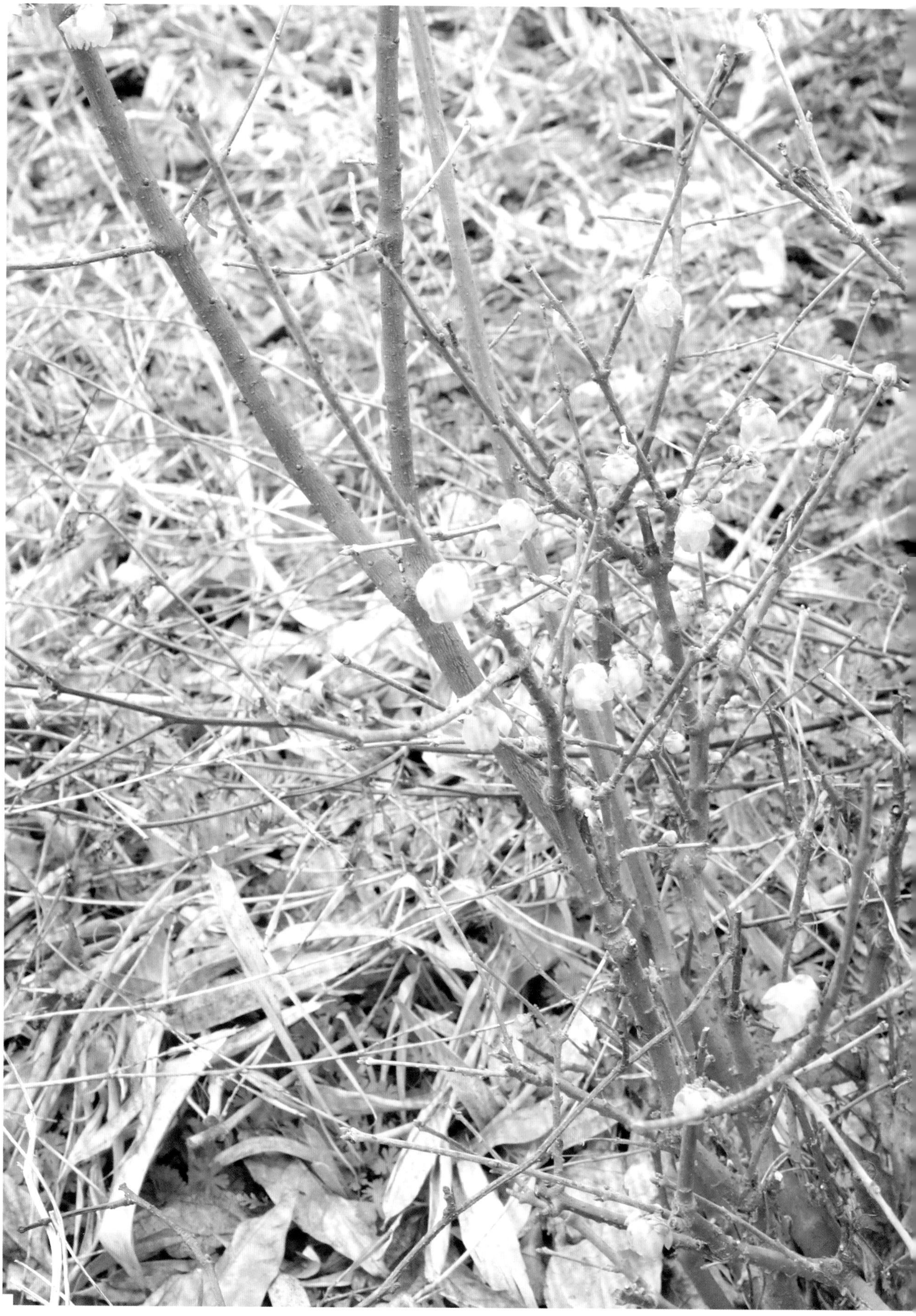

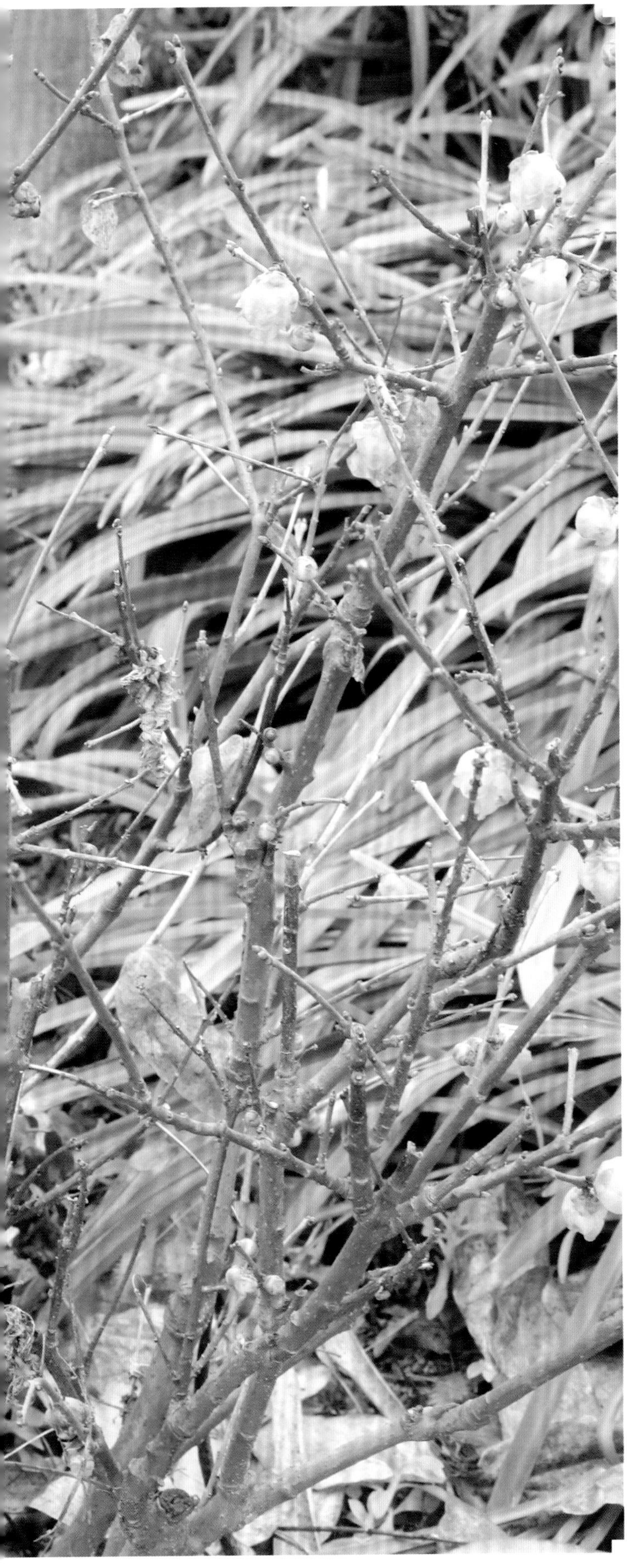

铁筷子

【苗药名】嘎龚嘎勒豆嘎偷。

【别　名】蜡梅、臭腊梅、岩马桑。

【来　源】本品为蜡梅科植物蜡梅 *Chimonanthus praecor*（L.）Link 的根。

【性味归经】味麻、涩，性冷。归热经。

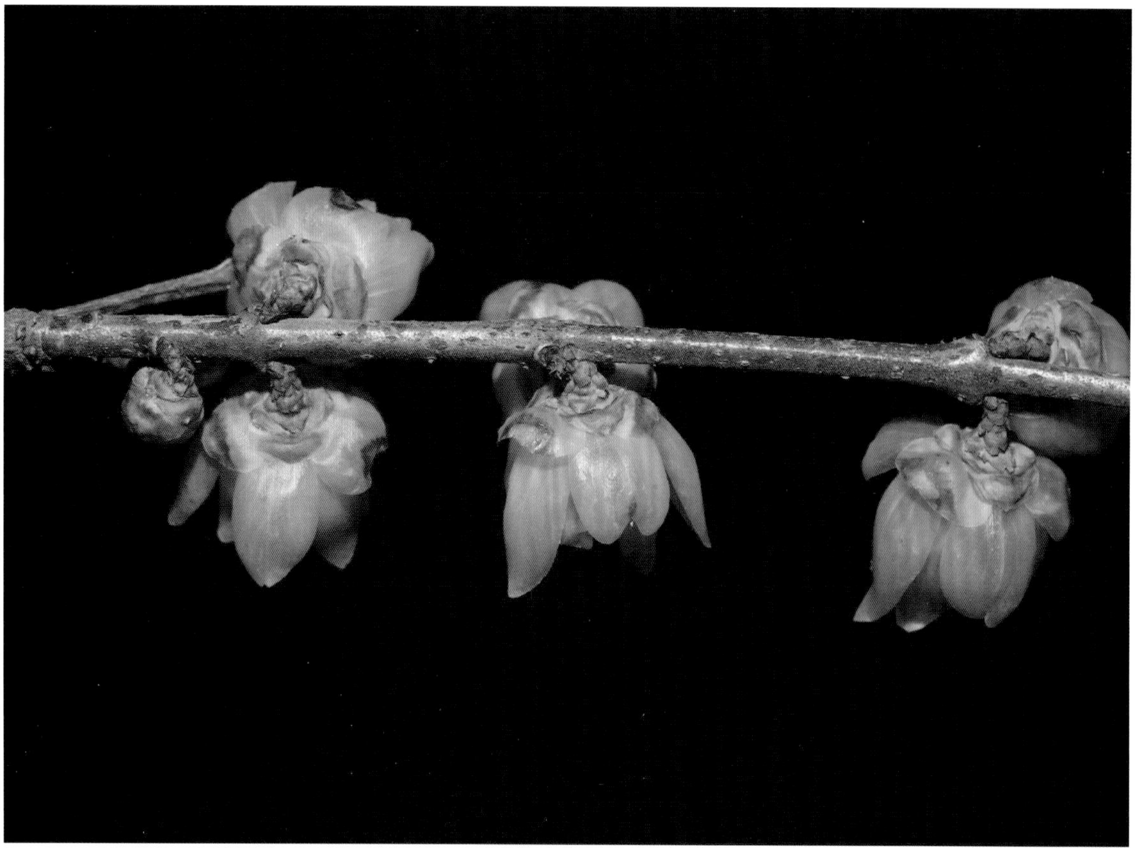

蜡梅

识别特征

落叶灌木，高 2 ～ 4 m，茎丛出，多分枝，皮灰褐色；叶对生，有短柄，不具托叶，叶片纸质或近革质，卵圆形至卵椭圆形，先端渐尖，全缘，基部楔形或圆形，表面深绿色，背面淡绿色。花先于叶开放，黄色，富芳香气；花被多层，螺旋状排列，外层大形，黄色，内层小形，紫棕色；雄蕊 5 ～ 6 个，药外向；心皮多数，分离，着生于花托的内面；子房卵形，1 室；瘦果椭圆形，种子 1 粒。花期 11 月至翌年 3 月，果期 4—11 月。

生境分布

生长于山沟灌木丛中或水沟边。全国各地均有栽培。

采收加工

一年四季均可采挖，洗去泥土，鲜用或晒干。

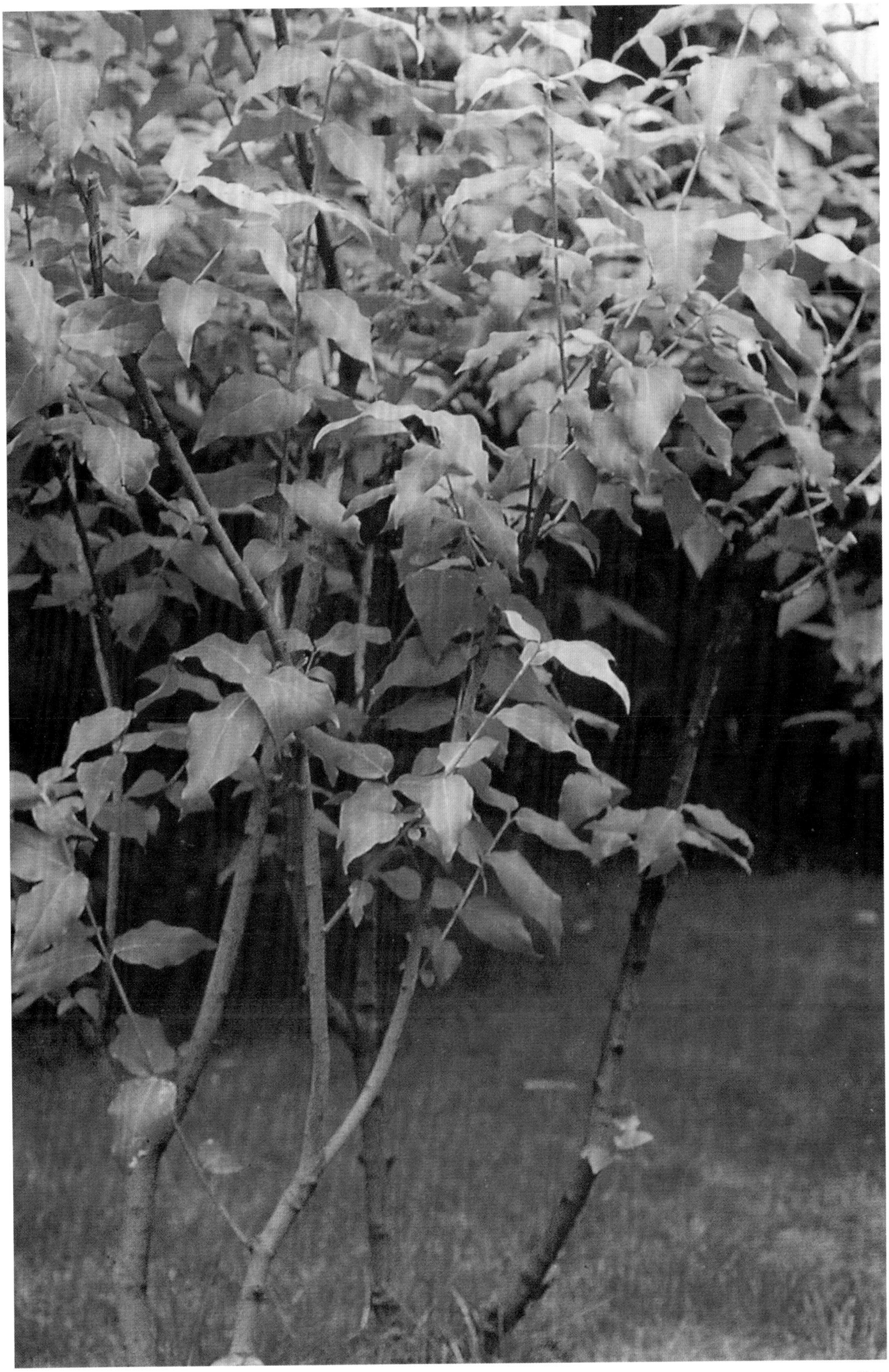

蜡梅

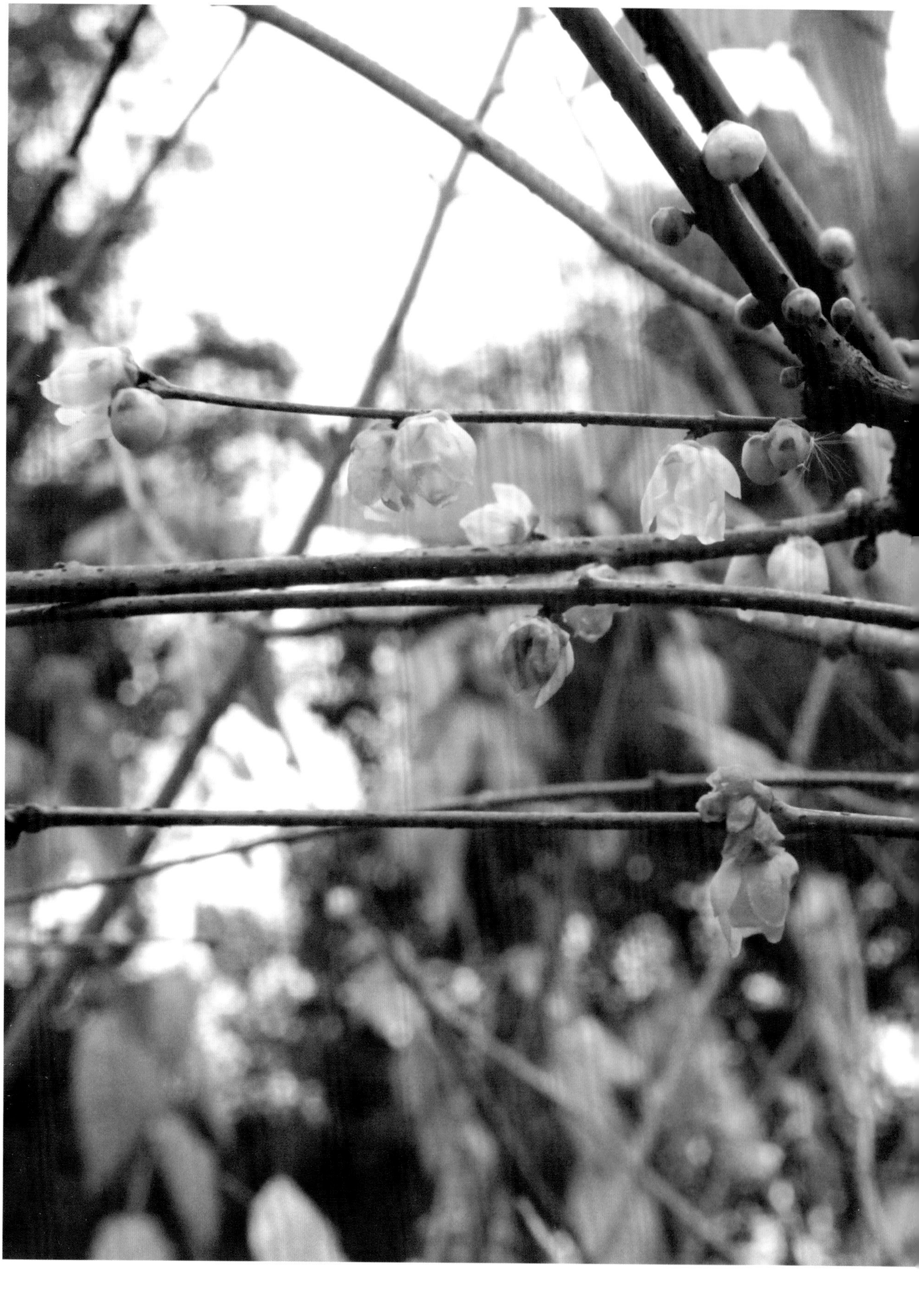

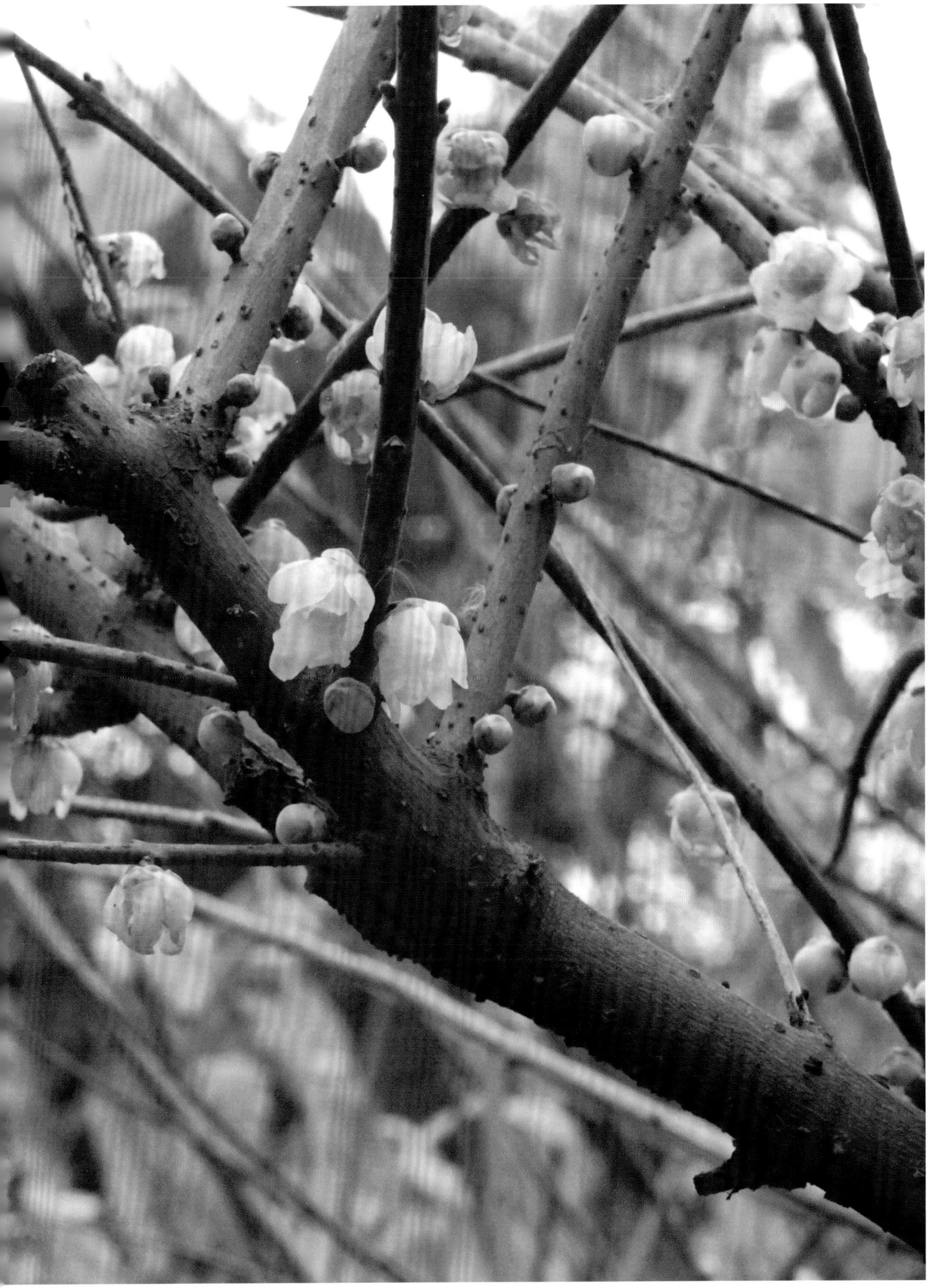

蜡梅根

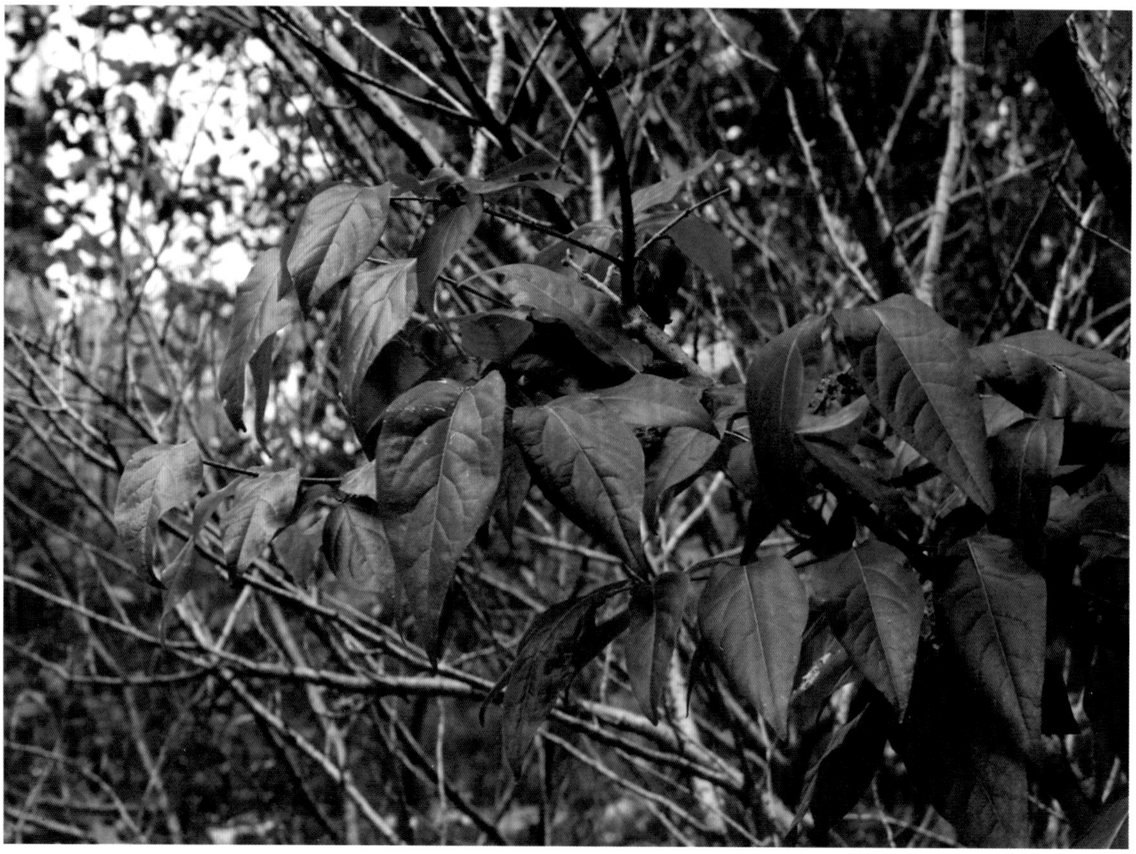

蜡梅

药材鉴别

根圆柱形或长圆锥形，长短不等，直径 2 ~ 10 mm。表面黑褐色，具纵皱纹，有细须根及须根痕。质坚韧，不易折断，断面皮部棕褐色，木部浅黄白色，有放射状花纹。气芳香，味辛辣、苦。

功效主治

祛风止痛，理气解毒。主治哮喘，劳伤咳嗽，胃痛，腹痛，风湿痹痛，疔疮肿毒，跌仆损伤。

用法用量

内服：煎汤，10 ~ 30 g；研末，0.5 g；或浸酒。外用：适量，研末撒敷。

民族药方

1. 跌仆损伤 蜡梅根、柳叶过山龙各 9 g，一口血 6 g，酒 250 ml。同浸泡，每次服药酒 60 ml，每日 2 次。

2. 胃痛 蜡梅根、大木姜子、青藤香、广木香各 6 g。研末，每次 6 g，开水吞服。

3．冷气腹痛 蜡梅根、朱砂莲各适量。研细末，每次 3 ~ 6 g，酒吞服。

4．劳伤咳嗽 蜡梅细须根30 g，泡酒250 ml。每次服药酒15 ~ 30 g，经常服用。

5．妇女腹内血包 蜡梅根 9 g，红浮萍 30 g，薄荷 3 g，红花 6 g。水煎服。

6．癀毒疮 蜡梅根、穿心草、仙鹤草各 15 g。水煎服。另将药渣捣烂敷患处。

7．风湿疼痛 蜡梅根、大风藤、石南藤各 15 g，泡酒 200 ml。每次服药酒 50 ml。

8．哮喘 蜡梅细须根 2 g。研细末，酒吞服。

9．骨折 蜡梅根 15 ~ 20 g，四块瓦 3 ~ 9 g，水冬瓜根皮 20 ~ 40 g。均用鲜品捣烂，加适量白酒，外敷骨折处。

10．风湿关节疼痛 蜡梅根 15 ~ 20 g，钩藤根 10 ~ 15 g，八爪金龙 8 ~ 15 g，见血飞6 ~ 9 g，四块瓦3 ~ 9 g，木防己、海桐皮各15 g，秦艽12 g。水煎服或泡酒服。

使用注意

孕妇禁服。

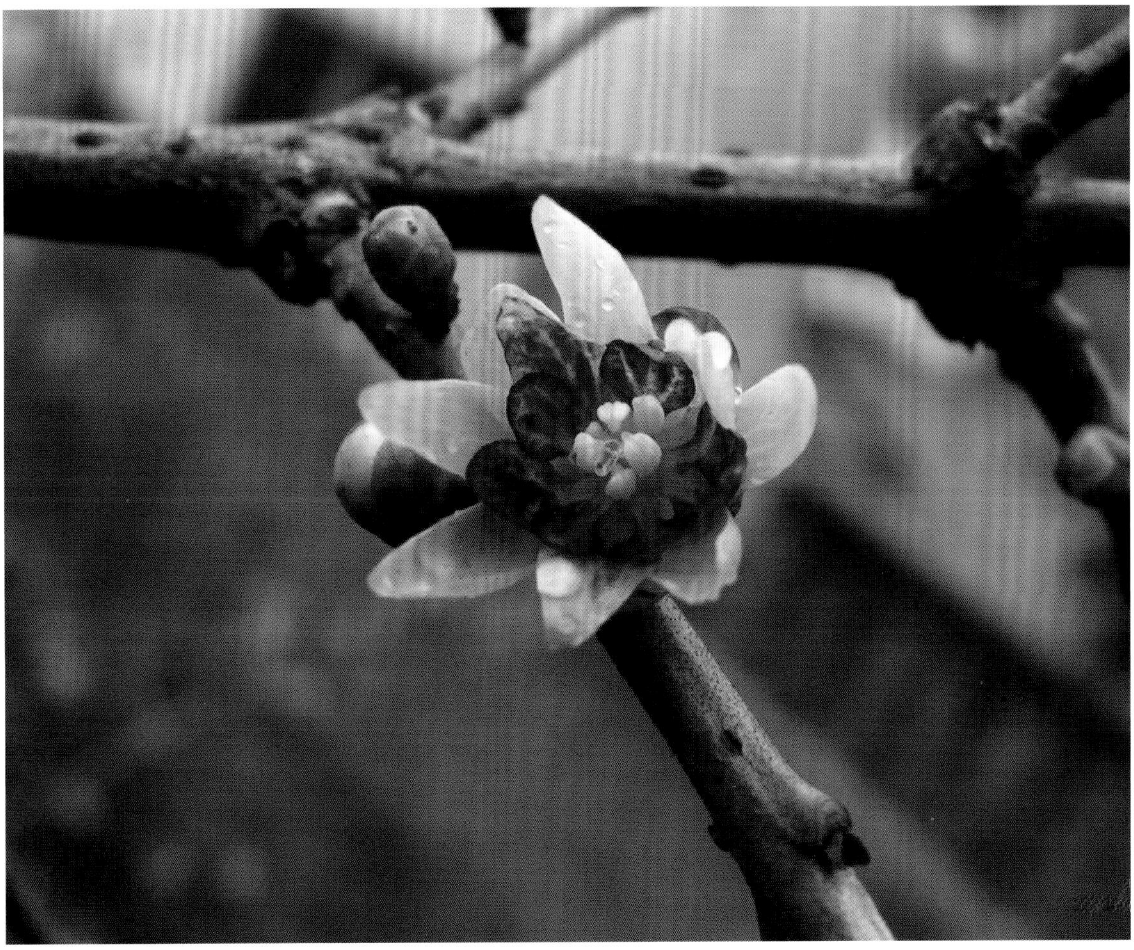

蜡梅

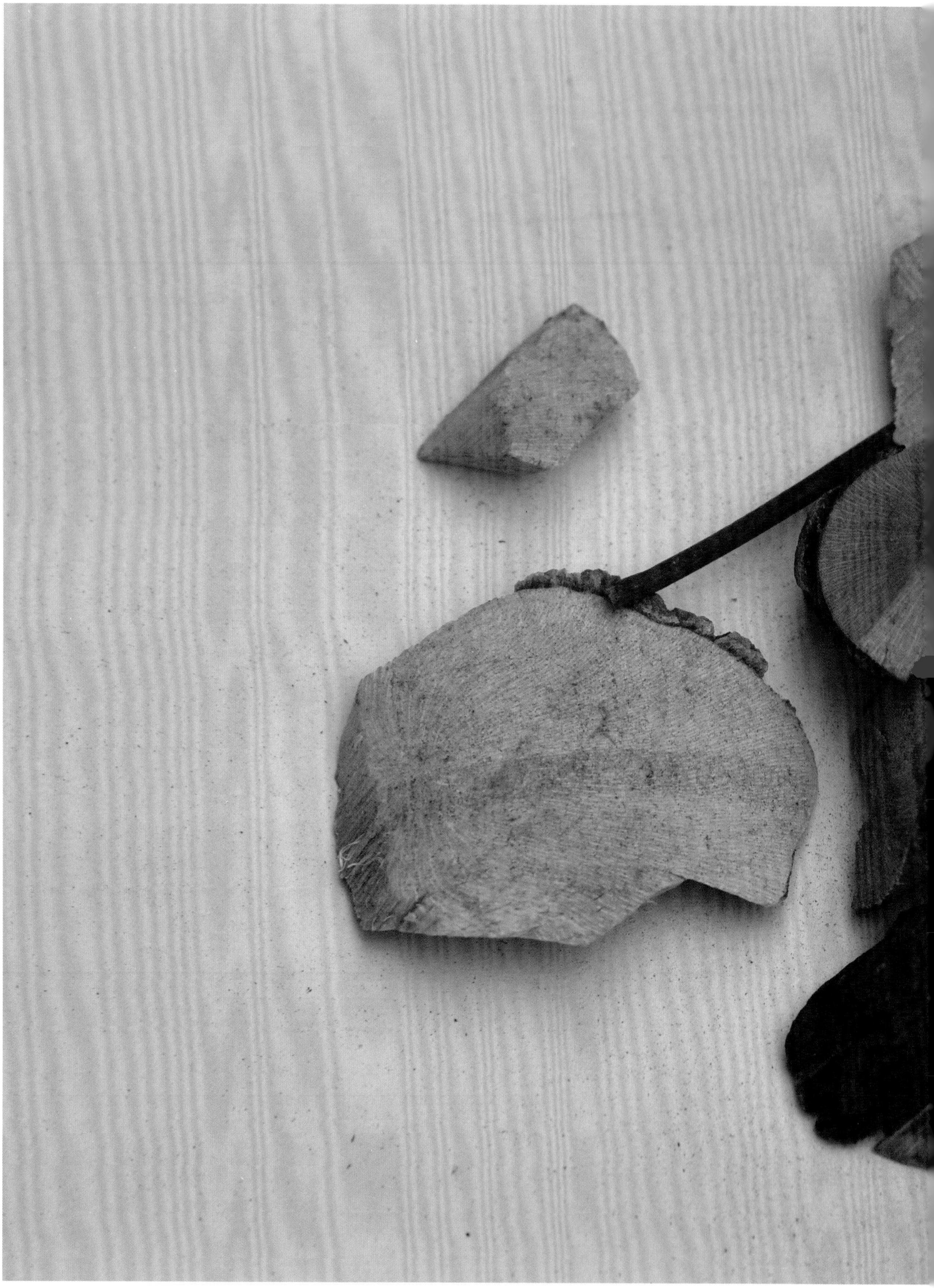

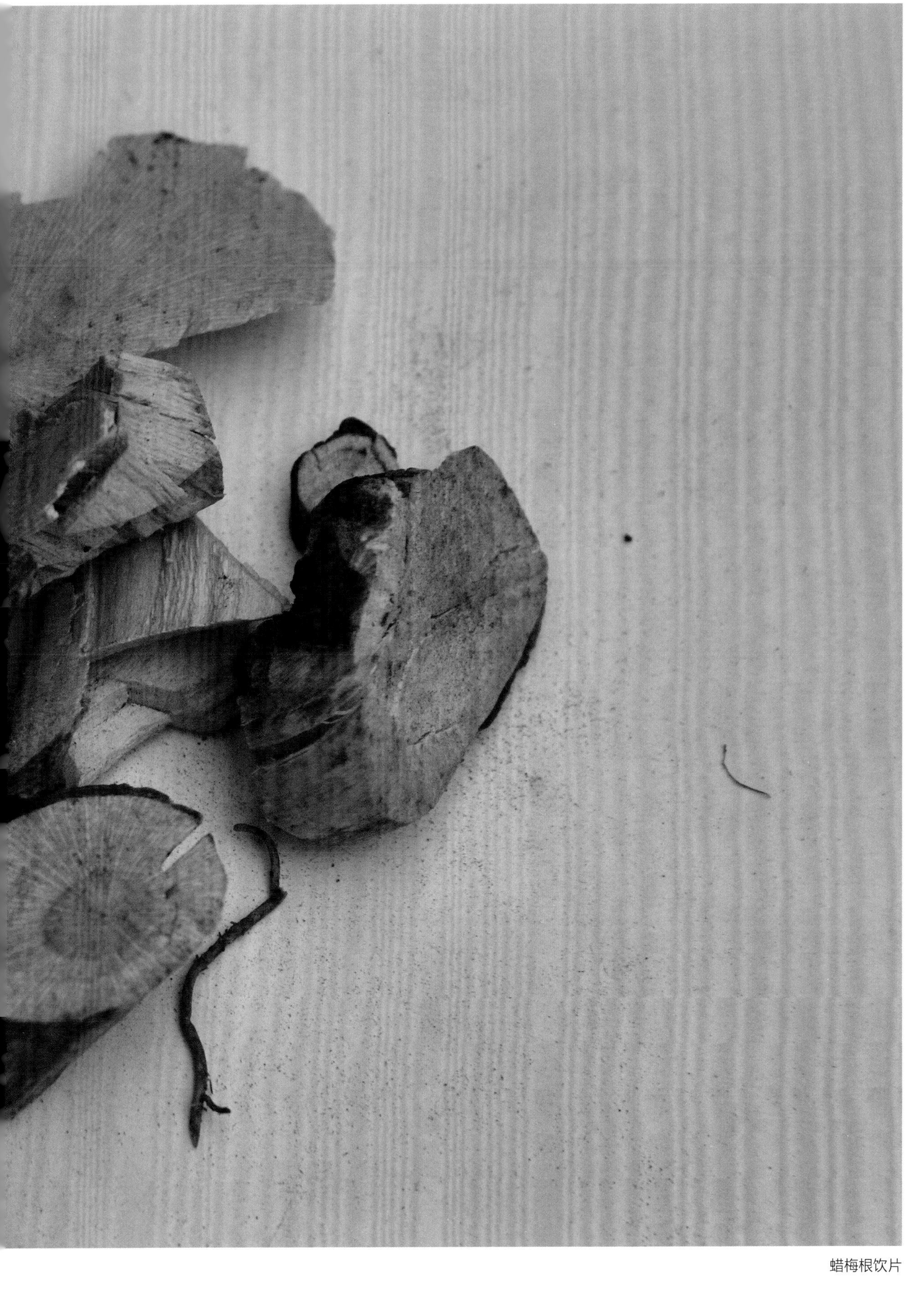

蜡梅根饮片

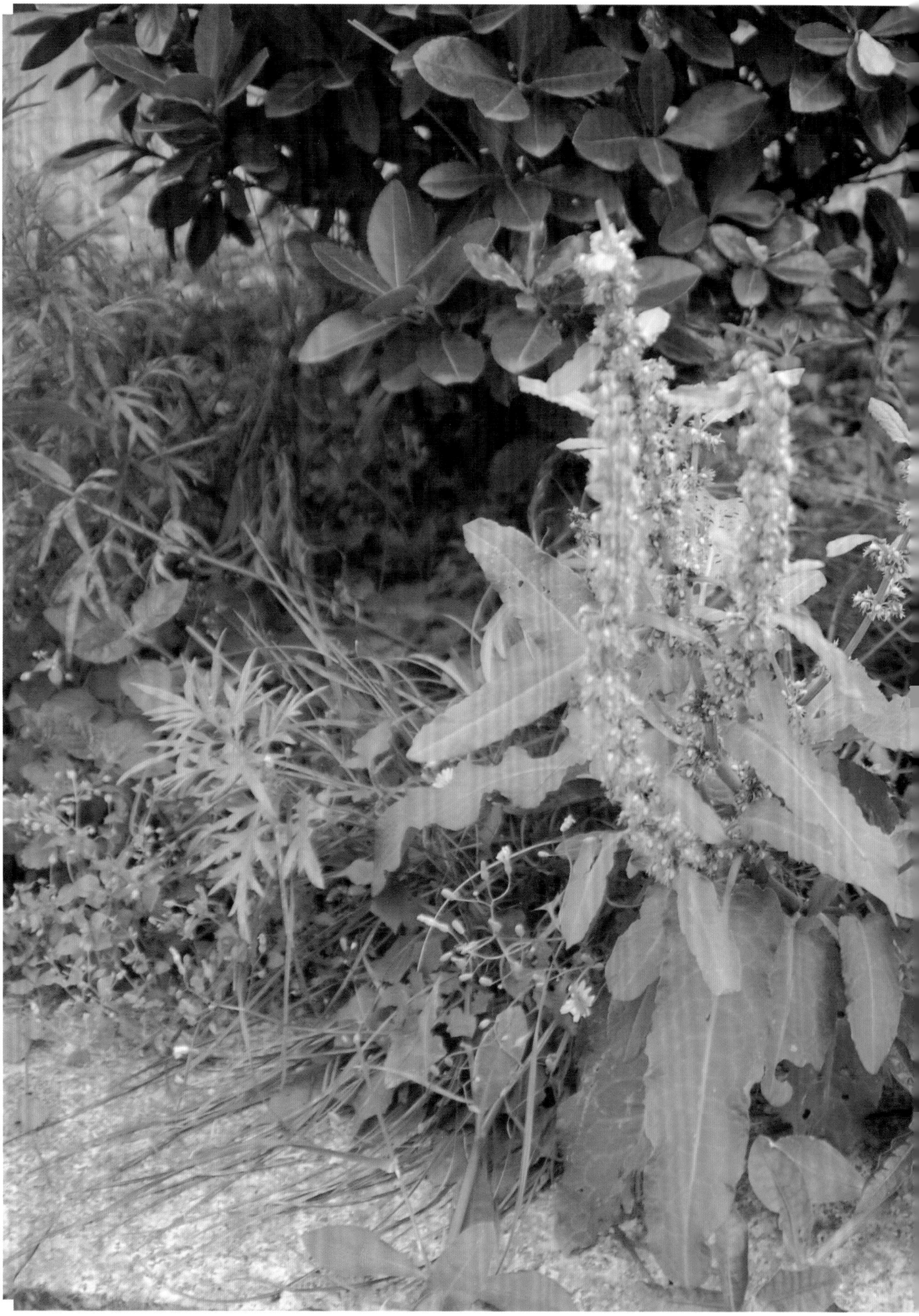

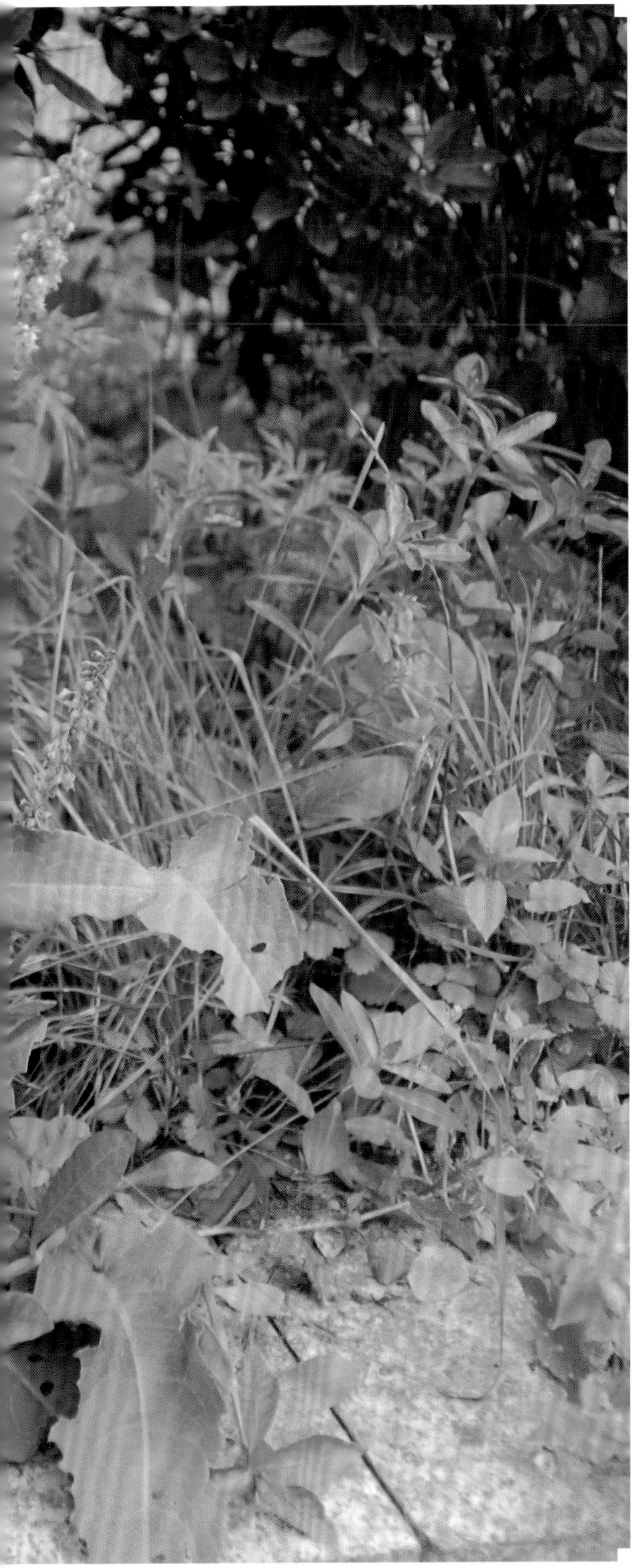

土大黄

【苗药名】锐马欲。

【别　名】牛耳大黄。

【来　源】本品为蓼科植物尼泊尔酸模 *Rumex nepalensis* Spreng 的根。

【性味归经】味苦、微涩，性冷。归热经。

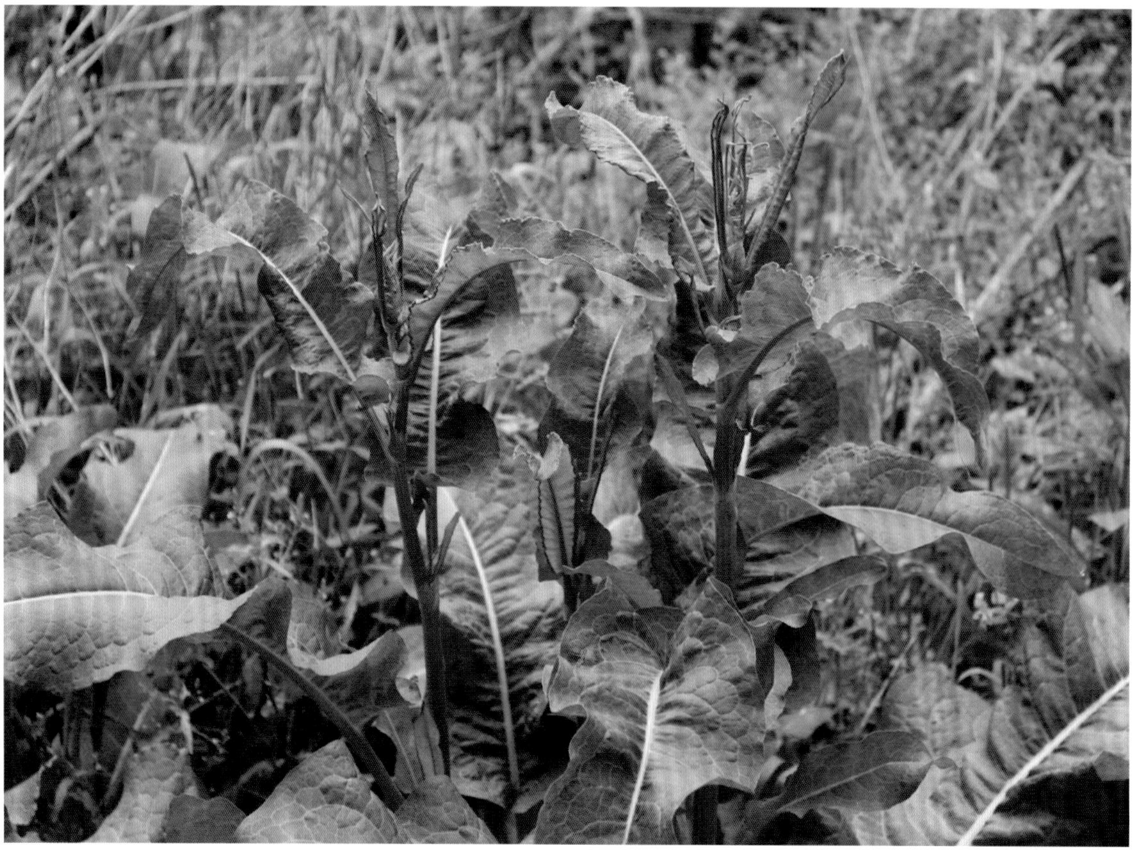

尼泊尔酸模

识别特征

多年生草本植物，高达约 1 m。茎直立，有沟槽。基生叶有长柄；叶片矩圆状卵形或三角状卵形，长 10 ~ 15 cm，宽 4 ~ 8 cm，顶端急尖，基部心形，边缘有波状皱褶，两面无毛；上部叶较小，有短柄或近无柄；托叶鞘膜质。花序圆锥状，顶生；花两性，轮生；花被片 6，2 轮，果实内轮花被增大，宽卵形，一部分或全部有瘤状突起，边缘有针刺状齿，齿顶端为沟状，雄蕊 6；排列成 3 对，花丝细弱，花药基部着生；子房具棱，1 室，花柱 3，柱头细裂，毛刷状。瘦果三棱形，长约 2 mm，褐色，平滑，光亮。花期 4—5 月，果期 6—7 月。

生境分布

生长于山谷湿地。分布于贵州、四川、云南、西藏、甘肃、陕西等省区。

采收加工

夏、秋二季采挖，鲜用或晒干。

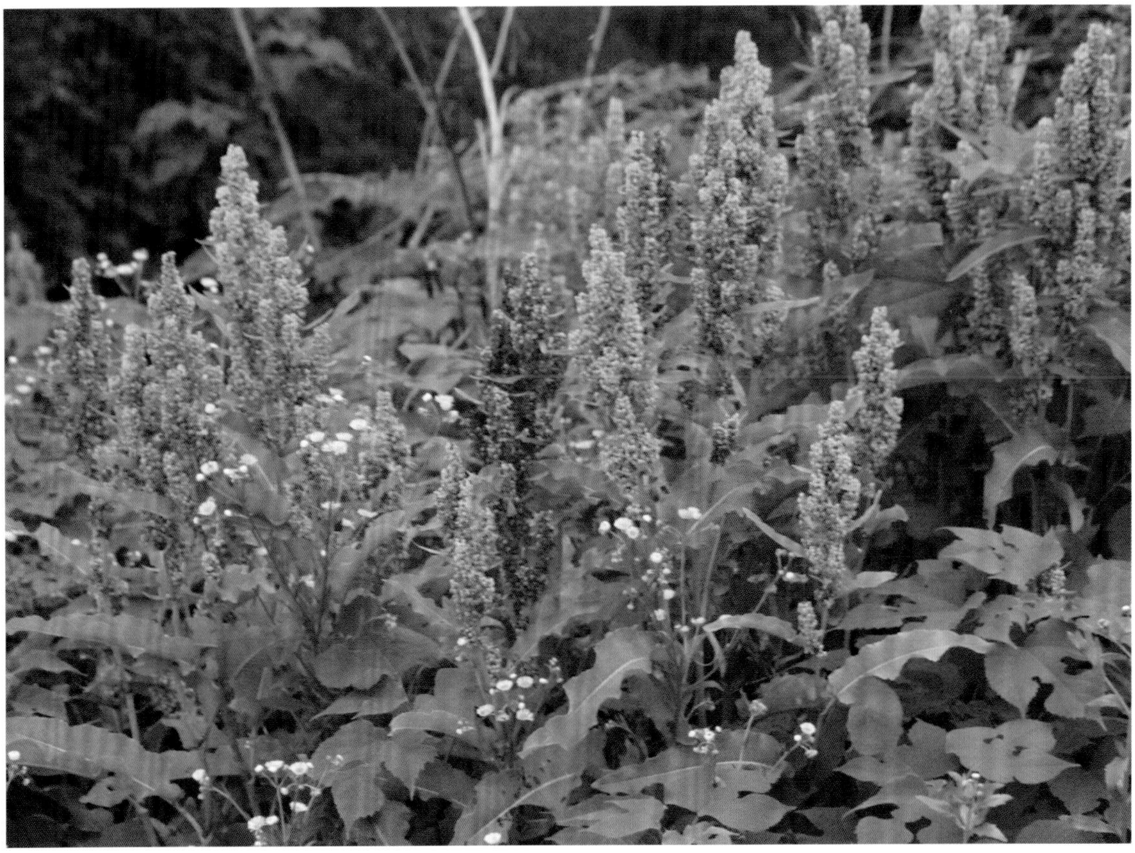
尼泊尔酸模

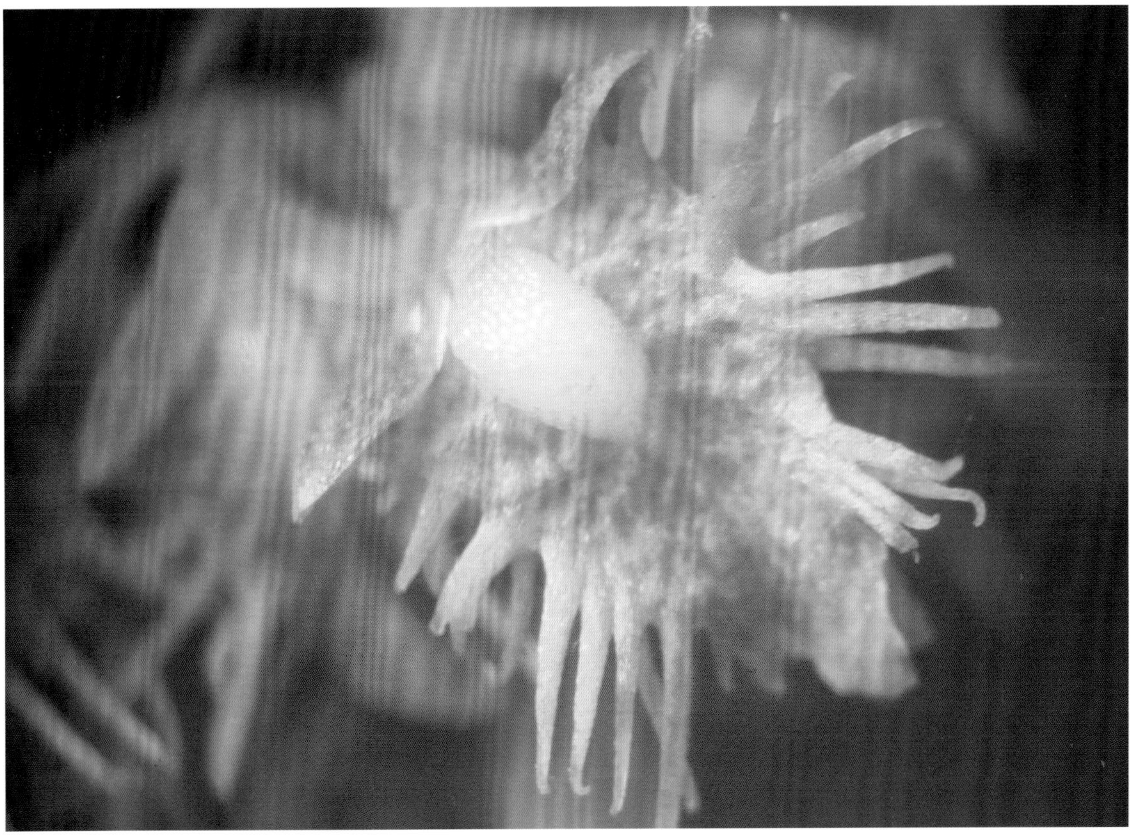
尼泊尔酸模

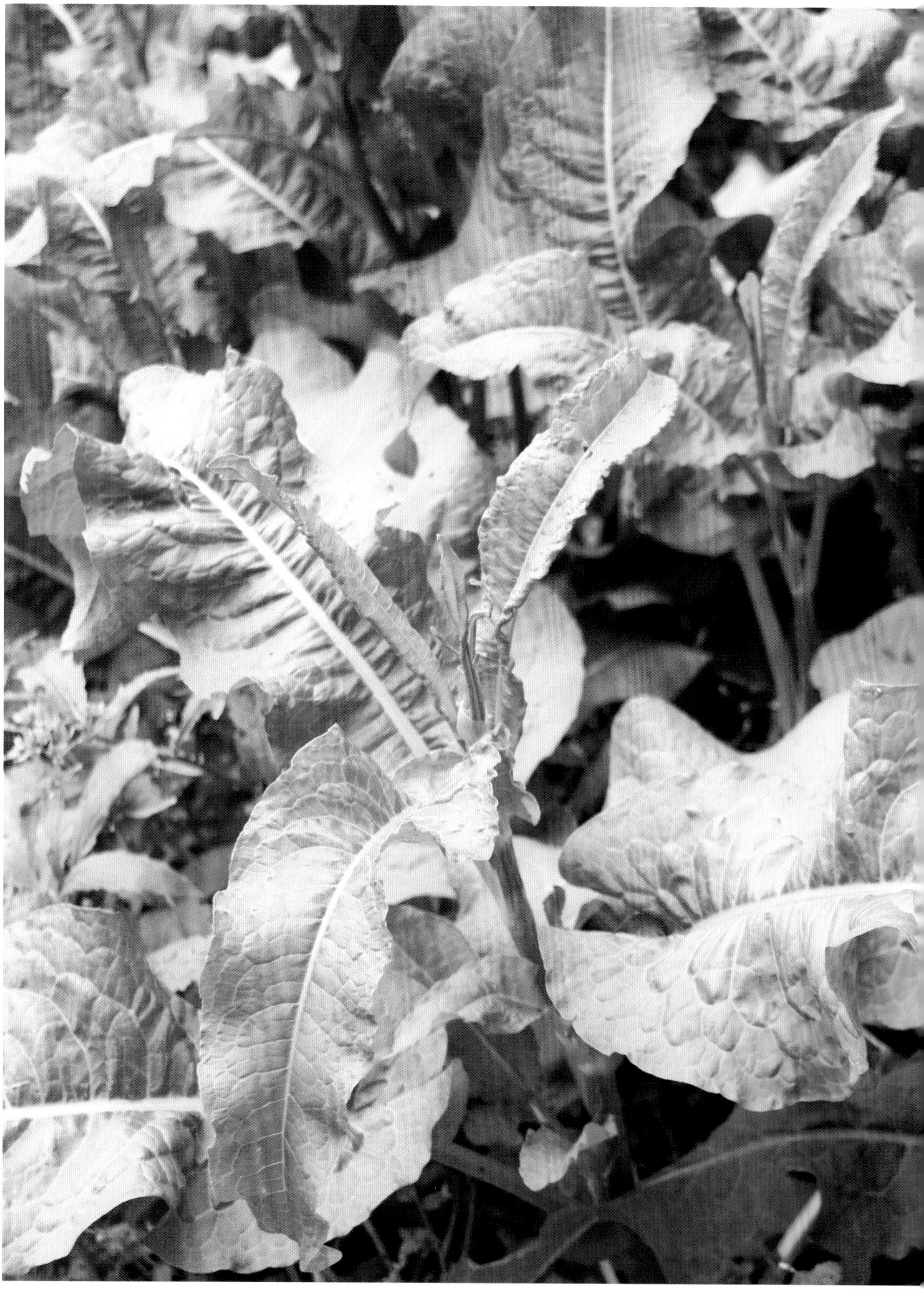

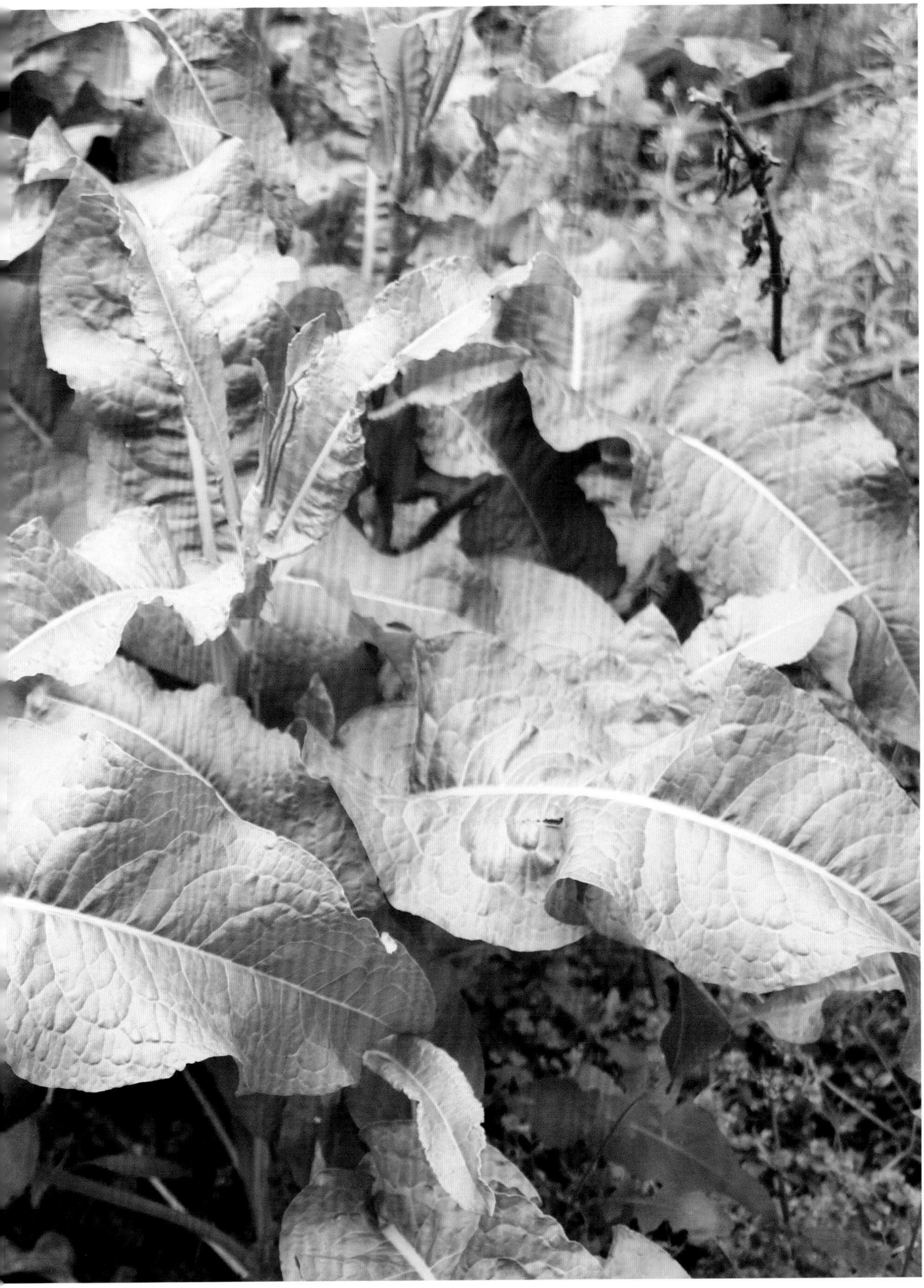

尼泊尔酸模

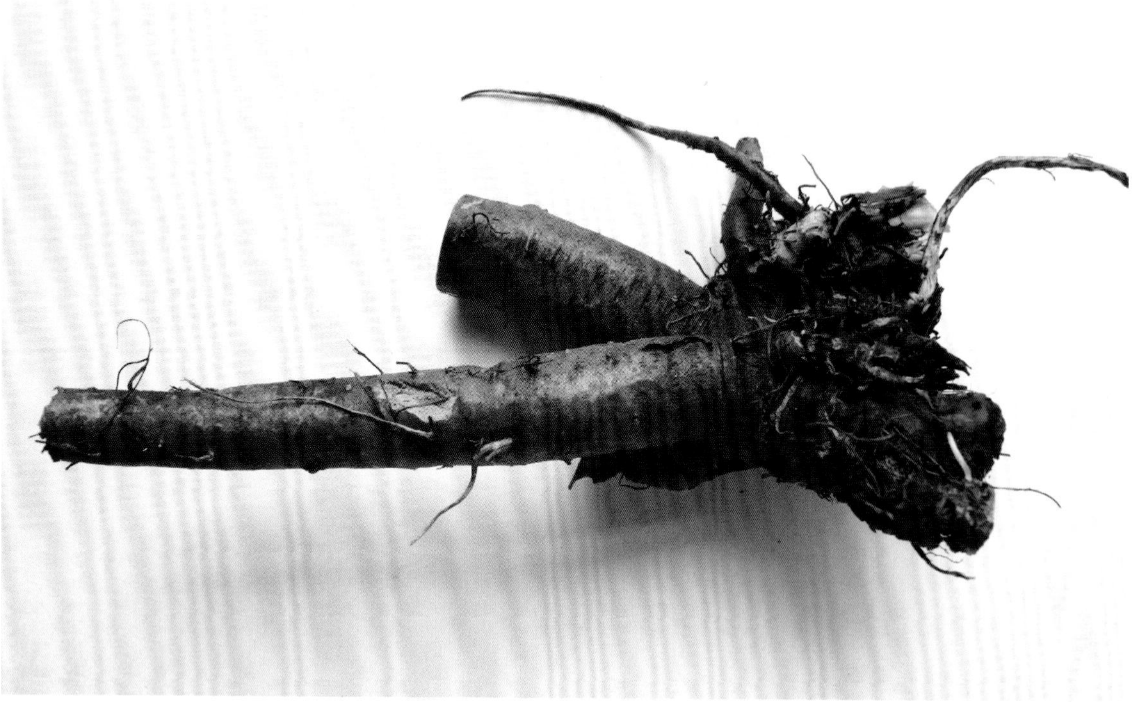

土大黄药材

药材鉴别

根呈类圆锥形，常有分枝，有的扭曲，长可达 25 cm，直径可达 2 cm；根头部具残留茎基，棕色叶基纤维及枝根痕，其下有密集横纹。表面黄棕色至棕褐色，多具纵沟及少量纵皱纹。全体有散在的横长皮孔。质硬，易折断，断面稍平坦，有放射状纹理，由里到外为棕、褐、黄三层颜色。气微，味微苦涩。

功效主治

清热解毒，凉血，杀虫，通便。主治肺结核咳血，急性肝炎，痢疾便秘，功能失调性子宫出血，痔疮出血。外用治腮腺炎，神经性皮炎，疥癣，乳痈，疮疡肿毒，烧伤，外伤出血。

用法用量

内服：煎汤，3 ~ 5 g。外用：捣敷或磨汁涂。

民族药方

1．痔疮 土大黄 20 g，五倍子 15 g。煎水坐浴。

2．烧伤 土大黄 20 g，钓鱼竿 15 g。共磨成细粉，调菜油敷烧伤处。

3．肝炎 土大黄 50 g，星宿草 15 g。煎鸡蛋吃。

4．疔疮 土大黄适量。用醋磨取汁搽患处，每日 1 次。

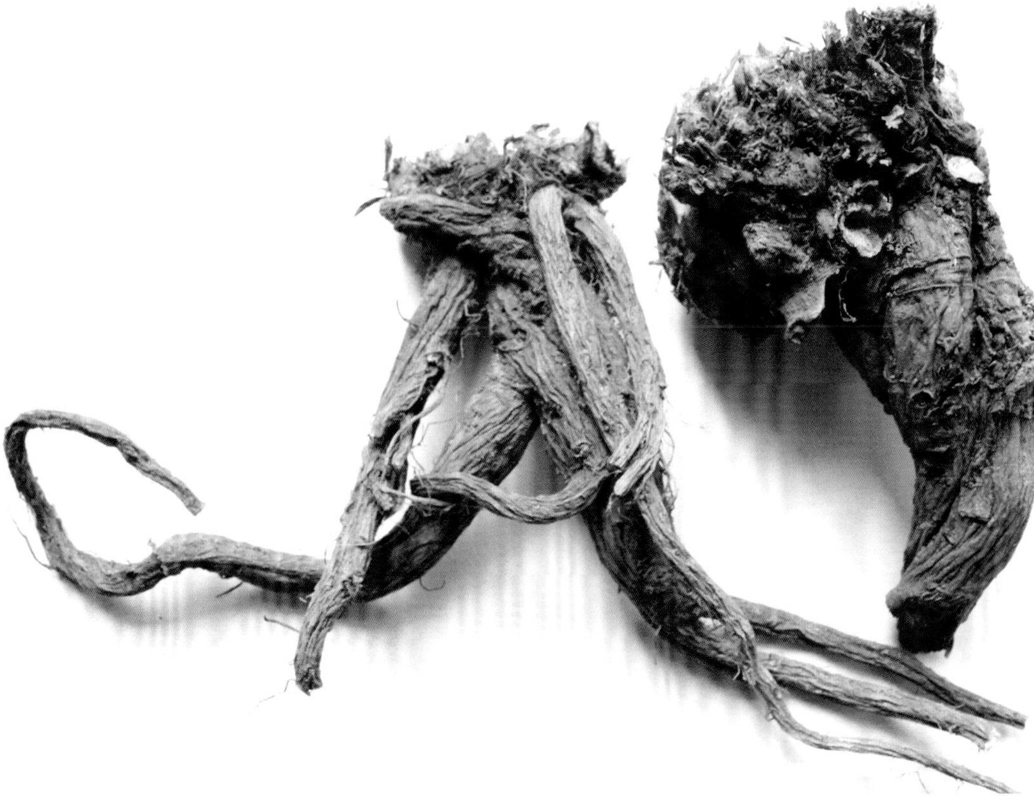

土大黄药材

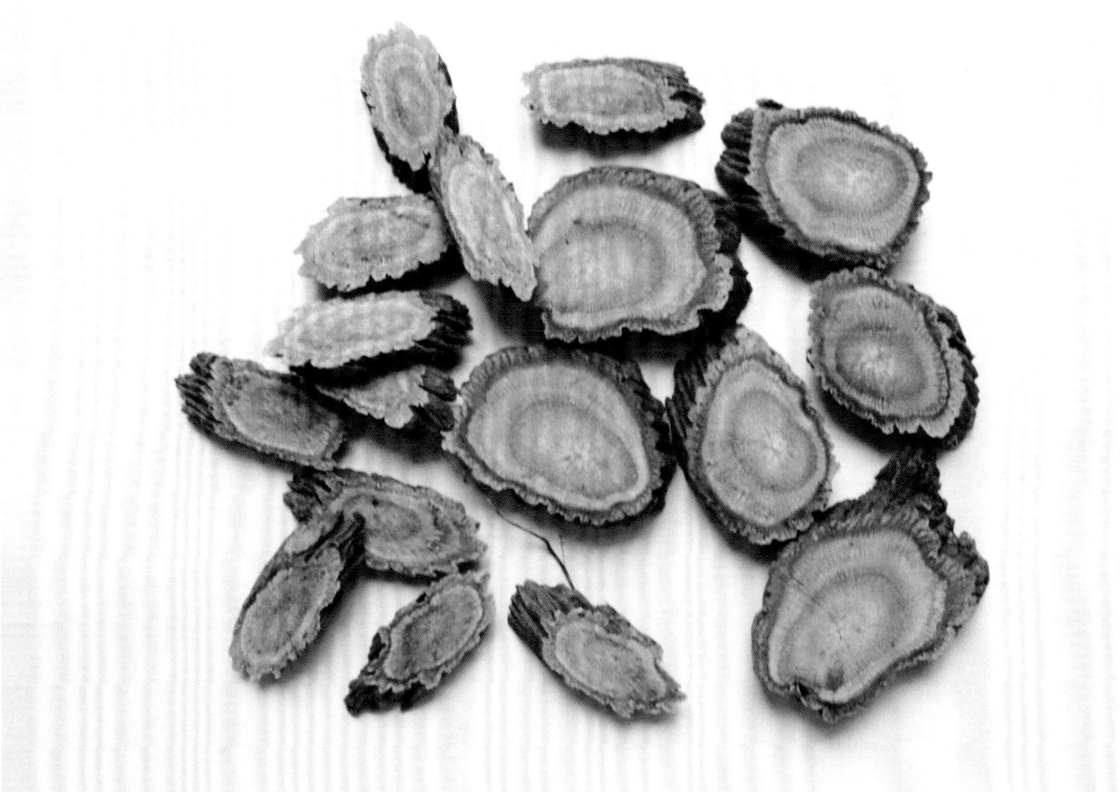

土大黄药材

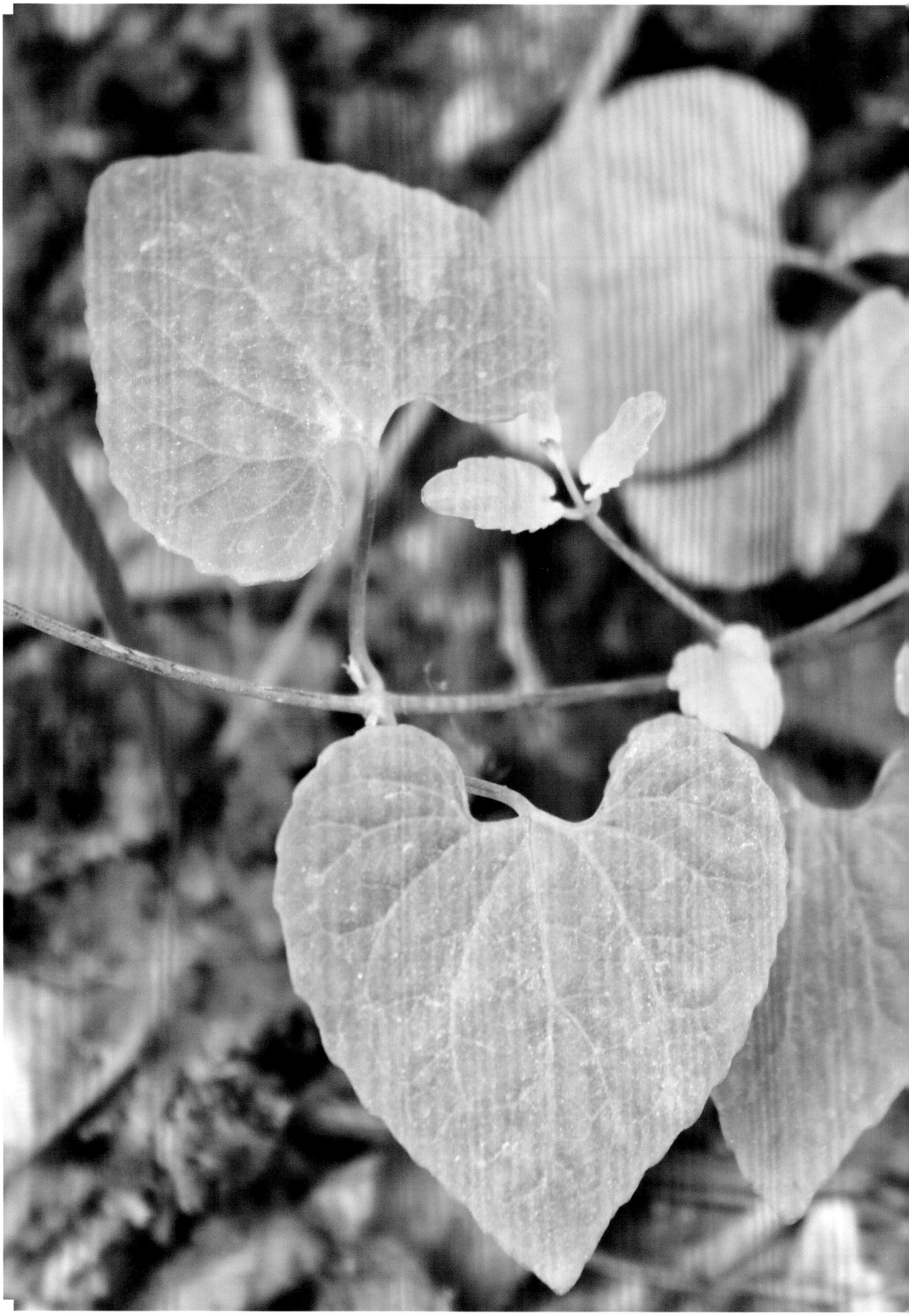

土党参

【苗药名】加欧屋。

【别　名】奶参、浮萍参、土人参、香浮参、蔓人参。

【来　源】本品为桔梗科植物金钱豹 *Campanumoea javanica* Bl. subsp. japonica（Makino）Hong 的根。

【性味归经】味甜，性热。归冷经。

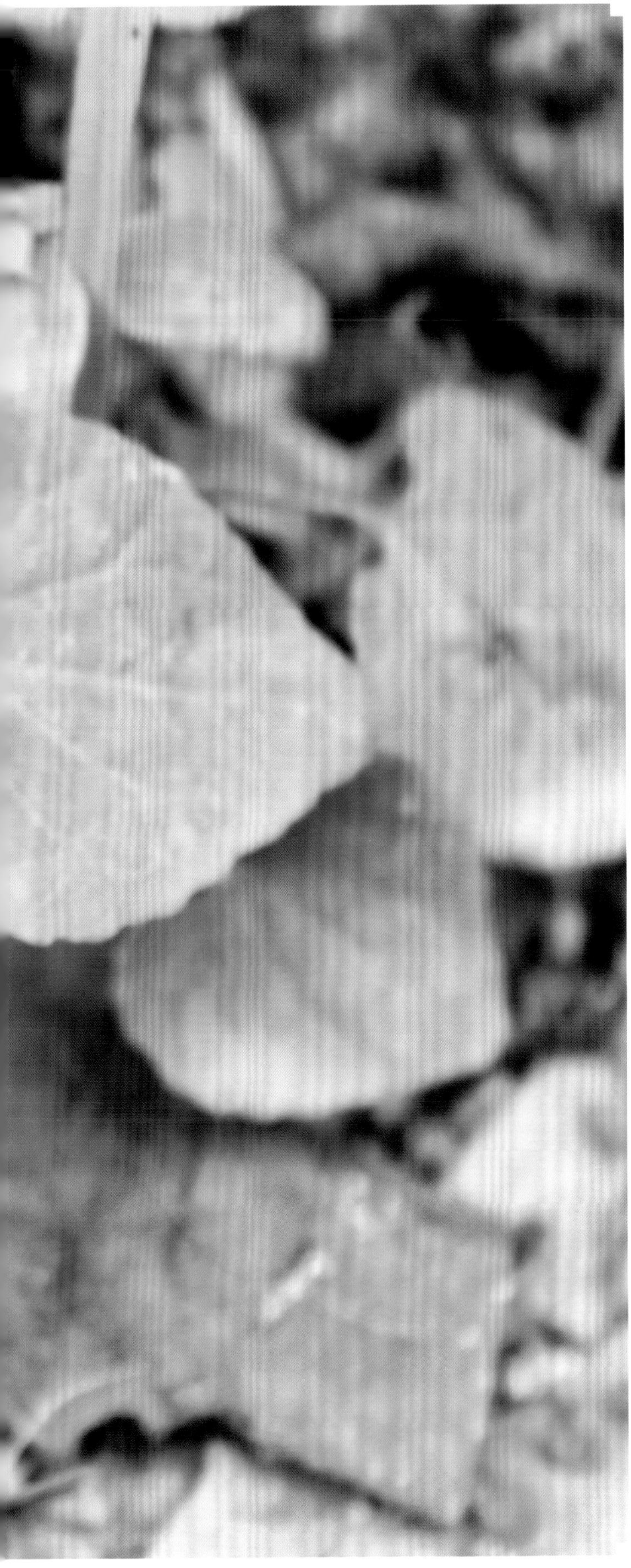

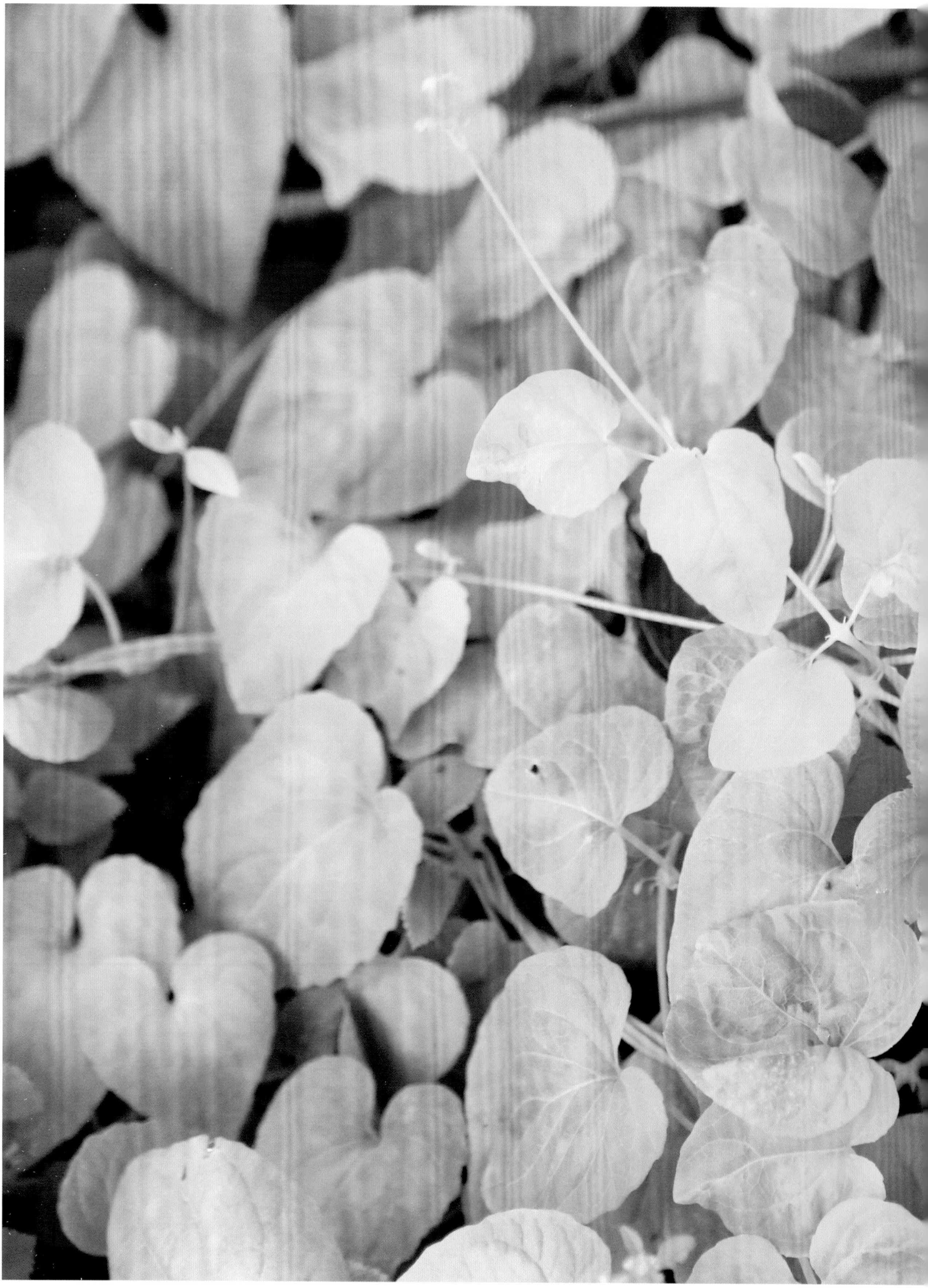

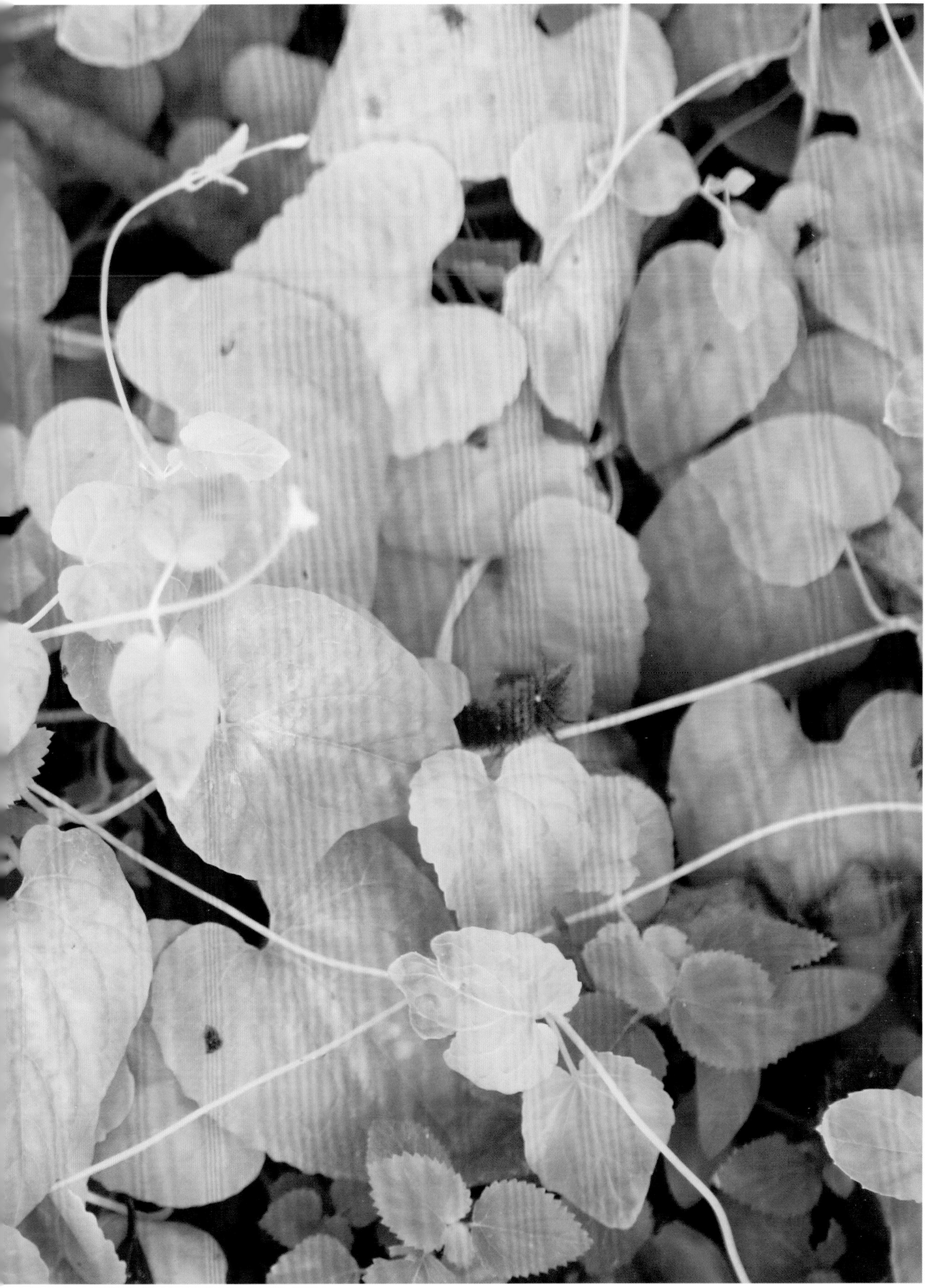

金钱豹

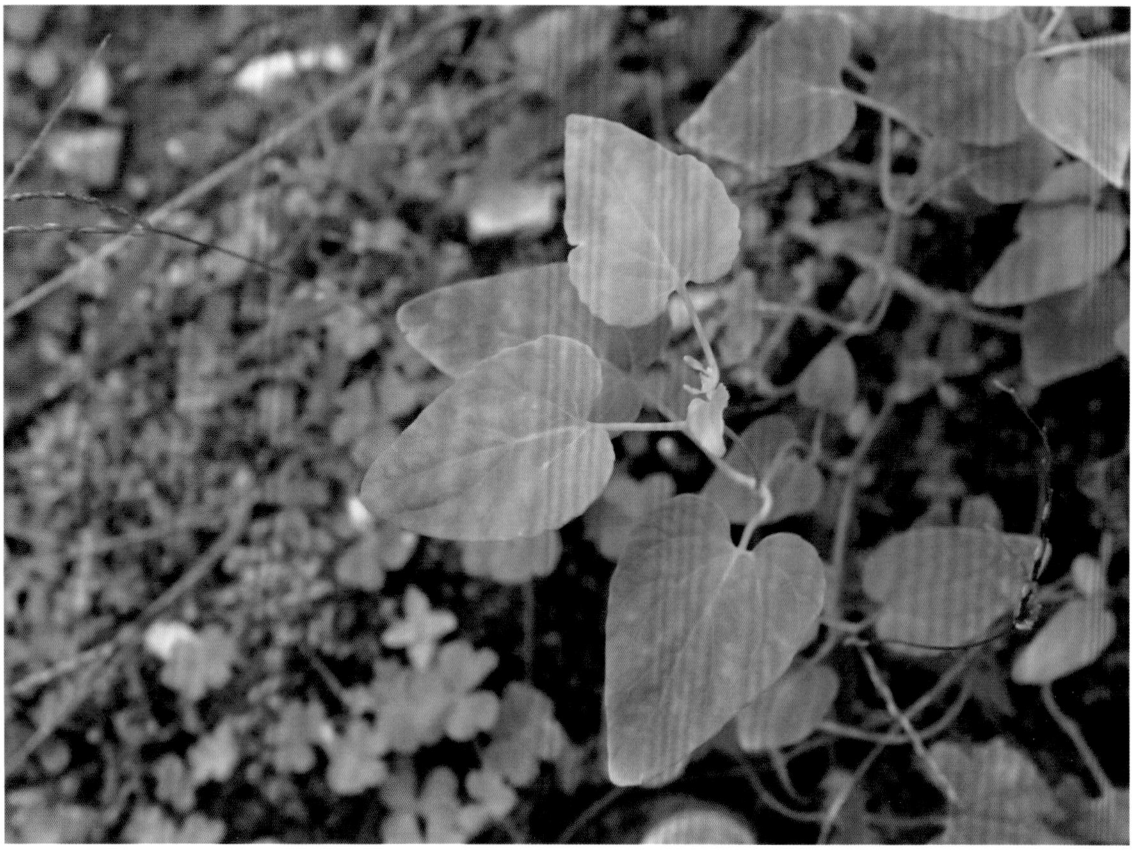

金钱豹

识别特征

草质缠绕藤本植物，具乳汁，有胡萝卜状根。茎多分枝，无毛。叶对生，具长柄，叶片心形或卵形，边缘有浅锯齿，长3～8 cm，宽2～7 cm。花单朵生长于叶腋；花萼与子房分离，5裂至近基部，裂片披针形；花冠上位，钟形，白色或黄绿色，内面紫色；雄蕊5枚；柱头4～5裂；子房5室。浆果黑紫色，球形，直径1.0～1.5 cm。种子多数。花期8月，果期9—10月。

生境分布

生长于海拔400～1800 m的向阳丛林或草坡中。分布于江西、福建、浙江、湖北、湖南、广东、广西、四川、云南、贵州等省区。

采收加工

秋季采挖根部，除去须根及杂质，洗净，晒干。

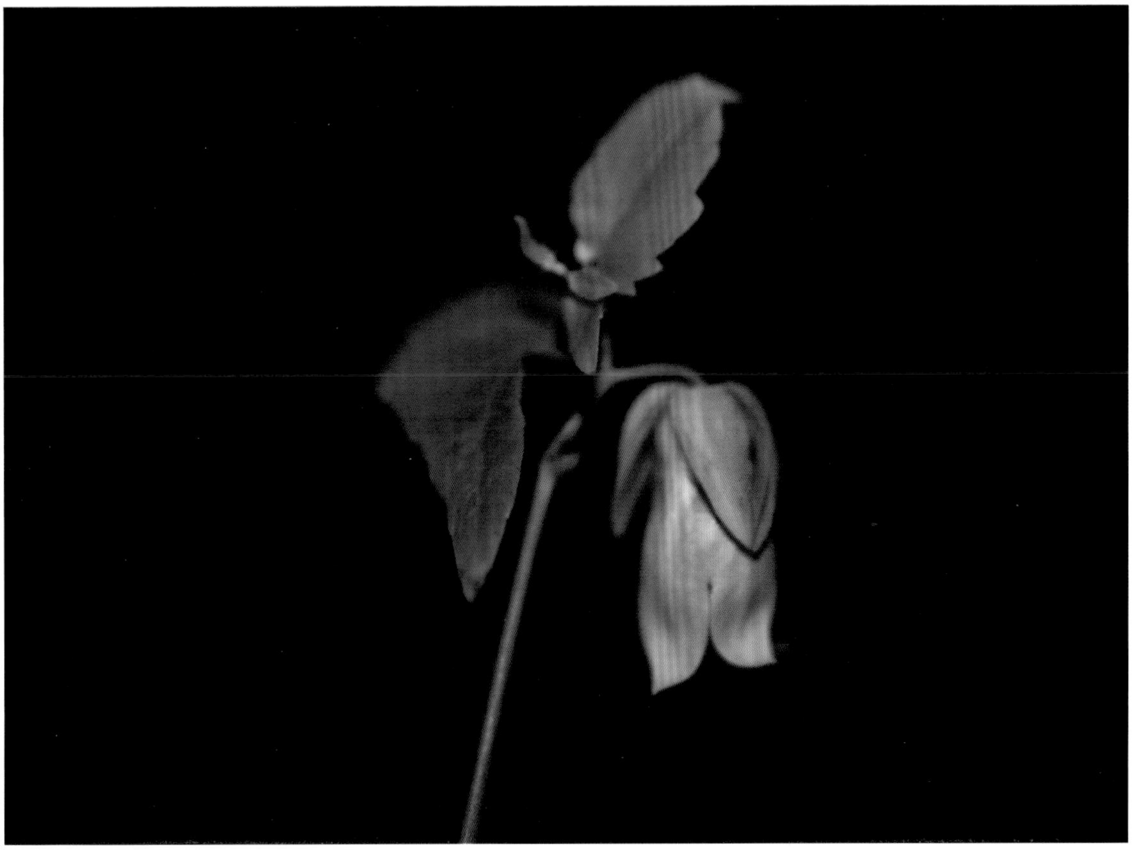

金钱豹

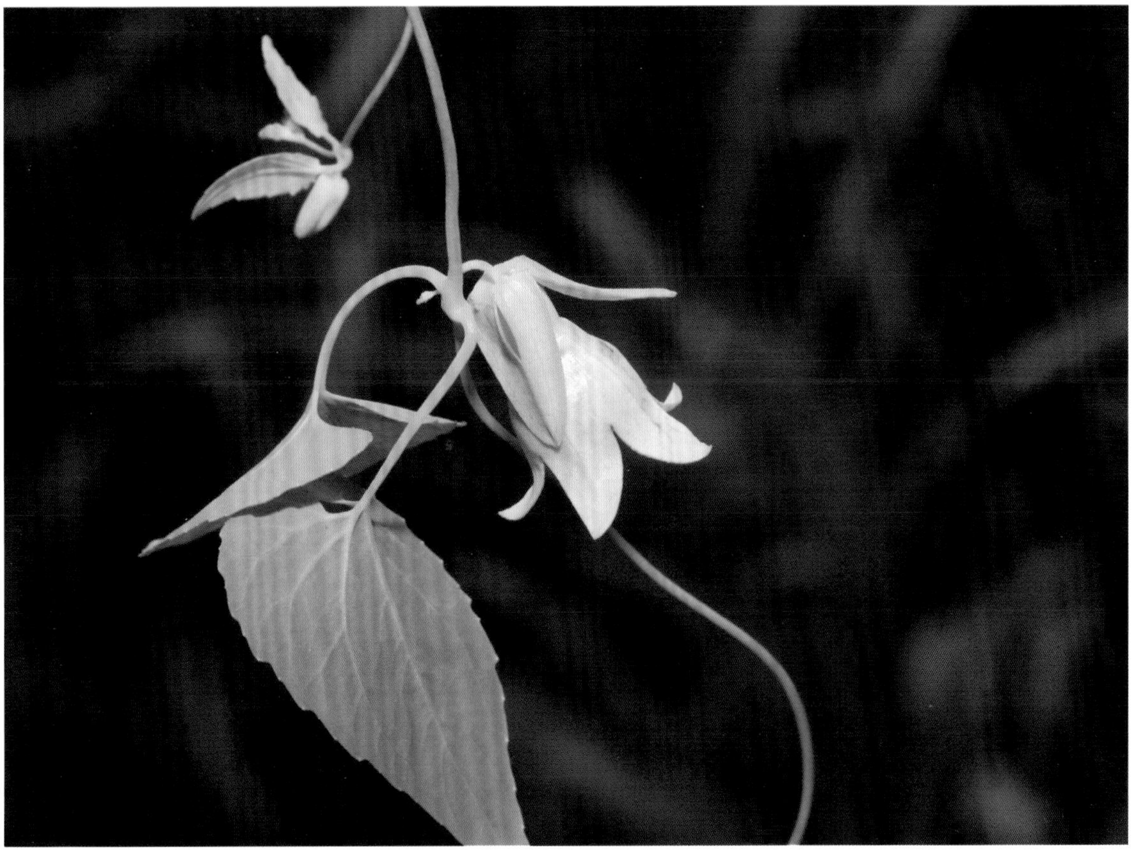

金钱豹

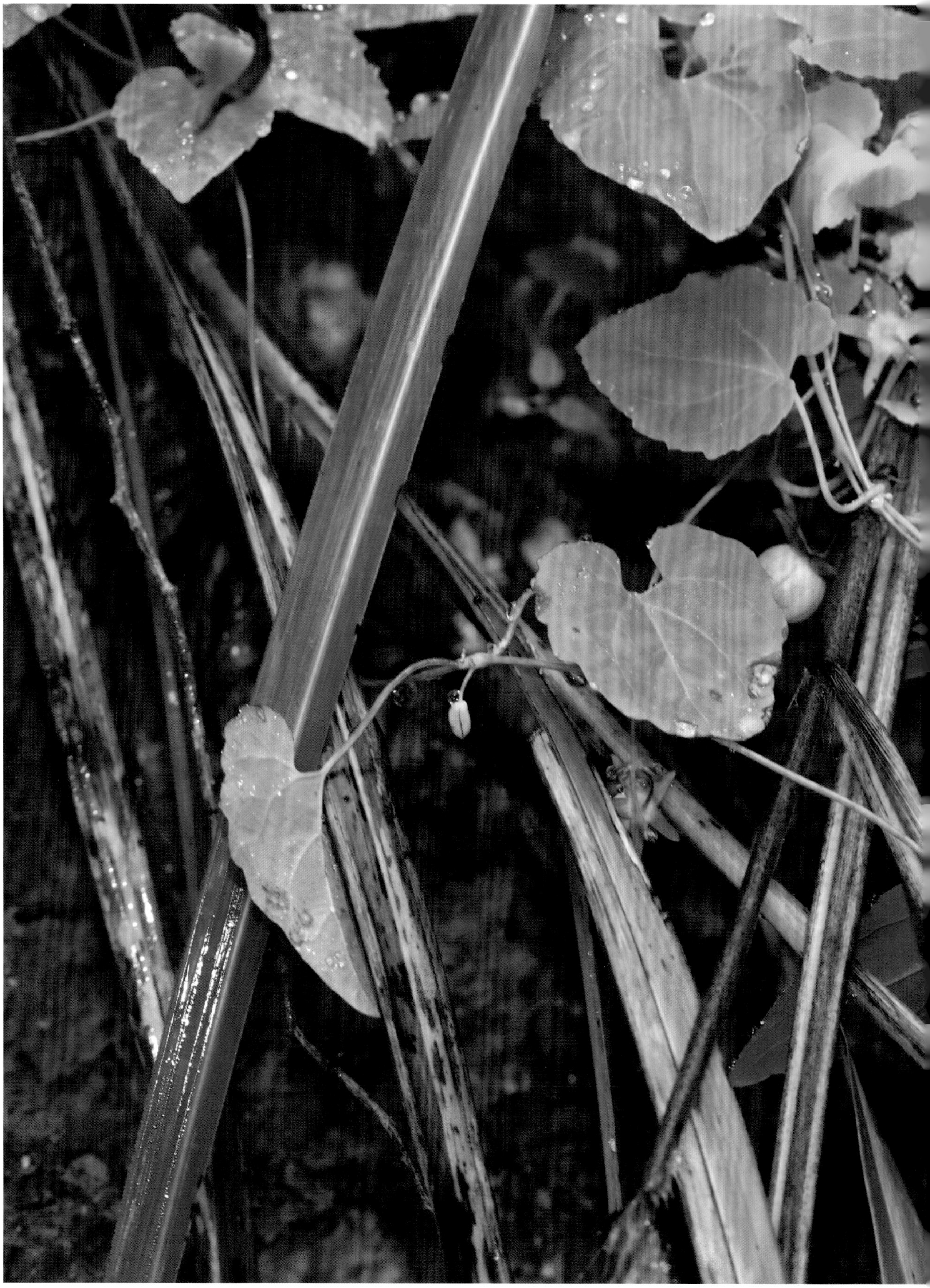

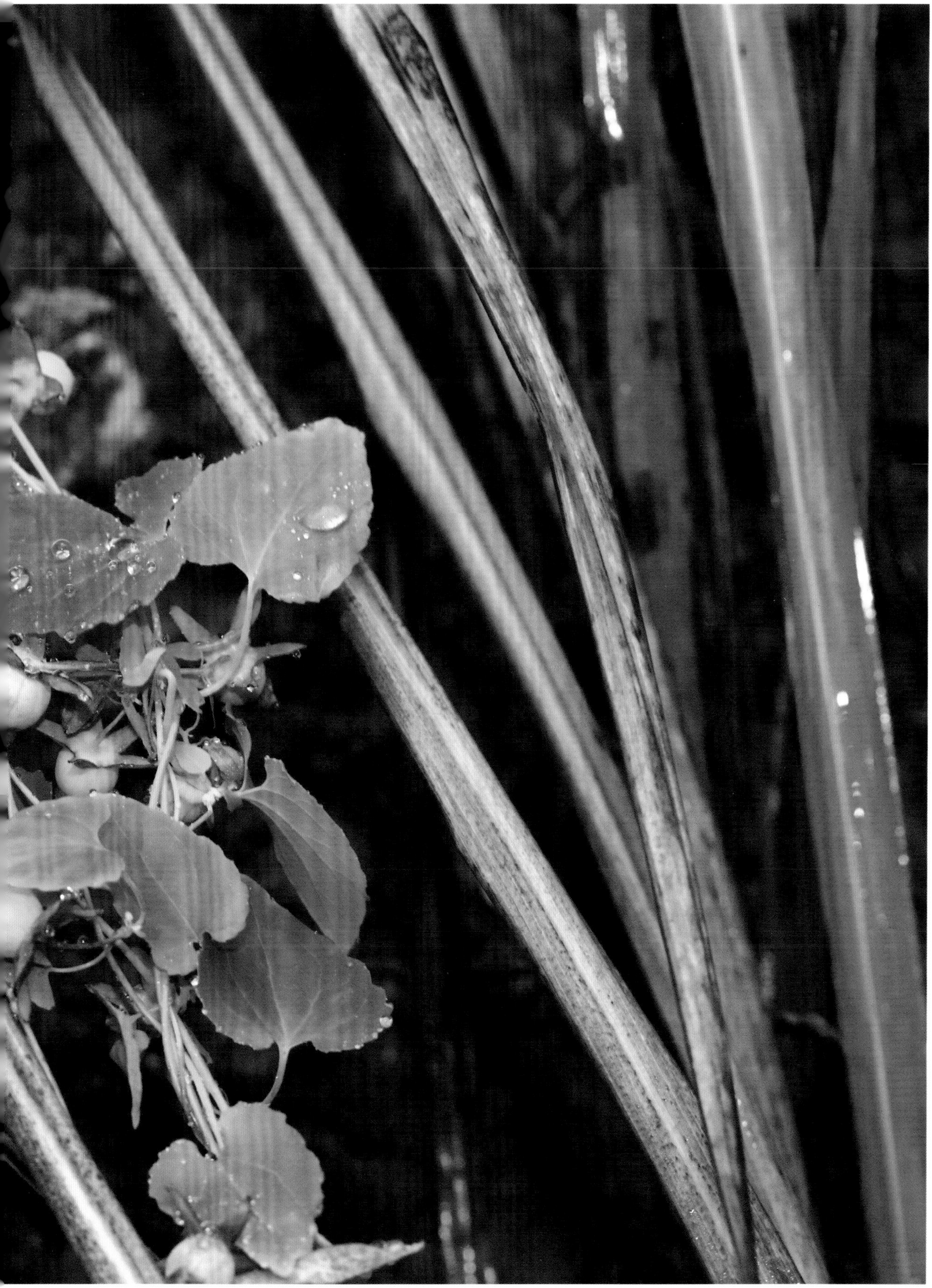

金钱豹

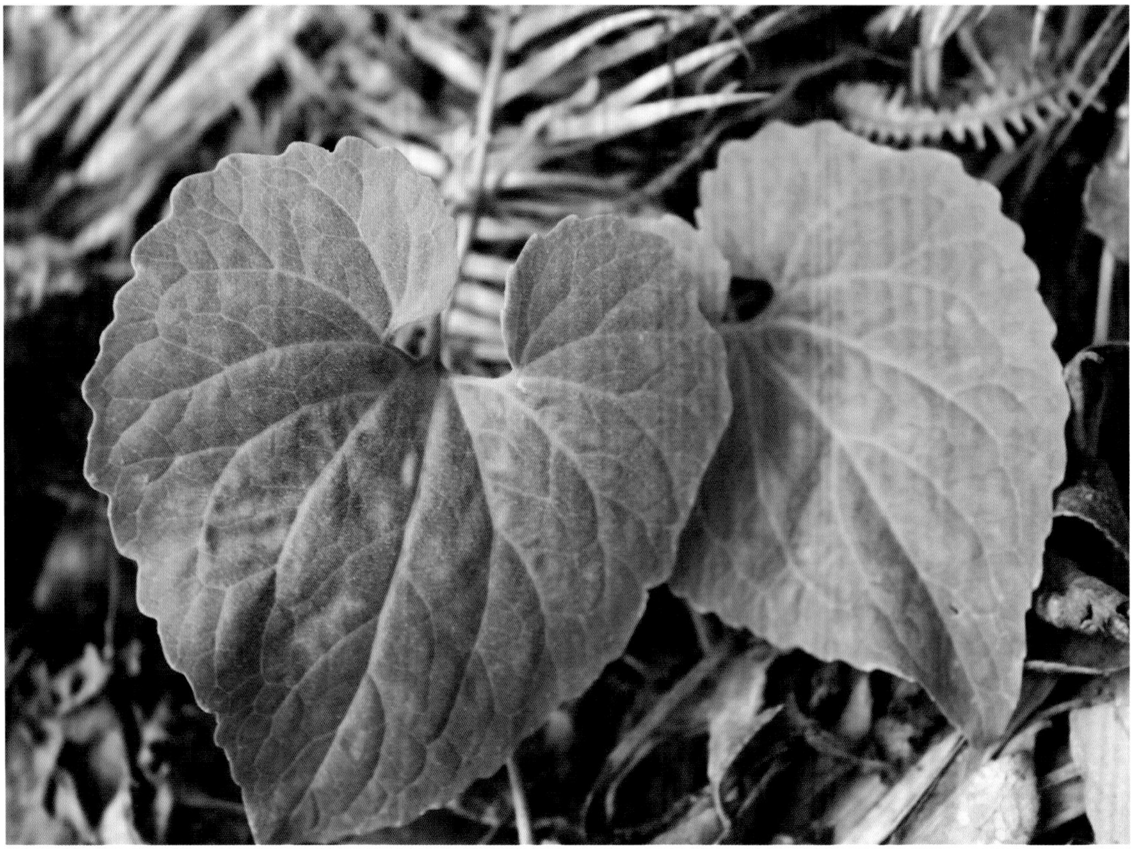

金钱豹

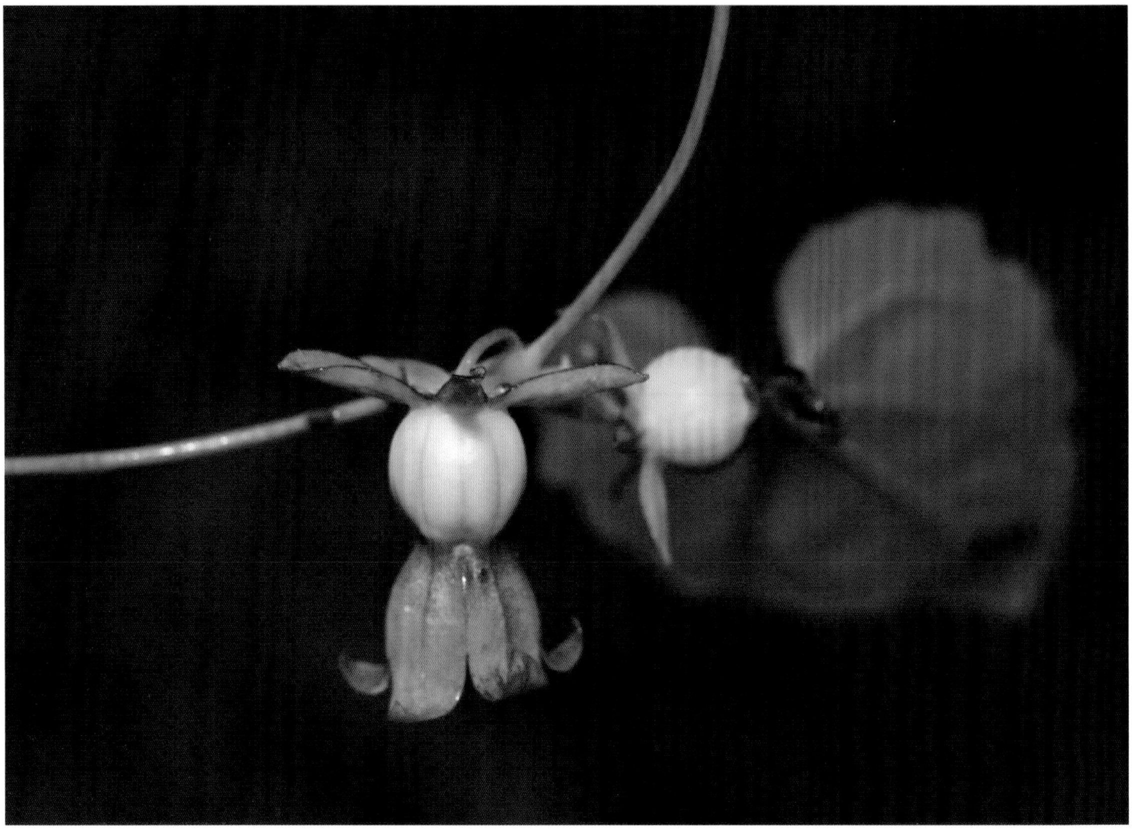

金钱豹

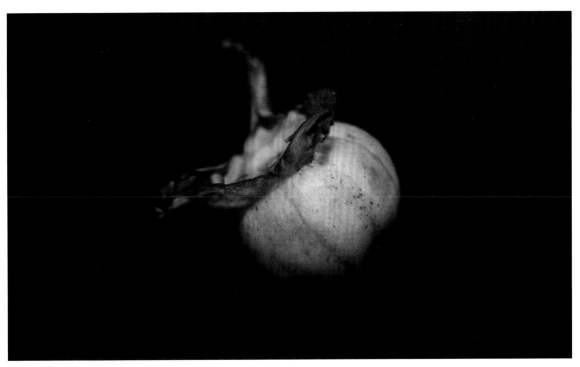

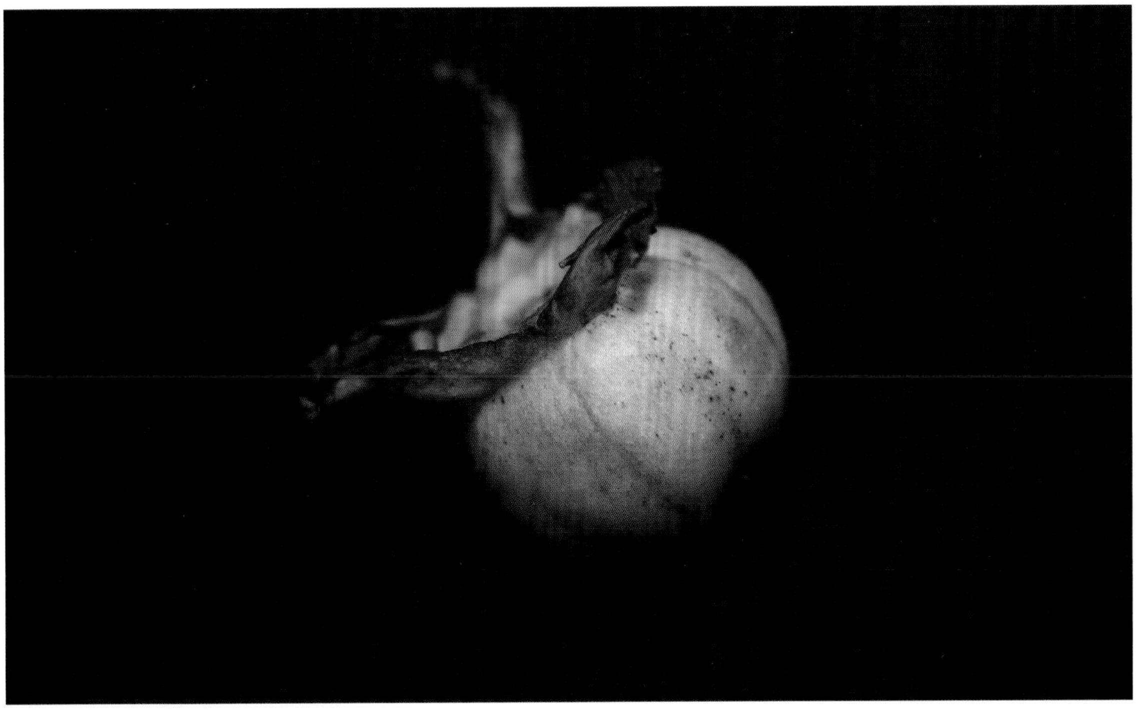

金钱豹

药材鉴别

根呈长圆柱形或圆锥形，稍弯曲，常分枝，长 8 ~ 15 cm，直径 1.0 ~ 1.5 cm。表面淡黄色至土黄色，有明显纵皱，下部常扭曲。质柔软，干燥者易折断，断面粗糙，皮部黄色，中柱类白色。气微，味微甜。

功效主治

补中益气，润肺生津，止血，通乳。主治虚劳内伤，肺虚咳嗽，脾虚泄泻，乳汁不多，小儿遗尿，小儿疳积。

用法用量

内服：煎汤，15 ~ 30 g。

民族药方

1. **身体虚弱，气虚无力**　土党参、土人参各 10 g。水煎服。
2. **咳血**　土党参、果上叶各 10 g，大叶紫珠 15 g。水煎服。
3. **乳汁不通**　土党参、黄芪各 10 g，大枣 5 枚。炖猪脚服。
4. **乳汁稀少**　土党参、四叶参、薜荔果（均鲜品）各 50 g。水煎服。
5. **气虚乏力，脾虚泄泻**　土党参 25 ~ 50 g，山药、大枣各 9 ~ 15 g。水煎服。
6. **肺虚咳嗽**　鲜土党参 50 g，百部 9 g。水煎服。

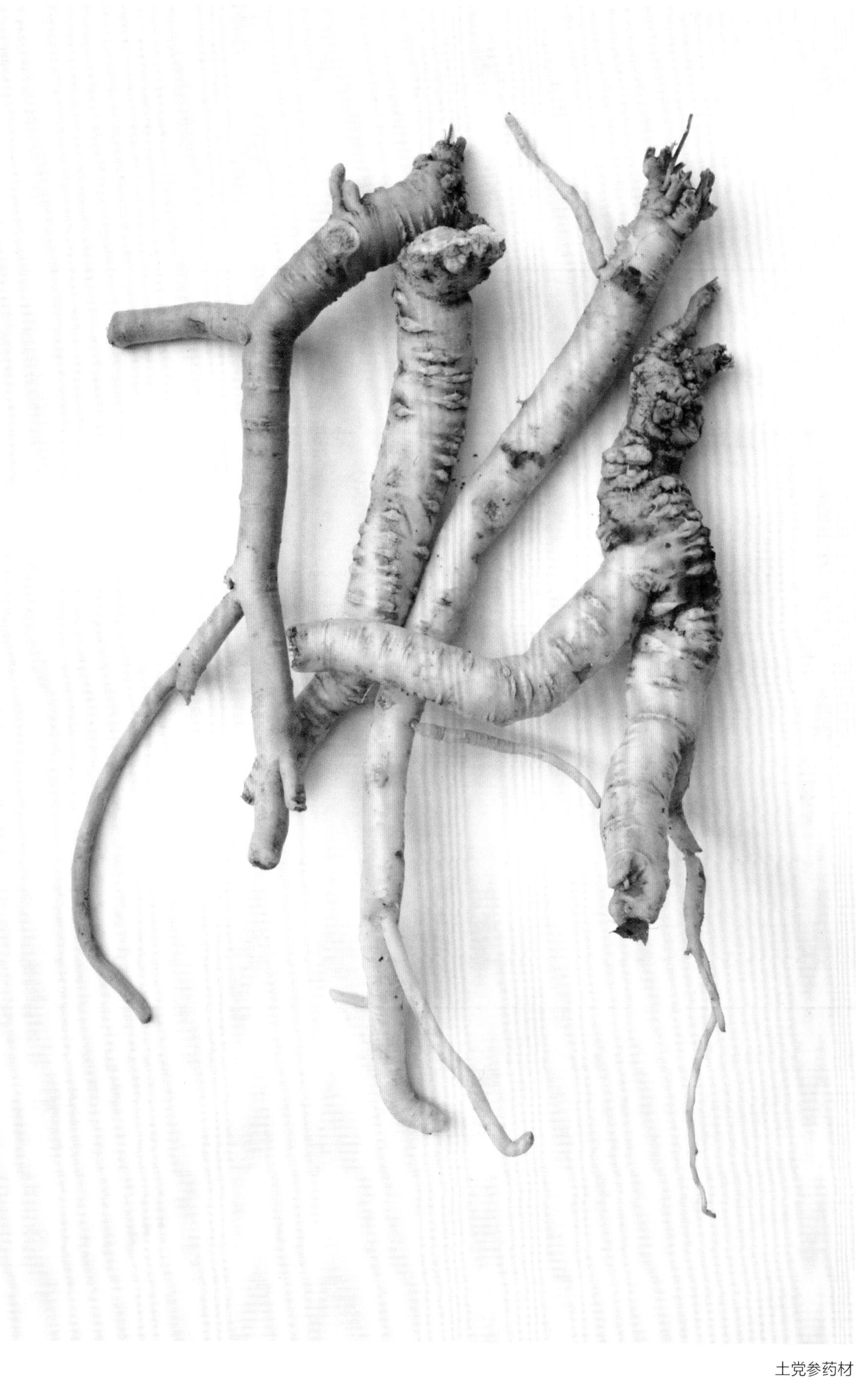

土党参药材

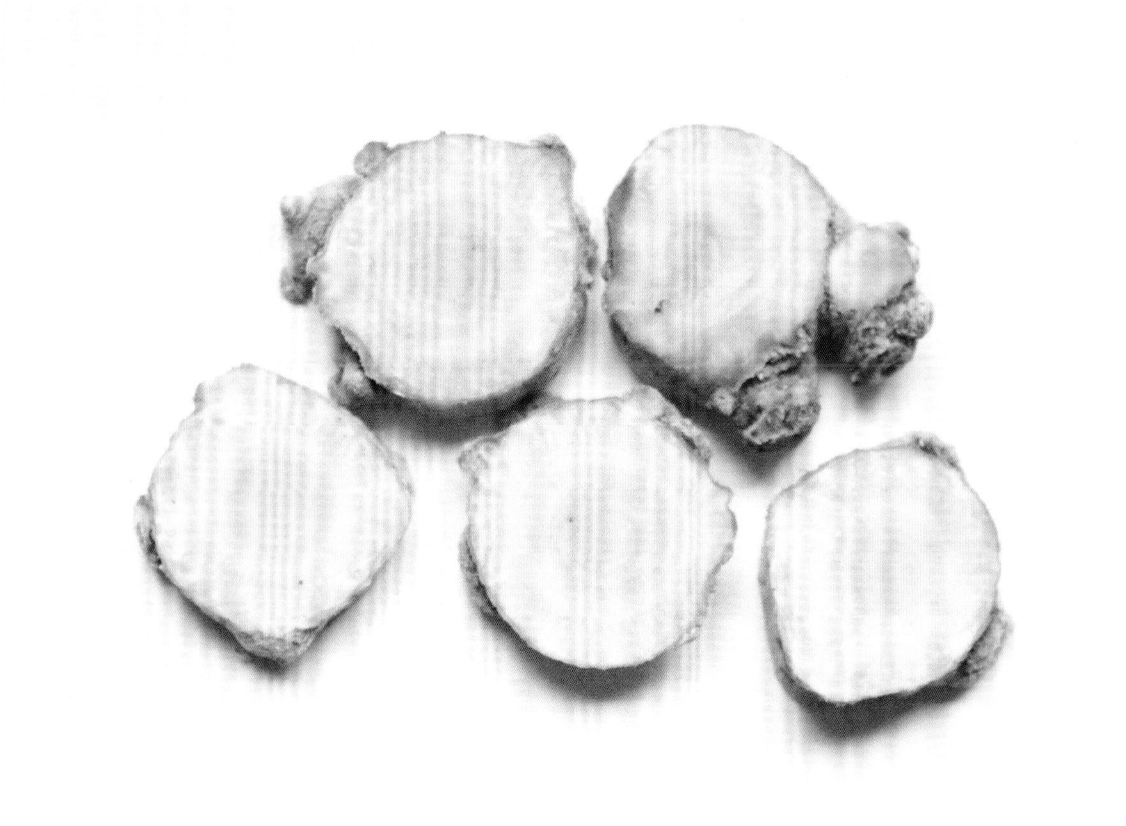

土党参饮片

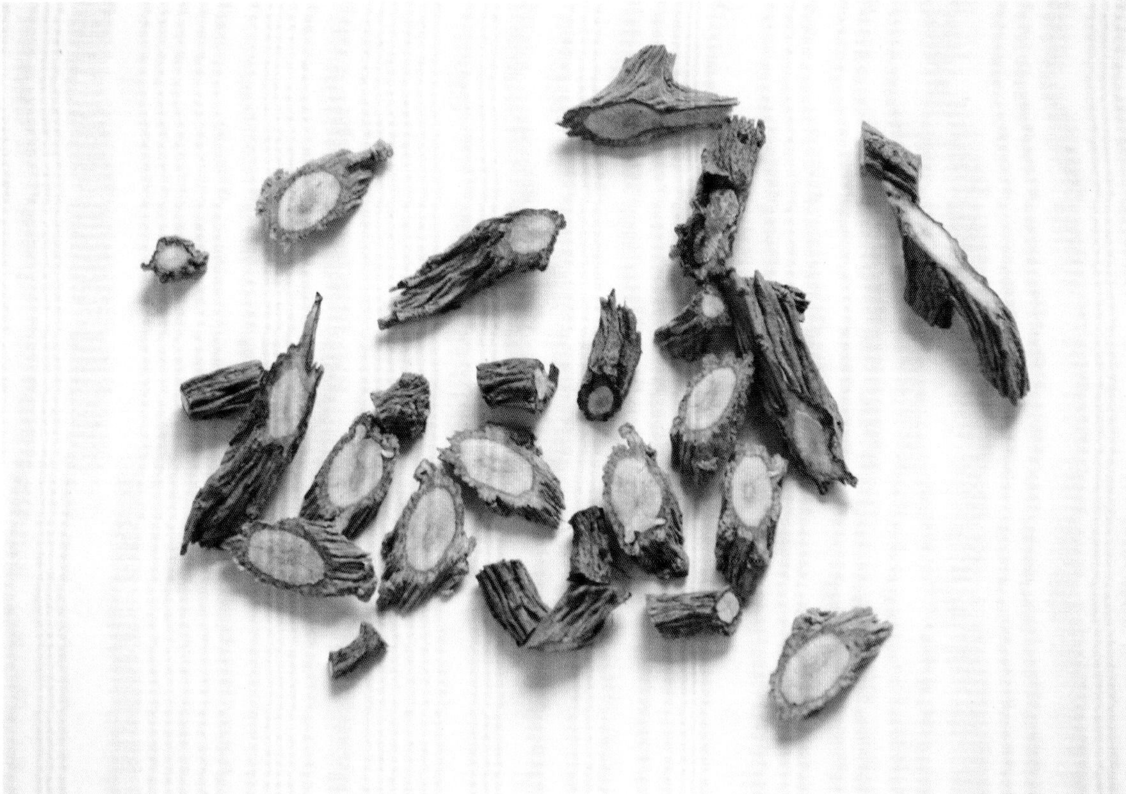

土党参饮片

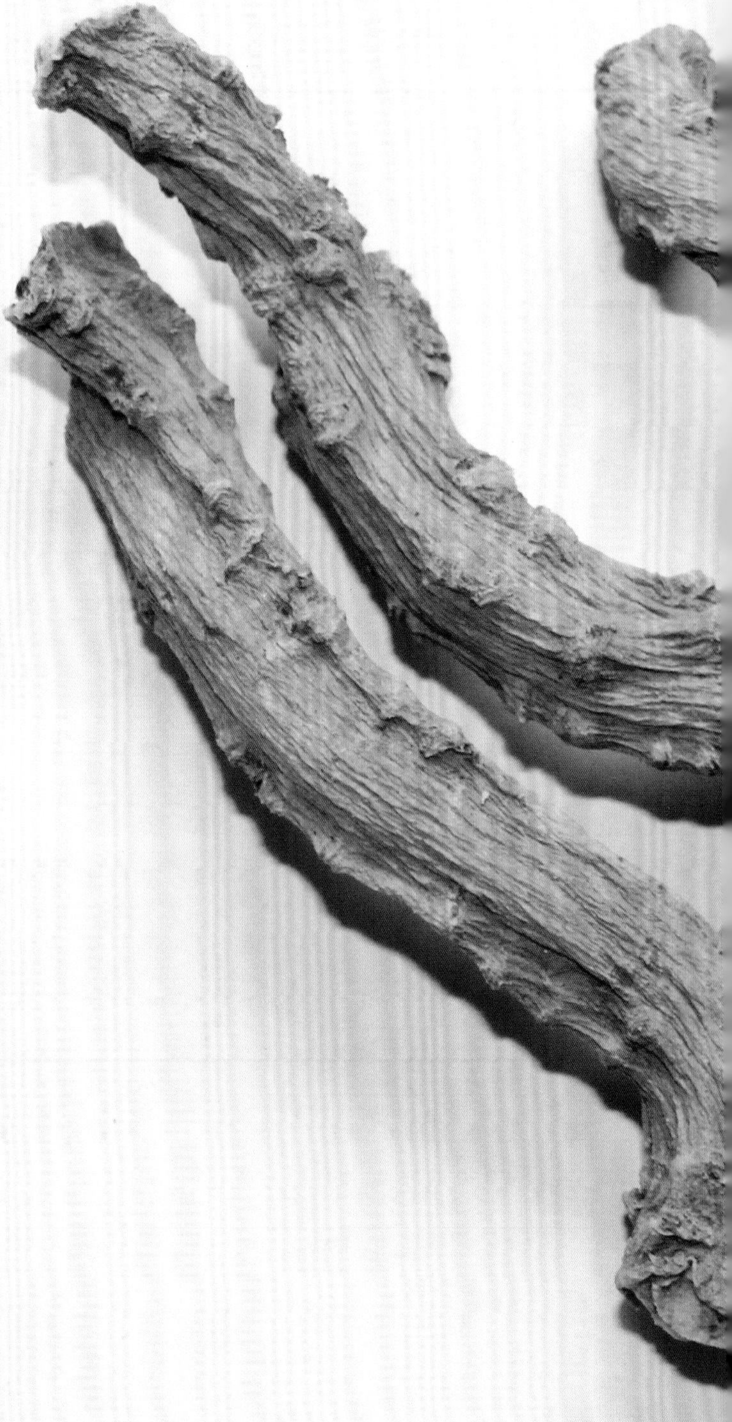

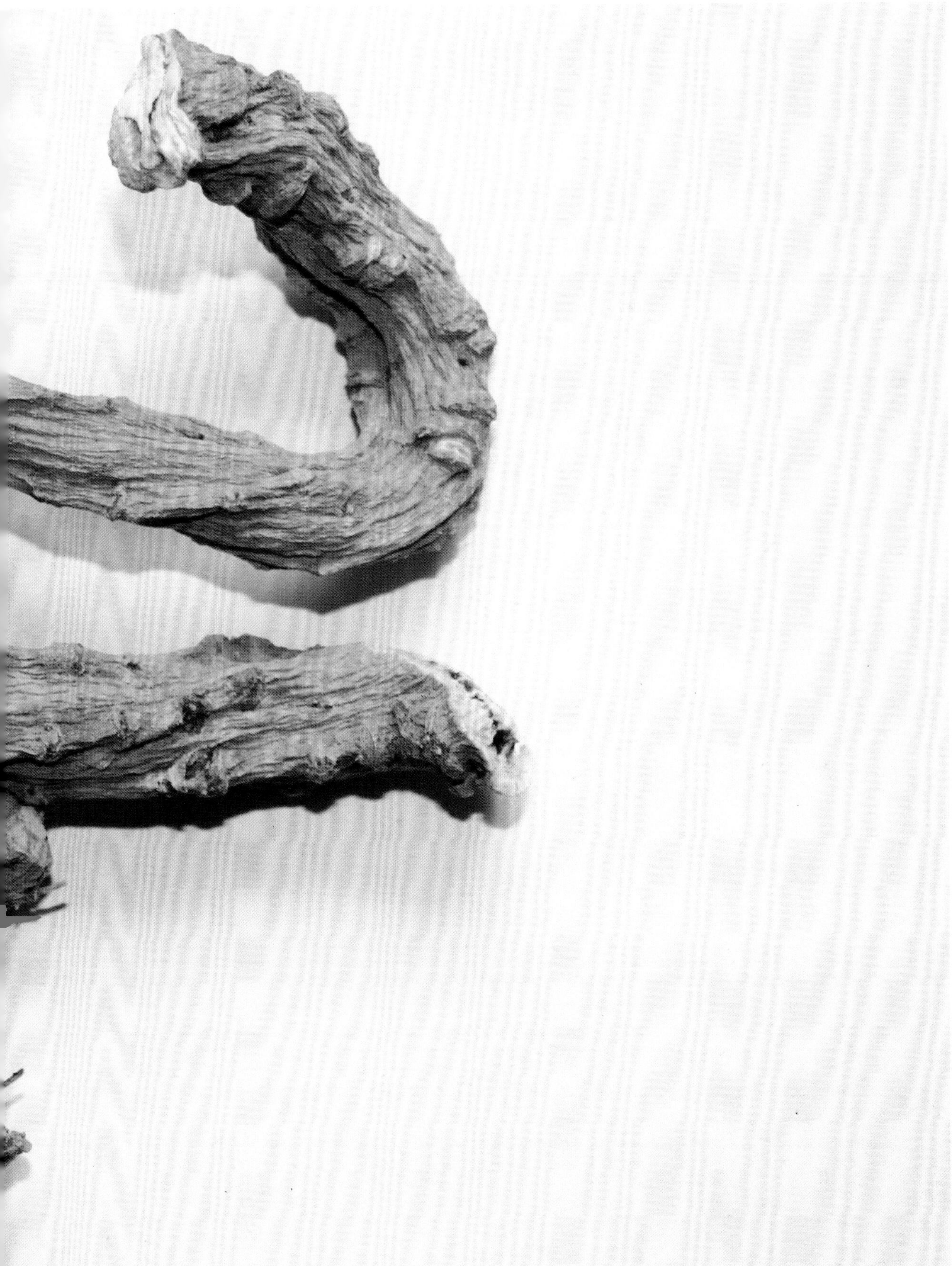

土党参药材

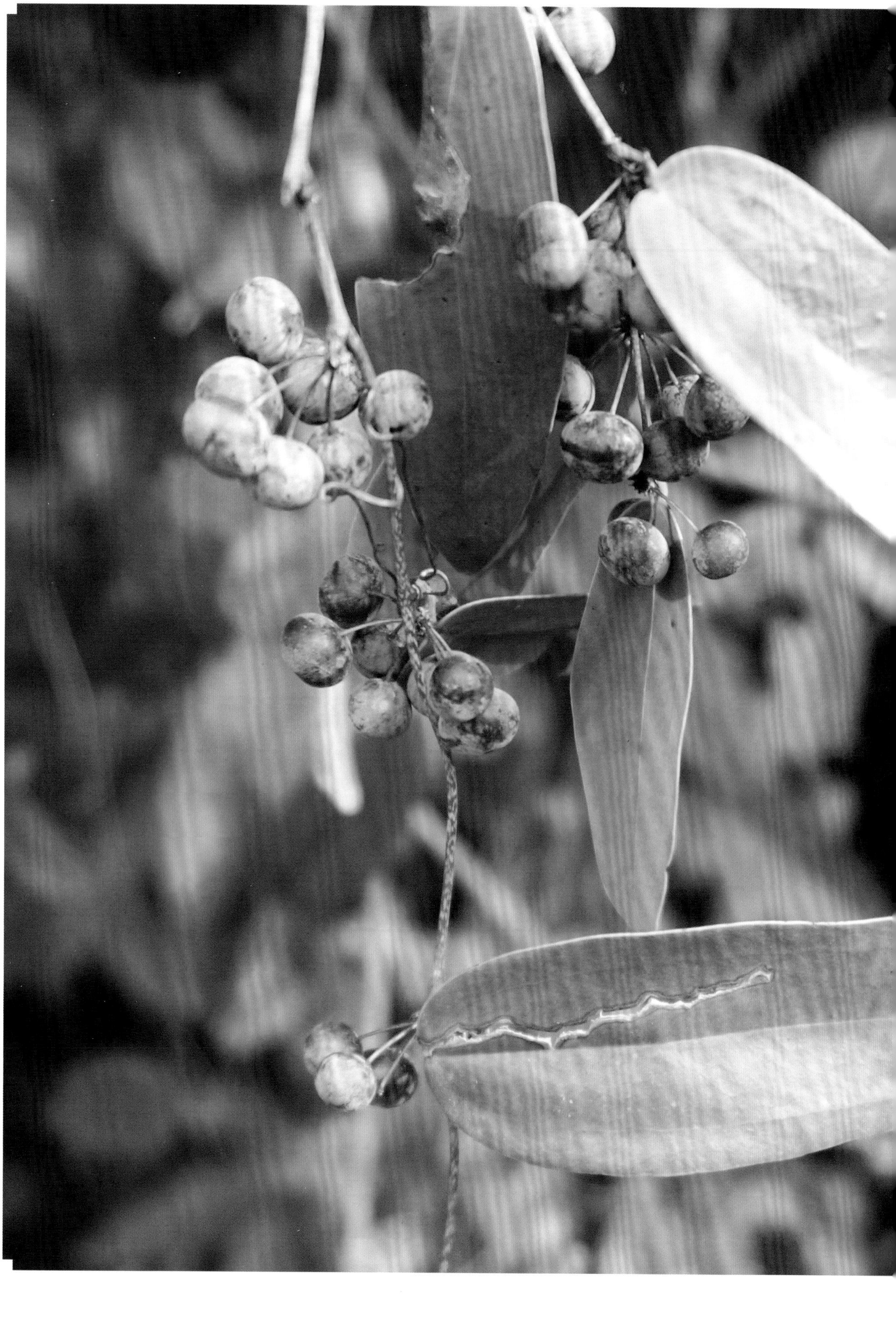

土茯苓

【苗药名】薄文达。

【别　名】禹余粮、白余粮、过山龙、冷饭团、红土苓、山奇良。

【来　源】本品为百合科植物土茯苓 *Smilax glabra* Roxb. 的根茎。

【性味归经】味甜，性热。归冷经。

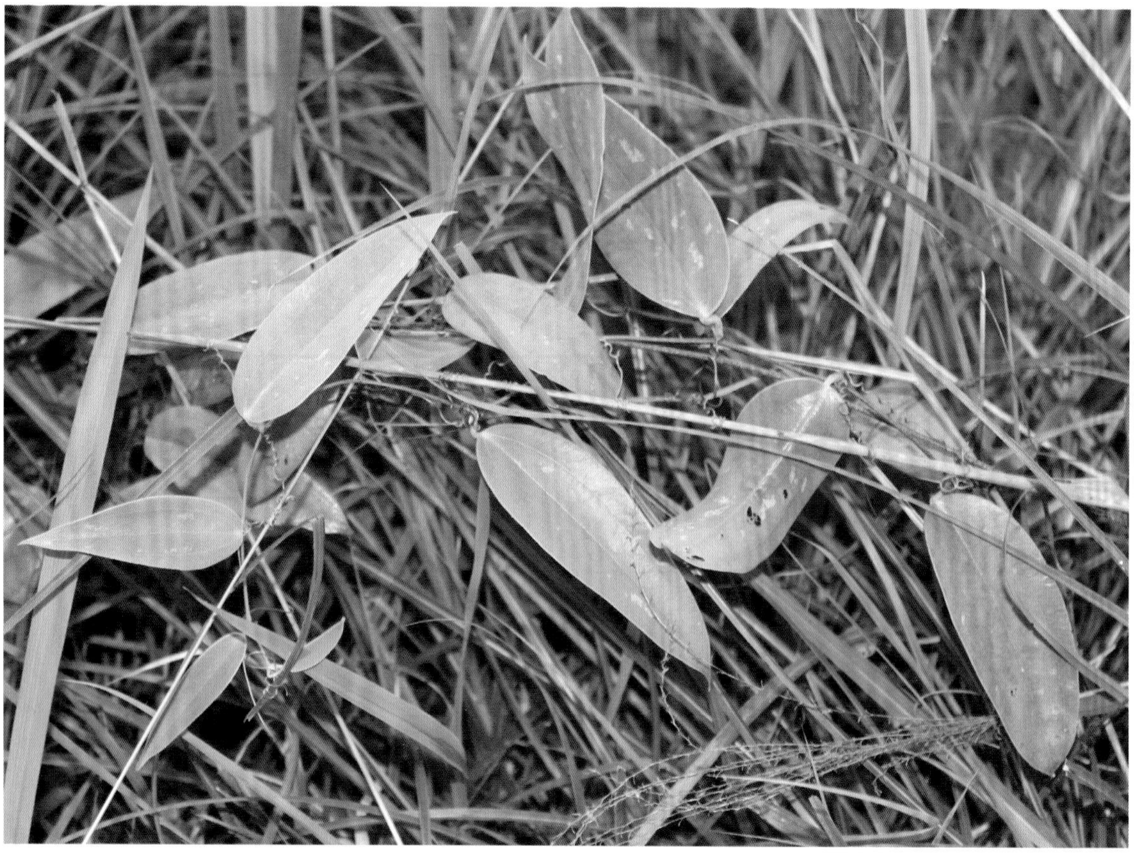

土茯苓

识别特征

攀缘状灌木，长 1 ~ 4 m。根茎块根状，有明显结节，着生多数须根。茎与枝条光滑无刺。单叶互生；叶柄长 0.5 ~ 2.0 cm，具狭鞘，常有纤细的卷须 2 条；叶片薄革质，狭椭圆状披针形至狭卵状披针形，长 6 ~ 20 cm，宽 1.2 ~ 5.0 cm，先端渐尖，基部圆形，全缘，下面常被白粉，基出脉 3 ~ 5 条。伞形花序单生于叶腋，通常具 10 余朵花；雄花序总花梗长 2 ~ 5 mm，通常明显短于叶柄，在总花梗与叶柄之间有 1 芽；花序托膨大，连同多数宿存的小苞片呈莲座状，宽 2 ~ 5 mm，花绿白色，六棱状球形，直径约 4 mm；雄花外花被片近扁圆形，宽 2 mm，兜状，背面中央具纵槽，内花被片近圆形，宽约 1 mm，边缘有不规则的齿；雄花靠合，与内花被片近等长，花丝极短；雌花序的总梗长约 1 cm，雌花外形与雄花相似，但内花被片边缘无齿，具 3 枚退化雄蕊。浆果直径 6 ~ 8 mm，熟时黑色，具粉霜。花期 5—11 月，果期 11 月至翌年 4 月。

生境分布

生长于海拔 1800 m 以下的林下、灌木丛中、河岸或山谷中。分布于浙江、江苏、安徽、江西、湖南、湖北、广西、广东、贵州、四川等省区。

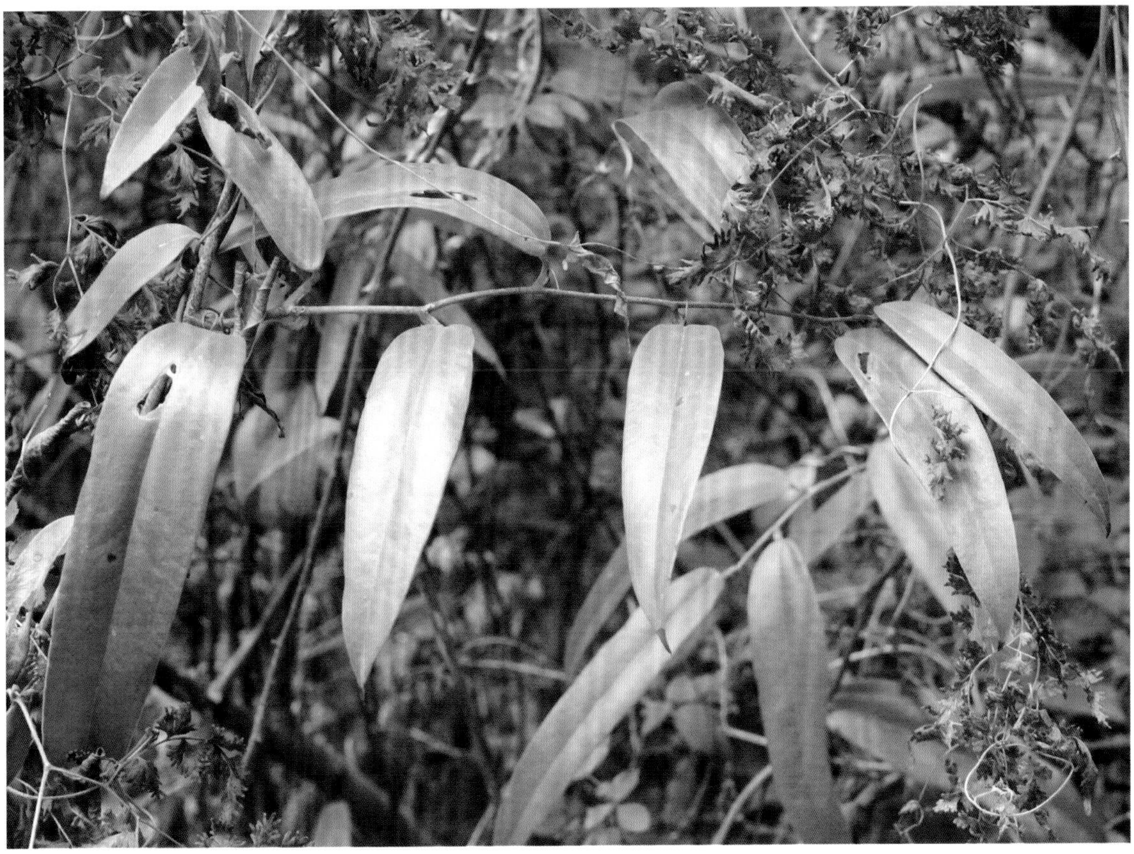

土茯苓

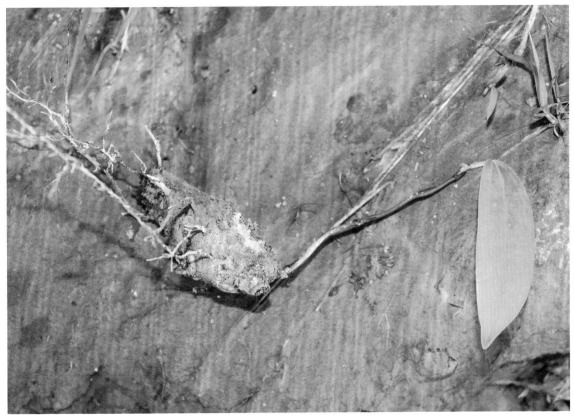

土茯苓

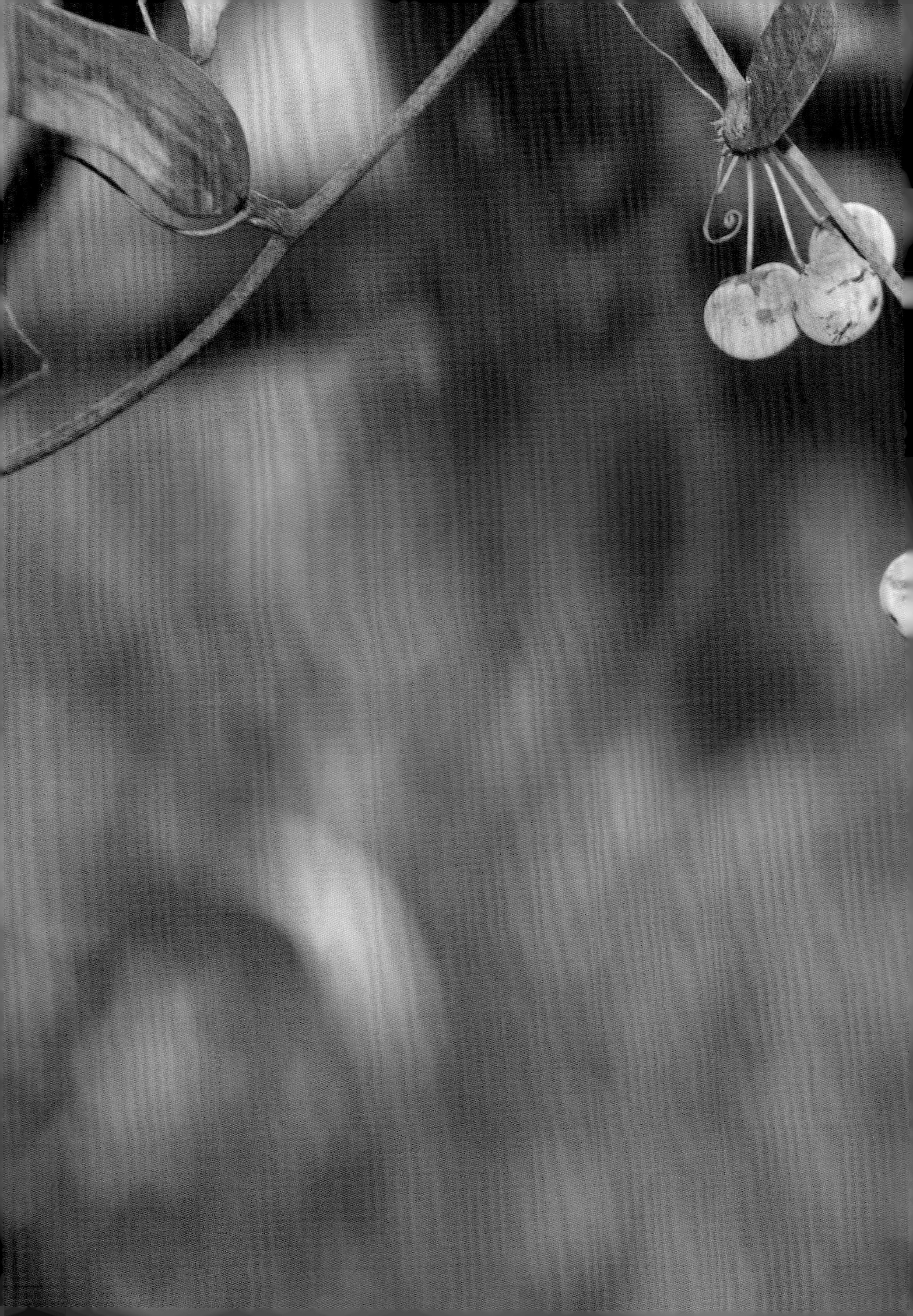

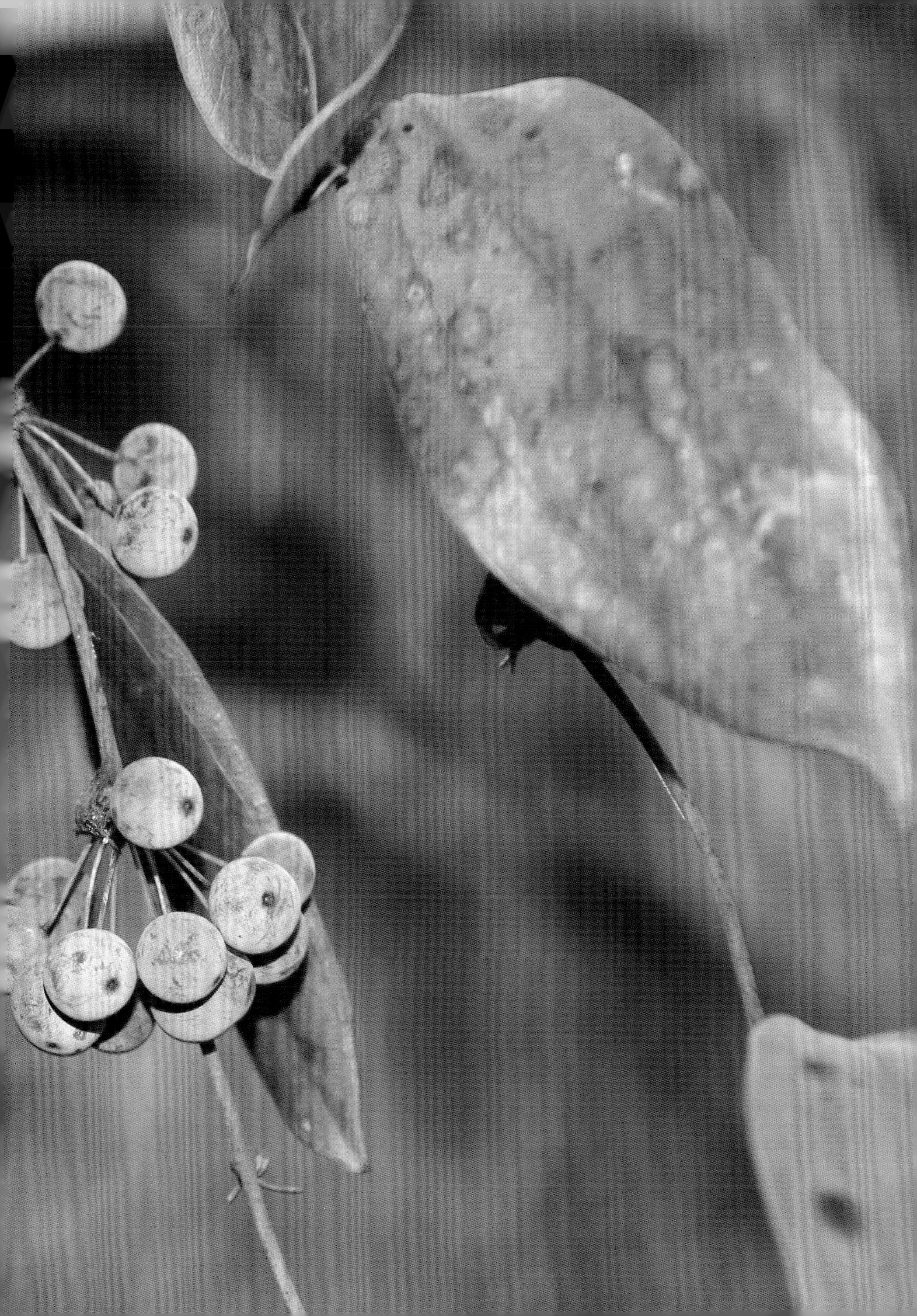

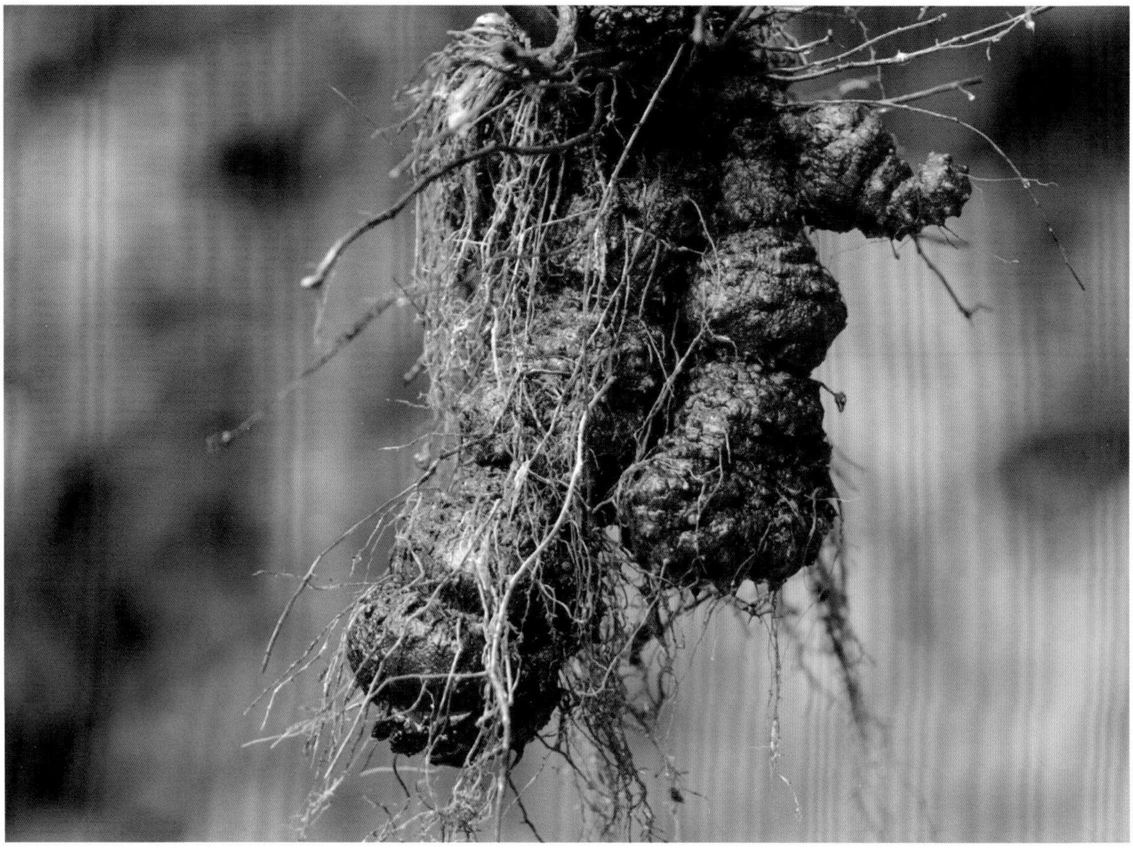

土茯苓药材

采收加工

秋末初冬采挖，除去芦头及须根，洗净，切片，晒干或置于开水中煮数分钟，再切片，晒干。

药材鉴别

根茎略呈圆柱形，稍扁或呈不规则条块，有结节状隆起，具短分枝，长 5 ~ 22 cm，直径 2 ~ 5 cm。表面黄棕色或灰褐色，凹凸不平，有坚硬的须根残基，分枝顶端有圆形芽痕，有的外皮现不规则裂纹，并有残留的鳞叶。质坚硬。切片呈长圆形或不规则，厚 1 ~ 5 mm，边缘不整齐；切面类白色至淡红棕色，粉性，可见点状维管束及多数小亮点；质略韧，折断时有粉尘飞扬，以水湿润后有黏滑感。无臭，味微甘、涩。

功效主治

除湿，泄浊，解毒，通利关节。主治风湿疼痛，筋骨挛痛，淋浊，泄泻，梅毒，痈肿，疮癣，瘰疬，汞中毒。

用法用量

内服：煎汤，15 ~ 60 g。外用：适量，研末调敷。

民族药方

1．风湿疼痛 土茯苓 15 g，八爪金龙、四块瓦各 10 g，岩马桑 8 g。炖猪蹄服。

2．小便不利 土茯苓 30 g，玉米须 15 g。水煎服。

3．杨梅疮毒 土茯苓 50 g 或 15 g。水酒浓煎服。

4．大毒疮红肿 土茯苓适量。研为细末，好醋调敷。

5．白喉 土茯苓、土牛膝根各 30 g。水煎服。

6．小便不通 土茯苓、白茅根各 20 g。水煎，每日 1 剂，分 3 次服，每次 20 ml。

7．病后体虚 土茯苓 65 g，团鱼 1 个。团鱼去尽内杂（不洗），合药炖服。

8．骨折 土茯苓 200 g，打不死 250 g。研粉，用酒炒后敷患处。

9．乙型肝炎 土茯苓、虎杖、白花蛇舌草各 12 g，小儿减量。水煎服，每日 3 次，随证加减。

10．滴虫阴道炎 采用单味土茯苓散剂及熏洗外用。

使用注意

肝肾阴虚者慎服。忌犯铁器，服时忌茶。

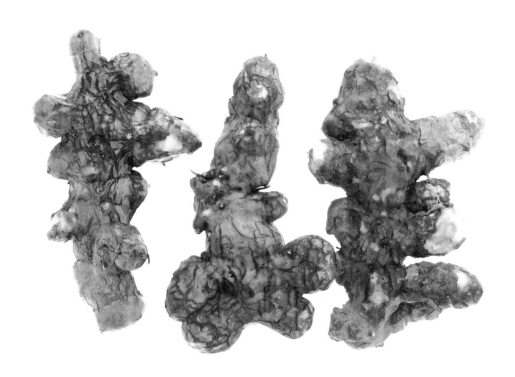

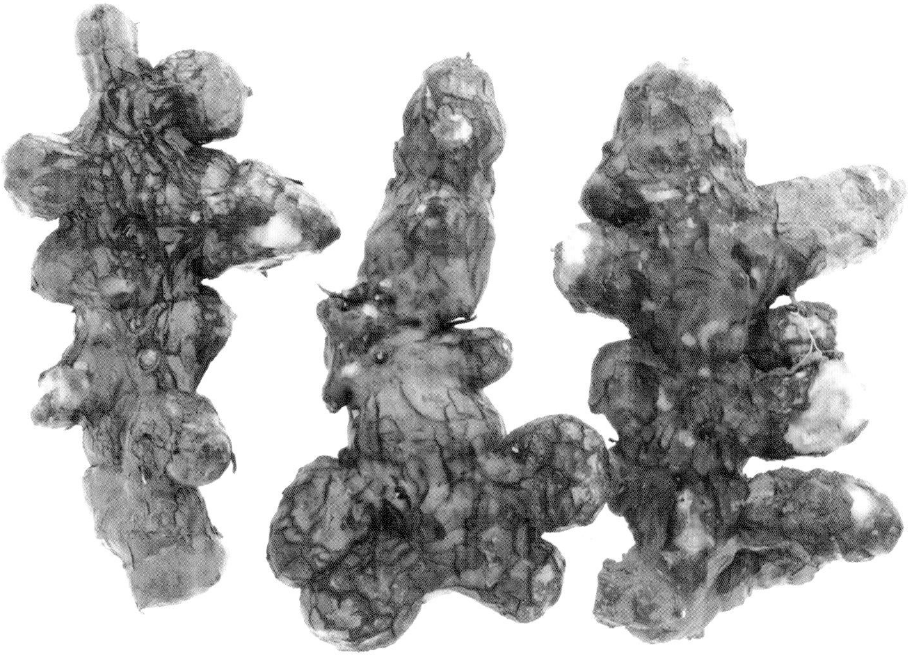

土茯苓药材

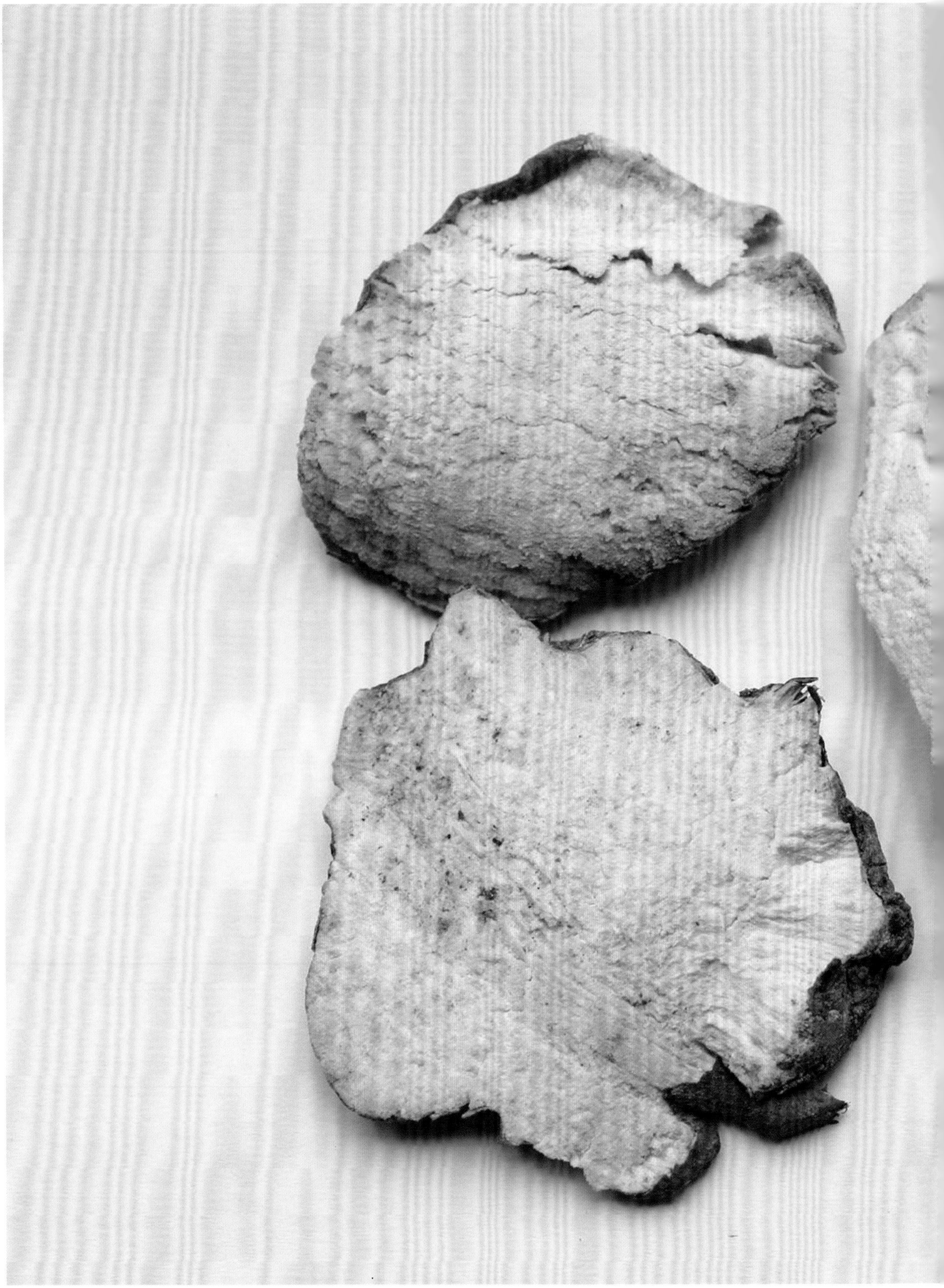

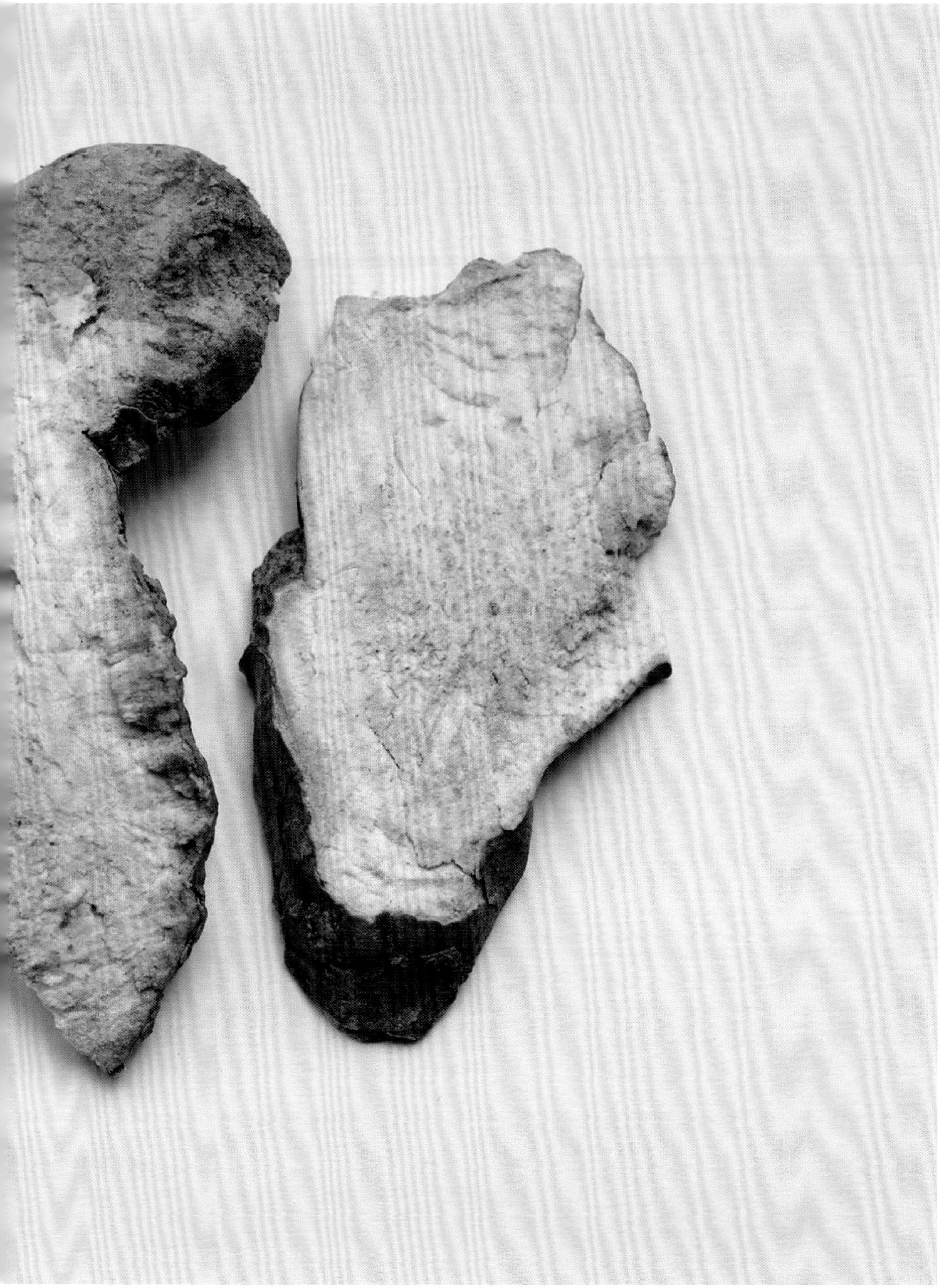

土茯苓饮片

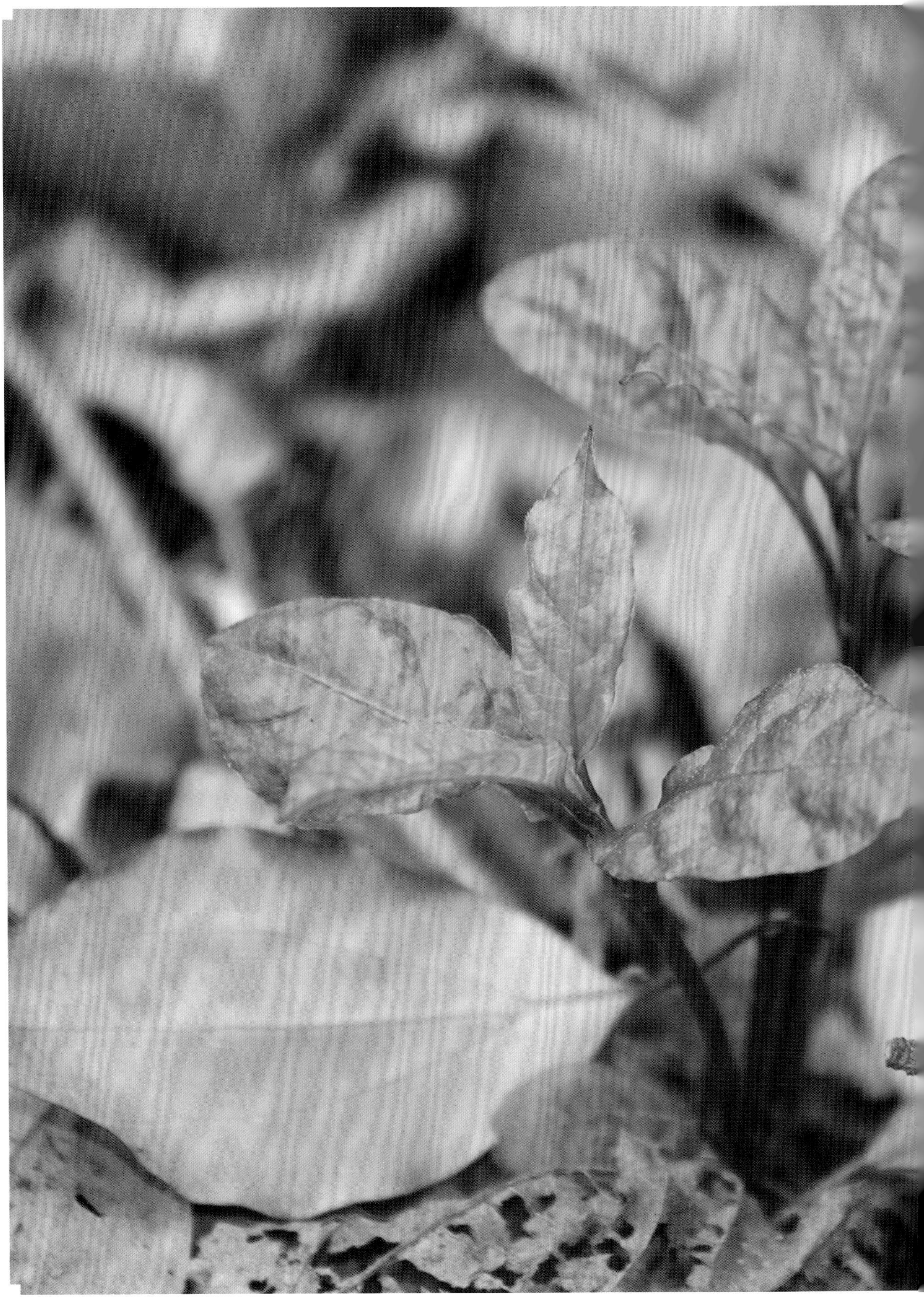

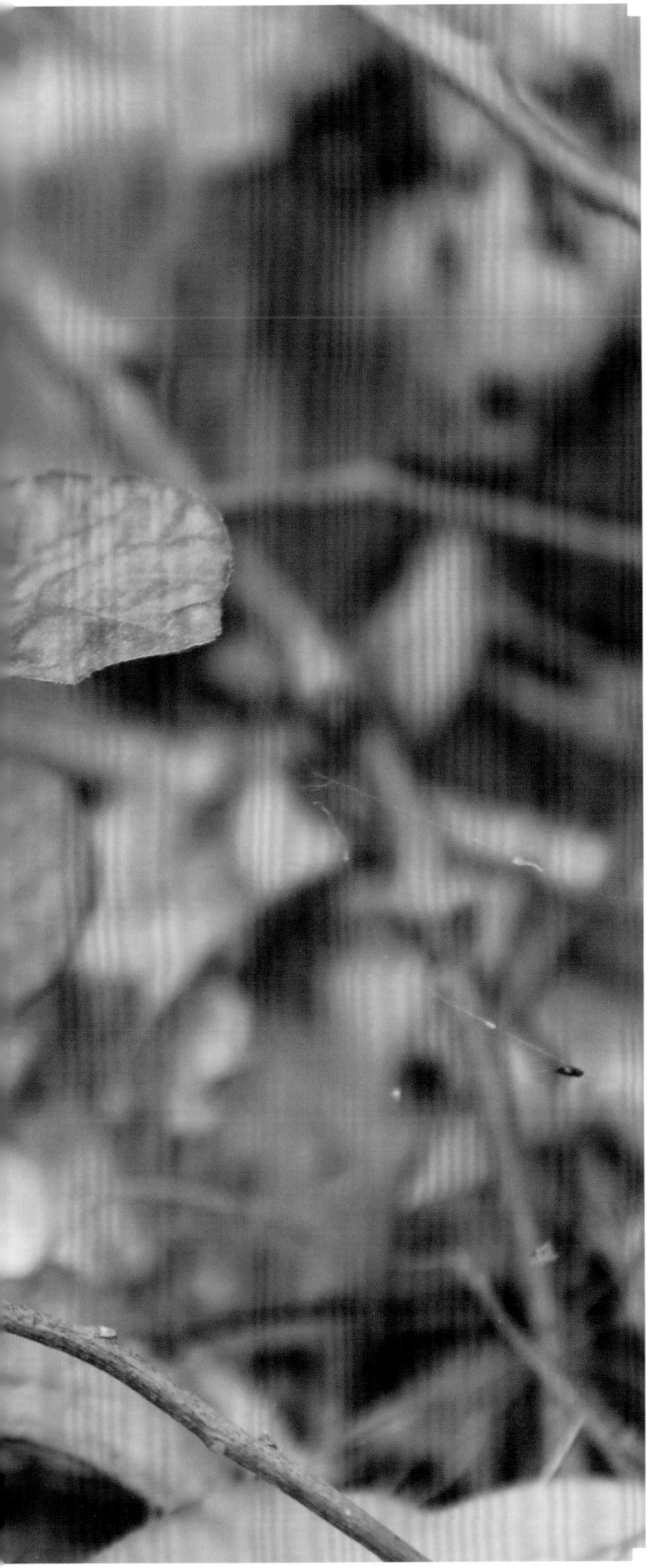

土牛膝

【苗药名】酒嗓咯咯额牛。

【别　名】杜牛膝。

【来　源】本品为苋科植物土牛膝 *Achyranthes aspera* L. 的全草或根。

【性味归经】味苦、微酸，性冷。归热经。

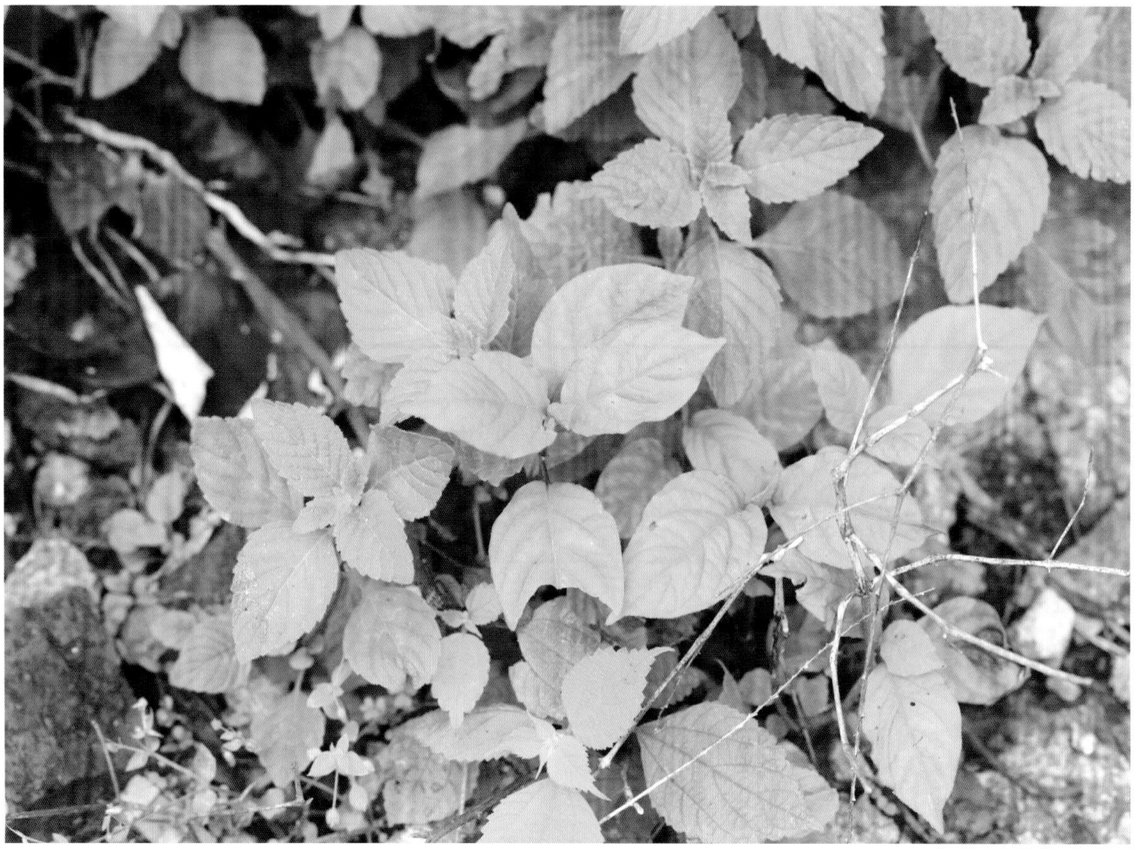

土牛膝

识别特征

一年或多年生草本植物，高 30 ~ 100 cm。茎直立，有柔毛，具 4 棱。单叶对生，叶片倒卵形或椭圆形，长 1.5 ~ 7.0 cm，宽 0.5 ~ 4.0 cm，顶端急尖，基部宽楔形，两面有白色细柔毛。穗状花序顶生，长 10 ~ 15 cm，花序轴被白色细柔毛；苞片顶端尖，小苞片顶端刺状，基部两侧具膜刺，全缘；花被片 5，披针形，雄蕊 5 枚，退化雄蕊背面有 1 流苏状鳞片。胞果卵形。花期秋季，果期秋冬季。

生境分布

生长于海拔 500 ~ 1300 m 的山脚、路旁、草地及疏林下较阴湿处。分布于福建、广东、广西、四川、云南、贵州等省区。

采收加工

根：冬季采挖，除去茎、叶及须根，洗净，鲜用或晒干。全草：夏、秋二季采挖，洗净，鲜用或晒干。

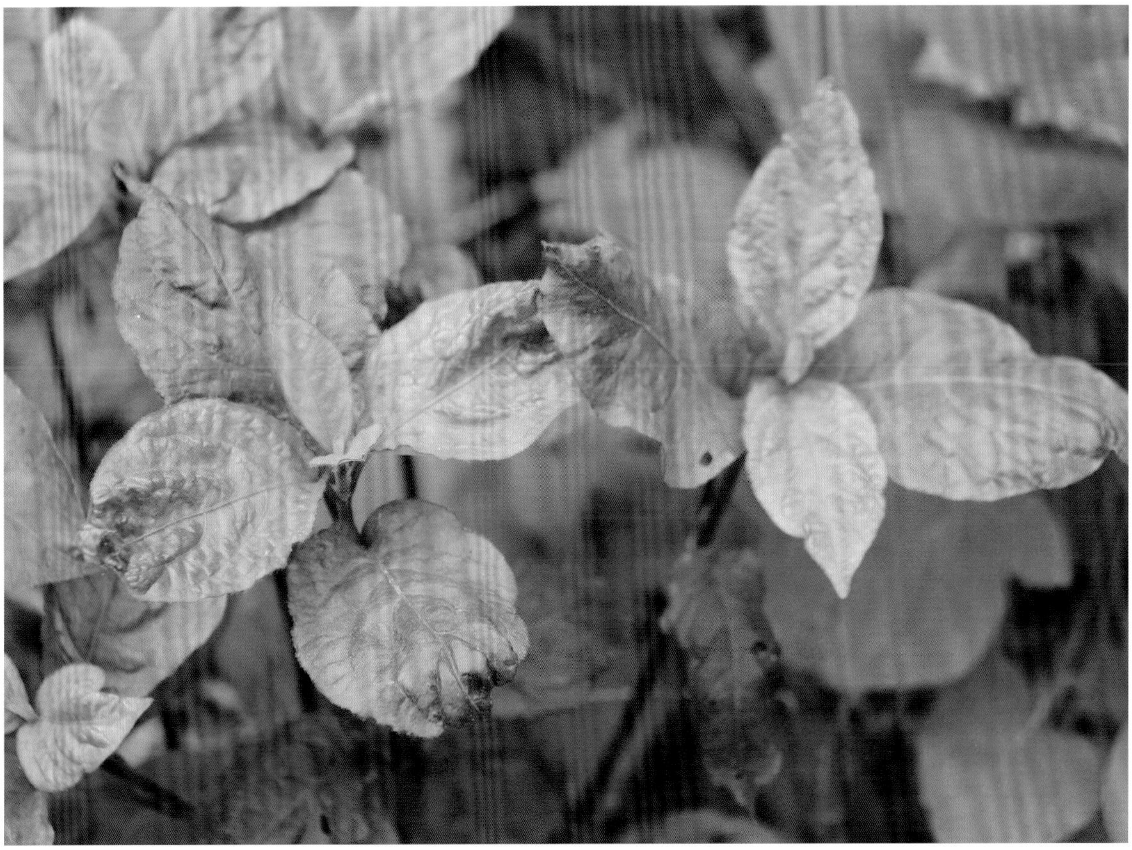

土牛膝

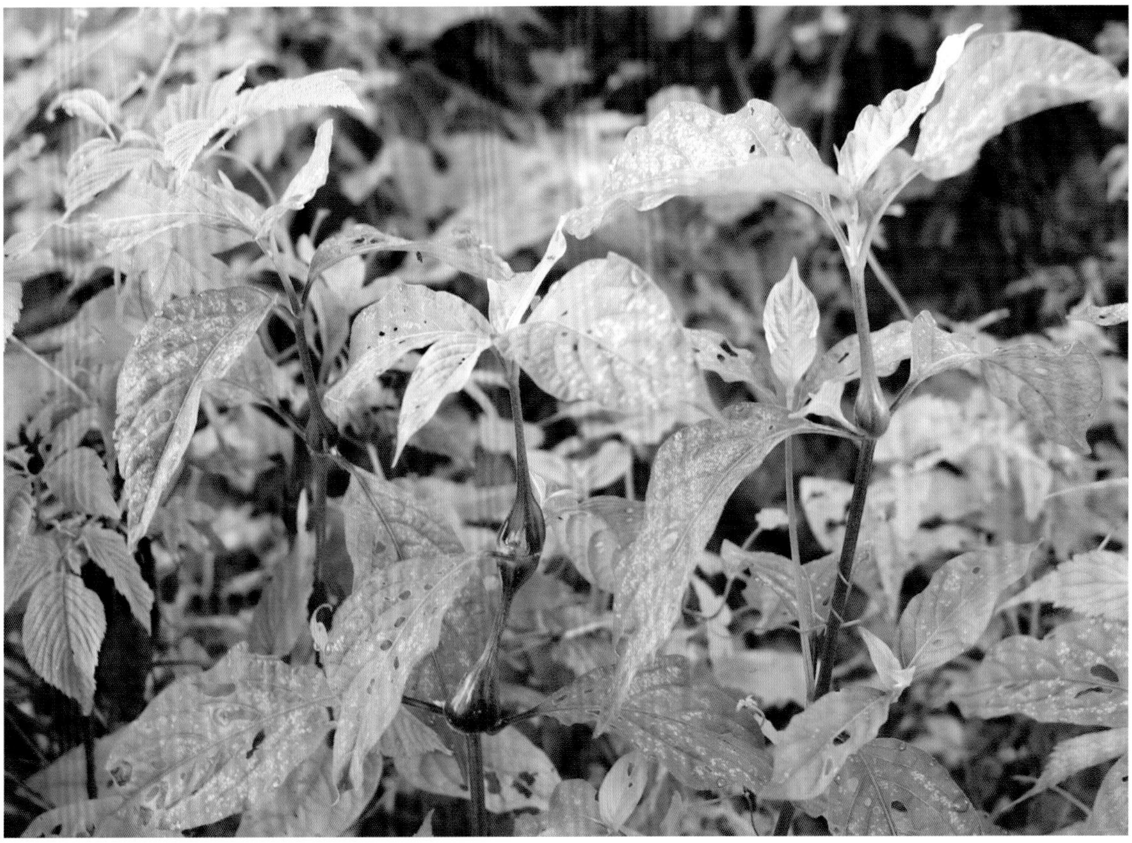

土牛膝

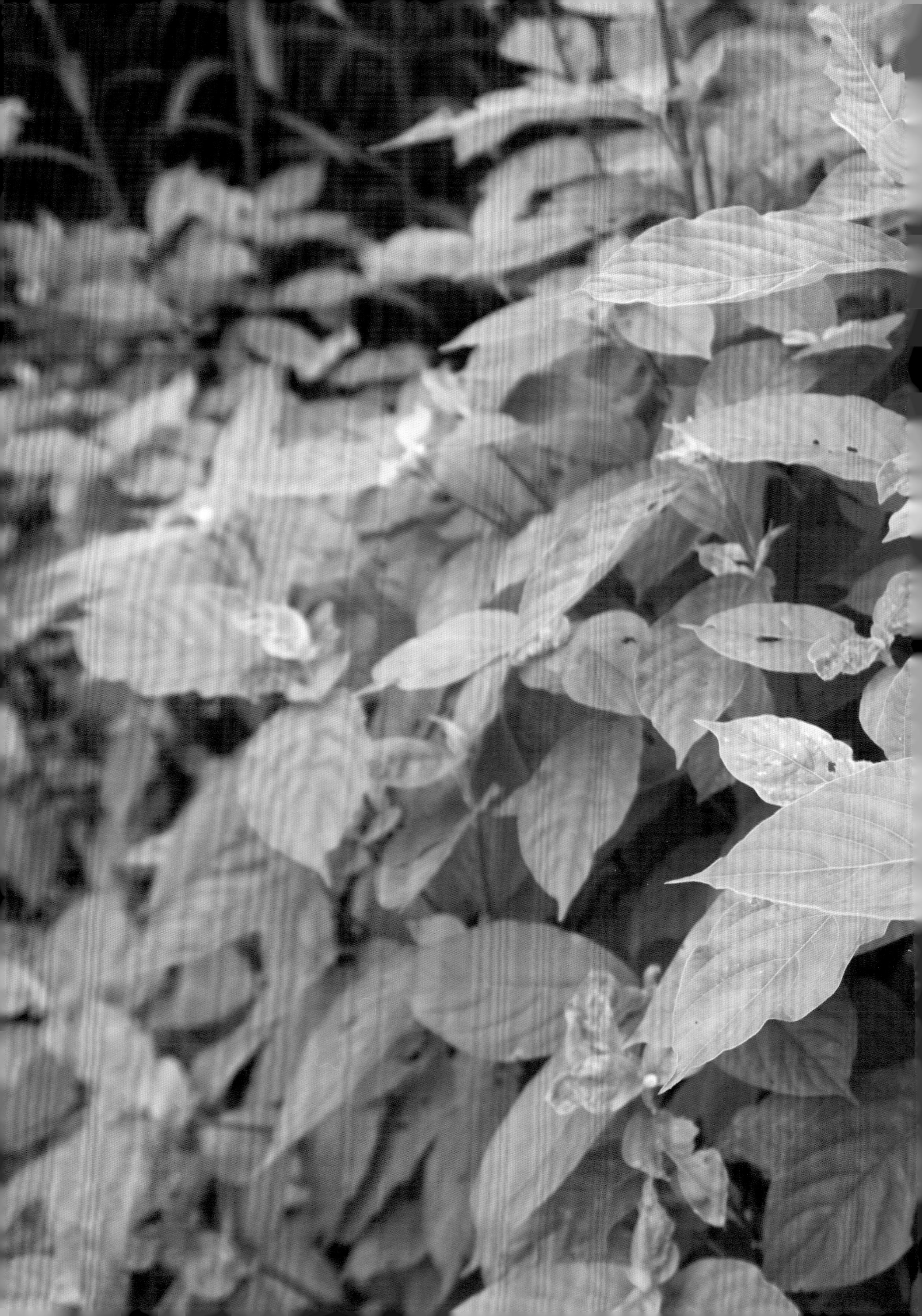

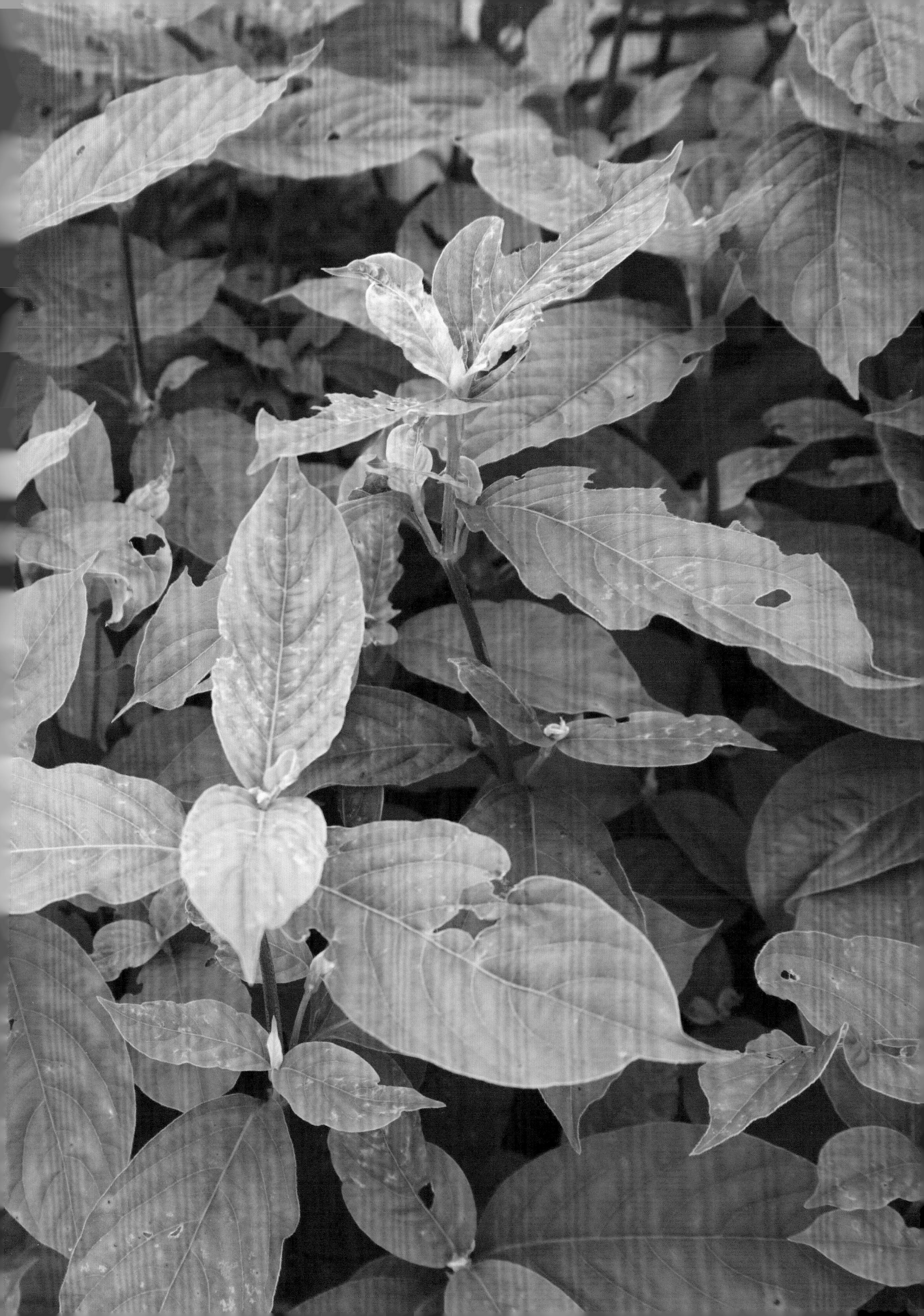

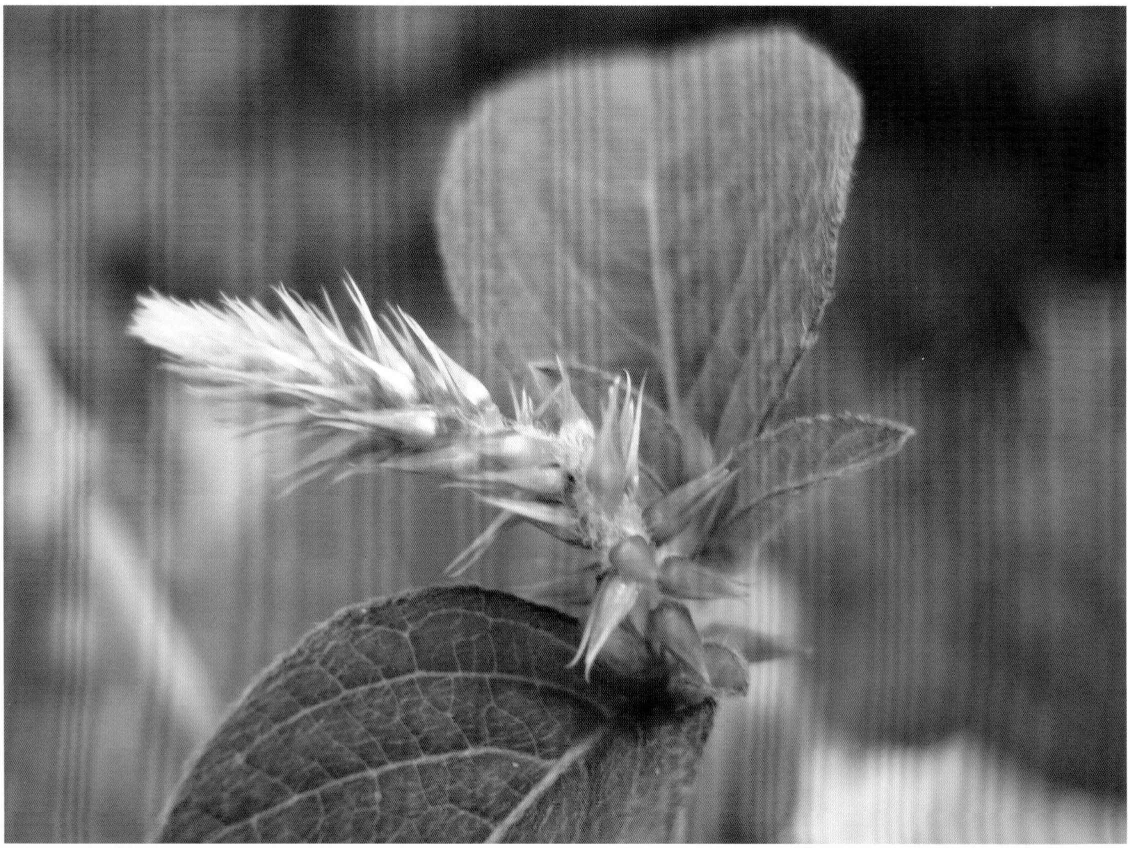

土牛膝

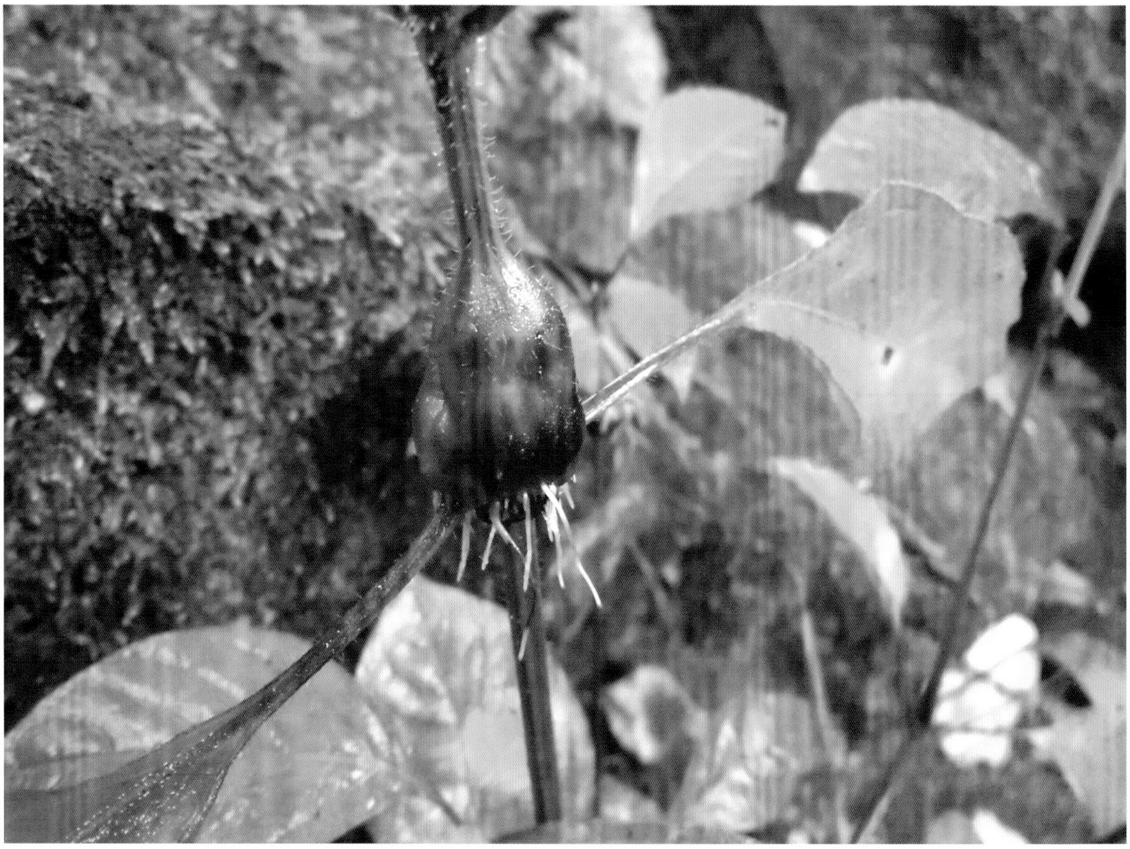

土牛膝

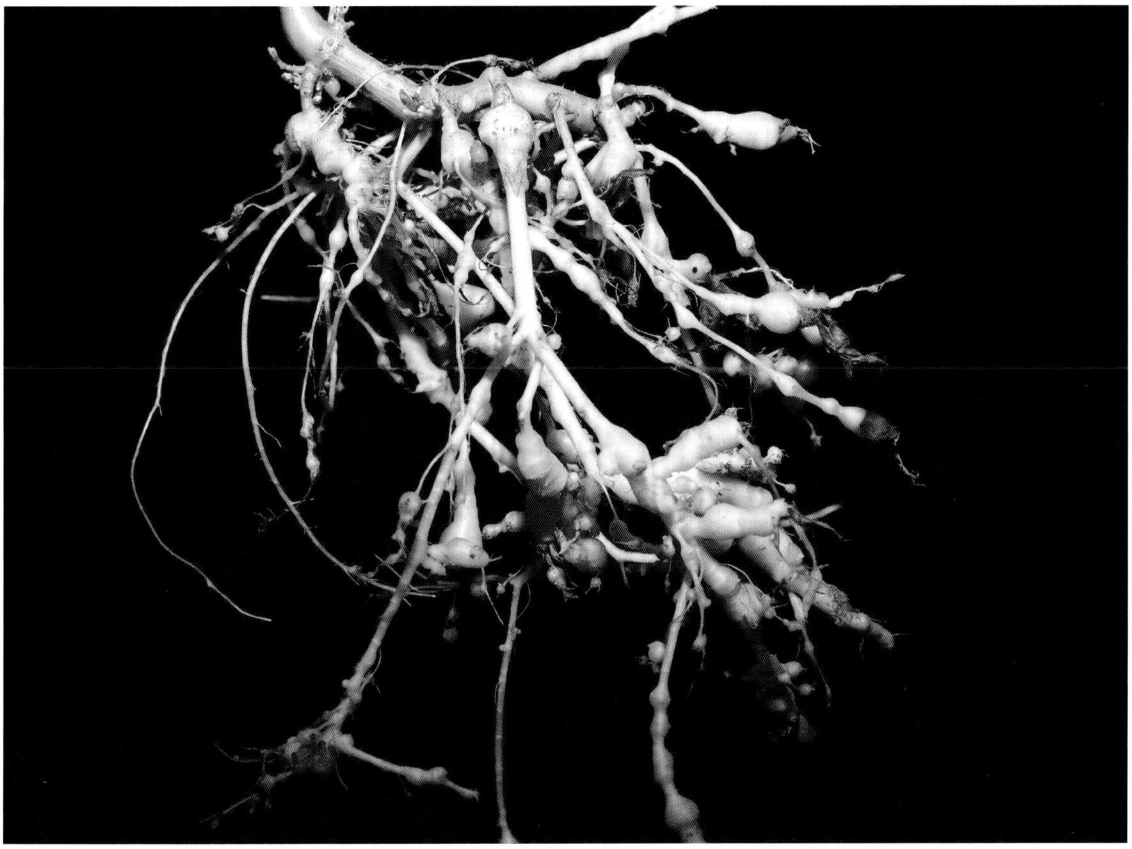

土牛膝根

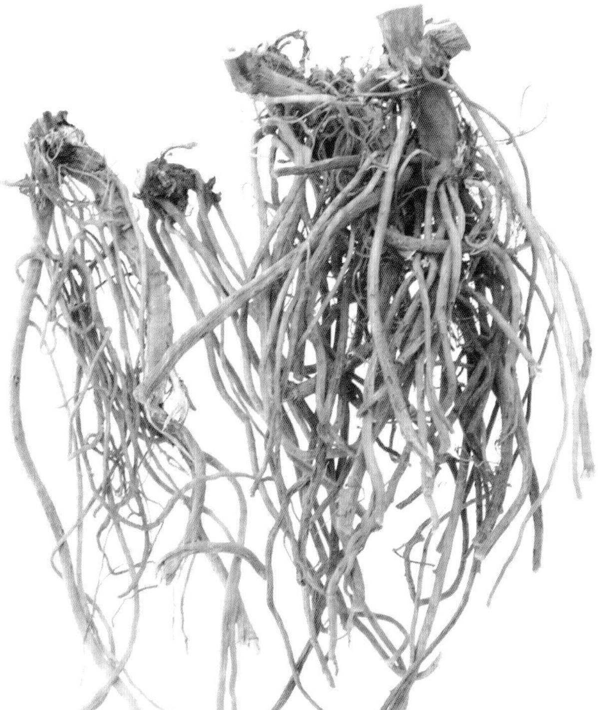

土牛膝药材

药材鉴别

根呈细长圆柱形，长 2 ~ 6 cm，直径 1.0 ~ 1.5 cm。根数条，扭曲，长 10 ~ 20 cm，直径 0.4 ~ 1.2 cm，向下渐细。表面灰黄褐色，具细密的纵皱纹及须根痕。质较硬而稍有弹性，易折断，断面淡灰褐色，有的带有红色，略光亮，可见多数散布的点状微管束。气微，味微酸，略带苦涩。

功效主治

活血祛瘀，清热解毒，利尿通淋。主治闭经，跌仆损伤，风湿关节痛，痢疾，白喉，咽喉肿痛，淋症，尿血，疮痈。

用法用量

内服：煎汤，9 ~ 15 g，鲜品 30 ~ 60 g；或泡白酒内服。外用：适量，捣烂外敷，或捣汁滴耳；或研末吹喉。

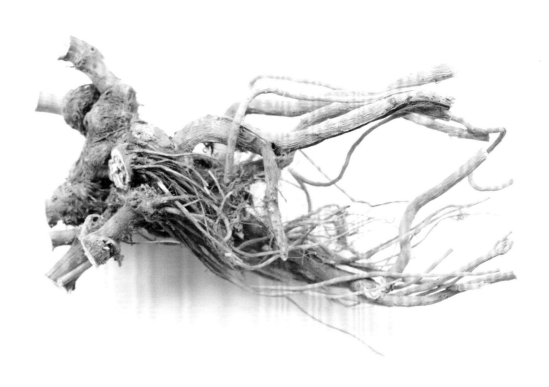

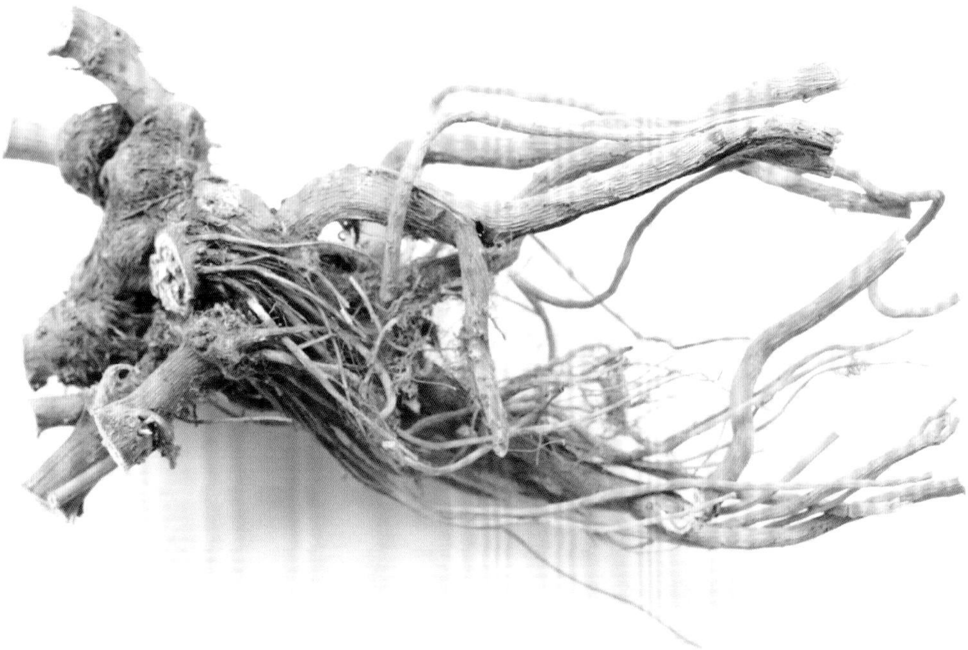

土牛膝药材

民族药方

1．跌仆损伤　土牛膝、一口血、四块瓦各 7 g，刺五加 10 g。泡白酒内服。

2．红崩初起，赤白带下，小便淋沥或急胀　土牛膝 9 g，清明杨柳、土茯苓各 6 g。水煎，兑水酒服。

3．白喉　土牛膝 60 g，板蓝根、大青叶各 30 g。加适量水，煎成 200 ml。成人每日量 200 ml，1 次服下；小孩 7 ~ 8 岁 150 ml，4 ~ 5 岁 100 ml，幼儿 50 ml。

4．痢疾　土牛膝、地桃花根各 15 g，车前草、青蒿各 10 g。水煎，冲蜜糖服。

5．红崩　土牛膝 15 g，紫草 5 g。水煎服。

6．急性肾炎　土牛膝叶 15 g。洗净，置擂钵中，加冷开水 50 ml，捣烂，纱布过滤取浓汁，调适量白糖口服，每日 2 次，连用 1 周左右。

7．流行性腮腺炎　鲜土牛膝（3 ~ 4 岁 50 g，5 ~ 6 岁 80 g）。水煎服，每日 1 剂。

使用注意

孕妇禁服。

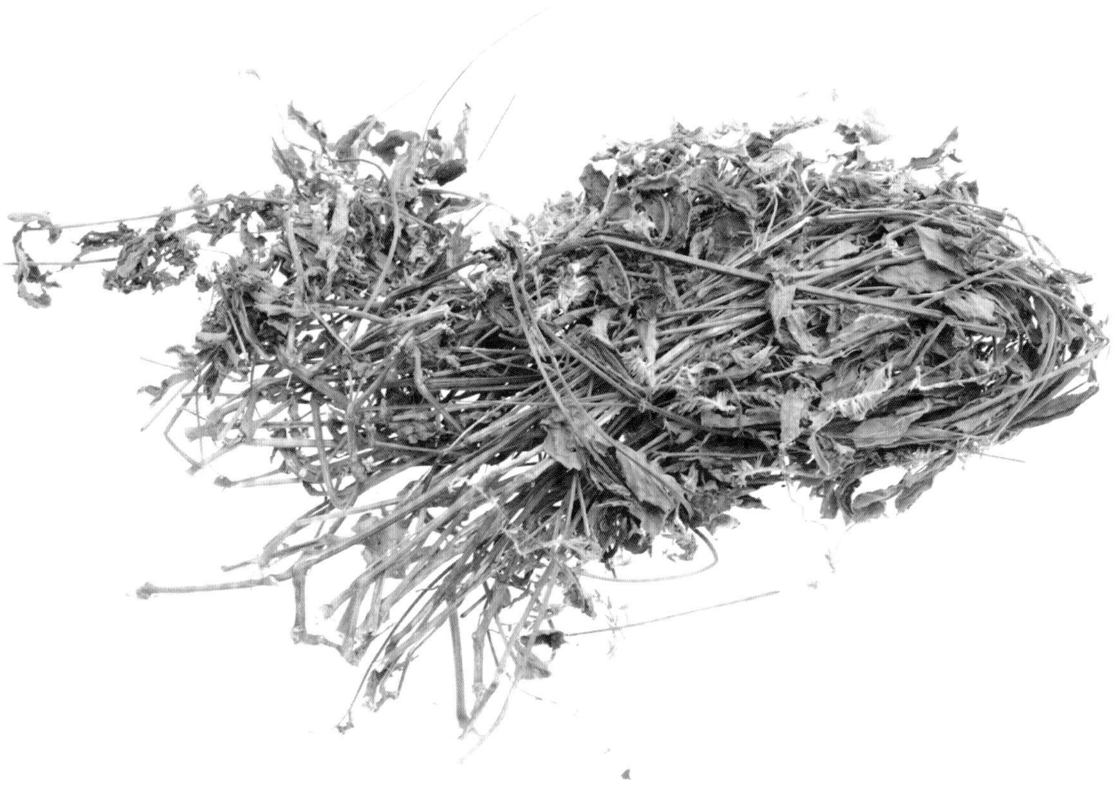

土牛膝药材

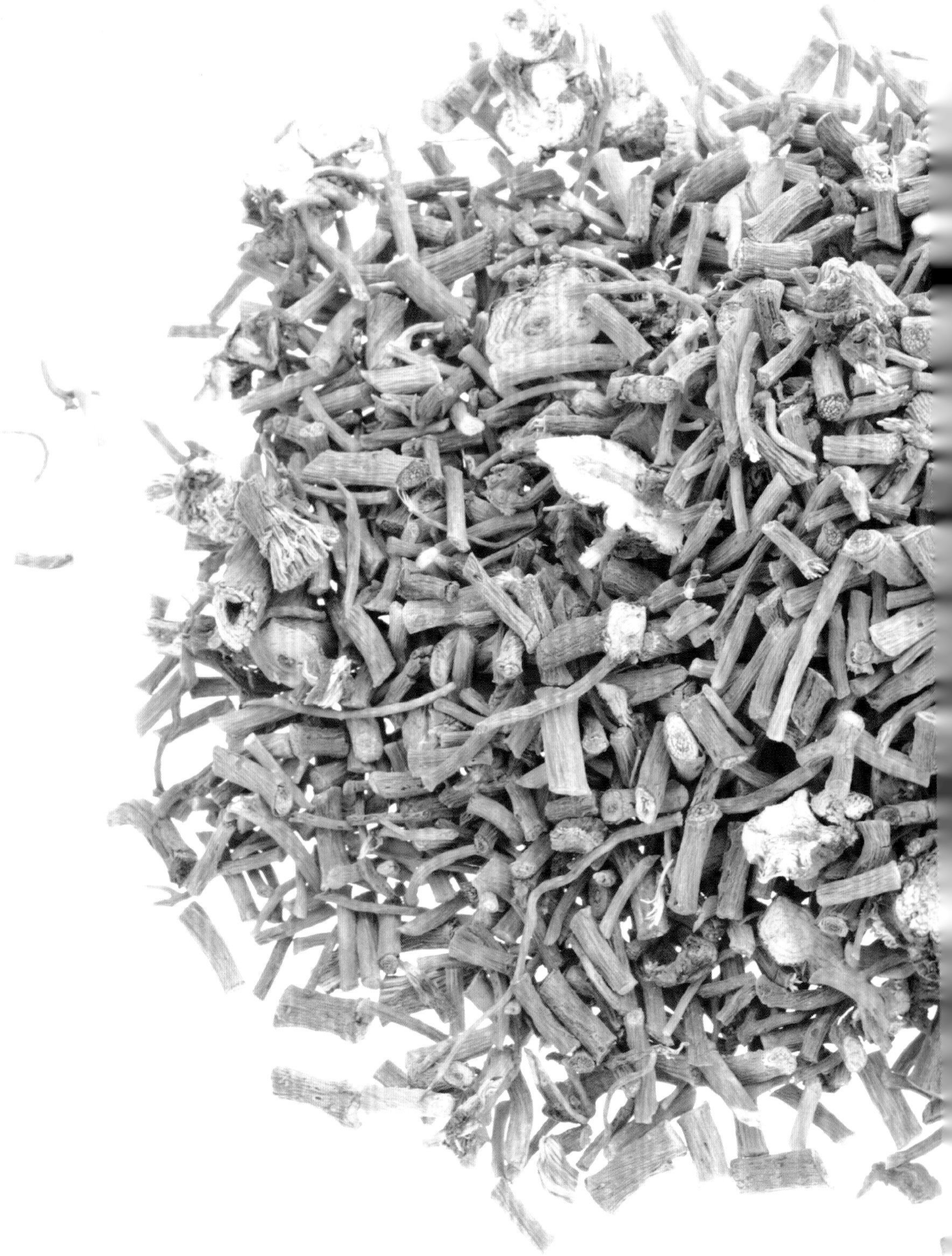

土牛膝

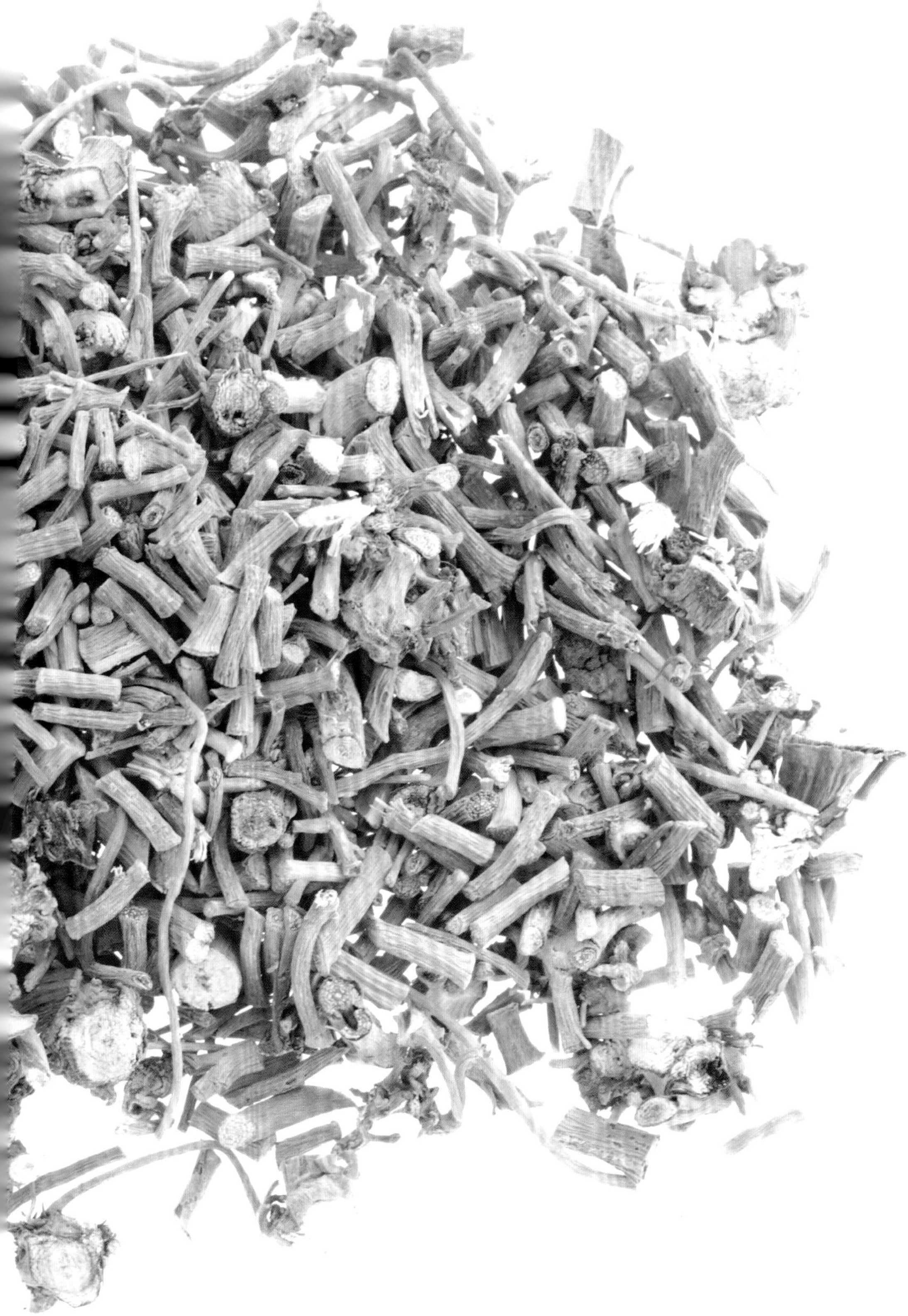
土牛膝饮片

图书在版编目（CIP）数据

中国民族药用植物图典. 苗族卷 / 肖培根，诸国本总主编. — 长沙：湖南科学技术出版社，2023.6
ISBN 978-7-5710-2251-8

Ⅰ. ①中… Ⅱ. ①肖… ②诸… Ⅲ. ①民族地区－药用植物－中国－图集②苗族－中草药－图集 Ⅳ. ①R282.71-64

中国国家版本馆CIP数据核字(2023)第094552号

“十四五”时期国家重点出版物出版专项规划项目
ZHONGGUO MINZU YAOYONG ZHIWU TUDIAN MIAOZU JUAN DI-SAN CE
中国民族药用植物图典 苗族卷 第三册
总 主 编：肖培根 诸国本
主　　编：李其信 谢 宇 周重建
出 版 人：潘晓山
责任编辑：李 忠 杨 颖
出版发行：湖南科学技术出版社
社　　址：长沙市芙蓉中路一段416号泊富国际金融中心
网　　址：http://www.hnstp.com
湖南科学技术出版社天猫旗舰店网址：
http://hnkjcbs.tmall.com
邮购联系：0731-84375808
印　　刷：长沙沐阳印刷有限公司
（印装质量问题请直接与本厂联系）
厂　　址：长沙市开福区陡岭支路40号
邮　　编：410003
版　　次：2023年6月第1版
印　　次：2023年6月第1次印刷
开　　本：889mm×1194mm 1/16
印　　张：29
字　　数：400千字
书　　号：ISBN 978-7-5710-2251-8
定　　价：1280.00元(共四册)